Johannes Emanuel Zeylmans van Emmichoven

Wer war Ita Wegman

Johannes Emanuel Zeylmans van Emmichoven

Wer war Ita Wegman

1924 bis 1943

Kämpfe und Konflikte

Band 3

Verlag am Goetheanum

Pioniere der Anthroposophie, Band 26

Der Verlag am Goetheanum im Internet: www.vamg.ch

Einbandgestaltung Philipp Tok unter Verwendung eines Bildes
des Ita Wegman Archivs, Arlesheim

1. Auflage Edition Georgenberg 1992
2. Auflage Natura Verlag 2000
3. Auflage 2013

Satz: Höpcke, Hamburg
Druck und Bindung: Freiburger Graphische Betriebe

ISBN 978-3-7235-1502-0

INHALT

Kämpfe und Konflikte 1924 bis 1935

Anhang

VORWORT

Wer sich für eine aus den historischen Quellen dokumentierte Biographie Ita Wegmans interessiert, wird auch die Gründe kennenlernen wollen, aus denen sie 1935 aus dem Vorstand der Allgemeinen Anthroposophischen Gesellschaft ausgeschlossen wurde. Bei der Untersuchung dieses Themas stößt man bald auf eine empfindliche Stelle im Selbstbewußtsein vieler Mitglieder dieser Gesellschaft. Während der langjährigen Vorbereitungszeit dieser Dokumentation, die jetzt in zwei Bänden erschienen ist, habe ich oft mit der Frage gerungen, wie man diese Episode in Wegmans Leben ehrlich beschreiben kann, ohne Menschen unnötig zu verletzen. Es handelt sich ja nicht nur um ein Ereignis in Wegmans Biographie, sondern auch um ein tiefeinschneidendes Vorkommnis in der Geschichte der Anthroposophischen Gesellschaft, das von manchen als Schicksalsdrama, von anderen als peinlicher Fehler, von wieder anderen als damals disziplinarisch notwendige Maßnahme angesehen wird. Wie auch immer man es ansehen will – die Geschehnisse von 1935 sind Bestandteil des Lebensganges vieler Menschen, denen Anthroposophie am Herzen liegt. Daher kann die Lösung der Frage, wie man die betreffenden Ereignisse behandeln soll, nur gefunden werden, wenn man die Anthroposophie selbst und ihre Wirkung in der Geschichte anschaut und befragt.

Zu den hervorragendsten Eigenschaften der Anthroposophie gehört, daß Menschen verschiedenster Herkunft, Bildung, Tätigkeit und Willensrichtung in ihr ein wesentliches Lebens- und Kulturelement erkennen, mit dem sie sich in irgendeiner Weise persönlich verbinden oder verbinden möchten und in Berührung kommen mit anderen, die dasselbe erkannt haben und sich ebenfalls der Anthroposophie zuwenden. Dadurch können einerseits erwärmende Zusammengehörigkeitsgefühle entstehen, andererseits aber auch die heftigsten sozialen Konflikte. Das war schon zu Rudolf Steiners Lebzeiten so; nach seinem Tod brachen solche Konflikte immer wieder hervor; heute ist es nicht anders. Wer das nicht akzeptieren kann und aus der anthroposophischen Bewegung eine Art Friedensgruppe machen möchte, verlangt nach einer Sekte. Das Zusammengehörigkeitsgefühl unter denjenigen Menschen, die sich Anthroposophie zuwenden, kann nur darin bestehen, daß man sich findet in der Erkenntnis dieser Welt- und

Lebensanschauung und anerkennt, daß andere Menschen auf andere, auf ihre Weise diese Erkenntnis anstreben und darleben.

Nur hierin sehe ich die Berechtigung und auch die Notwendigkeit, diese Dokumentation erscheinen zu lassen. Wer darin ein Unrecht sieht, möge seine Gründe dafür bekanntgeben. Wer dieses Buch als Beschreibung eines Krankheitsverlaufes ansieht, in die er sich nicht zu vertiefen wünscht, möge es ungelesen lassen. Ich rate niemandem, seinen Inhalt zur Kenntnis zu nehmen – ein sachlich fundiertes Urteil über die Kämpfe und Konflikte der Jahre 1924 bis 1935 ist dann allerdings nicht möglich.

Wer diese Kämpfe und Konflikte als Krankheitsgeschehen ansehen will – sie tragen in der Tat manche Merkmale davon –, sollte auch die Frage bedenken, ob die hier untersuchten Konflikte mehr den Charakter von ›Entzündungen‹ oder von ›kalten Wucherungen‹ tragen. Kämpfe und Konflikte zwischen Menschen wecken oft Assoziationen mit Überhitzung und unbeherrschtem Ausleben von Leidenschaften. Wer aber *diese* Konflikte ernsthaft untersucht, wird sich fragen müssen, ob nicht auch deutliche Merkmale einer Eiseskälte hervortreten. Ein Dokument wie die im Anhang unter Nummer 5 wiedergegebene Schrift, die bis zum heutigen Tag die Pauschalurteile über Ita Wegmans Verhältnis zur Anthroposophischen Gesellschaft weitgehend zu bestimmen scheint, hat sich zwar dem Stil nach in das Gewand einer mit heißem Engagement verfaßten Streitschrift gehüllt, aber demjenigen, der diese Schrift gründlich studiert und sich ihre soziale Wirkung in den siebenundfünfzig Jahren seit ihrem Erscheinen klarmacht, zeigt sie ihr wirkliches, nämlich eiskaltes Antlitz. Spott, Hohn und Zynismus waren bei der Anfertigung dieses Schriftstückes federführend. Hier waren nicht Wahrheitssuche oder ›Liebe zur Anthroposophie‹, sondern Lüge und Diffamie die Grundmaximen.

Wenn heute Menschen auf die Geschichte der Anthroposophischen Gesellschaft hinschauen und zu einem fundierten Urteil kommen wollen, brauchen sie nicht nur engagierte Wärme, sondern auch ein helles Unterscheidungsvermögen dafür, ob ihre Erkenntnisse mit Kälte oder Wärme gewonnen wurden. Durch die langjährige Arbeit an diesem Buch ist mir als ›erkenntnistheoretische Grundregel‹ aufgegangen, daß das Ringen um geistige Erkenntnis nicht nur ein Kampf zwischen Finsternis und Licht, sondern auch ein solcher zwischen kaltem und warmem Licht ist. Eine solche Unterscheidung kann man niemandem abverlangen, sie ist aber Voraussetzung für die Beurteilung dieses Buches.

Ich habe versucht, meine eigenen Urteile zurückzuhalten, damit der Leser frei ist, sich selbst sein Urteil zu bilden. Daß mir das nicht immer gelungen ist, ist mir bewußt und hängt mit folgendem Problem zusammen: Sich in eine Krankengeschichte zu vertiefen, ist nicht jedermanns Sache. Es könnte dem Leser übel zumute werden, wenn er die hier gesammelten Ausführungen aus alter Zeit studiert; manche dieser Texte sind verfänglich genug, sie können einem die ganze Freude an der Anthroposophie verderben. Sie wirken wie seelisches Gift. So fühle ich mich verpflichtet, vor der Lektüre dieser Dokumentation zu warnen. Sie hat nur einen Sinn für diejenigen, die die Anschuldigungen gegen Ita Wegman in den Jahren 1924 bis 1935 untersuchen wollen. Für sie ist hier eine detaillierte Anamnese und – ansatzweise – die hinzugehörige Diagnose des Krankheitsgeschehens skizziert. Ich glaube, daß meine Zeitgenossen darin keine Diskrepanz zwischen Dokumentation und Kommentierung derselben zu sehen brauchen.

Die Bekämpfung Ita Wegmans nach Rudolf Steiners Tod führte im Jahr 1935 zu dem Beschluß, sie gegen ihren Willen aus dem Vorstand der Anthroposophischen Gesellschaft und von der Leitung der Medizinischen Sektion der Freien Hochschule für Geisteswissenschaft auszuschließen. Mit ihr wurde Elisabeth Vreede ihrer Vorstandsfunktionen enthoben sowie eine Anzahl Mitglieder aus der Gesellschaft ausgeschlossen.

Da Ita Wegman sich gegen diesen Beschluß nicht gewehrt und auch später ihr Verhalten nie öffentlich gerechtfertigt hat, war im Rahmen einer Dokumentation ihres Lebens zu untersuchen, aufgrund welcher Argumente dieser Beschluß durchgeführt wurde und wie stichhaltig diese Argumente waren; denn diejenigen, welche die Anschuldigungen gegen sie vorsätzlich bis ins Detail in die Welt gesetzt hatten, sind nie dazu gekommen, diese in späteren Jahren zu korrigieren oder gar zu widerrufen. Entweder waren die Vorwürfe also zutreffend, dann sind sie in Ita Wegmans Biographie einzubeziehen und anzuschauen; stimmen sie nicht (oder nur teilweise oder anders), dann hat der Biograph diesen Dingen im einzelnen auf den Grund zu gehen und sie zu klären – eine undankbare Aufgabe, welche nach meiner Auffassung längst von anderen hätte erfüllt werden sollen.

Es war daher erforderlich, die wesentlichen Zeugnisse und sonstigen Dokumente vollständig einzubeziehen und wiederzugeben. Sie enthalten neben viel Wissenswertem aus der Geschichte der Anthroposophischen Gesellschaft eine Fülle widerwärtiger Äußerungen über Ita Wegman, Marie Steiner, Albert Steffen und andere. Es entspricht nicht meiner Gesinnung (und gewiß noch weniger derjenigen Ita Wegmans), solche aus vergangenen Kämpfen und Konflikten überlieferten Aussagen zu aktualisieren. In der Wiedergabe einer Anzahl von Quellentexten sah ich jedoch die einzige Möglichkeit, diese Dinge aus verflossener Zeit zur Klarheit zu bringen.

Weil diese Art des Vorgehens viel Raum beansprucht und überdies für manchen Zeitgenossen eine Zumutung bedeuten mag, ist die gesamte Untersuchung im Rahmen der Dokumentation als Sonderband erstellt worden. Ich danke meinem Verleger Friedmut Kröner für seine Bereitschaft, diesen Teil meiner Arbeit in der beschränkten Form eines Manuskriptdruckes der Geschichtsforschung zur

Verfügung zu stellen. Daß dies in einer buchmäßig so gelungenen Gestalt ermöglicht wurde, ist mehr, als ich erwarten konnte. Außerdem ist seinen Nachforschungen der historisch schlüssige Nachweis der Dreigliederung der Allgemeinen Anthroposophischen Gesellschaft zu verdanken.

Die Wiedergabe der in diesem Manuskriptdruck zitierten Texte erfolgt unter Bezugnahme auf Artikel 1 des Grundgesetzes der Bundesrepublik Deutschland.

Reutlingen, Michaeli 1992

J. Emanuel Zeylmans van Emmichoven

VORWORT ZUM NACHDRUCK 2000

Durch den dankenswerten Einsatz des Natura Verlages ist, nachdem der Band jahrelang vergriffen war, dieser Nachdruck nun möglich geworden.

Außer der Verbesserung einiger Satzfehler waren keine wesentlichen Korrekturen nötig.

Von der ganzen Dokumentation *Wer war Ita Wegman* ist Band 1 1995 in englischer Sprache erschienen (Mercury Press, Spring Valley N. Y., USA.) Eine englische Edition der Bände 2 und 3 ist in Vorbereitung.

Ersrode (Hessen), Advent 1999

J. E. Zeylmans van Emmichoven

KÄMPFE UND KONFLIKTE 1924 BIS 1935

Eine Untersuchung

Empfindungen sind Kinder des Lichts
Emotionen sind die Kinder der Dunkelheit

EINLEITUNG

Kampf und Streit hat es in der Anthroposophischen Gesellschaft von Anfang an gegeben. Das war schon zu Lebzeiten Rudolf Steiners so, nach seinem Tod war es nicht anders. Wenn Sinnvolles dabei herauskommt, soll eine Geschichtsschreibung sich auch mit den Kämpfen und Konflikten vergangener Zeiten befassen. Wir wollen die Vergangenheit nicht aus dem Auge verlieren, wir suchen uns und unseresgleichen auch in der Vorzeit und nicht nur in Heldentaten zu erkennen. Die Weltgeschichte besteht zwar nicht nur aus Kämpfen und Kriegen, aber sie ist ohne diese undenkbar. Sie gehören zu ihrem Wesen. Durch Kriege haben Kulturen sich ausgebreitet, in Kämpfen sind sie zugrunde gegangen. Es soll hier gewiß kein Loblied auf das Kriegswesen angestimmt werden, dazu ist dieser Begriff heute zu sehr verdüstert und unser Zeitalter zu ernst. Doch kann man die Geburt und den Lebensgang der Anthroposophie in Wirklichkeit nicht fassen, wenn man die Geisteskämpfe und den Streit in ihr nicht sehen will. Am Anfang des Christentums stehen schon die Worte: *»Meinet nicht, daß ich gekommen sei, Frieden auf die Erde zu bringen. Ich bin nicht gekommen, Frieden zu bringen, sondern das Schwert«* (Matthäus 10,34) und *»Ein Feuer auf die Erde zu bringen, bin ich gekommen, wie sehr wünschte ich, es wäre schon entfacht!«* (Lukas 12,49).

Am Ende des Neuen Testaments findet man, daß es nicht nur auf Erden Kampf gibt – auch im Himmel streiten sich die Geister. Das hat Steiner am Ende seines Lebens ebenso beschrieben. Im 26. Kapitel seines Buches *Mein Lebensgang* heißt es:

Ich sah [am Ende des 19. Jahrhunderts] in dem Denken, das aus der Naturerkenntnis folgen kann – aber damals nicht folgte – die Grundlage, auf der die Menschen die Einsicht in die Geistwelt erlangen konnten. Ich betonte deshalb scharf die Erkenntnis der Naturgrundlage, die zur Geist-Erkenntnis führen muß. Für denjenigen, der nicht wie ich erlebend in der Geistwelt steht, bedeutet ein solches Sich-Versenken in eine Denkrichtung eine bloße Gedankenbetätigung. Für den, der die Geist-Welt erlebt, bedeutet sie etwas wesentlich anderes. Er wird in die Nähe von Wesen in der Geist-Welt gebracht, die eine solche Denkrichtung zur allein herrschenden machen wollen. Da ist Einseitigkeit in der Erkenntnis nicht bloß der Anlaß zu abstrakter Verirrung; da ist geist-lebendiger Verkehr mit Wesen, was in der Menschenwelt Irrtum ist. Von ahrimanischen Wesenheiten habe ich später gesprochen, wenn ich in diese Richtung weisen wollte. Für sie ist absolute Wahrheit, daß die Welt Maschine sein müsse. Sie leben in einer Welt, die an die sinnenfällige unmittelbar angrenzt.

Mit meinen eigenen Ideen bin ich keinen Augenblick dieser Welt verfallen. Auch nicht im Unbewußten. Denn ich wachte sorgfältig darüber, daß sich all mein Erkennen im *besonnenen* Bewußtsein vollzog. Um so bewußter war auch mein innerer Kampf gegen die dämonischen Mächte, die nicht aus der Naturerkenntnis Geist-Anschauung, sondern mechanistisch-materialistische Denkart werden lassen wollten.

Der nach geistiger Erkenntnis Suchende muß diese Welten *erleben*; bei ihm genügt nicht ein bloßes theoretisches Denken darüber. Ich mußte mir damals meine Geistanschauung in inneren Stürmen retten. Diese Stürme standen hinter meinem äußeren Erleben. (RUDOLF STEINER, *Mein Lebensgang,* GA 28, Dornach [8]1982)

Solche Geister der Intoleranz, welche ihre Denkrichtung *»zur allein herrschenden machen wollen«*, können mit dämonischer Gewalt in Menschen hineinwirken, die Seelen mit Tumult erfüllen und sie sich selbst entfremden. Man soll dabei nicht übersehen, daß der Schutzgeist der Anthroposophie, der *»feurige Gedankenfürst Michael«*, nicht nur mit einer Waage, sondern – anders als die übrigen Erzengel – auch mit einem Schwert ausgerüstet erscheint.

Rudolf Steiner stand am Anfang seines Lebens in seinen Kämpfen sehr allein; die wissenschaftliche Welt, an die er sich mit seinen sehr streitfertigen Anschauungen wandte, überhörte ihn schlichtweg – bis heute. (Totschweigen ist auch eine Kampfstrategie.) Nachdem er unter den ersten Theosophen Gehör gefunden hatte, wurde er von einem Teil dieser Menschen alsbald bekämpft und später ausgestoßen. Dadurch entstand Ende 1912 in Deutschland die Anthroposophische Gesellschaft. Die Menschen, die bei ihm blieben oder zu ihm fanden, hatten zunächst wenig Ursache, sich untereinander zu streiten, denn kurz danach brach der Erste Weltkrieg aus und man war dankbar, seine Lehren in Empfang nehmen zu können. Nachdem dieser Krieg vorbei war, kam auf Steiner eine junge, sehr dynamische und sehr streitbare Generation zu, die sich nicht damit begnügte, seine Bücher zu lesen und seine Vorträge zu hören; sie wollte seine Lehren in der äußeren Praxis des Lebens anwenden, und zwar nicht nur in der Kunst. Binnen weniger Jahre wuchs auch außerhalb Deutschlands eine anthroposophische Bewegung heran, die unerhört vielgestaltig war. Steiner sah sich in seiner Bewegung mit Menschen allerverschiedenster Herkunft, Nationalität, Erziehung, beruflicher Bildung und Willensrichtung konfrontiert. In der kurzen Zeitspanne bis zu seinem Tod (1925) lernten sich diese Tausende, die in der unterschiedlichsten Art, jeder nach seiner Sehnsucht, die Anthroposophie als geistige Quelle für ihr Leben oder ihren Beruf entdeckt hatten, kaum kennen, noch weniger verstehen. Dieses Kulturphänomen ist bisher nur ungenügend erkannt worden.

Um dem Ganzen ein Zentrum zu verschaffen, das der Vielfalt und Internationalität dieser Menschengruppen als einer weltweiten Bewegung gerecht werden könnte und das die Entwicklung und Ausbreitung der Anthroposophie fördern sollte, errichtete er fünfzehn Monate vor seinem Tod die Allgemeine Anthroposophische Gesellschaft und die Freie Hochschule für Geisteswissenschaft. Die Mitglieder, damals etwa zwölftausend an der Zahl, erfuhren im Jahr 1924 von diesen neuen Gründungen vornehmlich durch Steiners eigene Aufsätze im Nachrichtenblatt der neuen Gesellschaft, durch seine Vorträge und durch mündliche Berichte der etwa achthundert Teilnehmer der Gründungstagung.

Die Sitzungsprotokolle der Weihnachtstagung 1923 wurden damals nicht schriftlich verbreitet, ebensowenig wie die vielen mündlichen Erläuterungen Steiners dazu, welche – wie man heute feststellen kann – von einer außerordentlichen Vielfalt und Differenziertheit waren.

Erst 1944, während Deutschland unter Trümmern versank und jegliche internationale Verbindung unterbrochen war, entschloß sich Marie Steiner, die Protokolle der beiden Neugründungen als Privatdrucke für die Mitglieder der Anthroposophischen Gesellschaft zu veröffentlichen: *Die Weihnachtstagung zur Begründung der Allgemeinen Anthroposophischen Gesellschaft. Jahresausklang und Jahreswende 1923/24* (234 Seiten) und *Die Konstitution der Freien Hochschule für Geisteswissenschaft. Ihre Gliederung in Sektionen* (115 Seiten). Die Mitglieder der Anthroposophischen Gesellschaft, die an der Weihnachtstagung 1923 teilgenommen hatten, konnten somit – sofern sie noch am Leben waren – ebenso wie die inzwischen neu Hinzugekommenen, erst zweiundzwanzig Jahre später von all diesen Dingen Kenntnis nehmen.* Es ist für diese Untersuchung festzuhalten, daß auch die an den Gesellschaftskonflikten bis 1935 Beteiligten von den in diesen beiden Büchern behandelten Gegenständen nicht oder nur sehr mangelhaft unterrichtet waren.

Die Neugründungen vom Jahre 1923 waren nicht durch eine Gemeinschaft von Menschen zustandegekommen, im Gegenteil: sie waren beide vollständig und ausschließlich Steiners Werk. Von der Freien Hochschule sprach er so, daß er deren Sektionen *»durch die Leiter«* derselben führen würde; einen Nachfolger setzte er nicht ein. Die zur gleichen Zeit errichtete Anthroposophische Gesellschaft sollte, recht besehen, nicht *»geführt«*, sondern von einem Vorstandskollegium in Dornach impulsiert werden, das der Gesellschaft mit geistreicher Initiativkraft repräsentativ voranging.

Mit diesem Vorstandsgremium begann Steiner 1924 zum ersten Mal aus einer kleinen Gruppierung von Menschen heraus zu wirken, in einer von ihm selbst

* Anmerkungen: Mit diesem Zeichen wird hier und im folgenden auf den Anmerkungsteil ab Seite 144 verwiesen.

bestimmten Form des Zusammenarbeitens. Die Zusammenstellung dieses Gremiums war sein Werk: Marie Steiner, Albert Steffen, Elisabeth Vreede, Ita Wegman und Guenther Wachsmuth bildeten ein – wie er sagte *»esoterisches«* – Gemeinschaftsorgan, um eine amorphe und atomisierte anthroposophische Bewegung in die rechte Bahn einer Weltgesellschaft zu lenken.

Es ist wichtig, festzuhalten, daß Steiner diesen Dornacher Initiativvorstand (oder *»Rumpf-Vorstand«,* wie er ihn ebenfalls nannte), jederzeit als erweitert ansah durch die Anwesenheit eines oder mehrerer auswärtiger Generalsekretäre oder Vorsitzender der inzwischen errichteten anthroposophischen Landesgesellschaften und freien Gruppen. In Anwesenheit solcher auswärtigen Funktionäre hatte der Dornacher Vorstand den Status eines *»erweiterten Vorstands«.*

Neun Monate gelang es Rudolf Steiner, die fünf Menschen dieses neuen Vorstands als ›esoterisches‹ Gremium um sich zu scharen. Sein Verhältnis zu jedem von ihnen war unvergleichbar verschieden, deren Verhältnisse untereinander äußerst kompliziert. So ist es nicht verwunderlich, wenn eine von ihnen, Elisabeth Vreede, elf Jahre später, auf diese Monate des Jahres 1924 zurückblickend, sagt:

> Wahr ist leider vielmehr, daß in diesem Vorstand von dem ersten Augenblick an Gegensätze bestanden, die dann zu der unheilvollen Entwicklung führten, die die Dinge eben genommen haben. Durch diese, später immer mehr hervortretenden Gegensätze war die kurze Zeit von Dr. Steiners Wirken im Vorstand, trotz der herrlichen Vorträge und so weiter, im Grunde eine schmerzliche und traurige. (Elisabeth Vreede, *Zur Geschichte der Anthroposophischen Gesellschaft seit der Weihnachtstagung,* Dornach 1935, Seite 4, siehe auch Anhang, Dokument Nr. 4, Seite 242)

Auf eine Zusammenarbeit im Sinne von Steiners Gesellschaftskonzept, aber ohne seinen Vorsitz, waren die fünf genannten Menschen und die dazugehörigen auswärtigen Funktionäre keineswegs vorbereitet. Sie brachten dafür nicht nur keine Erfahrung mit, sondern konnten sich nach Steiners unerwartetem Tod auch schwerlich in die von ihm beabsichtigte und erhoffte Einmütigkeit eines verantwortlichen und repräsentativen Gremiums hineinfinden.

Marie Steiner, im März 1925 achtundfünfzig Jahre alt geworden, muß eine solche Einmütigkeit von Anfang an als Zumutung erschienen sein. Die leicht verletzbare und stolze Künstlerin hatte 1925 dreiundzwanzig Jahre Gesellschaftserfahrung hinter sich; ihre Sonderstellung als Steiners Ehegattin, nunmehr Witwe, nächste Mitarbeiterin und Erbin schien durch das Gesellschaftskonzept der Weihnachtstagung von 1923 in Frage gestellt oder zumindest bedroht. Sie galt den meisten älteren Mitgliedern, den am Goetheanum tätigen Künstlern und vielen anderen als die maßgebliche Persönlichkeit im Vorstand, an welche man sich in Gesellschaftsangelegenheiten zu halten habe. In diesem Gremium repräsentierte sie einen großen Teil der anthroposophischen Mitgliedschaft. Steiners Hinwendung zu Ita Wegman in den letzten Jahren seines Lebens muß für sie unverständlich und in impulsiven Stimmungen unerträglich gewesen sein. So kann man heute verstehen, daß sie nach Steiners Tod aus dem neuen Vorstand gleich austreten wollte, zwei andere Anthroposophen als Funktionäre vorschlug und den esoterischen Charakter dieses Gremiums als ein *»Nichts«* bezeichnete; damals waren diese Tatsachen der Mitgliedschaft allerdings unbekannt.*

Ita Wegman, im Februar 1925 neunundvierzig Jahre alt, empfand die Situation der Gesellschaft nach Steiners Tod gleichsam als den Anfang eines neuen Zeitalters. Erfüllt von ihren neuen Verantwortungen, durchdrungen von der liebevollen Zusammenarbeit Steiners mit ihr, zeigte sie alle Merkmale eines vorwärtsstürmenden Menschen, der die Gelegenheit ergreift, nun endlich alles das verwirklichen zu wollen, was ihr Lehrer und Freund als letztes großes Vermächtnis hinterlassen hatte. Während des vergangenen halben Jahres der Krankenpflege Rudolf Steiners – und in den wenigen Jahren ihrer Zusammenarbeit bis zu seiner Erkrankung – hatte er ihr inneres Wesen in kaum zu fassender Vollmacht anerkannt und gefördert; für viele Anthroposophen war das jedoch nicht oder kaum erfahrbar. Für die komplizierten Probleme dieser internationalen anthroposophischen Bewegung brachte sie sehr wenig Erfahrung mit. Dafür hatte sie zwei andere Gaben empfangen: eine große menschliche Kontaktfähigkeit, verbunden mit einem starken Interesse an ihren Zeitgenossen sowie das tägliche eindrucksvolle Erlebnis der Unzufriedenheit Steiners mit der alten Gesellschaft. Für sie war die Einsetzung des neuen Vorstands ein kostbares Vermächtnis. Es ist fraglich, ob die mit innerer Sicherheit auftretende Ärztin gleich ganz wahrgenommen hat, daß die anderen Vorstandsmitglieder den geistigen Wert ihrer Einsetzung durch Rudolf Steiner nicht nachvollziehen konnten. Für sie war diese eine allertiefste Lebenstatsache, für die anderen nicht.

Albert Steffen, 1925 einundvierzig Jahre alt, geriet als zweiter Vorsitzender der Anthroposophischen Gesellschaft nach Steiners Tod ungewollt in die Situation des Stellvertreters. Der Wert seines Dichtertums war von Steiner mit größtem Nachdruck anerkannt worden. Als Redakteur der beiden Wochenschriften *Das Goetheanum* (seit 1922) und *Nachrichtenblatt* (seit 1924) hatte er von Anfang an so etwas wie die Schlüsselgewalt über die Berichterstattung und Publizität in der Gesellschaft. Seine hohe Auffassung von der Bedeutung seiner eigenen Persönlichkeit als Dichter war nicht leicht vereinbar mit der Situation, in der er sich innerhalb des Gesellschaftsvorstands nun befand.* Doch sah er sich als Schriftsteller in einer Schicksalssituation, welche einem Dichter in diesem Alter nur selten zufällt: Für seine Aufsätze und Bücher hatte er eine große, wohlwollende, ständige Leserschaft, für seine Dramen eine Bühne, ein Ensemble, einen Regisseur (Marie Steiner) und ein Publikum zur Verfügung. Zumindest nach Marie Steiners

Auffassung bedeutete die Funktion eines Vorsitzenden der Gesellschaft für Steffen eine unzumutbare Überforderung, deswegen schlug sie unmittelbar nach Steiners Tod den österreichischen Arzt Eugen Kolisko als ersten Vorsitzenden vor.

Guenther Wachsmuth, 1925 zweiunddreißig Jahre alt, hatte sich als Nachfolger von Roman Boos als Steiners Sekretär und im Goetheanumsekretariat seit einigen Jahren bewährt. Der gelernte Jurist hatte Rudolf Steiners liebevolle Unterstützung bei seinen naturwissenschaftlichen Studien in reichem Maße erfahren. Als seine vornehmlichste Aufgabe sah er den Wiederaufbau des Goetheanums an, als Wahrbild der Einheit der Allgemeinen Anthroposophischen Gesellschaft. Jung und von großer Arbeitsfreude beseelt, suchte er in den komplizierten menschlichen Verhältnissen im Vorstand ständig die Balance zu bewahren.*

Elisabeth Vreede, 1879 geboren, im Jahr 1925 somit sechsundvierzig Jahre alt, gehörte zu den ältesten tätigen Mitgliedern der Gesellschaft. Sie hatte durch Jahre hindurch von den vielen Nachschriften der Steinerschen Vorträge ein Archiv aufgebaut und war in der Esoterik unter Steiners Führung langjährig geschult. Sie hatte Mathematik, Philosophie, Astronomie und Sanskrit studiert. Die verschlossene kleine Frau wurde nur von wenigen ihrer Zeitgenossen wahrgenommen. Unter den fünf Vorstandsmitgliedern fällt sie durch ihr rigoroses Eintreten für Wahrhaftigkeit und durch ihr nüchternes, sprödes Wesen auf. Sah sie die Wahrheit verletzt, so konnte sie wütend für diese kämpfen. Rudolf Steiners Zusammenarbeit mit Marie Steiner hatte sie seit sechzehn Jahren fast ständig und aus nächster Nähe miterlebt. So hatte sie zu ihr eine nähere Beziehung als zu Wegman und Steffen. Das phantasiebegabte, gelegentlich zaghafte, oft auf sich selbst bezogene Auftreten Steffens war für sie in Gesellschaftsangelegenheiten manchmal schwer zu verkraften. Die Einrichtungen der Weihnachtstagung von 1923 wollte sie mit absoluter Sachlichkeit und spiritueller Folgerichtigkeit gehandhabt wissen. Man kann den Eindruck haben, daß sie auf okkultem Gebiet die Gebildetste im Vorstand war. Ihr Wesen ist allerdings vielleicht auch deswegen schwer zu erkennen.*

Diese (allzu kurzen) Charakteristiken der fünf Vorstandsmitglieder machen vielleicht deutlich, daß jedes von ihnen 1925 sehr eigene, von denjenigen der anderen sehr verschiedene Auffassungen des jungen Gesellschaftsgebildes hatte, welche sich in den nun folgenden Jahren nicht oder nur scheinbar einander annäherten, sondern in Wirklichkeit alsbald heftig auseinanderstrebten.

Um Ita Wegmans Stellung in der Allgemeinen Anthroposophischen Gesellschaft zu erkennen, ist es erforderlich, Steiners Konzept dieser Gesellschaft anzuschauen. Mit der Errichtung der Freien Hochschule und der Anthroposophischen Gesellschaft zu Weihnachten 1923 wurden die Grundzüge dieser beiden Gründungen in Ideenform zwar anfänglich sichtbar, sein Konzept der Allgemeinen

Anthroposophischen Gesellschaft ist aber erst fünfzehn Monate später endgültig zu fassen. Das hängt damit zusammen, daß sich im Laufe des Jahres 1924 herausstellte, daß der Verein des Goetheanum der freien Hochschule für Geisteswissenschaft in Dornach (Schweiz), der im Handelsregister eingetragen war, sich nicht ohne weiteres in das Ganze einfügen ließ. Dieser Verein zur Verwaltung des (abgebrannten) Goetheanumbaues und der sonstigen Vermögenswerte hatte ab 1923 als vornehmlichste Aufgabe, einen neuen Bau (das heutige Goetheanum) zu errichten. Er wurde aber von Steiner im Laufe des Jahres 1924 mit weiteren Aufgaben betraut: Er sollte die Mitgliederadministration der zu Weihnachten 1923 gegründeten Gesellschaft besorgen sowie Marie Steiners Philosophisch-anthroposophischen Verlag und Wegmans Klinisch-therapeutisches Institut übernehmen. Der Verein wurde also um drei Aufgabenbereiche erweitert.

Steiner wollte die drei Einrichtungen neue Hochschule (1923), neue Gesellschaft (1923) und Goetheanumverein (1911) jedoch zu einem zusammenhängenden Gebilde unter seiner Führung vereinigt wissen – drei Organisationen oder Körperschaften, welche die anthroposophische Bewegung geistig, sozial und wirtschaftlich umfassen und einheitlich repräsentieren sollten. Bei mehreren gewichtigen Anlässen hatte sich seit 1923 herausgestellt, daß er auch vor der Öffentlichkeit als höchster Repräsentant der Anthroposophischen Gesellschaft angesehen wurde,* obwohl er bis Dezember 1923 weder Mitglied in dieser Gesellschaft noch im Goetheanumverein war.

Diese Institutionen sind grundverschiedenen Charakters. Die Freie Hochschule ist eine wissenschaftliche Lehr- und Forschungsanstalt. Die Anthroposophische Gesellschaft ist ein freier Verbund natürlicher Personen zur Förderung und Pflege von Anthroposophie, ähnlich dem, was man heute eine ideelle Vereinigung nennt. Der Goetheanumverein ist eine Verwaltungskörperschaft in Form eines eingetragenen Vereins, das heißt, eine juristische Person des privaten Rechts und als solche Rechtsträger. Um nun einen realen Zusammenschluß dieser Einrichtungen zu bewerkstelligen und den Verein zum Rechtsträger von Hochschule und Gesellschaft zu machen, eine Übertragung der Vermögenswerte des Vereins auf die neue Anthroposophische Gesellschaft jedoch zu vermeiden, veranlaßte Steiner eine Namensänderung des Goetheanumvereins in ›Allgemeine Anthroposophische Gesellschaft‹. Binnen weniger Monate ließ er deswegen die Statuten sowie die Vorstandszusammensetzung dieses Vereins ändern:

- Die Mitgliederadministration der neuen Anthroposophischen Gesellschaft wurde dem Verein übertragen;
- Verlag und Klinik wurden von dem Verein erworben;
- die Administration des Neubaus des Goetheanums wurde einem Kollegium von Administratoren anvertraut, das fortan eine Abteilung des Vereins bilden sollte;

- die personelle Zusammenstellung der ordentlichen Mitgliedschaft und des Vorstands des Vereins wurde umgeändert;
- der Name wurde umgeändert in ›Allgemeine Anthroposophische Gesellschaft‹.

Diese Namensänderung des Goetheanumvereins, obwohl sachlich einleuchtend und zutreffend, hat bis zum heutigen Tag unendliche Mißverständnisse verursacht und die widersinnigsten Konsequenzen gezeitigt. Die Mitglieder der zu Weihnachten 1923 errichteten Anthroposophischen Gesellschaft konnten sich aus ersichtlichen Gründen als Mitglieder dieses im Solothurner Handelsregister eingetragenen Vereins ›Allgemeine Anthroposophische Gesellschaft‹ auffassen, hatte Rudolf Steiner doch Weihnachten 1923 und im *Nachrichtenblatt* vom 13. Januar 1924 das Adjektiv ›allgemeine‹ mehrmals für ihre Gesellschaft benützt. Jedoch hatte ihre Gesellschaft keineswegs den Status eines eingetragenen Vereins. Sie verfügte über eigene, im *Nachrichtenblatt* veröffentlichte Statuten (die Verfassungsurkunde oder Charta vom 28. Dezember 1923); die zwölftausend von Steiner persönlich unterschriebenen Mitgliedszertifikate lauteten auf ›Anthroposophische Gesellschaft‹, nicht auf den Verein; die Statuten dieses eingetragenen Vereins blieben ihnen bis 1935 unbekannt.*

Ab März 1925 nennen diese Vereinstatuten zwei Mitgliederkategorien: ordentliche und beitragende, das heißt stimmberechtigte und nicht-stimmberechtigte (sympathisierende) Mitglieder. Eine solche Unterscheidung kennt das Gesellschaftsstatut vom 28. Dezember 1923 nicht; Änderungen hätten der Zustimmung einer ordentlichen Generalversammlung bedurft. Es ist zudem festzuhalten, daß der Verein Allgemeine Anthroposophische Gesellschaft nie Rechtsnachfolger der zu Weihnachten 1923 errichteten Anthroposophischen Gesellschaft wurde, auch dafür wäre ein entsprechender Beschluß dieser Gesellschaft erforderlich gewesen. Eine Fusion von Gesellschaft und Verein hat nie stattgefunden.

Weil diese Rechtsverhältnisse nach Steiners Tod nicht erkannt wurden und noch während seiner letzten Lebenstage im *Nachrichtenblatt* vom 22. März 1925, in vollständiger Fehldeutung seiner Anordnungen, der Mitgliedschaft eine unzutreffende Darstellung gegeben wurde, herrschten in der Anthroposophischen Gesellschaft und bei deren Vorständen vom April 1925 an eine Reihe grundlegender Mißverständnisse bezüglich der Führung von Hochschule, Gesellschaft und Verein. Aus dem Verhalten Albert Steffens und Guenther Wachsmuths* kann man schließen, daß sie die von Rudolf Steiner noch in den letzten Wochen bewerkstelligte Rechtslage, nämlich die sachgerechte Eintragung ins Handelsregister, nicht durchschaut hatten und in der Annahme lebten, eine Generalversammlung der Anthroposophischen Gesellschaft vom 28. Dezember 1923 sei fortan das oberste Organ des eingetragenen Vereins Allgemeine Anthroposophische Gesellschaft. Aufgrund dieser Vorstellung handelten sie. Marie Steiner wird sich in diese Rechtsfrage nicht vertieft haben (auch ihr Berater Emil Leinhas durchschaute die Rechtslage nicht).* Für Ita Wegman, welche die juristischen Umwandlungen aus der Nähe erlebt und begleitet hatte, waren die von Rudolf Steiner eingerichteten Rechtsverhältnisse in Übereinstimmung mit ihrem Lebensgefühl, sie hat jedoch offenbar nicht wahrgenommen, daß ihre Vorstandskollegen die wahre Rechtsgrundlage nicht durchschaut hatten. Hat sie die unzutreffende Publikation im *Nachrichtenblatt* vom 22. März 1925 womöglich gar nicht zur Kenntnis genommen? Nur Elisabeth Vreede wurde sich später einiger Widersprüche bewußt, wie aus ihren Äußerungen von 1934 und 1935 hervorgeht.

Die fünf Vorstandsmitglieder haben im April 1925, wie man heute vermuten kann, unter dem Eindruck des plötzlichen Hingangs Rudolf Steiners und des Verhaltens von Marie Steiner ab dem 4. April, eine grundsätzliche Klärung darüber unterlassen, wie die Organisation der Allgemeinen Anthroposophischen Gesellschaft von Rudolf Steiner eingerichtet und durch das Gesellschaftsstatut vom 28. Dezember 1923 sowie durch die Eintragung des Vereins ins Handelsregister rechtsgültig einwandfrei formuliert worden war. Jedes verantwortliche Zusammenwirken von Menschen in einer Organisation gründet ja auf gemeinsamen Vereinbarungen, die sie sich selbst geben; insofern die Organisation Rechtsverhältnisse mit außerhalb Stehenden eingeht, unterliegt sie gesetzlichen Regeln. Sie verkannten, daß sie in drei verschiedenen Führungskollegien Verantwortung trugen: in der Freien Hochschule (zusammen mit Maria Röschl), in der Anthroposophischen Gesellschaft (mit den auswärtigen Generalsekretären oder Vorständen) und in dem Verein (mit den sieben Administratoren der dritten Abteilung dieses Vereins). Die Regeln des letzteren sind mit dem natürlichen Verstandesurteil zu durchschauen; zum Verständnis der Anthroposophischen Gesellschaft bedarf es der phantasiebegabten Vernunft; die weisheitsvollen Regeln der Freien Hochschule sind nur durch die höheren Erkenntnisorgane der Imagination, Inspiration und Intuition zu erkennen.

Als Mitglieder des Hochschuldirektoriums befanden sich diese Menschen jeder in einer anderen Lage. Von ihnen war Marie Steiner die einzige, die seit vielen Jahren eine voll funktionierende Tätigkeit auf den Gebieten der Eurythmie, Sprachgestaltung und Bühnenkunst ausübte. Daß Steiner diese erfolgreiche Arbeit ab 1924 in den Rahmen einer ›Sektion‹ der Freien Hochschule hineingestellt hatte, war für sie gewiß nicht das Wesentlichste ihrer Tätigkeit – ohne ›Sektion‹ hatte sie das Ganze bereits durch Jahre hindurch aufgebaut und hätte ihre Arbeit auch ohne ›Sektion‹ genauso qualifiziert weitergeführt. Die Naturwissenschaftliche Sektion hatte die Aktivitäten des frisch gegründeten Versuchsrings der Landwirte unter ihre Obhut genommen. Die Medizinische Sektion war im Keim errichtet und von Steiner mit geistmächtigen Aufgaben und Verantwortungen beschenkt worden, doch war sie 1925 im äußeren Sinne kaum real, zumindest nur von einer verschwindenden Bescheidenheit (siehe Band 2). Die übrigen Sektionen existierten im April 1925 noch kaum, mit einer Ausnahme: der ›Allgemeinen Sektion für Anthroposophie‹. Hierfür hatte Steiner die sogenannte Erste Klasse eingerichtet und im Herbst 1924 einige Male Ita Wegman als Mitleiterin (nicht Stellvertreterin oder Nachfolgerin) bezeichnet –, sie allerdings auch, ohne dies den anderen Sektionsleitern oder den Klassenmitgliedern mitzuteilen, mit einer gewissen esoterischen Vollmacht betraut.

Außerdem hatte Steiner sich bei der Einsetzung der fünf Vorstandsmitglieder der Anthroposophischen Gesellschaft Weihnachten 1923 und danach außergewöhnlich differenziert über deren Aufgaben geäußert; im landläufigem Sinne einer Gesellschaftsführung konnten diese fünf Menschen nicht annehmen, sie seien leitende Vereinsfunktionäre. Es war ganz anders:

Denn damit, daß ich selber Vorsitzender der Gesellschaft geworden bin, ist die anthroposophische Bewegung eins geworden mit der Anthroposophischen Gesellschaft.

Das machte notwendig, daß zu Weihnachten in Dornach nicht ein Vorstand eingesetzt worden ist, der im äußeren exoterischen Sinn ein Vorstand ist, sondern ein Vorstand wurde eingesetzt, der als esoterischer Vorstand zu betrachten ist, der für dasjenige, was er tut, nur den geistigen Mächten gegenüber verantwortlich ist, der nicht gewählt, der gebildet worden ist. All die Dinge, die sich sonst bei Gründungsversammlungen zutragen, haben sich anders zugetragen zu Weihnachten. Und dieser Vorstand ist dasjenige, was ich einen Initiativ-Vorstand nennen möchte, ein Vorstand, der seine Aufgaben in dem sieht, was er tut. Daher sind auch nicht auf der Weihnachtstagung Statuten ausgearbeitet worden, wie sonst Statuten lauten, sondern es ist einfach gesagt worden, was da für ein Verhältnis sein soll von Mensch zu Mensch, zwischen Vorstand und andern Mitgliedern, den einzelnen Mitgliedern untereinander und so weiter. Was der Vorstand beabsichtigen wird, das steht in demjenigen darinnen, was kein Statut ist, was nur die Form von Statuten angenommen hat, was aber eigentlich eine Erzählung von dem ist, was man tun will. Alles war eben anders, als es sonst bei Gesellschaften ist.

Und das ist das Wesentliche, daß eben in die ganze Anthroposophische Gesellschaft nunmehr ein esoterischer Zug hineingekommen ist. Die ganze Bewegung, wie sie nunmehr durch die Gesellschaft fließt, muß einen esoterischen Charakter haben.

Das muß man ganz ernst nehmen. Dem Vorstand am Goetheanum werden nur die Impulse rein menschlichen Wirkens aus der geistigen Welt heraus maßgebend sein. Nicht Paragraph 1, Paragraph 2 und so weiter, sondern dasjenige, was wirkliches geistiges Leben ist, soll gefördert werden, rückhaltlos, ohne irgend etwas anderes dabei zu beabsichtigen. (Rudolf Steiner, Vortrag in Torquay am 12. August 1924 in: Hella Wiesberger [Hg.], *Rudolf Steiner. Die Konstitution* … GA 260a, Dornach ²1987, Seite 355 f.)*

Überhaupt kann diese Weihnachts-Gesellschaft von 1923 als eine anfänglich konzipierte (nicht ›konstituierte‹), im Werden fortwirkende mondiale Menschenvereinigung angesehen werden; ihr Vorstand macht keineswegs den Eindruck, wie ein zentrales Verwaltungsgremium, sondern – gemeinsam mit einer weltweiten Peripherie – wie ein beratendes Initiativkollegium, wie ein ›Kollegium der Mitte‹, eingesetzt zu sein.

Schließlich gab es den eingetragenen Verein ›Allgemeine Anthroposophische Gesellschaft‹ zur Verwaltung des Vermögens – Immobilien und Betriebe – von Gesellschaft und Hochschule, einen Trägerverein, für den nur wenige Funktionäre die Verantwortung übernehmen können. Weil er auch gegenüber der Öffentlichkeit Verbindlichkeiten eingeht, den Behörden, Lieferanten und dergleichen haftet, muß er seine Statuten, die Prokura seiner Funktionäre und so weiter im örtlichen Handelsregister eintragen lassen, wie alle anderen juristischen Personen auch. In seinen Statuten werden deshalb die ordentlichen (stimmberechtigten) und beitragenden (teilnehmenden, nicht stimmberechtigten) Mitglieder unterschieden. Eine solche juristische Person war dieser Verein seit 1911; am 7. März 1925 hatte er fünfzehn stimmberechtigte Mitglieder.

Sechs historische Mißverständnisse

Es ist gewiß nicht leicht, nach achtundsechzig Jahren Geschichte der Allgemeinen Anthroposophischen Gesellschaft den hier geschilderten Verhältnissen ins Auge zu sehen. Doch muß zur Klärung von Ita Wegmans Ausschluß aus dieser Gesellschaft im April 1935 festgestellt werden, daß seit dem Jahre 1925 vornehmlich sechs grundlegende Mißverständnisse herrschen:

Erstes Mißverständnis: Seit 1925 wird angenommen, die Anthroposophische Gesellschaft von Weihnachten 1923 sei am 8. Februar 1925 durch einen Beschluß der Generalversammlung des Vereins Allgemeine Anthroposophische Gesellschaft mit diesem Verein verschmolzen. Die Wirklichkeit ist, daß die am 28. Dezember 1923 in Dornach von etwa achthundert Menschen errichtete Anthroposophische Gesellschaft eine selbständige, voll gültige, einmalige Gesellschaft ist, mit eigenen Statuten, die im *Nachrichtenblatt* der Gesellschaft vom 13. Januar 1924 veröffentlicht wurden; mit einer souveränen, stimmberechtigten Generalversammlung und so weiter. An diesen Statuten hat sich bis heute nichts geändert. Ihre Mitgliederzertifikate lauten auf ›Anthroposophische Gesellschaft‹. Sie ist nie eine Fusion mit dem ähnlich heißenden Verein ›Allgemeine Anthroposophische Gesellschaft‹ oder mit irgendeiner anderen Körperschaft eingegangen; ihre Generalversammlung hat nie Statutenänderungen beschlossen. Ihr erster Vorsitzender Rudolf Steiner sowie die übrigen Vorstände sind alle verstorben. Sie lebt im Herzen einer sehr großen Zahl von Menschen bis heute fort. Sie hat als Ziel, das *»seelische Leben im einzelnen Menschen und in der menschlichen Gesellschaft auf der Grundlage einer wahren Erkenntnis der geistigen Welt«* zu pflegen. Sie knüpft zwar an die im Jahre 1912 gegründete Anthroposophische Gesellschaft an, hat jedoch für die damals festgestellten Ziele am 28. Dezember 1923 einen selbständigen, dem wahren Geist der Gegenwart entsprechenden Ausgangspunkt geschaffen. Nach dem Schweizer Handelsrecht hat diese Gesellschaft keinen Grund, sich ins Handelsregister eintragen zu lassen – auch ohne Eintragung ist sie eine rechtlich vollgültige Gründung.

Zweites Mißverständnis: Der eingetragene Verein Allgemeine Anthroposophische Gesellschaft sei dieselbe Gesellschaft, welche zu Weihnachten 1923 in Dornach (Schweiz) gegründet worden ist. Die Wirklichkeit ist, daß dieser Verein im Jahre 1911 unter dem Namen Johannesbau-Verein in München (Bayern) errichtet und am 9. Mai 1911 eingetragen worden ist, sich nach seiner Übersiedlung in die Schweiz am 26. Dezember 1913 ins Handelsregister von Dornach (Solothurn) eintragen ließ, am 1. November 1918 seinen Namen in ›Verein des Goetheanum der freien Hochschule für Geisteswissenschaft‹ und am 8. Februar 1925 in ›Allgemeine Anthroposophische Gesellschaft‹ änderte. Er hat eigene Statuten, die auch nach wiederholten Änderungen nicht die geringste Ähnlichkeit mit denen der Anthroposophischen Gesellschaft von 1923 zeigen. Das Band mit dieser kommt formal lediglich darin zum Ausdruck, daß er deren Mitgliederadministration besorgt. In seinen Statuten ist niemals die Rede davon gewesen, daß er zu irgendeiner Zeit die Rechtsnachfolge der Anthroposophischen Gesellschaft vom 28. Dezember 1923 angetreten hat. Seit dem 7. März 1925 hat er zwei Kategorien von Mitgliedern: ordentliche und beitragende. (Die Zahl der ordentlichen Mitglieder betrug vom 7. bis 30. März 1925 fünfzehn, seitdem vierzehn Menschen. Er hatte am 31. Dezember 1923 fünfhundertzweiundzwanzig außerordentliche und sechshundertdreiundfünfzig beitragende Mitglieder.)

Drittes Mißverständnis: Die Freie Hochschule für Geisteswissenschaft in Dornach sei ein integrierender Bestandteil des eingetragenen Vereins Allgemeine Anthroposophische Gesellschaft; dieser Verein sei durch seine dritte Unterabteilung (›Administration des Goetheanumbaus‹) identisch mit der ›Freien Hochschule für Geisteswissenschaft am Goetheanum‹. Die Wirklichkeit ist, daß diese Hochschule eine von Rudolf Steiner 1923 gegründete freie, das heißt autonome Lehranstalt ist. Sie ist eine ideelle Einrichtung, welche seit Steiners Tod von einem Hochschuldirektorium fortgesetzt wird; dieses Kollegium bestand 1925 aus den fünf Vorstandsmitgliedern der Anthroposophischen Gesellschaft sowie den übrigen Sektionsleitern. Sie kommt in den Statuten des eingetragenen Vereins Allgemeine Anthroposophische Gesellschaft nicht vor.

Viertes Mißverständnis: Die Mitglieder der Anthroposophischen Gesellschaft von 1923 haben seit 1925 Generalversammlungen abgehalten, als seien sie ordentliche Mitglieder des eingetragenen Vereins Allgemeine Anthroposophische Gesellschaft; die anwesenden Vorstandsmitglieder verhielten sich bei solchen Versammlungen, als seien die Anwesenden in bezug auf den Verein stimmberechtigt.* Die Wirklichkeit ist, daß der Status solcher Versammlungen nie geklärt wurde; für den Verein hatten ab April 1925 nur vierzehn Mitglieder Stimmrecht – eine Generalversammlung der Anthroposophischen Gesellschaft hat keine Möglichkeit, auf die Beschlüsse dieses Vereins Einfluß zu nehmen und kann somit die Zusammensetzung von dessen Vorstand nicht bestimmen.

Fünftes Mißverständnis: Eine Mitgliederversammlung der Anthroposophischen Gesellschaft von 1923 könne auf die Führung der Freien Hochschule und deren Sektionen Einfluß nehmen. In Wirklichkeit ist der Status der Hochschule in der Charta vom 28. Dezember 1923 geregelt und seitdem nicht geändert worden.

Sechstes Mißverständnis: Der Vorstand der Anthroposophischen Gesellschaft von 1923 habe Verfügungsgewalt über die Geschicke dieser Gesellschaft. In Wirklichkeit ist sein Verhältnis zu dieser in dem Statut vom 28. Dezember 1923 klar beschrieben: Er hat *»das an die Mitglieder oder Mitgliedergruppen zu bringen, was er als die Aufgabe der Gesellschaft ansieht. Er tritt in Verkehr mit den Funktionären, die von den einzelnen Gruppen gewählt oder ernannt werden.«* Eine Ausschlußmöglichkeit von Mitgliedern kennt ihr Statut nicht.

Rudolf Steiner hat die Grundzüge von dem, was er ›Allgemeine Anthroposophische Gesellschaft‹ nannte, vollständig veranlagt und ist danach gestorben. Er hat vieles nicht erläutert, sondern dem Verständnis der Beteiligten überlassen, weil die dafür erforderlichen Erkenntnisse ihren Wert (das heißt, ihre Wirklichkeit) nur dadurch erlangen, daß der einzelne sich zu ihnen durchringt und sie erkennen *will.* Auch im Sozialen ist Erkenntnis eine Angelegenheit des freien Willens.

Ita Wegman hat sich bis 1935 in manchen Situationen zwar intuitiv im Sinne von Steiners Konzept verhalten, die Grundzüge der Dreigliederung der Allgemeinen Anthroposophischen Gesellschaft aber, wie die anderen, in wesentlichen Augenblicken nicht erkannt. So wurde sie ›mitschuldig‹ an den verworrenen Geschehnissen ab April 1925 bis zu ihrem Ausschluß am 14. April 1935. Sie hat ihren esoterischen Auftrag in bezug auf die Erste Klasse der Freien Hochschule gegen den Widerstand von Marie Steiner durchgesetzt, bevor dieser Auftrag vom Hochschuldirektorium geklärt werden konnte; damit hatte sie die für alles Esoterische erforderliche Disziplin verletzt. Sie ist große wirtschaftliche Risiken persönlich eingegangen, obwohl das gesamte Vorstandskollegium des eingetragenen Vereins Allgemeine Anthroposophische Gesellschaft die Haftung für ihre Taten zu übernehmen hatte. Durch undeutliche Ausdrucksweise, nicht durchdachte Aussagen und andere Formlosigkeiten hat sie an der Entstehung vieler Mißverständnisse mitgewirkt. Im Zorn hat sie sich einige Male gehen lassen, ohne zu erkennen, daß ihre Partner das seelische ›Gestrüpp‹ von ihrem Wesen nicht zu unterscheiden vermochten. Ihr Auftreten, besonders bis 1933, ähnelte oft dem eines obersten Feldherrn; man kann sich fragen, ob sie immer wahrgenommen hat, wie das auf andere wirkte. So hat sie bei ihren Mitarbeitern gewiß öfter Illusionen geweckt. Freilich hatte Ita Wegman in dem Vorstandskollegium der fünf auch mit dem seelischen ›Gestrüpp‹ der anderen zu tun; sie hat sich aber nicht darin verstrickt.

Im Rahmen der Anthroposophischen Gesellschaft wurde Ita Wegman bis 1935 zwar persönlich angegriffen, als Argument aber wurde die verwerfliche Art der Führung ihrer Amtsgeschäfte angeführt. Ihre Ämter waren folgende:

1. Im eingetragenen Verein Allgemeine Anthroposophische Gesellschaft war sie seit dem 7. März 1925 Mitglied des Vorstandes und Schriftführerin; außerdem hatte sie die vierte Unterabteilung des Vereins, das Klinisch-Therapeutische Institut in Arlesheim mit seinen Nebenbetrieben, zu führen und zu verantworten. In dieser Funktion hatte sie wohl auch die ›Kontrollstelle‹ der Weleda inne. Als die Angriffe gegen ihren Verwaltungsstil in der Klinik für sie die Grenze des Zumutbaren überschritten hatten, gründete sie mit einigen anderen Menschen den eingetragenen Verein Klinisch-Therapeutisches Institut, der dem eingetragenen Verein Allgemeine Anthroposophische Gesellschaft die Klinik am 1. April 1931 abkaufte.* Sie blieb aber weiterhin im Vereinsvorstand und in der Kontrollstelle der Weleda, nach dem Ausschluß von 1935 nur noch in dieser Kontrollstelle. Ihre Einzelzeichnungsberechtigung als Vereinsvorstand und Schriftführerin in der Allgemeinen Anthroposophischen Gesellschaft wurde jedoch erst am 27. März 1941 im Handelsregister gelöscht.*

2. In der Freien Hochschule für Geisteswissenschaft war sie mit der Leitung der Medizinischen Sektion betraut und war, zusammen mit den Leitern der anderen Sektionen (M. Steiner, Steffen, Vreede, Wachsmuth, Röschl) Teil des sogenannten Hochschuldirektoriums. Außerdem beanspruchte sie die Verwaltung der Ersten Klasse der Allgemeinen Sektion für Anthroposophie.

3. Schließlich war sie Mitglied des Vorstands der Anthroposophischen Gesellschaft von 1923 und dessen Schriftführerin.

Es mag vielleicht etwas überspitzt, jedoch nicht ohne Berechtigung sein, wenn man feststellt, daß Wegman im Ganzen der Allgemeinen Anthroposophischen Gesellschaft folgende neun, ihr von Rudolf Steiner übertragene Aufgaben zu erfüllen hatte:

- Mitglied des Vorstands im eingetragenen Verein Allgemeine Anthroposophische Gesellschaft;
- Schriftführerin mit Einzelzeichnungsberechtigung dieses Vereins;
- Führung der vierten Unterabteilung dieses Vereins (die Klinik);
- Mitglied der Kontrollstelle der Weleda;
- Mitglied des Direktoriums der Freien Hochschule;
- Leitung der Medizinischen Sektion dieser Hochschule;
- Verwaltung der Ersten Klasse der Hochschule;
- Mitglied des Vorstands der Anthroposophischen Gesellschaft von 1923;
- Schriftführerin dieses Vorstands.

Aus dem bisher Dargestellten geht hervor, daß die Organisation der Allgemeinen Anthroposophischen Gesellschaft seit dem Jahr 1925 nicht erkannt worden ist, weil der Sinn des Zusammenwirkens ihrer Glieder in geistiger, sozialer und wirtschaftlicher Hinsicht nicht erfaßt wurde. Deswegen hat die Handhabung dieses Zusammenwirkens zu unstimmigen Entscheidungen geführt. So sind Wirklichkeiten geschaffen und auch anerkannt worden, welche nicht im Sinne der Anthroposophie waren. Statt einer Einmütigkeit, die nur durch das gemeinsame Durchschauen aller Verhältnisse und Vereinbarungen entstehen kann und die der außerordentlichen menschlichen Vielfältigkeit der anthroposophischen Weltbewegung hätte gerecht werden können, wurde Raum geschaffen für das Darleben persönlicher Ansichten, Bestrebungen und Einflüsse. Seelische Regungen einzelner Menschen konnten dadurch sachliche Entscheidungen mitbestimmen. Die von Steiner eingehend beschriebene ›Bewußtseinsseele‹ hatte die Lage nicht erfaßt.* So konnten statt Freiheit, Gleichheit und Brüderlichkeit Ehrgeiz, Herrschsucht und Egoismus in die Anthroposophische Gesellschaft einziehen und Ergebnisse zeitigen, die in der vorliegenden Dokumentation gesammelt, aber bei weitem nicht vollständig vorliegen. Gewiß kann man dies tragisch nennen, aber diese Tragik entbehrt nicht der Größe. Der machtvolle Mysteriencharakter der Anthroposophie zeigt in ihr die Größe von Mysterienprüfungen und nicht nur das: wie in einem Wetterleuchten wird für Augenblicke ihr Erziehungsverfahren sichtbar: *»Die Welt zu entblößen, und zwar so, daß niemand sich in ihr unschuldig nennen kann.«**

AUSSCHLUSS AUS DEM VORSTAND

Am Palmsonntag, dem 14. April 1935, wurde auf einer ordentlichen Generalversammlung der Allgemeinen Anthroposophischen Gesellschaft im Goetheanum in Dornach (Schweiz) der Beschluß gefaßt, Ita Wegman und Elisabeth Vreede von ihren Funktionen als Vorstandsmitglieder dieser Gesellschaft abzusetzen. Die Entscheidung wurde dadurch herbeigeführt, daß bei der amtlich kontrollierten Abstimmung von den 1820 anwesenden Mitgliedern 1691 Stimmen für die Annahme des folgenden Antrags abgegeben wurden:

Antrag I Die ordentliche Generalversammlung der Allgemeinen Anthroposophischen Gesellschaft vom 14. April 1935 spricht aus:

Die beiden Vorstandsmitglieder Frau Dr. Ita Wegman und Frl. Dr. Elisabeth Vreede, welche ihre Mißachtung des Gesellschaftswillens durch Handlungen zum Ausdruck gebracht haben, die den Charakter eines Selbstausschlusses tragen, werden nicht mehr als Mitglieder des Vorstandes anerkannt.

Um auch den juristischen Erfordernissen genügen zu können, beschließt die Generalversammlung:

»Frau Dr. Ita Wegman und Frl. Dr. Elisabeth Vreede werden als Vorstandsmitglieder der Allgemeinen Anthroposophischen Gesellschaft abberufen«.*

Eine weitere Tätigkeit der beiden genannten Persönlichkeiten im Namen der Allgemeinen Anthroposophischen Gesellschaft erscheint der Generalversammlung unmöglich.

Ernst Aisenpreis, Dornach, Rektor M. Bartsch, Bad Saarow, Dr. Carl Bessenich, Dornach, Dr. Emil Brestowsky, Sibiu (Rumänien), Dr. Hans Büchenbacher, Stuttgart, Paul Bühler, Dornach, Lucie Bürgi-Bandi, Bern, Harry Collison, London, Dr. E. O. Eckstein, Dornach, Hermann Eichenberger, Zürich, Dr. Hans Eiselt, Prag, Esper Eising, Kopenhagen, C. Englert-Faye, Zürich, C. A. Feldmann, Den Haag, Dr. Otto Fränkl, Dornach, Helga Scheel Geelmuyden, Oslo, Rudolf Geering-Christ, Basel, Paolo Gentilli, Triest, Dr. Emil Grosheintz, Dornach, Anna Wager Gunnarsson, Stockholm, Maria Kassapian-Gentilli, Triest, Dr. Hans Erhard Lauer, Wien, Wilhelm Lewerenz, Dornach, Henry B. Monges, New York, Martin Münch, Berlin, Dr. Maria von Nagy, Budapest, Dorothy Pethick, London, Ehrenfried Pfeiffer, Dornach, Dr. Hermann Poppelbaum, Hamburg, Dr. Maria Przyborowska, Warschau, Alfred Reebstein, Karlsruhe, Paul Eugen Schiller, Dornach, Dr. Waldemar Schornstein, Arlesheim, Günther Schubert, Dornach, Dr. Ri-

chard Schubert, Dornach, Lina Schwarz, Mailand, Jan A. Stuten, Dornach. (*Was in der Anthroposophischen Gesellschaft vorgeht. Nachrichten für deren Mitglieder,* 12. Jg. Nr. 11/12, Dornach, 17. März 1935, Seite 43)

Der Beschluß wurde in Abwesenheit und gegen den Willen der beiden Betroffenen gefaßt. Über die Fortführung ihrer ordentlichen Mitgliedschaft in der genannten Gesellschaft wurde nicht abgestimmt. (Beide waren im Besitz einer von R. Steiner 1924 unterschriebenen Mitgliedskarte; diejenige Wegmans trägt die Nummer 167 und bezeichnet sie als Mitglied der Gruppe ›Anthroposophische Gesellschaft in der Schweiz‹.) Aus dem Beschluß und den nachfolgenden Erläuterungen sowie der Berichterstattung im *Nachrichtenblatt* geht nicht hervor, ob ihnen durch die Annahme des Antrages auch die Leitung ihrer Sektionen in der Freien Hochschule genommen war; dies wurde vorausgesetzt und in der Folge auch so durchgeführt. In der betreffenden Generalversammlung wurde der Unterschied zwischen ordentlichen und beitragenden Mitgliedern (Paragraph 5 der Vereinsstatuten) nicht berücksichtigt, auch nicht von dem anwesenden Beamten des Registergerichts. De facto betraf der Ausschluß Wegmans aus *»dem Vorstand«* ihr Amt in der am 28. Dezember 1923 gegründeten ›Anthroposophischen Gesellschaft‹ (welche im Handelsregister nicht eingetragen war). Der Vorstand des eingetragenen Vereins ›Allgemeine Anthroposophische Gesellschaft‹ war davon nicht betroffen. Die Löschung ihrer Zeichnungsberechtigung für diesen Verein wurde erst am 27. März 1941 im Handelsregister eingetragen. Sie konnte nur von den wenigen stimmberechtigten Mitgliedern dieses Vereins beschlossen werden.

In der genannten Generalversammlung wurden noch zwei weitere von denselben Persönlichkeiten beantragte Beschlüsse gefaßt:

Antrag II Die Generalversammlung möge beschließen: Die Gründer und Vertreter der sogenannten ›Vereinigten Freien Anthroposophischen Gruppen‹, die Herren D. N. Dunlop, George Kaufmann, Dr. F. W. Zeylmans, P. J. de Haan, Jürgen von Grone, Dr. E. Kolisko, haben aufgehört Mitglieder der Allgemeinen Anthroposophischen Gesellschaft zu sein.

Antrag III Die Generalversammlung bittet den Vorstand, Landesgesellschaften und Gruppen, die sich zu den sogenannten Vereinigten Freien Anthroposophischen Gruppen zusammengeschlossen haben, nicht mehr als Teile der Allgemeinen Anthroposophischen Gesellschaft anzuerkennen, ohne dadurch den einzelnen Angehörigen einer solchen Gruppe die Mitgliedschaft zu entziehen. (Ebenda)

Dunlop und Kaufmann waren Funktionäre der Anthroposophischen Gesellschaft in England, Zeylmans und de Haan in Holland, von Grone und Kolisko in Deutschland. Mit der im letzten Satz des dritten Antrags genannten Mitgliedschaft ist eine solche in einer der vom Vorstand der Anthroposophischen Gesellschaft am Goetheanum anerkannten Gruppen oder Landesgesellschaften gemeint. Durch ihre Mitgliedschaft in den von ›Dornach‹ nicht anerkannten anthroposophischen Gruppen gingen diese Menschen (wenngleich die Formulierung des dritten Antrags auf das Gegenteil hinzuweisen scheint) ebenfalls ihrer Mitgliedschaft in Dornach verlustig, da der Vorsitzende Steffen die für ihre Aufnahme in diese Landesgesellschaften oder Gruppen zeichnenden Funktionäre nicht mehr anerkannte und seine Gegenunterschrift verweigerte. Aus dem Antrag III geht nicht hervor, daß diese Menschen sich in Dornach erneut hätten anmelden müssen und zwar unter den Bedingungen, die auf ebenjener Generalversammlung durch die Annahme eines umfangreichen Statutenänderungsantrags den eingetragenen Verein Allgemeine Anthroposophische Gesellschaft betreffend erst gültig werden sollten und direkt danach auch wurden. So handelt es sich auch in diesem Fall um einen realen Mitgliederausschluß, was von den Antragstellern auch beabsichtigt, den Anwesenden durch die Formulierung aber verschleiert wurde.*

Die Allgemeine Anthroposophische Gesellschaft hatte im Jahr 1935 weltweit etwa neunzehn- bis zwanzigtausend Mitglieder. Die Anträge vom 14. April wurden somit von etwa neun Prozent der Mitglieder angenommen.* Aus dem Bericht über die betreffende Generalversammlung (*Nachrichtenblatt* vom 12. und 19. Mai 1935) geht nicht hervor, daß Proteste gegen den Antrag von abwesenden Mitgliedern vorlagen. Die Gegenvoten wurden der Versammlung nicht bekanntgegeben und bei der Abstimmung nicht berücksichtigt. (Vgl. Lilly Kolisko, *Eugen Kolisko. Ein Lebensbild,* o. O. 1961, Seite 373–392)

Um zu ergründen, warum Ita Wegman aus dem Vorstand der Anthroposophischen Gesellschaft ausgeschlossen wurde, genügt es nicht, die Erläuterungen zu den Anträgen vom 17. März und die Berichte über die Debatte der Versammlung vom 14. April zur Hand zu nehmen – man muß die Mitte März 1935 erschienene *Denkschrift* und Marie Steiners Aufsatz *Aktuelles* (*Nachrichtenblatt* vom 17. März 1935, Seite 41 f.) einbeziehen. Beide Veröffentlichungen waren den am 14. April 1935 versammelten Mitgliedern bereits bekannt; die in ihnen ausgebreiteten Vorwürfe und Anschuldigungen gegen Wegman wurden in der Versammlung als bekannt vorausgesetzt und bei der Beschlußfassung als Information im Hintergrund nicht im Detail nochmals erwähnt.

»Zur Erläuterung und Begründung der Anträge« (*Nachrichtenblatt* vom 17. März 1935, Seite 43 f.) wurden die folgenden Vorwürfe gegen Wegman angeführt:

- Tatsächliche und offenkundige Opposition in bezug auf ein Zusammenwirken im Vorstand;
- Unaufrichtiges Verhalten beziehungsweise dauernde Obstruktion, welche den Vorstand als Leitung der Gesellschaft ad absurdum führt;
- Unterstützung der *»widerrechtlich gegründeten Anthroposophischen Arbeitsgemeinschaft in Deutschland«;*
- Identifikation mit der *»auf Unwahrheiten und Entstellungen von Tatsachen beruhenden ›Willenserklärung‹«* vom März 1934;
- Verletzung der Würde der Allgemeinen Anthroposophischen Gesellschaft (Beispiel: Wegmans Brief an Steffen vom 24. März 1934 als Beweis dafür, daß sie jede sachliche und menschliche Berechtigung, als Vorstandsmitglied zu fungieren, verloren habe, vgl. Seite 33);
- Anschluß an die Gründer der ›Vereinigten Freien Anthroposophischen Gruppen‹ in Deutschland, die mit dieser Gründung den Boden der Prinzipien (gemeint ist das Statut der Anthroposophischen Gesellschaft vom 28. Dezember 1923) und einer einheitlichen Anthroposophischen Gesellschaft verlassen haben und seitdem im offenen Kampf gegen die rechtmäßige Leitung der Gesellschaft (gemeint sind Marie Steiner, Albert Steffen und Guenther Wachsmuth) stehen;
- Langjährige Enttäuschung des Vertrauens der Mitgliedschaft.

Soweit, in zusammengefaßter Form, die Gründe, die in der ›Erläuterung‹ vom 17. März 1935 aufgeführt wurden. Sie betreffen Ita Wegmans Tätigkeit innerhalb des Vorstands, ihr Verhältnis als Vorstandsmitglied zu den verschiedenen anthroposophischen Gruppen in Deutschland und zu den Landesgesellschaften von Holland und England sowie zu den Verfassern der Willenserklärung vom März 1934.

In einer längeren Eröffnungsansprache zur Generalversammlung vom 14. April 1935 interpretierte Albert Steffen die Intentionen der am 30. Juni 1934 in Deutschland gegründeten ›Vereinigten Freien Gruppen‹ und stellte die anwesenden Mitglieder vor die Wahl: *»Entweder betrachten Sie mich ausgeschlossen als Vorsitzenden, oder Sie betrachten eben dasjenige, was damals geschehen ist, als einen Selbstausschluß* jener Persönlichkeiten«.* (*Nachrichtenblatt,* 12. Mai 1935, Seite 76)

Die Aussprachen dieser Generalversammlung sind im *Nachrichtenblatt* vom 12. und 19. Mai 1935 nicht vollständig wiedergegeben. In ihrem Buch *Eugen Kolisko. Ein Lebensbild* hat LILLY KOLISKO (Seite 373–392) einige Beiträge veröffentlicht, die im *Nachrichtenblatt* fehlen, zum Beispiel den Text eines Briefes von Elisabeth Vreede vom 13. April 1935, der von Rechtsanwalt Krück vorgelesen wurde (Seite 383 f.). Vreede macht darin auf ihre kurz zuvor erschienene Broschüre *Zur Geschichte der Anthroposophischen Gesellschaft seit der Weihnachtstagung 1923* (siehe Anhang, Dokument Nr. 4, Seite 240) aufmerksam und zitiert eine Stelle aus R. Steiners Vortrag vom 12. August 1924 (GA 260a), aus der hervorgeht, daß die Gesellschaft mit einer Abberufung von Vorstandsmitgliedern durch die Mitgliedschaft vom Statut der Weihnachtstagung des Jahres 1923 abweichen würde. (Siehe Seite 22)

Ludwig von Polzer-Hoditz hielt vor der Versammlung eine schriftlich vorbereitete Rede zur Verteidigung Ita Wegmans, die im *Nachrichtenblatt* vom 12. Mai 1935 nur in einer Zusammenfassung erschien (Seite 77 f.) Sein Autoreferat ist im Anhang als Dokument Nr. 6 (Seite 333) vollständig abgedruckt, erweitert durch einige von Lilly Kolisko mitstenographierte frei gesprochene Stellen. Sowohl Albert Steffen wie auch Marie Steiner* bestritten vor der Versammlung einige Aussagen Graf Polzers.

Unmittelbar vor der entscheidenden Abstimmung erklärte Guenther Wachsmuth:

> Mit Bezug auf die Statuten hört man immer wieder folgende zwei Versionen: Dr. Steiner sei mit diesen Statuten nicht einverstanden gewesen, sie seien gegen seinen Willen zustande gekommen. Dann aber auch: es sei nicht berechtigt, irgendwelche Änderungen vorzunehmen.
>
> Zunächst waren Statuten von Dr. Steiner gegeben, diese Statuten erhielten auf ausdrückliche Angabe Dr. Steiners die Bezeichnung ›Prinzipien‹. Als die Statuten eingetragen werden sollten, war Dr. Steiner bereits krank. Er beauftragte Dr. Wachsmuth, die Verhandlungen mit dem Registerbeamten zu führen. Dr. Wachsmuth legte Änderungsvorschläge des Registerbeamten Dr. Steiner vor. Mit einigen Punkten in der Art der Formulierung war Dr. Steiner noch nicht einverstanden. Er veranlaßte aber dennoch die Eintragung mit der Bemerkung, daß man von Zeit zu Zeit die Möglichkeit habe, Änderungen vorzunehmen. Die Statuten sind somit zu Dr. Steiners Lebzeiten angenommen worden. Sowohl die Eintragung der Statuten in dieser Form, wie auch die Möglichkeit, weiterhin Änderungen im Sinne der Prinzipien vorzunehmen, entsprach dem Sinn Dr. Steiners. (*Nachrichtenblatt,* 12. Jg. Nr. 19, 12. Mai 1935, Seite 77)*

Ein Jahr zuvor hatten auf der Generalversammlung vom 27. und 28. März 1934, ebenfalls in Dornach, die anwesenden Mitglieder über folgende Frage abgestimmt:

Ist die Anthroposophische Gesellschaft gewillt, im Sinne der Weihnachtstagung diese drei Persönlichkeiten [Marie Steiner, Albert Steffen, Guenther Wachsmuth] die Arbeit [des Vorstands] weiterführen zu lassen und Entscheidungen, welche sie treffen, für die Gesellschaft als bindend zu betrachten?

Von den 891 Anwesenden stimmten damals 774 Menschen dieser Resolution zu. Sie brachten damit ihren Wunsch zum Ausdruck, Ita Wegman und Elisabeth Vreede als Vorstandsmitglieder der Anthroposophischen Gesellschaft nicht mehr anzuerkennen. Diese als Mißtrauensvotum anzusehende Abstimmung von rund fünf Prozent der Mitgliedschaft hatte in der Praxis zur Folge, daß Ita Wegman und Elisabeth Vreede von der Teilnahme an Entscheidungen ausgeschlossen wurden. Auch im *Nachrichtenblatt* konnten sie sich nicht mehr äußern – ihre Einsendungen wurden von der Redaktion (Albert Steffen) nicht aufgenommen. Formal wurde der Beschluß erst ein Jahr später durch die Statutenänderung durchgeführt; rechtskräftig wurde er erst im März 1941. Juristisch gesehen war Ita Wegman Dritten gegenüber noch bis zum 27. März 1941 zeichnungsberechtigtes Vorstandsmitglied. (Die Abstimmung am 28. März 1934 war als rechtsgültiger Beschluß gemeint, wurde durch die Behörden jedoch aufgrund von Formfehlern nicht anerkannt.)

Für ein besseres Verständnis der Ausschlüsse von 1935 muß man wissen, daß bereits auf der Generalversammlung von 1934 Proteste gegen die schon damals geplanten Ausschlüsse laut geworden waren. So hatte Ernst Marti am 27. März 1934 *»die Illegalität der Tagesordnung«* behauptet; er deutete an, *»eventuell die Hilfe der Behörden gegen Beschlüsse in Anspruch«* nehmen zu wollen (*Nachrichtenblatt,* 11. Jg. Nr. 15, 22. April 1934) Seine Argumente sind nicht überliefert, doch läßt sich aus seinem Aufsatz von Ostern 1984 ›Warum wurden die Weihnachtstagungsstatuten nicht eingetragen?‹ (*Mitteilungen der Anthroposophischen Gesellschaft in der Schweiz,* Nr. 76, Seite 11 ff.) schließen, daß er schon damals die Lage juristisch durchschaute. Warum hat er seine Drohung 1934 nicht verwirklicht? Hat womöglich Ita Wegman ihn davon abgehalten? Er hätte einen Prozeß anstrengen können, den er wahrscheinlich gewonnen hätte – dadurch wären aber wohl die letzten menschlichen Verständigungsmöglichkeiten verloren gegangen.

Ebenfalls am 27. März 1934 hatte Madeleine van Deventer folgenden Brief im Auftrag Ita Wegmans vorgelesen:

Sehr geehrter Herr Steffen! Arlesheim, den 24. März 1934

Wieder naht eine Generalversammlung, wieder werden die Emotionen der Mitglieder hoch aufgepeitscht, wieder werden sicher anständige Leute, die Dr. Steiner geschätzt und geliebt hat, mit Hilfe dieser aufgepeitschten Emotionen angegriffen, deren Prestige unterminiert und die Menschen systematisch kaputt gemacht. Und Sie als Vorsitzender lassen das zu. Sie denken, es ist gut, daß die Menschen einander korrigieren. Was dabei aber zu Trümmern geschlagen wird, das beachten Sie nicht.

Nun bringt eine Gruppe von sieben Menschen einen Antrag. Sie wollen mit diesem Antrag Ihnen, Herr Steffen, außer den Rechten des Vorsitzenden noch andere Rechte einräumen, die weit darüber hinausgehen. Ich sehe darin nichts Gutes. Es ist ein noch mehr Sich-Entfernen von den Prinzipien Dr. Steiners und ein Tendieren danach, das Goetheanum nur für eine bestimmte Gruppe von Menschen zugänglich zu machen, die anderen werden ausgeschlossen. Dieses ist schon viele Jahre mehr oder weniger der Fall, und ich kann als Vorstandsmitglied nicht zustimmen, daß dieser Zustand, der von drei Vorstandsmitgliedern konsequent durchgeführt wird, jetzt legalisiert wird.

Ich unterstütze die Willenserklärung der Gruppen der Arbeitsgemeinschaft, der Landesgesellschaften Holland und England, weil sie da mit Recht sich wehren gegen die einseitige Lenkung des Goetheanums.

Was meine Arbeit im Goetheanum betrifft, die speziell auch mit der Heilkunst in Zusammenhang steht, so teile ich hiermit dem Vorstand und der Mitgliedschaft mit, daß ich gar nicht gewillt bin, Veränderungen, die in den Sektionen vorgenommen werden könnten, gelten zu lassen. Dieser den Sektionen von Rudolf Steiner erteilten Aufgabe werde ich mich widmen mit all denjenigen, die mit mir arbeiten wollen und den Heiler-Willen in sich erweckt fühlen. Da werden wir schon Möglichkeiten haben, unter dem Schutz des Geistes Rudolf Steiners uns diesem Heiler-Beruf zu widmen, fern von Streit und Uneinigkeiten, die in der Gesellschaft jetzt wüten. Aus diesem Heiler-Willen heraus heben wir uns jetzt bewußt aus allen Streitigkeiten, bleiben auch bewußt im Goetheanum, dem Ort, den Rudolf Steiner nicht nur für eine bevorzugte kleine Gruppe von Menschen, sondern für uns alle geschaffen hat. Und wollen versuchen, mit denjenigen, die für diese Art der Arbeit Sinn haben, in Eintracht und eingedenk der christlichen Liebe dasjenige Wissen, das Rudolf Steiner uns so reichlich geschenkt hat, zu vertiefen, fortzusetzen und zu verbreiten, unbekümmert um die Wirrnisse innerhalb der Anthroposophischen Gesellschaft.

gez. Dr. I. Wegman

P. S. Ich habe dieses auf der Generalversammlung persönlich vorbringen wollen, da ich aber schon vierzehn Tage mit Fieber zu Bett liege, tue ich es auf diesem Wege. (*Nachrichtenblatt,* 11. Jg. Nr. 16, 22. April 1934, Seite 68 f.)

Ita Wegmans Formulierungen zeigen, daß sie die Generalversammlung als für die geplanten Beschlüsse nicht zuständig ansah.

Elisabeth Vreede hatte sich bereits in einem Brief vom 10. März 1934 direkt an Steffen gewandt, um ihn auf die rechtlich unstimmige Situation aufmerksam zu machen. Dieser Brief wurde auf der Generalversammlung 1934 nicht bekannt. Aus ihm geht hervor, daß Vreede, ohne die juristische Lage im einzelnen zu überblicken, die Strategie der drei Vorstandsmitglieder M. Steiner, Steffen und Wachsmuth durchschaute.

Sehr geehrter Herr Steffen! Dornach, den 10. März 1934

Über den vorliegenden Antrag zur Generalversammlung will ich doch noch vorher meine Meinung sagen. – Ich betrachte den Antrag als einen Versuch, die uns von Dr. Steiner gegebenen Statuten auf dem Umweg durch die legalen Statuten aufzuheben, dem Geiste und auch dem Wortlaut nach. (Paragraph 11 Satz 5 der Prinzipien zum Beispiel »Die einzelnen Gruppen besorgen die Aufnahme der Mitglieder; doch sollen die Aufnahmebestätigungen dem Dornacher Vorstand vorgelegt und von diesem im Vertrauen zu den Gruppenfunktionären unterzeichnet werden« sollte dasjenige, was als Abänderung des Paragraphen 6 der legalen Statuten vorgeschlagen wird, eigentlich als sinnlos erscheinen lassen.)

Ich finde es sehr verwerflich, daß auf diese Weise ein Antrag vor die Generalversammlung gebracht werden soll, über den die Mitglieder entscheiden sollen, die bis jetzt weder den Inhalt – noch im allgemeinen – die gesetzlichen Statuten kennen, noch auch – was viel schwerer ins Gewicht fällt – das Verhältnis dieser für die eigentliche Gesellschaftsführung belanglosen Statuten zu den ›Prinzipien‹ durchschauen können. Offiziell abgeschafft waren die ›Prinzipien‹ bis jetzt noch nicht, würden es aber durch diesen Antrag werden, da dann die legalen Statuten, die mit dem Geiste der Weihnachtstagung nichts zu tun haben, die nur eine Niederschrift für die Behörden bedeuten, über die von Dr. Steiner gegebenen Richtlinien erhoben würden. Ich kann nur unendliches weiteres Unheil für die Gesellschaft daraus erwarten.

Sie hat vor vier Jahren schon den ›Diktator-Vorschlag‹ über sich ergehen lassen müssen; im Grunde ist *dieser* Antrag, nur in einem juristischen Gewand gekleidet, dasselbe. Da der Vorschlag damals nicht angenommen wurde, könnte man erwarten, daß es auch jetzt nicht der Fall sein wird, wenn er nicht eben so viel undurchsichtiger wäre und er den Neigungen eines großen Teiles der Welt heute entsprechen würde.

Der Antrag ist überhaupt darauf gerichtet, einem im Sinne der Weihnachtstagung ungesetzlichen Zustand, der seit Jahren in der Gesellschaft, namentlich im Vorstand, herrscht, gesetzliche Sanktion zu geben. Damit würde wohl der letzte Rest von Gewilltheit, die fürchterlichen Zustände, die bei uns eingerissen sind, länger zu ertragen, bei vielen Mitgliedern dahinschwinden.

Ich weiß nicht, ob Sie sich eine Vorstellung machen, sehr verehrter Herr Steffen, *welchen* Eindruck zum Beispiel die Briefe erwecken, die von Ihnen und zwei anderen Vorstandsmitgliedern unterschrieben werden und auf die ich in verschiedenen Gesellschaftskreisen immer wieder stoße. Wenn man die betreffenden Verhältnisse und die Menschen, an die diese Briefe gerichtet sind, aus näherer Anschauung kennt, dann kann man nur mit Grauen sehen, wie hier einer Katastrophe entgegengearbeitet [lies: zugearbeitet] wird. Ich müßte viele Seiten lange Briefe schreiben, um dieses alles aufzuführen, doch will ich es zunächst hierbei belassen. Nur dieses noch:

In Ihrem Schreiben wird gesagt: Der frühere Antrag ist zurückgezogen. – Es ist mir ein früherer Antrag nicht bekannt geworden. Oder sollte der frühere Punkt 4 der Agenda auch das Ergebnis eines Antrags gewesen sein? Das würde mir Ihr Schreiben vom 8. Februar wenigstens einigermaßen erklärlich machen. – Gegen den vorliegenden Antrag werde ich mich bis zuletzt – und wenn er von der Generalversammlung angenommen werden würde – wehren.

Hochachtungsvoll gez. Dr. E. Vreede

(Lilly Kolisko, *Eugen Kolisko. Ein Lebensbild,* o. O. 1961, Seite 331)

Die elf Ärzte der Arlesheimer Klinik ließen am 27. März 1934 durch Werner Kaelin folgende Erklärung verlesen:

Die unterzeichneten Mitarbeiter am Goetheanum nehmen die bevorstehende Generalversammlung zur Veranlassung, Ihnen folgendes auszusprechen:

Die Auseinandersetzung mit den vorgebrachten Vorschlägen und Erklärungen hat uns zu der Einsicht geführt, daß wir auch weiterhin innerhalb der Allgemeinen Anthroposophischen Gesellschaft an den von Rudolf Steiner gegebenen Prinzipien unbedingt festhalten werden. Abstimmungen und Majoritätsbeschlüsse, die in ihren Ergebnissen in das geistige Wirken von Persönlichkeiten eingreifen wollen, werden wir nicht anerkennen, da sie den Boden dieser Prinzipien verlassen.

Wir sehen weiterhin unsere Aufgabe darinnen, Anthroposophie so zu verwirklichen, wie es sich aus der inneren Haltung des Heiler-Berufes ergibt. Wir erkennen aus den Erfahrungen der täglichen Arbeit, daß die anthroposophische Medizin in der gegenwärtigen Weltsituation immer dringender gebraucht wird. Wir fühlen die dadurch sich ergebende Verpflichtung, in dieser Arbeit kräftig fortzufahren. Wir sehen in der Zusammenarbeit mit Frau Dr. Wegman, der Leiterin der medizinischen Sektion am Goetheanum, die Möglichkeit, die Medizin durch Anthroposophie so zu erweitern und zu vertiefen, daß darin die von Dr. Steiner gegebenen Impulse wirken können.

Damit schließen wir uns den Aufgaben, wie Frau Dr. Wegman sie in dem Briefe an Sie, Herr Steffen, charakterisiert hat, voll und ganz an.

Dr. [Werner] Kaelin, Dr. [Margarete] Bockholt, Dr. [Madeleine] van Deventer, Dr. [Margarethe] Stavenhagen, Dr. [Gerhard] Suchantke, Dr. Ilse Knauer, Dr. [Hilma] Walter, Dr. [Julia] Bort, Dr. [Eugen] Berthold, Dr. [Alexander] Leroi, Dr. Ernst Marti

(Ebenda, Seite 337 f.)

Auf der Generalversammlung 1934 wurden die Weichen gestellt. Weil es damals noch keine *Denkschrift* gab, wurde der Verlauf der Versammlung im *Nachrichtenblatt* (11. Jg. Nr. 16, 27. April 1934) verhältnismäßig ausführlich wiedergegeben. Zu beachten sind besonders die sieben ›Beilagen‹ auf den Seiten 67–70 des *Nachrichtenblattes* 1934 (Anhang, Dokument Nr. 2). Was wirklich vor sich ging, läßt sich allerdings erst durchschauen, wenn die weiteren im Anhang dieses Buches wiedergegebenen Dokumente dazugenommen werden. Erst dann wird auch klar, wie perfide die Wiedergabe dieser Vorgänge in der Broschüre *Denkschrift* (Anhang, Dokument Nr. 5) ist. Lilly Kolisko hat die Geschehnisse in ihrem Buch auf den Seiten 329–376 festgehalten.

So konnten die Wortmeldungen einiger Menschen auf der Generalversammlung vom 14. April 1935 (vgl. *Nachrichtenblatt*, 12. Jg. Nr. 19, 12. Mai 1935 und Nr. 20, 19. Mai 1935), zum Beispiel von Heinz Ritter, Wilhelm Goyert, Frau Kalbfuß, Herrn Hörler, Carlos Santos und Ludwig von Polzer-Hoditz nichts mehr bewirken. Guenther Wachsmuth erklärte noch einmal eindrücklich seine Ansicht, welche wir bereits kennengelernt haben:

> Dr. Wachsmuth gibt als Versammlungsleiter die Rechtsbelehrung, daß der Antrag Dr. Ritter auf einem Rechtsirrtum beruhe. Die Generalversammlung hat von Gesetzes wegen das Recht, das ihr sogar durch etwaige Statutenbestimmungen nicht abgesprochen werden könnte, über Mitgliederausschlüsse zu entscheiden. (*Nachrichtenblatt,* 12. Jg. Nr. 19, 12. Mai 1935, Seite 77)

Weil diese ›Rechtsbelehrung‹ offenbar nicht alle Anwesenden überzeugt hatte, führte er vor der Abstimmung noch aus, was bereits auf Seite 32 zitiert wurde. Nach dieser von der Wirklichkeit vollständig abweichenden Darstellung *»schritt der Versammlungsleiter* [nämlich Guenther Wachsmuth] *zur Abstimmung.« (Nachrichtenblatt)* Seine nachweisliche Inkompetenz ermöglichte es, daß die Teilnehmer der Generalversammlung vom Palmsonntag 1935, obwohl im eingetragenen Verein Allgemeine Anthroposophische Gesellschaft nicht stimmberechtigt – zuallermeist sogar nicht einmal Mitglied –, zwei Vorstandsmitglieder sowie sechs weitere Funktionäre der Anthroposophischen Gesellschaft von ihren Ämtern absetzten und aus der Gesellschaft ausschlossen. Jeder Teilnehmer hätte schon damals allein durch einen Blick auf seine Mitgliedskarte feststellen können, daß er dazu nicht berechtigt war. Die unvoreingenommene Kenntnisnahme aller einschlägigen Vorgänge legt heute die Vermutung nahe, daß die meisten der Anwesenden sich damals bewußtseinsmäßig in einer fremden Gewalt befanden. Wer von ihnen die Gesinnung wahrgenommen hatte, die aus der Broschüre *Denkschrift* spricht (Anhang, Dokument Nr. 5), hätte wissen können, welche Strategie sich hier durchsetzte. Die Vertrauensbasis der Weihnachtstagung von 1923 war damit endgültig gesprengt.

Eine Anzahl vom Ausschluß bedrohter englischer Anthroposophen hat wenige Wochen vor der betreffenden Generalversammlung versucht, die hier geschilderten Beschlüsse zu verhindern. Mit einem *Offenen Brief* vom 29. März 1935, der im *Nachrichtenblatt* der Anthroposophischen Gesellschaft nicht abgedruckt wurde, wandten sie sich an die Mitglieder in der Hoffnung, damit bei genügend vielen Menschen eine vernünftige Verständigungsmöglichkeit zu bewirken. Der Text ist es wert, hier festgehalten zu werden. Er stammt von Daniel N. Dunlop, dem Generalsekretär der Anthroposophical Society in Great Britain und wurde übersetzt von George Adams (George Kaufmann):

Offener Brief an alle Mitglieder der Allgemeinen Anthroposophischen Gesellschaft und insbesondere an diejenigen, die bei der Generalversammlung in Dornach am 14. April 1935 anwesend sein werden. (Übersetzung aus dem Englischen)

Die in dem Nachrichtenblatt vom 17. März veröffentlichte Tagesordnung der kommenden Generalversammlung enthält Anträge zum Ausschluß zweier Mitglieder (Frau Dr. Ita Wegman und Fräulein Dr. Elisabeth Vreede) aus dem Vorstand der Allgemeinen Anthroposophischen Gesellschaft, zum Ausschluß sechs weiterer Mitglieder (D. N. Dunlop, George Kaufmann, Dr. F. W. Zeylmans van Emmichoven, P. J. de Haan, Jürgen von Grone, Dr. E. Kolisko) aus der Gesellschaft, und zur Abtrennung einer Reihe wichtiger Gruppen von der Allgemeinen Anthroposophischen Gesellschaft. Unter diesen Gruppen befindet sich die durch den unterzeichneten Vorstand vertretene ›Anthroposophische Gesellschaft in Großbritannien‹.

Der eigenartige Wortlaut dieser Anträge, in denen hinsichtlich der beiden Vorstandsmitglieder die Rede ist von *»Handlungen, die den Charakter eines Selbstausschlusses tragen«,* bzw. gesagt wird, die genannten weiteren sechs Mitglieder *»haben aufgehört«,* Mitglieder der Allgemeinen Anthroposophischen Gesellschaft zu sein, – dieser Wortlaut kann doch nicht darüber hinwegführen, daß es sich darum handelt, diese Mitglieder *gegen* ihr eigenes Wollen und Denken aus dem Vorstand bzw. aus der Gesellschaft zu entfernen.

Die darauf folgenden Ausführungen, die diese radikalen Maßnahmen begründen sollen, enthalten schwere und weitgehende Beschuldigungen, wie etwa die der bewußten Unwahrheit, oder auch die, die Betroffenen hätten in ihrer Eigenschaft als verantwortliche Funktionäre der Gesellschaft *»seit Jahren für ihre Sonderziele und Machtbestrebungen mit allen Mitteln gekämpft«.* Des weiteren wurde eine durch das Sekretariat am Goetheanum zu bestellende Denkschrift über Angelegenheiten der Anthroposophischen Gesellschaft in den vergangenen zehn Jahren angekündigt.

Die Denkschrift, deren sämtliche Autoren die Ausschlußanträge mitunterzeichnet haben, erschien erst *drei Wochen* vor der Generalversammlung, für die jene im höchsten Maße entscheidenden Schritte vorgesehen sind. Sie gibt vor, den Mitgliedern *Tatsachen* als notwendige Grundlagen einer wahren Urteilsbildung vorzulegen. Sie ist, wie es am Ende heißt, das Ergebnis einer *monatelangen* Beschäftigung mit den betreffenden Ereignissen. Dabei handelt es sich offensichtlich, ja zugegebenerweise um eine Streitschrift, eine Darstellung der Dinge von der *einen Seite* her. Ereignisse, denen die Autoren schwerwiegende Bedeutung zuschreiben, die sie aber in vielen Fällen persönlich nicht miterlebt haben können, werden von ihnen vorgebracht und bis in Einzelheiten hinein geschildert. Und doch wird nicht herangezogen, nicht einmal danach gefragt, was diejenigen *unmittelbar beteiligten* Persönlichkeiten darüber zu berichten hätten, die eben in den bestehenden Gesellschaftsschwierigkeiten *nicht* gleicher Ansicht sind, wie die Autoren.

In dieser Art wird zusammengestellt, was den Mitgliedern innerhalb der bevorstehenden Generalversammlung die Grundlage dafür bieten soll, einen Beschluß zu fassen, dessen unmittelbare Wirkung – wenn er überhaupt zur Wirkung käme – doch nur darin bestünde, die durch Rudolf Steiner ins Leben gerufene und bei der Grundsteinlegung bestätigte Gemeinschaft zu zerspalten. Wie auch die Argumente lauten, mit denen man die Ausschlüsse verficht, wie auch die Paragraphen formuliert sind, mit denen man sie bindend machen will, für die Betroffenen können sie unmöglich die Wirkung haben, sie von dem Grundstein der Gesellschaft, welcher durch Rudolf Steiner bei der Weihnachtstagung 1923 in die Herzen aller Anthroposophen gesenkt wurde, abzutrennen. – Wenn vorgegeben wird, es handle sich um eine relativ kleine Mitgliederzahl, so kann dies doch nur zu bedenklichen Illusionen führen. Durch die Anträge werden diese Illusionen allerdings noch verstärkt, indem einige wenige Persönlichkeiten herausgehoben und gebrandmarkt werden.

Nicht etwa eine grundlegende Änderung in dem Verhältnis der genannten Mitglieder zu Rudolf Steiner und zur Anthroposophie ist der eigentliche Grund für die geplanten Ausschlußhandlungen, sondern nur ihre aus ehrlicher Überzeugung heraus eingeschlagene Richtung innerhalb der Gesellschaftsschwierigkeiten, deren Vorhandensein doch auf *beiden* Seiten die Gemüter bewegt. Die Schwierigkeiten werden damit nicht gelöst, höchstens umgangen. Die Betroffenen sind Menschen, die Rudolf Steiner nahestanden. Manche von ihnen haben in den vor und nach der Weihnachtstagung vollzogenen Taten und Entschlüssen eine nicht unwesentliche Rolle gespielt. Dieses gilt insbesondere von den beiden Mitgliedern des Vorstandes am Goetheanum: Fräulein Dr. Vreede und vor allem Frau Dr. Wegman, welch Letztere zugleich die am meisten Angegriffene ist. Die Beschlüsse, zu denen heute die Zustimmung der Mitglieder verlangt wird, stehen in ungeheuerem *Widerspruch* zu den Worten und Taten Rudolf Steiners von jener Zeit. Diese Beschlüsse suchen die Antragsteller beziehungsweise die Autoren der Denkschrift zu rechtfertigen, indem sie ein im höchsten Maße abträgliches Bild von den genannten zwei Vorstandsmitgliedern entwerfen, und zwar nicht nur bezüglich ihrer Taten, sondern sogar ihrer Motive, ihres Charakters. Das uns so vorgelegte Bild ist nicht die Wahrheit. Es wird damit Rudolf Steiner selbst das größte Unrecht angetan. Nicht *dieses* Bild wird die Geschichte kennen, es wäre denn zur Beschämung derjenigen, die es entworfen haben

Bei der Begründung dieser Ausschlußhandlungen ist von der *Willenserklärung* viel die Rede, welche vor einem Jahr, im Einvernehmen mit Mitgliedern anderer Länder, auch aus unserer Initiative (nicht etwa nur derjenigen Mr. Dunlops und Mr. Kaufmanns) hervorging und die wir dementsprechend als verantwortlicher Vorstand dieser Landesgesellschaft unterzeichnet haben. [Hier folgt im Original ein Anmerkungszeichen (*), in der betreffenden Fußnote ist vermerkt: Mit Ausnahme von Mr. L. F. Edmunds, welcher erst im Februar 1935 anstelle von Mr. Arthur Sheen in diesen Vorstand eingetreten ist.] Diese Erklärung war eine Notwendigkeit. Die negative, geradezu vernichtende Beleuchtung, in der Frau Dr. Wegman, Fräulein Dr. Vreede und auch andere führende Mitglieder und deren Tätigkeiten von manchen Mitgliedern am Goetheanum gesehen werden, tritt in den nunmehr vorliegenden Aufsätzen, Anträgen und Memoranden in vollem Maße zutage. *Diese* vernichtenden Urteile waren es eben, die der uns schon seit Jahren zuteil gewordenen Kaltstellung, Negierung, oftmals auch tätigen Bekämpfung unserer besten Bemühungen und Initiativen zugrunde lagen! Demgegenüber dürfte ein unbefangener Beobachter die entschiedene Behauptung unseres Daseinswillens immerhin begreiflich finden, welche wir in jener vielgeschmähten Erklärung zum Ausdruck brachten, – für deren Berechtigung wir heute ebenso einstehen wie damals. Wir forderten anerkannte Differenzierung innerhalb der *einen,* allgemeinen Anthroposophischen Gesellschaft. – Auch die Vereinigung der in verschiedenen Ländern schon bestehenden Gruppen, auch diese lose Art des Zusammenschlusses wurde von uns und den anderen Freunden im Laufe des vorigen Sommers erst dann vollzogen, als unsere wiederholte Bitte um Verständigung und um einen Platz innerhalb des Goetheanums einem absoluten Nein begegnete.

Wir stellen hiermit fest, daß die heute beantragten Maßnahmen und insbesondere die Art des Verfahrens, wie man sie vorbringt und durchführen will, nicht nur dem Geist der Gründungsstatuten (Prinzipien) unserer Gesellschaft, sondern auch allgemein anerkannten Prinzipien der Gerechtigkeit widersprechen. Unsere unbedingte Ablehnung dieses Vorgehens bringen wir zum Ausdruck, indem wir von einer offiziellen Vertretung dieser Landesgesellschaft auf der bevorstehenden Generalversammlung überhaupt absehen. Mitglieder, die der Geschichte der letzten Jahre gegenüber einen gewissen Abstand gewinnen können, werden wissen, daß es zum mindesten zwei Seiten gibt, von denen aus die Ereignisse dieser zehn Jahre beurteilt werden können. Nicht wenige, auch mit der gegenwärtigen Leitung mitgehende Persönlichkeiten, werden bei den summarischen Methoden, wie sie im Sinne *dieser* Anträge gehandhabt werden, doch ihre Bedenken haben.

Die Wahrheit *kann* erst dann sich zeigen, wenn die Geschichte dieser Jahre von *beiden* Seiten aus geschildert worden ist. Und wenn einmal von *beiden* Seiten her der *Wille* da ist, bezüglich vorliegender Differenzen zu einer sachlichen Verständigung zu kommen, so wird der Weg sich finden lassen. Wir werfen noch einmal die Frage auf: Gibt es nicht doch einen *besseren* Weg, um in der Zukunft unsere Arbeit *»in Frieden ohne Bekämpfung«* fortzuführen? Wir glauben, daß es einen solchen Weg gibt. Wir sind bereit zu helfen, ihn zu finden, wenn uns dazu Gelegenheit geboten wird und wenn wir von der andern Seite her auch nur einiges Entgegenkommen finden.

Aber wir müssen zum Schluß erklären: *Wenn* diese Anträge von der Generalversammlung angenommen werden sollten, so werden sie bei uns keine Berücksichtigung finden. Wir fahren ruhig fort, auf Grundlage jener Freiheit, die in den Gründungsstatuten verbürgt ist, die uns obliegenden, aus Rudolf Steiners Lebenswerk entspringenden Aufgaben für die anthroposophische Sache durchzuführen, und wir werden immer noch das Goetheanum als eine Stätte betrachten, welche *»für* alle *Mitglieder da ist«*.

Wo in dem Vorgehen wahre Gerechtigkeit nicht waltet, da können bloße legale Formulierungen keine entsprechende Beachtung finden. Wir werden nicht als gültig betrachten solche Beschlüsse, bei deren Durchführung die Weihnachtstagung ihre Wirksamkeit verlieren müßte.

Executive Council (Vorstand) der Anthroposophical Society in Great Britain: D. N. Dunlop, Generalsekretär, M. Wheeler, Schatzmeister, Owen Barfield, Andrew Curtis, L. F. Edmunds, E. S. Francis, A. C. Harwood, George Kaufmann, Mary Kaufmann, Michael Wilson, Theodora M. Wilson.

DIE VORWÜRFE 1925 BIS 1935

Die Anträge, welche unter anderem zum Ausschluß Ita Wegmans aus dem Vorstand der Anthroposophischen Gesellschaft führten, wurden in dem Wochenblatt *Was in der Anthroposophischen Gesellschaft vorgeht. Nachrichten für deren Mitglieder* vom 17. März 1935 den Mitgliedern bekanntgegeben. Diese Doppelnummer (12. Jg. Nr. 11–12) wurde mit einem Aufsatz Marie Steiners eröffnet (Seite 41 f.). Der Titel dieses Aufsatzes, *Aktuelles,* bringt zum Ausdruck, daß Marie Steiner sich zu den vorgesehenen Abstimmungen und deren Hintergründen äußern wollte.

Sie nennt in ihrer Darstellung keine Namen, deutet aber unmißverständlich an, daß sie den Ausschluß Ita Wegmans und Elisabeth Vreedes sowie all derjenigen, die nicht auf ihrer, Steffens und Wachsmuths Seite stehen, als notwendig ansieht. Ihre Andeutungen legen folgende Auffassung nahe: Es sind in die Anthroposophische Gesellschaft Menschen eingedrungen, die aufgrund eines eitlen Spiels mit Esoterik ihren Machtwillen durchsetzen wollen. Diese haben sich zunächst um Rudolf Steiner geschart; nach seinem Tod sehen sie in der sich ausbreitenden Gesellschaft die Ausgangsbasis für schnelleres Emporsteigen. Ihnen sind die bescheideneren und selbstloseren Pioniere, die die Gesellschaft aufgebaut haben, im Wege, sie suchen sie beiseite zu schieben, um selbst zu glänzen.

> Wenn sie Begabung haben, ein gutes Mundwerk, viel Eigensinn, wenig Rücksichtnahme, so gelingt es ihnen leicht. Denn man nimmt ja in einer den idealen Zielen geweihten Gesellschaft zunächst nicht an, daß die ihr angehörigen Menschen Übles wollen können, man ist gutgläubig, auf Vertrauen eingestellt. Und das gibt den günstigen Boden ab für so manches unrechte Streben. Es machen ja die Menschen sich selbst so viel vor, können so sehr von sich überzeugt sein, daß es dann nicht schwerfällt, auch andere zu überzeugen. Und mit mystischen Andeutungen kann man viel erreichen, wenn man selbst fest an sich glaubt.

Diese Charakterisierungen bezogen sich vermutlich auf Redner wie Eugen Kolisko, Zeylmans, Adams und Stein. Marie Steiner schildert anschließend, wie Rudolf Steiner sich zu solchen Menschen verhalten mußte:

Der Lehrer aber, an den man sich klammert, der das Drängen und Streben um sich sieht und die Begabungen an ihren Platz stellen muß, sagt, wenn er ein rechter Geistesforscher ist: Ebensowenig wie ich die geschlossene Kommode eines anderen öffne, um nachzusehen, was in ihr liegt, ebensowenig darf ich als Geistesforscher die geheimen Fächer der Seele durchsuchen, um nachzuforschen in dem, was da verborgen ruhen mag. Schon der Gedanke, daß sich hinter den vorgebrachten guten Absichten anderes verbirgt, stärkt das noch im Unbewußten schlummernde Ungute. Und der Gedanke des Okkultisten ist eine stärkere Kraft als der gewöhnliche abstrakte Gedanke. Er untersagt sich deshalb diesen Gedanken, auch wenn er Grund hat, ihn zu ahnen, auch wenn er deshalb zunächst die nähere Verbindung mit solchem Schüler abgelehnt hat. »Der Okkultist muß sich betrügen lassen...«

Mit diesen bemerkenswerten Andeutungen, die sich – wie aus dem weiteren Aufsatz hervorgeht – auch auf Ita Wegman beziehen, leitet Marie Steiner die folgenden Gedanken ein:

Wenn Eitelkeit und Ehrgeiz, verbunden mit mystischen Spielereien, wie dem Spiel mit Inkarnationen, bei Schülern sich zeigten, pflegte Rudolf Steiner zu sagen: Man wird dergleichen in einer weit verzweigten Gesellschaft nie ganz verhindern können. Man wird aber schon damit fertig werden, wenn es nur nie in die Leitung hineinkommt. Dann wird man das Niveau der Gesellschaft doch immer hoch halten können.

Die von Marie Steiner hier Gemeinten waren nun aber doch *»in die Leitung«* hineingekommen, nicht nur in England, sondern auch in Holland, in Stuttgart und sogar in Dornach.

Diejenigen freilich, die dem Einfluß des Besten willentlich widerstehen, öffnen sich um so mehr aufsteigenden Haßgefühlen, und es ballt sich in ihnen das Böse in erstaunlichem Maße zusammen, wird stärker als sie, kugelt sich, und hat noch die bedenkliche Eigenschaft, daß, wenn es aus sich heraus muß, es durch seine dämonische Kraft auf andere suggestiv wirkt.

So erklärt sich gar manches sonst Unerklärliche in den Geschicken einer solchen Gesellschaft, wie es die unsere ist [...].

Mit den folgenden Sätzen meint Marie Steiner wohl sich selbst *(»auch wenn sie [...] sich lieber hätten zurückziehen wollen«)* und ihre Kampfgenossen:

Diejenigen, die erlebt haben, wie stark das geistig Überragende in einem Menschen gehaßt werden kann, wie es nicht ertragen wird von der kleinen Umwelt, sehen als ihre größte Aufgabe vor sich, nicht nur die Reinheit seines Bildes zu retten, sondern auch die seines Werkes, gemäß dem Wunsche, den er selbst nach dieser Richtung hin so deutlich ausgesprochen hat. Sie dürfen deshalb dem Kampfe um die Reinheit dieses Werkes sich nicht entziehen, auch wenn sie, um ihm zu entgehen, sich lieber hätten selbst zurückziehen wollen. Er wird ihnen zwangsmäßig auferlegt und wird dann zur Pflicht. Mit der Erkenntnis der Pflicht wächst die Notwendigkeit des Kampfes, auch wenn die Seele daran zerbrechen möchte.

In ihrem Aufsatz spricht Marie Steiner nun jedoch auch eine Hoffnung aus:

Vielleicht aber wird es gerade dadurch einmal heißen dürfen: Es *hat* einmal eine Gesellschaft gegeben, die wenigstens mit allen ihren Kräften danach gerungen hat, sich das fern zu halten, was ähnliche Gesellschaften immer wieder heruntergezogen und entkräftet hat. Vielleicht kann das rückhaltlose Anschauen ihrer Verfehlungen doch eine ganze Gesellschaft weiterbringen in der Erfassung dessen, was not tut, damit sich die üblichen Mängel solcher Gesellschaften eben nicht dauernd wiederholen. Vielleicht ist die ichhafte Bewußtseinsbildung von ganzen Menschengruppen nur auf diesem Wege möglich. Denn wenn es nicht das Ringen nach Erkenntnis der in größere Menschenzusammenhänge sich einschleichenden Fehler gäbe, dann würde es auch keine weitere Entwicklungsmöglichkeit für Menschengruppen geben, keine bewußte Überwindung der in Frage kommenden leider symptomatischen Erscheinungen, kein Aufsteigen zu höheren Gemeinschaftsstufen, und die Menschheit würde nicht nur sich festrennen im Materialismus und versinken, sondern der Dämonie verfallen.

Marie Steiners Aufsatz *Aktuelles* gipfelt in einem Vergleich der bevorstehenden Trennung mit derjenigen, die 1913 von der Theosophical Society vollzogen wurde. Sie zitiert dazu Ausführungen Rudolf Steiners, die er am Schluß seines Vortragszyklus *Welche Bedeutung hat die okkulte Entwicklung des Menschen für seine Hüllen und sein Selbst?* am 29. März 1913 in Den Haag gemacht hat (diese Schlußworte sind in der Erstausgabe des Zyklus 27 abgedruckt und in GA 145 weggelassen).

In seinen Abschiedsworten spricht er darin von der Befreiung von dem, *»was uns in einer gewissen Weise doch Fesseln angelegt hat. Fesseln, die wir, wenn wir mit den Anforderungen der spirituellen Menschheitsentwickelung wirklich fortschreiten wollen, immer unerträglicher und unerträglicher hätten finden müssen. … Gedankenformen wurden hereingebracht, die einen gewissen hemmenden Einfluß verursacht haben. Wir haben es mit einer Befreiung zu tun, haben es damit zu tun, daß früher uns hemmende Gedanken jetzt wie abziehen müssen aus unseren Reihen, richtig abziehen, – Gedanken, die vorher innerhalb unserer Arbeit – ich will nicht sagen* wie *– gewirkt haben.«*

Wie eine Befreiung muß auch Marie Steiner den Ausschluß vom 14. April 1935 erwartet haben, eine Befreiung von denjenigen Menschen und Menschengruppen, die für sie unerträglich geworden waren. Sie zitiert, wie Rudolf Steiner 1913 die Trennung von den Theosophen charakterisiert: *»Die Art und Weise, wie zum Beispiel unsere Gegner in Deutschland aufgetreten sind* [...,] *das zeigte überall eine in objektive Unwahrheiten gegossene Tyrannisierungssucht.«*

Das umfangreiche Zitat der Rede, in der Steiner 1913 auf die Trennung von den Theosophen zurückblickt, läßt keinen Zweifel offen, daß es von Marie Steiner als Vergleich mit der beabsichtigten Trennung vom 14. April 1935 gemeint ist. Ihre emotionsgeladenen Betrachtungen können einen Leser von heute eigenartig berühren. Hat sie sich, als sie diesen Aufsatz im Frühjahr 1935 schrieb, wirklich klargemacht, daß sie mit dem langen Zitat der Rede Steiners von 1913, in der zum Schluß auch die Inkarnationsgerüchte in bezug auf Krishnamurti behandelt werden, bei den Mitgliedern der Anthroposophischen Gesellschaft unvermeidlich Assoziationen zu Ita Wegman hervorrief? Man kann das bezweifeln. Der Aufsatz macht nicht den Eindrück, in vollständiger Besonnenheit abgefaßt worden zu sein. Marie Steiner hätte sonst die Verwechselung in ihrem Vergleich mit 1913 bemerkt: damals schlossen Steiner und seine anthroposophischen Anhänger nicht die Theosophen aus ihren Reihen, vielmehr waren es die Anthroposophen, die aus der Theosophical Society ausgestoßen wurden. Marie Steiner vergleicht *»die Befreiung von den Theosophen«* mit der Befreiung der Anthropophischen Gesellschaft von Wegman und Vreede 1935 – in ihrem Vergleich übernimmt sie die Rolle der Theosophen von 1913. Auch der Redakteur des Wochenblattes, in dem dieser Aufsatz erschien, Albert Steffen, scheint die Verwechselung in diesem Vergleich nicht bemerkt zu haben.

In den gleichen Tagen, als Marie Steiners Artikel *Aktuelles* im Nachrichtenblatt der Anthroposophischen Gesellschaft veröffentlicht wurde, erschien in Dornach ein broschiertes Buch mit dem Titel *Denkschrift über Angelegenheiten der Anthroposophischen Gesellschaft in den Jahren 1925 bis 1935* (siehe Anhang, Dokument Nr. 5, Seite 255). Diese Publikation wurde im *Nachrichtenblatt* vom 17. März 1935 (12. Jg. Nr. 11–12) auf Seite 45 folgendermaßen angekündigt:

Von einer Anzahl von Mitgliedern ist auf vielfachen Wunsch hin eine Denkschrift über Angelegenheiten der Anthroposophischen Gesellschaft in den Jahren 1925 bis 1935 verfaßt worden. Diese Denkschrift ist als Manuskript vervielfältigt und als solche ausdrücklich *nur für Mitglieder der Allgemeinen Anthroposophischen Gesellschaft* bestimmt. Die Landesgesellschaften, Gruppen, Zweig-Büchertische und Mitglieder können dieses Manuskript beziehen durch Bestellung bei den Herausgebern der Denkschrift zu Handen des Sekretariats (Selbstkostenpreis Fr. 2,– plus Porto. Umfang 154 Seiten).

Bei Bestellungen bitten wir die Nummer der Mitgliedskarte anzugeben und den Unkostenbetrag auf das Postscheckkonto Basel V 5827 bzw. durch Postanweisung zu überweisen, unter genauer Angabe, wofür der Betrag bestimmt ist.

Eine englische Übersetzung wird demnächst folgen.

Die Herausgeber: *Dr. Carl Bessenich, Paul Bühler, Dr. E. O. Eckstein, C. Englert-Faye, Dr. Otto Fränkl, Dr. Emil Grosheintz, Ehrenfried Pfeiffer, Dr. Hermann Poppelbaum, Paul Eugen Schiller, Günther Schubert, Dr. Richard Schubert, Jan Stuten.*

Die angekündigte Übersetzung in englischer Sprache erschien unter dem Titel *Memorandum 1925–1935*.

Die Verbreitung des Werkes wurde vom Sekretariat der Allgemeinen Anthroposophischen Gesellschaft am Goetheanum in Dornach besorgt. Wer es nicht kaufen wollte, dem wurde es geschenkt. Während der folgenden vierzehn Jahre wurde es am Goetheanum und an den Büchertischen der anthroposophischen Zweige zum Kauf angeboten, bis im *Nachrichtenblatt* vom 25. September 1949 folgende Mitteilung erschien:

Bei der diesjährigen Generalversammlung in Dornach hat der Unterzeichnete die folgende Mitteilung an die versammelten Mitglieder der AAG gemacht:

»Durch eine Rundfrage bei allen überlebenden Unterzeichnern und Mitherausgebern der im Jahre 1935 erschienenen *Denkschrift 1925–1935*, die in englischer Übersetzung als *Memorandum 1925–1935* erschien, habe ich festgestellt, daß alle damit einverstanden sind, daß diese Denkschrift aus dem Verkehr zurückgezogen und nicht mehr als Unterlage zur Urteilsbildung in den gegenwärtigen Gesellschaftsdiskussionen verwendet wird. Zwei der Unterzeichner hatten schon vorher ihre Unterschrift unter dem Dokument gelöscht beziehungsweise erklärt, daß sie bei einem etwaigen Wiederabdruck wegbleiben solle. Die Stellungnahme der anderen Unterzeichner ist individuell verschieden; aber alle sind einig in der Zustimmung zur Zurückziehung der Denkschrift aus dem Verkehr.«

Dornach, den 16. April 1949 Dr. Hermann Poppelbaum

Der Ausdruck ›aus dem Verkehr zurückgezogen‹ bezieht sich somit auf die Einstellung des Verkaufs an den Büchertischen. In bezug auf den Inhalt wird festgestellt, daß das Werk nicht mehr als Unterlage zur Urteilsbildung *»in den gegenwärtigen Gesellschaftsdiskussionen verwendet wird«*, das heißt in jenen Konflikten, in welche die Anthroposophische Gesellschaft und der Verein zur Verwaltung des Nachlasses Rudolf Steiners 1949 geraten waren.

Das erwähnte Werk *Denkschrift* soll hier nicht beurteilt werden. Da es aber eine Anzahl schwerwiegender Vorwürfe und Anschuldigungen enthält, die an Ita

Wegman persönlich gerichtet sind, ist es erforderlich, diese im Rahmen dieser Dokumentation zu berücksichtigen. Wenn von seiten des Vorstands der Anthroposophischen Gesellschaft oder der zwölf Herausgeber der Inhalt des Werkes in irgendeiner Weise später korrigiert oder gar zurückgezogen worden wäre, könnte eine Erörterung hier womöglich unterbleiben. Dies ist nicht der Fall. Trotz der oben zitierten Bekanntgabe wurde die Broschüre 1949 von der Rudolf Steiner-Nachlaßverwaltung dem Obergericht des Kantons Solothurn (Schweiz) anläßlich des Prozesses mit der Anthroposophischen Gesellschaft als ein Beweisstück vorgelegt.* Auf dem Inhalt dieses Werkes basieren auch in späteren Jahren, bis in die jüngste und allerjüngste Zeit, historische Argumente, die wiederholt in öffentlichen Publikationen verbreitet wurden.*

Die Feststellung der zitierten Mitteilung vom 25. September 1949 steht auch im Widerspruch zu Äußerungen von zweien der zwölf Herausgeber.*

Die Autorschaft der Veröffentlichung *Denkschrift* wird in dem Werk selbst nicht dokumentiert. So bürgen die zwölf Herausgeber für seinen Wahrheitsgehalt. Poppelbaum allerdings unterscheidet in seiner Mitteilung zwischen Unterzeichnern und Mitherausgebern, jedoch ohne zu erläutern, worin der Unterschied besteht. Durch gerichtliche Zeugenaussagen ist später bekanntgeworden, daß Albert Steffen, Guenther Wachsmuth und Marie Steiner das Werk vor seiner Veröffentlichung zur Kenntnis genommen, daran mitgearbeitet und seine Verbreitung durch das Goetheanum genehmigt haben.

So haben die drei genannten Vorstandsmitglieder und die zwölf Herausgeber Bessenich, Bühler, Eckstein, Englert, Fränkl, Grosheintz, Pfeiffer, Poppelbaum, Schiller, G. Schubert, R. Schubert und Stuten damals die Verantwortung für dieses Werk auf sich genommen. Wer den Text liest, wird verstehen, weshalb diese Verantwortung hier so penibel dokumentiert wird: Der Inhalt ist für Ita Wegman (und manche anderen Menschen) moralisch schlichtweg vernichtend.

Drei Menschen haben damals sofort gegen das Werk *Denkschrift* protestiert: Elisabeth Vreede in ihrem offenen Brief vom 13. April 1935,* Ludwig von Polzer-Hoditz in seiner Rede zur Generalversammlung vom 14. April 1935 (siehe Anhang, Dokument Nr. 7, Seite 333) und WILLEM ZEYLMANS VAN EMMICHOVEN mit seiner Schrift *Entwickelung und Geisteskampf* (siehe Anhang, Dokument Nr. 9, Seite 350). Als GRAF POLZER-HODITZ acht Jahre später die Nachricht von Ita Wegmans unerwartetem Tod erhielt, schrieb er in seinem *In memoriam Frau Dr. Ita Wegman* nochmals seine Bedenken gegen das Werk *Denkschrift* nieder. In den gleichen Wochen machte sich OSKAR SCHMIEDEL daran, seine *Aufzeichnungen* niederzuschreiben (siehe Anhang, Dokument Nr. 11, Seite 413). Wiederum achtzehn Jahre später veröffentlichte LILLY KOLISKO ihre umfangreiche Dokumentation *Eugen Kolisko. Ein Lebensbild* (o. O. 1961).

Es ist bemerkenswert, daß unter diesen fünf Menschen, die für Ita Wegman in die Bresche sprangen, die einzigen drei Persönlichkeiten sind, die von Rudolf Steiner 1924 mit dem Abhalten von Klassenstunden beauftragt worden waren: Lilly Kolisko, Ludwig von Polzer-Hoditz und Willem Zeylmans. Schon deswegen verdienen es ihre Aussagen, zur Kenntnis genommen zu werden.

Wer hat nun in Wirklichkeit das Werk *Denkschrift* verfaßt? Auch diese Frage kann einigermaßen zuverlässig beantwortet werden. An seiner Abfassung sei Günther Schubert maßgeblich beteiligt gewesen, heißt es 1981. Gewiß haben, aus leicht ersichtlichen Gründen, Hermann Poppelbaum und Otto Fränkl-Lundborg mitgearbeitet.* Da ein wesentlicher Teil der Darstellungen weder diesen drei, noch den neun übrigen Herausgebern bekannt sein konnte, weil sie Vorstandssitzungen betreffen, an denen sie nicht teilgenommen hatten, wurden ihnen diese Informationen von Marie Steiner zur Verfügung gestellt. Ihre Hand ist auch stilistisch an mehreren Stellen des Buches zu erkennen.

Der Zeitpunkt des Erscheinens, die Verbreitung durch das Sekretariat des Goetheanums sowie die Herausgeberschaft der zwölf Herren auf dem Titelblatt verliehen der Broschüre ein besonderes Gewicht. Auch der Titel war mit Überlegung gewählt worden: Das Wort ›Denkschrift‹ bezeichnet eine an eine offizielle Stelle gerichtete Schrift über eine wichtige (öffentliche) Angelegenheit; sie erhebt den Anspruch, eine objektive, dokumentierte Berichterstattung über eine Angelegenheit zu liefern, welche für Außenstehende nur schwer oder nicht zu überschauen ist. Der Leser muß annehmen, daß der Inhalt einer Denkschrift aufgrund erschöpfender Untersuchungen einwandfrei erstellt wurde und eine neutrale Darstellung aller Fakten enthält, kurzum, daß in ihr die Hintergründe des behandelten Gegenstandes wahrheitsgemäß und abschließend ein für allemal aufgedeckt werden. In dieser Weise hat das Werk im April 1935 seinen Zweck auch erfüllt; es wurde während der folgenden vierzehn Jahre in diesem Sinne weiter zum Kauf angeboten und geistert bis heute als ›Die Denkschrift‹ in anthroposophischen Kreisen durch die einschlägigen Veröffentlichungen.

Wer den Inhalt zur Kenntnis nimmt, könnte sich über diesen Titel vielleicht wundern und zu der Ansicht kommen, daß es sich bei dieser Publikation eher um eine Streitschrift handelt; schon die beeindruckende Menge Schimpfwörter, die den Text durchziehen, könnte ihn auf diesen Gedanken bringen. Wer sich jedoch die Mühe macht, den historischen Fakten im einzelnen nachzugehen und den Wahrheitsgehalt der Darstellungen dieses Buches zu prüfen, wird feststellen, daß es sich weder um eine Denkschrift, noch um eine Streitschrift, sondern um eine Art Drehbuch handelt.

Vreede, Polzer-Hoditz, Zeylmans, Schmiedel und L. Kolisko haben sich diese Mühe gemacht und die vielen Unwahrheiten und Scheindarstellungen des Buches im einzelnen aufgedeckt. Ihre Arbeiten sind im Anhang als Dokumente Nr. 4, 7, 9, 10 und 11 abgedruckt. Dabei ist festzuhalten, daß diese Beiträge nicht aus eigener Initiative, sondern aus Protest gegen die Veröffentlichung des Werkes *Denkschrift* entstanden sind (Vreedes Schrift als Entgegnung auf die im Anhang unter Nr. 3, Seite 232 f. wiedergegebene Publikation Poppelbaums). Von diesen Abhandlungen sind diejenigen Vreedes, Zeylmans' und Schmiedels zweifellos die gründlichsten und ausführlichsten. Die Integrität dieser fünf Verfasser ist höher einzuschätzen als die der zwölf Herausgeber des betreffenden Buches. Sie waren Augenzeuge der meisten darin behandelten Gegenstände – was keiner der zwölf Herausgeber für sich beanspruchen kann –, sie hatten nach dem 14. April 1935 nichts mehr zu verlieren und konnten sich somit, zum Schutze der Wahrheit, frei äußern.

Es ist nicht beabsichtigt, die offenen und verdeckten Anschuldigungen des Buches *Denkschrift* gegen Ita Wegman im einzelnen zu widerlegen; das haben Vreede, Graf Polzer-Hoditz, Zeylmans, Schmiedel und L. Kolisko bereits getan. Wer ihre Darstellungen miteinander und mit dem Text des Buches *Denkschrift* vergleicht, wird den Wert ihrer Argumente selbst feststellen können. Vreede (1935), Graf Polzer-Hoditz (1935 und 1943), Zeylmans (1935), Schmiedel (1943 und 1957) und L. Kolisko (1961) haben jeder für sich ihre Texte verfaßt; durch die Erschließung des schriftlichen Nachlasses Ita Wegmans sowie durch Aufarbeitung weiterer Quellen bis 1992 wurde es möglich, das historische Bild darüber hinaus zu erhellen.

Aus dem bisher Geschilderten könnte der Eindruck entstehen, Marie Steiner sei am Ausschluß Ita Wegmans und Elisabeth Vreedes aus der Anthroposophischen Gesellschaft maßgeblich beteiligt gewesen. Dieser Eindruck ist zutreffend. Unter ihrer Regie wurde das Buch *Denkschrift* verfaßt, das darin wiedergegebene Bild Wegmans entstammt ihren Urteilen.

Wer diesen Dingen auf den Grund geht, den Text des Buches *Denkschrift* zur Kenntnis nimmt und die übrigen im Anhang abgedruckten Darstellungen einbezieht, könnte sich fragen, wie Marie Steiner zu solchen Urteilen kam – eine Frage, die nicht leicht zu beantworten ist und der hier nur im Rahmen einer Untersuchung der Wegmanschen Aktivitäten in der Anthroposophischen Gesellschaft nachgegangen werden kann. Nur eine gründliche Dokumentation der Biographie Marie Steiners könnte hier erschöpfend Aufklärung bringen.

Eine gewisse Hilfe bei dieser Untersuchung gibt LILLY KOLISKO in ihrem schon mehrfach erwähnten Buch *Eugen Kolisko. Ein Lebensbild* (a. a. O., Seite 428 f.) Lilly Kolisko stand Marie Steiner in den Jahren 1924 und 1925 nahe. In ihrem dreiundsiebzigsten Jahr auf die Ereignisse dieser Zeit zurückblickend, schreibt sie:

Es ist schwierig, eine so komplizierte Persönlichkeit wie die Marie Steiners *wirklich* zu verstehen. In ihrem Wesen spielten sich dauernd Konflikte ab, die sich dann äußerlich in der verschiedensten Art entluden. Was immer auf der einen Seite an Nachteiligem gegen sie geschildert werden muß, findet auf der anderen Seite vieles, für das die Gesellschaft ihr zu großem Danke verpflichtet ist. Sie war es, die frühzeitig die Größe Rudolf Steiners erkannt hatte und ihr Leben in den Dienst der Anthroposophie stellte. Sie begründete – respektive führte den Theosophischen Verlag über in – den Philosophisch-anthroposophischen Verlag. Ihr verdankt man, daß Dr. Steiners Vorträge bereits früh offiziell mitgeschrieben wurden und so heute der Mitgliedschaft als geistiges Lebensgut zur Verfügung stehen. Sie ist verbunden mit der *Geschichte* der Anthroposophischen Gesellschaft, worauf auch Dr. Steiner während der Weihnachtstagung hinwies. Sie wurde von der Geschichte selbst zu einem Vorstandsmitglied ernannt. Was immer *gegen* sie gesagt werden muß, das darf auch nicht übersehen und vergessen werden.

Die in ihr lebenden Widersprüche treten deutlich in Erscheinung, wenn wir zum Beispiel ihre Einstellung zu dem *esoterischen* Vorstand nehmen, der für sie unmittelbar nach Dr. Steiners Tode aufhörte *esoterisch* zu sein. Für *sie* war er ein »Nichts«.

Andererseits schreibt sie – ein Jahr nach der Begründung des Nachlaßvereines – ein Vorwort zu dem von ihr im Jahre *1944* herausgegebenen Buche *Die Weihnachtstagung zur Begründung der Allgemeinen Anthroposophischen Gesellschaft*, das eine tiefe Einsicht zeigt. Ich beziehe mich auf Seite 11 dieses Buches:

»Eine Schilderung der Weihnachtstagung zu geben, ist wohl eine der schwersten Aufgaben, die man sich stellen kann. Kaum ist es unserer beschränkten Einsicht möglich zu überschauen, was als impulsierende Kraft dahintersteht. Es ist der mächtigste Versuch eines Menschheits-Erziehers gewesen, seine Zeitgenossen über das eigene kleine Selbst hinauszuheben, sie zum bewußten Wollen wachzurufen, Werkzeug der weisen Weltenlenkung werden zu dürfen. Doch ist diese Weihnachtstagung zugleich mit einer unendlichen Tragik verbunden. Denn man kann nicht anders als sagen: Wir waren wohl berufen, aber nicht auserwählt. *Wir sind dem Ruf nicht gewachsen gewesen.* Die weitere Entwicklung hat es gezeigt.«

»Zunächst war jeder, der diese Tagung mitgemacht hat, über sich selbst wie hinausgehoben, in seinem Innersten durchwarmt und zugleich erschüttert. Aber ein Schicksal waltete über dem Ganzen, das in anderen Daseinssphären hat ausgetragen werden müssen. Der Ausgang hat gezeigt, was es für Dr. Steiner bedeutet hat, unser Karma auf sich zu nehmen.«

»Darin liegt die tiefe Esoterik, die mit jener Opfertat verbunden ist. *Nicht in der Deutung, die man gewöhnlich dem Worte ›esoterischer Vorstand‹ gibt. Die tiefste Esoterik könnte darin bestehen, bisher divergierende geistige Strömungen in einigen ihrer Reprä-*

sentanten jetzt zum harmonischen Ausgleich zu bringen. Das wäre eine esoterische Aufgabe gewesen, die im Zusammenwirken mit Dr. Steiner durch seine überragende Einsicht, Kraft und Liebefähigkeit hätte gelöst werden können. Aber unser menschliches und Gesellschaftskarma entlud sich auf ihn – und zwar unmittelbar nach Abschluß der Weihnachtstagung…«

Zu dieser Einsicht hat sich Frau Marie Steiner zwischen 1925 und 1944 durchgerungen. Inzwischen war aber schon sehr viel zerstört worden. Was sie beschreibt, wäre tatsächlich *die* esoterische Aufgabe des Vorstandes am Goetheanum gewesen. Verschiedene Menschenströmungen waren in der ›Allgemeinen‹ Anthroposophischen Gesellschaft vereinigt worden durch Rudolf Steiner, die dann wieder auseinanderfielen, weil ihnen der Vorstand nicht geholfen hat. Die Mitglieder begannen sich zu gruppieren in die sogenannten ›Kreise‹ um die einzelnen Vorstandsmitglieder herum. In der Hauptsache waren es *drei* Gruppierungen: die zu Frau Marie Steiner, respektive Dr. Unger gehörige Gruppe, die ›alten, verdienten Mitglieder‹, die aus der theosophischen Gesellschaft sich herausgegliedert hatten, die Angehörigen der Sektion von Frau Marie Steiner und so weiter; die um Frau Dr. Wegman sich scharende Gruppe, die Mitglieder der Medizinischen Sektion, und drittens die sogenannten ›Steffen-Anhänger‹. Frau Dr. Wegman und Fräulein Dr. Vreede versuchten unentwegt, mit *allen* Vorstandsmitgliedern zusammenzuarbeiten. Es gelang ihnen nicht, weil weder bei Frau Dr. Steiner, noch bei Herrn Steffen dazu eine Bereitschaft vorhanden war. Das sind objektive Tatsachen.

Im Vorstand war es nicht möglich, sich untereinander zu einigen und daraus mußte die Uneinigkeit in der Mitgliedschaft mit Notwendigkeit folgen. Jedes Vorstandsmitglied war in erster Linie umgeben von den Mitgliedern der betreffenden Sektionen. Man könnte sagen, daß zu der Sektion von Herrn Steffen sich hinzufanden Mitglieder der Naturwissenschaftlichen Sektion. Das sogenannte ›Goetheanum-Kollegium‹, das sich um Herrn Steffen scharte, bestand zum Teile auch aus Mitgliedern der Naturwissenschaftlichen Sektion. Ebenso konnte man während der verschiedenen Generalversammlungen den Eindruck gewinnen, daß Dr. Wachsmuth, der Leiter der Naturwissenschaftlichen Sektion, sich mit Herrn Steffen solidarisch erklärte. Herr Steffen betonte in erster Linie seine restlose Unterstützung der Ansichten Marie Steiners.

Drei Vorstandsmitglieder: Marie Steiner, Albert Steffen, Guenther Wachsmuth kämpften gegen zwei ihrer Vorstandskollegen: Dr. Wegman und Dr. Vreede solange, bis es ihnen endlich gelang, die Generalversammlung zu bewegen, diese beiden aus dem Vorstand, und, wie sie der Meinung waren, auch aus der Gesellschaft auszuschließen. Mit diesem Ausschluß gingen auch zahlreiche Mitglieder verloren.

Es ist bezeichnend für Lilly Kolisko, daß sie die Bedeutung Marie Steiners für die Entwicklung der Eurythmie, der Sprachgestaltung und der Dramatischen Kunst nicht erwähnt. Ihre Ansicht über die Entstehung der verschiedenen Gruppierungen in der Anthroposophischen Gesellschaft ab 1925 wird von einem anderen Zeugen aus dieser Zeit, von Maria Röschl, der Leiterin der Jugendsektion, bestätigt (siehe Anhang, Dokument Nr. 1, S. 210).

Fred Poeppig hat in seinem Büchlein *Rückblick auf Erlebnisse, Begegnungen und Persönlichkeiten in der anthroposophischen Bewegung 1923–1963* (Basel 1964)* eine andere bemerkenswerte Beobachtung wiedergegeben. Er arbeitete zehn Jahre an der Dornacher Bühne mit und war zeit seines Lebens mit Marie Steiner verbunden. Er schreibt (Seite 40):

> Tatkraft, Herbheit und ein unbeugsamer Wille beherrschten sie [Marie Steiner], deren adelige Herkunft aus Haltung und Gebärde sprach. Steffen hat einmal von ihren kleinen Händen gesprochen, mit denen sie so vieles gestaltete, in denen eine solche Tatkraft lag. Bei den Eurythmieproben in der Schreinerei konnten sowohl Eiseskälte als auch sprühender Humor von ihrem ›Throne‹ ausgehen (sie saß auf einem Podest vor der Bühne). Um ihre eher kleine Gestalt webte eine leuchtende Aura, die den ganzen Raum beherrschte.

Wer Marie Steiners zwanzig Aufsätze im *Nachrichtenblatt* der Anthroposophischen Gesellschaft aus der Zeit zwischen dem 2. August 1925 und dem 28. März 1926 gründlich liest (sie verfaßte fast jede Woche einen Aufsatz), kann einen tieferen Eindruck gewinnen von dem, was Lilly Kolisko mit den in Marie Steiner lebenden Widersprüchen meint. Marie Steiner hat in diesen Berichten in wundervoller Weise aus ihrem Leben mit Rudolf Steiner erzählt; man lernt schon allein dadurch diesen Menschen von einer sehr beeindruckenden Seite kennen. Die sieben Aufsätze mit dem Titel *Aus Rudolf Steiners Leben und Sterben* enthalten zudem viele Erinnerungen von einmaligem historischen Wert. Beglückt von dieser reichen Erzählkraft stößt der Leser dann unversehens auf einige Artikel (2. August, 11. Oktober, 25. Oktober 1925, 28. März 1926) voller Verdächtigungen, Empörungen und kryptischer Andeutungen, die eine ganz andere Frau Steiner zeigen.

Poeppig hat die Dualität ›sprühender Humor‹ und ›Eiseskälte‹ in diesem Menschen beobachtet – in den erwähnten zwanzig Aufsätzen aus ihrer Feder kann man eindrucksvoll dem künstlerisch Lichtvollen neben zahlreichen moralischen Verurteilungen düsterster Art begegnen. Wer dieses Phänomen unbefangen wahrnimmt, wird Verständnis für Lilly Koliskos Wort von der ›komplizierten Persönlichkeit‹ Marie Steiners aufbringen. Dazu ist die ungeheure Arbeitsleistung dieser Frau zu bedenken: die ständigen Eurythmieaufführungen und Tourneen, die vielen Ausbildungskurse für Schauspielkunst, Eurythmie und Sprachgestaltung, die Rezitationsarbeit, die vielen Darbietungen am Goetheanum, außerdem ihre beeindruckende Verlagsarbeit, unter anderem mit der Aufarbeitung tausender Vorträge Rudolf Steiners. Mit dieser Aufzählung ist immer noch nur ein Teil ihres gewaltigen Einsatzes für die anthroposophische Sache genannt.

Man hat den Eindruck eines großen, bewunderungswürdigen, außerordentlich einflußreichen Menschen, dem man nur Dankbarkeit und Liebe entgegenbringen möchte. Dann aber ist es, als ob der Himmel sich auf einmal verdüstert: finstere Wolken breiten sich aus, wie Donnerschläge auf der Theaterbühne ertönen die mit Pathos vorgetragenen Anschuldigungen und Verurteilungen.

Ita Wegmans zehnjährige Tätigkeit für die Anthroposophische Gesellschaft ist nicht zu schildern, ohne Marie Steiners phänomenale, schwer zu verstehende Persönlichkeit einzubeziehen. Ihr Einfluß war groß und sie war sich dessen bewußt; ihr Wort galt vielen als maßgeblich.* Es ist dadurch in bezug auf Wegman und ihre Leute ein Mythos entstanden, der schwer zu durchschauen und noch schwerer zu widerlegen ist. Die allermeisten und heftigsten Vorwürfe gegen Wegman stammen von Marie Steiner und ihren Leuten; nicht nur durch die Broschüre *Denkschrift,* sondern auch durch jahrzehntelange mündliche und schriftliche Wiederholung* haben sich diese Vorwürfe verfestigt.

Wenn diesen Mythen nun im folgenden zu Leibe gerückt wird, könnte der Eindruck entstehen, Marie Steiner sei der große Lebensgegner Ita Wegmans gewesen. Dies ist – so muß hier mit Nachdruck festgestellt werden – nicht der Fall. Es ist dies im Gegenteil eine primitive und verquere Vereinfachung weitererzählter Anekdoten und Urteile, die alle nur die Tendenz haben, zu belegen, Ita Wegman sei eine Art Monster gewesen. Es geht in dieser Dokumentation nicht um die Frage, ob dieses Urteil zutrifft, sondern darum, ihren Lebensgang aufzuzeigen und zuverlässig zu dokumentieren. Ein mögliches Urteil über moralische Qualitäten Ita Wegmans wird den Lesern, insofern sie gewillt sind, es zu fällen, und der Geschichte überlassen. Eine Dokumentation wie diese sollte es ermöglichen, zwischen dem seelischen *»Gestrüpp«* (so Rudolf Steiner) eines Menschen und dem Wert seiner Person unterscheiden zu lernen. Dann wird vielleicht auch erlebbar, wie in das Bewußtsein mancher Menschen eine fremde Gewalt hineinwirken kann (deren Wirkung in dem Buche *Denkschrift* deutlich wird); es geht darum, eine solche Macht sowie ihre Wirkung zu erkennen –, nicht um moralisierende Urteile über Menschen. Es geht hier zuletzt um die Beantwortung der Frage: was wollte Ita Wegman erreichen, wie hat sie das versucht und welche historischen Kräfte haben sich dem entgegengestellt. Man kann dann sehr wertvolle Tatsachen finden, auch in bezug auf Marie Steiner und ihre Bedeutung für die Anthroposophie, aber ganz besonders in bezug auf die Mächte der Intoleranz (die R. Steiner einmal als Dämonen beschrieb) und deren Strategie.

Die Anschuldigungen gegen Ita Wegman lassen sich im wesentlichen so zusammenfassen: sie habe Marie Steiner am 29. März 1925 absichtlich zu spät vom bevorstehenden Tod Rudolf Steiners benachrichtigen lassen; sie habe am 3. April

1925, auf dem Rückweg von der Kremationsfeier, Marie Steiner mit beleidigenden, in Wut gesprochenen Worten tief verletzt; sie habe ohne Mitwissen des Vorstands in Paris am 30. Mai 1925 eine Klassenstunde abgehalten; sich in betrügerischer Art auf ihre Vollmacht durch Rudolf Steiner berufen und auch sonst ihre Einsetzung als Leiterin der Medizinischen Sektion und als Vorstandsmitglied mißbraucht; mit ihren Aufsätzen im *Nachrichtenblatt* vom 17. Mai bis 15. November 1925, die sie sechsmal mit ›Leitsätzen‹ beendete, habe sie versucht, eine besondere Machtposition innerhalb der Anthroposophischen Gesellschaft für sich und ihre Anhänger zu erlangen und zu festigen; diese Machtposition habe sie durch das Ausstreuen des Gerüchtes, sie sei eine Reinkarnation des Königs Alexander von Makedonien zu unterbauen versucht; sie habe unter ihren Anhängern eine Hetze gegen Marie Steiner entfacht, indem sie Rudolf Steiners Testament bestritt und versuchte, deren Verlag in die Hände zu bekommen; mit ihren Anhängern habe sie ein Machtzentrum aufbauen wollen und versucht, innerhalb der Anthroposophischen Gesellschaft einen *»Übervorstand«* (so Marie Steiner) zu bilden; ohne Mitwissen Marie Steiners habe sie das medizinische Buch *Grundlegendes für eine Erweiterung der Heilkunst* in deren Verlag erscheinen lassen; sie habe fälschlicherweise behauptet, daß sie an der Autorschaft dieses ausschließlich von Rudolf Steiner verfaßten Buches beteiligt gewesen sei; sie habe im Winter 1925/26 maßgeblich an den Plänen für einen ›Weltschulverein‹ mitgewirkt, um damit ein finanzielles Machtzentrum innerhalb der anthroposophischen Bewegung aufzuziehen; sie habe mit ihren Anhängern 1928 die ›Worldconference‹ in London organisiert, um ihre kosmopolitischen Sonderziele durchzusetzen und von der Eröffnung des neuen Goetheanums in Dornach abzulenken; sie sei schuldhaft in das ruinöse Geschäftsgebaren einer Fabrik in Einsingen bei Ulm verstrickt gewesen und habe so die Allgemeine Anthroposophische Gesellschaft finanziell bedroht und auch geschädigt; ihre Arlesheimer Klinik habe sie 1926 und 1930 ohne Mitwissen des Gesellschaftsvorstands in finanzielle Risiken einbezogen; das internationale Jugendlager in Stakenberg sei von ihren Leuten, unter ihrem autoritativen Schutz, in einer für die anthroposophische Sache unwürdigen und schädlichen Weise abgehalten worden; sie habe Aktivitäten einer ihrer paranormal begabten Patienten (Erna Benthien) gefördert; sie habe die sogenannte ›Willenserklärung‹ einer Anzahl ihrer Anhänger 1934 akzeptiert und damit die Einheit der Anthroposophischen Gesellschaft in Frage gestellt; sie habe die im Sommer 1934 gegründete Freie Arbeitsgemeinschaft in Deutschland gegen den Willen des Vorstands durch ihre Unterschrift auf den Mitgliedskarten dieser Gruppe anerkannt; sie habe sich einer Änderung der Statuten des Vereins ›Allgemeine Anthroposophische Gesellschaft‹ 1934 und 1935 widersetzt.

Diese in der Broschüre *Denkschrift* aufgeführten Beschuldigungen (vgl. Anhang, Dokument Nr. 5, Seite 259) hat Marie Steiner im Dezember 1943 kurz zusammengefaßt: Verrat am Geist der anthroposophischen Bewegung, esoterischer Unfug und finanzielle Schädigung der Gesellschaft.* Aus den übrigen Dokumenten kann man diesen Katalog noch vervollständigen mit Selbstverblendung, Alleinherrschaftsstreben, Machtgelüsten, böser Gesinnung, Mißbrauch des Vertrauens, Untreue und Lügenhaftigkeit.

DIE HINTERGRÜNDE DER KÄMPFE UND KONFLIKTE

Nach Kenntnisnahme der im vorigen Kapitel aufgezählten Beschuldigungen wird der historisch Interessierte Verständnis dafür aufbringen, daß eine Dokumentation der Biographie Ita Wegmans nicht umhinkann, diesen Dingen im Detail und im Ganzen nachzugehen. Wenn Günther Schubert cum suis im Jahre 1935 die Broschüre *Denkschrift* nicht verfaßt hätte, wäre das heute wesentlich schwerer und in bezug auf manche Vorwürfe wahrscheinlich gar nicht mehr möglich gewesen; durch dieses Buch haben sich nämlich Vreede, Polzer, Zeylmans, Schmiedel und L. Kolisko gezwungen gesehen, ihre im Anhang abgedruckten Schriften zu erstellen. Durch einen Vergleich all dieser Dokumente kann man heute die Lage, in der Wegman sich von 1924 bis 1935 befand, nachvollziehen und den Wahrheitsgehalt der meisten Anschuldigungen gegen sie erkennen.

Wie es zur späten Benachrichtigung Marie Steiners am 29. März 1925 kam, ist von Schmiedel (im Anhang Seite 446 ff.) durch Befragung des meistbeteiligten Zeugen (Emil Leinhas) geklärt worden.* Wie die Geschehnisse nach der Kremation Rudolf Steiners am 3. April 1925 verliefen, ist zwar von Elisabeth Vreede festgehalten worden, eine Klärung wäre aber erst möglich, wenn ihr Bericht auch veröffentlicht werden könnte (vgl. Anmerkung zu Seite 53).

Ita Wegman und die ›Klasse‹

Die Frage, inwiefern (und ob überhaupt) Ita Wegman berechtigt war, Klassenstunden zu lesen, ist dadurch entstanden, daß Marie Steiner nach Rudolf Steiners Tod den ›esoterischen Charakter‹ des Vorstands nicht anerkannte und damit die neue Hochschule für Geisteswissenschaft oder zumindest deren Allgemeine Sektion für Anthroposophie prinzipiell in Frage stellte. Für Ita Wegman war das nie eine Frage.

Am Karsamstag, dem 11. April 1925, erschien im *Nachrichtenblatt* das Programm für die Osterfeier am Goetheanum in Dornach (2. Jg. Nr. 15, Seite 60):

Karfreitag, 7 Uhr abends: Vorlesung der neuen Tragödie *Hieram und Salomo* von Albert Steffen.

Ostersonntag, 7 Uhr abends: Eurythmie-Darbietungen.

Ostermontag, 8 Uhr abends: Vortrag von Albert Steffen.

Dieses Programm war mit Ita Wegman nicht abgesprochen worden, sie erfuhr davon erst durch das *Nachrichtenblatt.* Sie schrieb Albert Steffen am gleichen Tag:

Lieber Herr Steffen, Arlesheim, Samstagmorgen [11. April 1925]

ich habe über das Krankenlager, die letzten Stunden und Tage Dr. Steiners geschrieben. Ich habe es getan, weil viele Freunde es erwarteten, auch als Dokument für spätere Zeiten.

Wäre es möglich, dieses Aufgeschriebene in den Mitteilungen aufzunehmen, weil es nur für die Mitglieder bestimmt ist? Und zwar in der nächsten Nummer. Es ist doch wichtig, daß diejenige, die vom Anfang bis [an] das Ende dabei war, etwas sagt und nicht zu lange damit wartet.

Den Satz von den Dämonen kann man weglassen und in dem Sinne verändern, wie ich es noch auf das kleine Stückchen Papier geschrieben habe, wenn Sie es für richtig halten. Ich wollte dies nur gesagt haben, weil allerlei Zeug sonst von verrückten Menschen gesagt werden könnte und wir tun, als ob wir nichts wissen. Dies ist nun doch nicht wahr. Es hat der Doktor manches gesagt, was Licht bringend ist! –

Mir tat es auch sehr leid, daß in dem Programm, das Sie mit Frau Dr. Steiner und Wachsmuth zusammensetzten für die Ostertage, keine Klassenstunde eingesetzt war. Die Mitglieder haben dies erwartet; man hätte gut einen Klassenstundenvortrag vom Doktor vorlesen können, aber vielleicht ist es gut so, wie es ist. Sie werden auch Ihre Gründe haben und den Doktor gefragt haben.

Wie schön war Ihr gestriger Abend!

Seien Sie herzlich gegrüßt Ihre I. Wegman

Aus dem letzten Absatz geht hervor, daß es für Wegman selbstverständlich gewesen wäre, bei dieser ersten Osterfeier nach Rudolf Steiners Tod in Dornach einen Klassenvortrag vorzulesen; sie wunderte sich, daß das Steffen, Marie Steiner und Wachsmuth nicht in den Sinn gekommen ist. (Uns kann es außerdem wundern, daß Marie Steiner, Albert Steffen und Guenther Wachsmuth diese Osterveranstaltung eingerichtet hatten, ohne Wegman an der Vorbereitung zu beteiligen.)

Nachdem Wegman sich während der Wintermonate 1924/25 der Krankenpflege Rudolf Steiners gewidmet hatte (Marie Steiner war während dieser Zeit mit der Eurythmiegruppe unterwegs), fand sie sich ab Ostern vor eine Situation gestellt, welche sie überraschen mußte; Marie Steiner und Albert Steffen richteten die Programme ›am Goetheanum‹ (das heißt: in der Schreinerei) ein, wie sie das für richtig hielten: Marie Steiner mit Rezitationen und Eurythmieaufführungen, Steffen mit der Vorlesung seines neuen Dramas und mit Vorträgen. Gleich darauf Vorträge von Günther Schubert (am 17. und 24. April, über den Arabismus), Vreede und Guenther Wachsmuth. Am 29. März (2. Jg. Nr. 13) war im *Nachrichtenblatt* jedoch eine ›Mitteilung‹ erschienen:

Wir bitten die Mitglieder der *ersten Klasse* der Freien Hochschule, uns bei Adressen- und Namensänderungen (Verheiratungen etc.) hierüber direkt zu benachrichtigen.

Die Mitglieder der Anthroposophischen Gesellschaft bitten wir, solche Änderungen jeweils der zuständigen Landesgesellschaft bzw. Gruppe mitzuteilen.

Wegman konnte zunächst nicht ahnen, daß die Erste Klasse der Freien Hochschule nach Steiners Tod bei den Veranstaltungen nicht einbezogen werden würde, so, wie das 1924 durchgehend der Fall gewesen war. Für sie waren die Klassenstunden das zentrale Element der Zusammenkünfte überhaupt. Da Marie Steiner an vielen Vorstandssitzungen nicht teilnahm, konnte diese Frage auch nicht gleich geklärt werden. (Die Arbeit eines Führungskollegiums wird schwierig, wenn einer der Beteiligten sich den gemeinsamen Beratungen entzieht.) Wachsmuth versuchte die Verständigung aufrecht zu erhalten, indem er per Boten schriftliche Mitteilungen zwischen den einzelnen Vorstandsmitgliedern hin und her gehen ließ.

Als Marie Steiner nun im *Nachrichtenblatt* mit der Veröffentlichung von Vorträgen Rudolf Steiners, die er 1913 in Berlin (am 10. Mai) und 1915 in Zürich (ab 17. Mai) gehalten hatte, begann und am 31. Mai (2. Jg. Nr. 22) ihre ›Private Mitteilung‹ (siehe Seite 266 und Anmerkung zu Seite 17) publizierte, in der sie nachdrücklich begründete, warum sie sich an der Leitung der Gesellschaft jetzt aktiv nicht beteiligen werde, sah Wegman eine Situation entstehen, welche sie nicht unbeteiligt sich weiter ausbreiten lassen konnte: das, wofür Rudolf Steiner sich in den letzten fünfzehn Monaten seines Lebens eingesetzt hatte, drohte durch das Verhalten Steffens und Marie Steiners dem Bewußtsein zu entschwinden. Mit ihren kurzen Aufsätzen und dem Abhalten von Klassenstunden griff sie in diese ihr bedrohlich erscheinende Situation ein.

In einem Brief vom 21. August 1925* begründete sie Steffen gegenüber ihr Vorgehen:

Lieber Herr Steffen, Arlesheim, 21. VIII. 25

es war mir gestern Abend nicht möglich, hinaufzukommen, weil ich mich elend und müde fühlte. Dies war auch die Ursache, warum ich mein Versprechen zu Felicitas, die mich bat, sie zu besuchen, weil sie von neuem wieder angefangen hatte zu husten, nicht halten konnte. Ich habe diese zwei Nächte und Tage versucht, noch einmal genau zu prüfen dasjenige, was der Doktor mir über die Michaelschule gesagt hat, auch mich zu prüfen, ob ich Fehler begangen habe.

Damit ja keine Mißverständnisse entstehen oder bestehen bleiben, will ich einiges Ihnen hier noch klar erzählen:

Ich selber habe nichts getan dazu, um mich beim Doktor wegen esoterischer Sachen vorzudrängen.

Eines Tages setzte er mich ein, und ich mußte, wie Sie selber nun von Dr. Wachsmuth gehört haben, neben ihm stehen, um das Gelöbnis der Treue an die Michaelschule, das mit Handdruck an Dr. Steiner bekräftigt wurde, auch in Empfang zu nehmen. Dieses geschah nicht sogleich im Anfang, sondern erst später, nachdem die Michaelschule schon einige Monate bestanden hatte. Vorher gab der Doktor mir manche esoterische Formel und wurde mir manches Esoterische gelehrt.

Auch einige Kulthandlungen wurden vollführt. Jeden Nachmittag um 6 Uhr sprach der Doktor mit mir die Meditationen, die er für geeignet fand, die verschiedene Male verändert wurden. Dieses mit mir Sprechen der Meditationen wurde auch während der Krankheit fortgesetzt, ja sogar den letzten Nachmittag vor seinem Tod meditierte und betete er mit mir. Christian Rosenkreuz spielt in diesen Meditationen eine große Rolle.

Ein kleines Kreuz mit kleinen in Rosen gefaßten Rubinen, das der Doktor an einem roten Band um den Hals trug, übergab er noch vor seiner Krankheit mir und hing dasselbe eigenhändig mir um den Hals, nachdem wir vorher eine Kulthandlung verrichteten.

Dieses Kreuz haben Sie, Herr Steffen, noch auf dem Körper Doktors gesehen, als er aufgebahrt wurde. Ich habe dieses Kreuz ihm noch einmal nach seinem Tode um den Hals gelegt (mit Gutfinden von Frau Dr. Steiner). Einen Tag vor der Kremation habe ich dasselbe wieder an mich genommen.

Da der Doktor sagte und es immer wieder wiederholte, daß die Michaelschule von der *geistigen Welt eingesetzt* war und *keine menschliche Institution* war, fühlte ich mich von der geistigen Welt eingesetzt und hatte nach dem Tode Doktors keinerlei Berechtigung, Veränderungen eintreten zu lassen. Die Frage war für mich nur dies: Kann ich als zweite Leiterin, nachdem der erste, der Hauptleiter, nicht mehr direkt führen konnte, die Schule als solche behüten und die Führung in dem Sinne fortsetzen, daß das Weisheitsgut der Michaelschule, das in Klassenstunden (in der Hochschule für Geisteswissenschaft) von Dr. Steiner gegeben wurde, wiederholt wurde?

Diese Frage wurde mit Ja innerlich von mir beantwortet.

Ich habe den Vorstand gefragt, habe in aller Bescheidenheit mit Frau Dr. Steiner über dasjenige gesprochen, was ich Ihnen gesagt habe jetzt in diesem Briefe, wollte mich gar nicht auf den Vordergrund setzen, mußte aber auch *alles ernst nehmen,* was durch den Doktor mir gesagt wurde, mußte auch *ernst* nehmen *meine Einsetzung.*

Nun war ich ungeheuer erstaunt, daß Frau Dr. Steiner den Vorschlag machte, Frau Kolisko zu bitten, nach Dornach zu kommen, um Klassenstunden zu halten. Dies wäre doch unmöglich, was Sie, Herr Steffen, auch zugaben.

Bis jetzt ist es nicht gelungen, die Klassenstunden hier regelmäßig zu halten. Überall ist es mir gelungen, die Michaelschule, wo es angebracht ist, einzurichten und Klassenstunden zu geben. Hier geht es, scheint es, nicht. Nun möchte ich Sie fragen, mir zu helfen, oder geben Sie Rat, wie es anders zu tun, lieber Herr Steffen.

Mit herzlichem Gruß Ihre I. Wegman, Dr. med.

Aus diesem Brief kann man ersehen, wie anders Ita Wegman ihren Auftrag in bezug auf das Klasselesen empfand, als es bisher in den historischen Überlieferungen dargestellt worden ist: sie fühlte sich *»von der geistigen Welt eingesetzt«* und sah *»nach dem Tode Doktors* [R. Steiners] *keinerlei Berechtigung, Veränderungen eintreten zu lassen.«* Marie Steiner wußte davon – Wegman hatte die Dinge vorher mit ihr und den anderen Vorstandsmitgliedern besprochen –, nur konnte und wollte sie im Grunde Wegmans Vollmacht nicht anerkennen. Marie Steiner war im Mai 1925 von Alice Sauerwein ausdrücklich nach Paris eingeladen worden.* Am 4. Juni führte Steffen Wegman in Dornach persönlich ein, als sie dort zum ersten Mal die Klasse las.*

Das Klasselesen durch Wegman geschah in diesen Monaten mit Wissen aller Vorstandsmitglieder; Marie Steiner war es unerträglich. Dies ist in Wirklichkeit der Sachverhalt.

Wie Ita Wegman die Bedeutung der Ersten Klasse (›Michaelschule‹) der Freien Hochschule sah, geht aus ihren Aufsätzen *An die Mitglieder!* vom 14. Juni und 16. August 1925 im *Nachrichtenblatt* hervor:

Es ist über die Weiterführung dieser Klassenstunden das Folgende zu sagen: Als unser Meister Rudolf Steiner uns auf dem physischen Plan verließ, war eine der wichtigsten Fragen, die den Vorstand beschäftigten, die Fortführung der Esoterik, die nach der Weihnachtstagung wieder so stark auf den Vordergrund des anthroposophischen Wirkens gestellt worden war. Es war uns klar, daß es vorläufig darum zu tun war, die Esoterik, die gegeben war, zu hüten und durch Wiederholung die Kräfte, die in dieser Esoterik liegen, lebendig in den Mitgliedern zur Wirkung zu bringen.

Als Dr. Steiner diese I. Klasse der freien Hochschule für Geisteswissenschaft begründete, setzte er mich als Mitarbeiterin ein. Es versprachen damals die neu aufgenommenen Schüler, diejenigen Schüler, die noch keine Esoterik von früher gehabt haben, treue Mitglieder der Schule zu sein. Deshalb fühlte ich mich nach dem Tode unseres Lehrers Dr. Steiner nicht gelöst von diesen Verpflichtungen, im Gegenteil, ich empfand diese mehr denn je, da ich die Einrichtungen, die Dr. Steiner getroffen hat, als Realitäten der geistigen Welt anzusehen habe. Und so fiel mir die Aufgabe zu, die Wiederholung der von Dr. Steiner gegebenen esoterischen Stunden der freien Hochschule für Geisteswissenschaft aufzunehmen. (*Nachrichtenblatt,* 2. Jg. Nr. 24, 14. Juni 1925, Seite 96)

Da soviel Unklarheit herrscht über die Institution der drei Klassen der freien Hochschule für Geisteswissenschaft am Goetheanum, so ist es notwendig, einmal hier darüber zu sprechen.

Was war gemeint mit der Einrichtung der drei Klassen der freien Hochschule für Geisteswissenschaft? Es sollte damit die Sehnsucht der Mitglieder der Anthroposophischen Gesellschaft, zur Esoterik zu kommen, erfüllt werden, was durch die Ausführung der Absichten, die der Weihnachts-Tagung zugrunde liegen, möglich geworden war.

In der Anthroposophie haben wir ein Übermitteln der Wahrheiten der geistigen Welt in Ideenformen, die allein Vernunft und objektives Urteil bei den Suchenden voraussetzen und von einem reinen objektiven Denken erfaßt werden können. Und in dieser Weise wird die Geisteswissenschaft in der Allgemeinen Anthroposophischen Gesellschaft gepflegt. – Die Esoterik dagegen ist das Lehrgut, das in Form von Imaginationen, Inspirationen und Intuitionen dem Schauenden sich offenbart und in menschlich verständlicher Sprache denjenigen übermittelt wird, die sich nicht darauf beschränken wollen, die geistige Welt nur in Ideenformen allein in sich aufzunehmen. Und für solche Persönlichkeiten innerhalb der Anthroposophischen Gesellschaft, die den direkten Weg zur geistigen Welt suchen, war die Einrichtung der drei Klassen gedacht. So konnte am 15. Februar 1924 Dr. Steiner mit der Einrichtung der ersten Klasse beginnen, zunächst mit einer noch kleinen Anzahl von Menschen, die hauptsächlich in Dornach selbst lebten.

Vorbedingung zur Aufnahme in diese erste Klasse war ein zweijähriges intensives Studium mit Anthroposophie, das zu einem vollständigen Vertrautsein mit diesem Weisheitsgut geführt hat. Damit sollte die Fähigkeit verbunden sein, vernunftgemäß, aber auch mit seinem ganzen Menschen die Anthroposophie zu vertreten. Das heutige Zeitalter verlangt eben ein bewußtes Sich-Hineinstellen in die geistige Welt, so daß zu der Sehnsucht, den Weg in die geistigen Welten zu finden, ein waches Bewußtsein notwendig ist.

So war es gewollt von Dr. Steiner, daß die Einzelnen, die nach eigener Prüfung sich entschlossen hatten, für die erste Klasse sich zu melden, ihm oder den Mitgliedern des Vorstandes persönlich bekannt waren. Und in Fällen, wo dies nicht zutraf, war es notwendig, eine Möglichkeit zu einem solchen persönlichen Kennenlernen abzuwarten. Auch darin ist der Grund zu suchen, daß viele, die angefragt haben, noch nicht aufgenommen worden sind.

Nach der Weihnachts-Tagung wurden auch die verschiedenen Sektionen am Goetheanum eingerichtet. Damit erhielten die Wissenschaften, wie Medizin, Naturwissenschaft, Astronomie, und die Künste, wie Rezitation, Eurythmie, Musik, Dichtung, ihre eigenen Stätten innerhalb der Hochschule. Und die Wissenschaften, die Künste, die in den verschiedenen Sektionen gepflegt werden, werden sich vertiefen können an den Ergebnissen der Geisterkenntnis, so daß, wie Dr. Steiner es gedacht hat, von der Schule aus die Befruchtung, Beleuchtung und die Impulse für die Arbeit in den Sektionen kommen können.

Es lag damals die Absicht unseres Lehrers vor, in anderen verschiedenen Zentren Deutschlands und Landesgesellschaften persönlich zunächst Klassenstunden einzurichten. Es konnte auch in verschiedenen Landesgesellschaften diese Absicht durchgeführt werden, in Deutschland leider nicht.*

Nun drängt sich die Frage auf: Wie ist diese erste Klasse der Hochschule weiter durchzuführen, nachdem Rudolf Steiner nicht mehr auf dem physischen Plan verweilt? Es zeigt sich mehr und mehr, daß die Sehnsucht nach Esoterik eine überaus große ist. Die Anfragen, zur ersten Klasse gehören zu dürfen, mehren sich täglich, so daß die Anzahl der Mitglieder der ersten Klasse schon sehr groß ist.

Kurz vor seiner Erkrankung hatte Dr. Steiner schon den Entschluß gefaßt, die zweite und dritte Klasse der Hochschule einzurichten.* Hätte dies noch geschehen können, so wäre dadurch naturgemäß eine Überfüllung der ersten Klasse vermieden worden, wodurch die für esoterische Lehren notwendige Intimität verloren gehen könnte.

Leider kam aber dieser Plan nicht mehr zur Durchführung, und es blieb bei den Mitteilungen der ersten Klasse. Und unsere Pflicht ist es jetzt, diesen Inhalt zu hüten und in der richtigen Weise fortzusetzen. Es ist unser Bestreben, diese Schule, die mit Michael zusammenhängt und eine Fortsetzung der übersinnlichen Unterweisungen des Michael ist, so wie sie uns hinterlassen ist, zu verbreiten und zum Verständnis zu bringen. Deshalb sollte eine der ersten Regelungen sein, daß die Klassenmitglieder die Möglichkeit haben, in regelmäßiger Aufeinanderfolge die einzelnen Klassenstunden zu erhalten. Es ist ja durchaus unrichtig, daß ein neu zugelassenes Mitglied zum Beispiel anfangen muß mit der mittleren oder gar letzten Stunde, ohne die ersten Stunden gehabt zu haben. Zu Anfang war ein solches Vorgehen allerdings nicht zu vermeiden, doch würde man, wenn man auf diese Art weiterginge, doch nicht das erreichen bei den Menschen, was erreicht werden kann, nämlich den Weg zur geistigen Welt zu finden und mit ihr vertraut zu werden.

Am besten würde die Durchführung der Schule möglich sein, wenn in regelmäßigen Abständen jeder dasjenige bekäme, was zu seinen kontinuierlichen Unterweisungen gehört, so daß auch die Teilnehmerzahl für die einzelnen Stunden nicht allzu groß wäre, wodurch der intime Charakter der Stunden gewahrt bleiben könnte. Wird es gelingen, die Schule so auszubreiten, dann wird Großes erreicht sein, weil dann Michaels Worte überall erklingen werden und Michaels Wille in jedem recht gearteten Schüler wirken wird. Gelungen ist diese Durchführung bereits für England, und ist es zu hoffen, daß diese Arbeit auch in andern Ländern fortgesetzt werden kann. (*Nachrichtenblatt,* 2. Jg. Nr. 33, 16. August 1925, Seite 129 f.)

Graf Polzer, Schmiedel und Kolisko haben sich zu diesem Thema später geäußert; Vreede, Zeylmans und Schmiedel zudem über die unzutreffende Anschuldigung, Wegman habe sich als ›Leiterin der Hochschule‹ bezeichnet. In Wegmans schriftlichem Nachlaß befinden sich die Manuskripte ihrer Ansprachen, mit denen sie die Klassenstunden in Paris, Wien, Hamburg, Prag und London einleitete. Sie lauten:

Meine lieben Freunde, bevor ich zur Klassenstunde übergehe, das heißt, bevor ich dasjenige vorlese, was Dr. Steiner uns gegeben hat in der ersten Klassenstunde, die er in Dornach am 15. Februar 1924 gehalten hat, möchte ich noch einiges sagen. Dr. Steiner gründete nach der Weihnachtstagung in der Hochschule für Geisteswissenschaft eine esoterische Schule, die er die Michaelschule nannte und die aus drei Klassen bestehen sollte. Die Michaelschule ist also identisch mit der Hochschule für Geisteswissenschaft, Michaelschule ist der esoterische Name für die Hochschule für Geisteswissenschaft. Es wurde eben in Dornach mit dieser Schule ein Anfang gemacht, und zwar mit der ersten Klasse. Leider mußte es bei der ersten Klasse bleiben. Dasjenige was vorgelesen wird – und es kann nur vorgelesen werden, meine lieben Freunde, weil dadurch Michaelworte unverändert, so wie Dr. Steiner sie gesprochen hat, Ihnen wiedergegeben wird [werden]; dasjenige, was vorgelesen wird, sind also genaue Stenogramme von Klassenstunden, die unser geliebter Lehrer in Dornach gehalten hat.

Zum ersten Mal ist hier mit einem Gesetz gebrochen: nämlich daß Esoterisches direkt aufgeschrieben wurde. Es war niemals Sitte, auch nicht in früheren Zeiten, daß esoterisches Weisheitsgut per Buchstabenschrift weitergegeben wurde. Immer war es durch mündliche Überlieferung, daß Esoterisches bekanntgegeben wurde.

Wir müssen uns dies [dessen] wohl bewußt sein. Deshalb müssen wir mit viel Wärme, mit viel Enthusiasmus an diese Klassenstunden herantreten, um dasjenige, was nun da geschrieben steht, wieder so lebendig zu machen, als wie es gewesen war, als es durch des großen Meisters Mund floß und uns gegeben wurde. Und so möchte ich appellieren an Ihre Herzenswärme, an Ihren vollen Enthusiasmus, in dieser Stunde in der richtigen Art und Gesinnung mitzumachen und zu erleben. [Paris und Hamburg]

Meine lieben Freunde, nachdem bei Ihnen die Klassenstunden durch Graf Polzer in so schöner Weise übermittelt worden sind und auch in der gleichen Art fortgesetzt werden können, habe ich gedacht, anstatt weiter zu gehen, nun [ein]mal eine Klassenstunde zu wiederholen. Und so werde ich anfangen, Ihnen diejenige Klassenstunde vorzulesen, die Dr. Steiner am 14. März 1924 in Dornach gehalten hat. Das, was ich also vorbringe, sind Michaelsworte, unverändert, so wie Dr. Steiner sie ausgesprochen hat. Sie sind aufgeschrieben worden, und so ist zum ersten Mal hier mit einem Gesetz gebrochen, nämlich daß esoterisches Weisheitsgut per Buchstabenschrift weitergegeben wurde. Immer war es durch mündliche Überlieferung, daß Esoterisches weitergegeben wurde. Wir müssen uns dies [dessen] wohl bewußt sein. [Wien]

Als unser geliebter Lehrer Rudolf Steiner uns auf dem physischen Plan verließ, war eine der wichtigsten Fragen, wie die Fortführung der Esoterik zu gestalten sei. Diese Esoterik war auf den Vordergrund des anthroposophischen Wirkens gestellt worden. Es war uns bewußt, daß es sich bei dieser Fortführung der Esoterik nicht darum handeln könnte, Neues in der Esoterik zu geben.

Die Fortführung mußte in dem Sinne aufgefaßt werden, daß das gegebene Weisheitsgut in der richtigen Art gehütet werde; daß die Wiederholung der schon gegebenen Klassenstunden in der richtigen Art geschieht.

Diese Esoterik, dieses Weisheitsgut ist der Inhalt der Michaelschule und wurde in der ersten Klasse der Hochschule für Geisteswissenschaft gegeben. Als Rudolf Steiner diese Michaelschule einsetzte, eine von der geistigen Welt gestiftete Institution, wie er sagte, wurde ich von ihm als seine Mitarbeiterin in dieser Schule bezeichnet. Deshalb, meine lieben Freunde, fühlte ich mich nach dem Tode unseres Lehrers nicht gelöst von den Verpflichtungen der Michaelschule gegenüber, im Gegenteil, ich fühlte mich noch mehr denn je mit ihr verbunden. Die Michaelschule als Institution der geistigen Welt, die Worte Dr. Steiners mußte ich ernst nehmen, da ich die geistige Welt und die aus ihr herausströmenden Gesetzmäßigkeiten als Realitäten ansehe.

Aus dieser Situation heraus obliegt mir mit Einverständnis der andern Vorstandsmitglieder in Dornach die Pflicht, dasjenige, was durch Dr. Steiner an die Mitglieder der ersten Klasse der Hochschule für Geisteswissenschaft mitgeteilt wurde, zu hüten und zu wiederholen.

Ich werde Ihnen jetzt die Worte, die Dr. Steiner zur Einleitung für neu eingetretene Mitglieder zu sprechen pflegte, vorlesen. [Prag und London]

Ich möchte noch etwas mitteilen, damit keine Mißverständnisse entstehen. Die Leitung dieser Schule, überall wo sie eingerichtet ist, hat der Vorstand in Dornach. Der Vorstand beruft Vertrauensmenschen, die dann dafür zu sorgen haben, daß alles, was die Schule angeht, in der richtigen Art gehandhabt wird, hauptsächlich sind sie die Hüter der Mantrams, das heißt, daß sie zu sorgen haben, daß die Mantrams nicht in unrechte Hände gelangen.

Aufnahmen der Mitglieder können nur vom Vorstand gemacht werden, die dann von den Vertrauensmenschen empfohlen werden. Hier in England ist Mr. Collison erster Vertrauensmann, Mr. Kaufmann zweiter Vertrauensmann. [London]

Im Laufe des Herbstes breiteten sich die Diskussionen über das Klasselesen durch Ita Wegman unter den Mitgliedern der Anthroposophischen Gesellschaft immer weiter aus. Eine einmütige Stellungnahme von seiten des Vorstands unterblieb, so daß das Thema sich auf einer Zusammenkunft in Dornach Weihnachten 1925 derartig zuspitzte, daß Wegman sich wegen ihres Verhaltens rechtfertigen mußte. Viele Mitglieder äußerten sich dazu. Es hatten sich zwei Gruppen gebildet (›dafür!‹ ›dagegen!‹); da Wegman sich nicht als berechtigt ansah, von ihrem Einsatz für die Klasse abzulassen, entstanden zeitweise Stimmungen, die nicht mehr als mit dem Gegenstand in Einklang stehend anzusehen sind. Emil Bock charakterisierte diese so:

[...] Die Gegenseite ist in Fehler des Gefühls verstrickt. Der Unbeteiligte schaut in einen schaudererregenden Abgrund von Haß und Vernichtungswillen hinein. [...] (Aus einem Brief vom 5. Februar 1926 an Wegman)

Ita Wegman konnte sich bei dieser Art Diskussionen schwer ausdrücken; das gesprochene Wort war nicht ihre Stärke; sie befand sich zudem in einer in esoterischen Dingen grundsätzlich unerlaubten Lage: sie hätte sich vor den Versammelten äußern müssen in der gleichen Weise, wie sie es in ihrem Brief an Steffen vom 21. August 1925 getan hatte. Durch die von Bock charakterisierte Opposition gegen sie war das nicht möglich.

Menschen, denen der esoterische Unterricht der Ersten Klasse eine heilige Sache ist, die sie ernst nehmen, werden die hier aufgeführten Ereignisse zutiefst widerwärtig sein. Das sind sie auch. Sie zeigen, wie Steiners Einrichtungen nach seinem Tod mit makabrer Vehemenz bekämpft wurden.

Albert Steffen hatte sich im Laufe der vorangehenden Monate nach und nach Marie Steiners Ansichten und Empfindungen angeschlossen, so daß Wegman sich am 16. März zu folgendem Brief veranlaßt sah (die zwischen runden Klammern stehenden Sätze sind ihrem Konzept, das im Wegman-Archiv vorliegt, entnommen; sie strich diese später wieder aus):

Sehr geehrter Herr Steffen! Arlesheim, den 16. März 1926

Da ich als Meistbeteiligte in dem Gang der Geschehnisse, die um die Michaelschule sich gruppiert haben, die Verpflichtung habe, wahrheitsgemäß allen Mitgliedern dasjenige mitzuteilen, worauf sie Recht haben zu wissen, so nehme ich die Gelegenheit wahr, dieses in Form eines Briefes an Sie, verehrter Herr Steffen, zu tun mit der Bitte, diesen Brief zu veröffentlichen, wenn Sie damit einverstanden sind.

(Es wäre katastrophal, wenn die Meinung auftreten würde, daß ich unberechtigterweise die Führung der Michaelschule auf mich genommen hätte.) Es wäre ja katastrophal, wenn unkontrollierbare Meinungen und Berichte unter den Mitgliedern herumzirkulierten. Später würde es dann unmöglich sein, solche inoffiziellen Berichte zurechtzusetzen. In diesem Brief wird es mir vielleicht gelingen, ein vollständiges Bild zu geben von dem, was vor dem Tode und nach dem Tode Dr. Steiners mit der Michaelschule geschah. Vergessen Sie nicht, daß ich von Anfang bis zu Ende immer dabei war bei den Aufnahmen, bei den Besprechungen, nicht nur hier in Dornach, sondern auch im Ausland.

Als dann der Doktor nicht mehr physisch bei uns weilte, wurde dann die Frage, was mit den Klassenstunden zu tun wäre, mit dem Vorstand besprochen. Bei mir persönlich bestand die für mich unanfechtbare Tatsache, daß die Michaelschule eine von der geistigen Welt eingesetzte Institution ist, und daß dann alles, was durch diese Institution geschieht, geistige Realität ist. Als Dr. Steiner aussprach vor den Mitgliedern innerhalb der Klassenstunden, daß die Mitglieder sich streng zu halten haben an bestimmte Prinzipien, die hauptsächlich auch dahin gingen, daß die Mantrams, welche die Mitglieder bekamen, nicht weitergegeben werden konnten, bevor derjenige, welcher diese Mantrams an ein anderes Mitglied weitergeben wollte, dafür sich die Erlaubnis eingeholt hatte, sei es bei ihm, Dr. Steiner selber, oder bei mir. Damit war auch ich – und das wurde mit folgendem Satz von Dr. Steiner begründet: Es hat mit Bürokratismus nichts zu tun, sondern ist ein Akt der geistigen Welt gegenüber – von der Michaelschule als Hüterin der Mantrams bestimmt. Diese Einsetzung habe ich, und ich wurde auch darin von Herrn Dr. Steiner belehrt, recht ernst genommen. Sie wissen, davon sprach ich Ihnen schon in einem anderen Brief, (daß ich, und dieses muß ja alles ausgesprochen werden, alltäglich zu Dr. Steiner bestellt wurde zu einer gemeinschaftlichen Meditationsstunde, die ich mit ihm zu machen hatte, welche Meditationsstunde regelmäßig bis zum letzten Tage seines Todes [sic!] mit mir stattfand. Sie wissen auch, daß ich von ihm ein goldenes Rosenkreuz empfing, das er selber trug, und daß er dieses Kreuz eigenhändig mir um den Hals hing.) daß noch wichtige Dinge stattfanden, wovon ich jetzt in diesem öffentlichen Brief nicht sprechen kann, die diese meine Beziehung zu der Michaelschule noch bekräftigen. Sie wissen auch – und davon habe ich öffentlich gesprochen, und viele Mitglieder, die es selber mitgemacht haben, wissen davon –, daß die Mitglieder, die im Monat September 1924 aufgenommen wurden, nicht nur Dr. Steiner, sondern auch mir die Hand haben geben müssen mit der Erklärung, daß ich mit ihm die Michaelschule zu leiten hätte. Die Worte und die Situation waren folgende: Die Aufnahmen fanden im Atelier statt. Ich mußte neben dem Doktor stehen, die Mitglieder wurden von Dr. Wachsmuth ins Atelier geführt. Dr. Steiner stellte einige Fragen an den um Aufnahme Bittenden, und wenn er aufgenommen werden konnte, wurden von Dr. Steiner folgende Worte ausgesprochen: »Wollen Sie der Michaelschule treu bleiben, so geben Sie mir die Hand, geben Sie auch Frau Dr. Wegman, die mit mir die Michaelschule leiten wird, die Hand.« Dies geschah im Monat September kurz vor der Erkrankung des Herrn Doktor. Vorher geschahen die Aufnahmen wohl in meinem Beisein, ohne daß ich aber direkt dabei beteiligt war und ohne den feierlichen Akt des Handdruckes.

Während der Erkrankung fanden dann keine Aufnahmen in dieser Art mehr statt, sondern es wurden die Aufnahmen nur schriftlich vorgenommen. Über die Führung der Michaelschule wurde dann während der Erkrankung nicht mehr zunächst gesprochen; bis dann von Mitgliedern um die Erlaubnis gebeten wurde, Klassenstunden zu halten in der Art, wie Frau Dr. Kolisko sie in Stuttgart in dem Waldorfschulkollegium und später vor den Mitgliedern gehalten hat nach ihren eigenen vom Doktor erlaubten Stenogrammen. Diese Erlaubnis wurde aber niemals an andere als an Frau Dr. Kolisko gegeben. Wohl gab der Doktor die Erlaubnis an einige vertraute Persönlichkeiten, die Mantrams vor den Klassenmitgliedern zu sprechen und einige Erklärungen dazu zu geben. Der Doktor betonte auch immer, daß die Stenogramme der Klassenstunden eigentlich nicht bestünden und wenn aus ihnen vorgelesen werden sollte, dies nur mit aller Sorgfalt und Verantwortung geschehen könnte. Mir gab er die Aufgabe, mich wieder intensiv mit der Michaelschule zu befassen, und als ich sagte, daß ich die Niederschrift der Stenogramme noch nicht hätte, erlaubte er mir, daß ich um Überlassung dieser Niederschriften bei Frau Finck anfragte und unterschrieb auch den Brief, den ich diesbezüglich an Frau Finck, die offizielle Stenotypistin, schrieb. (Frau Finck schrieb zurück, daß sie nur einen Teil abgeben könnte, die anderen waren schon an Frau Dr. Steiner abgegeben, worauf dann gewartet wurde, bis Frau Steiner von der Reise, in der [auf welcher] sie sich mit der Eurythmiegruppe befand, zurückgekehrt sein sollte. Dann fand der Abschied vom phys. Plan von Herrn Dr. statt. Nachher übergab mir dann auch Frau Dr. Steiner die mir fehlenden Klassenstunden.)

Nach dem Tode Dr. Steiners konnte mich die Überzeugung, sehr stark mit der Michaelschule verbunden zu sein, nicht verlassen, ich fühlte mich als Hüterin der Mantrams und damit auch als die Hüterin der zu den Mantrams ausgesprochenen Erklärungen, weil ich beide Dinge, die den Inhalt der Klassenstunden ausmachten, nicht voneinander trennen konnte.

Es wurde dann im Vorstand beschlossen, daß ich die Klassenstunde zu lesen hatte. Hiermit will ich aussprechen, daß dasjenige, was man mir zum Vorwurf machte, daß ich mich als alleinige Leiterin der Michaelschule und als Nachfolgerin Dr. Steiners betrachtet habe, den Tatsachen nicht entspricht. Ich habe mit Liebe und mit Hingabe mich als die Hüterin der Mantrams und des mit ihnen verbundenen Inhaltes der Klassenstunden, die immer vom Doktor als Michaelsworte benannt wurden, betrachtet. Der beste Beweis dafür, daß ich mich nicht als [für die] Leiterin gehalten habe, ist, daß ich niemals die blauen Karten unterschrieben habe als ›Die Leitung‹, sondern ›Für die Leitung‹.

Den Vorwurf, daß ich mich in den verschiedenen Ländern und Städten, in denen Klassenstunden eingerichtet wurden, anders eingeführt habe, als Sie, Herr Steffen, es in Dornach für mich getan hatten, kann ich in der Weise zurechtstellen, daß es mir nicht möglich war, die gleichen Worte zu wählen, die Sie gebraucht hatten. Sie sagten ja weiter nichts, als daß der Vorstand einverstanden war, daß ich die Klassenstunden vorlesen sollte; auch wurde ich von Ihnen, Herr Steffen, in liebenswürdiger Weise dazu aufgefordert, es zu tun, was ich ja auch sehr geschätzt habe. Was ich in andern Ländern oder Städten noch dazufügte, war, daß ich stets betonte mein Verbundensein mit der Schule, was sich bezieht auf die von mir schon beschriebenen und im September stattgefundenen Aufnahmen; außerdem betonte ich noch mein Verpflichtetsein, der Schule in aller Treue zu dienen. Das können und müssen alle diejenigen verstehen, die jetzt von den Dingen wissen, und hauptsächlich müssen dafür diejenigen Mitglieder, die im September aufgenommen worden sind, ein Verständnis haben, wie verbunden ich mich mit der Michaelschule fühlen mußte. Diese Mitglieder werden wohl die Stimmung nicht vergessen haben, die damals bei der Aufnahme waltete. – So verstehe ich immer noch nicht ganz, warum mir ein Vorwurf aus meinem Verhalten gemacht werden konnte. Sie selber, Herr Steffen, sprachen damals, als Sie diese Erklärung von mir bekamen, aus, daß Sie von dem allem nichts gewußt haben, und daß Sie, wenn Sie es gewußt hätten, auch daß ich aus der Stimmung heraus meine Hingabe zur Michaelschule betonte, nichts dagegen einzuwenden gehabt hätten, und daß Sie mich auch anders eingeführt hätten, wenn Sie von diesen Aufnahmen Kenntnis gehabt hätten.

Es lag hier also, und das muß ich sehr betonen, ein Mißverständnis vor, das entstehen konnte, weil jeder von den anderen der Meinung war, daß Sie in allem richtig orientiert seien. Hier liegt eine tiefe Tragik, die man nur verstehen muß.

Den Vorwurf, daß ich Aufnahmen gemacht habe ohne Wissen des Vorstandes, möchte ich ebenfalls klarstellen. Ganz am Anfang [ab April 1925] wurden keine Aufnahmen gemacht und wenn hier und da eine Ausnahme gemacht wurde, so war es immer bei älteren Mitgliedern, die schon früher in der esoterischen Schule von Dr. Steiner dabei waren. Als wir einmal später dann zusammen über Aufnahmen in der Klasse sprachen – Sie werden sich daran ja wohl erinnern – waren Sie mit mir der Ansicht, daß bei Aufnahmen nur diejenigen in Betracht kämen, die sich persönlich vorstellten. Und da kamen wir dahin überein, daß bei schwierigen, unklaren Verhältnissen der Vorstand mit für die Aufnahme entscheiden sollte, und daß auch Sie, wenn es nötig ist, die Gesuchsteller selber prüfen wollten. Daran habe ich mich immer gehalten. Ich habe niemals jemanden aufgenommen, den ich nicht persönlich gekannt oder geprüft hatte. – Die Aufnahmebedingungen, die der Doktor bestimmt hatte, waren sehr einfach. Außer zweijähriger Mitgliedschaft wurde verlangt ein ernstes Studium zur spirituellen Entwicklung und ein Bewußtsein davon, daß man mit der Aufnahme eine ernste Pflicht auf sich nimmt.

Selbstverständlich war doch auch, daß die Mitglieder, die in die Michaelschule aufgenommen werden sollten, sich an mich wandten, hauptsächlich, nachdem wir doch abgemacht hatten, daß die Aufnahmen nur persönlich geschehen könnten. Es war nicht eine Bedingung bei der Aufnahme, daß man schon bestimmte esoterische Fähigkeiten haben mußte, sondern nur den Willen zur Weiterentwicklung; und diesen Willen zu erkennen, war mir doch wohl möglich als Vorstandsmitglied, die ich gleicherzeit auch als Arzt tätig war. Außer einem Fall, bei dem Frau Dr. Steiner nicht einverstanden war, wo der Betreffende wegen seiner Jugend nicht aufgenommen werden sollte, ist mir kein anderer Fall bekannt, bei dem der Vorstand mit der Aufnahme nicht einverstanden war. Die Klassenstunden in den verschiedenen Städten geschahen immer mit Wissen des Vorstandes, weil auch die Einladungen zu diesen Klassenstunden immer dem ganzen Vorstand vorgelegt wurden. Sie selbst waren auch damit einverstanden, indem Sie ja auch bei der letzten Weihnachtstagung meine Reisen, um Klassenstunden zu geben, als meine Arbeit mit dem Ausdrucke der Befriedigung darüber erwähnten.*

Daß eine große Anzahl von Menschen nicht zufrieden war darüber, daß ich allein nur Klassenstunden gab und nicht auch andere Vorstandsmitglieder, konnte ich voll und ganz begreifen, und Sie wissen auch, wie ich immer der Meinung war, daß bei großen Tagungen Sie die Klassenstunden halten sollten, und daß ich Ihnen gegenüber dies schon frühzeitig ausgesprochen habe. Auch daß Frau Dr. Steiner Klassenstunden halten wollte, war für mich eine Selbstverständlichkeit, so daß ich nichts anderes erwartete, als daß diejenigen Mitglieder, die die Stunden von Frau Dr. Steiner haben wollten, diese auch eines Tages von ihr bekommen würden, sobald Frau Dr. Steiner selber dies ankündigen würde. Es war diesbezüglich von meiner Seite gar kein Widerstand.

Als ich dann sah, daß alle die Mißverständnisse und Meinungen entstanden, als ob ich mir allein nur das Recht zuerkenne, Klassenstunden zu geben, war ich über dieses Geschehen sehr überrascht. Auf der anderen Seite wußte ich doch auch, daß eine größere Anzahl von Menschen mit meinem Lesen der Klassenstunden sehr zufrieden war.

(Ich weiß genau, daß Esoterik nicht gedeihen kann auf einem Boden, wo nicht akzeptiert wird dasjenige, was gegeben wird. Aber es konnte [könnte] Esoterik doch vielleicht wieder aufblühen, wenn jeder dort wirken kann, wo er akzeptiert wird. Nicht kann die Rede sein [davon], daß ich Ihnen die Leitung übertrage, weil dies, da ich die Leitung nicht hatte, nicht geschehen konnte, weil die Michaelschule eine Institution ist, die nur von der geistigen Welt [sic], was dann irrtümlicherweise aufgefaßt wurde. Ich hatte nur das Hüten der Michaelschule [zu übernehmen] und da [ich], obgleich Dr. Steiner von mir als der Mitleiterin der Schule zu [bei] den Aufnahmen gesprochen hatte, nicht offiziell als Leiterin der Schule eingesetzt wurde, was er bei niemand [anderem] tat, so war nach seinem Tode [sic]. In meiner Funktion als die Klassenstunde Gebende, kann ich natürlich Ihnen als *Vorsitzender* [Sie als *Vorsitzenden*] des Vorstandes, der mitzutragen hat das esoterische Gut der Gesellschaft, daß es nicht verloren geht oder seine Wirkung verliert, betrachten als den Leiter der Michaelschule, wenn Sie als Vorsitzender des Vorstandes auch die ganze Verantwortung dafür tragen wollen, auch die Verantwortung der geistigen Welt gegenüber. Wenn Sie dies tun, wäre alles bald geregelt, dann könnte das eintreten, was Sie schon ausgesprochen haben, daß, weil viele Arten von Menschen da sind, die Klassenstunden eingeteilt werden und die Mitglieder wählen können, zu wem sie gehen wollen, ohne die Grenzen scharf zu ziehen, und [es] den Mitgliedern nicht übelgenommen werden [wird], daß sie mal hier oder mal da erscheinen, während Sie dann *alle sammeln* in den großen Klassenstunden. Nur *so* könnte [es] wieder ein Aufblühen der Esoterik geben und werden die bestehenden Maßnahmen nicht umgestoßen, die doch nicht umgestoßen werden können, weil sie aus der geistigen Welt herausgeflossen sind.)

Ich möchte hier auch, wie ich es schon betont habe, wieder sagen, daß ich Sie, Herr Steffen, als ersten Vorsitzenden der Gesellschaft in allen Rechten und in aller Verantwortlichkeit voll und ganz anerkenne, und daß Sie als Vorsitzender auch die Leitung der Schule mit aller Verantwortung dafür an sich nehmen können. Dies ist etwas, was Sie allein für sich zu entscheiden haben.

Wenn Sie sich dazu entschließen wollen, so wäre bald alles geregelt. Und ich spreche hiermit mein vollstes Vertrauen aus, daß Sie die Angelegenheit in der allerbesten Art regeln werden zur Zufriedenheit aller Mitglieder und unter Berücksichtigung aller für die Michaelschule notwendigen Forderungen.

Dies wollte ich Ihnen nochmals gerne als Erklärung geben

Ita Wegmans Aufsätze im Nachrichtenblatt

In dem Wochenblatt *Was in der Anthroposophischen Gesellschaft vorgeht. Nachrichten für deren Mitglieder* erschienen zwischen dem 19. April 1925 und dem 3. Januar 1926 zwanzig kurze Aufsätze von Ita Wegmans Hand. (Die meisten davon sind 1960 unter dem Titel *An die Freunde* gesammelt herausgegeben worden.*) Am 11. April sandte sie den ersten dieser Aufsätze an Albert Steffen, den Redakteur des *Nachrichtenblattes*, mit folgendem bereits auf Seite 57 wiedergegebenen Begleitbrief:

Lieber Herr Steffen, Arlesheim, Samstagmorgen [11. April 1925]
ich habe über das Krankenlager, die letzten Stunden und Tage Dr. Steiners geschrieben. Ich habe es getan, weil viele Freunde es erwarteten, auch als Dokument für spätere Zeiten.

Wäre es möglich, dieses Aufgeschriebene in den Mitteilungen aufzunehmen, weil es nur für die Mitglieder bestimmt ist? Und zwar in der nächsten Nummer. Es ist doch wichtig, daß diejenige, die vom Anfang bis [an] das Ende dabei war, etwas sagt und nicht zu lange damit wartet.

Den Satz von den Dämonen kann man weglassen* und in dem Sinne verändern, wie ich es noch auf das kleine Stückchen Papier geschrieben habe, wenn Sie es für richtig halten. Ich wollte dies nur gesagt haben, weil allerlei Zeug sonst von verrückten Menschen gesagt werden könnte und wir tun, als ob wir nichts wissen. Dies ist nun doch nicht wahr. Es hat der Doktor manches gesagt, was Licht bringend ist! –

Mir tat es auch sehr leid, daß in dem Programm, das Sie mit Frau Dr. Steiner und Wachsmuth zusammensetzten für die Ostertage, keine Klassenstunde eingesetzt war. Die Mitglieder haben dies erwartet; man hätte gut einen Klassenstundenvortrag vom Doktor vorlesen können, aber vielleicht ist es gut so, wie es ist. Sie werden auch Ihre Gründe haben und den Doktor gefragt haben.

Wie schön war Ihr gestriger Abend!

Seien Sie herzlich gegrüßt Ihre I. Wegman

Ihr zweiter Aufsatz *In Erinnerung an die Weihnachtstagung* (von 1923) erschien eine Woche später. Wiederum eine Woche danach veröffentlichte sie ihren dritten Aufsatz *Das alte und das neue Goetheanum* (3. Mai). Wer diese drei Artikel heute liest, kann sehen, wie sie sich darin frei äußert, *»so wie es ihr ums Herz ist«*. Damit entsprach sie Rudolf Steiners Intentionen, die er am 30. Dezember 1923 in bezug auf das *Nachrichtenblatt* formuliert hatte. (GA 260, Dornach ^{2}1985, S. 200 f.)* Sie versuchte mit diesen Aufsätzen den Mitgliedern der Anthroposophischen Gesellschaft etwas ins Bewußtsein zu rufen, was im *Nachrichtenblatt* in diesen ersten fünf Wochen nach Rudolf Steiners Tod überhaupt nicht zum Ausdruck kam: das grundlegend Neue, das durch die Weihnachtstagung von

1923 eingerichtet war, die Bedeutung der Wirksamkeit Steiners im Jahre 1924, ein Appell an die Mitglieder, dem neuen Vorstand ihrer Gesellschaft mit den gleichen Gefühlen entgegenzutreten, die dieser Vorstand für die Gesellschaft hegt, *»um nach den Intentionen unseres Führers, Rudolf Steiner, weiterzuwirken und weiterzuarbeiten, um das Vermächtnis, die Weihnachtstagung, zur Wirkung zu bringen.«* (*Nachrichtenblatt,* 2. Jg. Nr. 17, 26. April 1925, Seite 65 f.)

Als Wegman nun gewahr wurde, daß von seiten der anderen Vorstandsmitglieder keine Initiativen sich regten, Steiners Vorhaben, die neue Gesellschaft für deren wöchentliche Zweigarbeit vom Vorstand aus weltweit von Woche zu Woche durch kurze Leitmotive zu impulsieren, entschloß sie sich vierzig Tage nach Steiners Tod, diese Intention ihres Lehrers aufzugreifen und fortzuführen. Am 12. April 1925 war Steiners letzter Aufsatz *An die Mitglieder!* erschienen. (Seit dem 13. Januar 1924 hatte er solche Briefe ohne Unterbrechung jede Woche veröffentlicht.)

Am 10. Mai 1925 schickte sie ihren ersten Aufsatz *An die Mitglieder!* mit folgendem Briefchen an Albert Steffen:

Lieber Herr Steffen, Arlesheim, 10. v. 25

zwei Sätze klangen mir ins Ohr, als ich morgens früh erwachte und die geistige Welt lebendig in mir machen wollte in das Tagesbewußtsein hinein:

1) Michael ist Hüter der Anthroposophie.

2) Die Zeitschrift Goetheanum muß einheitlich geführt werden.

Ich sage Ihnen dies mit allem Vorbehalt, mit aller Bescheidenheit, weil ich wohl weiß, wieviel Illusion[en] mit solchen Sachen auch verbunden sind.

Nun war ich gezwungen, diesen Aufsatz zu schreiben und sogar die Leitsätze dazu zu geben.

Verzeihen Sie mir, daß ich diese Vermessenheit hatte. Ich bitte Sie zu prüfen in aller Objektivität. Auch seien Sie mir nicht böse, lieber Herr Steffen.

Vielleicht gibt es auch eine Stunde, in der wir ruhig uns sprechen können, ohne daß Sie Angst haben, damit etwas Unrechtes zu tun.

Mit herzlichem Gruß Ihre I. Wegman Dr. med.

Mit den Worten *»die Zeitschrift Goetheanum muß einheitlich geführt werden«* meint sie eben diese von Steiner eingeführte wöchentliche Veröffentlichung kurzer impulsierender Richtlinien für die anthroposophischen Zweige in der ganzen Welt. (Das *Nachrichtenblatt* erschien als nur für die Mitglieder bestimmtes internes ›Beiblatt‹ des Wochenblattes *Das Goetheanum.*)

Es ist leicht – und billig –, aus heutiger Sicht zu sagen, es sei Albert Steffens Aufgabe gewesen, Steiners Intention einer wöchentlichen Impulsierung der Arbeit in den Zweigen aufzugreifen und fortzuführen; er hat es eben nicht getan, wollte es wohl auch nicht, konnte es in dieser Zeit vielleicht nicht. Hätten die fünf Vorstandsmitglieder die Anregung des Vorstands der deutschen Landesgesellschaft in dessen Brief vom 17. Mai 1925, eine Arbeitsgemeinschaft zu bilden, ernstgenommen, so wäre es vielleicht zu einer gemeinsamen Arbeit an dieser sehr wesentlichen Aufgabe gekommen. In diesem Brief heißt es:

Die Mitteilung des Dornacher Vorstandes an die Mitglieder [vom 3. Mai 1925 im *Nachrichtenblatt,* 2. Jg. Nr. 8] erfüllt uns mit herzlicher Freude und Begeisterung. Denn sie gibt uns Gelegenheit zu einer Äußerung, die uns schon längere Zeit am Herzen liegt. Nach dem Hinscheiden unseres verehrten Lehrers haben wir schon bald empfunden, daß wir mit voller Zuversicht in die Zukunft blicken können. Denn wir wissen, daß die Einsetzung des esoterischen Vorstandes bei der Weihnachtstagung durch Schicksalskräfte aus der geistigen Welt heraus erfolgt ist.

Blicken wir auf die einzelnen Persönlichkeiten innerhalb des Vorstandes, so sehen wir in ihrer Gesamtheit verkörpert, was dem Vermächtnis Rudolf Steiners, unseres verehrten Lehrers, ein konkretes Weiterleben in der Gesellschaft sichern muß. Bei der Einsetzung des Vorstandes während der Weihnachtstagung hat Dr. Steiner mit klaren, unvergeßlichen Worten von den Persönlichkeiten des Vorstandes als von einer Arbeitsgemeinschaft gesprochen, mit der zusammen es ihm möglich sein werde, schicksalsgemäß den Impuls der Weihnachtstagung in die ganze Gesellschaft zu tragen. Wir wissen, daß dieser Vorstand in seiner Gesamtheit, soweit die Gesellschaft reicht, von den Mitgliedern geliebt wird. Zu jedem einzelnen Mitglied des Vorstandes haben wir nicht nur unbedingtes Vertrauen, sondern wir sind überzeugt, daß Dr. Steiner auch in Zukunft gerade mit Hilfe dieser Persönlichkeiten weiterwirken wird. (*Nachrichtenblatt,* 2. Jg. Nr. 20, 17. Mai 1925, Seite 80)

Im Dornacher Vorstand sah es zu dieser Zeit jedoch sehr anders aus. Von einer esoterisch ausgerichteten Arbeitsgemeinschaft konnte nicht die Rede sein. Ita Wegman sah sich genötigt, mit ihren achtzehn nun folgenden Aufsätzen *An die Mitglieder!* eine Aufgabe aufzugreifen, um die sich sonst niemand kümmerte. Aus der Fülle ihres Herzens faßte sie den Inhalt ihrer ersten sechs Artikel am Schluß in kurzen Sätzen mit der Überschrift ›Leitsätze‹ zusammen (17. und 24. Mai, 7. Juni, 26. Juli, 2. und 9. August 1925). Mit diesem Wort rührte sie an eine äußerst allergische Stelle des Empfindens vieler Mitglieder, die argwöhnten, sie wolle die Leitsätze Rudolf Steiners fortsetzen. Vielleicht wollte sie das auch. Steiner hatte seinen ›Leitsätzen‹ immer hinzugefügt: *»die für die Anthroposophische Gesellschaft vom Goetheanum ausgegeben werden«;* diese Worte benutzte Wegman nicht.

Als sie von der Kritik erfuhr,* die ihre ersten drei Artikel (17. und 24. Mai, 7. Juni 1925) hervorgerufen hatten, schrieb sie im *Nachrichtenblatt* vom 28. Juni:

Mit den Leitsätzen, die ich im Sinne Dr. Steiners führen wollte, wurden bei den Mitgliedern dreierlei Stimmungen aufgeweckt: Eine stark positive Bejahung, die von allen Seiten sich kundgab, eine freudige zuversichtliche Stimmung, die vertrauensvoll dem Vorstand sich zuwendete, bereit mitzuhelfen, mitzutragen die ungeheuren Aufgaben, welche dem Vorstand zugefallen waren nach dem Tode des geliebten Meisters und Führers; zweitens eine negative Einstellung einer kleinen Gruppe von Menschen, die voller Skepsis sich demjenigen entgegenstellten, was mutvoll vorwärts gehen wollte; drittens eine noch kleinere Gruppe, die anfing zu schimpfen, unflätig zu schimpfen, Persönlichkeiten beschimpfend, dabei ganz und gar vergessend die hehre Persönlichkeit Rudolf Steiners, der wohl wußte, was er tat, als er die Mitglieder des Vorstandes in ihre verschiedenen Funktionen einsetzte, ihn dadurch angreifend, weil sie zweifelten an seiner Einsicht.

Diese drei Stimmungen kamen klar zutage. Nun ist es unbedingt notwendig, mit diesen verschieden gearteten Menschen, die in der Anthroposophischen Gesellschaft sich befinden und die durch diese Stimmungen ihre Gesinnung äußerten, sich auseinanderzusetzen. Was war gemeint mit der Fortsetzung der Leitsätze, als Rudolf Steiner aufgehört hatte, auf dem physischen Plan dieselben niederzuschreiben?

Ein wunderbares Gebäude hatte unser Führer mit den Leitsätzen der Anthroposophischen Gesellschaft gegeben, ein Gebäude, in dem kristallklar das Weisheitsgut der Anthroposophie wiederzufinden war. In kurzen, prägnanten Sätzen wurde es gegeben, so gegeben, daß jeder, der einigermaßen zu Hause war in der Anthroposophie, sich leicht zurechtfinden konnte. Es war gemeint, daß durch das Beschäftigen mit diesen Leitsätzen, die regelmäßig alle Wochen erschienen, ein gemeinschaftliches Band zwischen den Mitgliedern untereinander und der Goetheanumleitung entstünde. Als dieses direkte, unmittelbare Wirken unseres Führers auf dem physischen Plan aufhörte, suchten wir, die mit ihm gearbeitet haben, nach Möglichkeiten der Fortführung dieser Arbeit. Da sprach unser lieber Albert Steffen das schöne, lösende Wort: Versenkt euch in sein Wirken, und ihr werdet finden den Weg zu Rudolf Steiner in der geistigen Welt. Dies war auch meine Einstellung, meine positive Einstellung. Uns fiel es ja als nächste Aufgabe zu, durch ein Versenken in das Wirken Rudolf Steiners, durch ein Hervorheben, ein Deuten von schon Gesagtem, ein Unterstreichen von Wahrheiten, die durch den Fortgang des geliebten Meisters plötzlich auf den Vordergrund gerückt sind, die Zusammenarbeit mit dem geistigen Führer nicht zu verlieren. Den Weg zu Rudolf Steiner in der geistigen Welt konnte man nur finden dadurch, daß man alles dasjenige, was von ihm ausgesprochen und geschrieben wurde, immer wieder überdenkt und jedes einzelne Mitglied das in sich lebendig erhält, was ihn persönlich mit Dr. Steiner verbindet. Das war mein Weg und der einzige für mich gangbare Weg. Es war mir eine Notwendigkeit, dasjenige, was mir in persönlichen Gesprächen von Dr. Steiner gesagt wurde, in Zusammenklang zu bringen mit dem, was in Vorträgen gegeben und geschrieben wurde, und den Mitgliedern zugänglich zu machen. Und ich lege großen Wert darauf, nur dasjenige zu sagen von dem, was mir anvertraut wurde, was auch in den Vorträgen von jedem Mitglied gefunden und geprüft werden kann. In diesem Sinne entstanden die Leitsätze.

Wenn eine Gruppe von Menschen sich an der gewählten Form stoßen will, so sollen sie doch bedenken, wie zerstörend sie damit in die positive Einstellung der Arbeit eingreifen. Eine Kontinuität in der Arbeit, selbst bis in die Form hinein, sollte gewahrt bleiben, damit nicht eine Zersplitterung und Abtrennung statthaben können zwischen dem anthroposophischen Weisheitsgut und der Persönlichkeit Dr. Steiners. Denn so waren einmal seine eigenen Worte: Ich habe nur den physischen Plan zu verlassen, und wenn es dann den Gegenmächten gelingen würde, die Anthroposophie von mir zu trennen, in dem Sinne, daß die Lehre an die breite Masse geht, ohne Kenntnis von mir, so daß sie verflacht, dann würde das geschehen, was von ahrimanischen Wesen gewollt und bezweckt war.

Diese ernstzunehmende Aussage sollte nie vergessen werden, weil wir uns doch gegenwärtig sein müssen, wie groß die Gefahren sind, die jetzt eintreten können, indem durch den Zuwachs der Anthroposophischen Gesellschaft wohl die Lehre sich ausbreiten kann, aber leicht die Persönlichkeit Dr. Steiners nicht genügend in Wirkung kommen kann, wenn nicht diejenigen Mitglieder, die im irdischen Leben in persönlicher Verbindung mit ihm standen, diese Verbindung weiter fortsetzen können in die geistige Welt und dadurch die Pflicht erfüllen, sein Leben und seine Persönlichkeit auch für die andern lebendig zu erhalten.

Wie groß die Gefahren sind, ist noch eindeutig von Rudolf Steiner, als er nach der Weihnachtstagung in Paris weilte, in einem Eröffnungsvortrag an die Mitglieder betont worden durch folgendes: »...daß die anthroposophische Bewegung, die jetzt seit der Weihnachtstagung mit der Anthroposophischen Gesellschaft identifiziert ist, immer esoterischer und esoterischer werden könne, daß damit aber auch verbunden sei, daß von der geistigen Seite her sehr starke gegnerische Mächte, dämonische Mächte gegen die Anthroposophische Gesellschaft anstürmen. Diese gegnerischen Mächte bedienen sich, um zur Wirkung zu kommen, auf Erden derjenigen Menschen, die gegen das positive Wirken des Geistigen Opposition machen, sei es innerhalb der Anthroposophischen Gesellschaft selber, oder außerhalb gegen die Anthroposophie.« [Vgl. Band 1, Seite 188 f.)

Dr. Steiner sprach aber zugleich die Hoffnung aus, daß diese gegnerischen Mächte zu besiegen seien. Und jetzt steht brennend die Frage vor uns: sind sie besiegt worden, oder könnte man das Verlassen des physischen Planes nicht auffassen als eine Opfertat, um diese dämonischen Mächte zu besiegen? Erst viel, viel später kann über dies Mysterium gesprochen werden, wenn manches Geschehen noch klarer sich abhebt. Jetzt haben wir in Ehrfurcht es hinzunehmen, in menschlicher Liebe uns mit ihm verbindend, der so mächtig Großes für uns tat, uns versenkend in Gebet: O hilf uns weiter, du großer Geist! (*Nachrichtenblatt,* 2. Jg. Nr. 26, 28. Juni 1925, Seite 101 f.)

Vierzehn Tage später (12. Juli 1925) schrieb sie, aufgrund einer großen Anzahl Briefe, die sie inzwischen empfangen hatte,* folgendes:

Mit unbeschreiblicher Freude empfange ich von Jung und Alt, von weit und nah die Nachricht: Wir wollen mutig und zuversichtlich in der Arbeit vorwärtsgehen. Wir haben Vertrauen. Rührend sind die Briefe, die dies kundgeben, und jubelnd tönte es vom eigenen Herzen: so viele Liebeskräfte sind da, die in Erkenntniskräfte umgewandelt werden können und sich auch schon umgewandelt haben. So viele Menschen sind da, die guten Willens sind, die schweren Aufgaben, die nach dem Tode des geliebten Meisters von allen Seiten dem Vorstand erwachsen, durch liebevolles Verstehen mitzutragen und dadurch die Grundlagen zur Fortführung der Arbeit im Sinne Dr. Steiners zu geben. Diese positive Einstellung hat unschätzbaren Wert und ist dasjenige, was Rudolf Steiner als die Basis der anthroposophischen Lehre betrachtet hat, als die Basis, worauf Anthroposophie aufgebaut werden konnte.

Vertieft man sich in die Apostelgeschichte, so liest man auch dort, welch ungeheure Schwierigkeiten die Jünger nach dem Mysterium von Golgatha zu überwinden hatten. Und es kann ein trostvolles Beispiel sein, zu wissen, wie tapfer sie sich durchgerungen haben. Jede geistige Bewegung hat in ihrem Anfange mit Schwierigkeiten zu rechnen, weil jeder geistige Fortschritt in der Menschheitsentwickelung gegnerische Mächte in der geistigen Welt hervorruft, die sich dann in der Opposition der Menschen ausleben. Die negative Einstellung einzelner Mitglieder ist, wie sich nun gezeigt hat, so in der Minderheit, daß man damit nicht mehr zu rechnen hat. (*Nachrichtenblatt,* 2. Jg. Nr. 28, 12. Juli 1925, Seite 109)

Wiederum vierzehn Tage später, am 26. Juli, kam sie noch einmal darauf zurück, warum sie diese Artikel und Leitsätze schrieb:

Noch einmal drängt es mich, kurz auszusprechen, wie deutlich von den einzelnen Zweigen, Arbeitsgruppen und einzelnen Mitgliedern das Verlangen ausgesprochen wurde, daß die Fortsetzung der Leitsätze erfolge. Es war beglückend zu wissen, daß doch eine so große Anzahl von Menschen es verstanden hat, was gemeint war mit der Fortführung der Leitsätze.

Nicht ein an [die] Stelle von Rudolf Steiner treten wollen, nicht ein pietätloses Nachahmen von demjenigen, was als Großes geschaffen war, war damit gemeint, sondern es war ein Ergreifen dessen, was notwendig war in der schweren Zeit. Zahlreiche Briefe, zahlreiche Äußerungen haben bezeugt, wie notwendig es war, das geistige Band, das durch die Leitsätze von Rudolf Steiner innerhalb der Anthroposophischen Gesellschaft unter den Mitgliedern geschaffen war, zu erhalten. Die Kontinuität der Arbeit konnte nicht durch die Wiederholung der gegebenen Leitsätze bewahrt werden. Diese klassischen Lehrsätze, die das ganze Lehrgut der Anthroposophie in so wunderbarer Weise enthalten, sollten als Ganzes bestehen und sind als wunderbares Studienmaterial jedem zugänglich. Mit Kontinuität war gemeint, daß das lebendige Wort von Mensch zu Mensch durch das Mitteilungsblatt wieder erklingen sollte. Und nicht irgendein beliebiges Wort sollte gesprochen, sondern aus dem Weisheitsschatze Rudolf Steiners sollte geschöpft werden, um dieses oder jenes, was für die geänderte Zeitlage wichtig war, auf den Vordergrund zu stellen und zu beleuchten. Und die veränderte Lage ist die, daß das Weisheitsgut, das bisher uns unser Führer regelmäßig in solcher Fülle aus der geistigen Welt geholt hat, vorläufig abgeschlossen ist, und daß die Weiterarbeit nur darinnen bestehen kann, daß bestimmte, für den Augenblick wichtige Tatsachen aus dem Weisheitsschatze herausgestellt werden. Es liegt manches verborgen in den Vorträgen und Aufsätzen, manches, das lange schon ausgesprochen wurde, aber erst später bei gegebenen Umständen richtig verstanden werden konnte und in das Bewußtsein der Menschen kam.

Dieses aktive Vorgehen war mit der Fortführung der Leitsätze gemeint. Man hatte das Empfinden, daß das geschaffene Band zwischen den Mitgliedern nicht schlaff werden dürfte und daß wir immer fühlen sollten, was uns aneinander bindet.

Da ergriff mich, als das traurigste aller traurigen Ereignisse eingetreten war, als unser geliebter Führer uns auf dem physischen Plan verließ, stark das Bewußtsein, wir befinden uns unter Michaels Herrschaft. Und da kam in mir herauf alles dasjenige, was ich an Wichtigem erleben durfte, was mit Michael zusammen hing, was ich hören durfte aus den Vorträgen, aus den vielen Äußerungen und Gesprächen, die ich das Glück, das Karma hatte, mit Rudolf Steiner zu führen; es kam mir klar zum Bewußtsein, wie wichtig, wie außerordentlich wichtig Rudolf Steiner das Anbrechen der Michaelherrschaft hingestellt hat, wie er durch die Geschehnisse in der Weihnachtstagung, durch wirkungsvolles Tun Michaels Herrschaft voll und ganz zum Ausdruck gebracht hat. Und so reifte in mir der Impuls, dieses Wirken von Michael durch Aufsätze, durch Leitsätze im Mitteilungsblatt hervorzuheben. (*Nachrichtenblatt,* 2. Jg. Nr. 30, 26. Juli 1925, Seite 118 f.)

Mit diesen Darstellungen rechtfertigte Ita Wegman im Jahre 1925 die Veröffentlichung ihrer Aufsätze *An die Mitglieder!*, die für manche Anthroposophen eine stärkende Hilfe, für andere ein Skandalon waren. Nach Erscheinen des ersten zitierten Aufsatzes vom 28. Juni 1925 wandten sich die Vorstände der Anthroposophischen Gesellschaft in Deutschland und der Freien Anthroposophischen Gesellschaft mit folgendem Brief an den Dornacher Vorstand:

An den Vorstand — Stuttgart, den 3. Juli 1925
der Allgem. Anthroposophischen Gesellschaft, Dornach — Urbanstr. 31-A

Der Vorstand der deutschen Landesgesellschaft und das Komitee der Freien Anthroposophischen Gesellschaft sind der Überzeugung, daß verhältnismäßig wenige Mitglieder *wirklich* das kennen, was Herr Dr. Steiner seit der Begründung der Allgemeinen Anthroposophischen Gesellschaft über die Bedeutung der Weihnachtstagung gesagt hat. Bei einer großen Anzahl Mitgliedern besteht daher, wie wir wissen, ein intensives Bedürfnis, diese Aussprüche Herrn Dr. Steiners zu erfahren.

In der Meinung, daß es eine wesentliche Hilfe in den Schwierigkeiten, auf die Frau Dr. Wegmans letzter Brief hinweist, sein würde, wenn der Wortlaut dieser Ausführungen Herrn Dr. Steiners allen Mitgliedern möglichst bald zugänglich gemacht würde, bitten die Mitglieder der beiden deutschen Vorstände den Vorstand am Goetheanum, die Ausführungen Herrn Dr. Steiners über die Weihnachtstagung – zum Beispiel die mannigfachen Einleitungs- und Schlußworte, die er im vorigen Jahr bei besonderen Anlässen seinen Vorträgen anfügte – von jetzt ab nach und nach im Nachrichtenblatt zu veröffentlichen.

Mit herzlichem Gruß

Das Komitee der Freien Anthroposophischen Gesellschaft	Der Vorstand der deutschen Landesgesellschaft i. A.
Dr. Ernst Lehrs	Jürgen von Grone

Es wäre gewiß sinnvoll gewesen, dieser Bitte nachzukommen und im *Nachrichtenblatt* einiges von dem abzudrucken, was heute in den Bänden der Steiner-Gesamtausgabe unter den Nummern 260 und 260a vorliegt. Marie Steiner konnte sich dazu erst nach Ita Wegmans Tod im Jahre 1944 entschließen. Stattdessen wurden im *Nachrichtenblatt*-Vortragsnachschriften von Vorträgen aus 1916 und von September und Oktober 1923 abgedruckt. Im Februar 1926 kam Steiners Kursus *Anthroposophie, eine Einführung* (heute in GA 234) in Lieferungen zum Abdruck. In der Nummer vom 26. September 1926 begann dann der Abdruck von Steiners Eröffnungsvortrag zur Weihnachtstagung vom 24. Dezember 1923 (3. Jg. ab Nr. 39) und seines Zyklus *Die Weltgeschichte in anthroposophischer Beleuchtung...* (heute in GA 233, *Nachrichtenblatt* 3. Jg. ab Nr. 44).

Diskussionen über frühere Verkörperungen

Einer der am schwersten wiegenden Vorwürfe gegen Ita Wegman war, sie halte sich für den wiederverkörperten König Alexander von Makedonien. Diese Mitteilung wurde ab Herbst 1925 gerüchteweise unter Mitgliedern der Anthroposophischen Gesellschaft verbreitet und im Februar 1926, nachdem auch andere Anschuldigungen gegen sie erhoben worden waren, in Versammlungen offen ausgesprochen.* Die Stimmung war schon damals zuungunsten Wegmans so sehr emotionalisiert, daß keine sinnvolle Besprechung des Themas möglich war; die meisten Menschen, die davon horten, fanden die Sache absurd, vielen war sie zutiefst peinlich, weil sie meinten, die Anthroposophen gäben sich mit solchem Gerede der Lächerlichkeit preis. Die wenigen Menschen, denen der Hintergrund der Angelegenheit bewußt war, konnten nur schweigen. Die haltlosen Diskussionen über diese Sache haben der anthroposophischen Bewegung unendlich geschadet.

Zur Klärung des Hintergrunds kann folgendes Zitat aus Rudolf Steiners Vortrag vom 9. April 1924 vor Mitgliedern der Anthroposophischen Gesellschaft in Stuttgart beitragen:

Meine lieben Freunde, als wir in Berlin vor jetzt mehr als zwei Jahrzehnten darangingen, innerhalb der Theosophischen Gesellschaft die anthroposophische Arbeit zu beginnen, als dazumal die erste Versammlung stattfand [20. Oktober 1902] zur Begründung dessen, was dazumal genannt wurde die Deutsche Sektion der Theosophischen Gesellschaft, da war auf dem Programm angekündigt von mir als einer der ersten Vorträge, die gehalten werden sollten: ›Über praktische Karma-Übungen‹. Damals hatte es sich darum gehandelt, die Karma-Idee sofort mit einer solchen inneren Impulsivität in die anthroposophische Bewegung einzuführen, daß sie gewissermaßen eines der großen Leitmotive hätte werden können, aus denen sich die anthroposophische Bewegung entwickelte. Aber als ich zu einigen Menschen, den damaligen Zelebritäten, die noch aus der alten Theosophischen Gesellschaft herübergekommen waren, davon gesprochen habe, was ich eigentlich mit diesem Titel meine, da wurde allgemein über mich hergefallen. Da erklärte man, so etwas könne überhaupt nicht sein. Und in der Tat – nicht etwa, als ob ich dadurch sagen wollte, diese Leute hätten recht gehabt –, aber im allgemeinen war eben noch nicht die Zeit gekommen, um zu einem größeren Kreise von esoterischen Wahrheiten zu sprechen in einer ganz eindringlichen Art. Und beginnt man, nicht in allgemeinen Abstraktionen, sondern in konkreter Weise über die Entwickelung im Karma und deren Bedeutung für das geschichtliche Leben der Menschheit zu sprechen, dann kann man das nicht, ohne in das Esoterische tief hineinzugreifen, ohne wirklich einzugehen auf konkrete esoterische Vorstellungen. Daher war in einer gewissen Beziehung alles dasjenige, was an Anthroposophie entwickelt worden ist innerhalb der Anthroposophischen Gesellschaft, eine Vorbereitung, die notwendig geworden war, weil damals innerhalb dieser Gesellschaft die Reife nicht vorhanden war.

Aber einmal muß der Zeitpunkt kommen, in dem begonnen werden kann mit dem esoterischen konkreten Sprechen über karmische Wahrheiten und ihren Zusammenhang mit der geschichtlichen Entwickelung der Menschheit. Würde man heute noch länger warten, so würde das ein Versäumnis sein innerhalb der anthroposophischen Bewegung. Daher war es auch in den Absichten der Goetheanumtagung zu Weihnachten [1923] gelegen, nunmehr nicht mehr zurückzuhalten mit demjenigen, was nun einmal in wirklicher Geistesforschung auch über diese intimeren Fragen des geschichtlichen Werdens der Menschheit erforscht werden kann. Und es wird nach dieser Richtung in der Zukunft der anthroposophischen Bewegung nunmehr gehört werden auf dasjenige, was die Geister wollen, nicht auf das, was die Menschen aus einer gewissen ängstlichen Vorsichtigkeit heraus für das noch nicht Zeitgemäße oder Opportune halten. Gerade in dieser Beziehung bedeutet die Weihnachtstagung am Goetheanum nicht bloß etwas, was sozusagen nur qualitativ bedeutungsvoll für die Anthroposophische Gesellschaft ist, sondern was auch in bezug auf die Intensivierung des anthroposophischen Wirkens ein Anfang sein soll. Von diesem Gesichtspunkte aus, der ein Gesichtspunkt werden muß der anthroposophischen Bewegung, möchte ich zu Ihnen die heutige anthroposophische Betrachtung sprechen. (RUDOLF STEINER, *Esoterische Betrachtungen karmischer Zusammenhänge,* Band 6, GA 240, Dornach [3]1977, Seite 102 f.)

Was Rudolf Steiner in den vierzig Wochen vom 24. Dezember 1923 bis 28. September 1924 in etwa neunzig Vorträgen vor den Mitgliedern der Anthroposophischen Gesellschaft ausführte, nämlich die geschichtlichen Hintergründe und den Schicksalszusammenhang wiederholter Erdenleben verschiedener namentlich genannter Persönlichkeiten, die geistigen Gesetze des Karmas, des menschlichen Schicksals, sowie die okkulte Disziplin solcher karmischen Forschungen, ist einmalig in der Geistesgeschichte der Menschheit.

Seine Ausführungen sind später in sieben Bänden der Gesamtausgabe erschienen: *Die Weltgeschichte in anthroposophischer Beleuchtung und als Grundlage der Erkenntnis des Menschengeistes* (GA 233) sowie *Esoterische Betrachtungen karmischer Zusammenhänge* (GA 235–240).* Diese einzigartigen Enthüllungen sind wohl das Intimste und Okkulteste, was er jemals vor einer größeren Zuhörerschaft ausgesprochen hat. Seine Worte vom 9. April 1924 in Stuttgart *»und es wird nach dieser Richtung in der Zukunft der anthroposophischen Bewegung nunmehr gehört werden auf dasjenige, was die Geister wollen, nicht auf das, was die Menschen aus einer gewissen ängstlichen Vorsichtigkeit heraus für das noch nicht Zeitgemäße oder Opportune halten«* zeigen, daß er diese Enthüllungen für zeitgemäß hielt und keine Rücksicht auf Bedenken seiner Zuhörer nahm. Er sprach mit diesen Vorträgen die allgemeine Mitgliedschaft der Anthroposophischen Gesellschaft an – nicht etwa die in einem geschlossenen Rahmen zusammenkommenden Schüler der Ersten Klasse der Freien Hochschule. Er war offensichtlich davon überzeugt, daß seine Mitglieder diese Art okkulten Geschichtsunterrichts verstehen und aufgreifen würden, daß diese Menschen gereift genug und dazu imstande wären.

Sieht man nun die Kämpfe und Streitigkeiten – und auch die Kampfmethoden derselben Menschen untereinander in den Jahren unmittelbar nach seinem Tod, so kann man eine Ahnung davon bekommen, in wie erschreckend geringem Maß viele seiner Zuhörer für die Aufnahme solcher Enthüllungen zugerüstet waren. Bereits im Juni 1924 scheinen Rudolf Steiner Zweifel daran gekommen zu sein, daß seine Ausführungen genügend verstanden worden waren. Als er aber im Sommer auch die Schicksalswege derjenigen Menschengruppen, die in der

Anthroposophischen Gesellschaft zusammen waren, die also während dieser Vorträge vor ihm saßen, zu beschreiben begann, entstand bei wenigen seiner Zuhörer eine Einsicht in das, worüber er sprach, von wem er sprach und warum er darüber sprach. Geistige Einsichten sind zarter Natur, sie können nur nach den individuellen Möglichkeiten des einzelnen entstehen, sie kommen in vielen Fällen erst nach längerer Zeit klar zum Bewußtsein. Es begann dadurch genau das, was Steiner bewirken wollte: geistige Einsicht in den Zusammenhang früherer Verkörperungen einzelner Menschen mit ihrer Inkarnation im zwanzigsten Jahrhundert als Anthroposoph sowie die Erkenntnis ihrer Zugehörigkeit zu gewissen Gruppierungen (›Strömungen‹) in dieser Gesellschaft.*

Die Folge war, daß zwischen diesen wenigen und den vielen, die Steiners Karmaenthüllungen nicht verstanden oder ablehnten, eine Entfremdung entstand. Da er kurz darauf erkrankte und seine Vorträge nicht fortsetzen konnte, man mit ihm seitdem auch nicht mehr darüber sprechen konnte, blieben die ›Karmaerkenntnisse‹ auf diese wenigen Menschen beschränkt. Ob genügend viele Anthroposophen zu solchen Erkenntnissen gekommen wären, wenn er seine Karmaenthüllungen hätte fortsetzen können, ist fürwahr eine müßige Frage. Entscheidend war die Tatsache, daß Marie Steiner und Albert Steffen nicht zu denjenigen gehörten, die Steiners Andeutungen über den karmischen Zusammenhang zwischen ihm selbst und Ita Wegman in früheren Verkörperungen verstanden hatten.

Als nun unmittelbar nach Steiners Tod die Opposition gegen Wegman, die bereits seit 1923 in der Gesellschaft schwelte, manifest wurde, wandten sich Eugen Kolisko und Walter J. Stein an Marie Steiner und Albert Steffen mit dem Versuch, ihnen den Hintergrund der Steinerschen Karmaforschungen zu verdeutlichen. Albert Steffen ging darauf nicht ein. Auch Marie Steiner war nicht bereit, die vielen schriftlichen Zeugnisse von Steiners Hand,* die sich auf diese Zusammenhänge bezogen und die Ita Wegman ihr zeigen wollte, zur Kenntnis zu nehmen. Sie versteifte sich in ihrer Abscheu gegen Wegman und konnte sich nicht überwinden, die Dinge unbefangen zu prüfen. Im Gegenteil, sie sprach darüber mit einigen Menschen ihrer Umgebung – und so verbreiteten sich die Gerüchte in gehässiger Art und begannen ihre negative Wirkung zu entfalten.* Marie Steiners Vorwurf, Wegman und deren Leute hätten mit diesen ›Gerüchten‹ ein geheimes Machtzentrum (sie nannte dies später den ›Übervorstand‹) innerhalb der Anthroposophischen Gesellschaft zu errichten versucht, ist nicht sehr stichhaltig: falls jene Menschen dies beabsichtigt hätten, wären sie ganz anders vorgegangen. Sie hätten – wie in einem Geheimbund – ihr Wissen verschwiegen. In okkulten Dingen erzeugt man Macht nicht durch Reden, sondern durch Verschweigen. Wegman, Kolisko und Stein aber suchten eine Verständigung.* Da der Vorstand dazu nicht bereit war, entstand durch die Verbreitung des Gerüchts,

Wegman halte sich für den reinkarnierten Alexander den Großen, eine üble Waffe gegen sie.

Interessanterweise ist es aber gerade Marie Steiner und der von ihr ins Leben gerufenen Rudolf Steiner-Nachlaßverwaltung zu verdanken, daß die vielen Enthüllungen Steiners über sein karmisches Zusammenwirken mit Ita Wegman in früheren Epochen der Geschichte heute jedermann zugänglich sind. Wer diese Dinge im einzelnen studieren will, kann sich dazu der Übersicht im Anmerkungsteil auf Seite 178 ff. bedienen. Sie enthält den Fundort aller Äußerungen Steiners über dieses Thema. Es sind nicht nur alle Stellen innerhalb der Gesamtausgabe seiner Werke aufgeführt, sondern auch diejenigen, die außerhalb der Gesamtausgabe publiziert wurden. Die Übersicht ist so angeordnet, daß die sechs verschiedenen Geschichtsepochen, auf die sich Steiners Darstellungen beziehen, leicht aufzufinden sind.*

Aus dem Vorhergehenden wird nun auch klargeworden sein, welchen Hintergrund der sogenannte Streit um das Testament Rudolf Steiners in Wirklichkeit hatte. Was darüber bisher in den vielen Berichten von den Konflikten nach seinem Tod gesagt worden ist, verdeckt durchgehend das, worum es eigentlich ging. Wegman hat den testamentarischen Willen Rudolf Steiners in bezug auf seinen schriftlichen Nachlaß nie bestritten, auch W. J. Stein nicht;* im juristischen Sinne war diese Sache von dem Augenblick an, da Marie Steiner diese letztwilligen Verfügungen geltend machte, geklärt. Das Problem war ein ganz anderes: wie konnte sichergestellt werden, daß die Erläuterungen Rudolf Steiners, die er seit Weihnachten 1923 zur neuen Gesellschaft, zur Hochschule, zu den karmischen Beziehungen und so weiter gegeben hatte, den Mitgliedern bekannt gemacht würden? Eine Fülle solcher Erläuterungen waren bis zuletzt mitstenographiert worden; viele hatten Steiners Äußerungen gehört und wußten, daß Marie Steiner über diese Stenogramme verfügte. Im Verhältnis zur Gesamtzahl der Mitglieder (ungefähr zwölftausend) waren es aber doch nur sehr wenige, die Kenntnis davon hatten, was Rudolf Steiner wollte. Ihnen war klar, daß es hier um Steiners Intentionen in bezug auf die sachlichen und menschlichen Verhältnisse in ihrer neugeordneten Gesellschaft ging. Sie hatten gehört, wie außerordentlich stark Steiner immer wieder die Pflege des menschlichen Miteinanders in dieser Gesellschaft als Aufgabe betont hatte, wie es ihm darum ging, die in ihr vorhandenen verschiedenen karmischen Strömungen zu erkennen und zu verbinden – kurz, sie wußten, es ging um *ihr* Schicksal. Gelingen konnten diese Intentionen nur, wenn auch diejenigen, die bei seinen Vorträgen nicht anwesend hatten sein können, davon erfuhren.

Laut Steiners Testament vom 18. März 1915 (GA 262, Seite 157 ff.) konnte seine Ehegattin Marie Steiner über seinen gesamten Nachlaß frei testieren.

Damit hatte er eindeutig die unbeschränkte Verfügungsgewalt darüber Marie Steiner übergeben; sie als einziger konnte darüber bestimmen, *ob* und gegebenenfalls *welche* stenographisch aufgenommenen Aussagen Steiners durch Veröffentlichung bestätigt werden würden, welche Vorträge, welche Bücher in welcher Form und zu welchem Zeitpunkt im Druck erscheinen sollten. Marie Steiner hatte die ›Schlüsselgewalt‹, sie konnte entscheiden, ob mündliche Aussagen Steiners schriftlich fixiert und damit in ihrer Bedeutung für das Gesellschaftsleben wirksam werden sollten oder nicht. Die Frage in bezug auf Steiners Testament lautete also in Wirklichkeit: Ist Marie Steiner bereit, ab 1925 seine Äußerungen zu veröffentlichen?

Die heute veröffentlichten Bände der Gesamtausgabe, zum Beispiel GA 260 und 260a, aber auch die Übersicht auf Seite 170 ff. zeigen die Brisanz dieser Frage. Viele entscheidende Äußerungen, zum Beispiel über die Erste Klasse der Freien Hochschule, hatte Steiner nur mündlich gegeben. Zur Verdeutlichung dessen, was hier gemeint ist, sei nur eine Stelle angegeben: Nach dem Vortrag vom 24. August 1924 in London sagte er: *»Es wird im allgemeinen gesagt werden müssen, daß diese esoterische Schule, deren erste Klasse bis jetzt besteht, das Herz und die Seele der Anthroposophischen Gesellschaft sein soll.«* Ein solches Wort wurde erst 1966 und nur durch seine Veröffentlichung in GA 260a (Seite 374) bekannt. Ita Wegman hätte solche Aussagen Rudolf Steiners im Jahre 1925 den Mitgliedern bekanntgeben wollen. Wäre Marie Steiner dazu bereit gewesen, hätten die Mitglieder der Anthroposophischen Gesellschaft in den Jahren 1925 und 1926 sich ein sehr anderes Bild von Steiners Intentionen in bezug auf diese neue Gesellschaft machen können, als es ohne die Bekanntmachung solcher Äußerungen möglich war.

Es ist ein großes Verdienst der Rudolf Steiner-Nachlaßverwaltung, daß man außer seinen Büchern und Schriften auch seine mündlichen Reden heute zur Verfügung hat, dennoch muß festgehalten werden: Nicht für seine Gesamtausgabe (GA), sondern für seine Anthroposophische Gesellschaft (AG) hatte Steiner die Dinge gesagt. Seine Aussagen waren für die Menschen bestimmt, die mit ihm lebten, die mit ihm das Leben in der Anthroposophischen Gesellschaft gestalten wollten.

Ein Mensch wie W. J. Stein, Geschichtslehrer an der Waldorfschule in Stuttgart, der über ein außerordentlich gutes Gedächtnis für Steiners mündliche Aussagen verfügte und dem die neue Gesellschaft sehr am Herzen lag, kämpfte mit der ganzen Vehemenz und Agressivität seiner Persönlichkeit für die Aufklärung dieser Frage bis 1928. Was darüber von Marie Steiners Seite berichtet worden ist, sind im eigentlichen Sinne historische Fälschungen.

Auch die Anschuldigung, Wegman habe versucht, die Macht über den Philosophisch-anthroposophischen Verlag zu bekommen und zu diesem Zwecke beabsichtigt, den Verleger Wolfgang Wachsmuth dort einzuschleusen, entspricht nicht der Wahrheit. Ihren Einsatz für Wolfgang Wachsmuth leistete sie in dem Bemühen, einen Vorschlag Rudolf Steiners von 1924/25 zu verwirklichen.

Aus den geschilderten Zusammenhängen heraus kann verständlich werden, daß Ita Wegman das Buch *Grundlegendes für eine Erweiterung der Heilkunst...* (GA 27) nach Steiners Tod selbst redigierte und von Hilma Walter druckfertig machen ließ. Durch die jahrelangen Nachforschungen Walter Holtzapfels ist bekanntgeworden, daß Rudolf Steiner das erste Kapitel dieses Buches wahrscheinlich in seinen allerletzten Lebenstagen geschrieben hat.* So ist dieses Buch in Wirklichkeit sein letztes vollendetes Werk und sollte deshalb in der Gesamtausgabe eigentlich die Nummer 28 haben – es ist sein allerletztes Vermächtnis, ein Buch für die Zukunft. Einen Titel hat Steiner dem Werk nicht mehr gegeben (der jetzige Titel stammt von Hilma Walter). Nach Holtzapfel hätte das Buch schlicht ›Die Erweiterung der Heilkunst‹ heißen sollen. Kurz vor Veröffentlichung des Buches schrieb Ita Wegman folgenden undatierten Brief (er könnte vom 19. September 1925 stammen) an Marie Steiner:

Liebe, sehr geehrte Frau Dr. Steiner, Arlesheim 19/
Das medizinische Buch ist soweit fertig, daß es jetzt in der nächsten Zeit erscheinen kann.
Dr. Steiner meinte damals, daß wohl 5000 Exemplare bald verkauft werden könnten und so habe ich 5000 für die 1ste Auflage bei Birkhäuser bestellt. Ich habe angenommen, daß Herr Doctor auch in diesem Sinne mit Ihnen gesprochen hatte, und so unterließ ich es, Sie nochmals mit dieser Sache zu bemühen. Ich hörte aber, daß Sie es erwartet haben, und so möchte ich es heute noch nachholen und Sie davon in Kenntnis setzen.
Mit freundlichem Gruß
Ihre ergebene I. Wegman

Weltschulverein, Worldconference, Stakenberg

Die Bekämpfung Ita Wegmans in den nun folgenden Jahren ist durch die Schriften von Vreede, W. Zeylmans, Schmiedel (Anhang, Dokumente Nr. 4, 9, 11) und L. Kolisko* gut belegt; sie sind der historischen Situation und den Argumenten, die für diese Bekämpfung angeführt wurden, im einzelnen nachgegangen. Zeylmans läßt als einziger durchblicken, daß im Vorgehen Marie Steiners, Albert Steffens und Guenther Wachsmuths eine gewisse Strategie erkennbar ist. Da ihm das Material dazu fehlte, hat er diese Spur jedoch nicht weiter verfolgt. Heute ist diese Strategie klarer zu erkennen; wer den Konflikten, die aus Anlaß des Weltschulvereins (1926), der Worldconference (1928) und des Kamps Stakenberg (1930) entfacht wurden, auf den Grund geht, sieht die Motive und die Methode.

Die Idee zur Gründung eines ›Weltschulvereins‹ stammte von Rudolf Steiner. Wie er sich einen solchen Verein vorstellte, ist durch die Veröffentlichung der *Konferenzen mit den Lehrern der Freien Waldorfschule in Stuttgart 1919 bis 1924* (GA 300a – 300c, Band 1–3, Dornach 1975, außerdem: E. Zeylmans van Emmichoven, *Willem Zeylmans...* sowie GA 200) bekannt.* Schon im Juli 1920, als Steiner die Notwendigkeit eines Weltschulvereins mit den Lehrern in Stuttgart besprach, unterbrach Marie Steiner ihn mit der Bemerkung:

> Ich glaube, es wäre besser, daß der Goetheanumbau fertig würde, sonst kommt das Frühere durch das Spätere in Leid. Für die Schule können die Angehörigen der Mittelländer noch vieles tun. Die Schweden, Norweger sind empfänglich, Geld zu geben. Wenn aber eine große Anzapfung der Ausländer für die Schule vor sich geht, dann wird der Bau nie zu Ende geführt. (GA 300a, a. a. O., Seite 184)

Auf diesen Einwand ging Steiner nicht ein, er verfolgte, auch in den späteren Jahren, eher die entgegengesetzte Taktik, indem er mit aller Kraft eine weltweite Verbreitung der anthroposophischen Ideen in der Öffentlichkeit zu erreichen suchte – wenn dies gelänge, würden auch die Finanzierungsprobleme des Goetheanumbaus leichter zu bewältigen sein, meinte er.

Schon im September 1920 dachte Steiner, der Weltschulverein könne vielleicht von Den Haag aus ausgehen (GA 300a, Seite 229). W. J. Stein und Eugen Kolisko, die diesen Konferenzen in Stuttgart beigewohnt hatten, kannten dadurch Rudolf Steiners Ideen bezüglich eines Weltschulvereins genau. Als Zeylmans bei einem pädagogischen Kongreß in Den Haag im November 1925 diese Ideen aufgriff, war er gut vorbereitet: durch Kolisko und Stein und auch durch Rudolf Steiner selbst (Vortrag vom 27. Februar 1921 in Den Haag) kannte er dessen Denkbild bis in Einzelheiten; er hatte finanzkräftige holländische Anthroposophen im Rücken (Bouricius, Brusse, Tak van Poortvliet), die Haager Lehrer standen hinter ihm; Wegman, Vreede und Wachsmuth, die an dem Kongreß teilnahmen, befürworteten die Initiative. Als Zeylmans kurz darauf vor den Lehrern der neuen Waldorfschule in London über den Plan sprach und anschließend in Kopenhagen, Oslo, Stockholm und Helsinki offene Ohren für seine Initiative fand (in Kopenhagen und Oslo wollte man Waldorfschulen gründen), kam es am 2. Januar 1926 in Den Haag zu einer Absichtserklärung des Inhalts, einen Weltschulverein zu gründen. Daraufhin besprach Zeylmans sich mit dem Stuttgarter Lehrerkollegium (vermutlich am 22. Januar 1926); man einigte sich auf folgende Gliederung: das geistige Zentrum des Weltschulvereins sollte seinen Sitz in

Dornach haben (man wollte versuchen, Steffen zur Übernahme des Vorsitzes zu bewegen), das ›Propagandazentrum‹ sollte in Den Haag sein, das pädagogische Zentrum in Stuttgart, da das deutsche Landessekretariat des Weltschulvereins ausschließlich aus Waldorflehrern bestehen sollte. (Willem Zeylmans an Ita Wegman, Brief vom 24. Januar 1926 aus London)

Wie Zeylmans' Plan in Dornach aufgenommen wurde, kann man im Anhang (zum Beispiel Seite 363 ff.) nachlesen.*

Auch Dunlops Anstrengungen für das Zustandekommen einer ›World Conference on Spiritual Science and its Practical Applications‹ in London vom 20. Juli bis 1. August 1928 gingen auf eine Verständigung darüber mit Rudolf Steiner im Jahre 1924 zurück. THOMAS MEYER hat das in seiner Biographie Dunlops eingehend geklärt. Willem Zeylmans erhellte 1935 die Hintergründe (vgl. Anhang, Dokument Nr. 9, Seite 376).

Das Jugendlager ›Kamp de Stakenberg‹ vom 2. bis 12. August 1930 in Holland ist anhand vieler Erinnerungen, Programme und sonstiger Dokumente beschrieben worden (vgl. E. ZEYLMANS VAN EMMICHOVEN, *Willem Zeylmans...*, Arlesheim ²1980, S. 167 ff.); am Schluß dieser Darstellung heißt es: *»Das ganze Unternehmen ›Stakenberg‹ stieß innerhalb der anthroposophischen Bewegung auf größte Widerstände. Viele Schüler Rudolf Steiners fanden diese Art, sich an die Öffentlichkeit zu wenden, oberflächlich und unwürdig.«* Willem Zeylmans (siehe Anhang, Dokument Nr. 9, Seite 377 ff.) hat die Schwierigkeiten, die ihm und den anderen Organisatoren des Kamps von Steffen gemacht wurden, dokumentiert.

Die Widerstände innerhalb des Dornacher Vorstands gegen Initiativen wie die Gründung eines Weltschulvereins, die Worldconference und Kamp de Stakenberg hatten alle einen einzigen, gemeinsamen Hintergrund: Dornach sollte als Zentrale der anthroposophischen Bewegung behauptet und verteidigt werden gegen jedwede Bestrebung, Anthroposophie in der weiten Welt sich frei entfalten zu lassen.

Die Dokumente im Anhang zeigen, wie dieser Widerstand sich verschiedener Mittel bediente, die in der Politik üblich sind: persönliche Bekämpfung einzelner Menschen durch moralische Verdächtigungen, skrupelloses Ausnutzen etwa vorhandener Schwachstellen und Fehler in deren Vorgehen, um damit ihre Entfaltungsmöglichkeiten zunichte zu machen, und vor allem: die öffentliche Unterschiebung perfide formulierter falscher Motive unter Ausnutzung der Mechanismen der Massenpsychologie, so daß eine ehrliche Verteidigung von seiten der Angegriffenen nicht mehr möglich war.

Durch diese Methoden, die ab dem 4. April 1925 nachweislich angewendet wurden, wurde der Eindruck erweckt, Ita Wegman sei der geheime Anführer derjenigen Anthroposophen gewesen, die später aus der Gesellschaft ausgeschlossen wurden. Dieser Eindruck ist historisch völlig unzutreffend. Ita Wegman kümmerte sich zwar immer wieder um die Initiativen und Aktionen dieser Leute, sie bejahte und förderte alles, was Anthroposophen unternahmen, um die anthroposophische Sache in der sogenannten ›Außenwelt‹ (ein in Mitgliederkreisen, die offenbar meinten, innerhalb der Gesellschaft in einer abgeschlossenen ›Innenwelt‹, also in einer Sekte, sich zu befinden, gern verwendeter, in seiner Auswirkung verheerender Irrbegriff) sinnvoll und fruchtbar zur Geltung zu bringen; durch ihre vielen Reisen lernte sie diese Menschen auch mehr und mehr kennen, sie verfolgte deren Schicksale und äußerte sich mündlich und schriftlich in intensiver Weise und oft sehr spontan zu deren Plänen und Taten. Dadurch fühlten sich viele dieser Leute von Ita Wegman (aber auch von Elisabeth Vreede, die ebenfalls viel reiste) bejaht und bestätigt. Es entstand bei ihnen im Laufe der Zeit ein Verbundenheitsgefühl mit ihr – mehr als mit Marie Steiner, Steffen und Wachsmuth. Wer aber die menschlichen Verhältnisse und die Ereignisse jener Zeit gründlich studiert, kann sehen, daß eine gruppenhafte, verschwörerartige Verbundenheit mit Ita Wegman nur in den Vorstellungen ihrer Gegner vorhanden war. Natürlich empfanden einige Menschen die Angriffe gegen sie als ungerecht und scharten sich deshalb um sie, doch standen die meisten ihr auch kritisch gegenüber, erlebten ihre schwachen Seiten, protestierten manchmal sehr offenherzig gegen ihre Auffassungen und Maßnahmen, auch gegen ihr Verhalten, wie die Korrespondenzen in ihrem Nachlaß zeigen. Wegman stand in der Zeit der Konflikte und auch danach sehr allein.

Man kann nicht umhin, festzustellen, daß dieser Eindruck für Marie Steiner und Albert Steffen ebenfalls zutrifft. Auch Marie Steiner stand nach dem 30. März 1925 sehr allein – wer schützte sie denn, nachdem ihr großer Beschützer Rudolf Steiner gestorben war? Fünf Wochen nach seinem Tod schrieb sie an Leopoldine Steiner, Rudolf Steiners Schwester in Österreich: *»Aber die Welt ist tot, seitdem er gestorben ist.«* (GA 262, Seite 276) Ein erschütterndes Wort, das an Novalis' Briefe nach dem Tod Sophie von Kühns (1794) erinnert. Ist in ihrem Verhalten ab April 1925 nicht auch eine große Hilflosigkeit zu erkennen? In ihren Briefen und Aufsätzen ist das nicht so leicht zu finden (sie konnte sich besser ausdrücken als Ita Wegman); diese schriftlichen Äußerungen, die heute in so reicher Fülle publiziert vorliegen, sollten aber nicht darüber hinwegtäuschen, daß Marie Steiner ab 1925 sich selbst überlassen war. Ita Wegman hat das wahrgenommen und gewußt. Sie wußte auch, daß Konflikte den Menschen isolieren; sie hat darunter gelitten, Marie Steiner in Opposition zu sich zu sehen.

Es ist sehr bemerkenswert, wie Ita Wegman 1935 und danach sich wiederholt dazu äußerte: *»Frau Doktor trifft keine Schuld.«* (Sie meinte damit ihren Ausschluß aus der Gesellschaft.) Ita Wegman kannte die menschliche Seele. Als sie

Marie Steiner 1943 einen Brief schreiben wollte und darüber mit einigen ihrer Mitarbeiter sprach, die ihr abrieten – Marie Steiner würde das falsch auffassen –, rief Ita Wegman heftig: *»Ihr mit Eurer Skepsis verderbt mir alles. Es ist mir doch unwichtig, was Frau Doktor Steiner in ihrem Oberbewußtsein meint. Es streckt sich mir aber aus ihren Worten* [in Marie Steiners Aufsatz im *Nachrichtenblatt*, 19. Jg. Nr. 51 vom 20. Dezember 1942] *eine Hand entgegen, und wenn ich diese nicht ergreife, mache ich mich schuldig.«* (Vgl. Band 2, Kapitel 15) Diese Aussage macht deutlich, daß Ita Wegman bei Marie Steiner mehrere Bewußtseinsschichten unterschied und sich mit ihrem Brief 1943 an deren guten Genius wenden wollte. In dem Brief schrieb sie: *»Ihre Worte sind groß und zukunftsvoll.«*

Stand nicht auch Albert Steffen in den Konflikten sehr allein? Gewiß hat er bis 1935 zu Marie Steiner gehalten. Ob er diese auch genügend ›geschützt‹ hat, ist eine Frage, die andere einmal werden klären müssen. Auch die Konflikte zwischen ihm und Marie Steiner, die später ausbrachen, gehören, obwohl sie in mancher Hinsicht ähnliche Wurzeln haben wie die hier beschriebenen, nicht in die vorliegende Dokumentation zum Leben Ita Wegmans. Aus welchen Motiven Albert Steffen während der Jahre 1926 bis 1935 als Vorsitzender der Allgemeinen Anthroposophischen Gesellschaft gehandelt hat, ist nicht immer klar zu erkennen. Doch wurde er von denjenigen Menschen, die zwischen 1925 und 1935 mit ihm in Konflikt kamen, wiederholt als hilflos charakterisiert (vgl. unter anderem W. ZEYLMANS, Anhang, Dokument Nr. 9, Seite 364). Sein Walten in der Anthroposophischen Gesellschaft bis zu seinem Tod (1963) ist von großer, folgenreicher Bedeutung gewesen. Mit herzlichem Bedauern sei hier nochmals festgestellt, daß eine erschöpfende biographische Dokumentation seines Lebens und Wirkens schmerzlich vermißt wird.

Einsingen

Die Vorwürfe gegen Ita Wegman, sie habe sich in unverantwortlicher Weise jahrelang für die Lösung der finanziellen Probleme der Fabrik für Horn- und Klauenverwertung von Alfred Maier in Einsingen bei Ulm eingesetzt (Anhang, Dokument Nr. 5, Seite 308 ff.), gehen auf einen *Bericht der Kommission zur Aufklärung der Angelegenheit Einsingen an die Ordentliche Generalversammlung der Allgemeinen Anthroposophischen Gesellschaft am 31. März 1931** zurück. Aus einem Vergleich des im Dokument Nr. 5 des Anhangs darüber Gesagten mit diesem Bericht geht hervor, daß 1935 in unverantwortlicher Weise Auszüge aus diesem Bericht vom 31. März 1931 benutzt wurden, um Wegmans Rolle in dieser Sache zu einer Anschuldigung gegen sie umzuformen. Jener Bericht ist allerdings auch wiederum eine in unverantwortlicher Weise erstellte Zusammenfassung von zwanzig Zeugenaussagen zu der Frage, wie es dazu kommen konnte, daß über das Vermögen der genannten Fabrik am 19. September 1930 ein Konkursverfahren eröffnet worden war.

Die Tatsache, daß dieses Konkursverfahren erst am 9. Mai 1940 beendet wurde (die Konkursdividende betrug 1,72118 Prozent der Verbindlichkeiten von etwa vierzehn Millionen Reichsmark), macht deutlich, daß der Bankrott Alfred Maiers im Jahre 1930 eine ziemlich komplizierte Angelegenheit war. Was ZEYLMANS (Anhang, Dokument Nr. 9, Seite 383 f.) und SCHMIEDEL (Anhang, Dokument Nr. 11, Seite 453 ff.) darüber sagen, stärkt diesen Eindruck. Daher war es für die vorliegende Dokumentation erforderlich, Ita Wegmans Rolle in dieser Sache zu untersuchen, um festzustellen, ob – und wenn ja: inwiefern – sie dadurch die Anthroposophische Gesellschaft, das Goetheanum, die Weleda und die Arlesheimer Klinik finanziell geschädigt hat. Zeylmans' lakonische Bemerkung, daß *»die Wahrheit nun einmal kompliziert ist«* (Seite 383) darf nicht davon abhalten, derselben auf den Grund zu gehen. Eine Hilfe dazu ist das hier Folgende.

Der Fabrikant und Erfinder Alfred Maier hatte die Finanzen seiner Firma ab 1925 nicht in Ordnung. Da er mit drei seiner erfinderisch und technisch begabten Brüder, nämlich Rudolf, Erwin und Eugen, das junge Unternehmen für Horn- und Klauenverwertung in Einsingen aus eigenen Mitteln nicht durchbringen konnte und die Familie seit Jahren mit der Anthroposophischen Gesellschaft verbunden war (der Physiker Dr. Rudolf Maier war seit 1909 Mitglied dieser Gesellschaft), lieh er bei finanzkräftigen Stuttgarter Anthroposophen das ihm fehlende Geld. Diese Quelle versiegte aber, als 1924 die Aktiengesellschaft Der Kommende Tag in Stuttgart aus finanziellen Gründen liquidiert wurde.

Ein herzerwärmendes Bild des Familienlebens in Einsingen hat die Malerin Margarita Woloschina niedergeschrieben (*Mitteilungen aus der anthroposophischen Arbeit in Deutschland,* Jg. 41 Nr. 162, Stuttgart 1987). Sie berichtet von einem Besuch Steiners in Einsingen am 14. Oktober 1923, wo dieser mit den Gebrüdern Maier deren elektrische Versuche anschaute (vgl. auch *Beiträge zur Rudolf Steiner-Gesamtausgabe,* Nr. 95/96, Dornach 1987). Am Schluß ihres Berichtes heißt es:

> Am Ausgang des Maschinenhauses fragte ihn der alte Herr Dibbern (?), ein angesehener Exportkaufmann und altes Mitglied, der jetzt an der Fabrik beteiligt war: »Wollen Sie unsere neue Presse sehen?« Dr. Steiner ging darauf ein und stellte sehr aufmerksam einige Fragen. Man zeigte ihm eine Platte aus Horn, aus der mehr durchsichtige, teurere Knöpfe gemacht wurden, und eine trübere aus Klauen für die billigeren Knöpfe. Rudolf Steiner nahm in jede Hand eine der Platten, betrachtete und verglich sie und sagte dann etwa: »Die Hörner sind älterer Herkunft als die Klauen. Die Hörner sind die Verdichtung

jener Strömungen, durch die das Tier mit dem außerirdischen Kosmos verbunden war; die Klauen sind entstanden, als sich das Tier mit der Erde verband, sich der Erde anpaßte. Man kann die Substanz der Klauen zu der Hornsubstanz zurückführen, wenn man sie mit« – und hier begann er einige chemische Elemente zu nennen – »behandeln würde.« Er unterbrach sich aber, nahm sein Notizbuch aus der Tasche, schrieb etwas hinein und sagte: »Kommen Sie nach Dornach, ich werde Ihnen das dann genau angeben.«

Das war am frühen Morgen des 15. Oktober 1923, einem Montag. Aufgrund dieser Anregung Steiners (und damit im Zusammenhang stehender weiterer Angaben; R. Steiner besuchte Einsingen womöglich nochmals am 20. November) begannen die erfinderischen Brüder eine jahrelange Serie von Versuchen, um minderwertige Klauenabfälle zu einer hochwertigen Hornsubstanz zu veredeln, aus der teure Knöpfe hergestellt werden sollten. Dafür konstruierten sie besondere Maschinen und beriefen sich in den nun folgenden Jahren, wenn wieder einmal ein finanzielles Problem auftauchte, auf diese Angaben Steiners, bis das Unternehmen sieben Jahre später zusammenbrach. Steiner muß Joseph van Leer (der inzwischen auf seinen Vorschlag hin Präsident des Verwaltungsrats der Weleda geworden war) und Ita Wegman ans Herz gelegt haben, die Veredelungsversuche der Gebrüder Maier ernst zu nehmen; wenn sie gelängen, könnte man mit den Gewinnen das Goetheanum, die Weleda und die Waldorfschulen unterstützen – damals wie heute ein faszinierender Gedanke.

Nachdem die Geldentwertung in Deutschland jegliche vernünftige Art des Wirtschaftens unmöglich gemacht hatte und die deutsche Weleda aus ihrer Finanznot nicht herauskam (sie hatte das *»schlimme Futurumerbe im Bauch«* – vgl. Band 1, Seite 108), riet Wegman Alfred Maier, er solle sich wegen finanzieller Unterstützung einmal an Susanne Bouricius in Hilversum wenden. Diese anthroposophische Dame hatte ein ansehnliches Kolonialvermögen geerbt und war gewillt, dieses für die anthroposophische Sache einzusetzen; sie unterstützte den Goetheanumbau und die Arlesheimer Klinik (vgl. Band 1, Seite 148), schenkte W. Zeylmans das Geld für den Bau einer Klinik in Scheveningen (vgl. E. ZEYLMANS, *Willem Zeylmans*... a. a. O., Seite 146 ff.) und eines Schulgebäudes der ersten Freien Waldorfschule in Den Haag. Fräulein Bouricius lieh Maiers 1926 in der Tat Geld für deren Experimente und ›Erfindungen‹. Zeylmans berichtet (Anhang, Dokument Nr. 9, Seite 383), wie er sich in den nun folgenden Jahren gegenüber den Versuchen der Maiers, weiteres Geld in Holland zu bekommen, verhielt. Van Leer, Wegman, Trommsdorf, Tymstra, De Haan, Kirchner – sie alle standen unter dem Druck zweier Argumente: erstens dem der Steinerschen Angabe, man könne mit Maiers Erfindung das Geistesleben finanzieren und zweitens, daß ein Bankrott der Anthroposophenfamilie Maier unter allen Umständen vermieden werden müsse. Van Leer stand ein Zusammenschluß der Weleda mit Einsingen und seiner eigenen Holzagentur in Wien vor Augen (Wegman widersetzte sich energisch diesem Vorhaben); keiner der nach Einsingen entsandten anthroposophischen Finanzleute (Trommsdorf, Tymstra, Kirchner) durchschaute das dortige Finanzgebaren, das längst nicht mehr die Finanzierung der ›Erfindung‹ zum Ziel hatte, sondern das Stopfen von Löchern, die aufgrund unqualifizierter Geschäftsführung entstanden waren. Ab 1928 wurden unter Berufung auf van Leers untadeligen Leumund und mit seiner Bürgschaft mehrere Banken um Kredit angegangen.

Als nach dem ersten Schwarzen Freitag an der New Yorker Börse eine weltweite Wirtschaftskrise begann und auch in Einsingen die Aufträge stark zurückgingen, kündigten die Banken ihre Kredite – für Alfred Maier und seine Brüder mit der oben beschriebenen Folge. Erst durch das Konkursverfahren ab September 1930 kam das betrügerische Verhalten der Geschäftsführung ans Licht; für einen der Beteiligten hatte dies strafrechtliche Konsequenzen.

Was Wegman beim Desaster der Futurum noch hatte vermeiden können, ließ sich beim Einsinger Bankrott nicht mehr verhindern: ein Finanzskandal ›in anthroposophischen Kreisen‹. Wie ihr das angekreidet wurde, zeigt Dokument Nr. 5 im Anhang, Seite 308 ff.

Aus einem Brief von Jo van Leer an Wegman vom 7. Februar 1931:

Was Sie nun über die Frage der Klinik schreiben, glaube ich auch, daß es für Sie bedeutend angenehmer sein wird, wenn die Klinik wieder als privates Wirtschaftsunternehmen betrachtet wird, da es doch evident ist, daß, solange die Klinik als Goetheanum-Eigentum betrachtet wird, jeder Unberufene das Recht hat, mitzureden, was Sie sich doch nicht gefallen lassen sollen.

Ich brauche Ihnen nicht zu sagen, daß, wenn ich selbst nicht in die für mich so vollkommen unmögliche Situation gedrängt wäre, ich gerade jetzt in dieser Sache sehr scharf vorgegangen wäre, aber ich muß ohne weiteres zugeben, daß durch das Debakel von Einsingen ich so sehr blamiert bin, daß für die nächsten Jahre mein Wort in unseren Kreisen doch kein Gewicht mehr hat.

Wenn ich auch zugebe, daß andere Freunde viele Fehler gemacht haben, war ich doch einer der maßgebenden Verantwortlichen und diejenigen, die mich jetzt persönlich angreifen, haben dazu doch auch schließlich viel Recht. – Sie wissen, daß ich mich von Anfang an auf den Standpunkt gestellt habe, daß ich allein die ganze Verantwortung übernehme, um dafür zu sorgen, daß keine anderen Freunde herangezogen werden, um so mehr, als Alfred Maier doch nur das einzige Bestreben hat, mit allen Mitteln, die er finden kann, sich reinzuwaschen.

Wenn ich natürlich auch Verständnis für seine Angst habe, in strafgerichtliche Sachen hineingezogen zu werden, muß ich es doch als Charakterlosigkeit ansehen, andere Freunde zu opfern, die doch schließlich und endlich nur aus bester Absicht ihm helfen wollten.

In dieser Beziehung denke ich hauptsächlich an Tymstra und Trommsdorf, die doch wirklich durch Jahre hindurch das Mögliche geleistet haben, um Alfred Maier zu helfen. – Man müßte schon ein sehr begabter Schriftsteller sein, um ein klares Bild über die ganze Einsinger Tragödie zu schreiben und ich halte es einfach für eine Borniertheit von vielen Menschen, zu glauben, mit ein paar Sätzen die Möglichkeit zu haben, ein Urteil zu bilden über diese so schwere, unglückliche Lage.

In einer Versammlung in Wien, bei welcher ich natürlich nicht anwesend war, wurde von einem unserer Freunde der Vorschlag gemacht, daß ich einmal über diese Vorgänge Bericht erstatten sollte, was ich deshalb abgelehnt habe, weil ich mir klar darüber bin, daß selbst in einem einstündigen Vortrag man doch nur das Unwichtige sagen kann, weil die Probleme, die mit Einsingen in Zusammnenhang stehen, so furchtbar schwierig sind und kompliziert, daß nur derjenige, der für menschliche Zusammenhänge ein wirklich intimes Verständnis hat, diese Tatsache überschauen kann.

Die Schilderung der einzelnen Vorgänge könnte zwar für eine Kinoaufführung interessant sein, würde aber überhaupt nichts sagen über die seelischen Zusammenhänge, die gerade in dieser Frage von eminenter Wichtigkeit wären.

Konflikte wegen der Gesellschaft

Ab 1930 weiteten sich die Kämpfe in der Anthroposophischen Gesellschaft auf Fragen in bezug auf diese Gesellschaft selbst aus. Es ist darüber seitdem sehr viel geschrieben worden; wer dies alles studiert, steht vor einem gewaltigen Berg historischen Materials, der noch um einiges wächst, wenn in Zukunft einmal die einschlägigen Archive zugänglich werden. Die Kenntnis all dieser vielen Dokumentationen und Schilderungen wird erst dann zu einer fruchtbaren historischen Einsicht führen, wenn die von Rudolf Steiner veranlagten drei Grundzüge der Allgemeinen Anthroposophischen Gesellschaft klar unterschieden werden. Keinem der an den damaligen Konflikten Beteiligten und keinem derjenigen, die sich später – bis heute – dazu geäußert haben, ist die grundverschiedene Beschaffenheit von Freier Hochschule, Anthroposophischer Gesellschaft und Dornacher Verwaltungsverein aufgegangen. Alle, ohne Ausnahme, haben die grundlegenden Wesenszüge dieser drei Systeme, die jeweils ihre eigene Ordnung und ihre eigenen Lebensgesetze haben, miteinander verquickt und durcheinandergebracht. So nimmt es nicht wunder, daß sie sich gegenseitig mißverstanden und mißverstanden fühlten, da sie die Gliederung dieses Organismus selbst nicht durchschauten. Der Herd der Konflikte liegt nicht in irgendwelchen Karmaströmungen (diese hätten sich gegenseitig erkennen und aushalten, womöglich helfen und ausgleichen können), auch nicht in der Verschiedenheit von Willensrichtungen (diese hätten alle nebeneinander Platz gehabt und sich frei darleben können) und erst recht nicht in der unterschiedlichen Charakterveranlagung der Beteiligten. Der Quellpunkt der Kämpfe und Konflikte lag darin, daß diese drei Bereiche des anthroposophischen Gesellschaftsorganismus nicht unterschieden und klar gehandhabt wurden.

Zur geschichtlichen Klärung der Konflikte wegen der Anthroposophischen Gesellschaft in den dreißiger Jahren bedarf es im wesentlichen keiner weiteren ›Öffnung der Archive‹, obwohl diese längst fällig wäre; das bis jetzt zur Verfügung stehende Material ist ausreichend. Was fehlt, ist die Einsicht, daß man es mit drei unterschiedlichen Bereichen zu tun hat. Auch die damals Beteiligten kamen nicht zu dieser Einsicht, wodurch die Meinungsverschiedenheiten zu Konflikten führten und führen mußten, die sich in Dualitäten auslebten und damit grundsätzlich unglaubwürdig und schief wurden, weil es sich nicht um einen zweifach, sondern um einen dreifach gegliederten Organismus handelt. Wer das im Auge behält, kann den Hintergrund aller Gesellschaftskonflikte in den dreißiger Jahren durchschauen.

Ita Wegman hat sich durchgehend im Einklang mit den Statuten der Anthroposophischen Gesellschaft vom 28. Dezember 1923 verhalten. Als Mitglied des Vorstands dieser Gesellschaft beachtete sie auch Paragraph 11 dieser Statuten:

> Die Mitglieder können sich auf jedem örtlichen oder sachlichen Felde zu kleineren oder größeren Gruppen zusammenschließen. Die Anthroposophische Gesellschaft hat ihren Sitz am Goetheanum. Der Vorstand hat von da aus das an die Mitglieder oder Mitgliedergruppen zu bringen, was er als die Aufgabe der Gesellschaft ansieht. Er tritt in Verkehr mit den Funktionären, die von den einzelnen Gruppen gewählt oder ernannt werden. Die einzelnen Gruppen besorgen die Aufnahme der Mitglieder; doch sollen die Aufnahmebestätigungen dem Vorstand in Dornach vorgelegt und von diesem im Vertrauen zu den Gruppenfunktionären unterzeichnet werden. Im allgemeinen soll sich jedes Mitglied einer Gruppe anschließen; nur wem es ganz unmöglich ist, die Aufnahme bei einer Gruppe zu finden, sollte sich in Dornach selbst als Mitglied aufnehmen lassen.

Ita Wegman hat bis zuletzt insbesondere das Grundrecht der Mitglieder anerkannt, sich auf jedem örtlichen oder sachlichen Felde zu kleineren oder größeren Gruppen zusammenzuschließen. Sie hat sich nie geweigert, in Verkehr zu treten mit den Funktionären, die die einzelnen Gruppen gewählt oder ernannt hatten. Sie hat grundsätzlich anerkannt, daß die einzelnen Gruppen die Aufnahme der Mitglieder besorgen; die Aufnahmebestätigungen, die dem Dornacher Vorstand vorgelegt wurden, hat sie grundsätzlich im Vertrauen zu den Gruppenfunktionären anerkannt. All diese Regeln hat sie nicht aus irgendeiner persönlichen Veranlagung heraus erfüllt – etwa weil sie großzügig war oder kosmopolitisch dachte –, sondern weil sie in den Statuten der Weihnachtstagung verankert sind.

Mit ihren Aufsätzen *An die Mitglieder!* hat Wegman 1925 genau das getan, was in Paragraph 11 als die Aufgabe des Vorstands beschrieben ist: vom Goetheanum aus das an die Mitglieder und Mitgliedergruppen zu bringen, was er als die Aufgabe der Gesellschaft ansieht.* Die Briefe, die sie daraufhin erhielt, bezeugen, daß Hunderte von Menschen das damals auch so aufgefaßt haben.

Wenn das Direktorium der Freien Hochschule für Geisteswissenschaft, bestehend aus den sechs damals eingesetzten Sektionsleitern, 1925 den in Paragraph 7 der Statuten vom 28. Dezember 1923 niedergelegten Grundsatz dieser Hochschule miteinander geklärt hätten, wäre kein Zweifel darüber entstanden, daß Wegman sich auch in bezug auf das Klasselesen richtig verhielt; dieser Paragraph lautet:

> Die Einrichtung der Freien Hochschule für Geisteswissenschaft obliegt zunächst Rudolf Steiner, der seine Mitarbeiter und seinen eventuellen Nachfolger zu ernennen hat.

Steiner hatte wiederholt und mit Nachdruck Wegman als seine Mitarbeiterin in der Leitung der Ersten Klasse der Allgemeinen Sektion für Anthroposophie bezeichnet; sie hat die stenographierten Nachschriften der Klassenvorträge bei den Klassenzusammenkünften so verlesen, wie er sie gehalten hatte. An dieser Einrichtung hat sie nichts geändert, auch nie frei gesprochen. Sie hielt diese esoterischen Stunden nicht, weil sie das gern wollte oder aus irgendwelchen anderen persönlichen Gründen, sondern weil sie von Steiner in Übereinstimmung mit Paragraph 7 der Statuten dazu beauftragt worden war, dieses Lehrgut zu hüten und zu pflegen. Es stammt nicht von Rudolf Steiner, sondern von Michael – es kam ihr gar nicht in den Sinn, diesem Auftrag nicht nachzukommen. Für die Aufnahme neuer Mitglieder, aber auch für den Ausschluß von Mitgliedern dieser *Klasse* war nur die ›Leitung des Goetheanums‹ (nämlich das *Hochschuldirektorium*) zuständig. Da der Gründer und Leiter der Freien Hochschule nicht mehr lebte und keinen Nachfolger ernannt hatte, lag die Verantwortung für die Fortführung und die alleinige, vollständig autonome Verfügung über diese rein esoterische Angelegenheit bei dem sechsköpfigen Direktorium der Hochschule und nicht beim Vorstand der Anthroposophischen Gesellschaft. Weil Steiner die Zweite und Dritte Klasse sowie die esoterischen Einrichtungen der anderen Sektionen nicht zu Ende geführt hatte (einen Anfang gab es für die Medizinische Sektion), hatte dieses Führungskollegium darüber zu entscheiden, ob und in welcher Weise die Sektionen weiterwirken sollten. Diese gemeinsame Verantwortung hat Wegman immer anerkannt. Nur über die Fortsetzung der Ersten Klasse brauchte kein Zweifel aufzukommen, diese war klar geregelt.

Die Geschehnisse nach Steiners Tod zeigen, daß Wegman sich an die Regeln dieser Hochschule hielt.* Diese Regeln sind im Statut vom 28. Dezember 1923 klar formuliert:

> Die Anthroposophische Gesellschaft sieht ein Zentrum ihres Wirkens in der Freien Hochschule für Geisteswissenschaft in Dornach. Diese wird in drei Klassen bestehen. In dieselbe werden auf ihre Bewerbung hin aufgenommen die Mitglieder der Gesellschaft, nachdem sie eine durch die Leitung des Goetheanums zu bestimmende Zeit die Mitgliedschaft innehatten. Sie gelangen dadurch in die Erste Klasse der Freien Hochschule für Geisteswissenschaft. Die Aufnahme in die Zweite, beziehungsweise in die Dritte Klasse erfolgt, wenn die um dieselbe Ansuchenden von der Leitung des Goetheanums als geeignet befunden werden. (Paragraph 5)

Dieser Paragraph besagt, daß Mitglieder der Anthroposophischen Gesellschaft in die Hochschule aufgenommen werden können, wenn sie sich darum bewerben. Die Entscheidung über ihre Eignung liegt nicht beim Vorstand der Anthroposophischen Gesellschaft, sondern bei der Leitung des Goetheanums. Diese hat zu bestimmen, wie lange jemand die Mitgliedschaft in der Anthroposophischen Gesellschaft innehaben muß, um sich zur Aufnahme in die Hochschule bewerben zu können. Auch an die damals – wie heute – vorgeschriebenen zwei Jahre hat Wegman sich grundsätzlich gehalten. Nachdem die Goetheanumleitung festgestellt hat, ob ein Bewerber genügend lange Mitglied in der Gesellschaft war, ist noch zu prüfen, ob die geisteswissenschaftliche Schulung des Bewerbers (Paragraphen 3 und 8 der Statuten) für eine Aufnahme in die Erste Klasse ausreicht. Diese Art Aufnahmebedingung kennt die Anthroposophische Gesellschaft nicht, wie Paragraph 4 besagt:

> Die Anthroposophische Gesellschaft ist keine Geheimgesellschaft, sondern eine durchaus öffentliche. Ihr Mitglied kann jedermann ohne Unterschied der Nation, des Standes, der Religion, der wissenschaftlichen oder künstlerischen Überzeugung werden, der in dem Bestand einer solchen Institution, wie sie das Goetheanum in Dornach als Freie Hochschule für Geisteswissenschaft ist, etwas Berechtigtes sieht. Die Gesellschaft lehnt jedes sektiererische Bestreben ab. Die Politik betrachtet sie nicht als in ihrer Aufgabe liegend.

Weil zwischen Gesellschaft und Hochschule nicht grundsätzlich unterschieden wird, konnten zwei Auffassungen zur Geltung gelangen, welche in der neueren Geschichte auch sonst miteinander manchmal in Gegensatz geraten. In bezug auf die Anthroposophische Gesellschaft besteht die eine Auffassung darin, daß Anthroposophie im weitesten Sinne die Angelegenheit der Anthroposophischen Gesellschaft ist (ähnlich lebt zum Beispiel in römisch-katholischen Kreisen die

Auffassung, das Christentum sei Angelegenheit der römisch-katholischen Kirche). Auf der anderen Seite gibt es die Auffassung, daß zu den vielen verantwortungsvollen anthroposophischen Lebensaufgaben auch die rechte Pflege und Instandhaltung einer Anthroposophischen Gesellschaft gehört. Versteifen sich diese Ansichten, identifizieren sich Menschen mit der einen oder anderen Auffassung, entstehen Gegensätze. So finden Menschen, die die Anthroposophie suchen und pflegen wollen, womöglich keinen Platz in der Anthroposophischen Gesellschaft (wie in den dreißiger Jahren). Diese Gegensätze entstehen dadurch, daß die Ziele der Anthroposophischen Gesellschaft und der Freien Hochschule nicht voneinander unterschieden werden. Die oben geschilderte erste Auffassung ist in bezug auf die Anthroposophische Gesellschaft nicht in Übereinstimmung mit deren Satzung:

Die Anthroposophische Gesellschaft soll eine Vereinigung von Menschen sein, die das seelische Leben im einzelnen Menschen und in der menschlichen Gesellschaft auf der Grundlage einer wahren Erkenntnis der geistigen Welt pflegen wollen. (Paragraph 1)

In der Gründungstagung von Weihnachten 1923 wurde das auch klar ausgesprochen:

Den Grundstock dieser Gesellschaft bilden die in der Weihnachtszeit 1923 am Goetheanum in Dornach versammelten Persönlichkeiten, sowohl die Einzelnen, wie auch die Gruppen, die sich vertreten ließen. Sie sind von der Anschauung durchdrungen, daß es gegenwärtig eine wirkliche, seit vielen Jahren erarbeitete und in wichtigen Teilen auch schon veröffentlichte Wissenschaft von der geistigen Welt schon gibt, und daß der heutigen Zivilisation die Pflege einer solchen Wissenschaft fehlt. Die anthroposophische Gesellschaft soll diese Pflege zu ihrer Aufgabe haben. Sie wird diese Aufgabe so zu lösen versuchen, daß sie die im Goetheanum zu Dornach gepflegte anthroposophische Geisteswissenschaft mit ihren Ergebnissen für die Brüderlichkeit im menschlichen Zusammenleben, für das moralische und religiöse, sowie für das künstlerische und allgemein geistige Leben im Menschenwesen zum Mittelpunkte ihrer Bestrebungen macht. (Paragraph 2)

Diese Menschen gründeten also eine Gesellschaft, welche die im Goetheanum zu Dornach gepflegte Anthroposophie zum Mittelpunkt ihrer Bestrebungen machen wollte. Diese Menschen *»erkennen zustimmend«* folgende Anschauung an:

Die im Goetheanum gepflegte Anthroposophie führt zu Ergebnissen, die jedem Menschen ohne Unterschied der Nation, des Standes, der Religion als Anregung für das geistige Leben dienen können. Sie können zu einem wirklich auf brüderliche Liebe aufgebauten sozialen Leben führen. Ihre Aneignung als Lebensgrundlage ist nicht an einen wissenschaftlichen Bildungsgrad gebunden, sondern nur an das unbefangene Menschenwesen. Ihre Forschung und die sachgemäße Beurteilung ihrer Forschungsergebnisse unterliegt aber der geisteswissenschaftlichen Schulung, die stufenweise zu erlangen ist. Diese Ergebnisse sind auf ihre Art so exakt wie die Ergebnisse der wahren Naturwissenschaft. Wenn sie in derselben Art wie diese zur allgemeinen Anerkennung gelangen, werden sie auf allen Lebensgebieten einen gleichen Fortschritt wie diese bringen, nicht nur auf geistigem, sondern auch auf praktischem Gebiete. (Aus Paragraph 3)

Diese Formulierungen machen das Folgende deutlich:

Das Ziel der Anthroposophischen Gesellschaft wird die Förderung der Forschung auf geistigem Gebiete, das der Freien Hochschule für Geisteswissenschaft diese Forschung selbst sein. Eine Dogmatik auf irgend einem Gebiete soll von der Anthroposophischen Gesellschaft ausgeschlossen sein.

Hieraus ist zu sehen, daß die Verantwortung für die rechte Pflege und Entwicklung der anthroposophischen geisteswissenschaftlichen Forschung nicht bei der Anthroposophischen Gesellschaft, sondern bei der Freien Hochschule liegt. Die Gesellschaft hat als Ziel die *Förderung* dieser Forschung. Die Forschung selbst ist eine esoterische Aufgabe, die ganz anderen Gesetzmäßigkeiten unterliegt als eine Vereinigung von Menschen, die *»das seelische Leben im einzelnen Menschen und in der menschlichen Gesellschaft auf der Grundlage einer wahren Erkenntnis der geistigen Welt pflegen wollen.«* Geisteswissenschaftliche Erkenntnis erfließt aus geisteswissenschaftlicher Forschung, nicht aus einem ideellen Zusammenschluß von Menschen, die diese Forschung fördern wollen. Wären die Einrichtungen der Freien Hochschule von Rudolf Steiner vollständig durchgeführt worden, so wäre besser sichtbar gewesen, daß sie eine esoterische Einrichtung ist, die nach geistigen Regeln funktioniert. Ein Vergleich mit der römisch-katholischen Kirche kann das verdeutlichen: die römisch-katholische Kirche kann nicht für sich beanspruchen, die Hüterin des Christentums zu sein; sie trägt aber die ausschließliche Verantwortung für die rechte Durchführung der römisch-katholischen christlichen Messe; für ein einheitliches kultisches Wirken ist eine hierarchische Ordnung notwendig, sonst verliert die Messe ihre Wirkung und es entsteht ein moralischer Sumpf.

In bezug auf die Erste Klasse und die Medizinische Sektion hat Wegman sich grundsätzlich an die Regeln des esoterischen Lebens gehalten. Der Sinn der Weihnachtstagung des Jahres 1923 war, eine weltweite Gesellschaft ins Leben zu rufen, welche ausnahmslos *alle,* die anthroposophische Geistesforschung für eine sinnvolle und förderungswürdige Kulturaufgabe halten, umfaßt und ihnen dient. Nach welcher Methode diese Forschung betrieben wird, hat die Leitung der Hochschule zu entscheiden, nicht die Gesellschaft.

In bezug auf den eingetragenen Goetheanumverein, der seit dem 7. März 1925 den Namen ›Allgemeine Anthroposophische Gesellschaft‹ trug, hat Ita Wegman vollständig verkannt, daß eine Generalversammlung der Anthroposophischen Gesellschaft vom 28. Dezember 1923 über diesen Verein nicht das geringste Bestimmungsrecht hatte. Zu Generalversammlungen dieses Vereins hätten Mitglieder der Gesellschaft keinen Zutritt haben sollen. Der Vereinsvorstand hätte mit den wenigen Funktionären dieses Vereins den Goetheanumbau, den Goetheanumbetrieb, die Vermögensverwaltung dieses Vereins sowie die beiden Betriebe Verlag und Klinik unter sich und miteinander verwalten und verantworten müssen. Lediglich zu einem jährlichen Rechenschaftsbericht über die von ihm übernommene Mitgliederadministration der Anthroposophischen Gesellschaft vom 28. Dezember 1923 (erste Unterabteilung des eingetragenen Vereins) wäre er der Generalversammlung dieser Gesellschaft gegenüber verpflichtet gewesen. Er hätte zudem die eingegangenen Spenden für den Goetheanumbau von Zeit zu Zeit veröffentlichen können. Ansonsten wäre der Vereinsvorstand niemandem für die Führung des Vereins Rechenschaft schuldig gewesen (ähnlich wie zum Beispiel beim Internationalen Roten Kreuz, dessen Mitglieder auch keinen Einfluß darauf haben, wie diese Organisation geführt wird). Auch den Vorständen und Funktionären der Landesgesellschaften und örtlichen Gruppen der Anthroposophischen Gesellschaft war im juristischen Sinne keine Einflußnahme auf die Führung des Vereins möglich.

Da Ita Wegman und mit ihr sämtliche anderen Verantwortungsträger des Vereins, der Hochschule und der Gesellschaft die Kompetenzen und Verantwortungen, das heißt: die Verfügungsvollmachten in diesen drei Körperschaften weder unterschieden noch sachgerecht handhabten, konnten sich fortwährend und in zunehmendem Maße irrationale Übergriffe von fremder Seite ausleben; wo Klärung und bewußte Handhabung erforderlich gewesen wären, bekamen Agitation, Diffamierung, Intrige und Parteinahme Raum.

Solange man in der Geschichtsbetrachtung der Konflikte aus den dreißiger Jahren diese Unterscheidung nicht konsequent durchführt, wird man in einem Morast von Schuldzuweisungen und Parteinahme steckenbleiben. Deshalb verzichtet die vorliegende Dokumentation zur Biographie Ita Wegmans auf eine Klärung der auf Seite 54 zuletzt genannten Anschuldigungen gegen sie;* im Sinne der oben dargestellten, nicht gehandhabten Unterscheidungen der drei verschiedenen Leiber des Wesens Anthroposophie, die man als Organismus zusammengefaßt ›Allgemeine Anthroposophische Gesellschaft‹ nennen kann, hat sie ebenso Fehler gemacht wie die anderen Beteiligten auch. Wie irrational die genannten Anschuldigungen jedoch waren, kann man daran sehen, daß ihr vorgeworfen wurde, provisorische Klassenaufnahme-Zertifikate für die am 30. Juni 1934 gegründete ›Freie Arbeitsgemeinschaft‹ unterschrieben zu haben, während die gleichen Menschen, die ihr dieses Vorgehen zum Vorwurf machten, zuvor erklärt hatten (im Frühjahr 1934), sie nicht mehr als Vorstandsmitglied anzuerkennen.

Man kann die Konflikte der Jahre 1924 bis 1935 bedauern; wie manche Menschen sich benommen haben, ist schmählich genug. Doch liegen in all diesen Konflikten auch kostbare geistige Schätze verborgen. Für diejenigen, die es sehen wollen, können sie eine wertvolle Lehrschule werden dafür, wie Anthroposophie *»in ihren Ergebnissen für die Brüderlichkeit im menschlichen Zusammenleben, für das moralische und religiöse, sowie für das künstlerische und allgemein geistige Leben im Menschenwesen«* sich in der Freien Hochschule für Geisteswissenschaft, durch die Anthroposophische Gesellschaft und unter Einsatz des Verwaltungsvereins geistig, sozial und wirtschaftlich in Freiheit, Gleichheit und Brüderlichkeit verwirklichen kann. Für ein solches Ideal ist es nie zu spät. Zur Verwirklichung bedarf dieses Ideal allerdings einer liebevollen Gesinnung und einer gehörigen Portion gesunden Menschenverstands.

Zusammenfassung

Wer aufgrund schriftlicher Dokumente Konflikte und Kämpfe untersucht, wird darauf achten müssen, aus welchen Quellen er seine Informationen bezieht, das heißt: penibel beachten, *wer* es ist, der etwas zu den Konflikten sagt, und nicht nur, *was* dieser sagt. Zu den Konflikten der Anthroposophischen Gesellschaft in den Jahren 1924 bis 1935 haben sich manche Menschen zu Äußerungen verstiegen, die nachweislich nicht mit der Wahrheit übereinstimmen. Andere wiederholten solche Äußerungen später, ohne den Wahrheitsgehalt vorher untersucht zu haben (oder untersuchen zu können).

Unwahrheiten können nicht immer aufgrund von Dokumenten widerlegt werden; wenn aber durch eingehendes gewissenhaftes Prüfen und Bedenken aller übrigen Zusammenhänge die Evidenz einer Unwahrheit ans Licht tritt, ist dies ein augenfälliger Beweis. Obwohl die menschliche Denkfähigkeit nicht das Ziel haben kann, sich mit Lügen auseinanderzusetzen, bedarf es, zum Schutze der Wahrheit, in manchen Fällen eben doch des Denkens. Ein solcher Fall liegt bei der vorliegenden Untersuchung vor; wie ungern es auch festgestellt werden muß: in bezug auf Ita Wegman und die Bekämpfung ihrer Person war die Verbreitung von Unwahrheiten gang und gäbe. Vreede ist in aller Öffentlichkeit kurz und heftig dagegen aufgetreten; Zeylmans hat sich vornehmlich darauf beschränkt, den wirklichen und wahren Hintergrund von Situationen zu schildern, aus denen die

Lügenhaftigkeit gewisser Darstellungen anderer hervorgeht. Nur Schmiedel hat, bedächtig und gewissenhaft, eine Reihe von Unwahrheiten untersucht und offengelegt. Obwohl die vorliegende Dokumentation umfangreich genug ist, ist sie nicht erschöpfend, sie beschränkt sich bewußt auf die Prüfung einer Anzahl Fragen, die im Laufe dieser biographischen Arbeit geklärt werden mußten; auf die Klärung vieler anderer Fragen wird verzichtet – das hier vorgelegte Gesamtbild mag manchem interessierten Leser eine Hilfe sein, aufgrund seines gesunden Menschenverstands weitere Probleme zu durchschauen und unwahre Behauptungen zu erkennen. Was *nicht* in den Dokumenten steht, ist manchmal doch evident und kann erkannt werden.

ITA WEGMAN UND DIE KONFLIKTE AB 1931

In der vorhergehenden Untersuchung sind die Kämpfe und Konflikte in der Anthroposophischen Gesellschaft zwischen 1924 und 1935 in bezug auf die Anschuldigungen gegen Ita Wegman wiedergegeben. Dabei wurde wenig sichtbar, wie Wegman selbst, namentlich ab 1931, sich zu diesen Konflikten geäußert hat. So werden im folgenden einige Briefe, Notizbucheintragungen und der Entwurf eines Rundschreibens aus ihrem Nachlaß veröffentlicht, die diesem Mangel abhelfen.

Am 26. April 1931 erschien im *Nachrichtenblatt* (8. Jg. Nr. 17) die folgende *Mitteilung:*

Zu Ostern hat sich eine Anzahl anthroposophischer Ärzte, die teilweise bereits seit längerer Zeit in freier Arbeitsgemeinschaft miteinander standen, zu einer *»Freien ärztlichen Arbeitsgruppe am Goetheanum«* zusammengeschlossen, um auf medizinischem Gebiete jene Methoden verwirklichen zu helfen, die am Goetheanum leben.

Diejenigen Ärzte, die in diesem Sinne mitarbeiten wollen, möchten ihre Anschrift an Dr. Degenaar, Dornach, Goetheanum, respektive Dr. Husemann, Buchenbach bei Freiburg i. Br., bekanntgeben.

Ita Wegman äußerte sich zu dieser Arbeitsgruppe in einem Brief an Heinrich Hardt vom 8. April 1931 (Hardt war der Arzt der heilpädagogischen Institute Lauenstein und Zwätzen):

Wir haben hier noch schwierige Monate gehabt. Die Ärzte in der Schweiz haben sich doch gegen unsere Arbeit gestellt und man hat jetzt eine Gruppe frei arbeitender Ärzte gebildet, die frei sich entfalten wollen, nicht im Gegensatz zur Sektion stehen, aber doch in einer freieren Zusammenarbeit untereinander etwas gestalten wollen. In dieser Vereinigung sind die meisten Schweizer Ärzte und auch verschiedene der deutschen Ärzte, und sie hoffen, dadurch eine fruchtbarere Arbeit zu leisten, als sie bis jetzt geleistet haben. Man hat sich also nicht in Gegensatz zur Sektion gestellt, das wurde ausdrücklich betont; Verschiedene haben es mir dann auch persönlich noch erklärt, wie sie es meinen. Daß diese Ärzte eine andere Sprache reden als wir hier in der Klinik, kam ja sehr deutlich heraus und ich glaube, daß es schon nicht zu vermeiden ist, daß diese freie Arbeitsgruppe sich gestaltet. Und es kann ganz gut sein, daß man doch näher zueinander kommen kann, wenn einmal beide Gruppierungen – die Ärzte, die in der Sektion bleiben wollen und die anderen, die sich freier bewegen wollen – ihre Arbeit unabhängig voneinander machen. Dann werden sie vielleicht eher sich befruchten können. Ich habe mich also gar nicht in Opposition gestellt, ja sogar diese Initiative des Arbeiten-Wollens sehr begrüßt. Nur hoffe ich von Herzen, daß die Ärzte, die in den Instituten arbeiten, sich mehr miteinander verbinden und da mehr ein Gemeinschaftliches entsteht, was doch oft als nicht bestehend schmerzlich von vielen empfunden wird. Ich werde auch jetzt, sobald ich Zeit habe, alle Institute wieder besuchen.

Als die Konflikte in der Anthroposophischen Gesellschaft in Deutschland und in deren Vorstand Albert Steffen dazu veranlaßt hatten, eine Initiativgruppe zu bilden, um diese Konflikte zur Lösung zu bringen (vgl. *Nachrichtenblatt* 8. Jg. Nr. 16 vom 19. April 1931 und LILLY KOLISKO, *Eugen Kolisko...*, Seite 242–285 und Seite 294–296) schrieb Wegman am 20. April 1931 folgenden Brief an Heinrich Hardt:

Lieber Dr. Hardt! Arlesheim, den 20. April 1931

Ich schreibe Ihnen dieses, weil ich annehme, daß Sie zu der Generalversammlung nach Stuttgart gehen werden, ich weiß nicht, in welcher Stimmung Sie sich befinden, aber ich kann Ihnen versichern, daß doch die Lage anfängt, recht schwer zu werden. Nachdem man doch das Initiativ-Komitee, das Herr Steffen benannt hat, positiv angenommen hat – weil man doch Menschen wie Poppelbaum, Bartsch und Stegemann als vernünftige Menschen annehmen [ansehen] kann, obgleich man die anderen wie Büchenbacher, Herrn Strakosch und auch Reebstein (hauptsächlich Büchenbacher) ablehnen mußte –, hatte man dieser Tage die Überraschung, daß man im Mitteilungsblatt lesen mußte, daß Herr Steffen dieses Initiativ-Komitee mit der frei gewordenen deutschen Landesgesellschaft verbunden hat. Das Initiativ-Komitee sollte Vorschläge machen. Aber es war doch nicht so gemeint, daß es jetzt dadurch, daß es mit der deutschen Landesgesellschaft verbunden wird, als eventueller Vorstand, so als ob es selbstverständlich ist, in der deutschen Landesgesellschaft funktionieren sollte. Dieses sind schwerwiegende Dinge und man steht da [dem] machtlos gegenüber. Sie erinnern sich, daß ich Herrn Steffen gefragt habe in der Generalversammlung, ob es nicht möglich wäre, daß auch eine zweite Gruppierung sich konstituierte, von solchen Menschen, die nicht mit diesem Initiativ-Komitee einig gehen können, weil sie eine andere Art von Arbeit haben möchten. Ich habe diese Frage direkt an Herrn Steffen gerichtet und Herr Steffen antwortete dann darauf, daß man frei sei, Gruppen zu bilden, aber daß die Frage jetzt noch nicht reif wäre, weil dieses noch nicht so weit gekommen wäre [sei]. Nun frage ich mich doch ab, ob es zu den Unmöglichkeiten gehört, freie Gruppen zu bilden, die ihre Art von Arbeit machen wollen und die dann wieder miteinander sich verbinden, um dadurch wieder zu freier Geistesarbeit zu kommen. Es wird sehr schwer sein, eine einheitliche [deutsche] Landesgruppe zu bilden. Ein Teil der Mitglieder werden [wird] immer nicht befriedigt sein. Es kommt mir vor, als ob etwas anderes sich in Deutschland gestalten will, eine freiere Arbeit, freiere Formen, weil auch die politische und ökonomische Lage in Deutschland eine schwere sein wird. Freiere Gruppenbildungen werden in der jetzigen Zeit besser durchkommen können.

Ich weiß nicht, was Sie denken, aber auf alle Fälle müssen Sie schon versichert sein, daß die Lage recht, recht schwer ist. Wir müssen es tagtäglich empfinden. Es wird weiter unterminiert, weiter über Unmethoden gesprochen, weiter über die Wahrheit und Unwahrheit diskutiert – die Wahrheit haben nur ganz bestimmte Menschen –; jetzt ist auch Dr. Kaelin schon in eine unerquickliche Sache hineingezogen worden, auch von ihm wird jetzt rücksichtslos gesagt, daß er nicht die Wahrheit spricht usw. usw. Es liegt da ein System vor und dafür sollen Sie sich nicht verschließen. Es könnte doch ein Moment kommen, daß für uns die Arbeit nicht mehr möglich ist. Man muß Stätten bauen, wo man freier arbeiten kann. Alles jetzt wieder in eine Landesgruppe hineinfließen zu lassen mit einem Vorstand, der eben wie die alten doch die Sache nicht so ohne weiteres führen kann, finde ich geradezu grotesk momentan. Auch zu denken, daß Herr Steffen jetzt das alleinige Recht hat, Geistesarbeit zu gestalten, finde ich unmöglich. Und dahin werden die Dinge geführt.

Überlegen Sie alle diese Dinge, lieber Dr. Hardt, Sie haben noch viele Möglichkeiten, mitzugestalten. Aber tun Sie es so, daß Sie nicht nur denken, was von Dornach kommt, ist das einzig Richtige und von allen Vorstandsmitgliedern bejaht, sondern Sie müssen auch denken, daß die Dinge jetzt nicht so vor sich gehen, wie Rudolf Steiner es von Dornach aus gewünscht hat.

Hoffentlich geht es Ihnen, Ihrer Frau und dem Kinde gut!

Seien Sie recht herzlich gegrüßt Ihre Dr. I. Wegman

Am 10. Juli 1931 schrieb sie Heinrich Hardt folgendes:

Lieber Dr. Hardt! Arlesheim, den 10. Juli 1931

Es hat mir sehr leid getan, daß Sie gerade in einer Zeit da [in Dornach] waren, um mit Herrn Steffen und Dr. Wachsmuth zu sprechen, als ich nicht hier war. Durch Dr. Bockholt hörte ich von Ihrem Kommen und vom Ziel Ihres Gespräches. Bis jetzt habe ich vom Vorstand aus noch gar nichts gehört. Ich weiß also gar nicht, was Herr Steffen vorhat und weiß auch gar nicht, was Dr. Wachsmuth vorhat. Ich weiß nur, daß immer überall davon gesprochen wird: der Vorstand ist einverstanden mit diesem Initiativ-Komitee. Es werden die Briefe geschrieben und unterzeichnet mit: ›Für den Vorstand‹ von Dr. Wachsmuth; aber eine Orientierung [meiner Person] liegt gar nicht vor. So möchte ich Sie doch bitten, mich zu orientieren. Ich kann dann mit dieser Orientierung, die von Ihnen ausgegangen ist, zu Herrn Steffen und Dr. Wachsmuth kommen und sie fragen, was da vorgegangen ist. Oder sind Sie vielleicht auch der Meinung, lieber Dr. Hardt, daß all die Dinge vor sich gehen sollen, ohne daß ich etwas damit zu tun habe? Sie haben nach dem, was ich gehört habe durch Dr. Bockholt und von den einzelnen Mitgliedern der Freien Anthroposophischen Gesellschaft [in Deutschland] gesagt, daß das Komitee beschlossen hat, sich anzuschließen an das Büro in Karlsruhe. Ich will mir über alle diese Dinge noch kein Urteil bilden, weil ich es von Ihnen selber hören möchte. Trotzdem muß ich doch sagen, wenn irgendwie da ein Versprechen von Ihrer Seite entstanden ist, wodurch Sie sich gebunden haben, mitzumachen mit diesem Initiativ-Komitee, ohne dafür aufzukommen, eine freie Gruppe zu bleiben, während Sie früher immer die Freie Gesellschaft und die Freiheit so stark betont haben, so muß ich schon sagen, daß ich das nicht so ganz verstehe. Gerade jetzt, wo es weniger darauf ankommt, eine verlogene Einheit, die scheinbar ist, zu repräsentieren, sondern wo es darauf ankommt, daß die Menschen in Freiheit der Bewegung Rudolf Steiners dienen sollten, kommt mir dieser Entschluß von Ihnen, sich da dieser scheinbaren Einheit anzuschließen, unverständlich vor. Ich verstehe gar nicht, warum man erst die eine Gesellschaft kaputt schlägt, die die Einheit repräsentierte – es wurde diese Einheit doch systematisch kaputt geschlagen (man kann doch nicht der Meinung sein, daß damals in der deutschen Landesgesellschaft mit den verschiedenen Mitgliedern, die darin waren, nicht alle Strömungen repräsentiert waren) – und jetzt wieder eine Landesgesellschaft bilden will, weil es bestimmten Menschen paßt, diesen Wechsel zu machen und dann das Einheitsprinzip plötzlich zu betonen. Es wurde doch – und ich möchte hier dieses feststellen, Herr Dr. Hardt, darüber gibt es bei mir keine Täuschung mehr – es wurde ganz bestimmt von Dr. Wachsmuth die Austrittsbewegung unterstützt. Ganz bewußt hat Dr. Wachsmuth das getan, denn er wiederholt das Gleiche wieder in England, wo er systematisch Menschen, die zum Beispiel Gruppenführer sind, die dann auf irgend eine Art als Gruppenführer sich frei mit Dornach verbinden wollen, diesen Menschen den Rat gibt, sich mit der ganzen Gruppe Dornach anzuschließen. Da wird also noch einmal diese Unterminierungsarbeit fortgesetzt, weil es nun Herrn Steffen und Herrn Dr. Wachsmuth nicht gefällt, daß in England eine gut funktionierende Landesgesellschaft ist mit einer ganz großen Überzahl von Menschen, die gut und schön arbeiten, während eine andere Gruppe von älteren Mitgliedern wie zum Beispiel Collison, Miss Pethik, die immer unzufrieden waren schon zu Rudolf Steiners Lebzeiten, sich schon vor längerer Zeit getrennt haben. Dr. Poppelbaum hat die letzte Generalversammlung in England mitgemacht, er kam begeistert zurück von der guten Stimmung, die dort war. Plötzlich ist man wieder nicht damit zufrieden und plötzlich wird da etwas hereingeschoben und gesagt, daß diese englische Landesgruppe nicht die wahren Beziehungen zu Herrn Steffen hat; deshalb ist diese Landesgesellschaft in England unmöglich, weil man jetzt Herrn Steffen unterstützen muß dadurch, daß man aus dieser Landesgesellschaft austritt. Lassen Sie sich auch einmal von Herrn Kaufmann [Adams] – Sie kennen ihn doch ganz gut – von diesen Dingen erzählen, weil ich doch nötig finde, daß Sie, wo Sie doch auch die Geschicke der jungen

Menschen in der Hand haben, voll und ganz orientiert sind von den Dingen, die vor sich gehen. Sie müssen schon ein ganz klares Urteil haben. Das blühende Holland, was eine Bewegung hatte, so vorwärtstrebend, wird jetzt genauso unterminiert, weil man Dr. Zeylmans die unglaublichsten Dinge vorwirft und auch wieder da die unglaubliche Meinung verbreitet, daß der Vorstand in Holland, an der Spitze Dr. Zeylmans, nicht voll und ganz Herrn Steffen als denjenigen betrachtet, der die Gesellschaft zu führen hat, und als den einzigen, der es nur kann.

Ich bitte Sie, nehmen Sie diese Dinge ganz ernst. Die Menschen werden systematisch in Urteile hineingeschoben, die man auf diese Art formulieren kann: Man muß mit Herrn Steffen vollständig einig gehen, alles richtig finden, was er will, alles, was früher gemacht wurde, ist nichts wert gewesen, sogar das, was Herr Dr. Steiner getan hat und gewollt hat mit der Weihnachtstagung, ist ein Irrtum und der einzige Mensch, der aus diesem Irrtum die Menschen herausbringen kann, ist der Herr Steffen. Man muß sich an diese Meinung anschließen. Tut man es nicht, dann ist man Herrn Steffen gegnerisch gestimmt. So ist die Situation. Herr Steffen wird zum Diktator gemacht, zum unfehlbaren Menschen. Ist dieses das, was die Jugend will? Ich meinte, die Jugend wollte Rudolf Steiner als ihren einzigen Führer haben, wollte mit Gesellschaftsangelegenheiten gar nichts zu tun haben, wollte für die Menschheit kämpfen, damit die Menschheit das bekommt, was sie so unbedingt nötig hat: Anthroposophie, aber Anthroposophie von Rudolf Steiner. Und zu diesem hätten Sie sich alle verbinden müssen und nur der Bewegung dienen und diese Bewegung will jetzt frei sein von allen möglichen Bindungen und will nur ganz die Richtung gehen, die wirklich die Anthroposophie selber ihr angibt. Mit diesem Kompromiß-Schließen, um damit eine Art Frieden zu schließen, damit kommt man nicht weiter, hauptsächlich nicht, wenn die Jugend dabei mitmacht. Einmal hatte ich die Meinung, daß es gut sein könnte, wenn die Jugend mithelfen würde, die Arbeit der Landesgesellschaft zu unterstützen, die damals nach meinem Dafürhalten ganz gut repräsentiert wurde von den Menschen, die da zusammenarbeiteten. Und wenn das hätte geschehen können, wäre sicherlich noch einmal Deutschlands Landesgesellschaft zu einer Blüte gekommen. Als das dann nicht der Fall war und die Vorstandsmitglieder, die doch mit Gutfinden Rudolf Steiners als Vorstand funktionierten, weggefegt wurden, konnte ich das Erlebnis haben, daß in dem politischen Zustand, in dem Deutschland sich jetzt befindet, eine einheitliche Landesgesellschaft doch nicht dem Wesen der anthroposophischen Bewegung in Deutschland entspricht. [Der Satz lautete nach I. Wegmans Entwurf zunächst: … Zustand, in dem Deutschland sich befand (was auch wieder in Zusammenhang gebracht werden kann – denn geistig ist es absolut richtig – mit den schwerwiegenden Uneinigkeiten, die in der Gesellschaft ihr Unwesen führten), eine einheitliche Landesgesellschaft doch nicht das [ist, was] dem Wesen der anthroposophischen Bewegung in Deutschland entspricht.] Durch sachliche Arbeit, durch freie Menschengruppierungen, die sich verbinden mit sachlicher Arbeit, die dann auch wieder ausüben sollten die Toleranz einander gegenüber, aus dieser sachlichen Arbeit, bestehend in den verschiedenen Menschengruppen, konnte ich eine Möglichkeit sehen für eine fruchtbare Arbeit für die Bewegung und aus diesem einander wieder in Ehrlichkeit finden in der Arbeit, darin sehe ich die Möglichkeit, [sich] einander wieder zu nähern und wieder dann zur Einheit zu kommen.

Ich möchte nicht verfehlen, Ihnen diese meine Gedanken ganz deutlich und klar vorzulegen. Sie müssen ausgesprochen werden und ich habe ebenso das Recht, dieses auch zu tun, wie Herr Steffen und Dr. Wachsmuth auch ihre Gedanken aussprechen.

Hoffentlich geht es gut in der Arbeit dort? Haben Sie den 18. Juni schön gefeiert? Wir hatten in London mit dem Vortrag von Dr. Kaelin einen sehr schönen Erfolg. Herzlichen Dank auch für die Zusendung Ihrer Stethoskope, die von allen Ärzten, die hier arbeiten, sehr gerühmt werden. Und wie steht es mit den Plänen, die wir damals miteinander besprochen haben?

Mit herzlichem Gruß, auch an Ihre Frau und Ihr kleines Töchterchen,

Ihre Dr. I. Wegman

Kurz vor der Generalversammlung der Allgemeinen Anthroposophischen Gesellschaft in Dornach (vgl. Seite 32–37) schrieb Ita Wegman 1934 an George Adams (Kaufmann) nach England:

Lieber Herr Kaufmann! Arlesheim, den 8. März 1934

So wie versprochen, werde ich Ihnen jetzt Mitteilung darüber machen, was inzwischen hier alles geschehen ist.

Als ich hierher kam, war Fräulein Dr. Vreede schon in Stuttgart und ich hörte dann auch, daß Sie und Dr. Zeylmans dort waren, was ja Dr. Zeylmans auch, als ich mit ihm sprach, vorhatte. Ich konnte also nicht gleich mit Fräulein Dr. Vreede sprechen und erst als sie zurückkam, war das möglich. Inzwischen hatte auch Dr. Kolisko sich angemeldet, um zu berichten über dasjenige, was in Stuttgart vorgegangen ist und zu gleicher Zeit sich mit mir zu besprechen, um eine gemeinsame Aktion vorzunehmen. Er las dann eine Willenserklärung vor [vgl. Seite 319 f.], die ich sehr gut fand und mit der man natürlich restlos sich verbinden kann, weil es doch jetzt darauf ankommt, sich zu behaupten. Das Geschehen in den letzten Jahren hat doch gezeigt, daß ein vermittelndes Vorgehen nicht mehr angebracht ist, so daß jetzt auch alle unsere Ärzte und viele, die in der Sektion arbeiten, diese Meinung voll und ganz haben. Dieses war vor drei Jahren, als die Generalversammlung war, in der Steffen als Diktator ausgerufen [soll heißen: vorgeschlagen] wurde, noch nicht möglich. Viele hatten damals in Steffen noch das absolute Vertrauen, daß er, wenn er nur Möglichkeiten hätte, doch die Dinge in der besten Ordnung gestalten würde. Dieses ist aber doch nicht geschehen, im Gegenteil, man will jetzt das, was illegal stattgefunden hat innerhalb dieser drei Jahre, legal festlegen. Das ist ja jetzt klar zum Vorschein gekommen. Mein Vorgehen – und das will ich jetzt einmal klar sagen – ging immer dahin, daß man dadurch, daß man die Arbeit in den Sektionen stark und gediegen machte, durch die Türe der Sektionen sich den Platz im Goetheanum wieder erobern würde, und daß das eine von selbst sprechende Arbeit sein sollte, was langsam, aber ganz sicher vor sich gehen sollte und dann durch die ganze Gesellschaft doch akzeptiert werden mußte. Die Haltung der Landesgesellschaften habe ich immer so betrachtet, daß sie auf dem Standpunkt stehen müßten, den Dr. Steiner gegeben hat und niemals etwas akzeptieren sollten, was nicht vom ganzen Vorstand ausging; dann wären sie absolut berechtigt gewesen, alles abzuweisen, was nicht richtig war. Und als ich damals vor drei Jahren eine mehr versöhnende Haltung einnahm, war diese bewußt auf ein solches Vorgehen eingerichtet. Ich konnte dann innnerhalb meiner Sektion ziemlich viel noch tun und dadurch wertvolle Menschen zur Mitarbeit bringen. Dieses, was ich als in der Sektion stehend und darin sich erstarkend ansehe, müssen wir jetzt erweitern – so sehe ich jetzt ein – zu dem Standpunkt von Fräulein Dr. Vreede, die nicht die Sektionsarbeit für das Wesentliche hält, sondern die die Meinung hat, daß jedes Vorstandsmitglied eigentlich auch die Möglichkeit hat, das allgemein Anthroposophische zu vertreten und das sogar in einer Tagung kundzugeben. Nun, man kann auch diese Ansicht jetzt dazunehmen, weil, wenn man dieses nicht tut, doch Dinge geschehen können, die dann nicht mehr gutgemacht werden können. Ob dann alle unsere Leute, wenn solche Tagungen stattfinden, die neben den anderen Tagungen gestaltet werden, mitgehen, das vermag ich noch nicht zu sagen. Was ich versprechen kann, ist, daß ich natürlich bereit bin, als Schriftführer die Karten zu unterschreiben. Bis jetzt ist das doch nie nötig gewesen, weil es doch nun Sitte war, daß der Vorsitzende dieses tat und weil doch jeder Vorsitzende das Recht hat, dieses zu tun, so habe ich mich weiter nicht darum gekümmert. Wenn aber natürlich der Vorsitzende verweigert, Karten zu unterschreiben ohne triftigen Grund und das nur von drei Vorstandsmitgliedern bekräftigen läßt, dann muß man schon eine andere Haltung einnehmen.

Wir werden es also so machen, daß ich persönlich noch Steffen schreibe, erstens, was meine Meinung ist, und zweitens, daß unsere Gruppe hier auch eine Erklärung abgibt, die Ihre Erklärung unterstützt, aber anders gefaßt ist. Die Menschen, die in der Sektion mitarbeiten, wollen doch die Sache so ansehen, nicht vom Gesichtspunkte einer Landesgruppe, auch nicht vom Gesichtspunkte der Arbeitsgemeinschaft, sondern vom Gesichtspunkte einer Sektionsarbeit aus, und da kann man zu den gleichen Resultaten kommen; vielleicht wirken die Dinge, wenn sie von verschiedenen Seiten beleuchtet werden, noch stärker.

Das ist, was ich Ihnen noch schreiben möchte. Es wäre gut, wenn Sie diese Willenserklärung abgeben, die ich sehr gut finde, daß dann viele von Ihnen kommen, um dieses außerordentlich stark zu bekräftigen. – Der Brief, den diese drei Vorstandsmitglieder der Anthroposophischen Gesellschaft in England geschrieben haben, den ich von Fräulein Dr. Vreede empfangen habe (wir haben keine Kopie erhalten), ist ja ganz lächerlich. Auch die ganze Adressen-Misere können Sie doch immer so beantworten, daß man auf Befehle, die von drei Vorstandsmitgliedern nur ausgehen, gar nicht eingehen kann und deshalb von Ihrer Seite vollständig das Recht besteht, noch einmal anzufragen, was sie damit tun wollen. Es ist ganz sicher, daß sie Unfug damit tun wollen. Es werden sehr schwere Zeiten kommen, weil – ich glaube – beinahe die [Auf-]Lösung der ganzen Gesellschaft bevorsteht.

Mit freundlichem Gruß Dr. I. Wegman

Nachdem die betreffenden Anträge auf der Generalversammlung in Dornach vom 27. und 28. März 1934 angenommen worden waren, entwarf Ita Wegman folgendes Rundschreiben:

Wir müssen zuallererst uns klar sein, daß die Weihnachtstagung eigentlich zugrunde gerichtet ist. Den letzten Todesschlag gab Steffen ihr. Der Satz, daß drei Vorstandsmitglieder im Sinne der Weihnachtstagung die Gesellschaft weiterführen wollen, ist eine Lüge, weil die Weihnachtstagung auf die fünf Vorstandsmitglieder aufgebaut ist. Wir, die ausgeschlossen worden sind, stehen also vor einer absolut neuen Situation, wollen wir selber wahr sein. Das Karma der Weihnachtstagung wirkt sich jetzt aus, und es ist wohl unsere tiefste Verpflichtung, jetzt uns mit diesem Karma auseinanderzusetzen.

Die Geschehnisse in der letzten Generalversammlung haben deutlich gezeigt, daß eine Gruppe von Menschen, die sich im Goetheanum breit gemacht hat, das Weisheitsgut Rudolf Steiners behalten will, dadurch, daß sie sich als [für] Repräsentanten dieses Weisheitsgutes halten und dies in der Welt so begründet haben möchten. Und die Geschehnisse, die geschehen sind, die Angriffe, die so böswillig und konsequent auf bestimmte Menschen gemacht wurden, waren nur Vorbereitung zu diesen Zwecken. Der letzte Akt war der Raub des Goetheanums. Damit haben sie sich zu einer unrechtmäßigen Machtgruppe gemacht.

Und diese Machtgruppe wird alles tun, um diejenigen, die nicht mit ihr mitmachen, zu schädigen und deren Arbeit zu unterminieren. – Nun ist die Frage, welche Maßregeln sollen genommen werden, um unsere Arbeit zu schützen. Der erste Gedanke ist natürlich, einen intensiven Zusammenschluß untereinander zu bewirken, der vielleicht sogar zu einer neuen Gesellschaftsbildung führen könnte mit klaren Zielen.

Wie verständlich und natürlich eine solche Gesellschaftsbildung [auch] für viele ist, so kommt sie mir doch nicht zeitgemäß vor. Und so möchte ich doch einiges sagen, wie ich mir die Weiterentwicklung der ausgeschlossenen Mitglieder denke, sowie auch derjenigen, die sich mit Sympathie anschließen werden. Persönlich kann ich mich mit einer neuen Gesellschaftsbildung nicht befreunden. Ich glaube nicht, daß dafür große Begeisterung herrscht und daß ein solches Gebilde den Eintritt neuer Mitglieder anzieht und leicht macht. Ich habe vielmehr den Eindruck, daß die bestehenden Landesgesellschaften wie [die in] England, Holland, Frankreich, die noch die Kontinuität von Dr. Steiners Gründung und seinen Arbeitsplan in sich tragen, sich sehr stark machen sollten durch aktive individuelle Arbeit. Diese Landesgruppen müssen sich das Recht nehmen, neue Mitglieder in ihre Landesgesellschaften aufzunehmen. Man erzähle den neuen Mitgliedern ganz ehrlich, wie die Dinge stehen, wie die Allgemeine Anthroposophische Gesellschaft sich Machtimpulse aneignet, die man nicht akzeptieren kann, wenn man auf dem Boden des Freiheitsprinzips steht, das in der Anthroposophie walten soll.

Die zu uns gehören, werden schon Mitglieder innerhalb der Landesgesellschaft.

Die Arbeitsgemeinschaft in Deutschland nimmt sich das gleiche Recht einer Landesgesellschaft. Die Entwicklung in Deutschland wird sich wohl anders gestalten als in Holland und England. Es werden da weniger neue Mitglieder in Betracht kommen als vielmehr Interessenten und enttäuschte Mitglieder aus der alten Gesellschaft. Die Arbeitsgruppen der beiden Sektionen machen das Gleiche, wenn sie in der Lage sind, neue Mitglieder aufzunehmen. – Es wird dadurch eine große Freiheit und Differenzierung entfaltet, die sich in der Arbeit zeigen wird. Die Ziele müssen von allen Landesgesellschaften und Gruppen die gleichen sein, dadurch zeigt sich die Einheit. Das Ziel aller muß sein eine Intensivierung der Anthroposophie. Es muß die Einsicht herrschen, daß die innere Entwicklung der einzelnen in der jetzigen Zeit eine Notwendigkeit ist.

Den in der Weihnachtstagung von Dr. Steiner gegebenen Spruch als Leitspruch real zu nehmen, daß heißt, meditativ sich mit ihm stark verbinden, dazu sollte sich jeder bekennen, der mit uns arbeiten will.

Man bildet keine Gesellschaft, sondern eine geistige Verbindung, die sich über alle Länder hin erstreckt, die keine irdische Form, sondern geistige Kraft ist. In der Zukunft wird sich dann wohl zeigen, ob bestimmtere Formen nötig sind.

Es werden trotzdem viele neue Mitglieder in der Allgemeinen Anthroposophischen Gesellschaft landen; das macht nichts, das soll uns nicht stören. Wir wollen im Auge behalten, daß wir als innere Verpflichtung die Vertiefung der Anthroposophie uns als Aufgabe gestellt haben. Die Verbreitung wollen wir mehr dem Schicksal überlassen.

In einem Notizbuch (Nr. 44) vom Mai oder Juni 1934 versucht sie, ihre Gedanken genauer zum Ausdruck zu bringen; das Konzept enthält zudem Entwürfe von Briefen an E. und L. Kolisko, Fried Geuter, Graf und Gräfin Keyserlingk, W. J. Stein, Karl König, Albrecht Strohschein, den Mitarbeitern von Gerswalde und Lauenstein (in Altefeld), die nicht erhalten geblieben sind.

Ich habe mit Interesse Ihre Bestrebungen zur Konsolidierung der Arbeitsgruppen und Landesgruppen verfolgt.

Ich finde es schwer, eine gute Lösung zu finden, obgleich, wenn man einige Dinge gelten lassen will, es auch wieder nicht schwer ist. Und da [ich gebeten wurde,] nun gefragt worden ist, auch meine Gedanken über die weitere Arbeit zu sagen und über die Form, die dazu nötig ist, zum Ausdrucke zu bringen, so will ich das jetzt tun.

Dr. Steiner sagte mir, als er einmal redete über Esoterik, daß die neu zu begründende Form, in der das Esoterische wirken sollte, wenn es richtig geistig sein soll, immer in irgendeiner Art eine Kontinuität des Alten in sich haben müßte; an irgendetwas Bestehendes, wenn es auch dekadent geworden ist, muß das Neue sich anreihen.

Deshalb wurde die allgemeine Anthroposophische Gesellschaft wohl neu begründet, aber doch im Alten darinnen. Das neue Goetheanum wurde auf dem Grundstein des alten gebaut. Die alte Esoterik richtete sich nach uralt bestehenden mystischen Formen, die Christengemeinschaft hatte das gleiche Prinzip. Es kann auch nicht jemand von sich aus Priester werden, er muß von einem Priester, der die Berechtigung hat, geweiht werden.

Dies wissend, möchte ich Sie alle warnen, zu einer frühzeitigen Formierung einer *neuen* Gesellschaft überzugehen.

Da müssen wir noch warten und horchen, was geistig gewollt wird.

Der erste Schritt, der aber unbedingt gemacht werden muß, ist wohl die Konsolidierung der Landesgesellschaften, die durch den Akt von Steffen, die Karten nicht unterschreiben zu wollen, auf sich selbst gestellt sind. Diese müssen die neuen Mitglieder aufnehmen innerhalb der alten Gesellschaft. Das können sie sehr gut, weil diejenigen Landesgesellschaften, die jetzt nicht vom Goetheanum akzeptiert werden, durch Dr. Steiner noch gegründet sind. Da haben sie noch voll und ganz die Kontinuität. Die Landesgesellschaften verbinden sich in Freiheit miteinander, um gemeinschaftlich Tagungen zu machen, einander in der Arbeit zu unterstützen. Viermal im Jahr müßten diejenigen zusammenkommen, die Führende der Landesgruppen oder Arbeitsgruppen sind in England, Holland, Deutschland oder Arlesheim. Diese sollen nicht als Übervorstand gedacht werden, sondern eine freie Gruppe von Menschen bilden, die beliebig erweitert werden kann mit denjenigen, die durch ihre Arbeit und Leistungen auch gehört werden sollten. Hier bespricht man dann, *wo* und *wann* die allgemeinen Tagungen stattfinden sollen und was für Arbeit man da zu tun gedenkt. Das Finanzielle wird so geregelt, daß jedes Land sein eigenes Mitgliedsgeld behält und ein kleiner Teil davon reserviert wird für die allgemeine Arbeit, für die Tagungen usw. Dieses reservierte Geld soll womöglich im eigenen Lande bleiben, *erstens* ist man gezwungen dazu durch die politischen Verhältnisse, *zweitens* ist das einfacher, so daß ein Übersekretariat auch wegfällt. Diese Art Form kommt mir am einfachsten vor und ist beweglich gehalten.

Die Zukunft liegt noch lange nicht klar vor uns, um jetzt schon eine feste Gesellschaftsform anzunehmen.

Betrachten wir uns innerhalb der alten Gesellschaft als den Sauerteig und nehmen uns die Freiheit, wozu wir geistig berechtigt sind, aber auch nicht mehr.

Daß wir jetzt noch größere Verpflichtung haben, die Anthroposophie zu vertiefen, ist selbstverständlich und dadurch für jeden einzelnen ein inneres Gesetz.

Daß ich mit meinem ganzen Wesen mit Ihnen allen bin, [dessen] können Sie versichert sein.

Mir ist das Leben neu geschenkt worden, ich fühle die innere Verpflichtung, es tiefer zu gestalten als bis jetzt, es muß ein Neues für uns alle anbrechen, und wie eine Morgenröte kündigt es sich an! Mögen wir frei bleiben, auf uns wirken zu lassen, was die höheren Welten wollen und was von unten ersehnt und erbeten wird.

An Franz Löffler:

Lieber Herr Löffler, [Anfang Juni 1934]

[…] Die Veränderungen in der Gesellschaft, die stattgefunden haben, haben mich schmerzlich berührt, aber zu gleicher Zeit ist auch ein Gefühl da, endlich [ein]mal los zu sein den unwürdigen Zustand innerhalb des Vorstandes und im Goetheanum zu sein und jeden Tag Beleidigungen ausgesetzt zu sein. Man hat ausgehalten solange man kann, aber jetzt bricht etwas Neues an.

Das einzige, wofür wir aufpassen müssen jetzt, ist, daß wir nicht zu schnell in Formen uns wieder einengen. Ein Zusammenschluß mit freier Gestaltung der Arbeit ist notwendig; aber die Arbeit muß schon differenziert sein. Ich meine hiermit zum Beispiel, daß die medizinischen Aufgaben voll und ganz bestehen bleiben müssen. Der Begriff der Sektion, mit der Dr. Steiner eine Gemeinschaft von in der Heilkunst wirkenden Menschen schaffen wollte, mit medizinischen Aufgaben, die er esoterisch vertiefen wollte, darf nicht fallengelassen werden, sonst würden wir den Boden unter unseren Füßen verlieren. Diese Aufgaben sind es ja, die uns so tief mit Dr. Steiner verbinden und die auch mich mit Ihnen allen verbinden. Gerade während meiner Krankheit sind die medizinisch-esoterischen Aufgaben mir noch bewußter geworden und ich glaube sogar, daß meine Krankheit dazu da war, diese mir klar bewußt zu machen. Diese Aufgaben sind noch andere als die Gesellschaftsaufgaben. […]

An Siegfried Pickert:

Lieber Herr Pickert, [Mitte Juni 1934]

zur zehnten Geburtstagsfeier des Steiner-Besuchs in Lauenstein möchte ich den Instituten und ihren Führern und Mitarbeitern sagen, daß ich mit warmem Herzen ihrer gedenke. Es ist diesmal wohl eine andere Festlichkeit als in anderen Jahren.

Bis jetzt ist es uns gelungen zusammenzuhalten. Trotz der Differenzierungen innerhalb der Institute, der verschiedenen Arten der Charaktere unter den Menschen, gelang es einheitlich, die heilpädagogische Arbeit bekannt zu machen und einheitlich den höheren Zielen nachzugehen.

Diese höheren Ziele lebten in unseren Herzen und wir strebten dahin, sie zu verwirklichen. Zu verwirklichen dasjenige, was Rudolf Steiner als das Medizinisch-Esoterische gehalten hat. Das war es, was er in der Medizinischen Sektion legen wollte. Durch die Sektion eine Gemeinschaft von Menschen zu bilden, die für die Heilkunst und die ihr anverwandten Fächer gewillt waren, sich innerhalb dieser Arbeit esoterisch zu vertiefen.

Leider mußte Dr. Steiner uns allein lassen und so blieb diese heiligste Arbeit in unseren Herzen nur eine Sehnsucht, die sich meiner Einsicht nach kundgab darin, daß die Menschen, die sie gefühlt haben, zusammengehalten haben.

Jetzt kommt das zehnte Jahr [sic] und mit ihm meistens eine Seelenprüfung. Werden wir weiter zusammenhalten, nachdem durch die Gesellschaftskrisis so viel Schwieriges an uns herangekommen ist? Wird ein Neues anbrechen, wird der Moment gekommen sein, daß durch eine vertiefte Arbeit in anthroposophischer Medizin und Heilpädagogik das mehr Esoterische sich Bahn brechen könnte? Wenn wir diese Vertiefung uns heilig vornehmen wollen, zusammenhalten und den Begriff eines höheren Zieles, den Dr. Steiner in der Medizinischen Sektion gelegt hat, nicht vergessen, wird sicherlich eine neue fruchtbare Zeit aufkommen. Und obgleich die Welt äußerst düster aussieht, schlägt doch mein Herz freudig bei dem Gedanken der Möglichkeit, daß ich in einiger Zeit neu belebt in unseren Kreisen wieder erscheinen werde, um mit Ihnen zu arbeiten und dem Neuen entgegenzutreten und zu empfangen!

Möge es Ihnen allen gut gehen! Mit herzlichen Grüßen [I. Wegman]

Das zitierte Rundschreiben sowie die Briefentwürfe an Löffler und Pickert schrieb Wegman in den Monaten ihrer Erkrankung. Nach der Genesung schrieb sie an Jules Sauerwein in Paris:

Lieber Herr Sauerwein! Den 18. Dezember 1934

Ich habe mich aufrichtig gefreut, als ich Ihren Brief las. Ich hatte Ihnen gegenüber ein schlechtes Gewissen, denn durch ein glückliches Schicksal, das mir zuteil wurde, eine Einladung, eine Mittelmeerreise zu machen, im Anschluß daran ein Besuch in Palästina, dadurch wurde mein Plan, in einem französischen Seebad mich zu erholen, zunichte gemacht. Diese Reise nahm – obgleich der Wunsch danach schon längst in meiner Seele lebte – so unerwartet Gestalt an, daß ich mich sehr zusammennehmen mußte, um alles dafür vorzubereiten und es auch mit meinem Gesundheitszustand richtig in Einklang zu bringen. Ich hatte auch ein bißchen Angst davor, daß die Freunde es nicht verstehen könnten, daß man eine so große Reise unternimmt nach einer so schweren Krankheit, wie ich sie gehabt hatte und daß sie diese zu ermüdend für mich finden würden. So habe ich es eigentlich ein bißchen für mich behalten, und erst als alles in gutem Gange war, ist es bekannt geworden. Das ist im Grunde genommen die Ursache, warum ich Ihnen auch nicht schrieb. Nachher hatte ich soviel zu tun mit all den Eindrücken, die an mich herankamen, daß ich da auch nicht zum Schreiben kam. Seit zwei bis drei Wochen bin ich zurück und ich dachte schon daran, Ihnen einen erklärenden Brief zu schreiben, als schon Ihr Brief kam. Das Merkwürdige ist, lieber Herr Sauerwein, daß Sie mir immer schreiben, wenn ich an Sie denke, und Sie schon reagieren, bevor ich zur Tat des Schreibens komme. So war es heute Morgen tatsächlich ein merkwürdiges Erlebnis, diesen Brief schon auf meinem Frühstückstisch zu empfangen. Ich danke Ihnen recht herzlich dafür, auch daß Sie so als lieber Freund es mir nicht übelgenommen haben, daß ich nicht schrieb.

Wohin wollen Sie jetzt reisen? Ich bin natürlich jetzt erst einmal eine Zeitlang an Arlesheim gebunden – bis Februar denke ich wohl –, um hier in der Klinik intensiv zu arbeiten und alles das wieder zusammenzubringen, was während meiner Abwesenheit nicht so zentral gehalten werden konnte. Dafür braucht man natürlich jetzt eine intensivere Zusammenarbeit und einen längeren Aufenthalt hier. Im Februar habe ich vor, nach England zu gehen und da könnte ich es so machen, daß ich über Paris gehe. Sollten Sie vorher die Möglichkeit haben, in die Nähe von Arlesheim zu kommen, so würde ich mich natürlich außerordentlich freuen, wenn Sie mich besuchen wollten.

In Dornach ist wohl noch immer Streit, aber das kümmert mich überhaupt nicht mehr. Streit und Kampf in der physischen Welt ist für mich eine Maja. Geistig sieht es ganz anders aus, und an dieses Geistige halte ich mich und richte mein Leben in treuem Verbundensein mit Rudolf Steiner danach ein. Das Christentum ist ja noch lange nicht verstanden. Das kommt einem so tief zum Bewußtsein, wenn man da in Palästina gewesen ist und sieht, wie nichts übrig ist von dem, was da stattgefunden hat, kein Verständnis; auch die Ausbreitung des Christentums von Rom her nicht im Geiste des Christus-Jesus gehalten wurde. So kann man auch nicht erwarten, daß die Anthroposophen, die nun zum ersten Mal vom esoterischen Christentum etwas hören, schon die Kraft und den Mut haben, für dieses esoterische Christentum, das doch mit Anthroposophie in starkem Zusammenhang steht, zu leben. In diesem Sinne kann man auch wohl den Streit und Kampf betrachten, weil doch die Seelen auch mit sich selbst unzufrieden sind und das dann nach außen tragen in Unzufriedenheit mit den andern und in ein Bekämpfen des andern, anstatt sich selbst zu bekämpfen. Für Anthroposophie und Rudolf Steiner kann man immer eintreten, auch im äußeren Leben, man braucht da nicht mit diesen Anthroposophen zusammenzugehen.

Geht es Ihnen gesundheitlich gut? Auch Ihrer Familie? In der Hoffnung, Sie bald wiederzusehen, verbleibe ich mit herzlichen Grüßen Ihre I. Wegman

Anfang Januar 1935 war in der Arlesheimer Klinik eine Zusammenkunft derjenigen Menschen, die die *Willenserklärung* vom März 1934 unterschrieben hatten. Nach deren Abreise schrieb Wegman an Walter Johannes Stein in England:

Lieber Dr. Stein! Arlesheim, den 9. Januar 1935

Den folgenden Tag nach Ihrer Abreise, aber schon während der Nacht, wußte ich ganz genau, daß ich noch zu warten habe mit einem Gehen nach England. In mir lebt so etwas ganz anderes, als was mir entgegengebracht wurde, daß ich mich nicht entschließen kann, so weiter zu arbeiten als ob nichts geschehen wäre, als ob ich nur eine kleine Ferienreise hinter mir gehabt hätte. Es war mir vergönnt, einen Blick in die geistige Welt zu werfen, habe [bin] dem Christus und Rudolf Steiner begegnet, die mich zur Erde zurück schickten und von mir erwarten, daß ich etwas tue, anders als bis jetzt. Die Enttäuschung war doch groß, als ich aus Dunlops Rede [in Arlesheim] entnahm, daß die Bewegung in England doch ein äußeres Gepräge annehmen sollte, ohne Unterschied der seelischen Qualitäten der verschiedenen Menschen. Damit ist dann auch wirklich die Weihnachtstagung aus der Welt geschafft. Es ist doch wirklich der karmische Zusammenhang zwischen Rudolf Steiner und mir ein wesentlicher Bestandteil der Weihnachtstagung. Das wissen viele Menschen im Goetheanum sehr gut, deshalb auch der Haß gegen mich, der konsequent durchgeführt wird. Solange wird der Haß bleiben, bis es gelungen sein wird, die Weihnachtstagung aus der Erinnerung der Mitglieder auszuwischen, damit eine Geschichtsfälschung vorgenommen werden könnte, um die Menschen *nicht* zum Karmaerleben zu bringen. Es wäre ungeheuer wertvoll gewesen, hätte England dies eingesehen und sich vorgenommen, auf keinen Fall die Weihnachtstagung zu vergessen, die, weil [obwohl] sie in der Totalität nicht durchgeführt werden kann, doch so fortwirken kann, daß jedes einzelne Mitglied des Vorstandes ernst genommen wird, je nach seinem Karma mit dem Doktor oder mit der Gesellschaft oder mit anderen sonstigen karmischen Verbindungen.

Wofür die Freunde zusammenkamen, das war doch nicht eine ehrliche Zusammenarbeit, sondern ein Versuch, wichtige Dokumente – Sie wissen, was ich meine – von mir zu bekommen.* Ich sehe darin nicht viel Gutes, möchte das auch nicht mitmachen. Deshalb habe ich Mr. Dunlop telegraphiert, nicht auf mein Kommen zur Generalversammlung [in England] zu rechnen. Es wird sich schon zeigen, was kommen will. Das, was ich zu tun habe, ist doch, diejenigen Menschen um mich zu sammeln, die diese Verbindung mit der Weihnachtstagung noch in der richtigen, wahren Art in sich tragen. Es möge die Zahl derer klein sein, aber ich fühle auch, daß, wenn dies nicht geschieht, etwas geistig Wertvolles zugrunde gehen wird, eine geistige Strömung, die ich zu hüten habe und die ich rein hinübertragen will.

Es ist sehr gut möglich, daß meine Arbeit durch die Umgruppierung der Menschen an der Spitze, die so ein festes Gepräge angenommen hat, in England *vorläufig* zum Abschluß gekommen ist und daß die karmische Richtung irgendwo anders Fuß fassen will oder neu aufleben. Dieses ist von mir mit Liebe gesagt und mit Verständnis für den Entwicklungsgang von England. Was ich Sie bitten möchte, ist folgendes: Ein wachsames Auge für Kent Terrace zu haben, damit dies nicht ganz aus meinen Händen fällt, denn dann ist die Türe für England für mich geschlossen. Das wäre ja dann doch für viele schade. Hoffentlich verstehen Sie mich? Und bleiben mir treu, ich meine meinem Wesen.

Wir haben alle die schönsten Erinnerungen an Sie und Ihr menschliches Auftreten.

Herzlichen Gruß und vielen Dank, daß Sie gekommen sind.

In treuer Verbundenheit Ihre Ita Wegman

P. S. Viele herzliche Grüße an Ihre Frau und Clarissa Johanna.

Ein Brief an Franz Löffler, den Leiter des heilpädagogischen Instituts in Gerswalde bei Berlin:

Lieber Herr Löffler! Arlesheim, den 16. Januar 1935

Ihr Brief vom 25. Dezember liegt noch unbeantwortet da. Ich hatte gar keine Zeit während der Feiertage, wo so viele Leute hier waren, mich mit Briefeschreiben zu beschäftigen. Es tat mir auch außerordentlich leid, daß Sie nicht persönlich einmal kamen, um mit mir zu sprechen. Ich glaube, es liegen doch – wie ich aus Ihrem Brief lese – recht viele Mißverständnisse vor. Niemals habe ich gewußt, daß ein so großer Unterschied war zwischen Jugend-Impulsen und Heiler-Impulsen. Ein Jugend-Impuls wandelt sich doch mit den Jahren um zu einem Impuls, den man dann in denjenigen Beruf hineinschiebt, den man ausübt, und macht diesen Beruf, sei es [der] des Heilers, sei es [der] des Lehrers, sei es [der] eines in sozialer Arbeit Stehenden, zu etwas kräftig Menschlichem, so daß man nicht mehr Jugendprobleme in sich trägt, sondern menschlich-soziale, die mit der ganzen Menschheit in der ganzen Welt in Zusammenhang stehen. Zu gleicher Zeit ist man der Helfende für die Jugend geworden. Ich wiederhole beinahe die Worte – so wie es mir in der Erinnerung steht – wie Dr. Steiner mir einmal erklärte, wie Sektionen untereinander sich zu verhalten haben. Die Jugendsektion, sagte er, ist dafür da, um alle diejenigen jungen Leute zu sammeln, die sich selbst nicht zurechtfinden und die einen Weg suchen, einen Platz zu finden in dem sozialen Getriebe der Menschheit. An diese Menschen soll Anthroposophie in der richtigen Art herangebracht werden, und sie sollten aus der Freiheit heraus dann, wenn sie Anthroposophie in sich aufgenommen haben, in den Sektionen versuchen, den Platz zu finden für ihr soziales Wirken. Dann kommen sie in die Tätigkeiten der Sektionen, die, wie Dr. Steiner mir ausdrücklich gesagt hat, einen esoterischen Charakter haben sollten. So war der Aufbau von Rudolf Steiner gemeint. Gar nicht: hier Jugend-Impuls, da Heiler-Impuls, die nebeneinanderstehen sollen, sondern ein Ineinandergehen, nach Zeiten und Alter sich richtend. Wenn mehr Verständnis gewesen wäre für alles das, was Dr. Steiner gewollt hat, es wäre nie solch ein Durcheinander gekommen, wie es allmählich in der Anthroposophischen Gesellschaft entstanden ist.

Wenn in den Instituten ein esoterischer Zug gepflegt wird, der nicht in Zusammenhang mit mir gemacht wird, ja sogar mit einem Negieren meines Wesens, dann sehe ich daraus nicht viel Gutes entstehen. Will man Dr. Steiner wirklich ernstnehmen, dann soll doch dasjenige, was einmal zu der Sektion gehört, auch mit der Sektion erst durchgesprochen werden, will man diese Impulse der Sektion weiterführen. Ist man auf den Standpunkt gekommen, daß man aus der Freiheit heraus selber die Dinge bestimmen will, so ist das eine neue Situation, ein Zurückgreifen nach Dingen, die eigentlich vor der Weihnachtstagung gelegen haben.

Als ich von meiner Krankheit zurückkam, habe ich lange darüber nachgedacht, was aus der verzweifelten anthroposophischen Situation noch zu machen sei und es kam mir dann als Lösung das Folgende vor: daß die Weihnachtstagung in ihrer Totalität wohl nicht mehr funktioniert, daß aber doch die Tatsache bestehen bleibt – ob man es nun erkennen will oder nicht –, daß die Vorstandsmitglieder durch einen Akt mit Dr. Steiner verbunden sind, innerhalb der Anthroposophischen Gesellschaft eine Arbeit zu verrichten haben, eine Arbeit, für die sie verantwortlich sind. Wenn die Arbeit von jedem einzelnen in der richtigen Art, so wie Rudolf Steiner es gewollt hat, verrichtet wird, und diejenigen Menschen, die schicksalsgemäß mit dieser Arbeit verbunden sind, da mitmachen und wirklich hüten, daß die Dinge dann auch richtig sich entfalten können, dann wird trotz aller Schwierigkeiten einmal eine Zeit kommen, wo die Einheit wieder entsteht, wenn es auch im nächsten Leben vielleicht sein wird.

Sie sagen in Ihrem Brief, daß Sie vergebens gewartet haben auf eine esoterische Arbeit, die hätte binden sollen an die Sektion. Sehen Sie, hier ist doch das Mißverständnis. Richtig und wahr in der Sektion stehen ist schon das esoterische Band untereinander. Wir haben manchmal hier und auch in Berlin esoterische Zusammenkünfte gehabt, auch in Hamborn, und diese wären sicher weiter fortgesetzt worden, wenn nicht schwerwiegende Verhältnisse immer störend einen Strich durch die Rechnung gemacht hätten. Erst waren es die Verhältnisse innerhalb der Gesellschaft, die immer Hindernisse brachten, dann die Verhältnisse in Deutschland selber, sonst wäre manches noch besser aufgebaut gewesen. Ich glaube nicht, daß die jüngeren Mitarbeiter zu kurz kommen würden, wenn die älteren, die noch Dr. Steiner gekannt haben, stark auf ihrem Posten bleiben und die Sektion hoch halten, und manchmal die jungen Leute auch hierher schicken. Nun, dieses ist auch oft nicht möglich gewesen, aus Mangel an Geld und durch innere Schwierigkeiten. So liegen Hunderte von Dingen vor, die Schwierigkeiten gemacht haben. Sie wurden auch dadurch hervorgerufen, weil man etwas Spirituelles auf Erden hat auf die Beine bringen wollen. Solange eine Lehre nur eine Lehre bleibt, entstehen keine Schwierigkeiten.

Ich werde in der nächsten Zeit ein Gespräch mit Dr. Röschl haben, das ohne weiteres gut verlaufen wird, weil wir beide das gleiche Ziel haben, Dr. Steiner in Treue und Wahrheit zu dienen. Vielleicht werden Sie bis dahin Vertrauen haben. Es wird nichts geschehen, was den Instituten schaden könnte. Ich hätte aber auch sehr gern Sie einmal persönlich gesprochen. Im Februar werde ich höchstwahrscheinlich nach Berlin kommen, und dann hoffe ich Sie und die anderen Mitarbeiter zu sehen und zu sprechen.

Mit freundlichem Gruß — Ihre Ita Wegman

Bei dem Satz *»Solange eine Lehre nur eine Lehre bleibt, entstehen keine Schwierigkeiten«* hat Wegman wohl auch den Umkehrschluß im Auge: sowie man eine spirituelle Lehre im Leben verwirklichen will, entstehen Schwierigkeiten. Diese soll man nicht meiden, sondern verstehen und aushalten, damit sie fruchtbar werden.

Als man von England aus mit Enttäuschung und Unverständnis auf Wegmans Weigerung, zur dortigen Generalversammlung zu reisen, reagiert hatte, schrieb sie Dunlop folgenden Brief:

Lieber Mr. Dunlop,

vor der Generalversammlung möchte ich Ihnen einige Worte schreiben. Seien Sie versichert meiner treuen und aufrichtigen Freundschaft. Ich bin nicht nur persönlich, sondern auch durch Rudolf Steiner mit Ihnen verbunden.

Daß ich nicht zur Generalversammlung komme, hat zwei Ursachen, die wir gut auseinanderhalten müssen und die durch Hin- und Widerreden und durch verschiedene Nuancierungen, die bei den Gesprächen stattgefunden haben, nicht verwischt werden sollten. Es liegt gar keine Unzufriedenheit bei mir vor, was die Arbeit in England betrifft. Es geht doch alles gut und niemand kann sich mehr freuen als ich selber über die Prosperität in England. Nicht kann man also mein Nichtkommen mit einer Unzufriedenheit mit der Arbeit in England in Zusammenhang bringen.

Über etwas anderes war ich aber enttäuscht, und das ist das Folgende. Ich war enttäuscht über dasjenige, was ich bei den vereinigten Gruppen, die sich durch die sieben Menschen repräsentieren ließen, vorfand. Ich fand etwas vor, was für mich, die durch meine Erkrankung keine Sitzungen mitgemacht hatte, neu war und mich in eine neue Situation brachte. Das war die Erkenntnis, daß die Idee der Weihnachtstagung, die wohl auf Erden kaputt ist, aber in der geistigen Welt doch noch besteht, bei Ihnen und den anderen Freunden nicht mehr auf dem Vordergrund stand. Ich kann das wohl verstehen, aber für mich war dieses eine neue Situation, in die ich eigentlich zum ersten Mal hereinkam. Ich konnte in einer solchen Situation mir nicht ganz gut die Arbeit der Ersten Klasse, die doch als wichtiger Impuls innerhalb der Weihnachtstagung gegeben wurde, denken und sie durchführen. Ich mußte selber zur Klarheit kommen, was für eine Bewandtnis in dieser neuen Situation die Klasse hat. Deshalb habe ich abtelegraphiert, zur Generalversammlung eine Klasse zu halten. Ich kann diese nur halten bei innerer Sicherheit und bei Bejahung der geistigen Welt. Diese Absage darf man also nicht mit einer Unzufriedenheit mit der Bewegung in England zusammenbringen. Das würde eine Verkennung sein der Tatsachen und meiner Person. Ich mußte selber zu einer Klarheit kommen, die mir die Möglichkeit gibt, innerhalb dieser neuen Situation Klassenstunden zu geben. Das war also die erste Ursache.

Die zweite Ursache lag darin, daß bei der ersten Sitzung, bei der ich war, nachdem ich meine Bereitwilligkeit gezeigt hatte, voll und ganz mitzuarbeiten, man damit anfing, darüber zu diskutieren, ob die Klasse auch von anderen Persönlichkeiten gegeben werden könnte. Diese Frage war meiner Ansicht nach viel zu verfrüht innerhalb der Situation, in der wir uns befinden. Die Frage ist auch zu ernst, um innerhalb einer Sitzung gelöst zu werden. Ich gab die Antwort, daß *ich* über diese Dinge kein Verfügungsrecht habe und daß ich abzuwarten habe, wie es geistig gewollt ist.

Das sind eigentlich die zwei Ursachen, die mich bewogen haben, nicht die Generalversammlung mitzumachen und noch zu warten mit [dem] Geben von Klassenstunden. Alles was darum und daran geredet worden ist, macht die Dinge schlimmer und verdunkelt die Situation und wirkt nicht klärend. Aus tiefsten ernsten Gründen ist meine Handlung entsprossen, und ich möchte Sie herzlich bitten, Verständnis und Vertrauen mir entgegenzubringen. Ich glaube schon allmählich mich zur Klarheit durchgerungen zu haben und den Punkt gefunden zu haben, wo ich einen neuen Anfang machen kann in dieser neuen Situation. Darüber will ich Ihnen in einem nächsten Brief schreiben, weil sonst dieser hier allzu lang werden würde. Bis Ende April müßte ich hier die Arbeit, die ich jetzt angefangen habe, intensiv durchführen. Von Mai ab werde ich mich freimachen und die Arbeit an anderen Orten vornehmen. Sollten Sie also im Monat Mai die Möglichkeit haben, mich in London einige Tage zu empfangen, um die Arbeit in London mit der Klasse neu anzufangen, so werde ich mich sehr freuen. So kommt es mir vor, daß dieses gut und richtig ist, in Zusammenhang mit dem, was ich mir selber innerlich errungen habe.

Mit den Wünschen für das beste Gelingen der Generalversammlung [Schluß fehlt]

Nachdem Mitte März 1935 die Vorschläge zum Ausschluß einer Anzahl von Mitgliedern aus der Gesellschaft bekanntgeworden waren (vgl. Seite 28 ff.), schrieb sie dem Arzt Gerhard Suchantke in Berlin:

Lieber Dr. Suchantke! Arlesheim, den 19. März 1935

Vor vier bis fünf Tagen bin ich zu Hause angekommen und ich nehme auch an, daß Sie von Stockholm zurückgekommen sind. Ich möchte hiermit Ihnen und Ihrer Frau und auch Dr. Behre recht herzlich danken für den schönen und herzlichen Empfang, den ich in der Schillstraße [in Berlin] von Ihnen allen gehabt habe.

In [dem heilpädagogischen Institut] Pilgramshain hatte ich einen sehr guten Eindruck bekommen von der Arbeit dort. Dieses Institut wird sicherlich seinen Weg weiter machen können trotz aller Schwierigkeiten in der Gesellschaft. [Karl] König hat doch verstanden, einen Kreis von Patienten zu haben, die mit der Gesellschaft nicht viel zu tun haben, und auch die Kinder, die da sind, sind alle durch außergesellschaftliche Beziehungen gekommen.

Als ich nach Hause kam, fand ich ein dringendes Ansuchen für ein Gespräch von Graf Polzer aus Wien vor und zugleich war dann auch der Antrag auf Ausschließung von zwei Vorstandsmitgliedern und der sechs anderen Mitglieder im Mitteilungsblatt bekanntgemacht worden. Graf Polzer gehört zu denjenigen, wie er mir sagt, die diesen Antrag im Vorstand der österreichischen Anthroposophischen Gesellschaft nicht mitunterzeichnet haben, mit ihm zwei andere Vorstandsmitglieder, und die jetzt tief empört sind über dieses Vorgehen. Er will jetzt nach Wien zurückgehen, um Menschen zu suchen und zu sammeln, die nicht für irgend eine Partei wählen sollten, sondern die helfen sollten, diese Schmach von der Anthroposophischen Gesellschaft abzuwenden, weil es doch eine Schmach ist, wenn man später von der Anthroposophischen Gesellschaft, die doch eigentlich eine Weltbewegung ist, sagen kann, daß sie es fertiggebracht hat, Mitglieder, die in der Welt eine Position einnehmen, so wie Dunlop, Zeylmans und auch meine Person und so weiter, die auch mit Rudolf Steiner befreundet waren, wie Verbrecher aus der Anthroposophischen Gesellschaft herauszusetzen. Graf Polzer will versuchen, ob er nicht so viele Menschen zusammenbringen kann, die sich dagegen wehren, die also nicht Partei ergreifen wollen für diese oder jene, sondern einfach die Tat als solche vereiteln wollen, oder wenn das nicht gelingt, wenigstens Protest machen, damit die Geschichte auch von diesem Protest einmal Notiz nehmen wird. Er fragte mich, was ich davon halte. Ich konnte ihm nur antworten, daß ich, wenn ich an seiner Stelle wäre, auch so etwas getan hätte. Auch hat er mich gefragt, ob ich Menschen wüßte, die an einer solchen Aktion mitmachen würden. Ich sagte ihm, daß ich sein Vorhaben bekanntmachen werde. Ich schreibe dieses hier, weil an mich allmählich schon verschiedene Briefe herankommen mit der Frage, was jetzt zu tun sei. Ich habe nicht viel Hoffnung, daß die Menschen überhaupt stark auf diese Dinge reagieren. Die Anthroposophische Gesellschaft hat ja so gründlich das Gefühl für Freiheit und Gerechtigkeit verloren, daß sie den höheren moralischen Gesetzen gegenüber richtig eingeschlafen ist. – Ich wollte Ihnen dieses nur schreiben, weil ich mich verpflichtet fühle, dieses Gespräch, das ich mit Graf Polzer hatte, bekanntzumachen und auch deshalb, weil wir doch vor einer Woche in Berlin zusammenkamen, um über dasjenige zu sprechen, was durch [Karl] König geschehen ist.

Vor ein paar Tagen habe ich auch einen Brief von Dr. Bahr bekommen, der mir den Vorschlag macht, ob er nicht dafür sorgen dürfte, bei den Freunden Beiträge für das Beiblatt der ›Natura‹ zu sammeln – solche zum Beispiel wie besprochen wurden über die Angina pectoris – die er mir dann, wenn er sie beisammen hat, schicken wollte, damit daraus ein Beiblatt entsteht. Ich finde diesen Vorschlag recht schön, aber vielleicht kann solches auch nicht durchgeführt werden, weil Bahr dann, wenn der Antrag zum Beispiel von der Generalversammlung angenommen wird, vielleicht nicht mehr mitmachen will. Was mich persönlich betrifft, werde ich niemals irgendeiner Generalversammlung das Recht einräumen, mich, die von Rudolf Steiner eingesetzt worden ist, abzuberufen, das kann eigentlich nur er tun. Daß das natürlich nicht viel nützt bei dem größten Teile der Gesellschaft, verstehe ich sehr gut, aber ein kleiner Teil wird vielleicht auch dieses noch gelten lassen, wenn sie überhaupt Rudolf Steiner noch ernstnehmen wollen.

[...] So sehen Sie, daß die Lage momentan recht schwer ist. Aber ich habe doch geistig kein schlechtes Gefühl. Die Dinge müssen schon gehen, wie sie gehen müssen. Wir dürfen nur nicht den Kopf verlieren.

Grüßen Sie recht herzlich Ihre Frau und Dr. Behre und ich verbleibe auch mit herzlichen Grüßen an Sie selbst Ihre I. Wegman Dr. med.

Kurz danach war das Werk *Denkschrift* erschienen. Dazu äußerte Wegman sich in einem Brief- oder Rundschreibenentwurf (Notizbuch Nr. 74) wie folgt:

Seit zehn Jahren bin ich das Objekt von Anschuldigungen und Verleumdungen, die nicht aufhören wollen, und jetzt, am zehnten Todestag Rudolf Steiners muß der Schlußakt erfolgen, der dahin geht, daß in der nächsten Generalversammlung beschlossen werden sollte, man möge Dr. Vreede und Dr. Wegman als Vorstandsmitglieder abberufen. Um diesen Akt zu begründen, wird ein dickes Dokument geschrieben, das man Denkschrift nennt und worin alle unsere ›üblen‹ Taten erzählt werden.

Es werden [wird von Vorgängen] innerhalb des Vorstandes, innerhalb der Konferenzen der Generalsekretäre erzählt, von Menschen, die gar nicht dabeigewesen waren. Das ist schon etwas sehr Merkwürdiges; und wenn man die Denkschrift genau liest, dann ist zuletzt meine Person an allem schuld.

Wie ich auch hintrete, wie ich es auch mache, es ist kein gutes Haar an mir und mein letzter Brief an den Vorstand respektive Albert Steffen [vom 24. März 1924, vgl. Seite 33 f.] regt am allermeisten auf. Nichts anderes wird mehr aufgebläht als dieser Brief. Es müssen doch Mitglieder zum Nachdenken kommen, warum dies so ist: Es waltet da doch ein Geheimnis: Ein so großer Haßgedanke gegen mich, der zehn Jahre lang stets ernährt wird.

Es ist hier eine Denkschrift herausgegeben, die das Ziel hat zu begründen, warum es nötig ist, daß zwei Vorstandsmitglieder, Dr. Vreede und meine Person, sowie auch sechs andere führende Persönlichkeiten aus der Gesellschaft ausgeschlossen werden sollten. Zehn Jahre Geschichte werden darin erzählt.

Als ich die Denkschrift in die Hand nahm, bekam ich ein leises Herzklopfen und es stieg der Gedanke in mir auf, »jetzt wirst du geprüft, wie du auf diesen Angriff reagierst«. Nun war ich selber außerordentlich überrascht nach dem Schluß des Lesens. Kein einziger Affekt regte sich in mir. Ich war weder böse noch traurig. Es war mir die ganze Geschichte fremd. Ich merkte, daß ich vollständig Distanz genommen hatte von demjenigen, worüber die Denkschrift handelt.

Ich war selber außerordentlich beglückt darüber und sehe darin einen Abschluß eines zehnjährigen Leidensweges, worin auch meine Erkrankung eine Rolle gespielt hat. Daß ich den Beschluß heute genommen habe, Ihnen von meiner Lage innerhalb der Gesellschaft zu sprechen, ist nicht deshalb, weil ich mich verteidigen möchte, sondern weil ich das Gefühl habe, daß Menschen, mit denen ich arbeite, das Recht haben zu wissen, wie es um mich steht. Es ist wichtig, daß die Angriffe abgeschlagen werden und die Dinge zurechtgesetzt werden; aber oft ist dies auch nicht möglich und so war es, daß zehn Jahre lang immer die gleichen Angriffe kamen, die gleichen Anschuldigungen oder Verleumdungen, mit Variationen natürlich. Machtimpulse sollte ich haben. Nach dem Tode R. Steiners sollte ich die Meinung vertreten haben, daß ich die alleinige Leitung der Hochschule inne hätte. Das ist doch irrsinnig. Wie sollte ich die Hochschule des Goetheanums allein führen wollen. Sie besteht doch aus den Sektionen und der Klasse.

Ein weiterer Entwurf aus dem gleichen Notizbuch:*

Eine umfangreiche Denkschrift über die Geschehnisse innerhalb der Gesellschaft während zehn Jahren liegt vor uns. Da diese Denkschrift sehr einseitig verfaßt worden ist, viele Unrichtigkeiten enthält, ja sogar solche Stellen aufweist, die in das Gebiet der Verleumdungen gehören, habe ich die Verpflichtung, Anschuldigungen abzuweisen und Unrichtigkeiten zu berichtigen.

Aus dem vielen, was vorliegt, werde ich zwei Punkte herausgreifen, die meiner Ansicht nach zuallererst berichtigt werden müssen. Das ist das Kapitel über die notwendigen Klarstellungen und das Kapitel über die Ausgabe des medizinischen Buches. Da die Zeit drängt und einiges unbedingt heraus muß, will ich das übrige später ausführen. Es handelt sich um die Anschuldigung, daß ich Frau Dr. Steiner nicht rechtzeitig benachrichtigt haben soll von der Verschlimmerung des Zustands Dr. Steiners am Vortage seines Todes. (Es handelt sich in diesem Abschnitt [darum], daß der Eindruck hervorgerufen wird, als ob es eine Unterlassung meinerseits war, daß Frau Dr. Steiner nicht rechtzeitig benachrichtigt worden war von der Verschlimmerung des Zustandes Dr. Steiners am Vortage seines Todes.)

Ich will versuchen genau zu erzählen, wie die Dinge vorgegangen sind. Es ist mir ein großer Schmerz, die letzten Stunden R. Steiners, die mir heilig sind, in einen Zusammenhang zu bringen mit einer Kontroverse zu [zwischen] Frau Dr. Steiner und mir, so wie es in der Denkschrift steht.

Es steht in meiner Beschreibung über das Krankenlager, die letzten Tage und Stunden Dr. Steiners das Folgende: Um vier Uhr nachmittags wiederholten sich die Schmerzen, meine innere Unruhe wollte nicht weichen, ich bestand darauf, Frau Dr. Steiner, die in Stuttgart weilte, zu benachrichtigen. – Dann steht weiter in meinem Artikel: Man teilte meine Unruhe nicht (ich meinte damit Dr. Noll und auch diejenigen Menschen, die in der Nähe des Krankenlagers sich befanden und mitgeholfen haben in der Zubereitung des Essens für Dr. Steiner). Dr. Noll fand medizinisch keinen Grund zur Beunruhigung. Ich schreibe in dem Artikel: Auch der Doktor zeigte gar nichts, was Veranlassung geben konnte zu Befürchtungen, er frug sogar, ob das Atelier nebenan bald fertig sein werde, damit er für das innere Modell des neuen Goetheanums arbeiten könne.

Objektiv war der Zustand Dr. Steiners so, daß keine Veranlassung war, Frau Dr. Steiner eilig zu einer Rückkehr zu veranlassen. (Dr. Noll und ich besprachen dann eingehend, wie [mit] Frau Dr. Steiner zu telefonieren [sei].)

Dr. Noll beruhigte mich auch vollständig, und ich ließ mich allzu gerne beruhigen, so daß ich ihm übergab [überließ], Frau Dr. zu telefonieren und ihr mitzuteilen (daß eine Verschlimmerung eingetreten war, die Dr. Noll auch zugab), wie er den Zustand beurteilte.

Dr. Noll, ein sehr zuverlässiger Arzt, mit Dr. Steiner und Frau Dr. Steiner verbunden, ging um acht Uhr aus dem Atelier und versprach, um zehn Uhr wieder zurückzukommen. Während dieser Zeit muß die Telefonnachricht an Frau Dr. Steiner gegangen sein. Dr. Noll wußte, daß Frau Dr. Steiner einen Rezitationsabend in Stuttgart hatte und übergab [überließ] Dr. Schickler das Telefonieren, das dann Schickler in Basel vorgenommen hat.

Dr. Noll tat es selber nicht, weil er zeitig wieder hinaufgehen wollte.

Meine Unruhe entstand dadurch, daß das Verhalten Dr. Steiners anders war als sonst. Sonntagmorgen, der Tag vor seinem Hingang, erwachte er mit Schmerzen und es wurde zum *ersten* Mal während seines Krankenlagers morgens früh nicht gearbeitet, was mich außerordentlich beunruhigte, trotzdem [obwohl] ärztlich keine begründete Ursache vorlag. Die Beunruhigung lag tief seelisch in mir. Die Schmerzen verschwanden wieder, ja es wurde sogar an diesem Tag besser gegessen als sonst; als um vier Uhr wieder Schmerzen auftraten und Dr. Noll um fünf Uhr seinen Besuch brachte, äußerte ich ihm meine Unruhe, die Dr. Noll nicht teilte, nachdem er Dr. Steiner gründlich untersucht hatte.

Ich bestand aber doch darauf, Frau Dr. Steiner zu benachrichtigen, daß der Zustand anders war wie sonst, und daß eine Verschlimmerung jeden Moment eintreten könne. Meine Mitteilungen über das Krankenlager, die letzten Tage und Stunden Dr. Steiners waren skizzenhaft gegeben. Ich wollte gar nicht auf Details eingehen und es fällt mir schwer, jetzt darüber zu schreiben. (Meine Absicht war, über die letzten zwei Jahre von Dr. Steiners Leben zu schreiben, aber diese Schrift erst nach meinem Tode zu veröffentlichen.)

Daß ich selber vom Krankenlager nicht weg konnte, ist eine Tatsache; so mußte Dr. Noll das Telefonieren besorgen, was er bestimmt in der richtigen Art regeln würde, da er mit Frau Dr. Steiner ebenso treu und warm verbunden war wie mit Dr. Steiner.

Leider verschlimmerte sich doch Dr. Steiners Zustand in der Nacht und es mußte um fünf Uhr morgens Frau Dr. Steiner telefoniert werden, daß ihr Kommen unbedingt nötig war. Leider kam sie eine Stunde zu spät. – Mir ist es unverständlich und schmerzlich, daß hier von einer Schuld gesprochen werden kann, von einer Schuld des Zu-spät-benachrichtigt-werdens. Dr. Noll hat, als dieses ihm zu Ohren kam, Frau Dr. Steiner ganz genau erklärt, wie die Sache stand.

Er sprach zu mir, – daß [weil] ich damals sehr betrübt war, als meine Beschreibung über das Krankheitslager Dr. Steiners in den Mitteilungen des Goetheanums herauskam und ich hörte, daß Frau Dr. Steiner sich sehr aufgeregt hatte über diesen Artikel, weil sie daraus zu lesen meinte, daß ich früher hätte telefonieren sollen –, daß er dafür sorgen würde, daß Frau Steiner die Situation versteht, in der wir waren. Ich weiß, daß er das getan hat in ehrlicher und wahrer Weise.

Deshalb bin ich um so erstaunter, als jetzt nach zehn Jahren diese Dinge wieder zum Vorschein geholt werden mit der Absicht, einen von neuem wieder anzuschuldigen. Frau Dr. Steiner weiß ganz genau den wahren Verhalt der Geschehnisse.

Nachdem Ludwig von Polzer-Hoditz sie besucht hatte, schrieb Ita Wegman an Wilhelm Goyert in Köln:

Lieber Herr Goyert! Arlesheim, den 2. April 1935

Vor einiger Zeit war Graf Polzer aus Wien hier, um mit mir über Gesellschaftsangelegenheiten zu sprechen. Er erzählte mir, daß er sich geistig von Dr. Steiner aufgerufen fühlt – er erzählte mir dann einen Traum, den er gehabt hatte – etwas zu tun für die Gesellschaft, um zu verhüten, daß diese Gesellschaft durch bestimmte Machinationen von solchen Geistern, die Rudolf Steiners Werk zerstören wollen und sich dafür ahnungslose

Menschen als Werkzeuge genommen haben, kaputt gemacht wird. Er hat, sich im Vorstand der österreichischen Landesgesellschaft befindend, mit noch zwei anderen Vorstandsmitgliedern verweigert, die Anträge für den Ausschluß der beiden Vorstandsmitglieder und der sechs anderen Persönlichkeiten zu unterschreiben. Und er will jetzt solche Menschen sammeln, die sich wehren wollen gegen dieses Vorgehen, weil er dieses als eine Schmach der Anthroposophischen Gesellschaft empfindet, als in Widerstreit stehend zu den Prinzipien Rudolf Steiners. Er hat mich gefragt, was ich davon halte, und ich habe ihm geantwortet, daß ich, wenn ich an seiner Stelle gewesen wäre, das Gleiche tun würde, aber natürlich jetzt als Vorstandsmitglied nicht viel anderes machen kann, als in Ruhe abwarten, was die Mitglieder selber wollen.

Graf Polzer bat mich aber, doch dieses sein Vorhaben bekanntzumachen. Die Engländer sind mit Begeisterung darauf eingegangen; die Holländer machen auch eine Aktion; aber in Deutschland ist es ganz still, ist Todesstille in Deutschland. Vielleicht ist das eine Täuschung. Es wäre vielleicht doch gut, sich mit Graf Polzer (Tannbach, Post Gutau, Ober-Österreich) in Verbindung zu setzen, oder auch mit George Kaufmann, der jetzt in Stuttgart sich befindet, in einigen Tagen wieder in Arlesheim bei Dr. Vreede.

Graf Polzer hat auch die Meinung, daß man, wenn man selber nicht zur Generalversammlung kommen kann, man doch Protest erheben und seine Stimme einschicken kann, und obgleich wir nicht glauben, daß es nützen wird, so wie die Stimmung allgemein ist, so wird es doch für die Geschichte der Anthroposophie wertvoll sein, Stimmen des Protestes zu haben.

Graf Polzer hat folgendes formuliert für diejenigen, die eventuell nicht kommen können – ich übergebe es Ihnen aus dem Gefühl heraus, daß Graf Polzer doch aus höherer Einsicht die Dinge zu tun hat –, es ist folgendes:

An die Generalversammlung der Allgemeinen Anthroposophischen Gesellschaft in Dornach

(eventuell zu Handen des Vorstandes der Landesgesellschaft ... oder des Zweiges ...)

Den Unterzeichnenden ist die Begründung der drei Anträge der Arbeitsgemeinschaft am Goetheanum unannehmbar. Daher stimmen wir gegen Punkt 3 und 4 der Tagesordnung. Wir stimmen auch gegen Punkt 5 der Tagesordnung, weil die Statutenänderung im Vorjahre 1934, soweit sie die Gruppenbildung und Mitgliederaufnahmen betraf, nicht den Prinzipien entspricht. In Anbetracht der Lage der Gesellschaft und der Möglichkeiten des Vorstandes müssen sich solche Änderungen feindlich der Verbreitung der Anthroposophie entgegenstellen. Sie zeigen Vertrauenslosigkeit zur Kraft der Anthroposophie und Vertrauenslosigkeit zu den Menschen.

Darunter kommt dann der Name.

Sie wissen ja, daß im vorigen Jahr diese Statutenänderung gerade die Willenserklärung hervorgelockt hat. Sie haben vielleicht auch gelesen im Nachrichtenblatt, daß die Statutenänderung bei der Behörde nicht durchgekommen ist und jetzt zum zweiten Mal zur Abstimmung kommt.

Nun habe ich immer vielen Freunden erzählt, warum der damalige Vorstand, der neu gegründet wurde, von Dr. Steiner so gewählt worden ist. Das war deshalb, weil er mit jedem Vorstandsmitglied, das neu mit herangezogen wurde, neue Menschen erreichen wollte. Durch das Karma jedes einzelnen, das dann zur Wirkung kommen kann, werden viele Menschen erreicht. So wurde auch in den Statuten die Unterschriftsberechtigung der Schriftführerin und dem stellvertretenden Vorsitzenden gegeben. Man hatte schon immer eine große Angst wegen dieser Großzügigkeit Rudolf Steiners, der Schriftführerin auch Unterschriftsberechtigung zu geben. Man sprach sogar damals schon aus, ich hätte dadurch die Möglichkeit, das Goetheanum zu verkaufen, wenn ich wollte, ohne Zustimmung der anderen Vorstandsmitglieder. Und als die Schwierigkeiten sehr groß wurden und die Willenserklärung kam, die Weihnachtstagung auf alle Fälle gelten zu lassen, bekam man noch mehr Angst vor den Statuten und so mußten sie verändert werden. Dahin geht eigentlich dieser Gegenantrag Polzers.

Wenn Sie mich jetzt fragen, was ich persönlich von der ganzen Sache denke, dann kann ich Ihnen sagen: Persönlich für mich wurde es mir gar nichts machen, wenn die Anthroposophische Gesellschaft mich mit den verschiedenen anderen Persönlichkeiten aus dem Vorstand beziehungsweise aus der Gesellschaft heraussetzen würde. Ich empfinde all solche Dinge wie eine Maja. Es sieht eigentlich anders aus in der geistigen Welt, und es kann auch sein, daß die Zerstörung einer Form in der gleichen Art aufgefaßt werden muß, wie auch der Brand des Goetheanums aufgefaßt werden sollte: es ist traurig, aber es ist eine Erdensache, die abgebrannt wurde; an den Geist kann man nicht heran, und er wird um so kräftiger wirken können, ja man kann sogar sprechen von einer symbolischen Grablegung, der eine Auferstehung wohl folgen könnte. Karmisch wird es aber doch für die Mitglieder wohl schwerwiegende Folgen haben, wenn sie, ohne irgend etwas zu tun, es zulassen, daß diese Gesellschaft so ohne weiteres zerstört wird. Deshalb ist es auch bis zu einem gewissen Grade eine Pflicht für mich, doch Mitglieder auf diese Dinge aufmerksam zu machen. Nicht wegen mir oder den sieben anderen Persönlichkeiten sollte man etwas tun, sondern eigentlich jedes Mitglied für sich selbst. – Daß ich Ihnen schreibe, lieber Herr Goyert, ist deshalb, weil Sie sicher für solche Dinge Verständnis haben und sich auch dann einsetzen können. Vielleicht besprechen Sie sich mit Kaufmann oder nehmen Sie selber die Aktion fest in die Hände und versuchen Menschen zu finden – die Stillen im Lande -, die sich wehren wollen.

Ihre wunderschön eingerahmten Bilder machen mir jeden Tag Freude, ich danke Ihnen recht herzlich dafür.

Mit herzlichem Gruß Ihr I. Wegman Dr. med.

An Walter Johannes Stein in London:

Lieber Dr. Stein! Arlesheim, den 4. April 1935

Es ist lange her, daß ich Ihnen geschrieben habe. Die Wucht der Verhältnisse hat in dem ruhigen Strom der Arbeit doch ziemlich hohe Wellen geschlagen. Es wird Ihnen natürlich merkwürdig sein, so etwas zu hören, weil Sie da in England, entfernt von den Quellen, von denen diese Unruhe ausgeht, nicht davon betroffen werden. Mein Karma ist es, ganz im Mittelpunkt dieser Dinge zu stehen und auch den Mittelpunkt aller Angriffe zu bilden. Wenn es nur mich anginge, so wäre es ja nicht so schlimm, aber mit mir hängen ja alle möglichen Institutionen, viele Menschen zusammen, die mit diesen Institutionen verbunden sind und ihre Kräfte dahin geben. Da wird durch diese Ereignisse überall geschüttelt und Menschenkräfte reichen nicht aus, dem Sturm zu begegnen. Und so muß man alle Kräfte zusammennehmen, um weitgehende Katastrophen in den Betrieben aufzuhalten. Es kann auch sein, daß diese Katastrophen kommen müssen und daß man auf dem Standpunkt stehen soll, daß man ganz von neuem wieder anfangen muß. Deshalb sind auch einige Briefe von Ihnen aus Mangel an Zeit nicht beantwortet worden. Ich war auch, wie Sie wissen, vierzehn Tage auf einer Reise in Deutschland und kam doch durch das, was ich da empfinden konnte, deprimiert wieder nach Hause. Überall begegnet man doch Schwachsein der Menschen, ziemlich viel[en] Unklarheiten und wenig mutvollem Auftreten.

Ich habe auch verschiedene Briefe von Mrs. Dodwell bekommen. Sie scheint eine ungeheure Aktivität entfalten zu wollen in [Britisch-]Indien. Ob ihr aber alles klar ist, wie die Dinge gemacht werden müssen und welche Möglichkeiten da sind, bezweifle ich. Sie möchte sofort, wie sie mir schreibt, einen Arzt und eine Ärztin geschickt bekommen, damit sie dort eine Klinik anfangen kann im Hause ihrer Freundin, Mrs. White. Mir ist es natürlich nicht klar, ob man in Britisch-Indien praktizieren kann ohne englisches Diplom. Dann fehlen doch auch die finanziellen Mittel, um Reisen nach Indien machen zu lassen und so weiter und so weiter. – Aber etwas anderes liegt vor, womit man vielleicht anfangen kann. Wir haben durch unsere Korrespondenz einen Arzt in Beruwala auf Ceylon: Dr. Waidyasekera, mit dem wir über Patienten korrespondieren. Und es wird wohl auch in der nächsten Zeit eine Dame aus Zürich hierherkommen, um sich hier ausbilden zu lassen für eine Zusammenarbeit mit diesem Dr. Waidyasekera in Ceylon. Ich habe die Adresse des Arztes auch Mrs. Dodwell geschrieben; vielleicht könnte dort schon eine Verbindung entstehen, die für die dortige Arbeit wesentlich sein könnte.

Inzwischen ist auch eine Anfrage an uns gekommen von einer Mrs. Cottrell, von Mrs. Dodwell empfohlen, einer Nurse, die bei uns ausgebildet werden will. Wenn diese Dame auch zu uns kommen könnte, wäre dies natürlich außerordentlich wichtig. Dann sollte auch Mrs. Dodwell es ja möglich machen, im Juni, wie sie schreibt, mit ihrer Freundin Mrs. White nach Europa zu kommen. Wir können dann über alle diese Dinge, auch über Finanzierung eines solchen Projektes, sowie auch über die Medikamentenherstellung, sprechen, die doch alle auf eine andere Art gemacht werden müssen, als sich Mrs. Dodwell vorstellt. Wenn sie eine tüchtige männliche Hilfe, die gut organisieren kann, zur Seite haben könnte, würde sie mit ihrem Enthusiasmus viel machen können. Was ich bis jetzt habe beobachten können, ist, daß sie kolossal schnell sich entflammt für etwas, aber ihre Ideen überstürzen sich. Sie kann in einem Brief so schreiben und in dem nächsten Brief schon wieder einen neuen Plan vorbringen. Und von dem, was sie ein paar Wochen vorher geschrieben hat, hört man in den letzten Briefen nichts mehr. Trotzdem ist sie sehr wertvoll, und Pionierarbeit wird immer von solchen Menschen gemacht, die unbändig sind im Enthusiasmus und den Drang zum Handeln haben.

[...] Ich höre, daß Sie recht schön in England arbeiten, daß Sie schöne Vorträge geben und daß die Arbeit dort gut vorwärts geht. Darüber freue ich mich. Das ist ja Ihre Aufgabe, dieses zu tun, ohne sich mit Gesellschaftsangelegenheiten zu befassen. Vielleicht wird auch einmal diese Zeit für mich anbrechen, wenn ich einmal aus der Gesellschaft herausgesetzt worden bin.

Mit freundlichem Gruß auch an Ihre Frau und Clarissa Johanna Ihre I. Wegman

Nachdem die Generalversammlung der Allgemeinen Anthroposophischen Gesellschaft am 14. April 1935 die Anträge auf Ausschluß angenommen hatte, schrieb Ita Wegman in ihrem Notizbuch (Nr. 74):

Unentwegt beschäftige ich mich damit, was ich zu tun habe in der Lage, in der die Anthroposophische Gesellschaft sich befindet, in der alle diejenigen sich noch befinden, die einmal mit mir gearbeitet haben, um gemeinsame Ziele zu erreichen.

Diese Gesellschaft hat in der Generalversammlung vom 14. April 1935 in der Mehrzahl ihren Willen kundgegeben, daß sie meine Arbeit nicht mehr will. Die Funktion, die Rudolf Steiner mir als Vorstandsmitglied der Anthroposophischen Gesellschaft gab, will sie nicht mehr. Über diese Willenskundgebung ist natürlich weiter nicht zu streiten. Wenn die Mehrheit der Stimmen, die propagandistisch bearbeitet wurden durch Schmähschriften gegen mich, durch eine einseitig aufgeführte Denkschrift, die der Wahrheit nicht entspricht, entscheiden soll über das nicht oder wohl Richtige meiner Handlungen, dann urteilt die Gesellschaft nur nach Vereinsprinzipien, weil es doch unmöglich ist, daß diejenigen, die mitbestimmt haben, ein Urteil sich haben bilden können über solche komplizierten Verhältnisse, die [wie sie hier] vorlagen. Da sie das nicht konnten, haben sie sich als Mitglieder eines Vereins gefühlt und danach gehandelt. Sie haben sich gesagt, es sind außerordentliche Schwierigkeiten im Vorstand, solche Schwierigkeiten, die bis in die Mitglieder der Gesellschaft [sich bis in die Mitgliedschaft] auswirken, und das Gedeihen der Gesellschaft wird dadurch gefährdet. Von diesen Schwierigkeiten lesen und hören sie in der Denkschrift. Was bleibt diesen Mitgliedern dann für eine Wahl übrig als eine solche, daß sie mit der großen Menge mitmachen und rufen: heraus mit diesem Unruhestifter!

Dieser Standpunkt ist zu begreifen und jeder muß mit sich selbst ausmachen, ob dieser Standpunkt gemäß der moralischen und christlichen Prinzipien, die in unserer Gesellschaft walten sollten, entstanden ist.

Für mich ist eine Massenentscheidung immer etwas Fragliches, deshalb hat es für mich auch keinen Zweck, mich zu empören oder zu wehren.

An Walter Johannes Stein in London:

Lieber Dr. Stein! Arlesheim, den 22. April 1935

Es rauscht an einem vorbei, ich meine damit, wie große geistige Dinge passieren, in deren Mittelpunkt man sich befindet, Menschen kommen und gehen, Meinungen werden hin- und hergewechselt, unsicher, oft grotesk, dazwischen seelensichere Haltungen. So ist die Lage in Dornach, wo auf unrechtmäßige Weise über Menschengeschicke verhandelt wird. Die Folgen dieses Vorgehens können jetzt noch nicht übersehen werden; und eine Woche der größten Spannung haben wir hinter uns, wo die Klinik voll war mit Generalversammlungsbesuchern, aber zu gleicher Zeit auch viele Patienten da waren, die nicht Anthroposophen sind. Diese zwei Dinge nebeneinander zu haben in einem Moment, wo man selber schon heraus war aus der Gesellschaft, war schon ein merkwürdiges Erlebnis.

Nun ist das Merkwürdige eingetreten, lieber Dr. Stein, daß Sie noch in der Gesellschaft sind und ich nicht! Haben Sie schon an diese Situation gedacht? – Trotz allem ist doch oben im Goetheanum eine ziemlich große Unsicherheit und auch eine Angst. Man guckt sehr auf unsere Haltung, und nach unseren Ärzten werden von Zeit zu Zeit versteckte Fühlhörner ausgestreckt, um zu erfahren, ob sie mir treu zur Seite stehen bleiben wollen oder ob es dahin gehen wird, daß hier alles liquidiert wird. Das ist natürlich dasjenige, was sie am liebsten sehen würden. Nun, wenn das geschehen würde, dann hat natürlich die Medizin Rudolf Steiners keine Zentrale mehr, weil, wie man es auch anschaut von allen Seiten, doch nirgends die Arbeit schon so durchgeführt und fortgeschritten wie hier ist. Es wird Sie vielleicht interessieren, was ich vorhabe. Das, was Rudolf Steiner einem als Aufgaben gegeben hat, kann ja von einer Generalversammlung nicht weggenommen werden, und so werde ich sehen, wie weit man noch mit dem, was Rudolf Steiner gewollt hat, weiterkommen kann. Treue Menschen sind doch noch überall zu finden. Außerordentlich schön war die Haltung der tschechischen Freunde. Die waren von einer Seelensicherheit, die erstaunlich war. Da sieht man doch, wie eine östliche Seele leichter Beziehung zur Esoterik hat. Die haben sofort begriffen, worauf es ankam, kamen schon mit Stimmen gegen die Anträge hier an, und die Bringer dieser Stimmen befanden sich in einer sehr schönen Haltung.

Der alte Graf Polzer hat sich vollständig umgewandelt. Während er früher noch mit den Alten sich verbunden fühlte, hat er doch – und er ist mutig dafür aufgekommen – in den vielen Jahren sein Urteil verändert. Er ist aufgetreten in der Generalversammlung, um zu warnen, daß man doch mit diesen Dingen nicht zu weit gehen und das, was Rudolf Steiner esoterisch gewollt hat, nicht vergessen soll, und er fand schöne Worte, dieses zu begründen. [Vgl. Anhang, Dokument Nr. 7, Seite 333] Ich schicke Ihnen eine Abschrift von seiner gehaltenen Rede, die doch für mich bedeutungsvoll ist, weil da von einem alten Esoteriker und einem Freund Rudolf Steiners Dinge gesagt werden, die er selber sicherlich im Anfang nicht so ganz hat akzeptieren können.

Es geht jetzt dahin, daß ich versuchen will, doch eine intensivere Linie zu bilden zwischen Ost und West um diese Verbindung herzustellen zwischen England und der Tschechoslowakei. Ich glaube, da ist schon eine Aufgabe für uns da und es ist vielleicht sinnvoll, die Wege für solch eine Arbeit jetzt frei zu haben. Und wenn vielleicht nicht Engländer so ohne weiteres nach der Tschechoslowakei fahren können, so denke ich mir auch [als] möglich, daß eventuell Sie auf dem Umweg über Holland, Schweiz, Österreich dorthin fahren können, und ich will mich dann auch gern einer solchen Arbeit Graf Polzers anschließen. – Ich werde jetzt bald nach England gehen. Mr. Dunlop hat mich durch George Kaufmann wissen lassen, daß es am besten passen würde, wenn ich zu Pfingsten komme. Dann hoffe ich, lieber Dr. Stein, daß wir jetzt in aller Freiheit miteinander arbeiten können.

Seien Sie mit Ihrer Frau recht herzlich gegrüßt Ihre I. Wegman

An George Kaufmann [Adams] in London:

Lieber Herr Kaufmann! Arlesheim, den 19. Juni 1935

Ich habe mir verschiedene Dinge noch gut überlegt und möchte Ihnen doch folgendes schreiben, was ich Sie bitten möchte, auch Mr. Wheeler mitzuteilen. Ich habe wohl vorgeschlagen, für die Sommerschule in Harrogate Klassenstunden zu geben, aber ich möchte doch nicht, daß das Zustandekommen abhängig gemacht wird von dem Bejahen oder Verneinen derjenigen, die Vorträge geben. Es ist ja richtig, daß die Klasse von allen getragen werden muß; aber wenn nur irgendein Zweifel darüber besteht, daß es eventuell nicht möglich sein wird und es nötig wird, daß noch alle gefragt werden müssen, so ist es vielleicht doch besser, daß ich diesen Vorschlag zurücknehme und Sie die Sache in Harrogate so führen, wie Sie denken, daß Sie es tun müssen. Die Lage der Anthroposophischen Gesellschaft, in der eigentlich die Klasse gegeben worden ist, ist so verschieden davon, wie sie nach der Weihnachtstagung war, daß ich das Gefühl habe, daß die Klasse, die mit dieser Gesellschaft verbunden wurde, eine ganz andere Stellung hat als früher. Und wie ich Ihnen schon sagte, möchte ich auf den Grundimpuls der Michaelschule wieder zurückkehren, der in der Michaelschule selber liegt, ungebunden an die Anthroposophische Gesellschaft. Für diese Michaelschule habe ich innerlich eine Verpflichtung und nach dieser Verpflichtung will ich meine Handlungen auch richten und die Verantwortung tragen. Das Bewußtsein für diesen in der geistigen Welt sich befindenden Geistverein will ich bei den Menschen wieder erwecken. Deshalb muß diese Schule anders geführt werden wie früher.

Ich hoffe von Herzen, daß am nächsten Sonntag die Generalversammlung [in England] gut verlaufen wird. Möge es gelingen, daß eine freie anthroposophische Gesellschaft in England entstehen wird, ohne daß ängstlich nach Mitgliedern geangelt wird. Das Geld, das sonst durch die Mitglieder eingeht, sollte – anstatt daß Mitgliedsbeiträge erhoben werden – durch eine zweimal im Jahr energisch und schön durchgeführte allgemeine

Sammlung aufgebracht werden. Das würde neu sein und diese Sammlungen würden sicher Geld einbringen.

Mit freundlichem Gruß auch an Mr. Wheeler Dr. Wegman

An Ludwig von Polzer-Hoditz in Österreich:

Lieber Graf Polzer! Arlesheim, den 9. Juli 1935

Ich danke Ihnen herzlich für all die lieben Briefe und Kartengrüße, die Sie mir geschickt haben. Weil ich selber so unglaublich viel zu tun hatte, kam ich nicht gleich zum Schreiben, obgleich ich Ihnen gern geschrieben hätte. Die Krankheit und der darauffolgende Tod Mr. Dunlops kam[en] so unerwartet, daß man recht viel zu tun hatte, um mit dem, was dann an einen herankam, fertig zu werden. Es ist schon sehr traurig, daß wir einen solchen Verlust erleiden mußten. Aber die Arbeit wird in England weiter so fortgesetzt, wie sie bisher gegangen ist. Ich freue mich, daß Sie sich auch entschlossen haben, zur Summer School in Harrogate zu gehen. Wir werden dann dort Möglichkeiten haben, miteinander zu sprechen und über die Zukunft zu reden.

Es tut mir leid, daß man Sie so angegriffen hat, nachdem Sie doch das Richtige und Rechte tun wollten, und es ist schon merkwürdig, wie immer alles, was Sinn hat oder haben sollte für eine bestimmte Zeit, dann ausgenützt wird für eine spätere Zeit auf eine falsche Art. Das tut die jetzige Verwaltung des Goetheanums kolossal gern, immer verwirrende Dinge in die Welt zu setzen und dann so zu tun, als ob sie im größten Recht sind. Hoffentlich kommt für Sie auch wieder eine ruhigere Zeit. Es war gut und schön, was Sie auf der Generalversammlung taten!

Wir können hier in der Klinik ganz gut und schön weiter arbeiten und bis zu einem gewissen Grade bin ich ja eigentlich innerlich erleichtert, daß ich nicht mehr die schweren Aufgaben habe, die mit einer Sektion zusammenhängen. Ich kann jetzt mehr in aller Ruhe die Arbeit vertiefen, was mich sehr befriedigt. Diese Arbeit kann ganz ungestört weiter fortgesetzt werden. Wir haben gerade wie in früheren Zeiten unsere Kurse, unsere Patienten und im Sonnenhof unser öffentliches heilpädagogisches Seminar. So wollen wir doch in aller Ruhe abwarten, was die Zeit uns bringt, und intensiv arbeiten.

Mit freundlichen Grüßen auch an Ihre Frau und an Frau Schenk, die eine Karte, die Sie aus Burgenland geschickt haben, unterschrieben haben. Herzlichen Dank.

In der Hoffnung, daß eine Zusammenarbeit recht schön sich gestalten wird verbleibe ich Ihre I. Wegman Dr. med.

P. S. Jetzt bekomme ich gerade wieder von Ihnen einen Brief mit Kopie Ihrer Antwort an Frau Kolisko. Für mich sind die Dinge endgültig erledigt. Da sind so viele Mißverständnisse, daß ich es für besser halte, die Dinge ruhen zu lassen. Wir haben alle gemeint, das Richtige getan zu haben.

Es ist wichtiger, jetzt vorwärts zu schauen als rückwärts. I. W.

Am 27. September 1935 kamen in der Arlesheimer Klinik die Ärzte zu ihrer jährlichen Herbstarbeit zusammen. Ita Wegman begrüßte sie mit folgenden Worten (Konzept im Archiv):

Meine lieben Freunde, ich begrüße Sie recht herzlich, wirklich recht herzlich, weil ich mich so freue, daß Sie gekommen sind, daß Sie sich trotz aller Schwierigkeiten nicht haben abhalten lassen, zu kommen. Sehen Sie, da jedes Jahr hier eine Zusammenarbeit stattgefunden hat zu Michaeli zwischen den Medizinern, habe ich gemeint, daß es auch dieses Jahr sein sollte und müßte. Wir haben ja viele Schwierigkeiten gehabt, aber trotzdem mußte man das durchsetzen, diese kontinuierliche Arbeit. Die Schwierigkeiten – ich muß darauf kurz zurückkommen und Ihnen meinen Standpunkt klarlegen, damit nichts dazwischen steht und damit Sie mich recht verstehen, was ich gemeint habe mit einer Fortsetzung der Arbeit. Wenn man eine Aufgabe erteilt bekommen hat von Rudolf Steiner, dann kann man nicht daran rütteln, dann ist sie da, man kann sie einem nicht wegnehmen, man kann auch selber sich nicht lostrennen von dieser Aufgabe. Sie ist einmal da. Wenn nun Schwierigkeiten entstehen, weil man andere Begriffe sich angeeignet hat von diesen Aufgaben, die bestimmten Persönlichkeiten von Rudolf Steiner gegeben worden sind, dann ist das doch noch nicht ein Beweis dafür, daß derjenige, der diese Aufgabe bekommen hat, sich davon trennen sollte. Im Gegenteil, diejenigen, die Aufgaben bekommen haben, die müssen doch mit aller Strenge innerlich dabeibleiben, sich vornehmen, daß sie mit allen ihren Kräften, auch wenn sie vielleicht noch nicht genügend sind für diese Aufgaben, die ihnen gestellt sind, eintreten und an ihnen weiterarbeiten. Deshalb habe ich mir vorgenommen, mit den Ärzten, die es mitmachen wollen, diese Arbeiten, die von Rudolf Steiner eingesetzt worden sind, mit aller Kraft fortzusetzen, aber auch – möchte ich sagen – bescheiden. Es geht nicht anders, als daß man wieder von vorn anfängt, im Kleinen, aber doch mit dem im Herzen, was Rudolf Steiner uns als Keim gelegt hat. Und wenn man sich einmal mit Rudolf Steiner verbunden hat, dann, das wissen Sie ja alle, meine lieben Freunde, kann keine Macht der Welt etwas tun, um diese Verbindung zu lösen, die da mit diesem Menschen besteht, der da etwas ganz Großes der Welt gegeben hat. Die Arbeit, die hier geleistet werden sollte, die eigentlich mit Rudolf Steiner zusammen hätte durchgeführt werden sollen, ist natürlich jetzt anders geworden. Aber wenn sie auch anders geworden ist, die Wärme, die wir für sie im Herzen tragen, ist und bleibt dieselbe und so müssen Sie es auch verstehen und sich auch, wenn Sie es können, mit dem verbinden, was wir hier durchführen wollen. Wenn wir auch jetzt – und das spreche ich für einen kleinen Kreis – nicht den Platz haben, den wir eigentlich haben sollen im Goetheanum, so arbeiten wir doch für das Goetheanum, weil wir uns nicht trennen können von Rudolf Steiner. Das ist selbstverständlich. Wir können uns nicht trennen von seinem Werk. Im geistigen Goetheanum haben alle Menschen Platz. Es ist nötig, daß ich Ihnen diesen meinen Standpunkt hier sage, weil es das erste Mal ist, das wir uns treffen nach all dem Unerfreulichen und den Schwierigkeiten, die ich von meiner Seite als sehr große Mißverständnisse auffasse und welche, wie ich hoffe, sich einmal klären werden, so daß die Zeit kommen kann, in der wir wieder mit Liebe und in Ruhe miteinander werden arbeiten können.

An George Kaufmann [Adams] in London:

Lieber Herr Kaufmann! Arlesheim, den 30. Oktober 1935

Ich habe Ihren Brief empfangen, in dem Sie mir schreiben über die Zertifikate für die Erste Klasse. Ich glaube, wir sollten da wirklich gar nichts verändern und alle Mitglieder sollten weiter mit den blauen Karten kommen; die neu aufgenommenen Mitglieder müssen vorläufig einmal eine Interimskarte bekommen. Ich bitte das jetzt so festzulegen. Das wird jetzt in Holland auch so getan, und ich glaube, daß wir damit am allerbesten durchkommen und nicht anfangen sollten, neue Karten zu geben, wo soviel Streit schon gewesen ist wegen Ausgabe neuer Karten und so weiter. Wenigstens vorläufig möchte ich von mir aus nichts verändert haben. In Holland nehmen wir auch gar keine neuen Mitglieder auf, womit ich sehr einverstanden bin. Es ist dieses auch ganz sicher für die jetzige Zeit viel besser. Die älteren Mitglieder sollen erst einmal voll und ganz sich entwickeln und wieder neu mit der Klasse sich verbinden, dann ist es angebracht, neue Mitglieder aufzunehmen. Das habe ich innerlich immer so gefühlt. In England sind die Verhältnisse etwas anders, und so habe ich auch Verständnis dafür gehabt, daß dort neue Mitglieder aufgenommen worden sind. Die Aufnahmen müssen aber für die nächste Zeit sehr streng gehalten werden. [...]

An Willem Zeylmans van Emmichoven in Den Haag:

Lieber Dr. Zeylmans! Arlesheim, 16. November 1935

Sie werden wohl durch die Zeitungen gehört haben, was in Deutschland geschehen ist. Die Anthroposophische Gesellschaft ist also in ganz Deutschland verboten worden. Die Schulen sind da auch in Mitleidenschaft gezogen. Was mit unseren Instituten geschehen wird, das wissen wir noch nicht. Die Lage wird hier für das Goetheanum außerordentlich prekär werden und zurückwirkend auf uns natürlich auch. Es ist nun die Frage, was wir zu tun haben? Ob wir jetzt nicht die Verpflichtung haben, außerordentlich stark miteinander zu versuchen, doch in der Schweiz uns zu halten, obgleich natürlich durch den Ausfall von Deutschland, nicht nur für das Goetheanum, sondern auch für uns hier, eine schwierige Lage entstehen wird. Ja, es könnte sogar katastrophal werden, wenn es soweit kommt, daß nicht nur das Goetheanum stille steht – was vielleicht für eine Zeit nicht so schlimm ist – aber wenn das Goetheanum vielleicht seine Steuern nicht bezahlen kann und ihm dann behördlich aus Solothurn Unannehmlichkeiten gemacht werden und diese Unannehmlichkeiten auch auf uns zurückgreifen werden. Sie wissen ja, daß wir noch eine Schuld aus dem Rückkauf unserer Klinik aus dem Goetheanum haben, und wenn es irgendwo wackelt – das wissen Sie ja – dann fängt es überall an. In meinem Herzen lebt es so, daß ich doch außerordentlich gern in der Schweiz unsere Arbeit erhalten möchte, ja sogar so stark dastehen möchte, daß wir später auch noch das Goetheanum uns zurückgewinnen können. Um dieses zu halten, brauchen wir aber wirklich die ausländische Hilfe. Ich sehe nicht viel Gutes daraus entstehen, wenn wir zum Beispiel auch in die Lage kämen, liquidieren zu müssen, weil die Anforderungen von Rückzahlungen zu groß werden. Ich sehe aber doch den Zustand nicht pessimistisch an, wenn wir großzügig uns zusammentun könnten in der Art, daß alle diejenigen, die es noch für wert halten, eine Stätte, an der Rudolf Steiner gelebt hat, noch zu erhalten – wo, wie bei uns, noch eine Kontinuität im Sinne Rudolf Steiners gewahrt wird und sogar durch eine Hilfe unsererseits eine Gesundung eintreten kann im ganzen anthroposophischen Leben, sogar hier in der Schweiz – sich dafür einsetzen würden durch eine freiwillige Hilfsaktion. Es ist Dr. van Deventer jetzt bei Ihnen, vielleicht können Sie mit ihr einiges besprechen. Aber ich muß Ihnen schon mitteilen, daß wir außerordentlich in Gefahr schweben.

Daß die Dinge so gelaufen sind, braucht uns ja nicht zu wundern. Das Goetheanum hat sich nicht so benommen, wie es sich benehmen müßte. Aber die Einsicht ist noch lange nicht da, und es wird von Steffen nur gesprochen von dem großen Unrecht, was ihnen angetan worden ist. Sie sind sehr ratlos da oben und in einer geradezu erschlagenen Stimmung.

Ich hoffe sehr, daß Sie in der Weihnachtszeit einmal hierherkommen können. Es ist dieses jetzt um so nötiger. Seien Sie, lieber Dr. Zeylmans, recht herzlich gegrüßt. Ich denke mit Befriedigung an meinen letzten Besuch in Holland, mußte aber Donnerstag schleunigst nach Hause fahren, um Verlust der Stimme vorzubeugen. Ihre I. Wegman Dr. med.

Aus Ita Wegmans Konzept für ihre Silvesteransprache vom Jahr 1937:

[...] Jedes Jahr werden wir erinnert an diesen schweren Verlust [des ersten Goetheanums], an das, was wir einmal hatten und verloren haben. Das aber, von dem ich sprach, daß wir in der vierzehnjährigen Wiederkehr uns befinden eines Ereignisses, wodurch der alten Gesellschaft neue Impulse eingeimpft wurden, das war etwas anderes. Das war der Keim eines Verjüngungsprozesses, der in der alten Gesellschaft wirksam sein sollte, um ihr eine neue Wiedergeburt zu geben.

Dieser Verjüngungsprozeß wirkte zuallererst ungeheuer anregend, dann später, als der Führer R. Steiner nicht mehr selber auf dem physischen Plan weilte, tumultuarisch erregend, fermentartig spaltend, so daß es nicht anders ausbleiben konnte, als daß neun Jahre nach der Neubegründung, sieben Jahre nach dem Tode Rudolf Steiners eine Mehrheit von Mitgliedern eine Minderheit ausschloß. Die Einheit wurde gebrochen, es entstand eine Zweiheit, Vierheit, Fünfheit, wer weiß. Nach außen kam das nicht zum Ausdruck, aber innerlich kann es gut so sein, weil Spaltungen immer wieder Spaltungen hervorrufen.

So müßte man die Geschichte objektiv erzählen. Nichts Negatives da hereinbringen. Dann kann man von diesem Ereignis ungeheuer viel lernen und zu der Erkenntnis kommen, daß Trennungen in der physischen Welt doch eine Maja sind, wenn Angehörige der beiden Gruppen in der geistigen Welt den gleichen Führer haben: den Rudolf Steiner. Und wenn die Emotionen, die die Menschen beherrschen, einmal vertilgt werden könnten, dann könnte eine Atmosphäre geschaffen werden, die die Zweiheit wieder zur Einheit bringen wird. Deshalb machen wir uns wieder bewußt nach vierzehn Jahren Zeit, was R. Steiner mit dieser Neugründung selber gewollt hatte, was wir, nachdem wir durch das Reifezeitalter der vierzehn Jahre durchgegangen sind, selber wollen und wollen können.

Da wollte Rudolf Steiner jung und alt miteinander verbinden. Sie sollten sich gegenseitig geistig befruchten. Nicht ist gemeint die Zahl der Jahre, sondern mehr die Qualität der Seele, ob sie jung oder alt empfindet. Wenn sprießende und sprossende Kräfte da sind, Willenskräfte, die tun wollen und dienen wollen dem Geistigen, dann ist die Seele jung empfindend; oder wenn [es] sind Todeskräfte, klare Denkkräfte, die beschaulicher Natur sind, die nicht dienen wollen, die selber gedient werden wollen, was auch ihr gutes Recht ist, das sind Empfindungen einer alten Seele. Verständnis füreinander haben, so daß die jungen Kräfte die alten durchdringen und die alten die jungen bändigen in ihren Willensimpulsen, damit die Todeskräfte Einzug bekommen in dem, was nur vorwärts stürmen wollte und die sprießenden und sprossenden Kräfte Leben bringen in dem Zuviel von Todeskräften. Das wollte R. Steiner erreichen, damit ein mächtiger Weisheitsstrom entstehen würde, der seinen äußeren Ausdruck in der Anthroposophischen Gesellschaft finden konnte.

Ein hervorragender Mensch, der Licht bringen wollte in den verschiedenartigen Seelen, wurde nicht verstanden. So entstand ein tragisches Schicksal in der Gesellschaft. Das will aber gar nicht sagen, daß diese Idee der geistigen Befruchtung zu jung und alt nicht doch ihren Weg genommen hat; nicht soll man alles negativ nehmen, was geschehen ist. Über der Gesellschaft steht noch die anthroposophische Bewegung, die nichts mit Formen zu tun hat. Da begegnen sich die Seelen, da findet der Seelenbund statt, der so wichtig ist für die ganze Menschheitsentwicklung. Ein Seelenbund zwischen jung und alt muß geschlossen werden, das ist das Geheimnis des Sich-Verstehens untereinander.

Meine lieben Freunde, es ist mir, mich versetzend in diese Zeit, als ob es erst gestern gewesen ist, noch sehe ich R. Steiner vor mir in dem beseligenden Strom der sprießenden und sprossenden Kräfte der jungen Seelen, die zum ersten Mal fühlten, daß sie ihre Heimat gefunden hatten, bejahende und jubelnde Seelen waren es, die lauschten R. Steiners Worten. Die Begeisterung wuchs mit jedem Tag und hätte wahrhaftig keine Grenzen gefunden, wenn nicht vom Wesen R. Steiners etwas ausging, das bändigte dieses Übermaß der Glückseligkeit, ehrwürdige Kräfte des Altseins, die mit Erkenntnis und Todeskraft zusammenhingen, gingen von ihm aus. Er fing auf, was jung war und willensmäßig aufbrausen wollte, harmonisierte es und ließ es wieder zurückfluten in den alten Seelen, die erstaunt um sich herum guckten und immer wieder sagten, wie jung ist R. Steiner geworden! Ja, das war es, was man erleben konnte: in den jungen Seelen schien das Licht seiner verklärten Seele, die das Altsein in unerhörten Erkenntnissen zum Ausdruck brachte, den alten Seelen erschien er jugendlich und frisch, ja verjüngt, weil die Begeisterung der Jugend ihn wie in einen Jungbrunnen tauchte, und von diesem Jungbrunnen genossen sie mit. Ich glaube nicht, daß ich übertreibe, wenn ich sage, daß man zusehends sich umwandelte. Man entdeckte sich selber, man entdeckte die andern. Die Zukunft stellte sich einem vor wie ein Lustwandeln im Paradiese.

Das war die Stimmung bei vielen vor vierzehn Jahren während dieser Zeit.

Es entrollte R. Steiner ein großes Stück Geschichte der Menschheit. Wie junge Völker mit überschüssigen Lebenskräften, die nicht alt werden konnten, auf Eroberung ausgingen und Völker mit alten Kulturen unterwarfen, wie es gang und gäbe war bei den Völkern in Asien, daß Eroberungszüge gottgewollt waren, weil sie für die Menschheitsevolution notwendig waren, weil alte Kulturen von jungen befruchtet werden sollten und junge Kulturen den Sinn des Altwerdens, der Reife empfangen mußten.

Ein Gesetz, das im Gange der Zeit immer mehr sich geltend machte.

R. Steiner erzählte wahre Geschichte: wie Ereignisse, die mit bestimmten Persönlichkeiten im Zusammenhang standen, Notwendigkeiten waren. In diesen Notwendigkeiten war Weltentwicklung, Menschheitsentwicklung. Vergangenheit wurde uns vorgeführt, Vergangenheit, die Zukunft in sich hatte und zur Gegenwart sich gestaltete. R. Steiner bewegte sich in Mysterien der Zeit, die in horizontaler Richtung zu suchen sind, weil sie mit Menschheitsentwicklung in Kulturepochen zusammenhängt. Gewaltige Perspektiven wurden eröffnet, gewaltige Mysterien geoffenbart. Mit Erkenntnis dieser Mysterien wurde die Gesellschaft neu begründet. [...]

Die hier wiedergegebenen Briefe und Entwürfe Ita Wegmans können ein Bild vermitteln, wie sie sich zu den Angriffen und zu den Konflikten in der Anthroposophischen Gesellschaft in diesen Jahren verhielt. Das in den – diktierten – Briefen häufig vorkommende Adverb ›doch‹ läßt vermuten, daß sie im Inneren mit den schwierigen Situationen gerungen hat und sich gegen deren Maja (eine von ihr oft benutzte Bezeichnung für ›irdischen Sinnenschein‹) zur Wehr setzte.* Manche Stellen enthalten bemerkenswerte Gedanken, wie zum Beispiel diejenige am Schluß des Briefes an Wilhelm Goyert vom 2. April 1935 in dem Vergleich der bevorstehenden Ausschlüsse mit dem Brand des Goetheanums: eine *»symbolische Grablegung, der eine Auferstehung wohl folgen könnte.«* (Der Brief ist in der Passionszeit, zwanzig Tage vor Ostern, geschrieben worden.) Oder, im nächsten Satz, der Gedanke, daß die Unterlassung derjenigen, die sich gegen die Entschlüsse vom 14. April 1935 nicht wehren, für sie selber Schicksalsfolgen haben wird, vor denen man sie warnen sollte.*

Ein besonderes Licht auf Wegmans Verhältnis zu den Konflikten wirft ein Satz vom Anfang dieses Briefes: [...] *»daß diese Gesellschaft durch bestimmte Machinationen von solchen Geistern, die Rudolf Steiners Werk zerstören wollen und sich dafür ahnungslose Menschen als Werkzeuge genommen haben, kaputt ge-*

macht wird.« Sie faßte die Angriffe gegen ihre Person als Versuche auf, die Anthroposophische Gesellschaft von Weihnachten 1923 zu zerstören und sah in ihren Agressoren nicht die wirklichen Schuldigen, sondern betrachtete sie als Werkzeuge außersinnlicher Wesen in der Geistwelt.*

Auch zeigen die zitierten Briefe und Konzepte, wie Wegman der Zusammenarbeit von Anthroposophen mit ihren *»verschiedenen seelischen Qualitäten«* (an Stein, 9. Januar 1935) gerecht werden wollte; das kommt schon in ihrem Brief an Hardt vom 8. April 1931 zum Ausdruck, auch in ihren Differenzen zu Albert Steffen im gleichen Brief. Eine Vielgestaltigkeit in der Arbeit für Anthroposophie hält man eben nur aus, wenn man vor der in der Weihnachtstagung von 1923 veranlagten pluriformen Mitgliedschaft einer Weltgesellschaft keine Angst hat, das heißt aber, an sie keine – auch spirituell keine – Machtansprüche stellt. Wegman sah sich in einer geistigen Strömung, die sie zu hüten hatte (an Stein, 9. Januar 1935), deswegen heißt es in diesem Brief: *»Bleiben Sie mir treu, ich meine meinem Wesen.«* (Vgl. auch Band 1, Seite 182) Sie sah ihre Einsetzung in die verschiedenen Funktionen durch Rudolf Steiner als eine überpersönliche Angelegenheit, der sie sich zu fügen hatte, auch in bezug auf das ›Klasselesen‹: *»Ich gab die Antwort, daß ich über diese Dinge kein Verfügungsrecht habe.«* (An Dunlop, siehe Seite 116.) Wegmans Auffassung von den Menschen, die als Pioniere für die anthroposophische Sache wertvoll sein können, kommt beispielhaft zum Ausdruck in ihrer Charakteristik der Dame, die in Britisch-Indien die neue Medizin einführen wollte (an Stein, 4. April 1935): *»Trotzdem ist sie sehr wertvoll, und Pionierarbeit wird immer von solchen Menschen gemacht, die unbändig sind im Enthusiasmus und den Drang zum Handeln haben.«* Diese beiläufige Äußerung ist für Ita Wegman durchgehend bezeichnend; aus einer solchen Auffassung ihrer Mitmenschen, auch gegenüber scheinbar ›unmöglichen‹ Typen, handelte sie, wenn sie erkannte, daß diese Leute mit Begeisterung einer guten Sache dienen wollten. Sie schrak vor den Folgen nicht zurück, wenn die Sache schief ging und nahm diese dann auf sich. Bei manchem anthroposophischen Gesellschaftsfunktionär rief diese Wegmansche Lebenseinstellung Schlafstörungen und Angstträume hervor. Auch hierin ist ein Grund zu sehen, weshalb sie dermaßen gehässig bekämpft wurde.

Das soll jedoch nicht darüber hinwegtäuschen, wie ihre Gegner zu beurteilen sind: *»Weil doch die Seelen auch mit sich selbst unzufrieden sind und das dann nach außen tragen in Unzufriedenheit mit den anderen und in ein Bekämpfen des anderen, anstatt sich selbst zu bekämpfen.«* (An Sauerwein, 18. Dezember 1934.) In dieser Beziehung kann man Wegmans Worte in ihrem Rundschreiben (Seite 107) begreifen: *»Das Karma der Weihnachtstagung wirkt sich jetzt aus.«*

Für die vorliegende Untersuchung ist festzuhalten, daß die Darstellungen in dem Buchwerk *Denkschrift* ihr fremd waren – sie bezog diese gar nicht auf sich, sondern auf diejenigen, die dieses Schriftstück verfaßt hatten. (Notizbuch 74, hier zitiert auf Seite 118 ff.) Auch hat sie verhindert, daß die Ausgeschlossenen eine neue Anthroposophische Gesellschaft gründeten (Lilly Kolisko hatte dafür bereits die Statuten entworfen): *»Betrachten wir uns innerhalb der alten Gesellschaft als den Sauerteig und nehmen uns die Freiheit, wozu wir geistig berechtigt sind, aber auch nicht mehr.«* (Notizbuch 44, siehe Seite 109)

Ein geistreicher Mann hat einmal seine Lebensmaxime so formuliert: *»In die Gegebenheiten der Anderen so hineingehen, daß die Anderen sich verstanden und geliebt erleben, und dann daran selber frei werden.*[*] Auf Wegmans Verhältnis zu ihren Mitmenschen könnte man dieses Wort etwas gewandelt anwenden: Mit den Unfreiheiten seiner Mitmenschen so umgehen, daß man diese Unfreiheiten von ihrem ›höheren‹ Wesen unterscheidet; dazu ist ein liebevolles Eingehen auf den anderen notwendig; dadurch, daß man Liebe pflegt, wird man selber freier. Steiner hat dies alles viel bündiger und klarer ausgedrückt: »Leben *in der Liebe zum Handeln und* Lebenlassen *im Verständnis des fremden Wollens ist die Grundmaxime des* freien Menschen.«[*]

EPILOG

Feierliche Beschlüsse von Menschen, sich zu einer Gemeinschaft zusammenzuschließen, sind in der Geschichte vielfach beschrieben und oft wieder vergessen worden. Vor bald siebzig Jahren, am Weihnachtstag des Jahres 1923, ereignete sich ein solcher Entschluß, als etwa achthundert Menschen aus allen Gegenden der Welt zusammenkamen, um die Anthroposophische Gesellschaft zu errichten. Was an diesem Tag in einer Schreinerwerkstatt in Dornach in der Schweiz begonnen wurde, ist aus dem Gedächtnis vieler Menschen, die heute Anthroposophie pflegen, nicht verschwunden: ›Die Weihnachtstagung‹ lebt in ihrem Bewußtsein als der Anfang einer bis heute forwirkenden Menschenvereinigung, welche sich von da an ›geerdet‹ hat. Die Idee dieser Gemeinschaft kann erkannt werden, ihr Ideal ist in vielen lebendig wirksam, ihre Ziele leben als Sehnsucht in ihren Herzen.

Wie diese Gemeinschaft sich während nun bald siebzig Jahren dargelebt hat, ist nicht leicht zu erkennen und bis heute historisch nicht erfaßt worden. Ist sie überhaupt ein Wesen, eine Entität, das man erkennen und beschreiben kann – oder will sie es erst werden? Wird sie in dreißig Jahren vergessen sein? Die Suche nach einer Antwort auf diese Fragen – das heißt: nach dem Willen dieser Gemeinschaft, sich auch in Zukunft zu ›erden‹ – wird durch ihren eigenen Lebensgang erschwert: Der Lebensgang dieses ›Wesens‹ ist sehr vielseitig, sehr bewegt und auch durch Schicksalsschläge überschattet. Wer diesen Lebensgang jetzt beschreiben möchte, steht vor dem Problem, daß er etwas fixieren will, was sich noch in Entwicklung befindet. Auch die Biographie eines Menschen läßt sich nicht erfassen, solange dieser noch voll im Leben steht und weiterwirkt. Man kann nur gewisse Lebensperioden, also Teile der Biographie, dokumentieren – und auch das noch nicht abschließend, denn *»ein Problem, das der Mensch gelöst zu haben glaubt, entzieht ihm die Möglichkeit, tausend Dinge klar zu sehen, die in den Bereich dieses Problems fallen.«**

In dieser Lage befindet sich der Biograph Ita Wegmans, wenn er ihr Verhältnis zur Anthroposophischen Gesellschaft untersucht. Ihr Verhältnis zu Rudolf Steiner ist im ersten Band untersucht worden, ihr Verhältnis zur Anthroposophie im zweiten Band. Wie aber war ihr Verhältnis zur Anthroposophischen Gesellschaft? Diese Frage ist im vorliegenden dritten Band nur zum Teil angegangen worden, und zwar anhand der Anschuldigungen gegen sie wegen ihrer Verhaltensweise in dieser Gesellschaft, in den Kämpfen und Konflikten bis 1935. Dabei kommt vieles zum Vorschein, vieles bleibt aber auch unsichtbar. Nur wenn man das Ganze dieser dreibändigen Dokumentation einbezieht und gelten läßt, wird besser sichtbar, wie ihr Verhältnis zur Anthroposophischen Gesellschaft gewesen sein mag.

Bei der vorliegenden Untersuchung zeigte sich: Wenn man auf die Anthroposophische Gesellschaft schaut, soll man deren Urform, ihre geistige Gestalt, zu erkennen suchen, so wie Steiner sie vor Augen hatte. Wegman und die anderen Mitglieder des Zentralvorstandes entschlossen sich zu Weihnachten 1923 nicht nur zur Errichtung der neuen Anthroposophischen Gesellschaft, sondern auch zu einer Vorstandsgemeinschaft, einem feierlich eingesetzten Führungsgremium, das dieser Gesellschaft vorangehen, sie führen und verwalten sollte. Daß sie dabei die geistige Gestalt, die von Steiner gegebene Form, nicht klar erkannt haben, wird in der vorliegenden Dokumentation als eine Hauptursache für die Konflikte angesehen. Das ist gewiß nicht die ganze Wahrheit. Das wirkliche Lebensverhältnis dieser ersten fünf Vorstandsmitglieder untereinander müßte zumindest zusätzlich untersucht werden – ein schwieriges Unterfangen, das hier nicht geleistet werden konnte. Wer kann schon die intimen Schicksale in einer kleinen Arbeitsgemeinschaft von fünf Menschen, wie es diejenige war, in der Marie Steiner, Albert Steffen, Ita Wegman, Elisabeth Vreede und Guenther Wachsmuth während zehn Jahren zusammenarbeiteten, durchschauen? Mit der Dokumentation einer Anzahl Konflikte innerhalb dieses Gremiums – und zwar aus der Sicht Wegmans – ist ja nur einer von mehreren Aspekten aufgezeigt worden. Er erlangt durch die Form dieser Untersuchung – die ja längst fällig war – eine unverhältnismäßige Betonung. Die Wirklichkeit ist – und war – größer und anders! Wie groß und wie anders – das möchten wir nicht aus abgehobenen Studien und Betrachtungen – etwa über nachtodliche Versöhnungen – erfahren, sondern in der historischen Wirklichkeit real fassen und durchschauen können, damit die Rätsel und der Erkenntnisschmerz uns weiter führen und im sozialen Leben der Anthroposophischen Gesellschaft fruchtbar werden. Dies ist, neben der Sehnsucht nach historischer Gerechtigkeit in bezug auf Wegmans Lebensgang, der einzige Sinn dieser Untersuchung.

In diesem Buch wurde von Ita Wegman mehr sichtbar als von Marie Steiner. Von ihr kam hauptsächlich eine Schattenseite zum Vorschein, die diesen Menschen in Wahrheit nicht zeigt, sondern verdunkelt. Es wurde hier ein Aspekt ihrer Verbundenheit mit der Anthroposophischen Gesellschaft ans Licht gezerrt, der mit der Schattenseite dieser Gesellschaft selbst zusammenhängt – man könnte dies ihren Dämon nennen –, von dem sie in manchen Stunden ihres Lebens wie überwältigt scheint.* Nicht Marie Steiner, sondern dieser Dämon sollte gezeigt werden. Darf man das? Kann man das überhaupt? Ja, gibt es dieses Schattenwesen überhaupt? Und: soll eine Anthroposophische Gesellschaft gegen Ende des zwanzigsten Jahrhunderts sich mit diesem Problem auseinandersetzen?

Auch Albert Steffen bleibt in dieser Untersuchung im Dunkel. Auch von ihm werden vornehmlich dunkle Konturen sichtbar. In welcher Mission hatte Rudolf Steiner ihn Weihnachten 1923 in das Führungskollegium hineingenommen? Dieser weisheitsvolle Dichter – wie steht er in dieser Vorstandsgemeinschaft? Wozu hat sein vierzigjähriges Wirken für die Anthroposophische Gesellschaft geführt? Sein umfangreiches Œuvre erscheint abgehoben von den dornenreichen Schicksalswegen seiner Gesellschaft. Man müßte über alttestamentarische Wortgewalt – etwa diejenige der Bücher Salomos – verfügen, um die Eigenheit dieses Mannes zu zeigen. Wie begegnete er Hirams Werk im zwanzigsten Jahrhundert, der Anthroposophie – nur im Drama, oder auch im Leben?

Auch dem Wirken Elisabeth Vreedes und Guenther Wachsmuths wird diese Untersuchung nicht gerecht. Sie konnten in ihrer Bedeutung für die Gemeinschaft der fünf nicht gezeigt werden. Um Elisabeth Vreede kennenzulernen, sollte man sich in ihre astronomischen Schriften vertiefen – dadurch wird man vielleicht eher eine Ahnung davon bekommen, wie sie mit dem Schicksal dieses Vorstands verbunden war und dieses ›wie aus Sternenhöhen‹ ansah. Guenther Wachsmuths Persönlichkeit entzieht sich vollends dem Blick; die Wiedererrichtung des Goetheanumbaues ist sein Lebenswerk.

In diesem Buch wurden manche neuen, auch bitteren, aber wesentlichen Elemente der Vergangenheit geklärt – man erkennt ihren Bezug zum Wesen der Anthroposophischen Gesellschaft und ihres ersten Vorstands, wenn man versucht, das dreifache Gemeinschaftsschicksal, das durch Rudolf Steiner inauguriert wurde, ins Auge zu fassen: in der Hochschule ist es auf Michael ausgerichtet, im Vorstandsgremium auf die Zusammenarbeit der fünf untereinander, in der Anthroposophischen Gesellschaft auf das Wesen der Anthroposophie selbst. Die anthroposophische Gesellschaft ist eine Vereinigung von Menschen, die geistig stimmige Methoden zur Erziehung des Menschengeschlechts anerkennen und pflegen wollen. Diese Vereinigung hat als Ziel, das seelische Leben im einzelnen Menschen und in der menschlichen Gesellschaft zu schulen. Deswegen betätigt sie sich in drei Aufgabenbereichen: in individueller Selbsterziehung der Seele; in der Schulung sozialer, seelischer Fähigkeiten innerhalb ihrer eigenen Vereinigung; in der Pflege eines gesunden seelischen Lebens im Rahmen der heutigen Zivilisation.

Diese Erziehungsziele bringen es mit sich, daß diejenigen, die sich in der Anthroposophischen Gesellschaft zusammenfinden, sich in dreierlei Hinsicht ihrer Vergangenheit bewußt zu werden versuchen: durch Besinnung auf den eigenen

Werdegang (individuelle Rückschau auf den eigenen Lebenslauf); durch eine Vertiefung in die Entwicklungsgeschichte ihrer eigenen Vereinigung und deren Klärung (Studium der Geschichte der Anthroposophischen Gesellschaft); Studium der gesamten Menschheitsgeschichte. Erst dadurch kann diese Vereinigung das seelische Leben im einzelnen Menschen und in der menschlichen Gesellschaft auf der Grundlage einer wahren Erkenntnis der geistigen Welt fruchtbar pflegen. Diese dreifache Rückschau ist somit ein Mittel – auch eine Vorbedingung – für das Erreichen ihrer Erziehungsziele. Diese setzen voraus, daß der individuelle Mensch, die Anthroposophische Gesellschaft und die allgemeine Zivilisation der Seelenpflege bedürftig sind und daß sie seelisch geschult werden können.

Die Erfahrung lehrt, daß die von Rudolf Steiner dazu beschriebenen Methoden dem Erziehungsziel der Anthroposophischen Gesellschaft entsprechen; sie können von denen, die sie praktizieren, auch denkend nachvollzogen werden. Die Schulung für diese Methoden besteht einerseits in Konzentration, Meditation und Kontemplation und dem Erringen eines leibfreien Denkens, wodurch die höheren Wahrnehmungsorgane der Imagination, Inspiration und Intuition ausgebildet werden; andererseits in der Ausbildung von sechs Seelenfähigkeiten, die die Vorbedingung für die genannten geistigen Betätigungen sind. Erst wenn diese sechs Fähigkeiten voll ausgebildet, das heißt: zu Seelen*eigenschaften* geworden sind, besteht die Möglichkeit, die Geschichte der Anthroposophischen Gesellschaft fruchtbar aufzuarbeiten und zu klären.

Weil die hier vorgelegte Untersuchung auf diese Forschungsmethode zurückgeht, seien diese sechs Eigenschaften hier kurz aufgezählt. Erstens: ein sachgerechtes, folgerichtiges, initiatives Denken (›gesunder Menschenverstand‹). Zweitens: ein von äußeren oder inneren Anregungen unabhängiges, initiatives Handeln. (*»Von der Gewalt, die alle Menschen bindet, befreit* der *Mensch sich, der sich überwindet.«*) Drittens: Gleichgewicht der Gefühle (die individuelle Initiativkraft wird auf das eigene Gefühlsleben angewendet). Viertens: etwas Positives in allen Lebenserscheinungen suchen (Steigerung der Initiativkraft des Denkens in Verbindung mit dem Gefühlsleben). Fünftens, die vorletzte Stufe: die Initiativkraft zur vollständigen Unbefangenheit steigern (hier werden die eigenen Urteile überwunden, Denken und Wollen werden gemeinsam an die Kandare genommen). Die sechste Stufe: die fünf vorhergehenden Eigenschaften werden aus eigener Initiative fortwährend miteinander in Übereinstimmung gehalten.

Wer die in diesem Buch gesammelten Darstellungen, namentlich das Dokument Nr. 5 des Anhangs, zur Kenntnis genommen hat, wird einsehen, daß es sich bei diesen ›sechs Eigenschaften der Anthroposophie‹ nicht um irgendwelche geisteswissenschaftlichen Lehrmeinungen, sondern um konkret zu erringende

Seelenfähigkeiten handelt, die derjenige sich zu erwerben hat, der gewisse Probleme in der Geschichte der Anthroposophischen Gesellschaft durchschauen und klären will. Auf denjenigen, der das nicht beachtet, wirken diese Probleme wie Gift. Kurz gesagt: es handelt sich im wesentlichen nicht um eine Frage des Lesens, sondern des Lebens. Oder, noch genauer: um die Frage, ob man auch tut, was man denkt.

Steiner hat Fragen, wie sie sich durch die Kämpfe und Konflikte in der Anthroposophischen Gesellschaft stellen, und die hier für die Jahre 1924 bis 1935 in bezug auf Ita Wegman untersucht wurden, vorwegnehmend bereits 1894 auf einen Nenner gebracht mit seinem am Schluß des vorigen Kapitels zitierten Wort: *Leben* in der Liebe zum Handeln und *Lebenlassen* im Verständnis des fremden Wollens ist die Grundmaxime des *freien Menschen*. So kann sich jeder, der die vorliegende Untersuchung studiert, dafür entscheiden, wie er sie auffassen will. Weil sie als Objekt eine auf Esoterik (Geheimschulung) gegründete Menschenvereinigung hat, ist es jedoch erforderlich, für diese Entscheidung eine Regel zu beachten, die Steiner bereits 1904 so formulierte (GA 10):

> Es ist ein Grundsatz in aller Geheimwissenschaft, der nicht übertreten werden darf, wenn irgendein Ziel erreicht werden soll. Jede Geheimschulung muß ihn dem Schüler einprägen. Er heißt: *Jede Erkenntnis, die du suchst, nur um dein Wissen zu bereichern, nur um Schätze in dir anzuhäufen, führt dich ab von deinem Wege; jede Erkenntnis aber, die du suchst, um reifer zu werden auf dem Wege der Menschenveredelung und der Weltenentwickelung, die bringt dich einen Schritt vorwärts.* Dieses Gesetz fordert unerbittlich seine Beachtung. Und man ist nicht früher Geheimschüler, ehe man dieses Gesetz zur Richtschnur seines Lebens gemacht hat. Man kann diese Wahrheit der geistigen Schulung in den kurzen Satz zusammenfassen: *Jede Idee, die dir nicht zum Ideal wird, ertötet in deiner Seele eine Kraft; jede Idee, die aber zum Ideal wird, erschafft in dir Lebenskräfte.*

Hier tut sich ein Abgrund auf zwischen Denken und Tun – Idee und Ideal werden klar getrennt. Weil Anthroposophie ein Erkenntnisweg ist, gelangt auch derjenige, der den Spuren der Anthroposophischen Gesellschaft in der Vergangenheit nachgeht, an diesen Scheideweg. Wählt er den Weg des reinen ideenhaften Forschens, so wird er in der Annahme leben, daß seine Forschungsarbeit ›objektiv‹ ist. Ein solcher wird in der hier vorgelegten Dokumentation eine Entwicklungsphase der Anthroposophischen Gesellschaft erkennen, die er als moralisch verwerflich kennzeichnen muß: idealistisch gestimmte Anthroposophen haben sich persönlich bekämpft, unbeherrscht benommen, gelogen, Feindschaften gepflegt und ausgelebt.

Wer den anderen Weg wählt, bezieht sich selbst bei seiner Forschung mit ein. Er bemerkt bald, daß er es in seinem forschenden Denken mit einer Kraft zu tun hat, die als ein keusches, lichtvolles Organ veranlagt worden ist, das er dazu erziehen muß, seine eigene Tätigkeit anzuschauen. Das will geübt sein. Dann steht er vor der Frage, ob er ein von Idealen getragenes Verhältnis zur Anthroposophischen Gesellschaft in Freiheit wählen und pflegen will; das ist keine Erkenntnis-, sondern eine Willensentscheidung. Auch das will somit geübt sein. Danach wird er vor eine Gesinnungsfrage gestellt: will er seine Seelenkräfte dergestalt schulen, daß seine Empfindungen und Gefühle sich nicht mehr selbstsüchtig ausleben, sondern sich zu einem überpersönlichen Wahrnehmungsorgan umbilden lassen? Wenn ja, will auch das geübt sein. Es stellt sich dann die Frage, ob er sich zu der Anstrengung aufraffen will, die Konflikte und Kämpfe auch innerlich zu bejahen – sie sind geschehen, das heißt: sie gehören dazu; er überwindet seine Gefühlsurteile und wird eines Tages feststellen, daß diese Kämpfe ihn und andere Menschen dankbar stimmen und mit Ehrfurcht erfüllen. Was Schwestern und Brüder der Vorzeit durchlitten haben, was ihnen mißraten ist, hat dazu geführt, daß wir in der Gegenwart weiterkommen können. Wir sind mit ihnen verbunden: es fällt uns die reiche Ernte einer bitteren Saat zu. Auch das ist etwas, was geübt sein will. Schließlich steht er vor der letzten Prüfung: ob er das Ganze unbefangen anschauen kann. Ist er bereit, auch seine letzten Urteile aufzugeben und sich zu einem reinen Wahrnehmen aufzuschwingen? Denkwürdige Überraschungen können die Folge sein. Aber auch hierfür gilt: es will geübt sein.

Die Frage, ob die beschriebene Forschungsmethode ›objektiv‹ ist, entscheidet sich an der anderen Frage: ob sie fruchtbar ist. Das können nur diejenigen entscheiden, die diesen Weg gehen. Das wird auch die Erfahrung erst zeigen. (In anthroposophischer Terminologie handelt es sich um die Erziehung des individuellen Astralleibes; die ersten fünf Übungen werden durch die sechste dem Ätherleib eingeprägt und damit zu einer höheren Gewohnheit.)

Es ist in diesem Buch der Frage nach dem ›Urbild‹ der Anthroposophischen Gesellschaft nachgegangen worden, wie es in Steiners Gründung dieser Gesellschaft zwischen dem 24. Dezember 1923 und dem 30. März 1925 gefunden werden kann. Man könnte nun auch zwei weiteren Fragen nachgehen: wie sind die für diese Gesellschaft verantwortlichen Menschen nach dem 30. März 1925 mit diesem Urbild umgegangen, und: ist etwas Urbildliches in den Lebensläufen dieser Menschen selbst zu finden? Solche Fragen entstehen, wenn man die irdische Erscheinung und den Lebensgang der Anthroposophie untersucht. Für einige Verantwortliche der Gesellschaft sei das kurz angedeutet, zunächst in bezug auf Rudolf Steiner selbst.

Seine Arbeit, die Anthroposophie in die Kultur des zwanzigsten Jahrhunderts hineinzubringen, kann man folgendermaßen charakterisieren: er hat sie *gedank-*

lich erfaßt, im *gesprochenen* Wort verbreitet und sich dann dafür eingesetzt, daß sie auch *getan* wird. In der ersten Zeit seines Lebens schuf er die Erkenntnismittel dazu. Von seinen Werken ist die *Philosophie der Freiheit* wohl das am meisten Zukunft tragende und Zukunft schaffende Gedankenwerk. Bis zur Jahrhundertwende hat Steiner die Grundlagen dafür geschaffen, die Anthroposophie im Denken zu erfassen. In seiner Autobiographie *Mein Lebensgang* (geschrieben Ende 1923 bis März 1925) hat er diesen Werdegang eindrucksvoll beschrieben.

Nach der Jahrhundertwende wirkte er mit besonderer Kraft durch das gesprochene Wort; davon zeugen sein Vortragswerk, seine vier Mysteriendramen, die Kunst der Eurythmie (eine ›sichtbare Sprache‹), die Methode einer neuen Sprachgestaltung und das Goetheanum (1913 bis 1922) als ›Haus des Wortes‹.

Nachdem er *denkend* und *sprechend* die Anthroposophie in die Welt gebracht hatte, war die entscheidende Frage seines (und unseres) Lebens: wird Anthroposophie auch ein *Tun*? Oder bleibt sie eine Lehre? Wie wird dies alles von Menschen im Leben (auch im öffentlichen Leben) verwirklicht, kurz: wie wird Anthroposophie Lebenspraxis? Diese Frage beherrschte seine letzte Lebenszeit, von seinem Einsatz für die Dreigliederung des sozialen Lebens und der Gründung der Freien Waldorfschule (1919) an bis zum Schluß. In dieser Zeit gründete er die Anthroposophische Gesellschaft neu – alles in ihr und von ihr ausgehend soll von der Maxime *»Anthroposophie tun«* (so Rudolf Steiner) getragen sein.

Studiert man nun die Lebensläufe von dreien seiner Mitarbeiter, die er für die Verwirklichung der Anthroposophie an prominenter Stelle, im Zentralvorstand der neuen Anthroposophischen Gesellschaft, 1923 eingesetzt hat, nämlich Albert Steffen, Marie Steiner und Ita Wegman, so kann die Frage aufkommen, ob diese drei Persönlichkeiten jeweils ein besonderes Verhältnis zu diesen drei geistigen Leitsätzen des Lebens zu entwickeln und darzuleben hatten: zum *Gedanken*, zum *Wort* und zum *Tun*? Sind sie vielleicht in besonderer Weise mit Rudolf Steiners eigener Lebenschronologie verbunden? Etwa so – es sei hier nur behutsam als Möglichkeit angedeutet –: Albert Steffen in der Mission eines neuen, durchchristeten imaginativen *Denkens*, Marie Steiner in ihrer Aufgabe für das klingende *Wort* auf Erden, Ita Wegman in ihrer Aufgabe des *Tuns*? Könnte es sein, daß jeder von ihnen vor die Prüfungen des Mysterienvollzugs der Anthroposophie – das heißt aber: vor die Mysterientatsachen des Christus – gestellt wurde? Das würde heißen, daß sie gerade in dieser Weise miteinander in Gedanken, Worten und im Tun verbunden waren oder sich hätten verbinden sollen, um ihre Aufgaben zu erfüllen, und dabei auch alle Prüfungen des Mißlingens und Versagens bei sich selbst und bei den anderen zu durchleiden und zu bestehen hatten. Kann man dieses weiterdenken und sich fragen, ob die Lebensläufe dieser drei Menschen jeweils in ein besonderes Verhältnis zur modernen Initiation, nämlich zu Imagination, Inspiration und Intuition, hineingestellt waren? Wie lebten sie im

Hinblick auf Wahrheit, Schönheit, Güte in der Erfüllung ihrer Mission, Anthroposophie vor?

Wer so fragt, kann vielleicht die Kämpfe und Konflikte in der Anthroposophischen Gesellschaft nicht als ein – individuelles – ›Schicksalsdrama‹, sondern als ein ›Mysteriendrama‹ sehen, das auch uns angeht, und das scheinbar Widerwärtige in diesen Konflikten als eine mächtige, allerdings auch geheime, apokalyptische Lehrschule anschauen und begreifen lernen. Ist in dem Wirken dieser drei Menschen, in ihrem nicht gelungenen Versuch, für die Anthroposophie zusammenzustehen, nicht ein Sterben zu sehen, das zu neuem Leben führen kann? Das Tragische erlangt dadurch geistige Größe, und zwar die Größe von Mysterienprüfungen, wie in dem Geschehen von Golgatha selbst, vor dem man nur verstummen kann.

Es leuchtet die Schönheit
aus Wahrheitstiefen.

Es lebet die Wahrheit
aus Herzenskräften.

Es wirket das Gute
aus Schönheitswelten.

Schönheit erstarket
im Wollen des Guten.

Gutes, es formt sich
im Schauen des Wahren.

Wahres, es wirket
der Schönheit Glanz.

ANMERKUNGEN

Seite

11 *Empfindungen sind Kinder des Lichts.* Zitiert nach KARL KÖNIG, *Über die menschliche Seele,* Stuttgart ²1989, Seite 46.

Einleitung

15 In den Jahren 1943 und 1944 veröffentlichte MARIE STEINER drei Bücher, die heute als grundlegende historische Dokumentationen zur Vorbereitung und Errichtung der Allgemeinen Anthroposophischen Gesellschaft angesehen werden: *Rudolf Steiner und die Zivilisationsaufgaben der Anthroposophie. Ein Rückblick auf das Jahr 1923,* Dornach 1943 (210 Seiten); *Rudolf Steiner. Die Weihnachtstagung zur Begründung der Allgemeinen Anthroposophischen Gesellschaft. Jahresausklang und Jahreswende 1923/24,* Dornach 1944 (234 Seiten) und *Rudolf Steiner. Die Konstitution der Freien Hochschule für Geisteswissenschaft. Ihre Gliederung in Sektionen,* Dornach 1944 (115 Seiten). Heute sind diese Werke in erweiterten und geänderten Fassungen in der Gesamtausgabe erhältlich: *Rudolf Steiner. Das Schicksalsjahr 1923 in der Geschichte der Anthroposophischen Gesellschaft. Vom Goetheanumbrand zur Weihnachtstagung,* herausgegeben von HELLA WIESBERGER, GA 259, Dornach 1991 (949 Seiten); *Rudolf Steiner. Die Weihnachtstagung zur Begründung der Allgemeinen Anthroposophischen Gesellschaft 1923/1924,* herausgegeben von HELLA WIESBERGER und MICHEL SCHWEIZER, GA 260, Dornach ⁴1985 (314 Seiten und eine Beilage von 47 Seiten) sowie *Rudolf Steiner. Die Konstitution der Allgemeinen Anthroposophischen Gesellschaft und der Freien Hochschule für Geisteswissenschaft. Der Wiederaufbau des Goetheanum 1924–1925,* herausgegeben von HELLA WIESBERGER, GA 37/260a, Dornach ²1987 (762 Seiten und eine Beilage von 72 Seiten).
Diese drei Dokumentationen haben vorzüglich dadurch ihren Wert, daß sie zahlreiche stenographische Nachschriften von Rudolf Steiners Äußerungen enthalten, die er selbst nicht publiziert hat sowie eine größere Anzahl Faksimiles und Dokumente. Der Benutzer dieser außerordentlich verdienstvollen Dokumentationen wird bald bemerken, daß sie nicht alles enthalten, was Rudolf Steiner zu seinen Lebzeiten selber über diese Themen veröffentlicht hat, daß die Chronologie seinen Aufsätzen nicht folgt und diese in verschiedenen Bänden bringt. Wer die in diesen drei Büchern behandelten Themen grundlegend erarbeiten will, hat als Ausgangspunkt den ersten und zweiten Jahrgang des *Nachrichtenblattes* zu nehmen, dadurch ergibt

sich die Reihenfolge und der Zusammenhang der Steinerschen Darstellungen zu den betreffenden Themen. Zu Band 260 GA *(Die Weihnachtstagung ...)* gehört GA 233 (*Die Weltgeschichte* ..., es sind dies seine Abendvorträge zur Weihnachtstagung 1923). Erst dadurch zeigt sich, daß die GA-Bände Nr. 26 *(Anthroposophische Leitsätze)*, Nr. 36 *(Der Goetheanumgedanke ...)*, Nr. 260 und Nr. 260a Auswahlbände sind.

Zur Beantwortung der Frage, warum Marie Steiner ihre anfangs genannten drei Dokumentationen erst in den Jahren 1943–1944 herausgegeben hat, empfiehlt es sich, ihre Vorworte und Zwischenbemerkungen in den Erstausgaben zur Kenntnis zu nehmen. Namentlich ihr ›Vorwort‹ und ihre ›Kurze Zusammenfassung der auf die Weihnachtstagung folgenden Ereignisse‹ (Seite 88 ff.) in ihrem Buche *Die Konstitution* ... (1944), welche in die spätere Neuausgabe (GA 260a) nicht übernommen wurden, sind dazu aufschlußreich. Die Komposition der Dokumentationen GA 259, 260 und 260a, die auf Marie Steiner zurückgeht, vermittelt ein historisches Bild, dem ich nicht folgen kann. Viele Fragen würden sich lösen, wenn man nicht von diesen drei Dokumentationsbänden, sondern von Rudolf Steiners Aufsätzen der Jahre 1924/25 ausginge. Die Dokumentationen der Rudolf Steiner-Nachlaßverwaltung bilden dazu eine unentbehrliche, in ihrer sorgfältigen Edition nicht hoch genug zu schätzende Erweiterung.

Grundsätzlich ist beim Studium der betreffenden Themen die Qualität der Quellen zu beachten: 1. Rudolf Steiners Aufsätze (von denen ich annehme, daß sie im Laufe der Zeit in immer größerer Worttreue veröffentlicht werden); 2. stenographische Nachschriften seiner mündlichen Äußerungen (die Fehler enthalten; Auslassungen sind nicht erkennbar, Korrekturen nicht mehr möglich); 3. mündliche sowie schriftliche Aussagen von Zeitgenossen, die angebliche Aussprüche Steiners überliefern (diese können nur in den seltensten Fällen ernsthaft als zuverlässiges Quellenmaterial gelten).

17 *Marie Steiners Brief vom 4. April 1925 an Eugen Kolisko.* Dieser Brief wurde erst 1961 bekannt durch Lilly Koliskos Buch *Eugen Kolisko. Ein Lebensbild,* worin er in Faksimile abgedruckt worden ist. Der Text ist wiedergegeben in Hella Wiesberger (Hg.), *Marie Steiner. Briefe und Dokumente, vornehmlich aus ihrem letzten Lebensjahr.* Dornach 1981, Seite 92 f. Er wird dort als eine stimmungsbedingte Reaktion auf Ereignisse der vorhergehenden Tage gedeutet. Es ist für mich die Frage, ob man mit dieser Interpretation Marie Steiners geistiger Erkenntniskraft und Urteilsfähigkeit gerecht wird. Der Gedanke, nach Rudolf Steiners Tod mit Ita Wegman fortan in einem Führungskollegium zusammenarbeiten zu müssen, mag Marie Steiner zwar unakzeptabel erschienen sein, man unterschätzt meines Erachtens jedoch den Ernst ihrer eigenen Aussagen in dem Brief *(»Ich habe klar erkannt ...«, »Dies ist alles in vollster Verantwortung erwogen.«)*, was deutlich wird, wenn man die Konsequenzen ihrer Vorschläge in diesem Schreiben anschaut:

1. Sie wertet den ›esoterischen‹ Charakter des Vorstandes als ein *»Nichts«*. Von den fünf war sie wohl die einzige, die so empfand. So hätte es auf der Hand gelegen, ihren Vorschlag, aus dem Kollegium auszutreten, ernsthaft in Erwägung zu ziehen.

2. *»Für mich gibt es keine Möglichkeit, im Vorstand zu bleiben; es wäre nicht gut. Ich kann am besten dienen, wenn ich jetzt zur Seite trete.«* Es wirft ein eigentümliches Licht auf die übrigen Vorstandsmitglieder, daß sie diesen Wunsch überhaupt nicht respektiert haben, Marie Steiner im Gegenteil bedrängten, davon Abstand zu nehmen. Acht Wochen später veröffentlichte sie im *Nachrichtenblatt* (2. Jg. Nr. 22) eine ›Private Mitteilung‹, in der sie im wesentlichen ihren Wunsch noch einmal ausdrückte: *»Es ist nicht meine Absicht, mich jetzt unmittelbar aktiv an der Leitung der Gesellschaft zu beteiligen.«*
3. In ihrem Brief vom 4. April 1925 schlägt sie Eugen Koliko als ersten Vorsitzenden der Gesellschaft vor (Albert Steffen war bereits zweiter Vorsitzender).
4. Für ihre frei werdende Funktion als Beisitzerin im Vorstand schlägt sie Maria Röschl vor, die seit dem Sommer 1924 die Jugendsektion der Freien Hochschule in Dornach leitete und auch im Vorstand der ›Freien Gesellschaft‹ in Deutschland war.
5. Für die Führung der *»esoterischen Klassen«* in Dornach schlägt sie Lilly Kolisko vor: *»Sie ist die einzige, die Zeugnis dafür abgelegt hat, daß sie die esoterischen Klassen führen kann«*, was – wörtlich genommen – zu dieser Zeit voll zutraf (Ita Wegman hatte bis dahin noch keine Klassenlesungen abgehalten).
6. Es ist festzuhalten, daß sich Marie Steiners Initiative auf den Vorstand der Anthroposophischen Gesellschaft und auf das Direktorium der Hochschule bezieht, das letztgenannte Kollegium konnte sich nur durch Resignation und Kooptation ändern und erweitern, während für die Neubesetzung eines Vorstandsamtes entsprechend der Weihnachtstagung eine Wahl durch die Mitgliedschaft erforderlich gewesen wäre. Für eine Änderung des Vorstands des eingetragenen Vereins Allgemeine Anthroposophische Gesellschaft wäre nur eine Wahl durch eine Generalversammlung der vierzehn stimmberechtigten Mitglieder dieses Vereins in Frage gekommen.

Wenn Steffen, Wegman, Vreede und Wachsmuth auf Marie Steiners Initiative eingegangen wären, so würde der Vorstand der Anthroposophischen Gesellschaft ab April 1925 aus folgenden Persönlichkeiten zusammengestellt gewesen sein: Eugen Kolisko, erster Vorsitzender, Albert Steffen, zweiter Vorsitzender, Ita Wegman, Schriftführerin, Guenther Wachsmuth, Schatzmeister, Elisabeth Vreede, Beisitzerin, Maria Röschl, Beisitzerin. Womöglich wären viele Konflikte, namentlich in der Zusammenarbeit mit der Deutschen Landesgesellschaft, durch diese Zusammenstellung in späteren Jahren leichter bewältigt worden. Der esoterische Charakter dieses Gremiums wäre womöglich eher bewahrt geblieben, gleichzeitig hätte man in dieser Zusammenstellung vielleicht die Dreigliedrigkeit der Allgemeinen Anthroposophischen Gesellschaft leichter erkannt. Für die vorliegende Untersuchung sei zumindest festgehalten, daß Marie Steiners Brief an Eugen Kolisko vom 4. April 1925 eine sehr beachtenswerte Initiative enthielt, welche eher von geistiger Intuitionskraft als von stimmungsbedingter Reaktion zeugt. Lilly Kolisko hat in ihrer Dokumentation überliefert, daß Eugen Kolisko nicht bereit war, diese Funktion zu übernehmen. (A. a. O, Seite 106)

17 *Zu Albert Steffens Lebensgang* fehlt bisher eine erschöpfende biographische Dokumentation. Seine sehr umfangreichen Tagebücher sind nicht zugänglich.

18 *Über Guenther Wachsmuths Biographie* ist wenig bekannt. Seine Tätigkeit für die Anthroposophische Gesellschaft könnte erst erfaßt werden, wenn der Vorstand der Allgemeinen Anthroposophischen Gesellschaft bereit wäre, seine Archive zu öffnen.

18 *Zu Elisabeth Vreede* siehe: M. P. VAN DEVENTER und ELISABETH KNOTTENBELT (Hg.), *Elisabeth Vreede. Ein Lebensbild,* Arlesheim 1976.

19 Bei den Verhandlungen wegen der Versicherung des abgebrannten Goetheanums, in der Prozeßangelegenheit Kully und wegen der Baugenehmigung für das neue Goetheanum trat Rudolf Steiner als Repräsentant der Anthroposophischen Gesellschaft auf.

20 *Zur Allgemeinen Anthroposophischen Gesellschaft*: Im *Nachrichtenblatt* vom 22. März 1925 (2. Jg. Nr. 12) erschien auf den Seiten 47 und 48 eine ›Mitteilung des Vorstandes‹ der Allgemeinen Anthroposophischen Gesellschaft: *»Wir möchten hierdurch die Freunde von den Beschlüssen unterrichten, die auf der Generalversammlung vom 8. Februar 1925 gefaßt wurden, um die um das Goetheanum in Dornach gruppierten Institutionen im Geiste der Neugestaltung der anthroposophischen Bewegung auf der Weihnachtstagung 1923 zu führen. Wir geben zunächst einen Auszug aus den Worten, die Herr Dr. Steiner anläßlich der Generalversammlung vom 29. Juni 1924 über diese Fragen sprach:* [...].« Der darauf folgende Text ist auch in GA 260a Seite 567 ff. nachzulesen. Er bezieht sich auf die dritte außerordentliche Generalversammlung des Vereins des Goetheanum der freien Hochschule für Geisteswissenschaft vom 29. Juni 1924 (in GA 260a, Seite 501 ff.), auf die vierte außerordentliche Generalversammlung dieses Vereins vom 8. Februar 1925 (in GA 260a, Seite 559 f.) sowie auf die amtliche Fassung der ›Anmeldung für das Handelsregister‹ (in GA 260a, Seite 564 ff.).
Wer diese ›Mitteilung des Vorstandes‹ vom 22. März 1925 mit den genannten Texten sowie mit den wirklichen Eintragungen ins Handelsregister laut Schweizerischem Handelsamtsblatt vom 7. und 11. März 1925 (wiedergegeben in GA 260a, Beilage von 1987, Seite 60) vergleicht, wird mit Bestürzung feststellen müssen, daß diese ›Mitteilung‹ weder inhaltlich noch formal mit den Beschlüssen der genannten Generalversammlungen und der Eintragung ins Handelsregister übereinstimmt. Den *»Freunden«*, das heißt den Mitgliedern der Anthroposophischen Gesellschaft, war es im Jahre 1925 allerdings nicht möglich, diese Feststellung zu machen, weil sie die Protokolle der Generalversammlungen des Goetheanumvereins vom 29. Juni 1924 und vom 8. Februar 1925 nicht kannten. Erst 1966 wurden diese Protokolle in GA 260a veröffentlicht. Es ist das Verdienst der Rudolf Steiner-Nachlaßverwaltung, den Sachverhalt durch die Veröffentlichung dieser Protokolle sowie einer Anzahl weiterer Dokumente in der zweiten Auflage von

1987 aufgedeckt zu haben. Die ›Mitteilung‹ vom 22. März 1925 enthält in bezug auf den Status der Allgemeinen Anthroposophischen Gesellschaft Fälschungen schwerster Art. Weil dieses Faktum Ita Wegmans Biographie entscheidend berührt, ist es erforderlich, den Sachverhalt hier kurz aufzuzeigen:
1. In der ›Mitteilung‹ vom 22. März 1925 wird von *»Generalversammlungen«* vom 29. Juni 1924 und vom 8. Februar 1925 gesprochen, ohne zu erwähnen, daß dies Generalversammlungen des Goetheanumvereins waren, in dem die *»Freunde«* gar nicht Mitglied waren. Die ›Mitteilung‹ wendet sich, durch ihre Veröffentlichung im *Nachrichtenblatt*, an die Mitglieder der Anthroposophischen Gesellschaft, so daß diese annehmen mußten, daß die ›Mitteilung‹ ihre Gesellschaft von 1923 betraf. Dadurch, daß in einem Nebensatz erwähnt wird, daß der Verein des Goetheanums *»nun nicht mehr besteht«* (was nicht der Fall war), erhärtete sich diese unzutreffende Annahme.
2. Das Stück vom 22. März 1925 gibt entstellte Bruchstücke einer Ansprache Rudolf Steiners vom 29. Juni 1924 auf der Generalversammlung des Goetheanumvereins so wieder, daß es den Sinn seiner Rede in sein Gegenteil verkehrt, ohne zu erwähnen, daß die betreffenden Darlegungen Steiners einem Protokoll entstammen, das von ihm nicht unterzeichnet war und keine Rechtsgültigkeit erlangte. Der Sinn seiner Rede vom 29. Juni 1924 ist, die Anthroposophische Gesellschaft von 1923 zum Rechtsträger der Hochschule und des Goetheanumvereins zu machen, wobei der Goetheanumverein einen neuen Status bekommen soll mit fünfzehn stimmberechtigten Mitgliedern unter dem Vorsitz von ihm selbst und Emil Grosheintz, zum Zweck der Verwaltung der Immobilien und sonstigen Vermögenswerte der Anthroposophischen Gesellschaft. Dieses Konzept Steiners vom 29. Juni 1924 war, wie sich später herausstellte, aus verschiedenen Gründen nicht zu verwirklichen. Das Konzept war also fallengelassen worden, was in der ›Mitteilung‹ nicht erwähnt wird; Teile seiner Rede wurden der Mitgliedschaft aber, mit gravierenden Veränderungen und Auslassungen, als Argumentation für die angebliche *»Neugestaltung«* präsentiert.
3. Es ist klar zu erkennen, daß Rudolf Steiner unter allen Umständen die Verantwortung und Entscheidungsgewalt über den Goetheanumbau und die sonstigen Immobilien und Vermögenswerte sowie alles Verwaltungsmäßige von der Anthroposophischen Gesellschaft von 1923 fernhalten wollte. Eine Generalversammlung dieser Gesellschaft hätte darüber niemals ein Stimmrecht haben sollen. Genau das Gegenteil wird in der ›Mitteilung‹ vom 22. März 1925 bekanntgegeben.
4. Die ›Mitteilung‹ beruft sich dabei auf *»die Generalversammlung vom 8. Februar 1925«*, ohne – wie gesagt – darauf hinzuweisen, daß auch diese eine Versammlung des Goetheanumvereins und nicht eine Versammlung der Anthroposophischen Gesellschaft war. Es gibt von dieser zwei voneinander abweichende Protokolle, keines von beiden stimmt mit der Eintragung ins Handelsregister vom 7. März 1925 überein. Anwesend waren neun stimmberechtigte Mitglieder des Vereins: Marie Steiner, Albert Steffen, Elisabeth Vreede, Guenther Wachsmuth, Otto Lerchenfeld, Felix Peipers, Rudolf Geering, Carl Unger, Emil Grosheintz. Die übrigen sechs stimmberechtigten Mitglieder hatten sich durch Vollmacht vertreten

lassen. Die neun anwesenden stimmberechtigten Mitglieder beschlossen an diesem Tag neue Statuten der ›Allgemeinen Anthroposophischen Gesellschaft‹ und stellten in Paragraph 1 fest, daß diese Gesellschaft *»Rechtsnachfolgerin des Vereins des Goetheanum«* ist. Daraus kann man schließen, daß eine Namensänderung des Goetheanumvereins gemeint ist, denn dieser Verein hatte sich zuvor nicht aufgelöst, eine Allgemeine Anthroposophische Gesellschaft war zuvor als eingetragener Verein nicht gegründet worden. Der Gedanke, daß die neun Anwesenden am 8. Februar 1925 der Anthroposophischen Gesellschaft von 1923 neue Statuten gaben, ist schlichtweg widersinnig – diese hatte seit Weihnachten 1923 eigene Statuten. Für eine Fusion mit dem Goetheanumverein alias eingetragener Verein Allgemeine Anthroposophische Gesellschaft wäre zumindest die Zustimmung ihrer Generalversammlung erforderlich gewesen.

5. Der Goetheanumverein, der sich jetzt in Allgemeine Anthroposophische Gesellschaft umbenannt hatte, besaß zwei Kategorien von Mitgliedern: ordentliche und beitragende, das heißt stimmberechtigte und nicht-stimmberechtigte. In der ›Mitteilung‹ wurde mitgeteilt, daß die Mitglieder der Anthroposophischen Gesellschaft von 1923 von nun an zur ersten Kategorie gehörten.

Mit der ›Mitteilung‹ vom 22. März 1925 im anthroposophischen *Nachrichtenblatt*, die sowohl den Anordnungen Rudolf Steiners wie der Eintragung im Handelsregister widersprach, wurde das Tor geöffnet für die Beschlüsse der Jahre 1934 und 1935. Diese Nummer des *Nachrichtenblattes* mit dem Datum Sonntag, 22. März 1925 war am Freitag, dem 20. März 1925 erschienen; die Texte kamen stets eine Woche vorher, in diesem Fall am Samstag, dem 14. März, zur Druckerei. Während dieser Woche gingen am Donnerstag, dem 19. März, unterschrieben von Steiner und Wegman, die Briefe an die sieben Administratoren ab, die künftig die dritte Abteilung des Verwaltungsvereins (›Administration des Goetheanumbaues‹) führen sollten (vgl. *Beiträge zur Rudolf Steiner Gesamtausgabe*, Nr. 98, Dornach 1987). Steiner kann also den Text der Mitteilung vom 22. März 1925 vorher nicht gesehen haben. Er hat ihn frühestens am 20. März, in der fertigen Nummer, gelesen. Dadurch muß ihm klargeworden sein, daß die Weihnachtstagungsgesellschaft von 1923 auch im Bewußtsein eines seiner prominentesten Mitarbeiter, nämlich Guenther Wachsmuth, nicht zum Leben gekommen war. Was sich von diesem 20. März 1925 bis zu seinem Tod zehn Tage später zwischen Steiner und Wachsmuth abgespielt hat, ist bisher nicht bekannt. Hat Steiner über Wachsmuths ›Mitteilung des Vorstands‹ vom 22. März 1925 mit diesem überhaupt noch gesprochen? Hat er sich wenigstens mit Wegman darüber ausgetauscht? Zehn Wochen nach Steiners Tod teilten die Vorstandsmitglieder den sieben Administratoren mit, daß sie ihre Tätigkeit nunmehr als eine freundliche, aber unwesentliche Formalität betrachten (G. Wachsmuth: *»eine Ehrensache«*). Wenn man von der Annahme ausgeht, daß Steiner die Mitteilung vom 22. März 1925 gelesen hat, so liegt auch die Annahme einer bewußten Fälschung von seiten Wachsmuths auf der Hand – ein schlimmer Vorwurf, den man ihm ersparen möchte. Es bleibt die Annahme, daß Steiner vorhergesehen hat, welche Folgen es haben müßte, daß schon 1924 *»die Weihnachtstagung von den Mitgliedern nicht genügend aufgenommen wird«* und dazu geschwiegen hat.

20 *Zu Albert Steffens Auffassung* bezüglich eines angeblichen Stimmrechts der Mitglieder der Anthroposophischen Gesellschaft von 1923 siehe seine Tagebuchnotiz vom 9. Februar 1925, wiedergegeben in GA 260a, Beilage zur Ausgabe von 1987, Seite 71, aus der hervorgeht, daß er die Rechtslage nicht erfaßt hatte. Aus Guenther Wachsmuths späteren Äußerungen zu diesem Thema seien hier nur seine verschlungenen Gedankengänge vom Jahre 1951 zitiert: »*Auch für die Gliederung und den organischen Aufbau der Gesellschaft und der Hochschule gab er in diesen Wochen* [im Februar 1925] *ergänzende, entscheidende Richtlinien, und wenn ich ihm beim morgendlichen Vortrag von den in seinem Auftrag geführten Verhandlungen mit Behörden, von der ein- und ausströmenden Korrespondenz mit den Landesgruppen und allerorts Mitschaffenden berichten durfte, da gab er seine aus den geistigen Gesetzmäßigkeiten geschöpften Weisungen für den erdenfesten, gesunden Ausbau all dieser Institutionen und Tätigkeitssphären. Am 8. Februar 1925 fand jene wichtige konstituierende Versammlung statt, welche die geistigen Entscheidungen der Weihnachtstagung auch mit den Lebens- und Wirkensformen in der Umwelt verband, welche Beschluß faßte über die Einordnung der Konstitution und Arbeitsgebiete der Hochschule und der Gesellschaft in die äußeren Rechtsformen, über die Statuten, die Gliederung des Gesellschaftsorganismus, dessen lebendige Struktur und zugleich dauernde Sicherung in den Stürmen der kommenden Zeit. Die Richtlinien, die Rudolf Steiner hierfür gab, wahrten immer die Einheit von geistiger Gesetzmäßigkeit und irdischer Form, das Wesen der Kontinuität und zugleich die Möglichkeit organischer Wandlung und zielsicheren Ausbaues. So geschah nun alles, um die zukünftige Entwicklungslinie der geistigen Bewegung, der Gesellschaft, der Hochschule, der Sektionen und aller aus der Geisteswissenschaft befruchteten Arbeitsgebiete als einer lebendigen Einheit zu gewährleisten.*
Nachdem derart das dauernde Fundament der Gesamtbewegung fest gegründet war, gab Rudolf Steiner in den kommenden Wochen« [usw.] (Aus: GUENTHER WACHSMUTH, *Rudolf Steiners Erdenleben und Wirken*, Dornach 1951, Seite 622 f.)

21 *Daß Emil Leinhas die Rechtslage nicht durchschaute*, geht aus seinem Brief an G. Wachsmuth vom 30. März 1926 hervor (vgl. *Beiträge zur Rudolf Steiner Gesamtausgabe*, Nr. 98, Dornach 1987, Seite 45 f.): »*Zum Beispiel herrscht eine allgemeine Unklarheit darüber, ob die Mitglieder in der Generalversammlung stimmberechtigt sind; vielfach wird angenommen, es seien nur wenige Persönlichkeiten in der Gesellschaft überhaupt stimmberechtigt. Von einem Generalsekretär (Herrn Hohlenberg) wurde ich gebeten, die Anregung weiterzugeben, daß man wenigstens den Generalsekretären eine Abschrift der Statuten der Gesellschaft übergeben möchte. Ich möchte diese Anregung hiermit weitergeben und die Frage aufwerfen, ob es nicht vielleicht doch ratsam wäre, die Statuten gelegentlich im Nachrichtenblatt zur allgemeinen Kenntnis zu bringen.*« G. Wachsmuth notierte am Rande dieses Briefes: »*Von Dr. St*[einer] *nicht gew*[ünscht]. *G*[uenther] *W*[achsmuth].«

22 *R. Steiners Vortrag in Torquay vom 12. August 1924* wurde erstmals 1950 veröffentlicht.

25 *Stimmberechtigung der Generalversammlung.* Es ist heute, siebenundsechzig Jahre später, für die meisten Menschen kaum nachzuvollziehen, wie es möglich war, daß diejenigen, welche damals die Verantwortung für ein ordnungsgemäßes Funktionieren der Anthroposophischen Gesellschaft, der Freien Hochschule und des eingetragenen Goetheanumvereins trugen, diese verschiedenen Körperschaften und ihre Rechtsebenen nicht auseinanderhielten. Das wird aber sogleich anders, wenn man sich einen Eindruck verschafft von der seelischen Stimmung, in der im ersten Jahr nach Steiners Tod die Gesellschaftsangelegenheiten behandelt wurden. Aus dem immensen Material, das darüber zur Verfügung steht, zitiere ich im folgenden die Reden von Albert Steffen und Friedrich Rittelmeyer auf der Generalversammlung in Dornach am 29. Dezember 1925. Diese sind ein Beispiel dafür, in welcher Stimmung der Entschluß gefaßt wurde, Albert Steffen zum ersten Vorsitzenden der Anthroposophischen Gesellschaft zu wählen. Es wurde gar nicht gefragt, *welcher Gesellschaft* Steffen denn nun vorsitzen sollte; *ein Satz* hätte genügt, dies klarzustellen: Die Generalversammlung hatte nach Steiners Tod einen neuen Vorsitzenden *der Weihnachtstagungsgesellschaft vom Dezember 1923* zu wählen. Aus Ita Wegmans Äußerungen zu diesem Thema geht hervor, daß sie – und gewiß auch andere Mitglieder mit ihr – Rudolf Steiner auch nach seinem Tod als den Leiter der zu Weihnachten 1923 gegründeten Gesellschaft ansah. Eine geistige Vereinigung von Menschen kann sich zu einer solchen Ansicht entschließen und dies als eine ›mystische (das heißt: rein geistige) Tatsache‹ auch handhaben – nichts steht dem im Wege, solange diese Vereinigung keine Rechtsbeziehungen eingeht. Die Solothurner Behörden hatten lediglich darauf aufmerksam gemacht, daß der *Verwaltungsverein* nach Rudolf Steiners Tod die Stelle des ersten Vorsitzenden dieses Vereins vor Jahresende neu zu besetzen habe. Über die Zusammensetzung des Vorstands des eingetragenen Verwaltungsvereins ›Allgemeine Anthroposophische Gesellschaft‹ zu entscheiden, hatten die versammelten Anthroposophen aber nicht die geringste Befugnis. Rittelmeyers Formulierung habe ich an der betreffenden Stelle kursiv hervorgehoben, der Wortlaut ist eigentümlich genug. Statt der euphorischen Sprache wäre hier die Mitteilung fällig gewesen: Die Anwesenden wählen Albert Steffen an diesem Tag zum Nachfolger Rudolf Steiners als erstem Vorsitzenden ihrer Gesellschaft und sprechen ihr Vertrauen aus, daß der Vorstand des Verwaltungsvereins ›Allgemeine Anthroposophische Gesellschaft‹ seine Zusammenstellung und den Status dieses eingetragenen Vereins in Übereinstimmung mit den juristischen Erfordernissen gegenüber den Schweizer Behörden ordnungsgemäß regeln wird. (Die stenographische Nachschrift der folgenden Reden befindet sich im schriftlichen Nachlaß von F. W. Zeylmans van Emmichoven.)

Herr Steffen: »Liebe verehrte Freunde. Da viele Neuangekommene unter uns zu sehen sind, möchte ich nochmals den Gruß und den Dank des Dornacher Vorstandes und der Dornacher Mitglieder entgegenbringen und wieder möchte ich Ihnen besonders danken dafür, daß Sie so herzlich teilnehmen an dem großen Verlust. Aber heute möchte ich nicht darüber sprechen. Denn ich möchte alles, was ich über die letzten zwei Jahre oder diese eineinhalb Jahre zu sagen habe von Herrn

Doktor in einem besonderen Vortrage aussprechen. Heute möchte ich lediglich von dem, was der Vorstand getan hat sprechen. Wir Vorstandsmitglieder befinden uns ja in einer sehr schweren Lage. Aber eines war uns von Anfang an klar, daß das Hauptziel sein müßte, das Geistesgut von Herrn Doktor Steiner in die Welt hinauszubringen und so standen wir vor derjenigen Aufgabe, die Herr Doktor Steiner selbst als eine eiserne Notwendigkeit bezeichnet hat in einem Briefe an den Vorsitzenden des Heimatschutzvereins, das Goetheanum zu bauen. Denn dieses allein wird Dornach die Möglichkeit sichern, Mittelpunkt der Bewegung zu bleiben. Dann ist ja das Augenmerk darauf zu richten, was in diesem Goetheanum geschehen wird und da komme ich sogleich auf die Mysteriendramen und die Eurythmie zu sprechen und muß hier der verehrungswürdigen Frau Dr. Steiner unseren allerhöchsten Dank aussprechen, daß sie mit einer solchen Energie vom ersten Tag an an diese Aufgabe gegangen ist, ihre Schauspieler zu schulen von früh bis spät und die Eurythmisten weiterzubilden in ihrer Seele und physisch auch. Es ist dies eine bewunderungswürdige Tat der Energie, die Frau Dr. Steiner da vollbracht hat. Die Erfolge der Eurythmie waren in diesem Jahre besonders herrliche in Deutschland, in Holland und so weiter. Aber außerdem ging von Frau Dr. Steiner noch aus, daß sie eine ganze Reihe von Büchern herausgeben konnte, zum Teil Bücher, die esoterischen Inhalts sind, so daß also auch Dornach durchaus noch der Ort ist, von wo aus Esoterisches fließt. Es sind die folgenden Bücher: Der Lebensgang, Wahrspruchworte, die Leitsätze neu herausgegeben; Christentum als mystische Tatsache, Wahrheit und Wissenschaft, Die geistige Führung der Menschheit, Seelenkalender, Symbolik und Phantasie sind Neuauflagen. Außerdem ist ja hier auch das wunderbare Buch, das Frau Dr. Wegman redigiert hat, mit Herrn Dr. Steiner durchgearbeitet und herausgegeben hat, in diesem Verlag erschienen, ferner das Buch von unserem verehrten Dichterfreund Kurt Piper. Und dann ist noch zu sagen, daß auch Kurse unterwegs sind, die bald heraus kommen werden, der Sprachkurs namentlich und der Kurs über Kunst.

Dann: das Buch von Dr. Steiner und Frau Dr. Wegman leitet mich ja unmittelbar über zu Frau Dr. Wegman selbst. Frau Dr. Wegman ging daran, die Klinik in hervorragender Art weiterzuführen und auszubauen, so daß sie jetzt nicht weniger als sieben Ärzte daselbst hat. Sie hat das Kinderheim gegründet und weitergeführt und hat darin die schönsten Erfolge mit den pathologischen Kindern. Dann kommt die Verbindung mit Lauenstein, was ja auch zu den schönsten Hoffnungen berechtigt. Diese Taten medizinischer Art, die heute noch nirgends zu erwarten wären, als gerade hier. Frau Dr. Wegman hat dann die Klassenstunden übernommen und hat in dieser Beziehung und auch sonst Reisen mit Herrn Dr. Wachsmuth und Fräulein Dr. Vreede nach England, Holland, Prag, Paris, Wien mit anschließenden Tagungen durchgeführt, Reisen, an denen Frau Dr. Steiner nicht teilnehmen konnte, weil sie durch ihre Tätigkeit hier allzusehr in Anspruch genommen war, was man auch von mir sagen kann, weil ich durch die Zeitschrift, welche wöchentlich herausgekommen ist, ein wenig festgebunden bin. Wir haben dann noch zu erwähnen, daß eine ganz neue Art von Schwesternausbildung durch Frau Dr. Wegman in Arlesheim vorgenommen wurde durch zwei Kurse und daß durch ihre enge Arbeit mit hervorragenden Medizinern aus un-

serer Bewegung wir mit einer großen Zuversicht in die Zukunft blicken dürfen und hoffen dürfen das, was Herr Dr. Steiner beabsichtigte mit dieser neuen Medizin, daß sie einst zu schöner Blüte gelangen wird.
Dann muß ich von Herrn Dr. Wachsmuth sprechen und muß eines mit aller Bestimmtheit, mit der herzlichsten Bestimmtheit hervorheben, nämlich sein Einsetzen für den Bau. Ohne ihn hätten wir nie diese unerwarteten Resultate erlangt, die große Summe, die zusammengebracht wurde durch seine Initiative und Energie, durch seine außerordentliche geistige Frische. Ich muß von mir selbst sagen, daß ich das nie zustande gebracht hätte. Es ist dies ein Opfer von Dr. Wachsmuth, denn wir wissen ja alle, daß er vielleicht lieber auch seinen wissenschaftlichen Fähigkeiten nachgehen würde. Ich weiß ja, daß zum Beispiel sein erstes Buch über die ätherischen Bildekräfte längst vergriffen ist, und daß er bis jetzt nicht dazu gekommen ist, die Korrektur nachzusehen, weil er sehr viel Administratives zu tun hat. Er hat dann außerdem im Rahmen seiner Sektion, der Naturwissenschaftlichen Sektion, die beiden Kurse von Rudolf Steiner herausgegeben, die Wärme- und die Lichtlehre. Sie sind zwar vordatiert im Jänner, aber sie sind erst diesen Frühsommer erschienen. Dann muß man ja auch seine Zusammenarbeit mit den Landwirten betonen, in deren Ring der landwirtschaftliche Kurs herausgekommen ist. Andere Versuche hat Dr. Wachsmuth angefangen, von denen ich aber nicht so indiskret sein darf zu sprechen, aber die gewiß einst auch große Freude verursachen werden in unserer Gesellschaft, wenn sie ganz durchgeführt werden können.
Dann möchte ich von Fräulein Dr. Vreede sprechen und ihrer schweren Stellung im Archiv, wo sie die Gewissenhaftigkeit im Hinausleihen der Zyklen der Kurse und so weiter verbinden muß mit dem Entgegenkommen den Mitgliedern gegenüber: Etwas vom Schwersten, was es überhaupt gibt. Gewissenhaftigkeit in der Verwaltung des Archivs, mit einem gewissen Entgegenkommen den Mitgliedern gegenüber, was sie wirklich in hervorragender Weise tut. In diesem Rahmen ist dann der astronomische Kurs von unserem Freund Herrn Kayser herausgegeben worden, der ja auch schon vergriffen ist.
Ich möchte dann auch noch sprechen von der Arbeit innerhalb der Jugendsektion, wo wir ja Gelegenheit hatten zu Pfingsten und in der Woche vor Michaeli die Vorträge unserer jungen Mitglieder zu hören, über die ich ja damals schon sehr anerkennend sprechen durfte.
Es bliebe nun nur noch von meiner Sektion zu sprechen, und da ist zu sagen, daß ich nicht in der Lage bin diesen Kurs herauszugeben, weil mir Dr. Steiner diesen Kurs nicht halten konnte. Er hatte mir gesagt, daß er, so bald er könnte, auch einen Kurs über Schöne Wissenschaften halten würde und hat mir geraten zu warten mit der Bildung dieser Sektion, bis er diesen Kurs gehalten hätte. Und ich brachte es nicht über mein Gewissen, ihn dazu zu drängen, da er so mit Arbeit überlastet war. Ich konnte es nicht verantworten, ihn auch noch um diesen Kurs zu bitten.
Wenn ich die Arbeit innerhalb der Sektionen und des Vorstandes betrachte, so muß ich sagen, daß von keinem anderen Orte binnen so wenigen Monaten so viel an Geistesgut und zum großen Teil an esoterischem Geistesgut [veröffentlicht worden ist], denn diese Bücher, nicht nur die Frau Dr. Steiner herausgegeben hat, sondern auch

das Buch von Frau Dr. Wegman, die Kurse von Dr. Wachsmuth und auch der astronomische Kurs sind esoterisches Lehrgut; also etwas Einzigartiges ist und bleibt Dornach. Aber ich muß auch sagen, wenn ich in das Innerste der Mitglieder des Vorstands sehe, daß ich darinnen den heiligsten Willen überall erblicke, Rudolf Steiner zu dienen. Das muß ich mit aller Verehrung unseren Mitgliedern gegenüber aussprechen und ich bitte Sie alle inständig, daß Sie alle diese Verehrung mit mir teilen. Dies gibt uns heute nicht nur einen äußeren Anlaß, sondern ein inneres Recht, die Grundsteinlegung, die Rudolf Steiner an der Weihnachtstagung hier gehalten hat, heute wiederum hier vorzulesen. Und das möchte ich jetzt, bevor wir beginnen mit der Besprechung der Geschäftsordnung und so weiter, bevor wir damit beginnen, tun.

Es kommt nun Punkt 2 der Tagesordnung, der die Statutenänderung betrifft und da hat sich Herr Rittelmeyer zuerst zum Wort gemeldet.«
Rittelmeyer: »Im Auftrage der Versammlung, die gestern stattgefunden hat, bliebe das zu sagen, was in diesem Augenblicke zu sagen ist. Es kann sich für uns nur darum handeln, daß wir versuchen, auch bis ins Äußere hinein, geistig richtig das hinzustellen, was nun zu geschehen hat. Sie wissen alle, daß der Vorstand, den wir dort in unserer Mitte sehen, uns von Dr. Steiner, unserem erhabenen Führer, gegeben worden ist. Und in dem erschütternden Ernst, der über die Gesellschaft hereingebrochen ist durch den Hingang unseres verehrten Meisters, ist es ein großes Glück, das wir alle tief empfinden, daß wir einen Vorstand haben, der in Übereinstimmung mit den göttlich-geistigen Mächten uns von Herrn Doktor Steiner geschenkt ist. Wir dürfen überzeugt sein, daß die göttlichen führenden Mächte nach dem rätselvollen Beschluß, daß Dr. Steiner physisch von uns gehen sollte, uns nicht [im Stich] lassen wollten, sondern, daß sie uns in dem Vorstand gegeben haben, was wir jetzt brauchen. *Und in unserer Versammlung kann es eigentlich nur darauf ankommen, daß wir das, was der Vorstand hier in sich selbst beschließt, durch unsere Zustimmung unterstützen und ihm vielleicht innerhalb der juristischen Formen* [sic!], *in denen wir eben gegenwärtig leben müssen, die äußere Sicherheit auch vor den Behörden* [sic!] *und vor der Welt geben, deren eine Organisation in der Welt bedarf. Ich habe infolgedessen der Versammlung vorzuschlagen: Einmal sie spricht ihre Freude darüber aus, ihre freudige Zustimmung dazu aus, daß Albert Steffen der erste Vorsitzende der Gesellschaft wird. Es wird dadurch juristisch* [sic!] *die Stelle eines zweiten Vorsitzenden frei. Hier kann nach unserer Meinung unsere Stellungnahme nur die sein, daß wir es dem Vorstand, der uns von Dr. Steiner gegeben ist, anheim geben, ob, wann und wie er diese Stelle besetzen will, oder welche anderen Vorschläge er einer künftigen Generalversammlung in diesem Punkte zu machen hat. Indem wir uns so stellen, daß wir es zum Beschluß erheben, daß die Versammlung es dem Vorstand selbst anheim gibt, dasjenige zu tun, was er für richtig und gut hält, drücken wir alle die innerste Empfindung aus, die wir gegenüber dem Vorstand haben, der in unserer Mitte weilt, drücken wir aus alle die vertrauensvollen Empfindungen, die zu ihm hingehen, und die Dankbarkeit, die wir auch für das in uns fühlen, was er bisher uns gegeben hat.* Albert Steffen hat vorher das Wort gesprochen, das gewichtig in unse-

re Versammlung fiel, daß jedes einzelne Mitglied des Vorstandes von dem heiligen Wollen beseelt ist, das Werk Dr. Steiners recht in die Welt hineinzustellen. Das Echo, das wir diesem Worte Steffens schuldig sind, kann nur dieses sein: Wir haben es gespürt, daß es so ist, wir wissen, daß es so ist, und wir vertrauen, daß es so bleiben wird. In diesem Sinne geht der große Dank für die herrlichen Gaben, die von diesem Vorstand ausgegangen sind, und die auch von dieser Weihnachtstagung jetzt ausgehen, in unsere Wünsche und herzliche Bitte für die Zukunft, er möge uns, da er doch einmal der einzige Führer ist, der uns durch das Schicksalswalten hindurchführen kann, er möge uns im Sinne Rudolf Steiners ein richtiger Führer in aller Zukunft sein.

Wenn wir das aussprechen, muß noch ein besonderes Wort zu unserem neuen Vorsitzenden Albert Steffen selber hingehen. Das beste Wort hat die Versammlung schon gesprochen durch die starke einmütige Zustimmung, die Sie ausgedrückt haben. Aber es soll im Bewußtsein jedes Mitgliedes lebendig sein, daß wir von dem Dichter Albert Steffen ein Opfer uns erbitten müssen, das geradezu weltgeschichtlichen Charakter hat. Wir können nicht anders, er ist der Mann, auf den Dr. Steiner hingedeutet hat und gesagt hat: der ist mein Stellvertreter. Wir hätten nie den Mut und das Recht, das Opfer von ihm zu erbitten, das wir von dem Dichter Steffen erbitten müssen, wenn diese spirituelle Tatsache nicht dastünde, aber es darf unsere Hoffnung sein, daß, wenn wir alle das unsrige tun, um dem ganzen Vorstand, insbesondere dem Vorsitzenden Albert Steffen bis ins Innere und Innerste hinein alles zu erleichtern und ihn zu unterstützen, daß es dann doch vielleicht gelingen möchte, den Dichterauftrag, den Albert Steffen mit Recht in sich fühlt, zu vereinigen mit der karmischen Aufgabe, die ihm als Vorsitzendem der Gesellschaft geworden ist. Ich spreche die Hoffnung und die Überzeugung aus, es möchte gelingen und es wird gelingen, wenn wir alle auf unserem Platz sind. Denn sowohl als Dichter als auch als Vorsitzender der Allgemeinen Anthroposophischen Gesellschaft ist Albert Steffen unersetzlich. Und so geht unser starker Wunsch zu ihm hin, Albert Steffen sei der Allgemeinen Anthroposophischen Gesellschaft, der Dich das Karma, der Dich der Wille der führenden Mächte, der Wille Dr. Steiners selbst geschenkt hat, sei ihr ein Vorsitzender im Geiste Rudolf Steiners.

Wenn wir so aussprechen, was wir in dieser Stunde wünschen und uns erbitten müssen, dann steht dahinter die ganze große menschliche Sympathie, die wir für die Persönlichkeit Albert Steffens alle empfinden. Ich darf es ja wohl aussprechen, ich habe mit vielen Menschen in diesen Monaten sprechen können und wenn die Rede auf Albert Steffen kam, da war immer eine solche innerliche Freude da, daß dieser Mann uns geschenkt ist und eine solche volle Überzeugung, daß uns das Schicksal den Rechten gegeben hat, daß ich wünschen möchte, Albert Steffen möchte bei all dem Schweren, was ihm bei seiner verantwortungsvollen Aufgabe zukommt, im Hintergrunde spüren. Wir wissen, was wir an Dir haben, wir danken Dir, und werden Dich unterstützen, soviel wir können. Wenn wir das so halten, werden wir das bis ins äußerste Spirituelle hinein verantworten können vor dem, vor dem wir es zu verantworten haben, was uns Dr. Steiner ans Gewissen gelegt hat, vor dem Menschen Anthroposophie, werden es so verantworten können vor

dem, dessen höheres Göttlich-Geistiges in dieser Stunde uns ganz gewiß nicht ferne ist, vor Dr. Rudolf Steiner selbst.«
Steffen: »Lieber Freund! Ich danke Ihnen für Ihre lieben Worte. Wenn ich mich dazu äußern darf, so kann es nur in dem Sinne sein, daß ich sage, weil doch Herr Dr. Rittelmeyer selbst es betont, ich fühle schon, daß ich die Pflicht habe, der Anthroposophischen Gesellschaft mit allen Kräften zu helfen und gewiß will ich das als Vorsitzender gerne tun, aber die anwesenden Mitglieder der Gesellschaft müssen sich dabei bewußt sein, daß meine Fähigkeiten nicht so umfassende sind, das so gewaltige Werk, das sich innerhalb der Anthroposophischen Gesellschaft gliedert, überschauen zu können, das heißt wirklich geistig vorsitzend zu sein. Ich kann das im Grunde eigentlich nicht. Ich muß da sagen, daß die Leiter der Sektionen, wie sie von Herrn Dr. Steiner eingesetzt sind, eben die geistige Verantwortung selbst jeder einzeln übernehmen müssen, weil ich gar nicht, ehrlich gesagt, imstande bin, diese Fähigkeiten in mir zu entwickeln. Ich bin nicht Arzt, ich bin nicht Gelehrter, nicht Naturwissenschaftler, nicht Astronom, ich bin ein einfacher Schriftsteller und zudem bin ich ein Schriftsteller, der nicht sehr viel Talent hat, sondern der allenfalls in früheren Jahren, mit zwanzig Jahren, gefühlt hat, daß er da sein muß, um Schriftsteller zu sein und das, was er von [Lücke im Text] dadurch ist es mir möglich geworden, einige Bücher in die Welt zu setzen, welche die Sympathie der Menschen gewonnen haben und die auch in der Gesellschaft einen, gewiß, wenn ich unbescheiden sein will, mir einen gewissen Namen gegeben haben und mich, wie Dr. Steiner [es] ausgedrückt hat, zu einem guten Schweizer scheinbar gemacht haben. Das muß ich alles sagen. Ich kann die Verantwortung nur für dasjenige übernehmen, was ich als Dichter tue, als Vorsteher meiner eigenen Sektion, zu der mich Dr. Steiner eingesetzt hat. Ich dürfte auch nicht anders sprechen, weil ich das hohe Vertrauen zu den anderen Sektionsleitern habe, daß sie in ihrer Art, viel besser als ich das kann, überschauen, was ihr Amt ist. So daß ich glaube, es ist wahrheitsgemäß gesprochen, wenn ich sage, jeder einzelne Sektionsleiter behält die geistige Verantwortung und überhaupt die Verantwortung für sich. So kommen wir allein zu einer wahren Freiheit unter den Mitgliedern des Vorstandes selbst und in der Gesellschaft, und ich weiß ganz bestimmt, weil ich die eigentlichen Impulse kenne in den Vorstandsmitgliedern, daß dadurch, daß jeder frei aus sich, verantwortungsvoll aus sich heraus wirkt, daß ein richtiger Fünfklang entsteht, daß das das Beste sein wird. Dagegen bin ich selbstverständlich bereit, Vorsitzender der Allgemeinen Anthroposophischen Gesellschaft zu werden. Nicht der Freien Hochschule für Geisteswissenschaft, denn die besteht eben in den Sektionen. Da muß jeder für sich selbst verantwortlich sein; und ich bin auch bereit, meine ganze Kraft zu widmen der Gesellschaft, selbstverständlich, aber ob ich dadurch als Künstler, lassen Sie mich das aussprechen, mehr leiste, das bezweifle ich. Nach meinen Erfahrungen werde ich dadurch nicht die Dichtwerke, die Dichtungen in die Welt stellen, die ich sonst in die Welt stellen könnte. Das weiß ich ganz genau, weil ich das durch die Erfahrung kenngelernt habe und dadurch wird der Bewegung unter Umständen wieder etwas genommen.
Frau Professor Bürgi hat ausgesprochen, was ich in unzähligen Briefen von jun-

gen Leuten geschrieben bekomme, aber das ist eine Sache wieder, die meine Angelegenheit ist und es ist in der Tat auch wiederum möglich, daß ich nicht einmal in diesem Punkt sicher sein kann, daß durch die Anstauung gewisser Kräfte, wie Frau Dr. Steiner mir eben sagen konnte – für mich kommt auf jeden Fall etwas Gutes dabei heraus, für die Gesellschaft weiß ich nicht.
Punkt 3: Rechenschaftsbericht. Dann übergebe ich Herrn Dr. Wachsmuth das Wort.«

26 *Verkauf des Klinisch-Therapeutischen Instituts 1931:* Unter dem 12. Oktober 1931 wurde im Dornacher Handelsregister der Verkauf der Arlesheimer Klinik eingetragen. Über diesen als ›Statutenänderung vom 1. April 1931‹ bezeichneten Verkauf (nämlich die Liquidation der vierten Unterabteilung des eingetragenen Vereins Allgemeine Anthroposophische Gesellschaft) wurde, soweit ich feststellen konnte, auf einer Generalversammlung nicht abgestimmt. Im *Nachrichtenblatt* von 1931 ist darüber nichts zu finden.

26 *Ita Wegmans Einzelzeichnungsberechtigung* für den Verein Allgemeine Anthroposophische Gesellschaft wurde erst am 27. März 1941 im Handelsregister gelöscht. (Vgl. *Urteil des Obergerichts des Kantons Solothurn vom 17. Juni 1952* in: *Nachrichten der Rudolf Steiner-Nachlaßverwaltung,* Nr. 5, Dornach, März 1953, Seite 28.)

27 *Die Lage nicht erfaßt.* Aus den zahlreichen Stimmen, die seit Jahren eine Aufklärung und Aufarbeitung der Geschichte der Anthroposophischen Gesellschaft verlangen, sei als Beispiel der folgende Leserbrief wiedergegeben:
»[...] Im freien Geistesleben wirken die Menschen miteinander durch das von einem wirklichen Interesse füreinander getragene Gespräch und durch gegenseitige Beratung, Austauschen von Erfahrungen und so weiter. Wozu ein einzelner Mensch oder eine Menschengemeinschaft sich dann entschließt, das hat sie selber zu verantworten. Diffamierende Kritik wirkt immer ertötend auf die geistigen Impulse von Menschen und wirft somit die Bemühungen um die Gestaltung eines freien Geisteslebens immer wieder zurück. Diese Einsicht, und das Handeln nach ihr, sollte mittlerweile zu den Grundelementen einer sozialen Hygiene gerade dort, wo anthroposophisch arbeitende Menschen zusammenkommen, gehören – und zwar nicht nur in den Eröffnungsreden. Je mehr die älteren Menschen hier vorbildhaft wirken würden, wer weiß, vielleicht hätten sie dann weniger Grund dazu, sich über die Taktlosigkeit der Jugend zu beklagen!
[...] die ganze von Menschen gestaltete geschichtliche Entwicklung in der Gesellschaft, wie sie heute existiert, wirkt. Und es wirken eben nicht nur die großartigen Leistungen der bisher tätigen Menschen, sondern auch deren Fehler und Irrtümer. Diese, auch in der Öffentlichkeit, soweit sie sich überhaupt dafür interessiert, aufzuarbeiten, ist sicher keine Schande. Das ist sogar not-wendig. Eine sicher nicht unwichtige Folge davon wäre die, daß die Anthroposophische Gesellschaft sich selber in diesem Punkte unangreifbar machen würde. Sie ist nämlich immer nur

dann in dem Maße angreifbar, in dem sie sich angreifbar macht: zum Beispiel dadurch, daß sie es nicht fertigbringt bis heute, ›die intimen Fragestellungen der Gesellschaft, etwa deren Geschichte‹ – und zwar nicht erst seit dem Nationalsozialismus – auch nur gesellschaftsintern offen aufzuarbeiten.
Ich wage zu behaupten, daß die heute noch ungeklärten, aber höchst wirksamen Vorgänge in der Entwicklung der Anthroposophischen Gesellschaft uns an der so dringend erforderlichen Weiterentwicklung der Anthroposophie in unserer Lebens- und Arbeitspraxis vielleicht sogar entscheidend behindern. Und stehe dazu, diese meine Meinung nicht nur in irgendwelchen internen Mitgliedskreisen, sondern auch mit anderen, ernsthaft fragenden Menschen besprochen zu haben und auch weiter zu besprechen. Denn in meinen Augen zeugt es von einem ›Verlust des offenen Blickes für die Welt‹, also von ›Sektierertum‹, wenn man glaubt, man könne und dürfe zum Beispiel die historischen Grundlagen, auf denen das verhältnismäßig enorme quantitative Wachstum anthroposophischer Einrichtungen aufbaut, in der Öffentlichkeit verschweigen. Dieses hier so bezeichnete quantitative Wachstum gründet sich sicher auf beachtliche Leistungen in der Weiterentwicklung anthroposophischer Fachdisziplinen in den Tochterbewegungen. Was ich persönlich, meinetwegen subjektiv, als unterentwickelt erlebe, ist die, die zwangsläufig in der Vereinzelung wirkenden Tochterbewegungen miteinander verbindende Kraft des Gemeinschaftswesens, der ›Mutter Anthroposophie‹. Damit meine ich den sozialen Impuls, der den einzelnen Fachdisziplinen erst ihre menschheitserneuernde Qualität gibt.« (Aus einem Leserbrief von Ralf Hellbart, in *Info3*, Nr. 3, März 1986, Seite 20)

27 *Die Welt zu entblößen...* aus einem Essay von SIEGFRIED LENZ.

Kapitel 1 · Ausschluß aus dem Vorstand

28 Die Formulierung *»um auch den juristischen Erfordernissen genügen zu können«* wurde angewandt, damit der in Anführungszeichen folgende eigentliche Beschluß (auf den es ankam), der durch Eintragung in das Handelsregister Rechtsverbindlichkeit gegenüber Außenstehenden erlangen sollte, den Anwesenden nur als eine rein juristische (also ›eigentlich‹ bedeutungslose) Formalität erscheine.

30 Der Ausschluß *»einiger tausend«* Mitglieder auf der Generalversammlung von 1935 (Antrag III, *Nachrichtenblatt,* 12. Jg. Nr. 11/12 vom 17. März 1935, Seite 43) zeigt, daß die zustimmende Versammlung und ihr Vorstand den Mitgliedsstatus dieser Menschen im Sinne der Vereinsstatuten vom 7. März 1925 auffaßten, obwohl die meisten der Anwesenden sich dessen nicht bewußt waren, während die Ausgeschlossenen sich berechtigterweise als Mitglied in der Anthroposophischen Gesellschaft vom 28. Dezember 1923 betrachteten. Diesen Umstand umschrieb der holländische Generalsekretär Willem Zeylmans später zutreffend, als er sagte, man könne aus der Dornacher Mitgliederkartei entfernt werden und trotzdem Gesell-

schaftsmitglied bleiben. So wurde es in den Niederlanden und in England auch bis 1960 gehandhabt: diese von Dornach nicht mehr anerkannten Landesgesellschaften (die Rudolf Steiner 1923 bewirkt hatte) wirkten nach 1935 fort. In Deutschland wurden alle anthroposophischen Gruppen 1935 verboten.

30 Unter den 1691 Menschen, die den Anträgen I bis III am 14. April 1935 zustimmten, befand sich eine unverhältnismäßig große Anzahl Schweizer oder in der Schweiz tätiger Mitglieder der Anthroposophischen Gesellschaft.

31 *Steffens Handhabung des Begriffes ›Selbstausschluß‹* ist gewissermaßen das anthroposophische Gegenstück zum ›excommunicatio ipso facto‹ der katholischen Kirche: wer definierte Dogmen der Kirche öffentlich leugnet, schließt sich dadurch selbst aus.

32 *Marie Steiner* wohnte laut Schmiedels *Aufzeichnungen* (Anhang, Dokument Nr. 11, Seite 435) der Generalversammlung 1935 hinter dem Bühnenvorhang bei und ließ während der Rede Graf Polzers einen Zettel vorreichen und das Folgende von Guenther Wachsmuth verlesen: *»Aus den Worten Graf Polzers könnte leicht der Eindruck entstanden sein, daß aus den Reihen derer, die die Willenserklärung zurückwiesen, schon zu Dr. Steiners Lebzeiten ein Kesseltreiben gegen Frau Dr. Wegman entstanden wäre. Das war nicht der Fall, auch nicht in leisester Andeutung. Frau Dr. Wegman beklagte sich bei Dr. Steiner über Schwierigkeiten, die ihr in der Klinik von einigen Ärzten gemacht würden – darunter auch Fräulein Dr. Bockholt – und das ist, was Dr. Steiner getadelt und zurechtgewiesen hat.«* (*Nachrichtenblatt,* 12. Jg. Nr. 20, 19. 5. 1935, Seite 81)

32 *Guenther Wachsmuths Erklärung,* unmittelbar vor der Abstimmung vom 14. April 1935 (vgl. *Nachrichtenblatt* 12. Jg. Nr. 20, 19. Mai 1935, Seite 82) ist sowohl im Detail wie im Ganzen von bestürzender Unwahrheit; keine einzige ihrer Aussagen stimmt mit den Geschehnissen von 1925 überein, was die Anwesenden 1935 nicht überprüfen konnten. (Siehe FRIEDMUT KRÖNER, *Das Vermächtnis des Eingeweihten. Der 8. Februar 1925.* Unveröffentlichtes Manuskript)

Kapitel 2 · Die Vorwürfe 1925 bis 1935

47 *Als Beweisstück vorgelegt:* In den *Nachrichten der Rudolf Steiner-Nachlaßverwaltung* (Nr. 5, Dornach, März 1953) ist das Urteil des Obergerichts im Kanton Solothurn in der Streitsache zwischen der Rudolf Steiner-Nachlaßverwaltung und der Allgemeinen Anthroposophischen Gesellschaft vom 17. Juni 1952 abgedruckt. Die Klägerin (die Rudolf Steiner-Nachlaßverwaltung) hatte unter anderem das Werk *Denkschrift* vom Jahre 1935 als Klagebeilage eingereicht. In seinen Urteilserwägungen nahm der Richter wiederholt Bezug auf diese Veröffentlichung (zum Beispiel Seite 12, 21, 23); er stellte fest, daß diese *»im ausdrücklichen Einverständ-*

nis mit dem damaligen Vorstand« herausgegeben worden sei. Diese Feststellung beruhte unter anderem wohl auf folgender Zeugenaussage Günther Schuberts: *»Günther Schubert, gewesener Vortragender über allgemeine anthroposophische Fragen, bestätigt als Zeuge, daß schon 1926 an einer Versammlung das Eigentum Frau Marie Steiners an den Autorrechten von Frau Dr. Wegman bestritten worden sei. Er hat über diesen Vorfall einen Bericht verfaßt (Klagebeilagen Urk. 17 und 18), der das Eigentum Frau Marie Steiners eindeutig anerkennt und dessen Entwurf handschriftliche Korrekturen durch Herrn Steffen zeigt, der somit diesem Bericht zugestimmt hat. Der Zeuge bestätigt auch, daß die Rechte Frau Marie Steiners in der Folge von Frau Dr. Wegman anerkannt worden seien. Weiter kann er bestätigen, daß die Denkschrift 1925–1935 Herrn Steffen ebenfalls sowohl im Manuskript, als auch als Probeabzug unterbreitet und von ihm gewünschte Änderungen berücksichtigt wurden. Herr Steffen habe die Veröffentlichung dieser Denkschrift, in welcher ja mit allem Nachdruck die Meinung vertreten wird, die Autorrechte seien Eigentum Frau Marie Steiners, befürwortet. Schließlich erklärt der Zeuge, die von Frau Marie Steiner zu treffenden Verfügungen seien überall diskutiert worden und man habe gewisse Befürchtungen und Hoffnungen gehegt bezüglich der von ihr zu wählenden Persönlichkeiten. Die an der Generalversammlung vom 7. Oktober 1945 abgegebene Erklärung bezüglich der Denkschrift (BS 76) habe er ausdrücklich als irreführend bezeichnet und zwar gerade deshalb, weil die Darstellung von Geschehnissen, zu denen die ganze Gesellschaft Stellung genommen habe, als subjektive Meinung Frau Marie Steiners hingestellt wurde.«* (*Nachrichten der Rudolf Steiner-Nachlaßverwaltung,* Nr. 5, Dornach, März 1953, Seite 22 f.)
Derselbe Zeuge hatte 1947 ein Pamphlet verfaßt *(Zur Beurteilung der Nachlaßfrage)*, in dem es auf den Seiten 13 und 14 heißt: *»Frau Dr. Wegman waren die Rechte Frau Dr. Steiners weder gleichgültig noch sympathisch. Sie focht die Urheberrechte und überhaupt die Nachlaßrechte aber nicht an, weder 1926 noch 1928 noch auch 1931 bei der Regelung des Stuttgarter Archivs.«*

47 Sowohl in *Marie Steiner. Briefe und Dokumente, vornehmlich aus ihrem letzten Lebensjahr* (Herausgeber Hella Wiesberger, Dornach 1981) wie in Bodo von Plato, *Zur Entwicklung der Anthroposophischen Gesellschaft. Ein historischer Überblick* (Stuttgart 1986) als auch in *Rudolf Steiner. Die Konstitution...* (GA 260a, Herausgeber Hella Wiesberger, Dornach [2]1987, Seite 692) werden Darstellungen des Buches *Denkschrift* einbezogen.

47 *Äußerungen von zweien der zwölf Herausgeber:* G. Schubert und E. Pfeiffer hielten auch nach 1950 an den Denkschriftdarstellungen fest.

47 *Elisabeth Vreede an Albert Steffen,* Brief vom 13. April 1935: *»Sehr geehrter Herr Steffen! Ich muß Ihnen mit diesem mitteilen, daß ich nicht auf dieser Generalversammlung erscheinen werde. Es ist mir unmöglich Ihre Ansicht zu teilen, daß die Widerlegung der gegen mich vorgebrachten Dinge auf einer Generalversammlung überhaupt geschehen könnte. Ich kann zunächst nur dasjenige, was mein wahres*

Sein und Wirken während der letzten Jahrzehnte gewesen ist, demjenigen Bilde gegenüberstellen, das man von mir zu entwerfen sucht.
Ich habe Herrn Dr. Krück gebeten, ein Schreiben von mir an die Mitglieder auf der Generalversammlung vorzulesen und bitte Sie, ihm das Wort dazu zu erteilen.
In vorzüglicher Hochachtung *Dr. E. Vreede«*
(LILLY KOLISKO, *Eugen Kolisko. Ein Lebensbild,* o. O. 1961, Seite 382)
Zuvor hatte sie Steffen um Veröffentlichung folgender Erklärung im *Nachrichtenblatt* gebeten, was dieser abgelehnt hatte: *»An die Mitglieder: ›Ich erkläre hiermit, daß in der soeben erschienenen* Denkschrift *über mich und meine Handlungen als Mitglied des Vorstandes in der A.A.G.* unrichtige Schilderungen *gegeben werden. Ich warne einen jeden davor, das so Geschilderte als wahr anzusehen oder weiterzugeben.‹* *Dr. E. Vreede«*
(LILLY KOLISKO, *Eugen Kolisko. Ein Lebensbild,* o. O. 1961, Seite 382 f.)

48 *Autoren der Denkschrift:* Siehe *Marie Steiner, Briefe und Dokumente...* (Dornach 1981) Seite 113, G. SCHUBERTS Pamphlet *Zur Beurteilung der Nachlaßfrage* (1947), Seite 10, Absatz 3 sowie POPPELBAUM (Anhang, Dokument Nr. 3) und Fränkl-Lundborg als Protokollant in der Angelegenheit Einsingen.

52 FRED POEPPIGS *Rückblick:* Diese markanten und sympathischen Lebenserinnerungen wirken wie ein Gegenstück zu LILLY KOLISKOS Dokumentation *Eugen Kolisko. Ein Lebensbild.* Sie enthalten viele persönliche Erlebnisse, aber auch Ungenauigkeiten und nachweisbare Fehler, weshalb sein Büchlein als historischer Quellentext ausscheidet.

53 *Als ein Beispiel dafür, wie Marie Steiners Bedeutung für die Anthroposophische Gesellschaft* in Deutschland 1925 empfunden wurde, wird der folgende *Bericht über die Vorgänge in Stuttgart am 18. Mai 1925* von Jürgen von Grone abgedruckt:
»Bericht über die Vorgänge in Stuttgart am 18. Mai 1925 von Jürgen von Grone:
Am Sonntag, dem 17. Mai 1925 fand ich gegen sieben Uhr abends auf dem Sekretariat der deutschen Landesgesellschaft, Stuttgart, Urbanstraße 31-A, ein Telegramm folgenden Wortlauts vor:
›Koberwitz Breslau. 17. 5. 12 Uhr 20.
v. Grone, Stuttgart, Urbanstraße 31-A.
Halte Anbieten des Ehrenvorsitz für Deutsche Landesgesellschaft an Frau Dr. Marie Steiner noch vor Dornacher Pfingsstagung für dringend erforderlich und beantrage bei dortigem Vorstand die erforderlichen Schritte. Beste Grüße. Graf Carl Keyserlingk.‹
Am Montag, dem 18. Mai, etwa 8 Uhr 30 vormittags, kam Herr Dr. Unger zu mir ins Sekretariat und erklärte mir, es müsse sogleich an alle Zweigleiter die Aufforderung ergehen, Frau Dr. Steiner den Ehrenvorsitz der Anthroposophischen Gesellschaft in Deutschland anzubieten. Ich teilte ihm mit, daß ich von Graf Keyserlingk ein Telegramm gleichen Inhaltes erhalten habe. Herr Dr. Unger hielt tele-

graphische Aufforderung an alle deutschen Zweigleiter, Frau Dr. Steiner diesen Ehrenvorsitz anzubieten, für erforderlich. Etwa eine halbe Stunde später erschien Frau Waller-Pyle auf dem Büro, die am Abend vorher von Dornach herübergekommen war und bereits mit Herrn Dr. Unger gesprochen hatte. Frau Gräfin Keyserlingk, die damals in Dornach anwesend war, hatte, so verstand ich, den Rat zu einem solchen Schritte gegeben. Es sollte jedoch die Aufforderung an die Zweigleiter nicht von seiten des deutschen Vorstandes, sondern von seiten einzelner Mitglieder erfolgen. Ich vereinbarte dann noch mit Herrn Dr. Unger, daß doch vor Absenden eines solchen Telegrammes die ganze Angelegenheit in einer Vorstandssitzung besprochen werden müsse. Herr Dr. Unger, Frau Waller-Pyle und ich formulierten nun den Text des an die deutschen Zweigleiter abzusendenden Telegrammes. Er lautete:
›Im Andenken an Rudolf Steiner betrachten wir es als eine Sache des Herzenstaktes, vor Pfingsten Frau Marie Steiner den Ehrenvorsitz der Anthroposophischen Gesellschaft in Deutschland anzubieten. Falls einverstanden, sendet vor Pfingsten namens Zweiges an Frau Dr. Steiner, Dornach, Haus Hansi, Adresse mit Bitte um Annahme von Ehrenvorsitz und Führung.
Unger, Mücke, Graf Gräfin Keyserlingk, Waller-Pyle, Heydebrand, Grone.‹
Mein Name war ursprünglich nicht vorgesehen. Ich erhielt jedoch zu dieser Stunde von Gräfin Keyserlingk brieflich die Aufforderung, dieses Telegramm mit zu unterzeichnen. Auch Fräulein von Heydebrand wurde gleichzeitig darum gebeten. So sehr ich eine Ehrung für Frau Dr. Steiner, deren Verbundenheit mit der deutschen Gesellschaft ich ja seit langen Jahren kannte, begrüßen mußte – ich konnte doch nicht ohne inneres Zögern mich dazu entschließen, den Telegrammentwurf an die Zweigleiter mit zu unterzeichnen. Auf Veranlassung von Herrn Dr. Unger wurden die Telegramme an die hundertfünfzig Zweigleiter schon jetzt ausgeschrieben, ich sorgte jedoch dafür, daß ihre Absendung erst auf meine persönliche Anweisung erfolgen könne.
Gleich zu Beginn dieser Vormittagsbesprechung hatte ich Herrn Dr. Unger gegenüber mein Befremden zu erkennen gegeben, daß ein Telegraphieren an die Zweigleiter für erforderlich erachtet wurde. Ich hielt eine briefliche Mitteilung für besser geeignet. Als kurz darauf Frau Waller-Pyle kam, stellte es sich heraus, daß sie in dem Irrtum befangen war, Pfingsten sei schon am kommenden Sonntag und nicht erst den darauffolgenden Sonntag. Trotzdem wurde am Telegraphieren festgehalten (Herr Dr. Unger hatte sich bereit erklärt, die Kosten für diese hundertfünfzig Telegramme zunächst auszulegen, da der Gesellschaft keine Kosten daraus erwachsen sollten).
Von Bedeutung erscheint mir, daß ich bei dieser Vormittagsunterredung sowie auch einige Stunden später in der Wohnung Herrn Dr. Ungers an Frau Waller-Pyle und an Herrn Dr. Unger wiederholt die Frage richtete, ob ein solches Vorgehen in seiner tatsächlichen Wirkung nicht doch vielleicht, wenn auch ungewollt, zu einer Art politischer Aktion würde, die als eine Spitze gegen andere Mitglieder des Dornacher Vorstandes aufgefaßt werden könne. Man verneinte dies durchaus, wies auf die allerreinsten Motive hin, freilich sagte Frau Pyle dabei ganz offen, es müsse

Frau Dr. Steiner der ihr gebührende Platz und der Wirkungskreis, den sie jetzt in Dornach nicht habe, verschafft werden, aber dieser Schritt richte sich nicht gegen andere Vorstandsmitglieder.
Der erste Leitsatzbrief Frau Dr. Wegmans war gerade soeben im Nachrichtenblatt erschienen. Dieses Nachrichtenblatt ist datiert vom 17. Mai.
Ich wurde den Gedanken an das Hereinspielen gesellschaftspolitischer Absichten bei dieser Sache nach der ganzen Art des geplanten Vorgehens insbesondere in diesem Zeitpunkt nicht los. Kurz nach der zweiten Unterredung in Herrn Dr. Ungers Wohnung wurde mir (bei einem Gespräch mit Herrn Dr. Kolisko) klar, daß seit der Weihnachtstagung eine solche Stellung, wie sie Frau Dr. Steiner hier zugedacht war, für ein Mitglied des Dornacher Vorstandes nicht mehr statthaft sei, hatte doch Herr Dr. Steiner bei der Neugründung der Allgemeinen Anthroposophischen Gesellschaft, wie ich mich nunmehr deutlich selbst erinnerte, unzweideutig erklärt, ein Mitglied des Dornacher Vorstandes könne nicht gleichzeitig einen anderen Posten innerhalb der Gesellschaft einnehmen. Ich mußte ›Ehrenvorsitz und Führung‹ der Anthroposophischen Gesellschaft in Deutschland, die man Frau Dr. Steiner anbieten wollte, durchaus als eine reale Stellung ansehen und nicht etwa nur als eine Höflichkeitsgeste oder als einen Ausdruck der Verehrung. Von nun an bestand für mich kein Zweifel. Die neue Stellung, die man Frau Dr. Steiner zudachte, bedeutete das Hinstellen eines Stuhles für Frau Dr. Steiner außerhalb des Dornacher Vorstandes.
Sofort bei Beginn der Vorstandssitzung am Spätnachmittag, an der Herr Dr. Unger, Herr Dr. Kolisko, Herr Dr. Stein und ich teilnahmen, da die anderen Herren des Vorstandes verreist beziehungsweise verhindert waren, gab ich die Erklärung ab, daß ich aus den angeführten Gründen die Aktion nicht mehr mitmachen könne. Da auch Herr Dr. Stein und Herr Dr. Kolisko aus ähnlichen Erwägungen dagegen waren, wurde der ganze Plan fallen gelassen, wobei Herr Dr. Unger betonte, daß er an der Berechtigung des Schrittes festhalten müsse.
Bemerken möchte ich noch, daß ich bald darauf hörte, Frau Dr. Steiner habe von dem Vorgehen nichts gewußt und die Fahrt von Frau Pyle nach Stuttgart, die der Eile wegen aufgrund eines nicht vorschriftsmäßigen Passes ermöglicht wurde, sehr mißbilligt.
Die Überstürzung der ganzen Angelegenheit, das geplante telegraphische Aufrufen der Zweigleiter, die über die Tragweite eines solchen Schrittes nicht orientiert sein konnten, dabei der Appell an edle Gefühle der Dankbarkeit und Verehrung Frau Dr. Steiner gegenüber – um ein Ziel zu erreichen, daß sicherlich nicht mit den Prinzipien der neugegründeten Anthroposophischen Gesellschaft übereinstimmen konnte – dies alles sind mir charakteristische Merkmale dieses ersten mir bekannten Versuches zu einer vielleicht gut gemeinten Gesellschaftspolitik.« (Archiv)

53 *Mündliche und schriftliche Wiederholung:* Ein Beispiel dafür ist der zweite Teil des Buches *Marie Steiner. Briefe und Dokumente...*, (a. a. O.) der 1981 erschien: *Briefe und Dokumente um den ersten Vorstands- und Testamentskonflikt in den Jahren 1925 bis 1934/35* (Seite 88 bis 144). Ich verzichte hier auf eine Charakte-

ristik dieser Art von Geschichtsdokumentation, welche meiner Auffassung nach nicht zum Verständnis der Dinge beiträgt. Als Beispiel sei nur auf den Werdegang des Schriftchens *Einige Gesichtspunkte zum Verständnis der Vorgänge in der Anthroposophischen Gesellschaft und Bewegung nach Rudolf Steiners Tod* von Emil Leinhas hingewiesen, das der damals Fünfundachtzigjährige im Mai 1963 als Entgegnung auf Lilly Koliskos Dokumentation veröffentlichte. Die erste Auflage enthielt eine solch erdrückende Zahl sachlicher Fehler, daß der Autor sie gleich wieder aus dem Verkehr zurückziehen mußte. Auch der Text der zweiten Auflage vom Juli 1963 war unhaltbar. Unter Mithilfe Dritter wurde dann im Januar 1964 eine weitere korrigierte Auflage erstellt, in der unter anderem jene Leinhas'sche Wiedergabe seines Gespräches mit Elisabeth Vreede erschien, die in *Marie Steiner. Briefe und Dokumente...* auf den Seiten 89–91 abgedruckt ist. Dieses Gespräch muß etwa dreißig oder fünfunddreißig Jahre früher stattgefunden haben. In gefühlvoller Art erzählt der hochbetagte Mann etwas, was er selbst nicht erlebt hat. Er meint aber, er habe jede Einzelheit aus dem Gespräch mit Elisabeth Vreede Jahrzehnte früher noch gegenwärtig. In *»tiefstem Schmerz«* schildert er eine *»merkwürdige Verkettung von Umständen«*, eine *»heftige Auseinandersetzung«* mit einer *»sehr heftigen Äußerung«* Wegmans, die Marie Steiner *»schwer beleidigen mußte«. »Das Unglück war eben geschehen« – »zu fühlen, welches Schicksal! welches Karma!«* das einen *»so eruptiven Ausdruck fand.« »Welcher Ungeist die Gelegenheit ergreifen konnte, in dem engen Raum des Autos, zwischen den fünf Menschen, die in diesen Tagen so entsetzliches Leid erlebt hatten, Unfrieden zu stiften und Unsaat auszustreuen...«*. Leinhas schließt dann seinen Bericht über *»die Tragik«* in diesem *»furchtbare*[n] *Vorfall«*, welcher die *»tiefe Vertrauenskrise«* zwischen den Vorstandsmitgliedern *»offenbarte«*, ohne auf den Inhalt des Geschehens auch nur mit einer Silbe einzugehen: *»Auf den Wortlaut der Auseinandersetzung einzugehen, scheint mir heute nicht mehr erlaubt.«* Auf diese Art Geschichtsschreibung möchte ich grundsätzlich verzichten. Aus dem gleichen Grund verzichte ich auch auf eine Erörterung von Poeppigs Schilderung der Angelegenheit (*Rückblick*, a. a. O.): Er war, im Gegensatz zu Elisabeth Vreede, die die angedeuteten Ereignisse am gleichen Tag (3. April 1925) in einem Tagebuch im einzelnen festgehalten hat, kein Augenzeuge, sein Bericht ist kein Bericht, sondern eine Anekdote, die Jahre später entstanden ist.
(Das Tagebuch Elisabeth Vreedes befindet sich im Privatbesitz von Herrn Hagen Biesantz, Dornach; da Herr Biesantz Vreedes Schilderung auf einer Tagung vorgelesen hat, ist der Wortlaut vielen Menschen bekannt, wodurch sich zeigte, daß Leinhas' Gefühlsbericht ein reines Phantasieprodukt ist. Mit Staunen stelle ich fest, daß Herr Biesantz, Mitglied des Vorstands der Allgemeinen Anthroposophischen Gesellschaft, promovierter Fachmann der Archäologie, nicht bereit war, Vreedes Aufzeichnungen für die vorliegende Dokumentation zur Verfügung zu stellen und dadurch an der Berichtigung einer historischen Fälschung mitzuarbeiten.)

55 *Marie Steiner am 15. Dezember 1943* (vgl. *Marie Steiner. Briefe und Dokumente...*, a. a. O., Seite 156. Siehe im gleichen Buch auch Seite 234 und 296).

Kapitel 3 · Die Hintergründe der Kämpfe und Konflikte

56 *Die von Schmiedel aufgedeckte Situation* am 29. März 1925 stimmt mit einer Rekonstruktion der Geschehnisse durch Ita Wegman überein. Als diese im März 1935 von dem Vorwurf hörte, wandte sie sich an Hilma Walter in England mit der Bitte, den Verlauf des Tages mit ihren eigenen Erinnerungen zu vergleichen. Auch aus diesem Briefwechsel geht hervor, daß Wegman Rudolf Steiners Gesundheitszustand am 29. März 1925 ernster einschätzte als Ludwig Noll und Marie Steiner davon telefonisch benachrichtigen lassen wollte. Sie konnte nicht wissen, daß diese Nachricht Marie Steiner ungenau und zu spät erreichen würde. Dies war gewiß sehr traurig; wären die Dinge nach Wegmans Absichten durchgeführt worden, hätte Marie Steiner womöglich noch rechtzeitig nach Dornach reisen können.

58 *Von den Briefen Wegmans an Steffen* aus dem Jahre 1925 wurden mir zunächst maschinegeschriebene Abschriften, auf weitere Nachfragen auch Fotokopien der Originale, die sich im Goetheanum befinden, von Herrn M. Schmidt-Brabant (Dornach) zur Verfügung gestellt.

60 *Alice Sauerwein an Elisabeth Vreede:*
»Chère Mademoiselle Vreede le 8. v. 25
J'ai eu tant à faire que je n'ai pas pu vous envoyer les conférences plus tôt, les voilà enfin, j'attends les copies promises.
Je voudrais avoir une réponse au sujet du voyage à Paris de deux membres du Vorstand; au cas où Mme Steiner ne se déciderait pas j'aimerais que Dr Wegman et vous veniez, je crois très important ce voyage et surtout Mme Wegman; l'assemblée générale al lieu le dimanche 24 à 10 heures et demie du matin j'aimerais que Mme Steiner, si elle vient fasse une conférence peut-être sur l'Eurythmie, Mme Wegman une autre le samedi, le dimanche et le lundi, par exemple, je tâcherai aussi de faire rencontrer des médecins à Mme Wegman.
Si Mme Steiner ne vient pas ce serait vous et je vous demanderai de vouloir bien faire une conférence; nous parlerons du détail après pour le moment je voudrais que dès le reçu de cette lettre vous causiez avec Mme Wegman et elle pourrait peut-être me fixer par un télégramme.
J'ai une réunion dimanche matin et j'aurais bien voulu pouvoir dire quelque chose aux membres.
J'aurais fait partir ma lettre ce matin mais je rentre de l'hôpital où j'ai assisté à la mort d'un des enfants de Mme Auzimour elle est très courageuse, elle dit la pensée du Dr me soutient. Je ne sais donc pas si vous aurez ma lettre demain, je pense que oui je vais l'envoyer par exprès. Avec mon meilleur souvenir. Alice Sauerwein«
Übersetzung: »Liebe Frau Vreede, Ich hatte so viel zu tun, daß ich Ihnen die Vorträge nicht früher zusenden konnte. Hier sind sie nun endlich und ich erwarte die zugesagten Kopien.
Ich hätte gern eine Antwort betreffend die Paris-Reise zweier Mitglieder des Vorstands. Falls Frau Steiner sich nicht dazu würde durchringen können, wäre es

schön, wenn Frau Dr. Wegman und Sie kämen. Ich bin von der Wichtigkeit dieser Reise – besonders für Frau Dr. Wegman – überzeugt. Die Generalversammlung wird am Sonntag, dem 24. um 10 Uhr 30 stattfinden und es wäre gut, wenn Frau Steiner, falls sie kommt, einen Vortrag über Eurythmie hielte. Vielleicht könnte Frau Wegman einen anderen am Samstag, Sonntag und Montag halten zum Beispiel. Ich werde mich auch bemühen, daß Frau Wegman einige Ärzte wird kennenlernen können.

Wenn Frau Steiner nicht kommen sollte, würde ich Sie gern bitten, einen Vortrag zu halten. Von Einzelheiten werden wir später sprechen; im Moment möchte ich nur, daß Sie nach der Ankunft dieses Briefes mit Frau Wegman sprechen und sie mir durch ein Telegramm Nachricht gibt.

Am Sonntagmorgen habe ich eine Versammlung und ich würde gerne zu den Mitgliedern etwas sprechen.

Ich hätte diesen Brief heute morgen abschicken wollen, aber ich kehre eben vom Krankenhaus zurück, wo ich eines der Kinder von Frau Auzimour in den Tod begleitet habe. Sie ist sehr tapfer und sagt, daß ihr die Gedanken des Dr. eine große Stütze sind. Folglich weiß ich nicht, ob Sie meinen Brief morgen haben werden, aber ich denke doch, da ich ihn mit Eilboten aufgeben werde. Mit meinen besten Grüßen Alice Sauerwein«

Wegman antwortete:

»Liebe Mlle. Sauerwein, 14. Mai 1925

Fräulein Dr. Vreede und ich werden am 24. Mai nach Paris kommen, wie wir Ihnen depeschiert haben. Nun ist Frau Vreede in diesen Tagen plötzlich gestorben und auch ich habe sehr schlechte Nachrichten von meiner Mutter. Trotzdem wollen wir doch versuchen bei unserem Plan zu bleiben und nach dorten zu kommen. Fräulein Dr. Vreede wird einen Vortrag halten, während ich weiter nichts zu tun habe, als einen Vortrag von Dr. Steiner vorzulesen in bezug auf die Klassensprüche und Mantrams, die für Paris nötig sind. Frau Dr. Steiner kann leider nicht mitkommen, da sie noch sehr vieles zu erledigen hat, aber es kann auch noch bei Frau Doktor [Steiner] im letzten Moment möglich sein, daß sie doch mitkommen kann. Vom Vorstand aus werden wir auf alle Fälle versuchen, daß zwei von uns bei der Versammlung sein werden.

Seien Sie freundlichst gegrüßt Ihre I. Wegman«

60 *Wegmans erste Klassenstunde in Dornach:* Mitteilung der Albert Steffen-Stiftung, Dornach: *»Eintragungen Steffens zur ersten Klassenstunde von Frau Wegman finden sich unter dem 4. Juni [1925] und beziehen sich wahrscheinlich auch auf diesen Tag. Darf ich auf Ihr Verständnis hoffen, wenn ich Ihnen den Text selbst – der mit anderen Eintragungen zur damaligen Gesellschaftsgeschichte allenfalls einmal im Rahmen einer umfassenderen Arbeit, event. in der Steffen-Biographie, veröffentlicht werden kann – vorenthalten muß?* [...] *Heinz Matile«*

62 *Klassenstunden in Deutschland.* Wegman erwähnt hier nicht, daß Rudolf Steiner Lilly Kolisko beauftragte, die Stunden in Stuttgart vor dem Lehrerkollegium der

Freien Waldorfschule und ab Winter 1924 auch für die Stuttgarter Klassenmitglieder zu halten. – Im *Nachrichtenblatt* vom 27. April 1924 (1. Jg. Nr. 16, Seite 62) spricht Steiner von *»eine*[r] *Klassenstunde der allgemein pädagogischen Sektion der freien Hochschule«*; aufgrund dieser Formulierung habe ich in Band 1 Seite 169 f. diese Sektion ›Allgemeine Sektion für Pädagogik‹ genannt. Dieser Fehler wurde in der neuen Auflage korrigiert; es handelt sich um zwei Sektionen: eine für Pädagogik und eine für allgemeine Anthroposophie (in der er die *Erste Klasse* zunächst abhielt); man kann aus seiner Formulierung ableiten, daß es sich bei der Klasse nicht um die Angelegenheit *einer* Sektion, sondern der Freien Hochschule insgesamt handelte.

62 *Zweite und Dritte Klasse der Freien Hochschule:* Vgl. die Anmerkung zu Seite 230 in Band 1 auf Seite 276.

68 Vgl. dazu *Albert Steffens Begrüßungsansprache* bei der Weihnachtstagung der Allgemeinen Anthroposophischen Gesellschaft in Dornach am 29. Dezember 1925 auf Seite 151 f.

70 Ita Wegman, *An die Freunde* ist 1976 in einer zweiten Auflage erschienen. In diesen Band wurden ihre Aufsätze vom 28. Juni und vom 16. August 1925 nicht aufgenommen, während in den Aufsätzen vom 14. Juni, 12. und 26. Juli 1925 Kürzungen vorgenommen wurden. Wegmans Entwürfe ihrer Aufsätze des Jahres 1925, die mit wenigen Ausnahmen im Archiv vorhanden sind, zeigen eine Reihe aufschlußreicher Varianten und Erweiterungen, die bei einer kritischen Ausgabe ihrer Aufsätze berücksichtigt werden sollen.

70 *Den Satz von den Dämonen.* In ihrem Brief an Steffen vom 11. April 1925 hatte Wegman offenbar einen Absatz über Dämonen eingefügt, den Steffen ausließ. Das Manuskript dieses Aufsatzes ist nicht erhalten. In ihren Aufsätzen vom 17. Mai, 7. Juni, 4. und 26. Oktober 1925 kommt sie wiederholt auf das Thema zu sprechen (in *An die Freunde* auf den Seiten 27, 35, 37, 39, 102 und 116).

70 *Rudolf Steiner am 30. Dezember 1923 über das Nachrichtenblatt:*
»Ich denke, dasjenige, was mit dieser Korrespondenz gedacht ist, wird am besten dadurch zur Ausführung kommen, daß man das Folgende in Erwägung zieht. Ich glaube, indem ich unmittelbar, ohne Besprechung mit Herrn Steffen, eine Interpretation gebe, auch ungefähr das zu treffen, was vielleicht Herr Steffen meint, vielleicht wird er mich nachher auch korrigieren. Solche Berichte werden am besten sein, wenn sie möglichst aus der Individualität der einzelnen Korrespondenten heraus kommen. Ich denke mir von all den Freunden, die ich dazumal mit dem Namen genannt habe, auch noch von einigen anderen, daß sie sich interessieren für dasjenige, was ich gemeint habe: das Leben in der Gesellschaft, das geistige Leben überhaupt. Und daß wenigstens die weitaus meisten dieser Freunde gelegentlich jede Woche, jeden Tag einmal über das nachdenken, was ihnen von

dort oder daher aufstößt. Es geht ihnen durch den Kopf – nun setzt man sich einmal an einem Tag hin und schreibt einfach dasjenige, was einem durch den Kopf gegangen ist, nieder. Hier werden dann vielleicht, sagen wir, fünfzehn oder zwanzig vier Seiten lange Briefe einlaufen. Es wird ja eine gewisse Arbeit sein, sie zu lesen. Nun, Herr Steffen wird auch die Freundlichkeit haben, wenn zwanzig Briefe einlaufen, zehn zu behalten, zehn mir zu übergeben; wir werden schon damit fertig werden. Aber wir werden am allerbesten damit fertig werden, wenn man uns nur ja keine Rubriken gibt, sondern ein jeder einen wirklichen Brief schreibt, wie's ihm ums Herz ist; wenn wir mit Menschen, nicht mit Schemen zu tun haben. Das kann alles kunterbunt durcheinandergehen; dann ist halt das die Individualität des betreffenden Menschen, und es wird uns gerade interessieren. Wir hoffen gerade dadurch dasjenige Material zu bekommen, das wir brauchen: menschliches Material, mit dem wir unsere Beilagen so ausfüllen können, daß sie wiederum einen menschlichen Eindruck mit allerlei menschlichen Schwächen macht.
Also ich meine: auf etwa vier Seiten, manchmal auch acht Seiten, einfach zu schreiben, wie's einem ums Herz ist. Denn uns werden hier immer von unseren Freunden die Menschen am allermeisten interessieren. Wir möchten mit den Menschen menschlich hier in Beziehung stehen, aus den menschlichen Beziehungen heraus auch dieses, was durch die scheußliche Druckerschwärze gehen muß, machen. Das ist dasjenige, was ich meine. Und ich glaube, daß wenn sich jeder menschlich gibt vor den Menschen, dann wird es am allerbesten gehen. [...] (Hella Wiesberger, Michel Schweizer [Hg.], *Rudolf Steiner. Die Weihnachtstagung...*, GA 260, Dornach ⁴1985, Seite 200 f.)

72 *Kritik auf I. Wegmans Aufsätze.* Ich konnte bisher nicht feststellen, von wem diese Kritik 1925 ausging. Vermutungen, daß es sich um erste, noch nicht öffentliche Regungen der Herren Zbinden-Knopfli, Englert-Faye und Boos gehandelt hat, sind unzutreffend; diese Persönlichkeiten veröffentlichten erst 1927 in der Zeitschrift *Die Menschenschule* (1. Jg. Hefte 8/9 und 11 von August/September resp. November 1927) höhnische Kritiken an der Zeitschrift *Natura.* Der Ton ihrer Betrachtungen traf aber auch damals noch nicht auf allgemeine Zustimmung, was aus einer Reihe von Protesten, Widersprüchen und Erklärungen hervorgeht, die im Wegmanarchiv vorliegen. (Werner Kaelin in einem Brief an C. Englert-Faye vom 1. September 1927: *»Stattdessen wird ein von aufrichtigstem Wollen getragenes, eben erst Entstehendes in einer so destruktiven Art zu Boden kritisiert, daß – verzeihen Sie – die Assoziation Zbinden=Kully auftaucht.«*) Erst ab 1931 wurde das Vokabular der genannten Rezensenten vom *Nachrichtenblatt* übernommen (vgl. u. a. 8. Jg. Nr. 4, Seite 16, 27 f., Seite 49 f., 53 f. sowie zum Beispiel 12. Jg. Seite 15–18, Seite 27 f., Seite 31 f.) Herr Zbinden-Knopfli wurde später Präsident der Rudolf Steiner-Nachlaßverwaltung und Herausgeber der medizinischen Vorträge R. Steiners.

74 Es handelt sich um Briefe, die Ita Wegman als Reaktion auf ihren Aufsatz vom 28. Juni 1925 von etwa vierhundert Menschen empfing. Diese im Nachlaß Ita Weg-

mans vorliegenden Briefe geben ein bemerkenswertes Bild der Stimmungen und Gesinnungen, die zu dieser Zeit unter den Mitgliedern lebten. Eine Veröffentlichung dieser Sammlung würde den Rahmen dieser Dokumentation sprengen. In RONALD TEMPLETON, *Carl Unger. Der Weg eines Geistesschulers*, Dornach 1990, ist eine solche Reaktion von Carl Unger in Faksimile wiedergegeben (Seite 371).

77 Es waren vornehmlich die Herren G. Schubert-Knobel und R. Boos, die die Vorwürfe gegen Ita Wegman in Versammlungen ausbreiteten. Ich möchte in der vorliegenden Dokumentation auf das Auftreten dieser beiden Persönlichkeiten in den Jahren 1925 bis 1935 nicht eingehen. Wer dazu ein Bedürfnis hat, findet in den zur Verfügung stehenden Veröffentlichungen reiches Material. Es sei an dieser Stelle nur festgehalten, daß die Modalität der Ausschlüsse von Wegman und Vreede aus dem Vorstand der Anthroposophischen Gesellschaft auf den Ersterwähnten zurückgeht (vgl. *Marie Steiner. Briefe und Dokumente, vornehmlich aus ihrem letzten Lebensjahr*, hg. von HELLA WIESBERGER, Privatdruck, Dornach 1981, Seite 144). Zu R. Boos genügt folgendes Zitat aus dessen Vortrag *Anthroposophie als Bewegung, als Gesellschaft und als Hochschule* vom 27. September 1947 (o. O., o. J.; [März 1948], Seite 34 f.) – die kursive Hervorhebung am Schluß stammt von mir:

»In einem anthroposophischen Gesellschaftsleben *kann* eine ›Institution‹ – wie beispielsweise die eines ›Vorstands‹ – nie und nimmer auf Fleisch und Blut dieses oder jenes einzelnen Menschen oder einer Gruppe von Menschen gebaut sein, die sich vielleicht als ›berufen‹, als ›eingesetzt‹ und sukzessionsberechtigt, gar befugt, ihrerseits wiederum Sukzessionen und Salbungen weiter zu geben, ansehen dürften. Sobald Institutionelles eigenständig und eigenläufig wird, fällt es aus dem Anthroposophischen heraus. Rudolf Steiner hat nicht diesen oder jenen Menschen ›berufen‹, er hat den Grundstein in allen angesprochen. Und was in und aus ihm lebt, ist *nur* inspirativer Einsicht sichtbar. Wo diese versagt – und gar Nicht-Einsehen-Können sich hinter Wänden und Mauern des Institutionellen verschanzt – wird jedes Gehege zum Gemäuer des widerrechtlichen Fürsten dieser Welt. Und aus einer Gruppierung, die als Lebenszentrum der Gesellschaft wirken sollte, wird ihr zentraler Krankheitsherd. Deshalb darf wahrhaftig die Zukunft der Anthroposophischen Gesellschaft nicht auf Institutionelles als solches – das auch noch existent wäre, wenn es sich in die vier Wände einer Stube vergräbt und vergrämt – gebaut werden. Es muß aus der Baukraft erbildet werden, die Rudolf Steiner feierlich angesprochen hat. Diese, nicht irgendwelches Petrus-Epigonentum – mit Krummstäben – ist ›berufen‹. Mit der Wirklichkeit ihres Grundsteins und dadurch mit der Zukunft alles wesenhaft Anthroposophischen in der sich ›anthroposophisch‹ nennenden Gesellschaft ist und bleibt verbunden das Lebensopfer Rudolf Steiners. Er hat sich nicht in die Bewegung, aber in die Gesellschaft hinein geopfert. Wie weit die ›Erfüllung‹ dessen möglich werden kann, was im Grundsteinspruch lebt, und dessen, was in den Prinzipien steht, das ist nicht die Frage, die sich uns stellt. *Wir haben nicht idealen Lösungen nachzujagen, sondern Keime zur Entfaltung zu bringen. Und den Raum der Freiheit, in dem menschliche Hege-*

kräfte, ineinanderspielend sich entfalten können, beispielsweise von konservativen oder radikalen Gesellschaftspolitikern frei zu machen – so wie die Bühne des Goetheanum von Gerümpel frei sein muß, wenn die Mysteriendramen gespielt werden. Dann allein kann das Lebensopfer Rudolf Steiners, sein Zuschuß aus der Fülle des ätherisch wirklichen Christus in das so namenlos widerchristliche Leben und Treiben unserer Gesellschaft herein, zur Lebenswirksamkeit kommen.«

79 *Chronologische Reihenfolge der Karmavorträge* Rudolf Steiners und deren zeitlicher Zusammenhang mit den Klassenstunden: Steiners etwa achtzig Karmavorträge vom Jahre 1924 sind in den Bänden 235 bis 240 der Gesamtausgabe nicht in chronologischer Reihenfolge, sondern nach Orten abgedruckt. Diese auf Marie Steiner zurückgehende Ordnung erschwert das Studium dieser ohnehin schwerverständlichen Nachschriften und verschleiert die Komposition dieses Opus. Eine Verständnishilfe sehe ich darin, daß man sich vergegenwärtigt, in welcher Chronologie er sie hielt, an welchen Orten (also vor welchen Zuhörern) er sprach und wie er in vielen Fällen an den gleichen Tagen Klassenstunden abhielt. Deswegen sind in der folgenden Übersicht die Karmavorträge in chronologischer Folge aufgeführt mit dem Hinweis (×) darauf, in welchem Band sie jeweils zu finden sind. An den meisten Orten, in denen Rudolf Steiner außerhalb Dornachs über Karma vortrug, hielt er ebenfalls Klassenstunden (Prag, Bern, Paris, Breslau, Arnheim, Torquay und London). Die Klassenstunden sind in der Übersicht unter dem jeweiligen Datum aufgeführt und mit der entsprechenden Klassenstunden-Nummer gekennzeichnet.

Datum	Ort	Nummer der Klassenstunde	1. Band GA 235	2. Band GA 236	3. Band GA 237	4. Band GA 238	5. Band GA 239	6. Band GA 240
25. 1.	Bern							×
28. 1.	Zürich							×
6. 2.	Stuttgart							×
15. 2.	Dornach	1						
16. 2.	Dornach		×					
17. 2.	Dornach		×					
22. 2.	Dornach	2						
23. 2.	Dornach		×					
24. 2.	Dornach		×					
29. 2.	Dornach	3						
1. 3.	Dornach		×					
2. 3.	Dornach		×					
7. 3.	Dornach	4						
8. 3.	Dornach		×					
9. 3.	Dornach		×					
14. 3.	Dornach	5						
15. 3.	Dornach		×					

Datum	Ort	Nummer der Klassenstunde	1. Band GA 235	2. Band GA 236	3. Band GA 237	4. Band GA 238	5. Band GA 239	6. Band GA 240
16. 3.	Dornach		×					
21. 3.	Dornach	6						
22. 3.	Dornach		×					
23. 3.	Dornach		×					
29. 3.	Prag						×	
30. 3.	Prag						×	
31. 3.	Prag						×	
3. 4.	Prag	[1]						
5. 4.	Prag	[1]						
5. 4.	Prag						×	
6. 4.	Dornach			×				
9. 4.	Stuttgart							×
11. 4.	Dornach	7						
12. 4.	Dornach			×				
16. 4.	Bern							×
17. 4.	Bern	[1]						
18. 4.	Dornach	8						
22. 4.	Dornach	9						
23. 4.	Dornach			×				
25. 4.	Dornach	10						
26. 4.	Dornach			×				
27. 4.	Dornach			×				
2. 5.	Dornach	11						
4. 5.	Dornach			×				
9. 5.	Dornach			×				
10. 5.	Dornach			×				
11. 5.	Dornach	12						
11. 5.	Dornach			×				
16. 5.	Dornach			×				
17. 5.	Dornach	13						
18. 5.	Dornach			×				
23. 5.	Paris						×	
24. 5.	Paris						×	
25. 5.	Paris						×	
26. 5.	Paris	[2]						
27. 5.	Paris	[2]						
29. 5.	Dornach			×				
30. 5.	Dornach			×				
31. 5.	Dornach	14						
1. 6.	Stuttgart							×
4. 6.	Dornach			×				

Datum Ort	Nummer der Klassenstunde	1. Band GA 235	2. Band GA 236	3. Band GA 237	4. Band GA 238	5. Band GA 239	6. Band GA 240
7. 6. Breslau						×	
8. 6. Breslau						×	
9. 6. Breslau						×	
10. 6. Breslau						×	
11. 6. Breslau						×	
12. 6. Breslau	2)						
12. 6. Breslau						×	
13. 6. Breslau	2)						
13. 6. Breslau						×	
14. 6. Breslau						×	
15. 6. Breslau						×	
21. 6. Dornach	15						
22. 6. Dornach			×				
27. 6. Dornach			×				
28. 6. Dornach	16						
29. 6. Dornach			×				
1. 7. Dornach				×			
4. 7. Dornach				×			
5. 7. Dornach	17						
6. 7. Dornach				×			
8. 7. Dornach				×			
11. 7. Dornach				×			
12. 7. Dornach	18						
13. 7. Dornach				×			
18. 7. Arnheim							×
19. 7. Arnheim							×
20. 7. Arnheim							×
22. 7. Arnheim	2)						
23. 7. Arnheim	2)						
28. 7. Dornach				×			
1. 8. Dornach				×			
2. 8. Dornach	19						
3. 8. Dornach				×			
4. 8. Dornach				×			
8. 8. Dornach				×			
12. 8. Torquay							×
14. 8. Torquay							×
19. 8. Torquay	2)						
21. 8. Torquay	3)						
21. 8. Torquay							×
24. 8. London (1)							×

Datum Ort	Nummer der Klassenstunde	1. Band GA 235	2. Band GA 236	3. Band GA 237	4. Band GA 238	5. Band GA 239	6. Band GA 240
24. 8. London (2)							×
25. 8. London	2)						
27. 8. London						×	
27. 8. London	2)						
5. 9. Dornach						×	
6. 9. Dornach	Wh 1						
7. 9. Dornach						×	
9. 9. Dornach	Wh 2						
10. 9. Dornach						×	
11. 9. Dornach	Wh 3						
12. 9. Dornach						×	
13. 9. Dornach	Wh 4						
14. 9. Dornach						×	
15. 9. Dornach	Wh 5						
16. 9. Dornach						×	
17. 9. Dornach	Wh 6						
18. 9. Dornach						×	
19. 9. Dornach						×	
20. 9. Dornach	Wh 7						
21. 9. Dornach						×	
23. 9. Dornach						×	
28. 9. Dornach						×	

Erläuterungen zur Chronologie der Karmavorträge und Klassenstunden:

1) Von diesen Stunden liegen Nachschriften oder Stenogramme vor.

2) Von diesen Stunden liegen keine Nachschriften oder Stenogramme vor.

3) Diese Klassenstunde ist nur von A. Viehoff bezeugt (Band 1, Seite 221).

80 *Zum Thema der unterschiedlichen Strömungen* in der Anthroposophischen Gesellschaft vgl. HANS PETER VAN MANEN, *Christussucher und Michaeldiener. Die karmischen Strömungen der anthroposophischen Bewegung*, Dornach 1980.

80 *Schriftliche Zeugnisse von Steiners Hand.* In GA 262 ist auf Seite 264 ein bedeutender Brief Rudolf Steiners an Marie Steiner vom 27. Februar 1925 veröffentlicht. Der Anfang lautet so:

»Ungefähr um die Zeit, da Du sonst an meiner Seite sitzest, schreibe ich diese Zeilen. Ich kann nur mit tiefster innerer Bewegung denken, wie schön es ist, wenn ich der Darstellung Deiner Tätigkeit zuhören kann, und wir das eine oder andere besprechen können über diese Deine Tätigkeit. Und wenn Du [ich von Dir] dann ab und zu in meinem *Lebensgang* die Beschreibung unserer gemeinsamen Tätigkeit gelesen weiß, dann fühle ich tief, wie verbunden wir sind. Daß Karma auch

andere Personen in meine Nähe bringt, ist eben Karma. Und die Krankheit hat ja jetzt gezeigt, *wie* dieses Karma einschneidend ist. Aber Du hast Dich zum Verständnis durchgerungen; das ist ein Segen für mich. Im Urteil zusammenfühlen und -denken kann ich ja doch *nur* mit Dir.«
Mit dieser Äußerung hatte Marie Steiner eine eindeutige Bestätigung davon, wie Steiner sein Verhältnis zu ihr auffaßte: *»Im Urteil zusammenfühlen und -denken kann ich ja doch nur mit Dir.«* Hätte sie die ihr von Ita Wegman angebotenen schriftlichen Zeugnisse, in denen Steiner sein Verhältnis zu Ita Wegman ausdrückte, zur Kenntnis genommen, so wäre ihr vielleicht aufgegangen, was der Doktor ihr mit diesen Worten sagen wollte, ohne es direkt auszusprechen: »Im Urteil zusammen*wollen* kann ich nur mit Wegman.« Das war spätestens seit Weihnachten 1923 klar zu erkennen. Auch in bezug auf Karmaerkenntnisse sind Urteile eine Frage des freien Willens.

80 *Die Verbreitung von Gerüchten.* Stein schrieb am 12. April 1927 an Marie Steiner:

»Hochverehrte Frau Dr. Steiner! Stuttgart, am 12. April 1927
Erlauben Sie mir in diesem Briefe mehr zu sagen, als was sich unmittelbar auf das letzte Gespräch mit Ihnen bezieht. Es gab – noch zu Leibzeiten Dr. Steiners – eine Zeit, in welcher ich durch Ihr Wohlwollen gefördert, nicht nur friedlich, sondern eigentlich in einer sehr schönen Weise unter Ihrer freundlichen Sorge mein Streben entfalten konnte. Dieses mein schönes Verhältnis zu Ihnen ist durch die nach dem Tod Dr. Steiners hereinbrechenden Gesellschaftskrisen getrübt worden, ohne daß ich eigentlich in tiefstem Grunde meine Verehrung für Sie verloren habe. Diese Trübung kam gewiß zu großem Teil aus Fehlern, die ich beging und Charakterrauhigkeiten, die es zu überwinden galt. Aber doch auch aus der immer schwieriger werdenden Gesellschaftslage.
Nach jenem 6. Februar, meinem 36. Geburtstag, an dem ich mein 35. Jahr vollendete, hatte ich das Gefühl, durch eine Art Fegefeuer geschritten zu sein, in dem manche Schlacke geschmolzen war. Daß an diesem Tage manches noch über das verdiente Maß mich traf, weiß vielleicht niemand. Ich aber weiß es und wußte es und schwieg. Ich hatte immerhin einige Selbsterkenntnis gewonnen und verhielt mich still.
Es ist dann vieles geschehen, woraus eigentlich zu ersehen war, daß ich mir Mühe gab und an mir gearbeitet habe. Bei der letzten Generalversammlung verlief wohl das Wesentliche gut. Dann kam jene unglückliche Erwähnung des Briefes. Daß Sie die Berufung auf jenen Brief als Unwahrhaftigkeit empfinden konnten, begreife ich jetzt sehr wohl. Für mich selbst war es subjektiv keine Unwahrhaftigkeit, da ich in dem Bewußtsein lebe, mich immer allen Inkarnationsgerüchten gegenüber in ähnlicher Weise verhalten zu haben wie in jenem Brief. Ich bin aber bereit, wenn Sie es wünschen, ausdrücklich vor der Gesellschaft zu erklären, damit kein falscher Anschein entsteht – oder, wenn ein solcher entstanden ist, er wieder beseitigt wird –, wann der Brief geschrieben wurde und wie diese Dinge in meinem Bewußtsein leben.
Ich habe nie in unernster Art über Reinkarnationen gesprochen. Frau Linde erzählte mir einmal, Dr. Steiner habe gesagt, Albertus Magnus sei dieselbe Individualität,

die als Hypathia verkörpert war. Dies veranlaßte mich, Fräulein Mücke darüber zu befragen, und sie bestätigte es. Das war also gewiß nichts Unrechtes.
Das andere Gespräch, mit Ihnen, hochverehrte Frau Doktor, trug einen ganz und gar ernsten Charakter. Daß Sie dabei die Art, wie ich sprach, so empfinden mußten, als wollte ich Ihnen die Freiheit nehmen und Sie beeinflussen, bedauere ich sehr. Sie gingen aber damals auf die Sache ein und fragten mich nach der mittelalterlichen Inkarnation Alexanders. Sie sagten auch, der Inhalt des Gespräches solle so wie eine Klassenstunde bewahrt werden. Es war also ein ernstes, feierliches und würdiges Gespräch trotz des Eindrucks der Vergewaltigung, den ich ja nicht absichtlich, sondern aus Unvollkommenheit meines Wesens hervorrief.
Daß ich an dem letzten Abend die Aussage, daß durch mich das Alexandergerede nicht weitergekommen ist, in dem Zwiegespräch des Abends zu der anderen Behauptung weitergeführt habe, daß es nur durch Sie herausgekommen sein könne, bedauere ich heute lebhaft. Wenn Sie mir Gelegenheit dazu geben, will ich Ihnen gerne persönlich erzählen, was mich dazu veranlaßte, doch will ich unumwunden zugeben, daß diese Äußerung in diesem Kreis eine Taktlosigkeit war, die ich nicht verantworten kann.
Ich bitte Sie, verehrte Frau Doktor, diese Äußerung zu vergessen. Damit Sie auch vor den damals Anwesenden zurückgenommen erscheint, werde ich dieses Schreiben den damals Anwesenden mitteilen. Ich bitte Sie zu berücksichtigen, wie schwierig die Situation an jenem Abend für mich war und wie schwer es war, jedes Wort zu wägen. Ich bitte Sie, sehen Sie auf das Gute in mir, das doch trotz aller dieser Entgleisungen da ist und geben Sie mir Zeit und Gelegenheit es auszuwirken, auch wenn es sich durch Schlacken im Feuer läutern muß.
In ergebener Verehrung Ihr Dr. Walter Johannes Stein«

Die entscheidende Stelle in diesem Brief ist Steins Aussage, *»das Alexandergerede«* sei nicht durch ihn, sondern durch Marie Steiner in die Welt gekommen. Weil die Verbreitung dieses Gerüchts unter den Anthroposophen 1926–1927 zur giftigsten Waffe gegen Ita Wegman entwickelt wurde und die schädlichsten Folgen für ihre Wirksamkeit gezeitigt hat, W. Zeylmans (Seite 366 f.) und O. Schmiedel (Seite 448 ff.) darüber jedoch nur vage beziehungsweise unzutreffende Bemerkungen machen, sah ich mich genötigt, den Wahrheitsgehalt der Steinschen Aussage zu überprüfen. Alles, was darüber bisher gesagt worden ist, führt in die Irre. Wenn W. Zeylmans feststellt, daß »die Gesetze der esoterischen Zurückhaltung in bezug auf diese Dinge [damals] nicht genügend beachtet« wurden, erweckt er den Eindruck, als ob dies zu Lasten der betreffenden Ärzte ginge, die er in diesem Zusammenhang erwähnt. Schmiedel interpretiert die Vorgänge so, als wären Steins Indiskretionen die Ursache der Gerüchte gewesen. Aus Steins Tagebüchern der Jahre 1924 und 1925 geht hervor, daß er unter Rudolf Steiners Anleitung die ›Karmaübungen‹ vom 9. Mai 1924 ausführte. Nach Steiners Karmavorträgen vom 28. Juli und 1. August 1924 (GA 237) wandte er sich an Ita Wegman mit der Frage, ob sich Steiners Ausführungen über Aristoteles und Thomas von Aquin auf diesen selbst beziehen – dies sei ihm bei seinen Übungen evident geworden. Nach Rücksprache mit Steiner bestätigte Wegman ihm das. Stein richtete seine okkulten Untersuchungen daraufhin auf die Frage, welche Individualität Rudolf Steiner mit Alexander von Makedonien identifizierte. Im Winter 1924–1925 hatte er darüber wiederholt mit Wegman Gespräche, die von Wegman, wiederum nach Rücksprachen mit Steiner, dahingehend umgelenkt wurden, er – Stein – möge seine Untersuchungen nicht auf die Alexanderzeit, sondern auf das neunte nachchristliche Jahrhundert richten. Steins Notizen bezeugen, daß er dabei eine Identifikation *seiner eigenen Entität* suchte. Wegman half ihm und korrigierte ihn dabei immer wieder. Nach einer heftigen Erkrankung in der ersten Märzhälfte 1925 und dem ihn tieferschütternden Tod Rudolf Steiners am 30. März hatte er wiederum Gespräche mit Ita Wegman. Am 20. April 1925 geht ihm, nach einem Gespräch mit ihr, die Karmaerkenntnis über Ita Wegman auf. Am gleichen Tag besucht er Marie Steiner: »*Sie zeigte mir das Testament Rudolf Steiners, die letzten Briefe.* [...] *Sie sagt, sie glaube sich Dr. Steiner ebenso verbunden, wie Wegman. Dreiundzwanzig Jahre war sie mit ihm verbunden. Dr. Steiner aber schreibt, es freue ihn, daß er nun mit Wegman so verbunden sei. Frau Dr.* [Steiner] *meinte, sie* [Wegman] *sei jünger und könnte für die Bewegung noch mehr leisten.* [...] *Frau Wegman habe malaiisches Blut in sich. Dadurch habe sie gewisse Fähigkeiten.* [...] *Ich sagte ihr, sie werde zu Wegman nicht früher die richtige Stellung finden, ehe sie nicht durchschaut, wer sie ist. Frau Dr. Steiner: Sie meinen Alexander? Ich: Nun setzen Sie es als Hypothese. Sie: Ja, solange soetwas Hypothese ist, nützt es mir nichts. Hat sie es Ihnen gesagt? Ich: Nein. Wer, fragt sie, war Alexander in Aquinos Zeit? Ich sage: Ich glaube, es war Reginald von Piperno.* [...] *Wir schieden, indem sie sagte, sie wolle sich mit Wegman aussprechen.*« Auf dieses Gespräch bezieht sich Steins Äußerung in seinem Brief vom 12. April 1927 an Marie Steiner: »*Sie sagten auch, der Inhalt des Gespräches solle so wie eine Klassenstunde bewahrt werden. Es war also ein ernstes, feierliches und würdiges Gespräch* [...]«. Als im Februar 1926 Günther Schubert bei einer Versammlung Ita Wegman offen angriff, lancierte er ›die Alexandergerüchte‹, im Herbst 1926 griff Roman Boos diese erneut auf. Diese Herren, beide enge Mitarbeiter Marie Steiners, sind die Urheber der dann tumultuarisch sich ausbreitenden Diffamierungen Wegmans. Eine Ehrenrettung Marie Steiners kann nur darin bestehen, daß man heute zu verstehen versucht, wie sie zulassen konnte, daß die aus einem Gespräch mit W. J. Stein gewonnene »*Hypothese*« von G. Schubert und R. Boos als Angriffsargument gegen Wegman lanciert wurde. Hat sie sich von dem Übereifer dieser Herren, die sich für sie einsetzten, vielleicht überrumpeln lassen?

80 *Versuch zur Verständigung:*

»Mein lieber Herr Steffen, Arlesheim, 5. September 1925
Sind Sie krank? Sie haben auf mich einen so kranken Eindruck gemacht.
Nun sagte mir auch Frau Stückgold, daß sie sich Ihretwegen Sorgen macht. Ich bitte Sie, lieber Herr Steffen, schonen Sie sich. Ist es denn nicht möglich, daß Sie einige Zeit Ferien nehmen? Ich möchte Ihnen so gerne den Vorschlag machen, sich von mir behandeln zu lassen, zu uns in das Holzhäuschen zu kommen, das von

Doktors Hand noch gezeichnet wurde und das neben der Klinik sich befindet. Sie können ganz frei für sich da sein, Ihre Arbeit mitnehmen und dazu gepflegt werden und die Behandlung nehmen, die für Sie nötig ist. Niemand braucht etwas davon zu wissen, um Besuche zu vermeiden; man sagt, Sie seien in den Ferien. Könnte ich Sie dazu bringen, etwas für sich zu tun, wie glücklich würde ich sein. Ich bin voller Sorgen, lieber Herr Steffen, gerade wie Sie. Was werden wir tun, wenn Sie wirklich krank werden? Sie sind das *Hypomochlion.* Sind Sie nicht da, dann stürzt alles zusammen.
Oh, ich bitte Sie, sich zu schonen, nicht nur Ihretwegen allein, auch unseretwegen.
Dies bittet Sie mit warmem Herzen Ihre Dr. I. Wegman«

»Lieber Herr Steffen, Montagabend [12. Oktober 1925?]
Leider habe ich meinen Aufsatz nicht fertig machen können. Ich wollte es medizinisch gestalten, und das ist viel schwieriger, weil natürlich keine medizinischen Ausdrücke gebraucht werden können und vieles umschrieben werden muß.
Ich meinte, es wäre gut, wenn dasjenige, was die medizinische Sektion zu sagen hat, im Mitteilungsblatte kommt, dann können die Mitglieder sich nicht mehr so aufregen und sagen, daß es nicht meine Arbeit ist, über Anthroposophie zu schreiben, wie Sie es bis jetzt getan haben, wenigstens die Dornacher und einige Stuttgarter.
Was meinen Sie, lieber Herr Steffen, oder soll ich das Schreiben ganz lassen?
Ich lerne nur sehr viel dabei, es ist wirklich ein Initiationsweg, wie Sie mir einmal sagten und was ich nicht vergessen habe. Ich glaube, Sie sind mir wieder gut, und das freut mich sehr.
Mit herzlichem Gruß Ihre Dr. I. Wegman«

»Lieber Herr Steffen, Haag, 10. November 1925
zuerst einen herzlichen Gruß aus dem Haag. Schade, daß Sie nicht da sein können, weil Holland sehr gut arbeitet und dadurch jetzt wichtig ist. Aus Berlin kommend, hatte ich so viel Arbeit in der Klinik, daß ich nicht zu Ihnen kommen konnte, obgleich ich es vorhatte, um einiges Ihnen aus Berlin und aus Prag zu berichten. Ich weiß, daß jetzt die neue Angriffsart ist, daß man Berichte hin und wider schickt und viel redet. So entsteht Wahrheit und Dichtung, die dann Unheil anrichtet. Wer weiß, was alles schon wieder geschrieben und gesagt wird.
Was ich Ihnen jetzt doch unbedingt berichten möchte, ist, daß Frau Bogo ihre Mantrams verloren hat, die glücklich wieder gefunden wurden, daß aber natürlich dadurch die Konsequenz entstanden ist, daß sie die Karte und Mantrams hat abgeben müssen. Ich wollte dies Ihnen noch melden und wollte den Vorschlag machen, ob für solche abgenommenen Mantrams nicht im Sekretariat ein neutraler Schrank eingerichtet werden könnte.
Leider war für mich die Zeit zu kurz bemessen. Aus Prag wird Wachsmuth Ihnen berichtet haben. Da lagen auch einige Schwierigkeiten vor, die mit Polzer zusammenhingen, die aber gelöst sind. Hier in Holland scheint alles gut zu gehen. […]
Hoffentlich geht alles gut. Mir ist oft recht schwer zumute, weil es doch gärt; nicht bei den Mitgliedern, aber bei einigen, die doch viel zu sagen haben, und dies ist

schade, weil man doch von allen Menschen *Vertrauen* braucht, um das Goetheanum aufbauen zu können.
Seien Sie, auch Frau Stückgold und Felicitas, herzlich gegrüßt von Ihrer I. Wegman«

81 *R. Steiners erhalten gebliebene Äußerungen* über seine Zusammenarbeit mit Ita Wegman (auch in früheren Geschichtsepochen) sind in der folgenden Übersicht chronologisch aufgeführt. In der letzten Spalte sind Hinweise auf Äußerungen Steiners in Publikationen außerhalb der Gesamtausgabe verzeichnet, aus denen diese Zusammenarbeit ebenfalls hervorgeht. Eine Veröffentlichung weiteren Materials, das sich dazu im Wegman-Archiv befindet, ist vorgesehen. Mit × ist gekennzeichnet, auf welche Geschichtsepoche sich Rudolf Steiners Äußerung in dem genannten Vortrag bezieht.

Legende: I = 28.–27. Jahrhundert vor Christus (Babylonische Kultur)
II = 5. Jahrhundert vor Christus (Ephesos)
III = 4. Jahrhundert vor Christus (Griechische Kultur)
IV = 8.–9. Jahrhundert V = 13. Jahrhundert VI = 20. Jahrhundert

Datum	GA-Nr.	I	II	III	IV	V	VI	Hinweise
27. 12. 1910	126	×		×				
28. 12. 1910	126	×						
29. 12. 1910	126	×	×	×				
30. 12. 1910	126	×						
1. 1. 1911	126			×				
18. 1. 1922							×	Band 1, Seite 378
28. 8. 1923	319						×	
2. 9. 1923	243		×					Notizblatt Seite 237 [1)]
9. 9. 1923							×	Nur in *Zivilisationsaufgaben* [2)]
16. 11. 1923	319						×	
2. 12. 1923	232		×					
15. 12. 1923	232			×				
21. 12. 1923	232			×				
24. 12. 1923	260						×	
26. 12. 1923	233	×	×					
27. 12. 1923	233	×	×	×				
28. 12. 1923	260						×	Dort Seite 144
28. 12. 1923	233	×	×	×				
29. 12. 1923	233		×	×				
31. 12. 1923	233		×					
31. 12. 1923	260		×					
Januar 1924							×	Steiners Exposé für van Leer [3)]
Januar 1924							×	Band 1, Seite 378 f.
1. 1. 1924	260						×	Dort Seite 278 f.
5. 1. 1924	316						×	

Datum	GA-Nr.	I	II	III	IV	V	VI	Hinweise
6. 1. 1924	316						×	
9. 1. 1924	316						×	4)
27. 1. 1924				×				Siehe Band 1, Seite 277 5)
22. 2. 1924			×				×	KiBo Seite 38 12)
27. 2. 1924			×				×	Band 1, Abb. 23 (ggü. Seite 208)
11. 3. 1924	316						×	*Rundbrief* Seite 223 f.
29. 3. 1924							×	In Band 1, Seite 199
30. 3. 1924							×	In Band 1, Seite 382
1. 4. 1924			×				×	In Band 1, Seite 200
18./19. 4.1924				×				KiBo, Seite 42 14)
22. 4. 1924	233a		×	×				
24. 4. 1924	316		×				×	6)
4. 5. 1924	37/260a						×	Dort Seite 226 f.
24. 5. 1924	239		×				×	
25. 5. 1924	37/260a						×	Dort Seite 489
27. 5. 1924	37/260a						×	Dort Seite 241
8. 6. 1924			×				×	In Band 1, Seite 202 f.
8. 6. 1924			×				×	In Band 1, Seite 204
10. 6. 1924			×				×	In Band 1, Seite 205 f.
11. 6. 1924			×	×			×	In Band 1, Seite 206 ff.
14. 6. 1924			×				×	In Band 1, Seite 209
7. 7. 1924	317						×	
7. 7. 1924	37/260a						×	Dort Seite 328 f.
8. 7. 1924	237	×						
17. 7. 1924	319		×					
18. 7. 1924	240					×		7)
19. 7. 1924	240			×				
21. 7. 1924	319						×	
24. 7. 1924	319		×				×	
1. 8. 1924	237		×	×		×		
14. 8. 1924	240			×	×			7)
14. 8. 1924	243		×					
20. 8. 1924	243		×				×	
21. 8. 1924	243						×	
22. 8. 1924	243						×	
24. 8. 1924	37/260a						×	Dort Seite 367
24. 8. 1924	240						×	
28. 8. 1924	319						×	
29. 8. 1924	319						×	
12. 9. 1924	238			×		×		
14. 9. 1924	238		×	×			×	
17. 9. 1924	318						×	
18. 9. 1924	318						×	

Datum	GA-Nr.	I	II	III	IV	V	VI	Hinweise
18. 9. 1924							×	In Band 1, Seite 231 (Ansprache)
Winter 1924/25			×	×			×	In Band 1, Seite 241 f.
1925	27						×	*Grundlegendes…*
22. 2. 1925			×				×	KiBo Seite 39 13)
undatiert		×	×	×	×	×	×	KiBo Seite 14 f. 9)
undatiert							×	KiBo Seite 22 10)
undatiert			×					KiBo Seite 36 11)
undatiert			×				×	KiBo Seite 59 12)
undatiert							×	KiBo Seite 95 16)
undatiert							×	KiBo Seite 99 17)
undatiert							×	KiBo Seite 100 f. 18)
undatiert			×			×	×	KiBo Seite 110 19)
undatiert							×	KiBo Seite 114 20)
undatiert			×				×	KiBo Seite 120 f. 21)
undatiert							×	KiBo S.75 f., Manuskr. im Archiv

Erläuterungen:

GA 260 ist nach der 4. Auflage von 1985 zitiert.

1) Ich datiere das in GA 243, Seite 237 wiedergegebene Notizblatt auf den 2. September 1923. Ita Wegman zitierte es in ihrem Aufsatz *Die Mysterienstätte Ephesus* (*Nachrichtenblatt,* 2. Jahrgang Nr. 43 vom 25. 10. 1925) Vgl. Band 1, Seite 221, und *An die Freunde* (a. a. O.) Seite 112 f.

2) In *Rudolf Steiner und die Zivilisationsaufgaben…* (1. Auflage 1943, a. a. O.) Seite 182

3) Steiners Exposé des Buches *Grundlegendes…* erschien in *Der Merkurstab* (Stuttgart), 41. Jg. Heft 1, Januar–Februar 1988.

4) Im Vortrag vom 19. Januar 1924 (GA 316) ist der Satz Seite 135 f. wie folgt zu lesen: *»Ihr werdet das empfangen können, und deshalb macht Ihr es so, daß Ihr, wenn Ihr wiederum draußen seid in der Welt, wenn Euch das eine oder das andere auftaucht, ihr* [nämlich Dr. Wegman] *Eure Wünsche schreibt, Eure Herzensbedürfnisse«,* wie aus dem ganzen Zusammenhang hervorgeht.

5) Obwohl dieser Aufsatz von G. Wachsmuth ist, nehme ich an, daß der Inhalt auf eine Intention Rudolf Steiners zurückgeht (…*»durch die geschichtsbildende Kraft ihres Denkens und Tuns«*…).

6) Im Vortrag vom 21. April 1924 im gleichen Band (GA 316, ^{2}1980) hat sich auf Seite 145 ein sinnentstellender Satzfehler eingeschlichen. Der Satz (Zeilen 17 bis 19 von oben) heißt: Der Intellekt ist in der gegenwärtigen Inkarnation *vorherrschend* und alles übrige ist vom Ich zugedeckt, wirkt höchstens traumhaft hinauf und unbewußt.

7) Im Vortrag vom 18. Juli 1924 und am Schluß des Vortrags vom 14. August 1924 (GA 240) deutet R. Steiner Verkörperungen am Ende des zwanzigsten Jahrhunderts an.

8) Weitere Äußerungen R. Steiners über seine Zusammenarbeit mit Ita Wegman in:

GA 37/260a *(Die Konstitution...)*, Seite 110, 169, 241, 276, 349, 399 ff., 474 ff., 487, 492, 505 f.

[9] bis [21] In dem Buch von KIRCHNER-BOCKHOLT, *Die Menschheitsaufgabe Rudolf Steiners und Ita Wegman* (Dornach 1976, hier als ›KiBo‹ abgekürzt) sind an dreizehn Stellen Sprüche und Skizzen Rudolf Steiners für Ita Wegman in Faksimile abgebildet. Davon sind die Sprüche [12], [13] und [14] datiert. Von den übrigen ist kein Datum nachzuweisen.

81 *Bekämpfung des Testaments R. Steiners:* Vgl. die Anmerkung zu Seite 47 auf Seite 159 f. und L. KOLISKO, *Eugen Kolisko...* (a. a. O.), Seite 425. Dazu eine Tagebuchnotiz von W. J. Stein vom 5. Juni 1925: *»Wegman sagt, Frau Dr.* [Steiner] *hat den Dr.* [R. Steiner] *zuerst erkannt, ihm den Weg gebahnt. Deshalb ist sie auch Erbe seiner Schriften. Das ist der karmische Ausgleich.«*

83 *Walter Holtzapfels Nachforschungen* über die Entstehungsgeschichte des Buches *Grundlegendes für eine Erweiterung der Heilkunst...* (GA 27):
In dem Vorwort dieses Buches schreibt Ita Wegman, daß *»dessen Manuskript noch drei Tage vor dem Tode Rudolf Steiners von ihm mit Freude und innerer Befriedigung korrigiert wurde«*. Diese Aussage hat zu großen Problemen geführt, weil das im September 1925 im Druck erschienene Buch auch Inhalte und Formulierungen enthält, die in dem von Rudolf Steiner korrigierten Manuskript nicht vorkommen. Wie kamen solche Inhalte in den Drucktext, den man mit dem korrigierten Manuskript ja genau vergleichen konnte? Zu dieser Frage wurden die verschiedensten Vermutungen ausgesprochen und ergebnislos in Auseinandersetzungen und Sitzungen behandelt. Das Problem löste sich erst, als 1973 die verlorengegangenen Druckfahnen des Buches aufgefunden wurden, die nun, in den darin neuerlich angebrachten Korrekturen und Ergänzungen, über das Manuskript hinausgehende weitere Inhalte und Formulierungen in Rudolf Steiners Handschrift enthielten. Was Rudolf Steiner drei Tage vor seinem Tode korrigiert hatte, war also offensichtlich nicht das bereits vorher korrigierte Manuskript gewesen, sondern die Druckfahnen. Aber das im Manuskript fehlende Kapitel I des Buches fand sich auch in den Druckfahnen nicht. Dieses Kapitel I, ›Wahre Menschenwesen-Erkenntnis als Grundlage medizinischer Kunst«‹, ist nur in der Handschrift Rudolf Steiners vorhanden und muß erst nach der drei Tage vor seinem Tode erfolgten Korrektur der Druckfahnen als ein letztes noch hinzugekommen sein. Ebenso ist natürlich auch die Anmerkung am Schluß des jetzigen Kapitels II, die zum Vergleich von Kapitel I und II auffordert und damit einen wichtigen methodischen Hinweis gibt, vor dem Erscheinen des Kapitels I nicht möglich und auch ganz am Schluß erst dazugekommen. – Aus allen diesen Tatsachen geht hervor, wie stark die Gedanken an dieses Buch Rudolf Steiner noch in seinen letzten Lebenstagen beschäftigt haben. Eine Titulatur fand sich nie. Sie ist weder im Manuskript noch in den Druckfahnen noch in der Handschrift Rudolf Steiners vorhanden. Frau Dr. Hilma Walter, die das Buch nach dem Tode Rudolf Steiners druckfertig gemacht hat, teilte mir kurz vor ihrem Tode (1976) mit, daß sie den Titel verfaßt habe, da keine Titulatur

Rudolf Steiners vorlag. Der so entstandene ausführliche Titel des Buches kann insofern als berechtigt angesehen werden, als er im wesentlichen aus im Kapitel I enthaltenen Begriffen Rudolf Steiners zusammengesetzt ist. Rudolf Steiner hat den Titel seiner Bücher, soweit etwas darüber bekannt ist, sonst schon bei Beginn der Niederschrift des Textes festgelegt. – Es bleibt die Frage, warum er wohl den Titel dieses Buches nicht selbst angegeben hat? Daß dies ein Zufall wäre, kann kaum angenommen werden. (WALTER HOLTZAPFEL, *Zur Entstehungsgeschichte des Buches ›Grundlegendes für eine Erweiterung der Heilkunst nach geisteswissenschaftlichen Gesichtspunkten‹ von Rudolf Steiner und Ita Wegman* in: *Der Merkurstab. Beiträge zu einer Erweiterung der Heilkunst nach geisteswissenschaftlichen Erkenntnissen,* Stuttgart, Nr. 4/1991, Seite 245 f.)
Gegen diese Darstellung Walter Holtzapfels hat ein Mitarbeiter der Rudolf Steiner-Nachlaßverwaltung eingewandt, Holtzapfel könne nicht beweisen, daß das erste Kapitel des Buches *Grundlegendes...* in den letzten drei Lebenstagen Rudolf Steiners niedergeschrieben worden sein *»muß«*. Holtzapfels Vermutung gewinnt aber an Wahrscheinlichkeit durch drei Tatsachen, die bisher in die Diskussionen nicht mit einbezogen wurden: Erstens hatte Steiner das erste Kapitel bereits im Januar 1924 für Joseph van Leer niedergeschrieben. Er verfügte jedoch Ende März 1925, als er die Druckfahnen fertig korrigiert hatte, nicht über diesen Text, weil er ihn weggegeben hatte – daher schrieb er ihn nochmals nieder. Zweitens: Weil Albert Steffen am 26. März 1925 auf Steiners Bett nur Druckfahnen des Buches liegen sah, liegt es auf der Hand, zu vermuten, daß das erste Kapitel noch nicht erneut niedergeschrieben worden war; dies um so mehr, weil drittens Ita Wegman am 19. April 1925 schrieb, Rudolf Steiner habe ihr am Sonntagmorgen, 29. März 1925 das *»Manuskript«*, das er am Tag vorher *»noch mit den letzten Korrekturen versehen hatte«,* übergeben –: das frisch geschriebene erste Kapitel hatte Rudolf Steiner oben auf den Stapel der korrigierten Druckfahnen gelegt. Wenn man einmal die Möglichkeit erwägt, daß Ita Wegman die Wahrheit sprach, als sie das Bündel, das sie an diesem Tag in Empfang nahm, mit ›Manuskript‹ bezeichnete, so erhärten sich Holtzapfels Erwägungen bis zu einer sehr annehmbaren Wahrscheinlichkeit. Es fehlt dabei fast nur noch der Beweis dafür, daß Ita Wegman ›Manuskript‹ meinte, als sie das Wort ›Manuskript‹ gebrauchte. Einen solchen muß auch ich schuldig bleiben.

83 *Lilly Kolisko, Eugen Kolisko. Ein Lebensbild. Zugleich ein Stück Geschichte der Anthroposophischen Gesellschaft. Als Manuskript gedruckt für die Mitglieder.* (Gerabronn-Crailsheim 1961. 504 Seiten, 6 Seiten Fotos und 1 Faksimile.) Dieses umfangreiche Werk enthält eine große Anzahl Quellentexte zur Geschichte der Anthroposophischen Gesellschaft bis 1935, besonders zur Konfliktgeschichte, die anderswo nicht zu finden sind. Für eine Dokumentation der Biographie Ita Wegmans sind vornehmlich die folgenden Stellen von Belang: Seiten 90, 95, 101–116, 119, 124, 128, 134 f., 141 f., 144 f., 147, 150 ff., 167, 173, 175, 179, 186 f., 201, 205, 217 f., 222, 224 f., 229, 237, 246 f., 294, 337, 343, 345 ff., 352 f., 355, 358 f., 367, 369 ff., 371, 375 f., 379, 381, 386 ff., 393 f., 404 f., 417, 421, 427 ff., 433, 437, 442 ff. Das Werk als Ganzes hat gewisse Schwächen, die seine Benutzung

erschweren; es folgt nicht immer den Regeln der Chronologie und enthält weder ein Inhaltsverzeichnis noch Register. Lilly Kolisko schrieb im Vorwort: *»Nach Rudolf Steiners Tode haben viele Veränderungen im* [anthroposophischen] *Gesellschaftsorganismus stattgefunden und allmählich hat sich ein nahezu undurchdringliches Netz von Lügen und Verleumdungen darüber ausgebreitet, und ich muß es als meine Pflicht betrachten, einiges zur Wiederherstellung der Wahrheit beizutragen. Es kann nicht eine vollständige Geschichte sein, aber doch ein gutes Stück, das ich selbst mit-erlebt und mit-durchlitten habe. Das gibt mir das Recht, darüber zu schreiben.«* Wer ihre Materialiensammlung gelesen hat, wird ihr dankbar sein, daß sie dieses Recht wahrgenommen hat. Sie hat viele Versammlungen und Sitzungen mitstenographiert. Lilly Kolisko (1889–1976) lebte ab 1921 in Stuttgart, wo sie das ›Biologische Institut am Goetheanum‹ führte. Von ihr stammen grundlegende biologische und astronomische Untersuchungen. Da ihr Mann, der Arzt Eugen Kolisko (1893–1939), im Vorstand der Anthroposophischen Gesellschaft in Deutschland war und sie selbst ab April 1924 die Lehrstunden der Ersten Klasse der Freien Hochschule für Geisteswissenschaft in Stuttgart zu halten hatte, kann sie als ein gut informierter und zuverlässiger Zeuge der von ihr beschriebenen Vorgänge gelten. Man kann verstehen, daß ihr Buch bei seinem Erscheinen 1961 unter den Anthroposophen große Betroffenheit auslöste.
Ihr Werk weist neben einer Anzahl Druckfehler und einigen Ungenauigkeiten bedeutende Lücken auf. Aus ihrem Stil kann manchmal der Eindruck entstehen, daß sie die Art und Weise, wie die Konflikte und die Ausschlüsse von anderen behandelt wurden, nie verwunden hat; es bleibt stets ein emotionaler Rest in ihrer Darstellung, der ihre Dokumentation schwächt. Neben zahlreichen Dokumenten sind nach meiner Auffassung ihre ›Schlußbetrachtung‹ (Seite 421–468) sowie wundervolle Stellen über Eugen Kolisko das Wertvollste an ihrem Buch.

84 *Rudolf Steiners Idee eines Weltschulvereins.* Vgl. RUDOLF STEINERS *Konferenzen mit den Lehrern der Freien Waldorfschule in Stuttgart* (GA 300a–c, Dornach 1975, es ist kein Herausgeber vermerkt – es sind dies Erich Gabert und Hans Rudolf Niederhäuser), in Band 1 (300a) besonders die Seiten 177, 184 f., 189, 202 f., 228 f., 289; in Band 2 (300b) Seite 251 f. Siehe auch RUDOLF STEINER, *Die neue Geistigkeit und das Christus-Erlebnis des zwanzigsten Jahrhunderts,* GA 200, Dornach [3]1980, Vortrag vom 17. Oktober 1920 und EMANUEL ZEYLMANS, *Willem Zeylmans...*, Arlesheim [2]1980, Seite 96 f.

85 *In welcher Stimmung der Plan zur Gründung eines Weltschulvereins 1925* gefaßt wurde, kann man durch den Bericht von Max Stibbe *Die holländische Tagung 2.–13. November 1925* im *Nachrichtenblatt* vom 13. Dezember 1925 (2. Jg. Nr. 50, Seite 194 f.) gut nachvollziehen. Von dem dort erwähnten Vortrag W. J. Steins über *Reinkarnation und Karma als Vorstellungen, die notwendigerweise dem abendländischen Denken eingefügt werden sollen* liegt eine gute Nachschrift vor.

87 *Kommissionsbericht zur Angelegenheit Einsingen.* Am 5. September 1930 wandte

sich Albert Steffen mit folgendem Schreiben an die Mitglieder der Schatzkommission des Vereins Allgemeine Anthroposophische Gesellschaft:

»An die Mitglieder der Schatzkommission. Basel, den 5. September 1930
Durch Gerüchte und Zeitungsnachrichten, welche diese Gerüchte zu bestätigen scheinen, habe ich von dem Zusammenbruch des Maierschen Unternehmens in Einsingen gehört. Der Grund, warum ich bis heute von offizieller Seite *nicht* benachrichtigt worden bin, liegt wohl darin, daß man das Unternehmen in keiner Beziehung zu der Leitung der Anthroposophischen Gesellschaft betrachtet. Es ist auch richtig, daß von unserer Seite aus keine solche Beziehung bestanden hat. Aber ich muß doch darauf aufmerksam machen (was jetzt überall erörtert wird und auch in den erwähnten Zeitungen stand), daß es hauptsächlich mit anthroposophischem Gelde, freilich ohne unser Wissen und Dazutun, gehalten wurde und daß die Mitglieder dieses Geldes verlieren müssen. In welchem Maßstabe dieses der Fall ist, sollte ich wissen, weil ich als Vorsitzender danach gefragt werde und nicht auf bloße Gerüchte angewiesen sein kann. Ich habe mich seit dem Jahre 1926, wo ich zum ersten Male von einer Krisis des Unternehmens hörte, immer wieder – auch innerhalb der Schatzkommission – nach dem Stande des Geschäftes erkundigt und stets gehört, daß kein unmittelbarer Grund zu ernster Sorge vorhanden sei.
Jetzt muß ich die Schatzkommission bitten, sich über die Lage zu orientieren, besonders ob noch andere anthroposophische Unternehmungen in die Katastrophe hineingezogen werden könnten, und den Vorstand der Anthroposophischen Gesellschaft schriftlich davon zu unterrichten, oder aber mich zu belehren, daß meine Frage die Kompetenzen des Vorsitzenden überschreitet.
Mit anthroposophischem Gruß
Ihr ergebener A. Steffen.«

Joseph van Leer antwortete Albert Steffen darauf:

»Sehr geehrter, lieber Herr Steffen! 12. September 1930
Ihr Rundschreiben an die Mitglieder der Schatzkommission vom 5. d. M. habe ich erhalten und teile Ihnen hiedurch höfl. mit, daß die Gerüchte wegen des Maierschen Unternehmens in Einsingen leider auf Wahrheit beruhen.
Dieses Unternehmen ist seit ca. 4 Wochen in finanzielle Schwierigkeiten geraten und augenblicklich sind eine Reihe von schweizer, deutschen und holländischen Banken damit beschäftigt, Mittel und Wege zu suchen, um den Betrieb weiterzuführen.
Wenn auch ohne weiteres zugegeben werden muß, daß auch mehrere anthroposophische Freunde durch diese Schwierigkeiten Geld verlieren, möchte ich doch darauf hinweisen, daß gerade in den letzten Jahren hauptsächlich nur solches Geld herangezogen wurde, das von Nichtanthroposophen stammte.
Ich selbst bin durch diese Situation sehr stark in Mitleidenschaft gezogen und kann heute noch nicht übersehen, wie ich diese Schwierigkeiten überwinden werde.
Von den maßgebenden Persönlichkeiten, die in täglichem Kontakt mit Einsingen standen, wurde immer wieder behauptet, daß die Produktion in kurzer Zeit auf

einer Höhe sein würde, wodurch sich das Unternehmen als rentabel erweisen würde. – Leider haben sich die Voraussetzungen, die für die Prosperität des Unternehmens notwendig waren, nicht erfüllt und die Hauptursache des Zusammenbruchs ist wohl darin zu suchen, daß die vielen neuen Konstruktionen der maschinellen Anlagen, welche sehr große Kapitalien in Anspruch nahmen, sich nicht so schnell bewährt haben, als die Menschen, die die Konstruktionen durchzuführen hatten, in Aussicht genommen haben.

Hätten diese neuen Konstruktionen sich sofort bewährt, so wäre es vielleicht möglich gewesen, ein Debakel zu vermeiden, nachdem aber die investierten Kapitalien im Verhältnis zu den bis jetzt erreichten Erfolgen zu hoch waren, war leider das Debakel nicht zu vermeiden.

Es läßt sich heute noch nicht übersehen, wie diese ganze Angelegenheit erledigt werden kann und wenn auch ich sehr stark in Mitleidenschaft gezogen bin, kann ich Ihnen mitteilen, daß die Weleda A.G. durch diese Angelegenheit kaum irgendwie berührt werden kann. – Alle Voraussetzungen scheinen gegeben zu sein, daß die Weleda A. G., die ein in sich vollkommen gesundes Unternehmen ist, sich weiter entwickeln wird, wenn nicht von unbefugten Seiten unnötige Schwierigkeiten gemacht werden.

Es wird Ihnen, sehr geehrter Herr Steffen, sicher bekannt sein, daß alle Verhältnisse im heutigen Wirtschaftsleben so furchtbar kompliziert sind, daß der einzelne Mensch oder das einzelne Unternehmen sich kaum gegen diese Verhältnisse behaupten kann, jedoch es ist meine Überzeugung, daß ein Unternehmen wie die Weleda A. G., wenn es mit guter Vorsicht und Umsicht geleitet wird, sich doch weiter entwickeln kann, wenn auch tausende anderer Betriebe zusammenbrechen.

Ich selbst habe in den letzten Wochen über die Verhandlungen in Einsingen sehr wenig gehört, es ist mir aber bekannt, daß de Haan sich mit größter Hingabe und Aufopferung der Sache in Holland angenommen hat und ich habe ihn gebeten, Ihnen über die Vorgänge Bericht zu erstatten.

Es ist mir bekannt geworden, daß in verschiedenen Kreisen im Zusammenhang mit Einsingen auch der Name von Frau Dr. Wegman genannt wurde und ich möchte ausdrücklich betonen, daß in einzelnen Fällen, wo Frau Dr. Wegman mit dieser Angelegenheit in Verbindung war, sie dies nur getan hat, weil sie sich wie wir alle verpflichtet fühlte, ein Debakel zu vermeiden. – Ich möchte darum ausdrücklich betonen, daß es meine feste Überzeugung ist, daß unter keinen Umständen irgendwelche Veranlassung besteht, Frau Dr. Wegmans Namen in diese Angelegenheit hereinzuziehen.

Obschon ich selbst immer mein Möglichstes dazu beigetragen habe, um das Unternehmen zu halten, war es mir doch nicht möglich, diejenigen Maßnahmen zu ergreifen, die von Fall zu Fall notwendig waren, nachdem ich in den letzten zwei Jahren 1) durch schwere Krankheit einige Monate zu Bett liegen mußte und 2) durch längere Zeit in Amerika und Kleinasien war, wodurch ich nicht den Einfluß ausüben konnte, der für ein derart großes Unternehmen notwendig war. – Allerdings muß ich zugeben, daß ein Fehler in dieser Sache hauptsächlich darin bestand, daß ich geglaubt habe mit der persönlichen Freiheit des einzelnen Mitarbeiters rechnen zu müssen und immer versucht habe, die allgemein im Wirtschaftsleben übliche Strenge und Gewalt vermeiden zu müssen [zu vermeiden].

Ein heutiges Unternehmen mit vielen hunderten Mitarbeitern – und in Einsingen schwanken die Zahlen zwischen 600 und 800 – scheint doch noch nicht geführt werden zu können, wenn man sich auf die freie Entfaltung des einzelnen Menschen verlassen will und ich muß heute zugeben, daß das Debakel des Einsinger Unternehmens für einen großen Teil zurückzuführen ist auf eine Betriebsführung, die vielleicht in Zukunft richtig sein mag, für die Gegenwart aber noch nicht anwendbar erscheint.
Bei der Weleda A.G. dagegen haben unsere Mitarbeiter, es waren allerdings bedeutend wenigere, bewiesen, daß in einem verhältnismäßig kleinen Betrieb es schon möglich ist, eine Wirtschaftsform zur Anwendung zu bringen, die für die Zukunft fruchttragend sein kann.
Das Debakel in Einsingen wäre, wie gesagt, zu vermeiden gewesen, wenn wir in dem Betrieb Normen aufgestellt hätten, wie sie in Betrieben des heutigen allgemein üblichen Wirtschaftslebens Grundbedingung sind.
Nachdem ich annehme, daß Sie auch von anderen Herren Berichte erhalten werden, möchte ich diesem Schreiben nur noch hinzufügen, daß es in meiner Absicht liegt, die mir geeignet erscheinende Konsequenz aus dem Zusammenbruch von Einsingen zu ziehen.
Mit herzlichen Grüßen bin ich Ihr sehr ergebener Jo van Leer
P. S. Obschon ich leider keine Gelegenheit gehabt habe, persönlich die Veranstaltung im Kamp de Stakenberg mitzumachen, habe ich von verschiedenen Seiten doch die Nachricht bekommen, daß diese Veranstaltung von guter Bedeutung für die anthroposophische Bewegung sein kann. – Nachdem an dieser Veranstaltung nicht nur drei Mitglieder des Dornacher Vorstandes, sondern auch maßgebende Persönlichkeiten der anthroposophischen Bewegung in Deutschland, Holland und England mitgearbeitet haben, hat es mich schmerzlich berührt, daß im Mitteilungsblatt des Goetheanums diese Veranstaltung, in bezug auf die geleistete Arbeit, nicht erwähnt worden ist.«

Für die Generalversammlung der Allgemeinen Anthroposophischen Gesellschaft am 31. März und 1. April 1931 hatte die erwähnte Kommission einen Bericht verfaßt, dem Steffen in seiner Eröffnungsansprache (*Nachrichtenblatt* 8. Jg. Nr. 16, 19. April 1931, Seite 63) folgende Andeutungen vorausschickte:

»Sie wissen ja, daß wir durch die äußeren Krisen innerhalb der Gesellschaft, die aber schließlich doch auf eine unrichtige Auffassung der Anthroposophie zurückgehen, durch gewisse Geschäftsunternehmungen und so weiter, die dann infolge falscher Handhabung zusammenbrachen, hier am Goetheanum eben seit dieser Zeit nur etwa die Hälfte dessen erhalten, was wir sonst an Spenden bekamen, und daß dadurch das Goetheanum, das als solches schuldlos ist, auf das Schwerste gefährdet ist. Das muß man sich klar machen. Die Anthroposophische Gesellschaft hat es einmal übernommen, das Goetheanum zu Ende zu bauen, und sie hat damit das schönste Werk übernommen, das es in unserer Zeit überhaupt gibt, eine Kulturaufgabe, die zu den höchsten Hoffnungen berechtigt, und die auch schon herrliche Leistungen gezeitigt hat. Es wird sich jetzt zeigen, ob die Gesellschaft bestehen kann vor der Geschichte

selbst, ob der Wille, dem Goetheanum zu helfen, so groß sein wird, wie früher der Wille, diesen Unternehmungen zu helfen, die zusammengebrochen sind, die an und für sich viel mehr Geld verschlungen haben als das Goetheanum.
Das mußte ich sagen. Ich konnte nicht anders. Es ist eben meine Pflicht. Jetzt aber möchte ich aus dem innersten Herzen heraus den Dank aussprechen, der jedem einzelnen gebührt, der etwas für das Goetheanum tut. Wenn wir hier beachten, was ich sagte, und was ganz gewiß im Sinne der Anthroposophie ist, daß wir geisteswissenschaftlich methodisch uns anstrengen zu arbeiten in allen Erkenntnis-, in allen Wissenschafts-Gebieten, daß wir die Kunst mit allen Herzenskräften pflegen und daß wir versuchen, das Goetheanum willensstark aufzubauen, dann haben wir auch die Einheit der Gesellschaft als solcher. Dieser Wille wird das andere zur Folge haben. Wir können hier am Goetheanum nichts weiteres mehr tun, als die Frage an Sie richten: Wollen Sie mit uns arbeiten? Gut, dann wollen wir zusammen arbeiten. Wollen Sie aber nicht, dann arbeiten wir eben mit denjenigen, die wollen; und die andern werden anderswo arbeiten. Aber vor uns steht die Aufgabe, das Goetheanum zu halten, auszugestalten und es zum Mittelpunkt unserer Kulturepoche zu machen, und dabei bis zum Letzten auszuhalten. Das Goetheanum ist das Bollwerk.«

Aus Steffens Worten könnte man schließen, daß der Zusammenbruch der Maierschen Hornfabrik einen unmittelbaren Rückgang der Spenden für das Goetheanum um die Hälfte zur Folge gehabt habe. Diese Aussage stützte sich auf Wachsmuths Jahresbericht über die Gesellschaftsfinanzen des Jahres 1930 im *Nachrichtenblatt* vom 15. März 1931 (8. Jg. Nr. 11/12, Seite 42 f.). Wachsmuth hatte allerdings *zwei* Gründe für den Spendenrückgang erwähnt:

»Im großen und ganzen genommen kann man aus dem vorliegenden Zahlenmaterial sagen, daß der Rückblick über das Jahr 1930 in wirtschaftlicher Hinsicht im wesentlichen ein durchaus befriedigender, der Ausblick auf das Jahr 1931 aber in vieler Hinsicht leider ein recht trüber ist. Das Charakteristische an dieser Tatsache ist nun, daß die Ursachen hierfür, wie sich leicht zeigen läßt, gar nicht in der wirtschaftlichen Finanzlage und Verwaltung des Goetheanums selbst zu suchen sind, sondern in lauter Tatsachen, die zunächst völlig *außerhalb* des Einfluß- und Verwaltungsbereichs des Goetheanums selbst liegen. Es sind vor allem zwei Tatsachen, die uns hier ernste Sorgen machen müssen:
Erstens, daß nach den mir gewordenen Informationen sehr große Summen, die bisher dem Goetheanum jährlich zur Verfügung standen, durch die großen Verluste mancher Mitglieder in den bekannten auswärtigen Finanzmiseren bis auf weiteres dem Goetheanum nicht mehr zur Verfügung gestellt werden können.
Zweitens, daß durch die allgemeine katastrophale Wirtschaftslage in Europa augenblicklich die Spendeneingänge, ja sogar die Eingänge der regelmäßigen Jahresbeiträge infolge der Wirtschaftsnot ständig zurückgehen. Dies kommt zahlenmäßig schon dadurch zum Ausdruck, daß von den fest versprochenen Beiträgen des letzten Jahres ca. 30 40.000 Franken bis jetzt noch nicht eingegangen sind, und deshalb jetzt größtenteils als dubios betrachtet werden müssen.

Aus diesen beiden Gründen sehe ich mich bei einer vorsichtigen und illusionsfreien Finanzverwaltung genötigt, darauf hinzuweisen, daß wir in diesem Jahre mit einem Minderertrag von mindestens ca. Fr. 130 bis 150.000 rechnen müssen.«

Einen dritten Grund erwähnte Wachsmuth nicht; dieser kann aber erkannt werden, wenn man die Konflikte in der Anthroposophischen Gesellschaft, vornehmlich in Deutschland, anschaut, die 1930 manifest geworden waren; darin ist ein weiterer Grund zu sehen, wieso manche Menschen ihre Spendentätigkeit für das Goetheanum einstellten. Wachsmuth fordert in seinem sorgenvollen Finanzbericht verschiedene Sparmaßnahmen, unter anderem:
»Zweitens, mit aller Energie dafür zu sorgen, daß in Zukunft alle aus der Gesellschaft verfügbaren Mittel dem Goetheanum zufließen und nicht in andere Betriebe, Spezialfonds, Neugründungen hier und auswärts hineinfließen. Die Vorstandsmitglieder können auf Grund der Verantwortung für das Goetheanum nur auf das dringendste gebeten werden, *von allen irgendwelchen Neugründungen hier und auswärts abzuraten* wo immer solche Pläne auftauchen, und zwar bei allen irgendwelchen Betrieben, Schulen, Instituten etc. Es wird so oft in diesem Zusammenhang von Mitgliedern das Argument gebraucht, daß ja solche Institutionen nur von verzinslichen oder sonstwie dem Goetheanum nicht zufließenden Mitteln gespeist werden. Dieses Argument ist aber nur in sehr eingeschränktem Maße zutreffend. In Wirklichkeit zieht jede solche Neugründung immer wieder einen wesentlichen Teil nicht nur wirtschaftlicher Mittel, sondern auch geistiger Aufmerksamkeit und Hilfsbereitschaft vom Goetheanum ab und bürdet erfahrungsgemäß den betreffenden Kreisen neue Sorgen auf, welche von der Sorge für die Zentrale der Anthroposophischen Bewegung naturnotwendig doch ablenken. Der Vorstand und die Mitglieder werden sich also aus der Verantwortung für das Goetheanum genötigt sehen, alles irgend Mögliche zu tun, um solche Neugründungen in Zukunft zu verhindern oder ungesunde und lebensunfähige beziehungsweise die Aufmerksamkeit, Mitsorge und die finanziellen Mittel der Mitglieder allzu sehr nach anderwärts ablenkende Betriebe und Institutionen energisch einzuschränken oder einzustellen.« (*Nachrichtenblatt,* a. a. O, Seite 43)

An dieser Frage schieden sich die Geister. Dornach: man solle aufhören, *»irgendwelche Betriebe, Schulen, Institute etc.«* zu gründen und am Leben zu erhalten und stattdessen den Goetheanumbetrieb finanzieren. Die anderen – laut Steffen Anhänger einer *»unrichtigen Auffassung der Anthroposophie«* – wollten genau das Gegenteil… und taten das auch; für ihre Auffassung standen Ita Wegman und Elisabeth Vreede Pate.
Es muß zumindest ernsthaft bezweifelt, wenn nicht als völlig abwegig angesehen werden, daß der Spendenrückgang um 190.000 Franken mittelbar oder unmittelbar mit Alfred Maiers Konkurs zusammenhing. Wer die Dinge eingehend studiert, wird zu der Annahme neigen, daß dies überhaupt nicht der Fall war. Der Spendenrückgang wurde mit der Angelegenheit Einsingen in Verbindung gebracht, um gegen Wegman vorgehen zu können, wie aus dem folgenden *Bericht* hervorgeht (die hochgestellten Ziffern verweisen auf meine Nachbemerkungen).

Bericht der Kommission zur Aufklärung der Angelegenheit *Einsingen* an die ordentliche Generalversammlung der Allgemeinen Anthroposophischen Gesellschaft am 31. März 1931

In der außerordentlichen Mitgliederversammlung vom 28. 12. 1930 wurde der Beschluß gefaßt, eine Kommission zu bestellen, welche die Angelegenheit Einsingen nochmals prüfen und Vorkehrungen treffen solle, die vermeiden, daß in Zukunft oder überhaupt das Goetheanum hineingezogen werden könnte in irgendwelche Angelegenheiten, wie sie bei Einsingen vorliegen. In Ausführung dieses Beschlusses hat Herr Dr. Wachsmuth mit Brief vom 15. 1. 1931 diejenigen Persönlichkeiten verständigt, welche vom Vorstande zu Mitgliedern der Kommission gewählt wurden: Es sind die Herren Dr. Grosheintz, Dornach (als Vorsitzender), Industrieller Dr. Kreutzer, Nürnberg, Dr. Fränkl, Dornach,[1] Rechtsanwalt Dr. Im Obersteg, Basel, Bankprokurist Knopfli, St. Gallen, Architekt Aisenpreis, Dornach. Die Kommission hat sodann ihre Arbeit aufgenommen und sich mit einer Reihe von Stellen und Persönlichkeiten, insgesamt 20, teils mündlich, teils schriftlich in Verbindung gesetzt, von denen sie Beiträge zu jenem Tatsachenmaterial erhoffen konnte, welches sie nunmehr der Generalversammlung resümierend zur Kenntnis bringen möchte. Eine Interpretation dieses Materials hat die Kommission nicht als ihre Aufgabe angesehen. Sie wird versuchen, den Hergang der Dinge in großen Zügen so zu schildern, wie sie ihn eben ermitteln konnte.

In der Einsinger Knopffabrik Alfred Maier waren bereits größere Beträge von anthroposophischen Mitgliedern investiert, als im November und Dezember 1925 Schwierigkeiten eintraten. Einer der Hauptgeldgeber wandte sich mit seinen Sorgen an Herrn Trommsdorff, der ihm den Rat gab, sich den Status vorlegen zu lassen. Im Verfolg der Dinge hatte Herr Trommsdorff mit den Brüdern Maier eine Zusammenkunft in Basel. So ungenügend das Ziffernmaterial war, das sie vorlegen konnten, war es doch hinlänglich, Herrn Trommsdorff einen katastrophalen Eindruck von der finanziellen Lage des Einsinger Unternehmens zu vermitteln. Eine Reise nach Einsingen hat ihn dann umgestimmt, weil er dort zu der Überzeugung gelangte, daß sehr günstige Rentabilitäts-Aussichten vorlägen.

Es fand dann in Arlesheim im Beisein von Frau Dr. Wegman eine Sitzung statt, die darüber zu entscheiden hatte, ob man Einsingen unterstützen solle oder nicht. Unter Zugrundelegung der Eindrücke des Herrn Trommsdorff entschloß man sich zur Hilfeleistung, zumal die Meinung bestand, daß der Betrieb mit relativ geringen Mitteln aus seinen Schwierigkeiten befreit werden könnte. Maßgeblich bei diesem Entschluß waren verschiedene Gesichtspunkte: Einmal sollte der Skandal vermieden werden, der, wie man der Ansicht war, bei einem Zusammenbruch Einsingens dadurch entstehen würde, daß der erwähnte Hauptgeldgeber durch seine Stellung das öffentliche Interesse erwecken könnte. Dann aber waren gewisse Ideen mit im Spiele, die fortan dauernd wirken sollten, Ideen über das Verhältnis zwischen Geistesleben und Wirtschaftsleben, die man trotz der radikalen Erklärung Rudolf Steiners vom 15. Juli 1924 in die Tat umsetzen zu sollen glaubte. Er sagte damals:

»Es handelt sich für mich darum, daß ich in der Zukunft werde in der strengsten Weise mich dafür einsetzen müssen, daß keinerlei Anthroposophengelder in wirtschaftliche Unternehmungen hineinfließen, die nichts mit der Anthroposophischen Gesellschaft als solcher unmittelbar zu tun haben. In dieser Beziehung wurde einmal nachgegeben, aber heute ist die dringende Notwendigkeit vorhanden, daß fernerhin keine wirtschaftlichen Unternehmungen mit Anthroposophengeldern gespeist werden.« [GA 260a, Seite 523]

Schließlich spielte eine wichtige Rolle, daß Dr. Steiner selber sich Herrn van Leer gegenüber für eine Hilfe an Einsingen eingesetzt hatte und daß somit die Sache für die anthroposophische Bewegung von Belang sei. Dieser letztere Beweggrund war insbesondere für Frau Dr. Wegman ausschlaggebend, so daß sie, wie sie sagte, Herrn van Leer aufforderte, nun einmal zu tun, was Dr. Steiner ihm nahegelegt habe. – Hierbei ist zu bedenken, daß dies allerdings im Mai 1924 1½ Jahre vorher, und in einer bestimmten Situation geschehen war.

Der Weg zu holländischen Geldgebern sollte dadurch erleichtert werden, daß Frau Dr. Wegman erklärte, sie wolle ihren holländischen Freunden schreiben, ob sie etwas in dieser Sache tun könnten. Herr Kirchner, damals der leitende administrative Beamte der Klinik, reiste dann in dieser Angelegenheit nach Holland. Sie hatte Erfolg.

Bald zeigte sich, daß jene einmalige Hilfe den Betrieb nicht flott machen könne, und im Januar 1926 trat der würgende Bedarf nach bedeutenden Beträgen auf. Wieder wurde der Weg nach Holland gegangen und die Vermittlung von dortigen Funktionären der Anthroposophischen Gesellschaft in Anspruch genommen. Hierbei spielt der Traum eines dieser Funktionäre eine Rolle, den die Beteiligten dahin deuteten, daß die Unterstützung von Einsingen in Dr. Steiners Intention liege. Man beachte, daß wir im Januar 1926 stehen. Überhaupt kann man die Ereignisse nur dann recht einschätzen, wenn man sie auf dem Hintergrund der Vorgänge, Meinungen, Stimmungen und Kämpfe innerhalb der Anthroposophischen Gesellschaft in jener Zeit, also Ende 1925 bis Anfang 1926, sieht.

Die notwendigen Summen wurden damals aufgebracht; damit aber war der Weg beschritten, auf dem es kein Zurück mehr gab, denn der Betrieb erforderte stets neue Mittel, ohne daß ein Ende abzusehen war. Nachdem die holländischen Geldquellen einmal erschlossen waren, haben später allerdings die Geldwerber alle Mittelspersonen beiseite gelassen und sogar gegen deren Willen ihre Schritte getan.

In jener Zeit hat Frau Dr. Wegman aus ihr zur Verfügung stehenden Mitteln 50.000 Franken als Darlehen nach Einsingen gegeben. Die Zurückzahlung dieser als kurzfristig gedachten Schuld hat sich dann sehr hingeschleppt.

Als Bedenken über die Wirtschaftlichkeit des Einsinger Betriebes aufstiegen, wurde durch den Kreis der Interessierten, außer Herrn Trommsdorff auch Herr Tymstra veranlaßt, sich mit dem Betriebe zu befassen und später sich ganz mit ihm zu verbinden. Schließlich wurde noch Herr Kirchner nach Einsingen delegiert. Und, obwohl er mit seinem Wegzuge nach Einsingen formell aus der Klinik ausschied, hat er von Einsingen aus dauernden Einfluß auf deren finanzielle Gebarung behalten. Er hat die Bilanzen der Klinik gemacht, und, wenn die Klinik Geld brauchte, war der betreffende Angestellte angewiesen, sich an Herrn Kirchner in Einsingen zu wenden, der dann disponierte. Herr Kirchner kehrte kurz vor dem Zusammenbruch in die Klinik zurück, hat dann allerdings nachher noch mit der Persönlichkeit verhandelt, die den Konkurs unmittelbar herbeiführte.

Die Herren Tymstra und Trommsdorff konnten ihrer eigentlichen Aufgabe, den Betrieb ordentlich zu organisieren, nicht nachkommen, weil die tägliche Sorge um Geld sie ständig auf einer zerrüttenden Hetzjagd nach Kapitalien hielt und sie sich um den rationellen Aufbau des Betriebes kaum kümmern konnten. Die Unmethoden aller in Betracht kommenden bei der Geldwerbung und Geschäftsgebarung sind von Herrn Fink zu Weihnachten charakterisiert worden. In gröblichster Weise mißbraucht wurden der Name Dr. Steiners und das Goetheanum.

Wenn trotz der ständig kritischen Situation holländische Finanzkreise für die Fabrik interessiert werden konnten, so lag das daran, daß man ihnen bereinigte Bilanzen vorlegte, aus denen sogenannte ›irreguläre‹ Posten ausgeschieden waren. Diese irregulären Posten, wie die exorbitanten Darlehenszinsen und Reisespesen, wurden dann dadurch abgebucht, daß man einen Hauptgeldgeber immer wieder zu Schuldverzichten veranlaßte.

Die ewige Krisenstimmung hat dann die menschliche Zusammenarbeit sehr erschwert. Herr van Leer sagt hierüber: »Durch diese unglücklichen Verhältnisse stellte es sich nun heraus, daß die meisten Mitarbeiter nicht die geistige Kraft aufbringen konnten, das menschliche Verhältnis auf einem Niveau zu halten, das für eine ersprießliche Arbeit notwendig ist. Die Folgen davon waren, daß in den Jahren 1928 und 1929 das gegenseitige Vertrauen zwischen Menschen, wie Alfred Maier, Tymstra, Trommsdorff, Baster, Kirchner und anderen Herren der Betriebsleitung auf ein Niveau kam, wo es nicht möglich war, die gesamten Kräfte dahin zu richten, um den Betrieb über die Schwierigkeiten hinauszubringen. – Obwohl es menschlich verständlich war, schlich sich die unglückliche Seelenstimmung ein, daß jeder nur die Fehler der anderen sah und nicht die Grundstimmung aufrecht erhalten werden konnte, daß jeder unter Aufbietung seiner höchsten Kräfte schließlich doch mitarbeiten wollte an dem Erreichen eines gesteckten Zieles, und es ist noch heute van Leers Überzeugung, daß alle anthroposophischen Freunde, die alles daran gesetzt haben, um den Betrieb zu retten, dieses nur getan haben *in der Hoffnung, Dornach damit zu helfen.*«

Die Weleda A. G. ist in Verbindung mit Einsingen durch Herrn van Leer gekommen, der in beiden Unternehmungen eine führende Position hatte.[2)]

Herr van Leer hatte sich um Einsingen nur gekümmert, um durch die Erträgnisse dieses Unternehmens die Weleda zu sanieren, die damals zu kämpfen hatte und darüber hinaus geistige Institutionen zu finanzieren. So betrachtete er die Weleda, deren Präsident er war, Einsingen und seine eigene Firma als eine assoziative Einheit. Aus dieser Grundauffassung erklärt sich, daß die Weleda durch Einsingen mittels Gefälligkeitsakzepten finanziell unterstützt wurde, welche an sich bedenklichen Manipulationen aber abgewickelt sind, und daß auf der anderen Seite die Weleda für Einsingen durch giromäßige Bürgschaft verpflichtet wurde, woraus ein gewisser Verlust für die Weleda entstand. Außerdem erscheint die Weleda unter den Konkursgläubigern von Einsingen mit zwei Forderungen. Die eine Forderung ist allerdings auf indirektem Wege entstanden. Es hat sich nämlich Frau Dr. Wegman bewegen lassen, durch Herrn van Leer zu Gunsten von Einsingen Fr. 100.000,– nom. Weleda Aktien aus ihrem Besitz als subsidiäres Pfand an eine Berliner Bank zu geben. Dieses Pfand sollte nun herausgelöst werden. Der Herauskauf des Anspruchs, sich daraus zu befriedigen, wurde durch die Weleda durchgeführt. Und so ist die Weleda mit einer Forderung an Einsingen hängen geblieben, ob nominell oder effektiv, konnte noch nicht ermittelt werden. Die andere Forderung auf Kontokorrentkonto ist auch noch nicht aufgeklärt.

Die Idee des Herrn Trommsdorff, der in Einsingen einen Trabanten der Weleda sehen wollte, schien nicht vereinzelt dazustehen. Im Februar 1926 wurde ein Optionsvertrag entworfen, welcher der Weleda das Recht einräumen sollte, binnen eines Jahres den Einsinger Betrieb auf der Basis von RM 500.000,– zu erwerben. Dieser Vertrag sollte auch, laut Begleitbrief von Frau Dr. Wegman unterschrieben werden. Er ist aber nicht zur Annahme gelangt. Dagegen wurde zwischen Herrn Alfred Maier und Herrn van Leer ein Lizenzvertrag abgeschlossen, welcher der Weleda Lizenzen aus dem Umsatz von Einsingen sichern sollte. Dieser Lizenzanspruch ist zwar 1928 bis 1929 bei der Weleda in der Bilanz aktiviert worden, ist aber nunmehr eliminiert, so daß er in der Bilanz für 1930 nicht mehr erscheinen wird. Diesem Vertrag wurde als Titel des Anspruchs zugrunde gelegt, daß Dr. Steiner den Herren Maier bestimmte Angaben für die Bearbeitung des Rohmaterials gemacht habe.

Hierüber befragt, hat Herr van Leer zunächst erklärt, daß dieser Titel genommen wurde, »um der Sache ein Gesicht zu geben«. Dann aber hat er sich auf einen Brief Dr. Steiners vom 12. Mai 1924[3] berufen, in dem es heißt:

»... und ich habe Maier gesagt, daß von einer Hilfe nur dann die Rede sein könne, wenn er sich verpflichte, von dem doch bald in Aussicht stehenden Gewinn der Internationalen Laboratorien A.-G. soviel als möglich zu geben.«

Hieraus leitet also Herr van Leer das Recht ab, nach dem Tode Rudolf Steiners, ohne dessen Erbin auch nur zu verständigen, ein Rechtsgeschäft durchzuführen, das er bei Lebzeiten Rudolf Steiners gewiß nicht ohne dessen ausdrückliche Zustimmung hätte tätigen dürfen.

Zu dem erwähnten Lizenzvertrag ist noch ein Neben-Vertrag zustande gekommen, daß, wenn die Weleda saniert sei,

»Die Beträge zur Verfügung stehen würden für Zwecke des Goetheanum im Sinne Rudolf Steiners. – Da van Leer sich doch nicht berechtigt fühlte, ganz allein über eventuell zur Verfügung stehende Summen zu disponieren, hat er damals in seiner Eigenschaft als Präsident der ILAG Frau Dr. Wegman und Graf Keyserlingk gebeten, ihre Namen zu erwähnen, damit diese drei Persönlichkeiten gemeinschaftl. über die Verteilung im Sinne Rudolf Steiners entscheiden könnten.«

Diese Entscheidungen waren aber auch schon im Voraus getroffen. Finanziert werden sollten: »Waldorfschule, resp. Schulverein – (Wir stehen in der Zeit der Gründung des Weltschulvereins) – Arlesheim, die Kliniken und Laboratorien.«

Herr van Leer hat als Präsident und Mitglied des Verwaltungsrates der Weleda, auch als Mitglied des Schatzkomitees der Allgemeinen Anthroposophischen Gesellschaft demissioniert. Der Verwaltungsrat der Weleda hat Sorge getragen und wird weiter Sorge tragen, daß ähnliche Vorkommnisse sich für die Weleda nicht wiederholen können.

Über die Verwendung der zu erwartenden Gewinne wurde im Jahre 1926 in Sitzungen bereits so entschieden gesprochen, daß im Sommer desselben Jahres eine sehr angesehene Persönlichkeit des Wirtschaftslebens[4] ausschließlich deswegen nach Dornach gereist kam, um Herrn Steffen und Frau Dr. Steiner warnend zu informieren, daß da mit großer Energie an der Ausbildung eines Machtzentrums auf finanzieller Grundlage gearbeitet werde, daß aber auf der anderen Seite diese finanzielle Grundlage für den kritischen Blick eine schwankende sei. Die erwähnte Persönlichkeit war deswegen ausgezeichnet über hoffnungsvolle Absichten einerseits und tatsächliche Wirklichkeiten andererseits in Einsingen unterrichtet, weil sie selber, nicht ohne einen gewissen moralischen Druck, zur Hilfeleistung herangezogen worden war und sich dafür das Recht eines gründlichen Einblickes ausbedungen hatte. Auf Grund dieses Einblickes hat sich die genannte Persönlichkeit auch von dem Einsinger Unternehmen zurückgezogen. Herr Leinhas charakterisiert die damalige Situation in einem Briefe vom 29. Juni 1926:

»Ich war ... nochmals mit Frau Dr. Steiner, Herrn Steffen und Herrn Dr. Grosheintz zusammen, und wir sind bei dieser Besprechung in dem Entschluß bestärkt worden, daß der Vorstand das Recht und die Pflicht hat, sich völlige Klarheit über die Verhältnisse des Einsinger Betriebs und die Verpflichtungen, welche Herr van Leer für diesen Betrieb übernommen hat, zu verschaffen, und zwar mit Rücksicht auf das starke Engagement, das für die Gesellschaft als solche und für eine Reihe einzelner Mitglieder durch den Einsinger Betrieb besteht, zumal die Engagements bei einer ganzen Reihe von Persönlichkeiten zustande gekommen sind, weil sie zur Hilfeleistung gegenüber Maier angerufen worden sind unter Hinweis darauf, daß das Ansehen der Gesellschaft auf dem Spiele stände.«

Trotzdem ist es weder dem Vorsitzenden der Gesellschaft, noch Frau Dr. Steiner, noch Herrn Dr. Wachsmuth möglich gewesen, von den an Einsingen Beteiligten verläßlich Auskünfte und Unterlagen zu erlangen oder ihren Wünschen und Warnungen Geltung zu verschaffen. Herr Steffen hat das zu Weihnachten ausführlich geschildert, namentlich wie er »auf's ganz bestimmteste«, aber vergeblich vor der

Gründung der Kommanditgesellschaft gewarnt habe.[5]

Es war also der Vorstand als solcher über die Angelegenheit Einsingen nicht informiert, wohl aber war es Frau Dr. Wegman; sie hat sich aber nicht veranlaßt gesehen, die Angelegenheit im Vorstand zu erörtern. Sie war nicht nur dauernd unterrichtet, sondern hat, auch über den Zusammenbruch hinaus, an Beratungen teilgenommen, gewiß in der Absicht, die Katastrophe nicht zu groß werden zu lassen.

Frau Dr. Wegman steht auf dem Standpunkt, den sie schon in der Versammlung eingenommen hat, als sie sagte:

»und ich spreche da nicht als Vorstandsmitglied, sondern ich spreche da als privater Mensch.«

Sie steht also auf dem Standpunkt, daß alle ihre ratgeberischen und finanziellen Bemühungen für Einsingen ihre Privatangelegenheit gewesen seien. Auf der anderen Seite motiviert sie ihre Teilnahme ausdrücklich mit dem Interesse Dr. Steiners an Einsingen.

Schon aus diesem Grunde kann die Kommission den Standpunkt von Frau Dr. Wegman nicht teilen, daß ein Vorstandsmitglied sich für eine Sache, die Dr. Steiner wichtig war, nicht als Vorstandsmitglied, sondern als privater Mensch aktiv betätigen könne, obendrein, ohne dem Vorstand als solchem Mitteilung zu machen.

Darüber hinaus aber sieht die Kommission eine solche Teilung in Vorstandsmitglied und Privatmensch zum mindesten als etwas an, das unabsehbare Mißverständnisse hervorrufen kann, da von außen her niemand diese Teilung vornehmen und da hinter der Privatperson doch immer die Autorität des Vorstandsmitgliedes gesehen wird.

Im Hinblick auf die Zukunft erlaubt sich daher die Kommission, dem Vorstande folgendes zu empfehlen:

1. Die Mitglieder immer wieder in angemessener Form über die verschiedenen Ansichten Dr. Steiners privatwirtschaftlichen Unternehmungen gegenüber aufklären zu lassen und wo Verstöße dagegen versucht werden, dem schärfstens entgegen zu treten.

2. In die Geschäftsordnung des Vorstandes einen Beschluß aufzunehmen, etwa des Inhalts: Der Vorstand spricht aus, daß es mit der Zugehörigkeit zum Vorstand unvereinbar ist, die Finanzierung von wirtschaftlichen Unternehmungen zu beraten, oder an wirtschaftlichen Unternehmungen sich zu beteiligen – die Dornacher-Arlesheimer Betriebe selbstverständlich ausgenommen –, sofern mit dieser Beteiligung finanzielle Transaktionen verbunden sind, die das betreffende Vorstandsmitglied persönlich durch Bürgschaften, Wechselverbindlichkeiten, Pfandhingabe, oder wie immer, verpflichten könnten;[6] sollten wider Erwarten Ausnahmen erforderlich sein, so können diese nur durch Beschluß des Gesamtvorstandes gewährt werden.

3. Die einzelnen Vorstandsmitglieder bzw. Sektionsleiter sollen sich verpflichtet fühlen, dem ersten Vorsitzenden alle von ihnen geplanten bedeutungsvollen Maßnahmen zur Kenntnis zu bringen, um ihm die Möglichkeit zu geben, sich dazu zu äußern und gegebenenfalls die Angelegenheit im Gesamtvorstand zur Sprache zu bringen.

Dr. Emil Grosheintz, Dr. Rudolf Kreuzer, Dr. Otto Fränkl, Dr. Armin Im Obersteg, Walter Knopfli, Ernst Aisenpreis

Nachbemerkungen:

[1] Der Protokollant Otto Fränkl besuchte den Hauptzeugen Joseph van Leer am 19. und 20. März 1931 in Wien. Van Leer berichtete Wegman darüber:

»Liebe Frau Dr. Wegman! Wien, 21. März 1931

Obschon ich mich, wie Sie wissen, in den letzten Monaten nicht mehr aktiv mit den Angelegenheiten der Anthroposophischen Gesellschaft beschäftige, erhielt ich dieser Tage von Dr. Grosheintz einen Brief, worin er mir mitteilt, daß der Vorstand eine Kommission eingesetzt hat, bestehend aus verschiedenen Herren, um die Einsinger Sache zu untersuchen und da es in der Absicht der Kommission lag, mit allen in Betracht kommenden Herren zu sprechen, ersuchte er mich, Dr. Fränkl zu empfangen, der mit mir über die Frage sprechen wollte.

Da ich keine Veranlassung hatte, dieser Besprechung aus dem Wege zu gehen, erklärte ich mich einverstanden und war vorgestern und gestern Dr. Fränkl in Wien, um mit mir zu sprechen.

Wenn die ganze Sache nicht so tragisch wäre, könnte ich diese Angelegenheit nur als ein Lustspiel oder Farce betrachten und ich habe auch in meiner Besprechung mit Dr. Fränkl sehr scharf meine diesbezügliche Ansicht zum Ausdruck gebracht. – Ich habe unsere Besprechung damit angefangen, daß ich Dr. Fränkl gebeten habe, mir seine Vollmachten vorzuweisen mit genauen Angaben des Auftrages, welchen er vom Vorstand bekommen hat. – Selbstverständlich konnte Dr. Fränkl überhaupt nichts vorweisen.
Ich habe Dr. Fränkl sehr deutlich mitgeteilt, daß ich die ganze Sache für einen Unsinn halte und daß ich der Kommission die sachliche und objektive Kompetenz für die Untersuchung absprechen muß.
Auch habe ich diese Gelegenheit benützt, um der Kommission meine Ansicht über Dr. Boos zur Kenntnis zu bringen und in dem Protokoll, das gemacht wurde, steht wörtlich:
›Herr van Leer spricht wiederholt über die Niveaulosigkeit und Unverschämtheit, wie Dr. Boos die verschiedenen Fragen behandelt und wenn auch van Leer Verständnis aufbringt für viele Fehler, welche Dr. Boos rügt, so findet er das ›wie‹ so unmöglich, daß nach seiner Anschauung die Anthroposophische Gesellschaft im allgemeinen wissen müßte, daß dieses ›wie‹ nicht vom Zentralvorstand geduldet wird.‹
In ca. 6 Stunden habe ich Dr. Fränkl über eine Reihe von Angelegenheiten Aufklärung gegeben und ich ersuchte ihn, mir seinen Rapport erst zur Einsicht zu schicken, bevor er ihn offiziell der Kommission übergibt. – Da ich an der Objektivität von Dr. Fränkl zweifle, machte ich ihm den Vorschlag, seinen Rapport in meinem Büro auszudiktieren und sofort stellte sich heraus, daß er seinen Rapport hauptsächlich so zusammenstellen wollte, daß alle meine scharfen Ausdrücke aphoristisch zusammengesetzt wurden. – Auf eine solche Dummheit konnte ich mich nicht einlassen und ich habe deshalb meine Aussagen in Anwesenheit von Dr. Fränkl persönlich ausdiktiert in einem Bericht von 24 Seiten und ich habe diesen Bericht unterschrieben Dr. Fränkl ausgehändigt.
Nachdem ich weiß, daß Sie sehr stark mit anderen Sachen in Anspruch genommen sind, will ich Sie mit diesem Bericht nicht belästigen, da Sie sowieso über die meisten Punkte des Berichtes orientiert sind. [Dieser Bericht van Leers an die Kommission vom 21. März 1931 ist in den Archiven des Goetheanums nicht auffindbar.]
In meinem Bericht sind Dr. Fränkl, Dr. Grosheintz und Herr Aisenpreis nicht gerade mit Glacéhandschuhen angefaßt worden. Ich habe allen diesen Herren die Objektivität, eine richtige Untersuchung zu führen, abgesprochen und habe ausdrücklich darauf aufmerksam gemacht, daß die Kommission nur aus sogenannten Rechtsgerichteten besteht, mit Ausnahme von Dr. Im Obersteg, dem ich zwar unbedingt die sachliche Kompetenz in juristischen Fragen zugestehe, von dem ich aber sagen muß, ›[daß] bei der Untersuchung dieses Falles Einsingen neben den sachlichen Kenntnissen auch noch eine Reihe von Fragen zu berücksichtigen sind, die schwer zu ergründen sind, wenn man sich nicht durch Jahre hindurch mit Gesellschaftsfragen der Anthroposophischen Gesellschaft beschäftigt hat.‹

Es wird Sie nun auch noch interessieren zu hören, daß ich bei der Besprechung mit Dr. Fränkl Gelegenheit hatte, nochmals die Korrespondenz mit Dr. Steiner durchzusehen und erst jetzt ist mir folgender Satz in Dr. Steiners Brief vom 12. Mai 1924 zum Bewußtsein gekommen. Dieser Satz lautet wörtlich:
›... und ich habe Maier gesagt, daß von Hilfe nur dann die Rede sein könne, wenn er sich verpflichte, von dem doch bald in Aussicht stehenden Gewinn der Internationalen Laboratorien soviel als möglich zu geben.‹
Der Brief ist von Dr. Steiner persönlich geschrieben.
Ich finde, daß gerade dieser Satz für die ganze Behandlung der Frage maßgebend ist und wenn in einem Indizienprozeß es dem Verteidiger gelingen würde, im Laufe des Prozesses einen solchen Brief vorzuweisen, würde der Staatsanwalt sicher in die Klemme getrieben werden.
In meinem ganzen Bericht habe ich es natürlich vermieden, irgendwelche anderen Freunde unnötig anzugreifen und ich habe die Erklärung abgegeben, daß ich in einer *gewissen* Weise allein verantwortlich war, wenn ich auch die Frage von ›Verantwortung und Schuld‹ stark unterscheiden muß. – Jedenfalls erscheint keiner der Mitarbeiter von Einsingen durch meinen Bericht irgendwo unnötig belastet.
Es wird Sie noch interessieren, daß ich am Schlusse meines Berichtes folgende Erklärung abgegeben habe:
›Obschon van Leer alle diese Angaben nach bestem Wissen und Gewissen macht, sieht er ein, daß eine Reihe von Fragen von anderen Menschen anders beleuchtet werden können, da eine Reihe von Fragen nicht allein von ihm, sondern auch von anderen Menschen zu gleicher Zeit behandelt wurden und es ist selbstverständlich, daß die gleichen Angelegenheiten von den einzelnen Menschen von anderen Gesichtspunkten aus betrachtet werden, als von van Leer.
Am Ende der Besprechungen hat er nochmals zum Ausdruck gebracht, daß, obschon er sich bereit erklärt hat mir alle Auskünfte zu geben, er trotzdem der Ansicht ist, daß die ganze Kommission nicht dazu da ist, die Wahrheit zu untersuchen, sondern er betrachtet die ganze Arbeit als eine Hetze gegen Frau Dr. Wegman.
Van Leer hat sich auch im Laufe der Besprechung öfter darüber aufgehalten, daß er es als ärgerlich empfindet, daß in Dornach so wenig Menschen sind, die das primitive Gefühl von Ritterlichkeit besitzen, um eine Frau, wie Frau Dr. Wegman, die auf unerhört freche Weise angegriffen wird, zu schützen. Van Leer behauptet, in den letzten Lebensjahren Dr. Steiners Gelegenheit gehabt zu haben zu sehen, was Frau Dr. Wegman geleistet hat und meint sich auch ein Urteil bilden zu können über ihre aufopferungsvolle Tätigkeit während der Krankheit Rudolf Steiners.
Van Leer hat sehr stark unterstrichen, daß, wenn in der Anthroposophischen Gesellschaft ein Verständnis da wäre für das, was Frau Dr. Wegman in 1924 und 1925 geleistet hat, man bestimmt Dinge, in welchen man sie jetzt angreift, bedeutend milder beurteilen würde. – Die Art und Weise, wie ein großer Teil der Mitglieder der Anthroposophischen Gesellschaft Frau Dr. Wegman behandelt, gibt van Leer Veranlassung, sehr stark zu unterstreichen, daß er die Dinge, die jetzt vorgehen, nur als Hetze gegen Frau Dr. Wegman betrachten muß.‹

Es ist mir bekannt geworden, daß jetzt gegen Leinhas auch eine große Hetze besteht und daß man ihn in der letzten Zeit wegen der Angelegenheit des Verkaufes der Rezeptur nach Amerika scharf angreift.
Auch diese Angelegenheit habe ich mit Dr. Fränkl besprochen und da ich nicht sicher bin, daß Dr. Fränkl diese Sache zur Sprache bringt, habe ich ihm heute ausführlich über die ganze amerikanische Angelegenheit geschrieben und habe Kopie meines Briefes an Leinhas geschickt. – Auch in dieser Angelegenheit habe ich stark unterstrichen, daß für die in Frage kommenden Verhandlungen nicht Leinhas, sondern ich maßgeblich verantwortlich war.
Da es möglich ist, daß bei der nächsten Generalversammlung auch diese Frage gegen Leinhas zur Sprache kommt, habe ich Leinhas mitgeteilt, daß er von meinem Schreiben überall Gebrauch machen kann, wo er will.
Damit auch Sie über diese Frage einigermaßen orientiert sind, gebe ich Ihnen doch Kopie meines Schreibens an Fränkl, so daß, falls diese Frage im Schatzkomitee zur Sprache kommt, Sie darauf hinweisen können, daß auch Sie über die Angelegenheit bereits orientiert sind.
Ich bedauere es natürlich auf das Lebhafteste, daß ich in diesen schweren Verhältnissen nicht mehr in der Lage bin, tatkräftig und energisch aufzutreten, aber nachdem ich, wie Sie wissen, durch die ganzen Vorgänge in Einsingen mich vollkommen ruiniert habe, bin ich doch nicht in der Lage, mich aller dieser Fragen anzunehmen. – Selbstverständlich interessiere ich mich lebhaft für alle Vorgänge innerhalb der Gesellschaft, aber von einer Mitarbeit muß ich vollkommen absehen.
Die Verhältnisse bei mir werden jeden Tag ungünstiger und es wird mir nicht möglich sein, mein eigenes Geschäft aufrecht zu erhalten, da durch die Verschlechterung der europäischen wirtschaftlichen Verhältnisse es vollkommen unmöglich wird, auch nur einen Teil meiner Regien zu decken. – Es wird mir wohl nichts anderes übrig bleiben, als in der allernächsten Zeit mein Geschäft aufzugeben. Was ich nachher tun werde, weiß ich heute noch nicht, aber ich will doch vermelden, daß meine Freunde und Brüder die Zinsendienste leisten, wenn ich nicht selbst die Überzeugung habe, daß ich diese Beträge wieder ins Verdienen bringen kann.
Wie Sie wissen, habe ich überhaupt keine Möglichkeit, irgendwelche Gelder für mein Geschäft aufzutreiben und ohne Geld ist es heute in diesen schweren Zeiten vollkommen unmöglich, einigermaßen vernünftig ein Geschäft zu betreiben.
Ob ich auf die Dauer in Wien bleibe, weiß ich noch nicht und wird es abhängen von den Besprechungen, die ich mit meinem Bruder haben werde, der erst im April aus Westindien zurückkommt.
Ich wünsche Ihnen alles Gute und zeichne mit herzlichen Grüßen,
auch von meiner Frau Ihr J. van Leer«

2) Van Leer hatte in Alfred Maiers *»Knopffabrik«* keine *»führende Position«*, sondern überhaupt keine. Auf Rudolf Steiners Vorschlag war van Leer 1923 Präsident des Verwaltungsrats der Weleda (damals ILAG) geworden.

3) Dieser Brief Rudolf Steiners an van Leer vom 12. Mai 1924 ist zusammen mit

seinem übrigen Nachlaß verloren gegangen. Für die vorliegende Dokumentation wurde van Leers Korrespondenz mit Wegman ausgewertet.

4) Mit der *»sehr angesehenen Persönlichkeit des Wirtschaftslebens«* ist vermutlich Emil Leinhas gemeint.

5) Der Verleger de Haan und der Wirtschaftsprüfer Tymstra hatten vorgeschlagen, in Holland eine GmbH zur Verwaltung und Klärung der undurchsichtigen Finanzen der Einsinger Hornfabrik zu gründen. Dieser Plan kam nicht zur Ausführung.

6) Wegman war weder Bürgschaften noch Wechselverbindlichkeiten eingegangen; sie hatte ihre Weledaaktien zum Nominalwert von Fr. 100.000,– einer Berliner Bank als Pfand für einen Kredit an Alfred Maier gegeben. Diese gefährliche Hilfeleistung konnte mit Unterstützung von Susanne Bouricius zeitig rückgängig gemacht werden.

93 *Aufgabe des Vorstandes:* Dazu ein Brief Wegmans an A. Steffen:
»Lieber Herr Steffen! Arlesheim, 20. Juli 1925
Ich habe hier einen Artikel geschrieben, wollen Sie ihn bitte lesen. Ich habe Sie in einem Satze erwähnt, und falls Sie nicht damit einverstanden sind, bitte ich Sie, den Satz zu streichen oder ihn zu korrigieren.
Was ich gesagt habe über die Richtung Michaels nach Nordosten, ist eine Angabe, [die] an mich persönlich vom Doktor gegeben ist, was aber jetzt wichtig ist zu wissen, weil die gegenwärtigen Weltgeschehnisse dazu drängen.
Ich habe wieder versucht, diese Leitsätze zu geben, weil fortwährend von allen Seiten die Bitte an mich kommt, es nicht zu unterlassen. Eine ganze Mappe von Briefen liegt schon wieder da. Allerdings kommen auch vereinzelte Zuschriften, hauptsächlich von Dornach, die mich mahnen, doch bei meiner Sektion zu bleiben und Ihnen dieses Schreiben im Mitteilungsblatt zu überlassen. Aber Sie wissen ja, wie wir damals gerade über das Mitteilungsblatt gesprochen haben und Sie damals äußerten, daß Sie so viel Arbeit hätten, daß es Sie bedrücke, noch mehr Aufsätze übernehmen zu müssen. Daraufhin gaben Dr. Wachsmuth und ich Ihnen die Antwort, an die Sie sich wohl erinnern werden, daß wir gerne diese Arbeit für das Mitteilungsblatt übernehmen wollen, bis Sie wieder mehr Zeit haben. Daraufhin habe ich versucht, diese kleinen Aufsätze zu machen, und [es] entstanden die Leitsätze, wie ich Ihnen schon einmal geschrieben habe. Warum ich zu den Leitsätzen gekommen bin, habe ich, wie Sie heute lesen werden, in diesem Artikel versucht darzulegen. Mit freundlichem Gruß Ihre Dr. I. Wegman«

94 *Regeln der Hochschule.* Dazu Wegman an A. Steffen:
»Lieber Herr Steffen, [Oktober 1925]
hier ist Frau W. Sie ist diejenige, die einem Kreis junger Menschen, darunter Priester der Christengemeinschaft, Mitteilungen aus der geistigen Welt gemacht hat.

Vielleicht haben Sie davon gehört. Wenn nicht, will ich Ihnen später davon erzählen. Sie frug um Aufnahme in die Klasse dieses Jahr im Februar.
Dr. Steiner fand, daß es besser wäre, daß sie noch wartete. Er sagte von ihr, daß sie viel guten Willen hätte, aber nicht stark genug [sei] gegen Einflüsse der geistigen Welt. Der Geist, der in ihr sprach und dessen Mitteilungen sie weitergab, sollte nach Dr. Steiners Aussagen ein guter Geist sein, der uns auch helfen wollte.
Bitte sehen Sie sie mal an und sprechen Sie mit ihr, damit wir dann später beraten können, was zu tun. Sie ist bereit, als Mitglied der Klasse sich ganz der Schule zu unterwerfen und nur dieser rechten Schulung sich hinzugeben.
Freundlichen Gruß Ihre I. Wegman«

97 *Aktivitäten einer paranormal begabten Patientin.* Die auf Seite 54 erwähnte Anschuldigung, Ita Wegman habe die Aktivitäten von Frau Benthien gefördert (siehe Anhang Nr. 5, Seite 307 f.), könnte anhand einer Korrespondenz zwischen Ita Wegman und Erna Benthien geklärt werden. Ich bin dazu nicht bereit, weil Patientenkorrespondenzen in dieser Dokumentation grundsätzlich nicht veröffentlicht werden. Die betreffende Person war offensichtlich paranormal begabt und verbreitete mit ihrem atavistischen Hellsehen Unruhe im Klinisch-Therapeutischen Institut in Arlesheim, weshalb sie nach kurzer Zeit gebeten wurde, dieses zu verlassen. Am 29. April 1930 trat sie aus der Anthroposophischen Gesellschaft aus, brach die Verbindung mit Ita Wegman ab und begeisterte sich 1933 für das Naziregime in Deutschland.

Kapitel 4 · Ita Wegman und die Konflikte ab 1931

113 *Wichtige Dokumente.* Wegman zielt hier vermutlich auf den Brief Rudolf Steiners an sie vom 11. Juni 1924 (siehe Band 1, Seite 206 ff.) und auf Schriftstücke Rudolf Steiners für sie, die in MARGARETE KIRCHNER-BOCKHOLT und ERICH KIRCHNER, *Die Menschheitsaufgabe Rudolf Steiners und Ita Wegman* veröffentlicht wurden. Sie hatte diese einigen ihrer Kollegen gegenüber 1932 erwähnt (vgl. Band 1, Seite 146).

119 *Ein weiterer Entwurf:* Wegman erfuhr Ende März 1935 zum ersten Mal von dem Vorwurf, sie habe Marie Steiner am 29. März 1925 absichtlich zu spät benachrichtigen lassen. So mußte sie sich, um diese abwegige Anschuldigung zu widerlegen, an die Vorgänge des betreffenden Tages zurückerinnern. An einem ersten Entwurf, der vor dem abgedruckten Konzept im gleichen Notizbuch niedergeschrieben ist, kann man gut sehen, wie sie ihr Gedächtnis mobilisierte:
»Wenn ich diese Worte schreibe, so ist es nicht, um mich zu verteidigen, sondern um zu versuchen, die Dinge und die daraus entstehenden Meinungen zurechtzusetzen und die Handlungen der betreffenden Menschen zu verstehen. Ich möchte nicht den Eindruck erwecken, daß ich mich selber als fehlerlos betrachte und von diesem Gesichtspunkt aus die Geschehnisse schildern; ich will die Tatsachen erklären wie sie

sind und wie sie an mich herangekommen sind, wie ich persönlich darauf reagiert habe und wie andere Persönlichkeiten darauf reagiert haben.
Zur Orientierung derjenigen, die es nicht wissen, muß ich hier erwähnen, daß ich in den letzten zwei Jahren seines Lebens täglich mit Rudolf Steiner einige Stunden pro Tag zusammen war in seinem Atelier, wo er mich unterrichtete und wir am medizinischen Buch arbeiteten, im klinisch-therapeutischen Klinik [sic] oder auf Besuch von Menschen, die krank, seine Hilfe nötig hatten, und die [wie] er dann mit mir zusammen beriet, wie Körper und Seele zu behandeln und zu erfassen, um eine Genesung herbeizuführen.
Während dieser Zeit hatte ich oftmals Gelegenheit, mit Dr. Steiner eingehend über manches zu sprechen und wertvolle Angaben und Rat zu bekommen. In den letzten sechs Monaten seines Lebens während seiner Krankheit war ich immer um ihn, um ihn zu pflegen. Dies war sein ausdrücklicher Wunsch. (Es war auch sein ausdrücklicher Wunsch, im Klinisch-Therapeutischen Institut aufgenommen zu werden, allein die [sic]) Über diese letzte Zeit werde ich an einer anderen Stelle eingehend sprechen. Ich greife jetzt nur vor, mich richtend nach der Denkschrift, die zwölf Mitglieder einer Arbeitsgemeinschaft am Goetheanum über die Geschehnisse der letzten Jahre in Generalversammlungen, Generalsekretärssitzungen und Vorstandssitzungen zu berichten [herausgegeben haben].
Festsetzen will ich hier, daß diesen Menschen nur die Generalversammlungen zugänglich waren, weder aber die Generalsekretärssitzungen noch die Vorstandssitzungen. Sie haben also, was sie geschrieben haben, aus zweiter Hand oder nur aus Dokumenten, die nur trocken das wiedergeben, was sonst durch Ton oder Geste, je nachdem verstärkt oder abgeschwächt worden ist. Haltung, Geste und Tonnuancierungen verraten mehr vom Seelischen des Menschen als eine klug gehaltene Rede. Dieses steht nicht in den Dokumenten, man bedenke dies wohl, man bedenke auch, daß man guten Willens sein muß, um komplizierte Situationen zu verstehen und eine weitgehende Objektivität bewahren muß. Nun muß doch gesagt werden, daß die Orientierung einseitig, von einem bestimmten Standpunkt aus gesehen, gemacht worden ist und daß damit eine Fable convenue entstanden ist, was schon so oft in [der] Menschen- und Kulturgeschichte geschehen ist, wie R. Steiner sagt. Deshalb ist es meine Pflicht, die Ereignisse zu sagen, wie ich sie sehe. In Generalversammlungen oder Sitzungen hat man mich immer schlecht verstanden, weil mir eine glänzende Ausdrucksweise fehlte. Die guten Willens waren, haben mich immer gut verstanden.
Ich nehme in [aus] der Denkschrift dasjenige zuerst, was mir außerordentlich schwerwiegend vorkommt und das ganz sicher zurechtgesetzt werden muß, sonst könnte man dieses als Verleumdung und kreditschädigend betrachten. Das ist die Behauptung, daß Frau Dr. Steiner, die in Stuttgart verweilte [am 29. März 1925] zu spät von der Verschlimmerung [in] R. Steiners Krankheitszustand benachrichtigt worden ist, und deshalb nicht mehr frühzeitig zur Todesstunde hätte da sein können. Daß dieses geschehen ist und dann später Frau Dr. Steiner von Menschen angeschuldigt worden ist, daß sie doch hätte dafür sorgen müssen, daß sie zeitig da wäre und die Todesstunde ihr entgangen sei, was, wie man sagte, mit Karma zu

tun hatte, ist ebenso absurd und schmerzlich für sie zu hören, als für mich absurd und schmerzlich ist die Behauptung, daß es meine Schuld wäre, daß Frau Dr. Steiner zu spät benachrichtigt worden wäre.
Dr. Noll, der mitbehandelnder Arzt R. Steiners war, hatte damals, als solche Behauptungen hochkamen, energisch die Sache zurechtgesetzt und erklärt, welche Bewandtnis es hatte mit den Telefonaten. Es hätte Dr. Noll nicht früher telefonieren lassen können, weil *er* die Meinung hatte, daß der Zustand nicht schlimmer war als sonst. Ärztlich konnte man diese Meinung haben; *ich* hatte eine innere Unruhe und sprach davon, daß Frau Dr. Steiner benachrichtigt werden sollte. Ich war absolut am Krankenlager Dr. Steiners gebunden und Dr. Noll tat, was er als seine Pflicht als Arzt sah, nicht früher Angehörige zu beunruhigen, als es nötig war. So wurde um zehn Uhr abends telefoniert. Daß dieser Telefonbericht nicht so beunruhigend war, konnte vom ärztlichen Standpunkt aus auch verstanden werden. Man ließ aus Stuttgart dann wissen, daß es nicht zu [so] leicht war, ein Auto zur Verfügung zu geben, wodurch die Klinik sich bereit erklärte, ihr Auto schicken zu wollen, um Frau Dr. Steiner zu holen. Es wurde dann bestimmt, daß Frau Steiner erst den folgenden Tag kommen sollte in Anbetracht des wohl beunruhigenden aber doch nicht gefährlichen Zustands Dr. Steiners. Dieses spielte sich alles hinter meinem Rücken ab, von Dr. Noll dirigiert, der ein altbewährter Arzt war und mit Frau Dr. ebenso verbunden wie mit Herrn Dr. Steiner. Als dann um fünf Uhr morgens der Zustand R. Steiners wirklich ernst wurde, ärztlich sehr ernst, wurde Frau Steiner noch einmal [an]telefoniert mit der Bitte, sofort abzureisen. Leider kam Frau Dr. Steiner dann eine Stunde zu spät; um zehn Uhr morgens verließ R. Steiner den physischen Plan.
Ein unglückseliger Zusammenlauf von Umständen verursachte ihr Zuspätkommen. Niemand hat etwas Böses gewollt, niemand wollte und konnte glauben, daß sein Zustand ernst war, man war gewöhnt, von ihm getragen zu werden, von ihm selber aufmerksam gemacht zu werden auf ernste gefährliche Lagen. Er sagte nichts, wollte auch nichts gemacht haben. Dasjenige, was mich unruhig stimmte und was mich qualvoll leiden ließ, waren Befürchtungen, die medizinisch nicht zu beweisen waren und [die] Dr. Noll nicht mit mir teilte und die erst klar zum Vorschein kamen um fünf Uhr morgens. Einen so raschen Abschied von irdischen Verhältnissen habe ich bei meiner ärztlichen Tätigkeit noch bei niemand gesehen. Der Würfel war gefallen, und die andere Tätigkeit in der geistigen Welt war gleich da. Da bedurfte es keiner Vorbereitungen. Kann man hier sprechen von Schuld? Ein Mysterium hat sich vor unseren Augen abgespielt. Jeder war tief bestürzt, tief betrübt, vor vierzehn Tagen wurde noch von R. Steiner ein Befehl gegeben, das Atelier nebenan, wo das Modell der Gruppe aufgestellt war, für ihn herzurichten, damit er dort an der Innengestaltung des neuen Goetheanums wirken konnte.

133 *Zitate von Briefen aus Wegmans Nachlaß.* Ich habe versucht, aus den vielen vorhandenen Briefen repräsentative und charakteristische Äußerungen auszuwählen. Wenn in Zukunft einmal eine größere Auswahl aus Wegmans Korrespondenzen erscheinen kann, wird sich das Bild noch erweitern.

133 *In dem Konzept (Notizbuch 74)* fällt der folgende Satz besonders auf: *»Da sie* [die Mitglieder der Anthroposophischen Gesellschaft] *das nicht konnten, haben sie sich als Mitglieder eines Vereins gefühlt und danach gehandelt.«* Für Wegman waren die Generalversammlungen in Dornach somit Versammlungen der Mitglieder der Gesellschaft von Weihnachten 1923 und nicht solche des eingetragenen Vereins Allgemeine Anthroposophische Gesellschaft.

134 *Dämonische Wesen der Geistwelt.* Ita Wegman hatte darüber nicht irgendwelche vagen Vorstellungen, sondern sehr genaue Kenntnisse, die Rudolf Steiner ihr im Winter 1924–25 vermittelt hatte. In einer Notiz aus dieser Zeit zitiert sie ihn: *»In England sagte er, in weiter Entfernung sehe er den Klingsor in Erscheinung treten. Er wisse noch nicht, ob er Böses wolle; es könne auch sein, daß er nicht gegen ihn wirken wolle, sondern mehr helfen.«* Vgl. Ita Wegmans Aufsatz *An die Mitglieder!* vom 4. Oktober 1925 (*Nachrichtenblatt* 2. Jg. Nr. 40): *»Diese Anti-Michael-Dämonen, zu denen auch Klingsor und seine Scharen gehört, waren tüchtig am Werk und machten höhnende Drohungen, sich geltend zu machen, wenn die Michael-Impulse, die so mächtig eingesetzt hatten, nicht zum Durchbruch kommen können.«* Dazu eine Notiz in Rudolf Steiners Handschrift: *»Wir (die Anti-Michael-Dämonen) werden in die Vier kommen, wenn es Dir mißlingt, das Notwendige bis zum Michael-Pfingst-Schlag auszuführen«*. Diese Notiz stammt offenbar aus den Monaten zwischen Pfingsten und Michaeli 1924. ›Die Vier‹ ist ein okkulter Ausdruck für die Maja, den irdischen Sinnenschein (vgl. H. P. Blavatsky, *Die Geheimlehre,* Band 1, Leipzig o. J. (1899), Seite 57: *»Sein Herz hatte sich dem Einen Strahle noch nicht eröffnet, um denselben als Dreiheit in die Vierheit, in den Schoß der Maya, fallen zu lassen.«* Aus den Strophen des Dzyan, 11,4). Dazu ein Brief Ita Wegmans an W. J. Stein vom 23. Juni 1927 (aus Privatbesitz; eine Fotokopie wurde mir 1981 freundlicherweise zur Verfügung gestellt). Stein hatte Wegman geschrieben, er beabsichtige, einen kleinen Studienkreis zu beginnen, um die Mysterien des Klingsor zu studieren:

»Lieber Dr. Stein, Arlesheim, 23. Juni 27
herzlichen Dank für Ihren Brief. Einen Vortrag über Christus als Heiler zu halten finde ich schon gewagt. Ich glaube nicht, daß man ein solches Thema auf das Programm setzen soll. Wäre es nicht besser, über die Geschichte von Amerikas Entdeckung zu sprechen, über den Doppelgänger und so weiter. Ich würde Mrs. Merry noch nichts schicken, wenn sie nicht darum frägt.
Was Sie mir von Fräulein Hoffman schreiben, empfinde ich als nicht gut. Warum müssen Sie mit jedem, der anfrägt, arbeiten? Sie müssen nur sagen, daß Sie und Kolisko *keine Zeit* haben.
Es hat wirklich keinen Sinn, mit A und B und Z zu arbeiten und mit allen diesen Sachen Zeit zu verlieren, die wollen doch nur profitieren, und man kommt nur in unliebsame Situationen. Das eine Mal stoßen Sie und Kolisko alle Menschen von sich ab in allzu großem Eifer und das andere Mal sind Sie bereit, mit allen wieder zu arbeiten, die Lust haben, von Ihnen beiden zu profitieren.

Man muß *in aller Liebenswürdigkeit stolz sein können.*
Nicht mal genügend Zeit hat man, um diejenige Arbeit leisten zu können, die die Medizinische Sektion von einem verlangt, dann schon springt man auf einen anderen Zweig, schon wieder eine neue Gruppe.
Sich mit Klingsor zu befassen, das können Sie nur mit Ihren aller-, allerbesten Freunden, da gehen die Fäden schon tief hinein in das Herz der Anthroposophischen Gesellschaft, wofür die allerwenigsten jetzt noch die Möglichkeit haben, zu sehen, wie die Dinge wirklich sind.
Dies ist meine Antwort auf Ihren Brief. Hoffentlich geht es Ihnen und Ihrer Frau gut. Seien Sie mir nicht böse! Und seien Sie herzlich gegrüßt von Ihrer I. Wegman«

135 GÉRARD KLOCKENBRING, *Auf der Suche nach dem deutschen Volksgeist.* Stuttgart 1989.

135 RUDOLF STEINER, *Die Philosophie der Freiheit,* GA 4, Kapitel IX: Die Idee der Freiheit.

Epilog

136 *Ein Problem, das der Mensch...* RUDOLF STEINER, *Goethes Weltanschauung,* Weimar 1887, Seite 2

137 *Marie Steiner.* Eine Verständnishilfe sehe ich in R. Steiners Vorträgen vom 12. März 1916 (GA 174b, Seite 151–153) und 11. Oktober 1915 (GA 254, Seite 34 f.) über die von ihm so hochgeschätzte H. P. Blavatsky (vgl. dazu THOMAS MEYER, *Der Mißbrauch slawischer Zukunftsfähigkeiten* in: *Mitteilungen aus der anthroposophischen Arbeit in Deutschland,* 45. Jg. Nr. 176 (Johanni 1991) Seite 116 ff.)

ANHANG

Detailliertes Verzeichnis der im Anhang abgedruckten Dokumente

CHRONOLOGISCHE ÜBERSICHT
1934 BIS 1935

25. Februar 1934:	Ankündigung der Generalversammlung vom 27.–28. März 1934 im *Nachrichtenblatt* (vgl. Dokument Nr. 2, Seite 213)
27.–28. März 1934:	Generalversammlung der Allgemeinen Anthroposophischen Gesellschaft (vgl. Dokument Nr. 2, Seite 213 ff.)
15. April 1934:	›Vorläufige Mitteilung‹ im *Nachrichtenblatt* (Dokument Nr. 2, Seite 213)
22. April 1934:	Der Bericht über die Generalversammlung vom 27.–28. März 1934 erscheint im *Nachrichtenblatt* (Dokument Nr. 2, Seite 218 ff)
29. April 1934:	PAUL EUGEN SCHILLERS Aufsatz ›Über die Aufnahme von Mitgliedern‹ erscheint im *Nachrichtenblatt* (Dokument Nr. 2, Seite 216 f.)
3. Juni 1934:	Mitteilungen und letzte Ankündigung der Medizinischen Sektion im *Nachrichtenblatt* (Dokument Nr. 3, Seite 228)
22. Juli 1934:	Brief über den Zusammenschluß der Vereinigten Freien Anthroposophischen Gruppen vom 4. Juli 1934, sowie Antwort darauf von A. Steffen, Marie Steiner, G. Wachsmuth im *Nachrichtenblatt* (Dokument Nr. 3, Seite 228 ff.)
16. September 1934:	Ankündigung einer medizinischen Tagung im *Nachrichtenblatt* (Dokument Nr. 3, Seite 230)

November 1934:	H. Poppelbaums Broschüre *Aus der Geschichte der Anthroposophischen Gesellschaft* erscheint (Dokument Nr. 3, Seite 232 ff.)
März 1935:	Elisabeth Vreede veröffentlicht ihre Schrift *Zur Geschichte der Anthroposohischen Gesellschaft* (Dokument Nr. 4, Seite 240 ff.)
17. März 1935:	Bekanntgabe der Generalversammlung vom 14. April 1935 im *Nachrichtenblatt* (Dokument Nr. 6, Seite 329 ff.)
Ende März 1935:	Die Broschüre *Denkschrift* erscheint (Dokument Nr. 5, Seite 259 ff.)
10. April 1935:	Brief von Friedrich Rittelmeyer an Albert Steffen (Dokument Nr. 5, Seite 255 ff.)
14. April 1935:	Generalversammlung der Allgemeinen Anthroposophischen Gesellschaft (Dokument Nr. 8, Seite 338 ff.); Rede von Ludwig Graf Polzer-Hoditz (Dokument Nr. 7, Seite 333 ff.)
12. Mai 1935:	H. Poppelbaums ›Bemerkungen‹ zur Broschüre von Elisabeth Vreede erscheinen im *Nachrichtenblatt* (Dokument Nr. 3, Seite 231) Erster Teil des Berichtes über die Generalversammlung vom 14. April 1935 im *Nachrichtenblatt* (Dokument Nr. 8, Seite 338 ff.)
19. Mai 1935:	Zweiter Teil des Berichtes über die Generalversammlung vom 14. April 1935 im *Nachrichtenblatt* (Dokument Nr. 8, Seite 345 ff.)
Juli 1935:	F. W. Zeylmans van Emmichovens Schrift *Entwickelung und Geisteskampf* erscheint (Dokument Nr. 9, Seite 350 ff.)

Dokument Nr. 1

Brief von Maria Röschl an Willem Zeylmans van Emmichoven vom 7. Dezember 1930

Die bisher veröffentlichten Schriften und Dokumente zur Geschichte der Anthroposophischen Gesellschaft während der Jahre 1925 bis 1935 enthalten viel Material, das die Konflikte in dieser Gesellschaft beleuchtet. Sie zeigen selten, daß es Zeugen der Auseinandersetzungen gab, die sich in den Diskussionen nicht äußerten. So ergibt sich für die spätere Geschichtsbetrachtung ein schwerwiegendes Mißverhältnis zwischen den zahlreichen, sich oft widersprechenden Zeugnissen dieser Konflikte und den Bemühungen derer, die sich bei den Auseinandersetzungen äußerlich zurückhielten. In der nachfolgenden Betrachtung Maria Röschls kommen die Gedanken eines solchen Teilnehmers zum Ausdruck. Maria Röschl (1890–1969) hatte von 1924 bis 1931 die Leitung der Sektion für das Geistesstreben der Jugend in der Freien Hochschule für Geisteswissenschaft in Dornach inne und war dadurch ein intimer Zeuge der bewegten Ereignisse in der Anthroposophischen Gesellschaft während dieser Zeit. Sie war ebenfalls im Vorstandskomitee der von Rudolf Steiner 1923 eingerichteten Freien Anthroposophischen Gesellschaft in Deutschland. Sie hat sich zeitlebens aus den konfliktreichen Auseinandersetzungen herausgehalten. Ihre Zusammenfassungen esoterischer Unterrichtsstunden Rudolf Steiners in den Jahren 1923 und 1924 sind in GA 265, Seite 455 ff. wiedergegeben (siehe auch Band 1, Seite 130 f. 159 f. und 186 f.). Nach ihrem Tod gab ihr Mann Ernst Lehrs ihr bemerkenswertes Buch Vom zweiten Menschen in uns *(Dornach 1972) heraus. – Den hier abgedruckten Bericht sandte Maria Röschl am 7. Dezember 1930 an Willem Zeylmans van Emmichoven, aus dessen schriftlichem Nachlaß er stammt.* E. Zeylmans

Dornach, 7. Dezember 1930

Lieber Herr Dr. Zeylmans!

Beiliegend sende ich Ihnen eine Formulierung meiner Gedanken, wie sie sich mir unmittelbar nach der Sitzung ergab, die wir gemeinsam erlebten. Ich schrieb es, bevor noch am Abend des 2. 12. in der Schreinerei von Dr. Wachsmuth über die Sitzung berichtet worden war.

Am Dienstag, den 2. 12. abends wurde das Problem insofern nicht klar für Menschen, die an der Sitzung nicht teilgenommen hatten, als niemand von jenen Worten Dr. Vreedes berichtete, mit denen sie am 29. betont hatte, daß in der jetzigen Führung der Gesellschaft gewisse Sektionen, Persönlichkeiten, Gesellschaftsgruppen und Institutionen sich nicht vertreten fühlen. Wenn dies aber aus der Kette der Ereignisse ausfällt, kann man ja wirklich nicht verstehen, warum Dr. Vreede, warum ein Teil der Generalsekretäre und Vorstände eben jene Haltung Albert Steffen gegenüber eingenommen haben.

Nehmen Sie bitte diesen Brief und auch das beiliegende Schreiben als einen privaten Gedankenaustausch zwischen mir und Ihnen. Ich möchte aber diese Gedanken nicht in mir vergraben. Manches habe ich dort bewußt nicht zum Ausdruck gebracht. So zum Beispiel alles, was ich über die Entwicklung des Vorstands als Gemeinschaft denke.

Wir erleben nun den Zeitpunkt, da es endgültig klar wird, daß die von Dr. Steiner gestellte Aufgabe, im Dornacher Vorstand eine esoterische Gemeinschaft zu schaffen, völlig gescheitert ist. Dr. Steiner hat erstmalig die widerstrebensten Karmaströmungen zu einer Gesellschaft vereinigt. Wäre der Vorstand wirklich zu einer esoterischen Gemeinschaft geworden, dann hätte die Gesellschaft über Dr.'s Tod hinaus als große Gemeinschaft in einheitlicher Gesellschaftsform sich entwickeln können. Da dies aber mißlang, sind all diese Karmaströmungen wohl durch die *Lehre,* aber noch nicht durch die Gemeinschaftsform der Gesellschaft geeint. Sondern nach Dr.'s Tod schießen die gesellschaftsbildenden Kräfte leider nicht mehr um Dr. herum, sondern um die einzelnen Karmazentren von andern Führerpersönlichkeiten zusammen: Dr. Wegman, Albert Steffen, Frau Dr. Steiner. Dabei vollzieht sich der Prozeß, daß die zu Frau Dr. Steiner gehörigen Seelen, da sie momentan sich zurückziehen muß, sich auch um A. Steffen gruppieren.

Der Vorstand als esoterische Gemeinschaft war auch zu Doktors Lebzeiten keineswegs schon da. Wäre er schon existent gewesen, dann und nur dann hätte Dr. seinen Nachfolger bestimmen können. So aber mußte er wissen: selbst wenn er ihn bestimmt, wird er doch auf die Dauer nicht anerkannt werden können, da die Karmaströmungen ohne führende esoterische Gemeinschaft nach Dr.'s Tod auseinanderklaffen mußten – früher oder später.

Gerne wüßte ich, was Sie zu meinen Gedanken sagen, wenn Sie es auch natürlich sehr kurz fassen. Ich schreibe nicht gern so ins Leere. – Meinen kleinen Rundbrief an die paar jungen Leute wegen der ›Briefe‹ an die Jugend hat Ihnen Frau de Haan wohl gegeben. Ich bekam sehr begeisterte Antworten. Nur Pache, dem ich den Brief naturgemäß auch gab, war recht unangenehm berührt, sagte auch noch nichts dazu. – Ich kann es leider sehr gut verstehen. – Nun liegt es an den versprochenen Artikeln. Diese Aufgabe sollten wir über allen Gesellschafts-Schwierigkeiten doch nicht ganz vergessen, wenn auch vor Weihnachten natürlich kein Brief erscheinen kann. – Sie versprachen auch Ihre Mitarbeit! Erinnern Sie sich noch daran?

Mit herzlichen Grüßen Dr. Maria Röschl

Dr. Maria Röschl

Zur Siebenjahr-Wende der durch die Weihnachts-Tagung begründeten Allgemeinen Anthroposophischen Gesellschaft

2. Dezember 1930

Die Sitzung des erweiterten Vorstands vom 29. November 1930 zeigte in der inneren Form ihres Verlaufes deutlich die Problemstellung der gegenwärtigen Gesellschaftslage. Ich möchte hier ganz aphoristisch die Hauptpunkte hervorheben:

Albert Steffen eröffnete die Besprechung mit dem Hinweis, daß nicht er, sondern Dr. Vreede diese Versammlung gewünscht habe... Im weiteren betonte er, die Vorversammlung vom 28. 11. sei ohne Wissen des Vorsitzenden vom deutschen Vorstande eingeladen worden. – Er verlangte, daß über die Vorversammlung wortwörtlich berichtet wird, und hob am Schluß seiner Einleitung hervor, der Grund für jene Versammlung sei, daß er nicht mehr als Vorsitzender anerkannt werde. – Im Verlauf der Sitzung wurde die Frage gestellt, was für Vorstellungen denn jeder einzelne von einem Vorsitzenden der Allgemeinen Anthroposophischen Gesellschaft habe. Am Schluß zog Albert Steffen die Summe, er trete wegen Dr. Wegmans Verhalten zurück, auch seien hier Vorstellungen vom 1. Vorsitzenden, die er, wenn er ein freier Mensch bleiben wolle, gar nicht auf sich nehmen könne.

Es war deutlich, daß die innere Fragestellung dieser Versammlung sich um das Wesen des Vorsitzenden, um die Leitung der Gesellschaft drehte. Es wurde auch deutlich, daß ein Teil der Gesellschaftsvertreter in Albert Steffen den schöpferischen Menschen als Vorsitzenden wünschte, dem die Gesellschaft sozusagen ganz hingegeben wird, damit er sie als Künstler aus seiner schöpferischen Phantasie gestalte – dichte. – Bei den anderen lebte eine tiefgehende Verbundenheit mit der Form, die Rudolf Steiner der Gesellschaft in der Weihnachtstagung dadurch hatte geben wollen, daß er bestimmte Persönlichkeiten stärker heranzog.

Man fragt sich: was spielt sich da ab in der Entwicklung dieses Gebildes, das wir Anthroposophische Gesellschaft nennen und das jetzt doch noch das wichtigste Instrument ist, die von Rudolf Steiner in die Welt gebrachte Anthroposophie innerhalb der Menschheit zu verbreiten?

Nach meiner Ansicht erleben wir hiermit dies, daß Persönlichkeiten des Vorstandes, die sich zur Führerschaft herangelebt haben, *ihre eigenen Schulen auszubilden beginnen.* Das ist selbstverständlich innerhalb der Sektionen der einzelnen Persönlichkeiten längst der Fall, es wirkte aber auch schon immer in gewisser Weise in die Gesellschaftsführung herein. Darauf möchte ich nur hinweisen, ohne es hier weiter entfalten zu wollen. – Hier beim Dichter ist eine im hohen Sinne formende Kraft wirksam, ein Formprinzip, das in seiner schöpferischen Energie durch seine Dichtungen viel stärker der Mitgliedschaft erlebbar werden konnte, als das Wirkungsfeld mancher anderen Vorstandspersönlichkeit. In der Sphäre der Kunst begegnen sich die Menschen leichter und öfter als im Erleben zum Beispiel der heutigen Bedeutung des Heilertums, obwohl gerade richtig verstandene Anthroposophie das Heilertum *in beiden* als Bindeglied ins Bewußtsein heben könnte. Solange Rudolf Steiner lebte und auf gegenseitige Anerkennung Gewicht legte, da stellte er – wenn auch diese gegenseitige Anerkennung nicht immer vorhanden war – durch seine persönliche Anteilnahme an sämtlichen Wirkungsfeldern doch eine lebendige Einheit zwischen allen Richtungen und Betätigungen her. So konnte nicht das eine oder das andere besonders das Übergewicht haben.

Was ist aber die Grundbedingung, daß Anthroposophie sich jetzt in der Welt richtig ausbreiten kann? *Einheit!* Einheit trotz aller Differenzierung!

Wie ist diese Einheit gemeint? Haben wir die richtige Vorstellung von ihr in ihrer *Entwicklung?* Denn dieser Begriff wird sich nicht immer in derselben Form darleben können. Das muß betont werden.

Was war die Menschheitsaufgabe Rudolf Steiners? Kurz gesagt: Anthroposophie in die Welt zu tragen, damit die Bewußtseinsseele sich richtig entwickelt, damit der Geist im Menschen mit dem Geiste im Kosmos, dem Christus, und nicht mit der achten Sphäre verbunden wird.

Gibt es dazu nur *einen* Weg? Sicher nicht. Anthroposophie ist etwas Lebendiges und das Wesen des Lebendigen ist die Metamorphose der Form, die Vielgestaltigkeit.

Es gibt also sicher verschiedene Wege. Die Aufgabe der Einheit liegt darin, daß sich verständnisvolle Bewußtheit der höheren Harmonie herausgestaltet, zu der man in der Erfüllung dieser Weltaufgabe zusammenzuklingen hat.

Werfen wir noch einen Blick auf die Wirksamkeit der Individualität Rudolf Steiners. Immer wirkte er an Zeitenwenden, neue Bewußtseinformen veranlagend. Diesmal ist die Zeitenwende der Übergang vom dunkeln zum lichten Zeitalter. Er hatte die Aufgabe, die verschiedensten, bisher noch nie zu einer Einheit des Geistesstrebens vereinigten Strömungen zusammenzufassen. Auf dem Spiele steht das Sichbehaupten dieser hiermit durch Rudolf Steiner keimhaft veranlagten Entwicklungsrichtung der Menschheit, die zur Freiheit im Erkennen und damit zum Erkennen des wahren Wesens des Christus, zur späteren richtigen Vergeistigung der Erde führt. Diese Geistesrichtung muß sich behaupten verschiedenen anderen okkulten Richtungen gegenüber, die Ihnen ja bekannt sind. *Das* steht auf dem Spiel.

Dieses Sichbehaupten ist nicht entschieden in sieben oder auch in zwanzig Jahren. Es dauert der Kampf wohl mindestens bis zum Ende dieses Jahrhunderts. Unser Wille und unser Denken müssen schon so weite Zeiten der Zukunft umspannen! Darum scheint es mir wichtig, jetzt das vorliegende Entwicklungsmoment richtig zu erfassen. Ich möchte es in einem Bild ausdrücken:

Es wächst eine Pflanze. Sie entwickelt einen Teil ihres Pflanzenleibes. Nun setzt sie den nächsten an, sagen wir ein schöner durchgeformtes Blatt. Da wird es sich darum handeln, daß nicht *alle* Kräfte um den Hauptnerv des neuen Blattes so zusammenschießen, daß es etwas wie eine Hypertrophie dieses Blattes gibt, ein Wundergebilde. Die weitere Entfaltung der Hauptpflanze könnte aber damit ersterben. Denn obwohl die Diastole im Wachstum zur Bildung dieses neuen Blattes erwünscht und dem Entwicklungsideal dieser Pflanze durchaus gemäß ist, müssen doch auch Kräfte gestaut werden zur Systole, damit das Wachstum weiter wirken kann. Dann wird diese Pflanze durch wiederholte Blätter und Blüten sich entfalten und die in ihr veranlagte Wachstumskraft voll ausprägen können – bis sie (in unserem Falle am Ende des 20. Jahrhunderts) ihre Frucht angesetzt hat und in dieser Grundform sich vielleicht aus dem physischen Sein ins rein Geistige zurückziehen kann.

Was die Expansion der Anthroposophie betrifft, möchte ich ein anderes Bild für diese Entfaltung verwenden: Ein Baumeister richtet eine Werft ein. Schüler kommen, lernen, bauen Schiffe, um die Lehre des Meisters in Tat umzusetzen. Einer hat ein großes, schönes Schiff so gut gebaut, daß viele Menschen sich ihm anvertrauen wollen, um in andere Erdteile zu fahren und die Lehre weiterzutragen. (Natürlich ist dieser Vorgang des Wegfahrens hier nicht geographisch gemeint).

Soll man dieses Schiff am Stapellauf hindern? Oder sollen, bloß damit die Schüler des Meisters beisammen bleiben und in *diesem* Sinne die Einheit wahren, *alle* einsteigen und mitfahren? Dann würde die Werft leer bleiben und nur bei dem Erbauer des davonfahrenden neuen Schiffes könnten Schüler in der neuen Werft, die *er* dann anlegt, lernen und bauen.

Es wird wohl das Richtige sein, daß solche, die nach des Meisters Tode diese Baukunst intim gelernt haben und sich dem Werke des Meisters, dem *Schicksal* des Meisters ganz besonders verbunden fühlen, nicht alle mit dem neuen Schiffe davonfahren. Aber *freuen* dürfen sich wohl alle, daß dies Schiff hinausfährt und die Lehre in die Welt trägt. Denn das Hauptziel ist, die Welt mit dieser Lehre zu verbinden. Je mehr Schiffe glücklich vom Stapel gehen, um so besser für die Welt. »Die Lehre wird sich aber verändern« könnte einer einwenden. Gewiß! Jeder individuelle, innerlich lebendige Mensch wird sie in einer anderen Tonart vorbringen.

Nicht auf den gleichen Ton, sondern auf die *Harmonie* kommt es an. Auf das Im-Bewußtsein-halten des Grundtons, auf die große Einheit des Weltenzieles, der Bruder-Aufgabe, die in all den Seelen leben kann. In denen, die hinaus fahren und in denen, die in Freiheit in der Werft bleiben.

Was meinte Rudolf Steiner mit ›Weltweite‹ der Gesellschaft? Meinte er nicht vielleicht doch dieses? Ist nicht dies der Sinn der Weihnachts-Tagung, daß durch alle lebensnotwendigen Metamorphosen der Form *diese* Weltweite einerseits, aber jene Einheit des Zieles, jenes Zusammengehörigkeitsbewußtsein andererseits gewahrt wird?

Daß Albert Steffen nicht auf den Begriff des Vorsitzenden eingehen kann, der ihm aus jener einen Gruppe bei der Sitzung vom 29. November 1930 entgegenkam, ist das nicht selbstverständlich? Darauf eingehen hieße ja, in der Werft bleiben und dort die Leitung haben. Sahen wir denn Albert Steffen nicht gleich nach Rudolf Steiners Tod ganz folgerichtig ein Schiff zur Ausfahrt rüsten, als er die ›Rudolf-Steiner-Vereinigung‹ begründete? In dieses Schiff hätten aber nur die einsteigen dürfen, die in Wahrheit und Freiheit *ihm* folgen wollten. Das wäre kein Verlassen der Anthroposophie gewesen, keine Treulosigkeit gegen Rudolf Steiner, sondern das Hinausfahren aus der Werft, dem Hafen (nicht geographisch gemeint!). Vielleicht war es zu früh, denn die Menschen begriffen noch nicht. Es wollten gar viele einsteigen, weil sie andere Arbeiter, die in der Werft waren, nicht mochten. Nicht ein brüderliches Wegfahren wäre es dadurch geworden. So blieb Steffen mit seinem Schiff im Hafen, er blieb in der Werft.

Darf man aber jetzt Albert Steffen am Stapellauf hindern? Darf man je einen anderen hindern, der ein gutes Schiff gebaut hat, dem sich viele anvertrauen wollen? Nein, wir dürfen es nicht. Aber *Erkenntnis* des Wachstumsvorganges, der da im physischen Leibe des Wesens Anthroposophie vor sich geht, tut not! Diese Erkenntnis erst gibt den Mitgliedern die Freiheit im Handeln, die allein solche Schritte lenken darf. Sonst könnte es geschehen, daß ein herrliches neues Schiff belastet wird mit Seelen, die nur aus Antipathie gegen gewisse andere mit wegfahren wollen. Oder daß in einem unrichtigen Auffassen des Begriffes ›Einheit‹ ein gewisser Teil der Mitgliedschaft auf seine eigentliche schicksalswahre Aufgabe Rudolf Steiner gegenüber resigniert und auch mit einsteigt. Dann fahren wohl *alle* zusammen, aber die Werft bleibt leer. Statt Rudolf Steiner wirkt der Erbauer des ersten Schiffes mit der Lehre Rudolf Steiners als Meister. Und die Ausfahrt des ersten Schiffes wird auf diese Weise zum Auflösen der Mutterwerft.

Für die, die im Hinhören auf das innere Wort ihres Schicksals in der Werft bleiben wollen, besteht das Schöpferisch-Sein in der bewußten Tat, sich auf diese in einer feinen Nuance andere Art in den Dienst hineinzustellen, der mitwirkt an der Wandlung der Erde.

Praktisch müßte, wenn mit der Siebenjahr-Wende der Weihnachts-Tagung der Stapellauf beginnt, aus dem inneren Sinn der Weihnachts-Tagung der Vorstand sich bewußt aus einem kreisähnlichen Gebilde in eine Lemniskate wandeln, in deren Schnittpunkt der steht, der die Köpfe zusammenhalten soll, der den Bau trägt und betreut – den Bau, diesen gemeinsamen Treffpunkt und die Geistesheimat aller, die je von hier aus in die Welt gingen. In dem Schnittpunkte der Lemniskate müßte wohl als Vermittler und Ausübender Dr. Wachsmuth stehen. Und die beiden Teile der Lemniskate könnten sich entfalten und wachsen gemäß den in ihnen liegenden Entwicklungsgesetzen. Die Mitgliedschaft aber sollte sich – gemäß der persönlichen Schicksalsverbindung des einzelnen – lieber in eine Steffen-Gesellschaft und Wegman-Gesellschaft und Rudolf Steiner-Gesellschaft (im eigentlichen Sinne dieses Namens) – vielleicht in noch mehr Gesellschaften gliedern, wenn nur die Einheit in dem oben geschilderten Sinne gewahrt wird. Lieber diese differenzierende Gliederung als ein Sichbekämpfen von Gruppen, die ganz verschiedene Sprachen sprechen und sich gegenseitig hemmen.

Jeder derartige Wandel ist schwer, ist mit Fieber verbunden. Erkenntnis aber könnte hier als heilende Kraft wirken und verhindern, daß sich in den zum zeitweiligen Fieber gesteigerten Wandlungs- und Wachstumsprozeß Todeskeime aus dem Wunsch geistiger Gegnermächte einnisten und statt des Wachstums den Tod veranlagen. *Differenzierung innerhalb der großen durch die hohen Ziele der Anthroposophie gegebenen Einheit!* Das sollte wohl unsere Aufgabe sein. Nicht aber Spaltung, auch nicht ein Leimen von etwas, was aus inneren Wirke- und Wachstumskräften zunächst auseinanderstrebt. Vielleicht kann nach weiteren sieben Jahren erst die richtige Vereinigung stattfinden auf Grund der inzwischen erworbenen Erkenntnisse.

Dokument Nr. 2

Generalversammlung der Allgemeinen Anthroposophischen Gesellschaft 1934

Im folgenden wird der ›Bericht über die Generalversammlung der Allgemeinen Anthroposophischen Gesellschaft vom 27./28. März 1934‹ *aus dem Nachrichtenblatt* Was in der Anthroposophischen Gesellschaft vorgeht *(11. Jg. Nr. 16. vom 22. April 1934, Seite 61–70) wiedergegeben. Aus diesem Bericht geht hervor, daß Ita Wegman und Elisabeth Vreede durch einen Beschluß der Versammlung vom 28. März 1934 von ihren Funktionen im Vorstand dieser Gesellschaft de facto ausgeschlossen wurden. Außerdem wurde ein Antrag angenommen, die Paragraphen 6 und 13 der handelsgerichtlich eingetragenen Statuten zu ändern (*›Beilage 1‹, Seite 226*).*

Die Generalversammlung war im Nachrichtenblatt vom 25. Februar 1934 angekündigt worden; unter Punkt 3 der Agenda war die »Behandlung vorliegender Anträge betreffs Unterschriftsregelung« *angekündigt worden, ohne Veröffentlichung des Wortlauts dieser Anträge.*

Nachdem die Generalversammlung stattgefunden hatte, erschien im Nachrichtenblatt *vom 15. April 1934 die folgende* ›Vorläufige Mitteilung‹ *(Seite 58 f., die kursive Hervorhebung stammt von mir):*

Der Verlauf der Generalversammlung vom 27.–28. März 1934 hat zu einer Situation geführt, wie sie die nachfolgende Erklärung des Vorsitzenden, Herrn Albert Steffen, schildert:

»Der Vorsitzende der Allgemeinen Anthroposophischen Gesellschaft sah sich anläßlich der Generalversammlung, nach vielem, was vorangegangen war, infolge ungerechtfertigter Vorwürfe Mr. Kaufmanns veranlaßt, den Vorsitz niederzulegen. er übergab den Ersten Vorsitz Frau Dr. Steiner und verließ die Versammlung. Frau Marie Steiner erklärte jedoch, daß sie nur dann im Vorstand weiter bleiben würde, wenn Herr Steffen den Ersten Vorsitz behielte, und verließ ebenfalls den Saal.

Herr Dr. Wachsmuth wurde hierauf von der Generalversammlung beauftragt, den durch Abstimmung mit überwiegender Stimmenmehrheit entstandenen *Entschluß der Generalversammlung Frau Dr. Steiner und Herrn Steffen zu überbringen, nämlich, daß die Gesellschaft durch diese drei Persönlichkeiten, Frau Marie Steiner, Herrn Steffen und Herrn Dr. Wachsmuth neu konstituiert werde.* Die Konstitution der Gesellschaft ist in der Weihnachtstagung gegeben. Für die Beauftragten, denen das Werk Rudolf Steiners am Herzen liegt, ergibt sich demgemäß die Frage, die sie der Generalversammlung vorlegen:

»Ist die Anthroposophische Gesellschaft gewillt, im Sinne der Weihnachtstagung diese drei Persönlichkeiten die Arbeit weiterführen zu lassen und Entscheidungen, welche sie treffen, für die Gesellschaft als bindend zu betrachten?«

Diese Frage des Vorsitzenden wurde in der Generalversammlung in einer Abstimmung bejaht, in der 774 Mitglieder mit ›Ja‹, 94 mit ›Nein‹ stimmten und 23 sich der Stimme enthielten.

Dann wurde der vorliegende Antrag auf Statutenänderung ebenfalls mit überwältigendem Mehr angenommen und den §§ 6 und 13 der handelsgerichtlich eingetragenen Statuten folgender Wortlaut gegeben:

§ 6.

»Die Mitgliedschaft wird erworben gestützt auf eine schriftliche Anmeldung durch die Aufnahme seitens der Vorstandes durch Unterzeichnung der Mitgliedskarte durch den Vorsitzenden.« [Zur Neufassung des § 13 vgl. Beilage 1, Seite 226]

Wie aus einer ›Erklärung‹ *in der gleichen Nummer des Nachrichtenblattes hervorgeht, beschloß eine Anzahl von Funktionären der Landesgesellschaften nach der Generalversammlung, die gefällten Entschlüsse* »als bindend für die gesamte Gesellschaft zu erklären. Daher würde jeder Funktionär, der sich nicht an diesen Beschluß der Generalversammlung hält, sich der Möglichkeit begeben, Verantwortung für die Gesellschaft zu tragen und sein Amt auszuüben.« *(Seite 58 f.)*

Der ›Bericht über die Generalversammlung‹, *der dann im* Nachrichtenblatt *vom 22. April erschien, ist kein Protokoll, sondern eine Zusammenfassung von G. Schubert und O. Fränkl* »aufgrund des ihnen vorliegenden Materials«. *Wer weiteres Material zu dieser Versammlung sucht, kann es bei* Lilly Kolisko, Eugen Kolisko. Ein Lebensbild *(a. a. O., Seite 329–359) finden. Lilly Kolisko hat einige Reden mitstenographiert. Ihr Bericht ist ausführlicher als derjenige im* Nachrichtenblatt *und zeigt, wie einseitig G. Schuberts und O. Fränkls Referat ist. Die im folgenden zitierten Texte sind für den heutigen Leser nicht ganz verständlich, wenn er die Vorgeschichte der Konflikte und den historischen Zusammenhang nicht kennt. Auch deswegen empfiehlt es sich, L. Koliskos Darstellungen zur Kenntnis zu nehmen, namentlich in bezug auf die Entstehung der ›Anthroposophischen Arbeitsgemeinschaften in Deutschland‹ und der ›Willenserklärung‹.*

Die Diskussionen betrafen zunächst eine Änderung der Statuten des im Handelsregister eingetragenen Vereins ›Allgemeine Anthroposophische Gesellschaft‹ (vgl. GA 260a, Seite 560 ff.). Diese Statuten waren den Anwesenden mit wenigen Ausnahmen nicht bekannt, sie lebten vielmehr in der Annahme, daß die Änderung die Statuten vom 28. Dezember 1923 betreffen würde. Ein Vergleich dieser beiden Statute zeigt, wie widersinnig die Diskussionen demnach waren: man stritt sich formal über ein Phantasiegebilde. In Wirklichkeit hatte man den Passus in Paragraph 11 des Weihnachtstagungsstatutes (›Prinzipien‹) vor Augen: »Die einzelnen Gruppen *[und Landesgesellschaften]* besorgen die Aufnahme der Mitglieder; doch sollen die Aufnahmebestätigungen dem Vorstand in Dornach vorgelegt und von diesem im Vertrauen zu den Gruppenfunktionären unterzeichnet werden.« *Um dieses* Vertrauen *ging es 1934 – es war von seiten Albert Steffens nicht mehr existent. So legte er den Vorsitz nieder und verließ die Versammlung.* »Frau Marie Steiner erklärte jedoch, daß sie nur dann im Vorstand weiter verbleiben würde, wenn Herr Steffen den ersten Vorsitz behielte, und verließ ebenfalls den Saal.«

Durch dieses Verhalten stellten Marie Steiner und Albert Steffen auf der Generalversammlung 1934 in Dornach die Vertrauensfrage, welche von einem Teil der anwesenden Mitgliedern dadurch beantwortet wurde, daß durch Änderung der Paragraphen 6 und 13 der Statuten des eingetragenen Vereins die alleinige

Entscheidung über die Aufnahme von Mitgliedern dem ersten Vorsitzenden zugewiesen wurde. Bisher hatte Paragraph 6 folgenden Wortlaut gehabt: »Die Mitgliedschaft *[des eingetragenen Vereins]* wird erworben, gestützt auf eine schriftliche Anmeldung, und durch die Aufnahme seitens des Vorstandes.« *Diese letzten Worte wurden nun geändert in:* »durch Unterzeichnung der Mitgliedskarte durch den Vorsitzenden.«

Paragraph 13 der Vereinsstatuten war im Handelsregister wie folgt eingetragen: »Die rechtsverbindliche Unterschrift namens des Vereins führen der erste und zweite Vorsitzende und der Sekretär-Schatzmeister und zwar je durch Einzelzeichnung.« *Dies wurde nun geändert und zugleich erweitert:* »Die rechtsverbindliche Unterschrift seitens des Vereins führen: der Vorsitzende allein, der Schriftführer und der Sekretär-Schatzmeister je kollektiv mit dem Vorsitzenden.« *Außerdem:* »Der Vorsitzende kann Vorstandsmitgliedern generell oder für bestimmte Arbeitsbereiche Handlungsvollmacht mit Einzelunterschrift erteilen.«

An der Abstimmung über diese Satzungsänderungen nahmen damals 891 Menschen teil (etwa 5 Prozent der gesamten Mitgliedschaft), die Anträge wurden mit 774 Stimmen angenommen. Wie man sehen kann, bezogen sich die Änderungen aber gar nicht auf die Anthroposophische Gesellschaft, ebensowenig richteten sich die Diskussionen auf den handelsregisterlich eingetragenen Verein ›Allgemeine Anthroposophische Gesellschaft‹ (dessen Mitglied die allermeisten Anwesenden auch nicht waren); es ging eigentlich um die Frage, ob der Vorsitzende der Anthroposophischen Gesellschaft von Weihnachten 1923 fortan und ausschließlich darüber entscheiden konnte, wen er *als Mitglied dieser ›Weihnachtstagungsgesellschaft‹ anerkannte sowie über die (hier zum ersten Mal auftauchende) Frage,* welchen seiner Vorstandskollegen *er* Handlungsvollmacht zuerkennen würde.

Man kann heute darüber staunen, wie die Diskussionen über diese Fragen an den beiden Tagen verliefen – sie waren bestürzend, aber auch in vieler Hinsicht erhellend. Als geradezu exemplarisch für die Situation mutet ein Aufsatz Paul Eugen Schillers an, der eine Woche nach dem ›Bericht über die Generalversammlung‹ *erschien* (Nachrichtenblatt, *11. Jg. Nr. 17, 29. April 1934, Seite 73 [soll heißen: 71] f.). Mit scheinbarer Kompetenz, die sich als über allem Zweifel erhaben gibt, rechtfertigte er die drei folgenreichen Satzungsänderungen in den handelsregisterlich eingetragenen Statuten des Verwaltungsvereins im Hinblick auf das Statut der Weihnachtstagung vom 28. Dezember 1923 wie folgt:*

Über die Aufnahme von Mitgliedern
Paul Eugen Schiller

An Hand der Ausführungen Dr. Rudolf Steiners in den Mitteilungsblättern des Jahres 1924 soll im folgenden einiges über die Aufnahme von Mitgliedern gesagt werden. Die Veranlassung dazu ist einerseits durch eine, in der sog. »Willenserklärung« vertretene Auffassung gegeben, andererseits durch eine völlig unrichtige Darstellung des formalen Teils der Mitgliedsaufnahme, die von einer Persönlichkeit während der Generalversammlung ausgesprochen wurde. In dieser Darstellung wurde behauptet, daß die Aufnahme der Mitglieder durch die einzelnen Landesgruppen, bzw. deren Funktionäre vollzogen werden würde und daß die Unterzeichnung der Mitgliedskarte durch den Vorsitzenden nur eine Art Kenntnisnahme dieses Aktes bedeute. Als Beweis für diese Behauptung wurde der Absatz 11 der Prinzipien der Anthroposophischen Gesellschaft angeführt, in welchem gesagt ist:

»... Die einzelnen Gruppen besorgen die Aufnahme der Mitglieder; doch sollen die Aufnahmebestätigungen dem Vorstand in Dornach vorgelegt und von diesem im Vertrauen zu den Gruppenfunktionären unterzeichnet werden....«

Wer aus dem übrigen Inhalte der Prinzipien und aus den Worten, die Rudolf Steiner denselben im Mitteilungsblatt Nr. 1 vom 13. Januar 1924 voranschickte, nicht entnehmen kann, daß damit keine autonome Mitgliedsaufnahme durch die Landesgruppen gemeint ist, der könnte vielleicht zu einer derart falschen Interpretation kommen. Als gewissenhafter Leser wird er aber sicher am Ende des Absatzes 14 das Sternchen bemerken und den unten angeführten Hinweis lesen:

»......Alles, was sich auf die Ausführung der Statuten im Einzelnen bezieht, wird in einer besonderen ›Geschäftsordnung‹ gegeben werden. Diese wird in einer der nächsten Nummern der Mitteilungen enthalten sein.«

In dem darauffolgenden Mitteilungsblatt Nr. 2 vom 20. Januar 1924 wird unter dem Titel: »Zur Verwaltung der Anthroposophischen Gesellschaft« neben anderem zur Ausführung der Statuten ausdrücklich festgestellt:

»1. Man ist Mitglied geworden in dem Augenblicke, in dem der Leiter der Anthroposophischen Gesellschaft die von den Gruppenfunktionären vorgelegte Mitgliedskarte unterzeichnet hat.«

Hier ist ganz eindeutig ausgesprochen, daß die Unterzeichnung der Mitgliedskarte durch den Leiter der Anthroposophischen Gesellschaft vollzogen wird und die Mitgliedschaft erst in dem Augenblicke der Unterzeichnung beginnt.

Ein weiteres Dokument, das jedem verantwortungsvollen Mitglied bekannt sein müßte, führt das oben Gesagte in absoluter Deutlichkeit aus. Es ist dies der Aufnahme-Antrag, den jeder, um Mitgliedschaft Nachsuchende auszufüllen und zu unterzeichnen hat. Dort heißt es:

»Hierdurch erkläre ich, daß mir die Ziele der Anthroposophischen Gesellschaft bekannt sind, und stelle den Antrag, als Mitglied derselben durch den Vorstand am Goetheanum anerkannt zu werden.«

In einer Fußnote (siehe auch Mitteilungsblatt Nr. 11 vom 23. März 1924) ist die Durchführung der Mitgliedsaufnahme noch einmal genau dargestellt:

»Wenn jemand als Mitglied in die Anthroposophische Gesellschaft einzutreten wünscht, so wäre dieser Aufnahmeantrag von der betreffenden Persönlichkeit auszufüllen und – von der Vertrauenspersönlichkeit unterzeichnet – an das Sekretariat der betreffenden Landesgesellschaften einzusenden. Wenn der Generalsekretär, bzw. Vorstand der Landesgesellschaft die Aufnahme dieser Persönlichkeit befürwortet, so sendet er eine von ihm unterzeichnete Mitgliedskarte an die Allgemeine Gesellschaft in Dornach, wo dann die Gegenzeichnung durch Herrn Dr. Steiner erfolgt.....«

Auch hier ist unmißverständlich ausgeführt, daß die Aufnahme von Mitgliedern am Goetheanum in Dornach vollzogen wird, nachdem der Generalsekretär beziehungsweise Landesvorstand dieselbe *befürwortet* hat.

Angesichts dieser, jedem Mitglied zugänglichen Unterlagen, ist es unbegreiflich, wie die zu Beginn angeführten Auffassungen entstehen können. Es wäre vielleicht verständlich, wenn irgend ein still arbeitendes Mitglied, infolge ungenügender Orientierung eine solche Anschauung hätte. Für tätig sein wollende Mitglieder, die zudem noch Vertreter von Mitgliedergruppen sein wollen, kann es aber eine ungenügende Orientierung nicht geben. Vor allem nicht, wenn man auf Grund derartiger Auffassungen Vorwürfe ausspricht und verbreitet. Es ist notwendig, daß in solchen Dingen die größte Gewissenhaftigkeit und das aufmerksamste Verantwortungsgefühl waltet, und daß man nicht Behauptungen aufstellt und verbreitet, die in krassem Widerspruch mit den Tatsachen stehen.

Bei dieser Gelegenheit soll noch auf ein vielfach vorkommendes Mißverständnis hingewiesen werden. Man kann oft der Auffassung begegnen, daß jemand sich als Mitglied in dieser oder jener Landesgesellschaft bezeichnet und die Vorstellung hat, die Allgemeine Anthroposophische Gesellschaft bestehe nur in der Zusammenfassung der verschiedenen Landesgesellschaften. Meist wird zur Begründung noch der erste Satz des Absatzes 11 der Prinzipien angeführt:

»Die Mitglieder können sich auf jedem örtlichen oder sachlichen Felde zu kleineren oder größeren Gruppen zusammenschließen...«

Eine derartige Vorstellung von der Anthroposophischen Gesellschaft ist ganz unrichtig und führt im weiteren nur zu einer falschen Auffassung der Autonomie der Landesgesellschaften. Der angeführte Satz heißt nämlich nicht: Der Zusammenschluß von einzelnen örtlichen oder sachlichen Arbeitsgruppen stellt die Anthroposophische Gesellschaft dar. Es wird vielmehr gesagt, daß die Mitglieder – nachdem sie Mitglieder der Allgemeinen Anthroposophischen Gesellschaft sind – sich zu einzelnen örtlichen oder sachlichen Gruppen zusammenschließen können. Man kann, den Tatsachen entsprechend, nur von *einer* Mitgliedschaft sprechen, nämlich der in der Allgemeinen Anthroposophischen Gesellschaft, deren Sitz am Goetheanum ist. Innerhalb dieser Allgemeinen Anthroposophischen Gesellschaft sind dann, bei Berücksichtigung der Verantwortungen gegenüber der Gesellschaft und der Leitung, in der freiesten Weise jene Gliederungen möglich, von denen Rudolf Steiner in den Prinzipien und in seinen Briefen an die Mitglieder spricht.

Kurz, aber in völliger Eindeutigkeit, ist dieser Tatbestand auch auf jeder Mitgliedskarte ausgesprochen. Es heißt dort:

»Als Mitglied der Anthroposophischen Gesellschaft
wird betrachtet ....
durch die Gruppe ....«

Man ist also nicht Mitglied in einer Gruppe, sondern *durch* die Befürwortung einer Gruppe, beziehungsweise deren Vorstand in der Allgemeinen Anthroposophischen Gesellschaft.

In diesem Zusammenhang sei auch der zweite Absatz der bereits oben zitierten Ausführungen zu den Prinzipien wiedergegeben. (Mitteilungsblatt Nr. 2 vom 20. Januar 1924):

»2. Die Gruppenfunktionäre werden gebeten, ein ständiges Namen- und Adressenverzeichnis der zu ihren Gruppen gehörigen Mitglieder zu führen und dem Sekretariat in Dornach eine Abschrift zu übersenden.

Ebenso bittet der Vorstand die Generalsekretäre beziehungsweise Vorstände der einzelnen Ländergesellschaften und diejenigen Gruppen, die nicht in solche eingegliedert sind, jedes Jahr am 1. Januar einen Bericht über die Mitgliederbewegung im verflossenen Jahr zu senden. (Eintritt neuer Mitglieder, Übertritt in andere Gruppen usw.).«

Die Wiedergabe dieses zweiten Punktes ist notwendig, weil auch in dieser Beziehung Auffassungen herrschen, die den von Dr. Rudolf Steiner getroffenen Anordnungen widersprechen. Wenn dargestellt wurde, daß die Landesgesellschaften nicht veranlaßt seien, der Leitung in Dornach ein vollständiges Mitgliederverzeichnis zur Verfügung zu stellen, so widerspricht dies ebenfalls völlig den Tatsachen. Um so mehr als rund ein Jahr später (Mitteilungsblatt Nr. 3 vom 18. Januar 1925) die säumigen Landesgesellschaften und Gruppen gebeten wurden, die fehlenden Verzeichnisse baldmöglichst einzusenden.

Man könnte der Meinung sein, daß solche Einzelheiten Formalitäten seien und keine besondere Bedeutung hätten. Dem ist aber nicht so. Abgesehen davon, daß die vorliegende Darstellung durch unberechtigte Vorwürfe notwendig wurde, ist eine eindeutige Klarheit in diesen Angelegenheiten notwendig. Allzuleicht können sich sonst, mit scheinbarer Berechtigung, Tendenzen ausbreiten, die rein persönlichen Intentionen entspringen, und denen die Anthroposophische Gesellschaft nur den Boden zum Ausleben derselben abgeben soll. Es sollte sich jedes Mitglied vor sich selbst verpflichtet fühlen, seine diesbezüglichen Vorstellungen und Meinungen wieder einmal in aller Unbefangenheit an dem zu prüfen, was Rudolf Steiner als Wesen und Aufgabe unserer Gesellschaft ausgeführt hat.

Klarheit in diesen Dingen ist nicht nur eine formale Angelegenheit, sondern – jeder, der sich ernsthaft damit bemüht, wird es bemerken – das Erringen einer Erkenntnis, die in der jetzigen Zeit wichtig ist.

Mit diesem verfänglichen Text schien sich die Mehrheit der damaligen Mitgliedschaft in ihren Beschlüssen bestätigt zu fühlen. Steiners Formulierungen im Statut vom 28. Dezember 1923, »Die einzelnen Gruppen *[und Landesgesellschaften]* besorgen die Aufnahme der Mitglieder, *doch sollen die Aufnahmebestätigungen dem Vorstand in Dornach vorgelegt« werden, diese* sollen vom Vorstand »im Vertrauen zu den Gruppenfunktionären unterzeichnet werden«, *waren durch die Anwendung der geänderten Vereinsstatuten vom 7. März 1925 auf die Statuten vom 28. Dezember 1923 unwirksam geworden. Mit anderen Worten: ›der Vorstand‹ (gemeint waren Albert Steffen, Guenther Wachsmuth und Marie Steiner) hatte zu den Gruppenfunktionären grundsätzlich kein Vertrauen mehr; das Vertrauen von Mensch zu Mensch war dahin. Die Anthroposophische Gesellschaft von Weihnachten 1923 hatte sich zu einem Verein gemacht, der ein solches allgemein menschliches Vertrauen nicht mehr als seine Grundlage aner-*

kannte. Für Ita Wegman und Elisabeth Vreede war durch die Annahme dieser Anträge de facto ein neuer Status im Vorstand entstanden: Der Vorsitzende Albert Steffen konnte ihnen von nun an »generell oder für bestimmte Arbeitsbereiche Handlungsvollmacht mit Einzelunterschrift erteilen« *– oder auch entziehen.*

E. Zeylmans

BERICHT ÜBER DIE GENERALVERSAMMLUNG DER ALLG. ANTHROPOSOPHISCHEN GESELLSCHAFT
vom 27./28. März 1934.

Die Unterzeichneten, vom Vorsitzenden mit der Berichterstattung über die Generalversammlung betraut, haben auf Grund des ihnen vorliegenden Materials nachstehendes Referat zusammengestellt. Da die Diskussionen anderthalb Tage gedauert haben, war es – mit wenigen Ausnahmen – nicht möglich, die Ausführungen einzelner Redner wörtlich wie in einem Protokoll zu bringen; sie mußten sehr stark gekürzt und auf wesentliche Punkte zusammengedrängt werden.

G. Schubert. Dr. *Otto Fränkl.*

27. März, 10 Uhr.

Die diesjährige ordentliche Generalversammlung wurde durch eine Ansprache des Vorsitzenden eröffnet. Herr *Albert Steffen* führte unter anderem aus: Die Gesellschaft ist begründet auf das lebendige Geistwesen Anthroposophie, also hat sie im Geiste ihren Bestand. In dieser Hinsicht ist sie auf Esoterik begründet. Dieser lebendige Grund darf nicht verloren werden. Dazu dienen vor allem die Werke Rudolf Steiners, aber auch das Denken, das Leben und ganze Verhalten jedes einzelnen Anthroposophen. – Der Vorsitzende berichtet über die diesjährigen Neuerscheinungen des Verlages, die allein schon einen Menschen schöpferisch machen können. Bericht über die Tagungen. Äußerungen der Sorge wegen der sich rapid ändernden Weltverhältnisse. Es gelang besonders der deutschen Landesgesellschaft, sich zu einem guten Werkzeug zu gestalten, um Anthroposophie zu vertreten und im rechten Augenblick einzugreifen, um die Arbeit durch alle Klippen hindurchzuführen. Dank an alle Mithelfer. Auch in der Schweiz muß erhöhte Gewissenhaftigkeit walten, weil die Lage hier seit einem Jahr anders geworden ist. Es darf gesagt werden: Am Goetheanum ist Esoterik lebendig in Kunst und Wissenschaft.

Gerade in diesem Jahre ist das Goetheanum zu einer in der Öffentlichkeit beachteten Kulturstätte geworden. Dankt Frau Dr. Steiner als Dichter, nicht als Vorsitzender. Die Aufführungen (Sturz des Antichrist. Hieram und Salomo) wurden als Ereignis im Kulturleben der Schweiz betrachtet. Wenn die Arbeit hier weitergeht, so wie wir es für richtig finden, dann kann die Gewähr gegeben werden, daß es gut kommt. – Übergibt die Leitung der Generalversammlung Herrn Dr. Wachsmuth.

Dr. Wachsmuth: berichtet über die Finanzlage der Gesellschaft und des Baues (siehe Schatzmeisterbericht im Nachrichtenblatt). Wenn die versprochenen Spenden wirklich eingingen, könnte man ohne drückende Sorgen sein, jedoch sind die großen Spenden früherer Jahre ständig zurückgegangen und die kleinen noch nicht genügend vermehrt, um die Abnahme auszugleichen. Die Beiträge sind etwa auf gleicher Höhe geblieben: nur etwa ein Drittel der Mitglieder bezahlt den vollen Beitrag. Einige Landesgesellschaften und Zweige haben dankenswerte Bemühungen gemacht, den im Sinne der Prinzipien geschuldeten vollen Betrag zu garantieren und haben neue Wege zu Sonderspenden gesucht. Manche Arbeitsgruppen haben als Richtlinie für die finanziellen Erfordernisse gesetzt, es sollten die Zweige nur dann Zahlungen als Spenden bezeichnen, wenn die Pflichtzahlungen erfüllt sind (jährlich Fr. 15.– für jedes Mitglied), andernfalls entstehe ein falsches Bild der Leistungen. 1934 sollte ein »Hilfsjahr aus Erkenntnis« sein. – Einige Arbeiten am Bau konnten ausgeführt werden. Die wichtigste war die Einrichtung des Saales der Probebühne für feierliche Anlässe; sie konnte Weihnachten erstmalig benutzt werden.

Auf Antrag des Revisors, Herrn *Day,* wird unter besonderer Anerkennung der vorzüglichen Verwaltung nach Anhörung des Revisionsberichtes Décharge erteilt.

Dr. Fränkl liest einen Antrag auf Statutenänderung vor (Beilage 1).

Dr. Kolisko verliest eine »Willenserklärung« (Beilage 2). Die drei Unterzeichner, Dr. Kolisko, Dr. Zeylmans, und Herr Kaufmann im Auftrage von Mr. Dunlop begründen diese Willenserklärung.

Dr. Kolisko: Trotz der formalen Ablehnung haben wir (Anthroposophische Arbeitsgemeinschaften in Deutschland) real weiterbestanden und versucht, Arbeit zu leisten. Man muß uns nach dieser Arbeit beurteilen. Wir glauben nicht, daß die Differenzierung schaden wird. – Wir wollen unserer Mitarbeit Ausdruck geben durch Arbeit am Goetheanum selbst.

Dr. Zeylmans: Durch alle Unvollkommenheiten hindurch hat man gesehen, wie bestimmte Tatsachen von verschiedenen Menschen ganz anders gewürdigt worden sind. Die Frage nach der Weiterarbeit haben wir mit Ja beantwortet, weil man nicht in der Gesellschaft ist, um Anerkennung zu finden, sondern weil man sich mit der Anthroposophie Rudolf Steiners verbunden weiß. Behauptet, daß durch einen Brief der drei Vorstandsmitglieder, Herrn Steffen, Frau Dr. Steiner und Dr. Wachsmuth eine holländisch-indische Gruppe der holländischen Landesgesellschaft angeblich entfremdet worden sei.

Mr. Kaufmann: Die Resolution der britischen Generalversammlung vom Februar ist eine entschiedene Behauptung unserer autonomen Freiheit. – Wir wollen mit allen schöpferischen und fruchtbaren Gliedern der anthroposophischen Bewegung arbeiten. Darunter rechnen wir vieles, was von der gegenwärtigen Leitung negiert wird. Von uns dürfen Sie nicht erwarten, daß wir dieses so geführte als das ganze Goetheanum betrachten. Wir werden dafür sorgen, daß innerhalb der A. A. G. das zur Geltung komme, was Sie nur in geringem Maße oder nicht herangezogen und abweisenden Urteilen ausgesetzt haben.

Fr. Dr. van Deventer: verliest einen Brief von Frau Dr. Wegman (Beilage 3).

Dr. Kaelin verliest eine Erklärung von zehn Ärzten, die Majoritätsbeschlüsse, welche in ihren Ergebnissen in ihr Wirken eingreifen, nicht anerkennen wollen.

Herr Steffen frägt nach der Mitautorschaft Frl. Dr. Vreedes an der Willenserklärung.

Dr. Vreede: Das geht Sie gar nichts an!

Nach erneuten Fragen lehnt *Dr. Kolisko* die »inquisitorische« Befragungsmethode ab, gibt aber zu, daß Frl. Vreede die Willenserklärung bei ihrer Entstehung durchaus gekannt hat.

Herr Steffen verliest Sätze aus einem Brief, den Frl. Vreede am 10. März an ihn gerichtet hat und der gleichlautende Formulierungen wie die Willenserklärung enthält. – Meine Methode ist, die schlichte Wahrheit zu finden.

Dr. Kolisko spricht von Unwahrheit.

Herr Steffen: »Sie haben mich in einer Weise in der Willenserklärung hingestellt, die mich verletzen würde, wenn ich es nicht von dieser Seite gewohnt wäre.« Er mache Dr. Kolisko nicht den Vorwurf der Unwahrhaftigkeit – dieser Vorwurf werde von den Tatsachen selbst erhoben. Bezeichnet mit Rücksicht auf den Brief von Dr. Vreede die Willenserklärung als ein Plagiat.

Frl. Dr. Vreede ist vollständig einverstanden mit der Willenserklärung, lehnt es aber ab, an der Abfassung mitgewirkt zu haben, gibt allerdings zu, daß in ihrem Brief an Herrn Steffen gleiche Formulierungen wie in der Willenserklärung enthalten sind. Protestiert gegen ihre Nichtanerkennung als Vortragende. Kündigt eine neue Vortragsreihe zu Ostern während der Tagung an.

Dr. Wachsmuth: Wer soll überhaupt noch die Verantwortung für die Gesellschaft übernehmen, wenn wir keine bindenden Entscheidungen fällen können, wie es in der Willenserklärung heißt. Wir können nicht so aus der Versammlung herausgehen. »Wir leiden hier unter der Diktatur unwahrer und verlogener Situationen.«

Dr. Fränkl richtet an die Unterzeichner der Willenserklärung einige Fragen (Beilage 4).

Nach einigem Hin und Her erklärt sich Dr. Kolisko bereit, zu antworten, obwohl er solche Fragestellungen ablehnt.

Dr. Kolisko: Die Änderung der Paragraphen würde den Gründungsvorstand verändern, um so mehr, als die Handhabung der letzten Zeit darauf hinausgelaufen ist. Man habe den Gruppen allerdings nicht die freie Wahl der Mitarbeiter verboten, aber durch Urteilsbeeinflussungen das gleiche erzielt. Die Veränderung in Deutschland sei zwar von Deutschland ausgegangen, aber in der Art, wie sie entgegengenommen und weitergeführt wurde, komme es auf eine Umorganisation von Dornach hinaus. – Die Willenserklärung ist nicht ›ungeklärt‹, sondern beruht auf anderen Urteilsgrundlagen in *unseren* Kreisen. Konstatiert einen ex lex-Zustand. Keiner von oben bis unten ist da, der keinen Fehler gemacht hätte seit Dr. Steiners Tod. Wehrt sich auch gegen die en bloc-Behandlung mit Dr. Stein.

Dr. Wachsmuth: Dr. Kolisko behauptete, die an die Unterzeichner der Willenserklärung soeben aus der Versammlung gerichteten Fragen seien mit Vorwürfen belastet? Aber gerade die »Willenserklärung« enthält Vorwürfe und machte damit hier den Anfang.

Dr. Fränkl begründet den Statuten-ändernden Antrag. Nach den Prinzipien *sollen* wir leben, nach den Statuten *müssen* wir leben, daher müssen wir die Statuten den Prinzipien angleichen. Dies ist der Zweck unseres Antrages, der nur einen Zustand herbeiführen will, der auf Dr. Steiners Anordnung seit 1924 besteht. Verliest aus Jahrgang I, 2 des Mitteilungsblattes die entsprechende Stelle (Beilage 5).

Dr. Marti behauptet die Illegalität der Tagesordnung und deutet an, eventuell die Hilfe der Behörden gegen Beschlüsse in Anspruch nehmen zu wollen.

Dr. Eckstein: Es ist unmöglich, noch zu behaupten, die Prinzipien würden verlassen.

Herr Fink sieht es in bezug auf die Willenserklärung und Frl. Dr. Vreedes Brief für durchaus möglich an, daß bei gleichen Gründen gleiche Formulierungen zustande kommen. Es fallen die Worte: es kommt nicht auf richtig oder unrichtig an.

Herr Englert: Sie haben es gehört: es kommt nicht auf die Prüfung von richtig und unrichtig an. Auf keine Frage ist geantwortet worden. Es würde nach solchen Auffassungen alles gut gehen im Vorstand, wenn ein Teil des Vorstandes nach den okkulten Flötentönen der anderen tanzen würde.

Mr. Kaufmann: Man spricht uns den guten Wlllen ab; das können wir nicht mitmachen. Eine Begründung für die Statutenänderung sei noch nicht gegeben worden. Der Gründungsvorstand gehört zu den Prinzipien. Dr. Steiner habe nicht in der Art als Vorsitzender gelten wollen, wie man es jetzt von Herrn Steffen wolle.

Dr. von Baravalle: Zwei verschiedene anthroposophische Aktivitäten nebeneinander laufen lassen, wäre bloß ein scheinbarer Friedenszustand. Wenn wir nicht selber Ordnung schaffen, wird es die Außenwelt tun, die bereits Fragen stellt. Wir können nicht mehr länger warten. Erzählt den Fall von Dr Koliskos Buch für den Chemie-Unterricht, dessen Unwissenschaftlichkeit von der Konferenz der Waldorfschule anerkannt wurde. Es ist aus dem Buchhandel zurückgezogen worden, soll aber weiterhin als internes Arbeitsmaterial dienen. Dr. Kolisko hat selber gesagt, man prüfe die Arbeit. Wir wollen die Existenz von der Arbeit abhängig machen.

Herr Günther Schubert: Die Fragen sind nicht beantwortet worden. Wir werden es selber tun. Er kündigt einen Antrag auf Zurückweisung der sogenannten Willenserklärung an (Beilage 6a).

Mittagspause.

27. März, 3¾ Uhr.

Herr Steffen: Geehrte Anwesende, ich muß noch einmal jetzt das Wort ergreifen, um noch auf einige Punkte zu antworten, aus dem Grunde, weil ich eben von den drei Herrn in einer gewissen Weise aufgerufen wurde, bzw. es wurden eben Dinge gesagt, die nicht den Tatsachen entsprechen, und es ist Pflicht, sie richtigzustellen. Ich denke da besonders an dasjenige, was Herr Dr. Kolisko gesagt hat über die Gründung der Landesgesellschaft in Deutschland. Damals war es, als die Initiativ-Gruppe den Auftrag bekam, diese Gesellschaft einzurichten. Es hat sich aus der Diskussion ja ergeben, daß der Vorwurf, der in die Worte gekleidet ist: Man hat von Dornach aus Landesgruppen umorganisiert, ja man hat von seiten eines Teiles des Vorstandes die ganze Gesellschaft umzubilden versucht – sich unter anderem eben auch darauf bezogen hat; und unter dem »man« wurde dann eben (es ergab sich im Laufe der Diskussion, besonders aus dem, was Dr. Kolisko sagte), wurde eben *ich* verstanden.

Es war aber so – wenn ich jetzt die Tatsache richtig darstellen darf – daß dieser Vorschlag gar nicht von mir ausging. Es war damals ein Chaos in Deutschland eingetreten (das jetzt von mir nicht dargestellt werden kann), und das dann in jener Generalversammlung 1931, im Frühling, eben zu einer Klärung kommen mußte. Es war absolut notwendig, eine Neubildung in Deutschland zu schaffen; man konnte nicht weiter so existieren. Und die Anwesenden werden sich gewiß erinnern, daß ich mich sehr zurückhielt und gar keinen Vorschlag machte. Ich machte von mir aus wirklich überhaupt keinen Vorschlag. Bis dann, als alles sich immer chaotischer gestaltete, an mich die Bitte herantrat, *daß* ich einen Vorschlag mache. Und die Bitte kam eben von Deutschland her. So war der Vorgang. Und nun erst habe ich einen Vorschlag gemacht. – Also damit habe ich *einen* Punkt berichtigt von Dr. Kolisko.«

Dr. Kolisko behauptet, es sei »formale Einheit« angestrebt worden. Es handelte sich aber um reale Einigung auf Grund der drei Punkte aus dem Anthroposophischen, die vom Vorsitzenden immer wieder erwähnt wurden: Eine Gesellschaft muß gegründet sein aus dem Geistigen heraus, die Richtlinien können nur in der Anthroposophie selber liegen. Es gilt *erstens,* daß man eine richtige Methode erringen muß, um das Geistige im Menschen zum Geistigen im Kosmos zu führen. *Zweitens* gilt es, das Gefühl in richtige Bahnen zu lenken durch die Kunst. *Drittens* ein richtiges Verhältnis zum Willen: Da handelt es sich um das Soziale. Das sind die Direktiven, die sich die Menschen am Goetheanum erarbeiten müssen. Dornach ist nicht nur ein Zentrum, sondern *das* Zentrum. Dornach ist das Herz, hat ja Rudolf Steiner gesagt.

Wenn jeder danach aus seinem Ich heraus schafft, kommt eine einheitliche Gesellschaft und Arbeit zustande. Er hoffte, daß es in Deutschland möglich ist, aus diesen Gesichtspunkten eine Einheit zu schaffen. Das wurde damals von ihm dargelegt. Dann kam die Bezeichnung der Initiativgruppe, die mit diesen drei Punkten einverstanden war. Und die Befragung um Zustimmung der Generalversammlung und aller vier anderen Vorstandsmitglieder, die ebenfalls ihr Einverständnis gaben. Herr Steffen war sich dessen bewußt, daß eine solche Gesellschaft sich in Deutschland nicht auf einen Schlag bilden kann, hoffte aber, das Vertrauen der Generalversammlung und des Vorstandes zu haben.

Wenige Wochen danach wurde in Stuttgart, ohne ihn zu befragen, diese ›Arbeitsgemeinschaft in Deutschland‹ gegründet. Er sollte dann die Mitteilung im Nachrichtenblatt veröffentlichen. Er würde vor der nächsten Generalversammlung als Wortbrüchiger gestanden haben, wenn er dies getan hätte. Die Anthroposophische Arbeitsgemeinschaft in Deutschland ist geistig und juristisch eine Unmöglichkeit. Die einzelnen Zweige als solche wurden anerkannt, und ihre Karten unterschrieben. Noch heute herrscht diese unmögliche Lage. Die ›Arbeitsgemeinschaft in Deutschland‹ figuriert immer noch unter diesem Namen. Nach Holland bin ich allerdings wegen Dr. Zeylmans nicht gegangen, weil er bei der Arbeitsgemeinschaft mitgemacht hat. Bei anderer Lage wäre ich hingegangen. Ich hätte auch den Vorstand wieder zusammengerufen. Aber ich sah mich mißachtet, die Generalversammlung mißachtet, den Vorstand mißachtet. In dieser Lage, gar keiner anderen, befinde ich mich im Grunde eigentlich heute noch.

Ich wurde seinerzeit als Vorsitzender gewählt und habe es angenommen. Aber jedesmal, wenn ich etwas ausführen wollte, wurde ich daran verhindert. Ich wollte jedem Mitglied eine Heimat schaffen am Goetheanum, wurde verhindert. Ich habe immer wieder erklärt, daß der Vorsitz stets zur Verfügung steht. Ich werde bloß von dem Vertrauen bewogen, ihn beizubehalten, das Sie haben oder nicht haben. Rudolf Steiner sagte am 19. Dezember (1923), er übernähme den Vorsitz, Vizepräsidenten sind Frau Marie Steiner und Herr Steffen, Sekretär-Schatzmeister Herr Dr. Wachsmuth. Frl. Dr. Vreede wurde damals noch nicht genannt. Infolgedessen ist es das Richtige, wenn ich meinen Vorsitz immer so auffasse, daß zugleich Frau Marie Steiner auch Vorsitzender sein könnte, und ich habe sie immer wieder gebeten, dieses Amt zu übernehmen. Ich habe im Vorstande gesagt, wenn ich nicht mehr lebe oder sonstwie ausscheide, möchte ich, daß Frau Marie Steiner dieses Amt übernimmt. Das muß ich einmal ausdrücklich als das Recht des Vorsitzenden aussprechen, daß er seinen Nachfolger ernennt.

Diese Ausführungen mache ich auch aus dem Grunde, weil behauptet wird, ich wolle eine Diktatur ausüben. Der Vorschlag, ich möge alles übernehmen, wurde bereits schon einmal gemacht. Ich habe damals, als dies geschah, vorhergesagt, daß ich diesen Antrag nicht annehmen werde. Wenn in Zukunft jemand diese Behauptung aufstellt, ich strebe danach, die Diktatur an mich zu reißen und mich vergleicht mit gewissen politischen Persönlichkeiten im heutigen Europa, so werde ich antworten, »Verantworten Sie eine solche Sache selbst.«

Meiner Ansicht nach ist der Vorsitzende einer Gesellschaft, die ihre Richtlinien aus dem Geiste heraus hat, Vorsitzender nicht aus juristischen Gründen, sondern weil er Anthroposophie in sich lebendig zu machen versucht, weil er das Werk Rudolf Steiners nach bestem Wissen und Gewissen vertreten möchte. – Es bleibt also eigentlich nichts anderes übrig, als daß Sie mir sagen, was die Rechte des Vorsitzenden sind. Ich würde mich, ohne solche Rechte, nicht mehr Vorsitzender nennen. Wenn ich keine anderen Rechte habe als andere Vorstandsmitglieder, brauche ich nicht Vorsitzender zu sein, denn es nur dem Namen nach zu sein, wäre etwas Unwahres.

Herr Englert: »Diejenigen, die ein Verständnis für das haben, was Herr Steffen vorgetragen hat, möchten sich erheben.« (Fast alle tun es.) Erinnert an die Schwierigkeiten *vor* der Weihnachtstagung, wo Rudolf Steiner von unmöglichen Situationen sprach, in die ihn die Mitglieder gebracht hätten. Rudolf Steiner sagte, daß, wenn gewisse Unmethoden, Personalkulte, gewisses Esoterikspielen nicht aufhöre, dann werde er uns den Rücken kehren oder es werde dann etwas ganz anderes geschehen. Und das ist nun geschehen. Rudolf Steiner sagte: Wenn Sie fragen, wann die großen Schwierigkeiten für mich begonnen haben, so muß ich sagen, in den Jahren seit dem Weltkriege. – Herr Englert weist darauf hin, daß diejenigen, die damals solche Unmethoden übten, identisch sind mit den Leuten, die seit der Weihnachtstagung ihren Unfug weitertreiben und sich dauernd auf die Weihnachtstagung berufen.

Dr. Poppelbaum: Der Vorwurf der Einwirkung in Landesgesellschaften ist lächerlich. *Herr v. Grone:* Der Zusammenschluß erfolgte trotz der Nichtanerkennung. Die Kennzeichnung als Nebengemeinschaft schmerzt. Wir wollen Menschen, die mit uns in Berührung kommen, auf das gesamte geistige Leben am Goetheanum aufmerksam machen. Daran soll uns niemand hindern.

Dr. Wachsmuth: Sie sehen, daß hier dauernd Ursache und Wirkung verwechselt wird. Erst hatte man, ohne sich um den Vorsitzenden zu kümmern, die Arbeitsgemeinschaft proklamiert und damit also zuerst uns ignoriert. Jetzt wundert man sich, daß die Arbeitsgemeinschaft »ignoriert« werde.

Dr. Vreede behauptet das Recht der Gruppen und Funktionäre, Mitglieder aufzunehmen.

Dr. Wachsmuth: Funktionäre sind aber nicht nur den Gruppen, sondern auch der Leitung verantwortlich. Wenn man den Autonomiebegriff übertreibt, so könnte zum Beispiel eine Gruppe einen Vertreter der Christian Science als Funktionär wählen und wir wären dann gezwungen dies anzuerkennen und sogar mitzuverantworten. Mr. Dunlop verweigert die Angabe der Mitgliederadressen. Man verlangt vom Vorsitzenden, die Mitgliedskarten zu unterzeichnen von Menschen, von denen er nicht weiß, wo sie wohnen. – Herr v. Grone hat sogar Mitgliedskarten widerrechtlich auf den Namen der nichtanerkannten Arbeitsgemeinschaft umgeschrieben.

Herr Fink: Könnte Herr Steffen nicht eine Lösung vorschlagen, ohne daß wir in diese Landesgesellschaft eintreten müssen?

Dr. Jenny charakterisiert einen Vortrag von Dr. Kolisko über Haeckel im Basler Bernoullianum. Als bezeichnend für die Unmethode hob er im wesentlichen drei Punkte hervor. Erstens das Umdeuten einer Abbildung von Köpfen von Fledermaus, Katze, Widder und Mensch auf das Viergetier (Adler, Löwe, Stier (!) Mensch) als Erinnerung an ägyptische Einweihungserlebnisse. Zweitens die Darstellung in einer Entwickelungsreihe als typisch für den Vogel, während die gezeigten Bilder sich auf den Fisch bezogen. Drittens die Vorführung eines Bildes, das die Frömmigkeit Haeckels dokumentieren sollte, das aber aus einem Buch von Prof. Ertl von Haeckel übernommen wurde. – Eine ganze Reihe von Persönlichkeiten arbeitet in dieser Art. Das sind *nicht* fachwissenschaftliche Fragen. Es wird dogmatisch gewirkt, die Ideen Rudolf Steiners werden durch Jonglieren mit ihnen entwertet. Diesem Dogmatischen entspricht eine Gesinnung in jeder Sphäre menschlicher Äußerung: Anstatt Gemeinschaft Sektengeist, anstatt Wahrheit Verlogenheit, Illusion.

Dr. Kolisko geht in seiner Verteidigung nur auf den zweiten Punkt ein, indem er sagt, daß die Ähnlichkeit zwischen Fisch und Vogel im Embryonalzustand so groß sei, daß es nicht wesentlich sei, an welcher Entwickelungsreihe man das zeigt.

Dr. Husemann konnte Dr. Königs Aufsätze in der »Natura« nicht genug fundiert finden. Schlug eine Kritik in der »Natura« selbst vor. Das wurde von Frau Dr. Wegman prinzipiell abgelehnt. Die »Natura« solle keine wissenschaftliche Zeitschrift sein. Darauf habe er erklärt, daß ihn dann die »Natura« nicht mehr interessiere, wenn darin Artikel veröffentlicht werden, die von einer großen Zahl der anthroposophischen Ärzteschaft nicht für wissenschaftlich anerkannt werden können.

Hierauf findet eine Auseinandersetzung zwischen Dr. Zbinden und Dr. Kern einerseits und Ärzten der Klinik andererseits über Fehler in der medizinischen Arbeit statt.

Herr Ege namens der Leitung der Waldorfschule: Die Broschüre von Dr. Kolisko ist nicht der Anlaß zum Vorgehen gegen die Schule, aber sie hat das Mißurteil über die Schule verstärkt. Dr. Kolisko habe das Schriftchen zurückgezogen. Er bittet für die Schule um verständnisvolle Anteilnahme.

Dr. v. Baravalle: Die Leitung der Schule ist *verpflichtet,* in solchen Dingen ein Urteil zu haben. Charakterisiert nochmals die Broschüre, die von Dr. Kolisko selber als fehlerhaft bezeichnet worden sei. – Unerbittlichkeit der Behandlung ist nötig. An einem Zerrbild der Anthroposophie dürfen wir nicht zugrunde gehen!

Abend-Pause.

9½ Uhr abends.

Herr Englert: Der Biedermann, den man gerne hört, weil er niemand weh tut, leistet gerade die Totengräberarbeit in der Gesellschaft. Die Probleme hätten müssen bis zum letzten Grund durchgekämpft werden. Es handelt sich um Theosophismus.

Es folgen weitere Auseinandersetzungen unter den Ärzten über Fehler in der medizinischen Arbeit.

Dr. Zbinden erinnert an die Ansprache Frau Dr. Wegmans auf der Generalversammlung von 1933, wo sie, ohne daß ihr widersprochen wurde, sagte, daß für die medizinische Arbeit der Goetheanismus durch das Christentum ergänzt werden müsse. Er erinnert daran, daß Dr. Steiner sich sein ganzes Leben bemüht habe, Goethe als esoterischen Christen zu würdigen.

Dr. Rich. Schubert charakterisiert unter Berufung auf Rudolf Steiners Ausführungen in Jahrg. I Nr. 4 des Nachrichtenblattes das Verhältnis zwischen Klassen und Sektionen. Man wird nicht Mitglied einer Sektion, sondern einer Klasse, und kann daher nur aus dieser ausgeschlossen werden. Moralisches Versagen der Generalversammlung, wenn sie nicht die schweren Vorwürfe, die schon im ersten Satze des Briefes Frau Dr. Wegmans enthalten sind, zurückweist.

Frl. Dr. v. Deventer: Es handelt sich nicht um Vorwürfe, sondern um allgemein bekannte Tatsachen.

Herr Günther Schubert: Das muß festgenagelt werden: hier wird gesagt, daß es eine allgemein bekannte Tatsache sei, daß Herr Steffen die Mitglieder aufpeitschen und verhetzen läßt, sogar im voraus.

Dr. van Houten hält eine Verständigung nicht für ausgeschlossen, zumal Herr Steffen sich doch immer und auch jetzt so menschlich zugänglich gezeigt habe. Die Frage sei: Wo bleibt die Verantwortung für die Methode der anthroposophischen Gesellschaft, wenn nicht am Goetheanum eine Stelle wäre, die kompetent wäre zur Beurteilung.

Dr. Hahn versucht die fehlerhafte Arbeit Dr. Koliskos zu rechtfertigen durch Berufung auf einen Ausspruch Dr. Steiners vom Jahre 1922 über die große Begabung Koliskos in der Chemie.

Dr. Rich. Schubert: Ein Dichter lebt im Element der Freiheit und hat keine Zeit, Diktator zu sein.

Herr van 't Hoff berichtet einiges aus der holländischen Landesgesellschaft und wundert sich, weshalb man die offensichtlichen Irrtümer der Willenserklärung nicht widerruft. Die Versammlung sollte von den Rechten des Vorsitzenden sprechen.

Mr. Kaufmann: Es ist nicht gesprochen worden von den nicht geachteten Rechten der zwei Vorstandsmitglieder, die nicht hinzugezogen worden sind.

Herr Steffen: Wiederum kommt der Vorwurf, daß ich etwas nicht Richtiges tue, wenn ich nicht die Fünf zusammenrufe. Warum ist Mr. Kaufmann nicht nach dem Tode Rudolf Steiners mit seinen moralischen Maximen aufgetreten? Haben sich da nicht Vorstandsmitglieder zusammengetan und mich beiseite gelassen? Ging nicht Frau Dr. Wegman nach Paris, ohne mit mir oder Frau Dr. Steiner über das zu sprechen, was sie in Paris tat? Was man mir vorwirft, wurde von der anderen Seite von Anfang an getan.

Dann kam ein zweites Versagen in der Angelegenheit des Weltschulvereins, bei dessen Gründung ich auch nicht informiert wurde, obwohl andere Vorstandsmitglieder mitmachten. Das geschah einmal nach dem anderen Mal, systematisch, bis ich erklärte, ich kann nicht mehr verantwortlich sein für das, was die einzelnen Sektionen tun. Und insofern ich Vorsitzender bin, ist auch die Gesellschaft dafür nicht verantwortlich. Das ist der Grund, warum ich heute dieses Wort noch immer halten muß. Mr. Kaufmann nennt das Negierung, aber ich wurde dazu gezwungen. Als Ehrenmann kann ich die Verantwortung nicht übernehmen, und gerade ein Engländer sollte das verstehen. Ich habe dann wieder einen Versuch gemacht, das Amt des Vorsitzenden auszuüben, der ist wieder mißlungen (1931). Stellen Sie sich vor, wie das ist: Ich soll die Vorstandsmitglieder in der Fünfzahl zusammenrufen. Aber es existiert doch der Zustand, daß ich nicht anerkannt bin. Trotzdem mir alle Vorstandsmitglieder beistimmten, als ich den Vorschlag für die Neugründung der deutschen Landesgesellschaft machte, unterstützten zwei Vorstandsmitglieder die Arbeitsgemeinschaft. Ja, das ist eine Ohrfeige! Nicht nur mich negiert der Vorstand, sondern er negiert eigentlich sich selbst. Deshalb ist es unmöglich, was Sie fordern, daß ich einen neuen Vorschlag machen soll. Ich werde es niemals tun; es wäre absurd. Durch die Willenserklärung ist die Lage außerordentlich verschärft worden. Wir werden zu Entschlüssen kommen müssen. Das mit dem Diktator geht wirklich in manchen Kreisen um. Ich bekam soeben einen Brief. Die Persönlichkeit schreibt, sie stimme dem Schreiben von Grones nicht zu, es wäre aber ein großes Unheil, wenn ich jetzt die Diktatur in der Gesellschaft übernähme!

Ende des ersten Tages.

28. März 1934, 10 Uhr vormittags.

Dr. Vreede behauptet, sie habe nicht Herrn Steffen für einen Diktator gehalten, sondern der Antrag wolle ihn dazu machen.

Herr Steffen: Zwei Vorstandsmitglieder und mehrere auswärtige Vorstände können es nicht anerkennen, daß der jetzige Leiter der Gesellschaft die Mitgliedskarten allein unterschreibt. Damit ist für mich eine Situation geschaffen. England schickt die Adressen nicht, und ich kann nicht unterschreiben. Man muß sich heute entscheiden, was man will. Wenn ich das Recht nicht habe, zu unterschreiben, so fällt für mich die Pflicht dahin, zu unterschreiben. Ich werde dann selbstverständlich Menschen, die sich daran halten, nicht mehr in die Gesellschaft aufnehmen können. Mir fällt es natürlich gar nicht ein, dieses Recht für mich zu verlangen. Wenn ich anders handeln würde, gälte ich als Diktator. Für die Tagungen hatte ich ein Recht der Veranstaltung, aber es wurde bestritten, und so verzichtete ich auf dieses Recht. (Es wurde bestritten durch Frl. Dr. Vreede.) Es fiel für mich wieder eine Pflicht dahin. Ich veranstaltete also keine mehr. Ich habe mit Ausnahme einer einzigen Tagung, zu der ich anläßlich einer Generalversammlung aufgefordert wurde, keine Tagung mehr von mir ausgehen lassen. Es wurde vielmehr jeder Vorschlag, der gemacht wurde, von mir an alle fünf Vorstandsmitglieder weitergeleitet.

Dr. Wachsmuth: Seit 1924 besteht ein Zustand, der noch von Dr. Steiner festgelegt worden ist, der jetzt noch besteht und der nun bestritten wird. Herr Steffen hat bisher alle neuen Mitgliedskarten unterschrieben, auch die von Arbeitsgemeinschaften als Einzelgruppen. Nicht unterschrieben wurden nur die Karten der nicht anerkannten Arbeitsgemeinschaft als *Landes*gruppe. Kann man weiter gehen? In einem einzigen Falle wurde die Unterschrift bis auf weiteres verweigert, weil die Adressen nicht angegeben wurden. Gibt es einen Vorsitzenden in der Welt, der das täte?

Dr. Eckstein: Wir haben gestern vor der Mittagspause einen Antrag verlesen (durch Herrn Schubert). Die Diskussion des gestrigen Nachmittags gab ein Bild von den Gründen des Antrages. Der vorderste Name (Dr. Kolisko) ist in eigentümlichem Lichte gezeigt worden. In drei Fällen konnte er die Vorwürfe von Entstellungen nicht entkräften. Man behauptet, Dr. Kolisko sei doch ein guter Schularzt. Das ist so, wie wenn jemand mir die Fenster einschmeißt und man mich tröstet: Ja, er kann doch so gut Flöte spielen. Dr. Kolisko hat auf keine der vorgelegten Fragen antworten können. Es liegt ein Versuch zur Vernebelung vor, berühmter Londoner Nebel, in dem sogar die Mitgliederadressen verschwinden. Man sehe sich doch einmal die Menschen an, die die Willenserklärung unterschrieben haben. Diese Willenserklärung ist auf dürftiger Erkenntnisgrundlage aufgebaut: Wir kümmern uns nicht um den Vorstand. Erinnert an die Abstimmung im Falle Sauerwein, wo Dr. Kolisko als Einziger dagegen gestimmt hat mit der Begründung, die Versammlung sei nicht urteilsfähig. Man muß die Nebel zerteilen. Es handelt sich nicht um Persönliches, sondern um diese Willensrichtung. Die will ich mit allen Mitteln vernichten. Zwischen solchen Persönlichkeiten und der Gesellschaft ist nur noch eine Verbindung übrig, nämlich, daß die Gesellschaft den Buckel hinhalten muß für das, was man da draußen als Anthroposophie produziert. Es handelt sich um ein geistiges Desperadotum, das sich alles erlauben kann. Den Persönlichkeiten, die die Erklärung unterschrieben haben, wird das, was wir hier sagen, keinen Eindruck machen. Es handelt sich um die anderen. Wenn man sich diesem Gangrenopteros (Spitteler) anvertraut, geht man mit unter, auch wenn man Vorstandsmitglied ist.

Dr. Lauer: In Österreich jedenfalls ging das Hineinwirken in die Landesgesellschaft nicht von den drei Vorstandsmitgliedern (Frau M. Steiner, Herrn Steffen, Dr. Wachsmuth) aus, vielmehr von solchen, die die Willenserklärung unterschrieben haben: 1926 der Versuch, in Österreich eine Freie Gesellschaft zu gründen. Ein zweiter Versuch war die Gründung der Wiener Rudolf Steiner-Schule unter Umgehung maßgeblicher Persönlichkeiten der Wiener Arbeit. Unterstützt den Antrag auf Statutenänderung. – Die Willenserklärung fordert die Freiheit für die Arbeit einer bestimmten Willensrichtung. Es sind aber nicht zwei gleichberechtigte, sondern der Gegensatz zwischen Goetheanismus und Theosophismus. Es ist ganz verfehlt, in diese Dinge das Freiheitsproblem hineintragen zu wollen. Die Freiheit der Anthroposophie zu vertreten, findet ihre Grenzen an dem Wesen der Sache. Die Leitung der Gesellschaft muß das Recht haben zu sagen, was sie für die richtige Methode hält. Wenn in der Leitung jemand darinnen wäre, der nicht sagen könnte, was die richtige Anthroposophie ist, der müßte aus dieser Leitung austreten. Innerhalb der anthroposophischen Bewegung bleiben wollen und etwas treiben wollen, wovon die Leitung der Gesellschaft die Meinung haben muß, es sei nicht die wahre Anthroposophie – das ist kein Streben nach Freiheit, sondern nach Diktatur über die Leitung. – Diskutieren ist zwecklos geworden. Man muß jetzt zur Entscheidung der Anträge gelangen.

Herr Günther Schubert: Kommt zurück auf die unbeantworteten Fragen der Beilage 4, und verliest eine Begründung zum Antrag der wissenschaftlichen Mitarbeiter am Goetheanum und der deutschen Initiativgruppe (Beilage 6a und b).

Er fährt dann fort:

Die Herren der Willenserklärung reden immer von den letzten 8 Jahren und vermeiden es ängstlich, auf das Jahr 1925 zurückzublicken. Damals versuchten *sie* gerade eine Diktatur zu begründen, und hatten zum Teil eine Diktatur Wegman verwirklicht. Dieselben Herren, die später immer den fünfgliedrigen Vorstand anerkennen wollen, haben in Wirklichkeit in all ihren Taten diesen Vorstand nicht anerkannt, sogar bekämpft. Die jetzige Anerkennung wirkt aus *ihrem* Munde wie eine Verlogenheit.

Die nackte Tatsache ist, daß Herr Steffen die fünf Vorstandsmitglieder nicht zusammenruft, weil eine Zusammenarbeit ausgeschlossen ist. Es können also gar keine »Wünsche« mehr geäußert werden. – Jeder Mensch hat nicht nur das Recht, sondern sogar die Pflicht, selber die richtige Methode zu finden. Es gibt ja auch ein Wahr und Falsch als Tatsache.

Ich frage Sie: Würde das Goetheanum heute überhaupt noch existieren, wenn sich nicht die drei Persönlichkeiten (Herr Steffen, Frau Dr. Steiner, Dr. Wachsmuth) in diesen Jahren um es gekümmert hätten? Man hätte es verwandelt in ein Heerlager von »... dem Großen« oder in eine Boddhisattva-Sekte.

Dr. Poppelbaum: Erzählt von der Empörung in Deutschland, als die von Dr. Vreede veranstalteten Weihnachtsvorträge bekannt wurden. Der Geist, der aus dem gestern verlesenen Brief Dr. Wegmans spricht, ist derselbe wie der, welcher *neben* einer von Herrn Steffen als Einheit gestalteten Tagung noch daneben eine andere Rednergruppe sprechen lassen will. Wir sehen darin einen Mißbrauch des Namens und der Räume des Goetheanum. Es ist der Geist derer, die nicht einsehen, was Goetheanismus ist und noch das Christentum hinzufügen wollen, der Geist der Supplements-Christen. Wir bitten Herrn Steffen, zu erzählen, wie es vor der Weihnachtstagung (1933) zugegangen ist.

Herr Steffen: Ich habe bei jeder Tagung den ganzen Vorstand befragt. Ich habe mehrfach andere Vortragende eingeladen, auch Dr. Vreede selber und zum Beispiel Dr. Karl Schubert, Dr. Suchantke und Dr. Kaelin. Ich wollte zeigen, daß ich nicht negiere; sondern ich wollte Material zur Prüfung verschaffen.

Er fährt fort: Fräulein Vreede teilte mir im November die *Tatsache* mit, daß sie zu Weihnachten eine Vortragsreihe veranstalten *wird.* Damals hatten wir noch keinen Vorschlag von anderen Vorstandsmitgliedern. Dr. Wachsmuth schlug am 10. November vor, daß nur ich die Weihnachtstagung arragieren solle. Ich wollte einen einheitlichen Charakter der Tagung wahren und es sollte die zehnjährige Wiederkehr der Weihnachtstagung ganz dem Andenken Rudolf Steiners gewidmet sein. Frl. Vreede antwortete am 13. November, sie habe von sich aus schon einen »Vorschlag« bei Herrn Steffen gemacht, den sie natürlich aufrecht erhalte. Es war kein Vorschlag, sondern die Mitteilung, daß Vorträge stattfinden *werden.* (Der Brief ist ja im Mitteilungsblatt abgedruckt.)

Dr. Vreede erklärt, sich nicht als Vortragende absetzen zu lassen.

Herr Steffen: Nennen Sie einen einzigen Fall, wo ich einen Vortrag abgesetzt habe.

Dr. Vreede muß widerwillig zugeben, daß dies nicht der Fall war.

Herr Steffen: Ich habe Sie niemals verhindert vorzutragen, aber ich habe keine Pflicht, jemanden aufzufordern. Aus allem geht hervor, daß ich keine Tagung am Goetheanum veranstalten kann. *Ich werde nie mehr in meinem Leben eine Tagung von mir aus machen.*

Dr. Grosheintz: Kann man Herrn Steffen noch zumuten, weiterhin mit Frl. Vreede zu arbeiten? (Rufe: Nein! Nein! Großer Beifall.)

Herr Steffen: Ich bleibe trotzdem dabei, daß ich keine Tagungen von mir aus machen werde. – Ich habe auf keinen der vielen vor Weihnachten eingelaufenen Proteste geantwortet, die sich gegen Frl. Vreedes Vortragsveranstaltung richteten. Man hat mir nahegelegt, die Veranstaltung Frl. Vreedes zu verbieten. Ich habe es nicht getan. (Herr Steffen verliest einiges aus den vielen Protesten und Briefen). Ein Brief mit 18 Unterschriften traf ein, die die Vorträge Frl. Vreedes hören wollten.

Dr. Wachsmuth: Wir werden nicht länger einen Zustand mitmachen, in dem Herr Steffen nicht die Möglichkeit hat, Tagungen zu veranstalten.

Dr. Boos: Wir dürfen nicht meinen, daß hier auf dem Hügel jeder auch geistig anwesend ist, der sich physisch hier befindet. Wenn man Fehler in seiner wissenschaftlichen Arbeit gemacht hat, dann fühlt man sich bis zum Ende dieser Inkarnation daran schleppen. Wenn man aber gleich von Anfang an sagt: es ist Sache der geistigen Welt, mich zu korrigieren (Dr. W. J. Stein), dann hat man in sich die Möglichkeit zur Esoterik vertilgt. Es gibt Menschen, die den Meinungskampf und seine Niederlagen nicht erdulden wollen, sondern stattdessen sich aufsetzen auf Rudolf Steiners Lebenswerk und esoterische Substanz auffressen. Aber ein Wolf, der Lämmer frißt, wird dadurch noch kein Lamm. Durch die Ereignisse unmittelbar nach Dr. Steiners Tode wurde die Esoterik geraubt. Aber schon vorher fingen die Mißdeutungen an. Vom pastoralmedizinischen Kursus (Sept. 1924) wurde geschrieben, er bedeute den Beginn einer neuen Epoche für die *ganze* Gesellschaft, und zwar durch Frau Dr. Wegman und Dr. Steiner! Also Dr. Steiner an zweiter Stelle! Die Grundsteinlegung wurde durch ähnliche Behauptungen immer wieder beiseite geschoben und durch das Heranziehen von späteren Angaben Rudolf Steiner tendenziös umgedeutet. – Esoterik wurde *wahrhaft* repräsentiert durch die drei Persönlichkeiten, die trotz aller Angriffe hier ausgehalten haben. Sonst wären wir hier längst zerfetzt. Wenn erkannt wird, worin geistige Substanz und Treue bestehen, dann wird sich auch die Form finden, daß die geistig hier Abwesenden nicht länger schädlich werden können.

Dr. v. Baravalle beantragt Schluß der Debatte.

Dr. van Deventer und *Herr Fink* wenden ein, daß dann die Minorität nicht mehr zu Worte kommt. Darauf wird den drei Vertretern der Willenserklärung nochmals das Wort erteilt.

Dr. Kolisko: Diese Generalversammlung hat im weitesten Sinne bestätigt, was in der Willenserklärung steht. Wir wollen keine Gesellschaft, die die richtige Methode für sich in Anspruch nimmt und andere verketzert. Der Antrag Schubert trifft uns nicht. Wir können ruhig abwarten, was geschieht, wenn diese Sache verschickt wird. Wir werden gegen die Statutenänderung stimmen und unseren Protest nachher in Gegenwart des behördlichen Vertreters wiederholen. Wir werden weiterarbeiten.

Dr. Zeylmans spricht gegen Herrn Englert.

Mr. Kaufmann: Wir versuchen immer, uns zu verständigen. Wir lehnen ab, daß wir von oben herab beurteilt werden. – Die englischen Adressen hielten wir nur zeitweilig zurück und hoffen, sie nach geschehener Aufklärung schicken zu können. Ich möchte lieber Mängel an der Methodik, wenn nur die Gesinnung gut ist.

»Ja, aber ich habe heute morgen sagen gehört, der Vorsitzende ist für die Sektionen nicht verantwortlich und dadurch ist auch die Gesellschaft nicht verantwortlich für sie –

Herr Steffen: insofern ich Vorsitzender bin!

Mr. Kaufmann: für das, was von den Sektionen ausgeht. Das ist es gerade, was uns zu unserer Haltung bewegt. Es ist so, daß manches negiert, daß die medizinische Sektion preisgegeben wird, das ist das, was wir nie werden gutheißen können, eine solche Behandlung, wie gestern erfahren. Wir stehen auch für diese Leitung ein, für die sie von Rudolf Steiner betraut ist und sie im Sinne der geistigen Welt zu tragen hat. Wir stehen ein dafür nach unserer Einsicht, und rechnen in diesem Sinne uns zur Allgemeinen Anthroposophischen Gesellschaft.

Herr Steffen: Bitte, Herr Kaufmann, möchten Sie noch einmal diesen Satz wiederholen von vorhin.

Mr. Kaufmann: Sie haben gesagt: Der Vorsitzende ist nicht verantwortlich, und dadurch ist auch die Gesellschaft nicht verantwortlich, insofern ich Vorsitzender bin, für das, was von den Sektionen ausgeht oder innerhalb der Sektionen geschieht.

Herr Steffen: Was ich selber gesagt habe, weiß ich. Aber es ist vorhin noch etwas gesagt worden.

Mr. Kaufmann: Und darauf sind Sie sofort auf die »Natura« zu sprechen gekommen.

Ich habe gesagt: Das ist gerade das, was ich gestern gemeint habe, als ich gesagt habe, wir sind gefragt worden um Beispiele: was ist negiert worden? Und ich habe gesagt: Die Arbeit von Frau Dr. Wegman und der medizinischen Sektion ist negiert worden. Und daß ich finde, und das ist es gerade, was ich gestern so gemeint habe, das ist gerade gemeint gewesen mit dem, was Sie hier sagen, das ist gerade die Art der Leitung hier, die wir nicht als volle Leitung anerkennen können. Dadurch, daß Sie das so handhaben, wie es hier zum Ausdruck kommt, dadurch, sage ich, wird die medizinische Sektion und wird Frau Dr. Wegman innerhalb der Gesellschaft einer solchen Behandlung preisgegeben, wie sie es gestern von hier aus erfahren hat. Das habe ich gesagt.

Herr Steffen: Sie haben diese Worte gehört: ich gebe etwas preis. Es wird damit gesagt: daß ich etwas preisgebe; es wird verschwiegen, wie es dazu gekommen ist, daß ich gezwungen war, die Verantwortung abzulehnen für das, was geschieht. Also damit ist etwas gesagt, – und je nachdem die Versammlung sich äußert oder nicht, werde ich Vorsitzender sein oder nicht mehr sein. Also dazu muß sich die Versammlung äußern.

Also, zunächst lege ich den Vorsitz in aller Form nieder. (Übergibt den ersten Vorsitz an Frau Dr. Steiner und verläßt den Saal.)

Frau *Dr. Steiner* bekundet, daß sie ohne Herrn Steffen als ersten Vorsitzenden nicht im Vorstand bleiben wolle und verläßt ebenfalls den Saal.

Dr. Wachsmuth verläßt ostentativ seinen Platz am Vorstandstisch.

Herr Englert: Alles, was sich abgespielt hat, ist doch symptomatisch für etwas, was in zwei Sätzen beschrieben ist durch Rudolf Steiner. Es ist der letzte Abschnitt aus »Mein Lebensgang«. Ich lese es vor und werde dann noch etwas beifügen: »Ein großer Teil der alten Mitglieder der Theosophischen Gesellschaft aus England, Frankreich, namentlich aus Holland, war innerlich unzufrieden mit den Erneuerungen, die ihnen mit dem Münchner Kongreß [Mai 1907] gebracht worden sind. – Was gut gewesen wäre, zu verstehen, was aber damals von den wenigsten ins Auge gefaßt wurde, war, daß mit der anthroposophischen Strömung etwas von einer ganz andern inneren Haltung gegeben war, als sie die bisherige Theosophische Gesellschaft hatte. In dieser inneren Haltung lag der *wahre* Grund, warum die anthroposophische Gesellschaft nicht *als ein Teil* der theosophischen weiterbestehen konnte. Die meisten legten aber den Hauptwert auf die Absurditäten, die im Laufe der Zeit in der Theosophischen Gesellschaft sich herausgebildet haben und die zu endlosen Zänkereien geführt haben.« Der jetzige Zustand ist darin exakt geschildert. So wie es jetzt ist, müßte alles zugrunde gehen, müßten wir alles auflösen, alles, verfallen lassen oder wir bitten Herrn Steffen, Frau Dr. Steiner und Herrn Dr. Wachsmuth, die *Anthroposophische* Gesellschaft ganz neu zu konstituieren.

Dr. Wachsmuth läßt über diese Motion abstimmen. Sie wird mit allen gegen etwa 25 Stimmen angenommen. Dr. Wachsmuth verspricht, diese Bitte weiterzugeben.

– Pause –

3¾ Uhr.

Herr Steffen verliest folgende Erklärung: [folgt die »Vorläufige Mitteilung« von Seite 213; in bezug auf die Annahme des Statutenänderungsantrages heißt es dann:]

Ebenso wurde der Antrag auf Statutenänderung mit überwiegendem Mehr angenommen. Eine weitere Diskussion wird von der Versammlung abgelehnt.

Dr. *Kolisko* bringt folgendes Minoritäts-Votum zur Verlesung:

»Im Namen derjenigen Gruppen, die die Willenserklärung unterzeichnet haben, erkläre ich: Wir können die neue ausschließliche Leitung der drei Persönlichkeiten für unsere Gruppen und Mitglieder, deren Zahl sich auf etwa 2000 belaufen wird, [Fußnote, dort steht: ›Dr. Kolisko selber hat am Vortag dieselbe Zahl zunächst mit 1500 beziffert, was wohl auch schon die Tatsache unrichtig wiedergibt. Festgestellt sei noch, daß die Gesellschaft als Ganzes nach den Listen zurzeit 18900 Mitglieder hat.‹] nicht als bindend anerkennen. Wir betrachten uns weiterhin als Mitglieder der Allgemeinen Anthroposophischen Gesellschaft und behalten uns alle Mitgliedschaftsrechte am Goetheanum und an der Sektionstätigkeit vor. Wir werden unsere Arbeit fortsetzen als freie Arbeitsgruppe am Goetheanum.«

Dr. Vreede. Ich werde meine Arbeit hier fortsetzen im Namen Rudolf Steiners und kraft der Gewalt, mit der ich ihm diene!

Die Abstimmung des statutenändernden Antrags wird in Gegenwart des Notars wiederholt und hierauf die Generalversammlung geschlossen.

Beilage 1.

An den

Vorstand der Allgemeinen anthroposophischen Gesellschaft z. H. des Vorsitzenden, Herrn Albert Steffen

Dornach.

Die Unterzeichneten stellen hiemit der nächsten Generalversammlung den Antrag, den §§ 6 und 13 der handelsgerichtlich eingetragenen Statuten folgenden Wortlaut zu geben:

§ 6.

Die Mitgliedschaft wird erworben gestützt auf eine schriftliche Anmeldung durch die Aufnahme seitens des Vorstandes durch Unterzeichnung der Mitgliedskarte durch den Vorsitzenden.

§ 13.

Der Vorstand vertritt den Verein nach außen. Die rechtsverbindliche Unterschrift namens des Vereins führen: der Vorsitzende allein, der Schriftführer und der Sekretär-Schatzmeister je kollekiv mit dem Vorsitzenden. Der Vorsitzende kann Vorstandsmitgliedern generell oder für bestimmte Arbeitsbereiche Handlungsvollmacht mit Einzelunterschrift erteilen.

gez.: *Paul Bühler, Dr. E. O. Eckstein, Dr. Otto Fränkl, Ehrenfried Pfeiffer, Paul Eugen Schiller, Günther Schubert, Dr. Richard Schubert.*

Beilage 2

[Hier folgt die ›Willenserklärung‹, die in diesem Buch auf den Seiten 319 bis 320 abgedruckt ist.]

Beilage 3.

[Hier folgt der Brief Ita Wegmans an Albert Steffen, siehe Seite 33 bis 34.]

Beilage 4.

1. Wieso können Sie behaupten, daß ein Antrag vorliegt, der die Verfassung der Anthroposophischen Gesellschaft in einschneidendster Weise verändert?
2. Wieso können Sie behaupten, daß ein Antrag vorliegt, der den Vorsitzenden ermächtigt, die Ämter im Vorstand neu zu verteilen und das Recht der Unterschrift zu ändern?
3. Woher nehmen Sie das Recht, Mitglieder in Deutschland, England und Holland durch derartige falsche Angaben irre zu führen?
4. Wieso können Sie unterstellen, daß der Zustand in der Gesellschaft in den letzten Jahren illegal war? Nennen Sie Beispiele dafür.
5. Bitte, geben Sie Beispiele von wertvoller Arbeit, die angeblich negiert worden ist.
6. Wer hat je verhindert, daß Gruppen sich ihre Mitarbeiter frei wählen?
7. Wer hat Landesgruppen von Dornach aus umorganisiert?

Beilage 5.

Zur Verwaltung der Anthroposophischen Gesellschaft.

Der Vorstand möchte das Folgende zur Ausführung der Statuten vorbringen:

1. Man ist Mitglied geworden in dem Augenblicke, in dem der Leiter der Anthroposophischen Gesellschaft die von den Gruppenfunktionären vorgelegte Mitgliedskarte unterzeichnet hat …
2. Die Gruppenfunktionäre werden gebeten, ein ständiges Namen- und Adressenverzeichnis der zu ihren Gruppen gehörigen Mitglieder zu führen und dem Sekretariat in Dornach eine Abschrift zu übersenden …
3. … Die Benachrichtigung der Mitglieder wird im allgemeinen durch das Mitteilungsblatt erfolgen. In besonderen Fällen werden die Gruppenfunktionäre die Nachrichten erhalten mit der Bitte um Weiterbeförderung an die einzelnen Mitglieder.

Der Vorstand der Anthroposophischen Gesellschaft.

(Aus dem »Nachrichtenblatt« v. 20. Jan. 1924)

Beilage 6a.

Der Arbeitskreis am Goetheanum und die Initiativgruppe der deutschen Landesgesellschaft teilen mit, daß sie folgenden Antrag mit Begründung vorbringen werden: Die Generalversammlung vom 27. März 1934 weist die sogenannte »Willenserklärung« der Herren Kolisko, Zeylmans, Dunlop und Kaufmann zurück als eine Kundgebung, die durch Unwahrheit, durch Entstellung historischer Tatsachen und durch Verleumdungen eine Zwangssituation herbeiführen will, in der jede Arbeit in der Anthroposophischen Gesellschaft lahmgelegt werden soll. Die Generalversammlung bittet diejenigen Mitglieder, die ahnungslos diese Sache unterstützt haben, sich selbständig über die Tatsachen zu orientieren.

Beilage 6b.

Wir stellen fest, daß in dem Antrag zur Statutenänderung *nirgendwo* die Rede ist von einer »Änderung, welche den Vorsitzenden ermächtigen würde, die Ämter im Vorstande neu zu verteilen«, und »das Recht der Unterschrift zu ändern.« Es ist dies eine unwahre Darstellung.

Wir stellen fest, daß nach dem Wortlaut der Prinzipien und des Mitteilungsblattes Nr. 2 von 1924 ein Verstoß gegen die Prinzipien oder die Weihnachtstagung nicht vorliegt, sondern daß im Gegenteil die Verfasser der sog. »Willenserklärung« nach zehn Jahren die diesbezüglichen Ausführungen Rudolf Steiners nicht kennen. Wiederum ist die Darstellung unwahr, wie sie in der sog. »Willenserklärung« steht.

Wir stellen fest, daß der wirkliche Antrag ordnungsgemäß seit vier Wochen eingereicht worden und jedem zugänglich war. Statt dessen hat man in England, Holland und Deutschland von einem Antrag geredet, den es überhaupt nicht gibt. Das nennen wir Entstellung der Tatsachen.

Der Satz »man hat Landesgruppen von Dornach aus umorganisiert usw.« ist eine Verleumdung, für die nicht die geringste Unterlage vorliegt und für die ein konkretes Beispiel nicht nachgewiesen werden konnte. Die anonym eingekleidete Anklage wurde in der Diskussion auf Herrn Steffen hingeschleudert. So wünscht man einen Vorstand, dessen Vorsitzenden man immer wieder auf das gröblichste beleidigt.

Als wichtigstes Beispiel einer wertvollen Arbeit, die am Goetheanum negiert wird, erweisen sich in der Generalversammlung diejenigen großangelegten Arbeiten Herrn Steffens, die immer wieder von Frl. Dr. Vreede nicht nur negiert, sondern verunmöglicht worden sind und der Gesellschaft tatsächlich verloren gingen.

Die Forderung, daß die fünf Mitglieder des Vorstandes zusammenarbeiten sollen, empfinden wir dann als unwahrhaftig, wenn sie von solchen Mitgliedern aufgestellt wird, die seit dem Tode Rudolf Steiners alles dazu getan haben, daß heute die Tatsache besteht, daß eine solche Forderung nicht mehr erfüllt werden kann. Ihre zwangsmäßige Erfüllung wäre die Lahmlegung aller Arbeit in der Gesellschaft, besonders wenn dazu weder Beschlüsse der Generalversammlung noch der Mehrheit des Vorstandes anerkannt werden.

*

Der Antrag mit der schriftlichen Begründung wurde eingereicht von den Mitarbeitern am Goetheanum: *Dr. Roman Boos, Paul Bühler, Dr. E. O. Eckstein, Curt Englert-Faye, Dr. Otto Fränkl, Wilhelm Lewerenz, Ehrenfried Pfeiffer, Paul Eugen Schiller, Dr. W. Schornstein, Günther Schubert, Jan Stuten* und den Mitgliedern der deutschen Initiativ-Gruppe: *Dr. Hermann Poppelbaum, Dr. Hans Büchenbacher, Ernst Stegemann, Martin Münch, Dr. Hermann v. Baravalle.*

Dokument Nr. 3

Nach den Beschlüssen auf der Generalversammlung vom 27. und 28. März 1934 (Dokument Nr. 2) erschienen im Nachrichtenblatt *der Anthroposophischen Gesellschaft vom 3. Juni 1934 die folgenden zwei Bekanntmachungen:*

Mitteilung

Anläßlich der Beschlüsse der Generalversammlung und der anschließenden Beschlüsse der Funktionäre sind uns von Landesgesellschaften, Gruppen und Mitgliedern aller Länder so zahlreiche verständnisvolle und zustimmende Briefe zugegangen, daß es leider nicht möglich ist, sie alle im Mitteilungsblatt zum Abdruck zu bringen. Wir möchten allen Absendern für ihr Verständnis und ihre Hilfsbereitschaft unseren herzlichsten Dank sagen.

Mitteilung

Vorträge und Veranstaltungen von Persönlichkeiten, welche die sog. Willenserklärung bejahen und die Beschlüsse der Generalversammlung der Allgemeinen Anthroposophischen Gesellschaft verneinen (siehe Mitteilungsblatt Nr. 16), liegen völlig außerhalb der Verantwortungen des Goetheanum und der Anthroposophischen Gesellschaft, trotz etwaiger Ankündigungen im Mitteilungsblatt oder am Anschlagebrett.

Auf der gleichen Seite wurde zum letzten Mal eine Ankündigung der Medizinischen Sektion abgedruckt:

Mitteilung der Medizinischen Sektion
am Goetheanum, Dornach

In diesem Sommer wird wie im vergangenen Jahr vom 23. bis zum 28. Juli im ›Sonnenhof‹ wieder ein Seminar über *anthroposophische Heilpädagogik* stattfinden. Im Mittelpunkt des Seminars werden Vorträge über anthroposophische Welt- und Menschenkunde und die daraus sich ergebenden Einsichten in das Wesen und die Behandlung seelenpflegebedürftiger Kinder stehen. Daran werden sich Orientierungskurse anschließen über Heileurythmie und künstlerische Therapie (Malen, Musik, Werkstattarbeit) mit praktischen Übungen.

Das Seminar will auf die grundlegenden Impulse und die Fruchtbarkeit der Anthroposophie für das Gebiet der Heilpädagogik hinweisen und zugleich einen Einblick in die Arbeit in den *Heil- und Erziehungsinstituten für seelenpflegebedürftige Kinder* geben.

Alle für heilpädagogisches Wirken interessierten Menschen sind zu diesem Seminar herzlich eingeladen.

Kursbeitrag Fr. 15,–. Auf Wunsch kann einfache Unterkunft und Verpflegung besorgt werden. Anfragen und Anmeldungen an: ›Sonnenhof‹, Heim für seelenpflegebedürftige Kinder, Arlesheim (Schweiz).

Für die medizinische Sektion:
Dr. Ita Wegman.

Im Nachrichtenblatt *vom 22. Juli 1934 (11. Jg. Nr. 29, Seite 114f.) erschienen die folgenden Veröffentlichungen:*

Abschrift

London, Den Haag, Stuttgart, Arlesheim, den 4. Juli 1934.

Herrn Albert Steffen, 1. Vorsitzender der Allgemeinen Anthroposophischen Gesellschaft, *Dornach.*

Sehr geehrter Herr Steffen!

Die Unterzeichneten teilen Ihnen hierdurch mit, daß sich nach erfolgten Aussprachen und Zusammenkünften zunächst die folgenden Gruppen als

›Vereinigte Freie Anthroposophische Gruppen‹ zusammengeschlossen haben:

Anthroposophical Society in Great Britain,
Anthroposophische Vereeniging in Nederland (vorbehaltlich der Zustimmung der Generalversammlung der Anthroposophischen Vereeniging in Nederland).

Anthroposophische Arbeitsgemeinschaften in Deutschland.

Da bereits, wie wir wissen, die Meinung verbreitet wird, es handle sich bei diesem Zusammenschluß um eine Sezessionsbewegung, erklären die Unterzeichneten, die die Verantwortung für diesen Zusammenschluß übernommen haben, daß sowohl die Gruppen, wie die Mitglieder dieses Zusammenschlusses sich als Gruppen und Mitglieder innerhalb der Anthroposophischen Gesellschaft betrachten.

Ferner teilen wir mit: Wenn wir uns in den einzelnen

Ländern in nächster Zeit veranlaßt sehen werden, neue Mitglieder aufzunehmen, so haben wir vor, auf die einzelnen Gruppen lautende Mitgliedskarten auszustellen. Wir sehen uns zu einer solchen Maßnahme solange genötigt, als die im Sinne des § 11 der Prinzipien erforderliche Gegenzeichnung unserer Aufnahmeanträge nicht erfolgt. Es handelt sich also unserem Willen nach um ein Provisorium, das uns die gegenwärtige anormale gesellschaftliche Lage aufdrängt. Eine Aufnahme neuer durch unsere Gruppen in die Gesellschaft eintretender Mitglieder durch Vertrauenspersönlichkeiten anderer Gruppen erwirken zu lassen, ist für uns unmöglich.

Für eine wirkliche, auf gegenseitiger Anerkennung beruhende Verständigung sind wir auch heute jederzeit offen.

Mit freundlichem Gruß

gezeichnet: *D. N. Dunlop, George Kaufmann,* Dr. *F. W. Zeylmans, P. J. de Haan, Jürgen von Grone,* Dr. *E. Kolisko, E. Vreede,* phil. doct.

MITTEILUNG

Wir erhielten am 7. Juli 1934 den obigen Brief. Von den vorhergehenden Maßnahmen, Versammlungen, Beschlüssen etc. wurden wir seitens der Unterzeichner dieses Briefes in keiner Weise orientiert. Die Leitung der Gesellschaft und des Goetheanum, sowie die gesamte Allgemeine Anthroposophische Gesellschaft werden also hierdurch wieder einmal vor eine vollendete Tatsache gestellt.

Zu den in obigem Brief mitgeteilten Fakten ist das Folgende festzustellen:

§ 13 der von Rudolf Steiner gegebenen Prinzipien der Allgemeinen Anthroposophischen Gesellschaft lautet:

»Jede Arbeitsgruppe bildet ihre eigenen Statuten, *nur sollen diese den Statuten der Anthroposophischen Gesellschaft nicht widersprechen.«*

Es widerspricht jedoch grundsätzlich den für die Mitgliederaufnahme von Rudolf Steiner gegebenen Prinzipien, Statuten und Richtlinien, wenn die Unterzeichner obigen Briefes sich das Recht zuschreiben, ohne Zustimmung der Goetheanum-Leitung »auf die einzelnen Gruppen lautende Mitgliedskarten auszustellen«.

Es ist selbstverständlich, daß

1. solche von diesen Persönlichkeiten unterzeichnete Mitgliedskarten für die Zugehörigkeit zur Allgemeinen Anthroposophischen Gesellschaft keinerlei Gültigkeit haben;

2. daß es mit den geistigen und sachlichen Grundlagen unserer Gesellschaft unvereinbar ist, sowohl der Allgemeinen Anthroposophischen Gesellschaft anzugehören, als auch gleichzeitig einer mit dem anthroposophischen Namen bezeichneten Gruppe, deren Mitgliederaufnahme und sonstige Maßnahmen den Prinzipien und Statuten der Allgemeinen Anthroposophischen Gesellschaft grundsätzlich widersprechen.

Es kommt also im Sinne der elementarsten Grundsätze von Wahrheit und Ordnung nur die Zugehörigkeit zur Allgemeinen Anthroposophischen Gesellschaft *oder* zu jener anderen Vereinigung in Frage.

Es ist ein innerlich unwahres Verhalten, wenn man, wie es in obigem Brief geschieht, behauptet zur Allgemeinen Anthroposophischen Gesellschaft zu gehören und an anderer Stelle desselben Briefes die Prinzipien und Statuten dieser Gesellschaft negiert. Man will also von jener Seite zwar Rechte beanspruchen, aber die damit verbundenen Voraussetzungen und Pflichten negieren. Durch ein solches Vorgehen soll nur denjenigen, welche sich an die von Rudolf Steiner gegebenen Prinzipien halten, das Odium der Ausschließung anderer Mitglieder zugeschoben werden. Gegenüber solchen Unwahrhaftigkeiten muß deshalb ausdrücklich festgestellt werden, daß *sich selbst ausschließt,* wer einer mit dem anthroposophischen Namen bezeichneten Vereinigung angehört, in welcher die von Rudolf Steiner gegebenen Prinzipien und Statuten ignoriert und mißachtet werden.

Es ist auch innerlich unwahrhaftig, wenn im Schlußsatz jenes Briefes zwar mit schönen Worten gesagt wird, daß man für eine Verständigung »jederzeit offen« sei, im gleichen Briefe aber die elementarsten Voraussetzungen hierfür bewußt mißachtet werden.

Wir verweisen auch auf die in diesem Mitteilungsblatt abgedruckten Richtlinien Rudolf Steiners vom 30. Januar 1924.

Die Goetheanum-Leitung und die Allgemeine Anthroposophische Gesellschaft werden darauf achten, daß die Konstitution der Gesellschaft auf keinen Fall durchbrochen oder in unberechtigter Weise beliebig abgeändert wird. Jedes Mitglied ist vor die freie Entscheidung gestellt. Diese freie Entscheidung kann aber nur die Konsequenz haben, entweder die Konstitution unserer Gesellschaft als Mitglied zu achten oder sich durch deren Nichtachtung selber auszuschließen.

Da unter den Namen der Unterzeichner des Briefes vom 4. Juli 1934 sich auch derjenige von Frl. Dr. Vreede befindet, muß darauf hingewiesen werden, daß Rudolf Steiner mehrfach ausdrücklich festgestellt hat, daß für die Vorstandsmitglieder das Prinzip der »Inkompatibilität zu Recht besteht und daß eine Kumulierung von Ämtern nicht stattfinden darf.« (Siehe nachstehend abgedruckte Richtlinien Rudolf Steiners.) Man kann demnach nicht Vorstandsmitglied und somit Funktionär der Allgemeinen Anthroposophischen Gesellschaft und gleichzeitig in verantwortlicher Stellung einer Gruppe oder gar jener anderen im Brief vom 4. Juli genannten und mit den Prinzipien der Allgemeinen Anthroposophischen Gesellschaft in Widerspruch stehenden Vereinigung sein. Aus dem von Rudolf Steiner festgestellten Prinzip der Inkompatibilität ergeben sich also die Konsequenzen von selbst.

Für die Allgemeine Anthroposophische Gesellschaft und das Goetheanum:

Albert Steffen, Marie Steiner, Dr. *Guenther Wachsmuth.*

Diejenigen Mitglieder, Funktionäre und Vorstände, die von dem Beschluß am 28. März 1934 betroffen waren, konnten sich von nun an nicht mehr durch das Nachrichtenblatt Was in der Anthroposophischen Gesellschaft vorgeht *an die etwa 19.000 Mitglieder dieser Gesellschaft (der sie de jure noch angehörten) wenden. Auch durften sie keinerlei Veranstaltungen im Goetheanum mehr durchführen. Anhand des Nachrichtenblattes kann man feststellen, welche Ärzte die medizinischen Tagungen am Goetheanum fortsetzten: am 15. September 1934 (11. Jg. Nr. 37, Seite 148) wurde eine medizinische Tagung angekündigt, zu der es heißt:*

Die Tagung beginnt am Samstag, den 22. September, nachmittags 4 Uhr mit einer Besprechung im Südsaal, zu der insbesondere die Vortragenden dringend eingeladen werden. Wer an der Tagung teilnehmen will, sollte sich darüber klar sein, daß die Entscheidungen der letzten Zeit für die Mitglieder einen Appell darstellen, sich zu bestreben, reinlich in allem und jedem die Anthroposophie ihren eigenen Gesetzen nach zur Geltung zu bringen: »Die Anthroposophie ist ein Erkenntnisweg, der das Geistige im Menschenwesen zum Geistigen im Weltall führen möchte.« (Rudolf Steiner: Anthroposophische Leitsätze).

Von den daraus für die medizinische Arbeit sich ergebenden Konsequenzen wird vor allem in der ersten Besprechung die Rede sein müssen.

Ebenfalls werden eventuelle Änderungen des Programms usw. festgesetzt werden. [...]

Die Teilnahme steht allen Ärzten und Medizinstudierenden, soweit sie Mitglieder der Allgemeinen Anthroposophischen Gesellschaft sind, offen. [...]

Dr. med. *F. Husemann,* Sanat. Wiesneck.

Dr. med. *H. W. Zbinden,* Zürich.

Die folgende Darstellung Hermann Poppelbaums (1891–1979) kommt hier vornehmlich aus zwei Gründen zum Abdruck: sie zeigt, in welcher Weise Ende 1934 die Angriffe gegen Vreede und Wegman für die Mitglieder der Anthroposophischen Gesellschaft formuliert wurden; und sie macht die nachfolgenden Richtigstellungen von Vreede (Dokument Nr. 4) verständlich. Poppelbaums Pamphlet wurde im Dezember 1934 verbreitet. Aus einer Anzahl von Sachfehlern in seinem Text kann man schließen, daß der Verfasser nicht sonderlich gut informiert war und seine Ausarbeitung wahrscheinlich in Eile zusammengestellt hat. So heißt es am Schluß: »Die Abstimmung über die Statutenänderung wurde dann noch [am 28. März 1934] in Gegenwart eines Notars wiederholt, wodurch diese rechtskräftig für die ganze Gesellschaft geworden ist«, was nicht der Fall war; die Solothurner Behörden hatten die Beschlüsse der Generalversammlung nicht anerkannt. – Nachdem Elisabeth Vreede die Darstellungen Poppelbaums im März 1935 widerlegt hatte und kurz danach das Buchwerk Denkschrift (Dokument Nr. 5) erschienen war, veröffentlichte Albert Steffen im Nachrichtenblatt vom 12. Mai 1935 (12. Jg. Nr. 19) den folgenden Text, der für sich selbst spricht:

BEMERKUNGEN ZU EINER IN MITGLIEDERKREISEN VERSANDTEN BROSCHÜRE VON DR. ELISABETH VREEDE

Dr. *Hermann Poppelbaum*

Frl. Dr. E. Vreede hat auf die vom Pythagoraszweig in Hamburg herausgegebene kurze Schrift »Aus der Geschichte der Anthroposophischen Gesellschaft seit 1925« [Dokument Nr. 4] durch eine Broschüre entgegnet, die unter dem Titel »Zur Geschichte der Anthroposophischen Gesellschaft seit der Weihnachtstagung 1923« erschienen und an viele Mitglieder verschickt worden ist. Ich brauche nicht auf alle Punkte dieser Erwiderung einzugehen, da inzwischen die ausführliche »Denkschrift« erschienen ist, die eine viel gründlichere Darstellung gebracht hat.

Der in Hamburg herausgekommene, von mehreren Beteiligten verfaßte kurze Leitfaden [Dokument Nr. 3] ist damit überholt. *Er mag in Einzelfällen sehr verbesserungsbedürftig sein. Aber der darin dargestellte Gesamtverlauf hat sich als unanfechtbar erwiesen.*

Frl. Dr. Vreedes Schilderungen, die aus einer großen Detailkenntnis gegeben sind, können sogar nicht umhin, die Angaben des vorläufigen Leitfadens im Großen zu bestätigen. Man lese beispielsweise die von Frl. Dr. Vreede ausführlich geschilderte Geschichte des sogenannten Weltschulvereins nach, um zu erkennen, daß diese Gründung tatsächlich, wie der Leitfaden behauptet hatte, damals »lanciert« worden ist, und zwar – und dies ist allerdings das Neue – sogar über den Kopf Fräuleins [sic!] Dr. Vreedes, die dabei war, hinweg. Es geht also aus ihrer eigenen Darstellung hervor, daß diese Gründung durchaus nicht so harmlos war, wie sie ihr damals erschien und wie sie sie heute noch hinstellt.

Frl. Dr. Vreede wirft dem Leitfaden allenthalben Ungenauigkeiten vor. Aber sie selbst geht in ihrer Schrift über allerwesentlichste Dinge einfach hinweg. Man ist daher immer wieder versucht, »warum?« an den Rand ihres Textes zu schreiben. So fragt man z. B., *warum* Herr Steffen und Frau Dr. Steiner sich »niemals haben entschließen können«, gewisse jahrelang fortgesetzte Beteuerungen zu glauben (S. 9); oder auch, *warum* Herr Steffen den ihm zugedachten Vorsitz im Weltschulverein ablehnte (S. 11); oder *warum* Frau Dr. Steiner sich im Januar 1926 geweigert hat, zu Sitzungen zu kommen (S. 13). Durch Beantwortung *dieser* Fragen käme man erst auf die wirklichen Vorgänge. Bei wem liegt also die größere Ungenauigkeit? …

Verblüffen muß allerdings zum Beispiel die Behauptung, daß »man« es für selbstverständlich gehalten habe, daß Herr Steffen Vorsitzender der Gesellschaft würde und daß sich »niemand dagegen gewandt habe bis auf den heutigen Tag« (S. 17). Hier werden doch offenkundige Tatsachen abgestritten, die nun glücklicherweise durch die Denkschrift festgehalten worden sind. Der Höhepunkt der alle bedenklichen Geschehnisse ins Harmlose auflösenden Darstellung Dr. Vreedes ist aber auf S. 19 erreicht, wo allen Ernstes gesagt wird: »Aus diesen und anderen Mißverständnissen (!) ergab sich dann die ganze Krisenzeit Januar/Februar 1926, bei der Herr Steffen, vor kaum vier Wochen einstimmig zum ersten Vorsitzenden der Allgemeinen Anthroposophischen Gesellschaft gewählt, es für nötig hielt, eine Nebengesellschaft zu gründen …« *Hier* liegen eben die eigentlichen Tatsachen verborgen! *Hier* muß eine wirklich sachliche Darstellung einsetzen. Aber bei Frl. Dr. Vreede folgt darauf der Satz: »Auf all dies kann jetzt nicht eingegangen werden.«

Es wäre sachlicher gewesen, wenn Frl. Dr. Vreede auf *diese* Punkte eingegangen wäre, auch wenn sie heikel sind, anstatt anderen Unwahrheit und sogar Geschichtsfälschung vorzuhalten, weil nicht alle äußern Einzelheiten und kalendermäßigen Angaben zutrafen.

Ich habe den vorstehenden Text, der am 12. Mai 1935 erschien, der Poppelbaumschen Broschüre vorangestellt; er zeigt, wie leichtfertig der Autor im Dezember 1934 eine Darstellung in die Welt schickt, von der er ein halbes Jahr später bekanntgibt, daß sie inzwischen überholt ist und »äußere Einzelheiten« *enthielt, die* »nicht zutrafen«. *(Hermann Poppelbaum war von 1963 bis 1966 Vorsitzender der Allgemeinen Anthroposophischen Gesellschaft.)*

E. Zeylmans

Nur für Mitglieder!
Reinertrag für das Goetheanum

HERMANN POPPELBAUM

Aus der Geschichte der Anthroposophischen Gesellschaft seit 1925 [November 1934]

Es ist der Wunsch vieler Mitglieder der Anthroposophischen Gesellschaft, einen Einblick in Vorgänge zu bekommen, die sich in den letzten Jahren, seit dem Hingang Rudolf Steiners, in unserer Gesellschaft abgespielt haben. Denn es kann nicht verborgen bleiben, daß diese Vorgänge für das Leben der gesamten anthroposophischen Bewegung von großer Bedeutung sind und auch bleiben werden, und daß kein ernst strebendes Mitglied unserer Gesellschaft auf die Dauer ohne tiefere Kenntnis dieser Vorgänge bleiben kann.

Einen vorläufigen Abschluß fand die ganze Entwicklung, die im Todesjahr Rudolf Steiners begann, in der Generalversammlung von Ostern 1934 in Dornach. Wir versuchen im folgenden zu zeigen, wie das Ergebnis dieser Generalversammlung (über die im Dornacher Nachrichtenblatt *Was in der Anthroposophischen Gesellschaft vorgeht* Nr. 16 [1934] berichtet wurde) mit Notwendigkeit aus der Folge der Ereignisse der letzten neun Jahre hervorgegangen ist. Es blieb der Anthroposophischen Gesellschaft kein anderer Weg als der, die verantwortliche Führung der Gesellschaft den drei Vorstandsmitgliedern, Herrn Albert Steffen, Frau Steiner und Herrn Dr. Guenther Wachsmuth anzuvertrauen und deren Entscheidungen als für die ganze Mitgliedschaft verbindlich zu erklären.

Verstehen kann man dies nur, wenn man die folgenden Tatsachen voll berücksichtigt.

Bei der Dornacher Weihnachtstagung 1923 hatte Dr. Rudolf Steiner einen Initiativ-Vorstand der Allgemeinen Anthroposophischen Gesellschaft vorgeschlagen, der ihm als Vorsitzenden zur Seite treten sollte: Albert Steffen (als stellvertretender Vorsitzender), Frau Marie Steiner, Frau Dr. Wegman (als Schriftführer), Dr. Guenther Wachsmuth (als Schatzmeister) und Fräulein Dr. Vreede, phil. doct. Die Gründungsversammlung nahm diesen Vorschlag an. Die ersten vier der genannten Persönlichkeiten waren von Dr. Rudolf Steiner selbst gewählt worden. Fräulein Vreede hatte er auf ausdrücklichen Wunsch Frau Dr. Wegmans hinzugenommen. Fräulein Vreede war deshalb auch bei der vorhergehenden Sitzung am 19. Dezember 1923, die zur Konstituierung des Vorstandes führte, noch gar nicht zugezogen oder genannt worden.

Diesem Gesamtvorstand waren als solchem nur fünf Vierteljahre gemeinsamen Arbeitens mit Dr. Steiner vergönnt. Am 30. März 1925 starb er, ohne einen Nachfolger zu bestimmen. Bezüglich der Gesellschaftsleitung war, da keine anderweitigen Bestimmungen vorlagen, maßgebend, daß Herr Albert Steffen als 2. Vorsitzender von Rudolf Steiner selbst zu seinem Stellvertreter ernannt worden war. Die folgende Hauptversammlung wählte Herrn Steffen zum Vorsitzenden.

Im letzten Jahre seines Lebens hatte Rudolf Steiner, wie bekannt, wöchentlich im Nachrichtenblatt einen Brief an die Mitglieder veröffentlicht, der in jene Leitsätze ausklang, die in ihrer Gesamtheit zum kostbarsten Vermächtnis an die Anthroposophische Gesellschaft geworden sind, weil in ihnen noch einmal der Inhalt der gesamten Anthroposophie in einer neuen Ausdrucksweise niedergelegt war. Einige Wochen nach Rudolf Steiners Tode erschienen plötzlich im Nachrichtenblatt, ohne daß alle Vorstandsmitglieder davon Mitteilung erhalten hätten oder damit einverstanden gewesen wären, weitere Briefe für die Mitglieder und Leitsätze, die von Frau Dr. Wegman unterzeichnet waren. Sie stellten offenbar einen Versuch dar, das Werk Rudolf Steiners auf sichtbare Weise fortzusetzen. Es zeigte sich dann auch bald, daß Frau Dr. Wegman auch in anderen Dingen den Anspruch erhob, als Rudolf Steiners *Nachfolger* zu gelten. Sie betrachtete sich als Leiterin der Hochschule und schrieb sich auch das Recht zu, selbständig die ›1. Klasse‹ abzuhalten. So fuhr sie zum Beispiel im Mai 1925 mit Fräulein Vreede nach Paris, wie es Dr. Steiner während der vergangenen Jahre zur gleichen Zeit getan hatte. Sie wollte damit, wie sie selbst sagte, eine Tradition begründen, die auf esoterischer Grundlage ruhe. Von der Absicht, solche Stunden in Paris abzuhalten, hatte sie ihren Vorstandskollegen keine Mitteilung gemacht. Auch später hat Frau Dr. Wegman mehrfach eigenmächtig über das Material der 1. Klasse verfügt, ohne den übrigen Vorstand zu orientieren.

Die stärkste Stütze fand ihr Tun bei zwei namhaften Lehrern der Stuttgarter Waldorfschule. Beide Lehrer, Dr. Stein und Dr. Kolisko, auch Frau Dr. Kolisko, besuchten Frau Dr. Steiner bald nach dem Tode Rudolf Steiners und versuchten sie zu überzeugen, daß Frau Dr. Wegman nach Dr. Steiners Willen die Leitung der Hochschule zustehe und daß niemand anderes als sie für die geistige Führung der ganzen Gesellschaft in Betracht komme. Bei dieser Gelegenheit wurde auch die angebliche bedeutsame Inkarnation Frau Dr. Wegmans im Altertum als gewichtiges Argument für ihren Führungsanspruch in die Waagschale geworfen.

In der Mitgliedschaft erhob sich bald Widerspruch dagegen, daß ein Vorstandsmitglied sich zumaß, die Stelle eines Nachfolgers Rudolf Steiners einzunehmen und sich von ihm als solcher ›eingesetzt‹ glaubte. Vielen verantwortlichen Mitgliedern muß dies um so mehr als eine Anmaßung erscheinen, als die Briefe und Leitsätze Frau Dr. Wegmans meist nur Wiedergaben (und nicht immer glücklich formuliert) aus ungedruckten Vorträgen Rudolf Steiners enthielten. An der Diskrepanz zwischen Anspruch und Leistung wurden selbst solche Mitglieder wach, die anfänglich die Initiative Frau Dr. Wegmans begrüßt hatten. Die Zahl derer, die sich ihrem Führungsanspruch widersetzten, wuchs daher ständig und ist durch die Jahre hindurch immer mehr gewachsen, nicht zuletzt dadurch, daß noch mehr negative Seiten in ihrem und ihrer Anhänger Wirken hervortraten. Heute umfaßt die Zahl dieser Ablehnenden die überwiegende Mehrzahl der Mitgliedschaft.

Frau Dr. Wegman stellte zwar angesichts der Auflehnung von seiten der Mitgliedschaft nach einiger Zeit die Sendungen ihrer Leitsätze ein. Aber eine Anzahl von Mitgliedern sammelte sich desto enger um sie, um ihre Ansprüche offen oder heimlich zu verteidigen. Besonders erwähnenswert ist, daß Herr Dr. Kolisko immer wieder behauptete, »der gesamte Vorstand« stehe »geschlossen hinter den Leitsätzen Frau Wegmans«, während ihm ausdrücklich gesagt worden war, trotz seines Drängens, daß dies nicht der Fall sei. Diese Gruppe betätigte sich sehr lebhaft werbend und ging dazu über, Frau Dr. Steiner, die Dr. Steiners engste Mitarbeiterin gewesen war, anzugreifen. Da sie sich schon sehr zeitig dem Treiben der genannten Gruppe entgegengestellt hatte, wurde behauptet, sie habe kein Verständnis für die Anforderungen der neuen Entwicklung in der Gesellschaft und setze sich deshalb den durch die Weihnachtstagung geschaffenen Notwendigkeiten entgegen. In Wirklichkeit war sie zu tief mit den Intentionen Dr. Steiners und dem Schicksal der Anthroposophischen Bewegung verbunden – hatte sie ja mit ihm zusammen 1902 die Gesellschaft gegründet –, als daß sie die Gefahren eines Abgleitens in Unklarheiten auf esoterischem Gebiete und des Emporkommens von Machtbedürfnissen in einer auf geistiger Grundlage ruhenden Gesellschaft nicht hätte klar erkennen können. Ihre Befürchtungen wurden von den Ereignissen übertroffen. Alle Untugenden älterer okkultistischer Gesellschaften entwickelten sich zusehends in den Frau Dr. Wegman ergebenen Kreisen: Esoterikspielen in engen Zirkeln, Monopolisierung und Zurückhaltung von Angaben Dr. Steiners und besonders ein zunehmend aufdringliches Sprechen über ehemalige namhafte Inkarnationen der Leiterin der Medizinischen Sektion und ihrer Anhänger. Diese gefährliche Entwicklung erfaßte leider damals einen ganzen Teil der Gesellschaft und besonders die Kreise der Jugend-Sektion. Die Anhänger Frau Dr. Wegmans scheuten sich sogar nicht, mit Ausschluß aus der Klasse und dergleichem dem zu drohen, der nicht ihre Führerrolle als Leiterin der Hochschule und als Vermittlerin der ›neuen Leitsätze‹ anerkenne.

Sehr bald nach dem Hinscheiden Dr. Steiners sah sich Frau Marie Steiner Dingen gegenüberstehend, die sie mit ihrem Gewissen und den ihr von Dr. Steiner überwiesenen Aufgaben nicht vereinigen konnte. Der Geist, der sich da breit machte, war nicht der Geist der Weihnachtstagung und nicht der Geist der Wahrheit. Sie sah als einzige Lösung in diesem Konflikt nur den Ausweg, sich aus dem Vorstand zurückzuziehen und auf ihre Arbeit für die Sektion und am literarischen Nachlaß Dr. Steiners zu beschränken. Sie bat deshalb Dr. Kolisko, ihre Stelle im Vorstand zu übernehmen, in dem Glauben, daß er sich eher würde abfinden können mit den Dingen, die ihr Gewissen abweisen mußte, aber ohne damals zu wissen, wie stark Dr. Kolisko selbst daran beteiligt war; dieses offenbarte sich erst im Laufe der späteren Ereignisse. Damals aber hätte ein solcher Schritt den bis in die Einzelheiten durchdachten Plan des ›Übervorstandes‹, der die Fassade der Weihnachtseinsetzung für seine speziellen Zwecke brauchte, über den Haufen geworfen. Und so wurde Frau Marie Steiner dringend gebeten, von diesem Schritte abzusehen. Sie tat es nur im Hinblick auf Herrn Albert Steffen: weil sie in ihm den Menschen erkannte, der die Gesellschaft retten konnte, und weil sie alles vermeiden wollte, was ihn hätte bewegen können, sich auch zurückzuziehen.

Zu den Dingen, die das Gewissen Frau Marie Steiners belasteten, gehörte der Umstand, daß das Testament Dr. Steiners als etwas betrachtet wurde, wovon die Kenntnisnahme im Vorstand nicht erwünscht war, die man immer wieder zurückwies. Sie mußte bald erkennen, daß der Grund in dem Bestreben einiger Persönlichkeiten lag, sich des Verlags und der Autorrechte an den Werken Dr. Steiners zu bemächtigen. Wobei noch die Verwechslung stattfand, daß man beides als zueinander gehörig, als dasselbe betrachtete, während in Wirklichkeit der Verlag eine Gründung von Marie Steiner war, von ihr allein finanziert und mit Hilfe von Fräulein Mücke aufgebaut und durchgetragen, auch im Falle ihres früheren Ablebens Herrn Dr. Steiner testamentarisch vermacht, nach beider Tode erst sollte er der Gesellschaft übergeben werden. Die Autorrechte dagegen waren das, was Herr Dr. Steiner für den Fall seines Ablebens, im absolutesten Umfange Frau Marie Steiner testamentarisch vermacht hatte, zu deren Wahrung er sie verpflichtet hatte. Diesen Absichten traten die Anhänger Frau Dr. Wegmans entgegen, indem sie Frau Dr. Steiner das Recht an den hinterlassenen Werken Rudolf Steiners abstritten. In einer Diskussion über diesen Rechtsstreit bei der Generalversammlung 1927 mußte Frau Dr. Steiner sich entschließen, das *Testament*

Dr. Steiners und einige Briefe bekanntzugeben, die er in den Wochen vor seinem Tode geschrieben hatte. In dem Testament hatte er Frau Dr. Steiner das Autorrecht an allen Werken, Briefen, Notizen, Entwürfen vermacht. Es war ferner darin gesagt, daß er Frau Dr. Steiner als diejenige Persönlichkeit ansah, die ihn in einem solchen Maße verstanden habe, das alles, was sie nach seinem Tode tun werde, als von ihm selbst getan angesehen werden müsse.

Auch Herrn Steffen versuchte man in ähnlicher Art auszuschalten.

Schon bald nach dem Tode Dr. Steiners hatte Dr. Kolisko und Dr. Stein Herrn Steffen vergeblich zu überreden gesucht, daß Dr. Steiner Frau Dr. Wegman zur Nachfolgerin ausersehen habe, und er dies anerkennen müsse. Die Wahl Herrn Steffens zum Vorsitzenden (Dezember 1925) wurde als eine bloße Formalität erklärt, die höchstens den Behörden gegenüber in Betracht komme, im übrigen aber ohne Bedeutung sei. Tatsächlich handelte der Kreis der Vorkämpfer Frau Dr. Wegmans durchaus dementsprechend, indem er Herrn Steffens Stellung als Vorsitzender bei jeder Gelegenheit ignorierte. Im Januar 1926 sah sich Herr Steffen endlich genötigt, dies Treiben der ganzen Mitgliedschaft an einem eklatanten Fall bekannt zu geben: ohne sein Wissen war ein ›Weltschulverein‹ gegründet worden, in dem deutsche und holländische Mitglieder aus Kreisen um Frau Dr. Wegman die Führung übernehmen sollten. Den zu der Gründung zusammentretenden Persönlichkeiten der Schulbewegung war mitgeteilt worden, der Dornacher Vorstand sei mit der Gründung einverstanden; in Wirklichkeit aber war Herrn Steffen und Frau Marie Steiner nicht die geringste Mitteilung gemacht worden.

Großangelegte öffentliche Tagungen außerhalb des Goetheanums wurden von Frau Dr. Wegman und ihren Freunden veranstaltet, so zum Beispiel die sogenannte Welt-Konferenz in London (Sommer 1928) und das der Werbung der Jugend gewidmete Kamp de Stakenberg (Holland 1929 [soll heißen: 1930. Poppelbaum arbeitete an diesem Kamp mit. Er gab einen Biologiekurs vom 5. bis 9. August. E. Zeylmans]). Die propagandistische Art, wie für diese Veranstaltungen geworben wurde, mußte die Bedenken vieler Mitglieder erregen, die darin sich mit der Anthroposophischen Bewegung, wie sie Rudolf Steiner veranlagt hatte, verbunden fühlten, um so mehr als in diesen Veranstaltungen das Streben gewisser Kreise zum Ausdruck kam, Einfluß und Ansehen der Gruppe um Frau Dr. Wegman zu erhöhen und die auswärtigen Zentren dieser Agitation (England, Holland) *gegen das Goetheanum* auszuspielen.

So vertiefte das Machtstreben einer Gruppe von Mitgliedern die Kluft immer mehr, die sich zwischen Frau Dr. Wegman, mit der sich Fräulein Vreede verbunden fühlte, und den übrigen Vorstandsmitgliedern aufgetan hatte. Diese Kluft mußte unüberbrückbar werden, wenn keine Besinnung auf die Notwendigkeiten des Werkes Rudolf Steiners bei dem abirrenden Teile der Mitgliedschaft eintrat.

Frau Dr. Wegman aber verstand es, die führende Rolle, die sie sich zumaß, äußerlich zu rechtfertigen, indem sie allerlei Institutionen und Unternehmungen gründete, durch welche der Einfluß der Klinik, die das Zentrum ihrer Tätigkeit bildete, nach allen Seiten sich ausbreiten konnte. Die zahlreichen Heil- und Erziehungsinstitute, die auswärtigen Kliniken und Niederlassungen in verschiedenen Ländern wurden zum Rückhalt eines sich immer mehr von der gesamten Bewegung isolierenden Teiles der Mitgliedschaft, der unter ihrer Führung arbeitete. Selbst rein finanzielle Unternehmungen wurden einbezogen. Eine besondere Rolle spielte dabei die Fabrik für Horn- und Klauen-Verwertung (in Einsingen bei Ulm), deren Besitzer ehedem von Rudolf Steiner gewisse Ratschläge für die Behandlung des Hornmaterials erhalten hatte. Frau Dr. Wegman tat das ihre, um wohlhabende Mitglieder zur Stützung des Unternehmens zu ermuntern, indem sie es als eine anthroposophische Sache bezeichnete und auf den angeblichen Wunsch Dr. Steiners, diese Fabrik zu stützen, hinwies. Es wurden Summen, die in die Millionen gingen, zur Stützung dieses Unternehmens, als es in Schwierigkeiten kam, verwandt – Summen, die dem Goetheanum und der gesamten Bewegung dadurch entzogen wurden; all dieses Geld, das besonders aus Holland gekommen war, ging, als die Fabrik liquidieren mußte, verloren. Und dies geschah, obwohl Dr. Steiner nach der Weihnachtstagung in unmißverständlicher Weise vor solchen wirtschaftlichen Methoden gewarnt hatte.

Inzwischen hatte sich eine namhafte Anzahl in Dornach arbeitender Wissenschafter und Künstler, die die Gefährlichkeit der wissenschaftlichen und wirtschaftlichen Unmethode durchschauten, um Herrn Steffen, Frau Dr. Steiner und Dr. Guenther Wachsmuth zusammengeschlossen, um die Reinheit der Anthroposophischen Bewegung gegen diese Abirrung zu verteidigen. Aus dieser Gruppe der ›Mitarbeiter am Goetheanum‹ waren einige verantwortungsbewußte Mitglieder schon frühzeitig den Unmethoden der medizinischen Sektion und ihrer Parteigänger entgegengetreten, obwohl damals ein größerer Teil der Mitgliedschaft die heikle Lage des Goetheanums noch nicht durchschaute. Herr Steffen hatte die Absicht, die *Tagungen am Goetheanum* so einzurichten, daß sie das Werk Rudolf Steiners in seiner unverfälschten Gestalt und mit den unumgänglichen, gewissenhaften Methoden darstellten; sie sollten den Ansprüchen moderner Wissenschaftlichkeit und künstlerischer Gediegenheit genügen und keine Konzession an Mißbräuche überlebter theosophischer und ähnlicher Bestrebungen machen. Als das Programm der Michaelstagung 1930 mit den wissenschaftlichen und künstlerischen Mitarbeitern am Goetheanum vorbereitet wurde, protestierte Fräulein Vreede bei Herrn Steffen. Sie wandte sich aber auch zugleich unmittelbar an die Generalsekretäre der Länder und ersuchte sie, bei der Entscheidung dieser Angelegenheit mitzuwirken. Zu einer Vorbesprechung der Generalsekretäre wurde, obwohl sie im Goetheanum stattfand, Herr Steffen von den Veranstaltern nicht eingeladen. Die auf diese Weise alarmierten Generalsekretäre und Vertreter größerer Gruppen kamen im November 1930 mit den fünf Vorstandsmitgliedern am Goetheanum zusammen. Es stellte sich dabei die völlige Divergenz zweier Auffassungen über die Weiterführung der Anthroposophischen Gesellschaft heraus. Der Kernpunkt der Auseinandersetzungen wurde sichtbar. Die eine Auffassung wollte die Personen, welchen Rudolf Steiner selbst bestimmte Aufgaben gestellt hatte, als »für Lebenszeit eingesetzt« und zu keiner Rechenschaftsablegung vor der Mitgliedschaft verpflichtet ansehen. Die andere Auffassung betrachtete die Betrauung mit einer Aufgabe nicht als eine Einsetzung für alle Zeit, sondern als eine übernommene Verpflichtung, das Vertrauen der Mitgliedschaft ständig aufs Neue durch Handlungen zu rechtfertigen.

In diesen gegensätzlichen Stellungen lebte der Konflikt zwischen einer modernen und älteren Auffassung von geistiger Autorität. Diese beruht nach der einen Auffassung auf einer Austattung mit Vollmachten (ähnlich wie in den Kirchen), im anderen Falle ruht sie auf der selbständigen Verantwortung gegenüber der zu vertretenden Sache und begreift die Notwendigkeit in sich, über die Gründe jeder Handlung vollständig Rechenschaft abzulegen.

Es ist dies tatsächlich der Kern der Problematik unserer Gesellschaft seit R. Steiners Tod. Herr Steffen, Frau Dr. Steiner und Herr Dr. G. Wachsmuth gehörten immer zu denjenigen, die sich nicht auf eine Einsetzung berufen, sondern durch Leistungen den Platz, an dem sie stehen, unablässig rechtfertigen wollen. Niemals konnte es sich diesen Persönlichkeiten bei der Fortführung von Rudolf Steiners Werk um eine äußerlich-historische, sondern immer nur um eine spirituelle Sukzession handeln. Nur eine solche ist im Sinne der ›Philosophie der Freiheit«.

Bei der erwähnten November-Tagung 1930 erklärte Herr Steffen, daß er nicht mehr den Vorsitz bei den Vorstandssitzungen führen könne, da Fräulein Vreede grundsätzlich seine Absichten sabotiere. Er war sogar entschlossen, den Vorsitz der Gesellschaft überhaupt niederzulegen. Um in dieser schwierigen Lage eine Entscheidung zu bringen, wurde unmittelbar nach Weihnachten 1930 eine außerordentliche Generalversammlung nach Dornach einberufen.

Auf dieser Silvesterversammlung 1930, die drei Tage dauerte, hat eine sehr große Mehrheit Herrn Steffen als Vorsitzenden ihr Vertrauen ausgesprochen. Dies geschah, nachdem er auf drei Punkte hingewiesen hatte, die für die Gesundung der Gesellschaft unumgänglich nötig seien:

die Wahrung einer korrekten anthroposophischen Methodik, die Überwindung alles Dilettantischen im Künstlerischen und die Sorge für den Bau des Goetheanums.

Die überwiegende Mehrzahl der Mitglieder erkannte, daß der Hinweis auf diese Punkte in der *damaligen Lage* höchst aktuell und notwendig war und verstand, daß dieser Appell zur Besinnung auf die PRINZIPIEN DER GESELLSCHAFT zugleich ein Appell an alle tätigen und verantwortlichen Mitglieder bedeute, mit den Unmethoden wissenschaftlicher und anderer Art endgültig zu brechen.

Frau Dr. Wegman schien ihre Opposition aufgeben zu wollen und erklärte (wie auch früher gelegentlich), Herrn Steffen als Vorsitzenden anerkennen zu wollen. Nur Fräulein Vreede beharrte bei ihrem Widerstand und wollte insbesondere nicht zugeben, daß es in der Anthroposophie nur *eine* wahre Methode gäbe; sie schien nicht zu verstehen, daß nur auf dem von Herrn Steffen vorgeschlagenen Wege die Gesellschaft gesunden konnte. Herr Steffen sah sich wiederum genötigt, gegenüber dieser erneuten Opposition seinen Vorsitz niederzulegen und machte diesen Entschluß nur rückgängig auf die inständige Bitte der Generalversammlung und unter der ausdrücklichen Bedingung, daß er nicht mehr die Vorstandsmitglieder zu einer Sitzung zusammenzurufen brauche, da solche Sitzungen durch den Widerstand von zwei Vorstandsmitgliedern ja doch immer ergebnislos verlaufen müßten. Fräulein Vreede dagegen erklärte nochmals ausdrücklich, sie werde ihren Platz im Vorstand innehalten und ihre Tätigkeit wie bisher weiterführen. – Seit dieser Zeit sind die Beschlüsse des Vorstandes, insoweit Frau Dr. Wegman und Fräulein Vreede in Betracht kommen, durch schriftliche Auseinandersetzungen zustande gekommen. Die anderen drei Vorstandsmitglieder bemühten sich, trotz der durch diese Dauer-Opposition und Sabotage entstehenden Schwierigkeiten, den geistigen und sachlichen Fortgang der Bewegung so stark als möglich aufrecht zu erhalten.

Noch ein zweites Ergebnis brachte diese außerordentlich wichtige Generalversammlung Ende 1930. Frau Dr. Wegman wurde die Frage gestellt, welche Beziehung sie zu der Einsinger Fabrik, die unter großen Verlusten zusammengebrochen war, habe; die Mitgliedschaft wünschte Aufschluß über diese als Geheimnis bewahrte Verbindung, um seitens der Gesellschaft alle etwa möglichen Mißverständnisse Außenstehender zu vermeiden, durch die das Goetheanum möglicherweise finanziell in Mitleidenschaft hätte gezogen werden können. Frau Dr. Wegman antwortete: sie stehe zu dieser Angelegenheit in keiner Beziehung, weder materiell noch geistig. Es wurde eine Prüfung dieser Sache beschlossen und ein Ausschuß eingesetzt, der der Mitgliedschaft Aufschluß geben sollte.

Ostern 1931, bei der Ordentlichen Generalversammlung, stattete dieser Ausschuß seinen Bericht ab. In diesem Bericht wurden die bereits oben wiedergegebenen Tatsachen über die Beziehungen zwischen Frau Dr. Wegmans Kreis und der Einsinger Fabrik bestätigt. Die Feststellungen dieses Ausschusses befanden sich im flagranten Widerspruch zu den Versicherungen, die Frau Dr. Wegman Silvester 1930 gegeben hatte.

Ostern 1931 kamen in Dornach auch die Schwierigkeiten der *Deutschen Landesgesellschaft* zur Sprache. Die Unzufriedenheit vieler deutscher Mitglieder und Gruppen mit den Bestrebungen, die von Arlesheim ausgingen, hatte schon zu Lebzeiten Dr. Ungers zu Auseinandersetzungen bei den deutschen Generalversammlungen geführt. Nach dem Tode Dr. Ungers wuchs die Opposition gegen den deutschen Landesvorstand immer mehr, weil dieser als unter dem Einfluß der Gegnerschaft Frau Dr. Steiners und Herrn Steffens stehend angesehen werden mußte. Im Dezember 1930 hatten sich schon einige größere deutsche Zweige von der bisherigen Leitung der Anthroposophischen Gesellschaft in Deutschland losgesagt und umittelbaren Anschluß an das Goetheanum gesucht. Im Laufe der nächsten Monate folgten immer mehr Arbeitsgruppen diesem Vorgehen, so daß eine ganze »Austrittsbewegung« entstand. Bis zur Oster-Generalversammlung 1931 in Dornach hatten bereits sechsundsiebzig deutsche Zweige die bisherige Deutsche Landesgesellschaft verlassen und sich an die Allgemeine Anthroposophische Gesellschaft angeschlossen. Das Goetheanum konnte in dieser Lage zunächst nichts weiter tun, als diesen »Strom des Wollens entgegenzunehmen« (wie sich Dr. Wachsmuth ausdrückte). Es war jedoch klar, daß die große Arbeit der Verwaltung und Beratung so vieler deutscher Gruppen und Einzelmitglieder nicht auf die Dauer von Dornach getragen werden konnte. Rudolf Steiner hatte ja auch die Landesgesellschaften unter anderem unter dem Gesichtspunkte eingerichtet, dem Goetheanum diese Arbeit abzunehmen. Man wandte sich nun an Herrn Steffen um einen Rat, wie die Verhältnisse in Deutschland wieder in Ordnung zu bringen seien. Herr Steffen gab diesen Rat bei der Generalversammlung Ostern 1931, nicht ohne vorher ausdrücklich den Vorstand der Allgemeinen Anthroposophischen Gesellschaft und die Versammlung selbst um ihre Zustimmung zu befragen. Nur unter beider Zustimmung schlug er sechs deutsche tätige Mitglieder vor, die seiner Meinung nach geeignet waren, den Neuaufbau einer einheitlichen deutschen Landesgesellschaft ins Werk zu setzen. Diese sechs Mitglieder (Initiativgruppe) nahmen den Auftrag an und begannen mit der Zusammenfassung der deutschen Gruppen und Mitglieder unter Zugrundelegung der von Herrn Steffen für die Arbeit innerhalb der ganzen Gesellschaft angegebenen Punkte: Überwindung alles Sektenhaften in der Gesellschaft durch methodische Strenge in der wissenschaftlichen Arbeit, Förderung der künstlerischen Aufführungen und die Fortführung des Goetheanum-Baues selbst. Im übrigen sollten die Gruppen, wie bisher, ganz frei ihre Arbeit gestalten.

Der überwiegende Teil der deutschen Gruppen und Einzelmitglieder erkannte an, daß mit dieser Besinnung auf die Notwendigkeiten der Gesamtbewegung auch eine gesunde Grundlage für die neue Deutsche Landesgesellschaft gegeben war und fand sich zu einer reorganisierten Deutschen Landesgesellschaft zusammen. Der frühere Landesvorstand trat Ende April 1931 zurück, löste den Restbestand der alten Landesgesellschaft auf und nötigte dadurch die Gruppen und freistehenden Mitglieder, sich zu entscheiden, ob sie sich zu der neu zu bildenden Landes-Gesellschaft rechnen wollten oder nicht. (Die Freie Anthroposophische Gesellschaft in Deutschland hatte sich schon früher aufgelöst.)

Kaum war diese ›Initiativ-Gruppe‹ ans Werk gegangen, als – schon Ende April 1931 – sich eine Anzahl deutscher Arbeitsgruppen zu einer Sondergesellschaft auf deutschem Boden zusammenschloß, wobei der Vorsitzende der Gesellschaft, Herr Steffen, ohne vorherige Benachrichtigung *vor eine vollzogene Tatsache gestellt* wurde. Diese Gruppen kümmerten sich gar nicht um die Ratschläge Herrn Steffens, durch die die fatalen Einschläge der letzten sechs Jahre überwunden werden sollten: sie handelten so, als ob seit dem Tode Rudolf Steiners die Gesellschaft ohne Störung sich fortentwickelt hätte. Viele derer, die sich in diesen Gruppen befanden und zur Gründung einer »Anthroposophischen Arbeitsgemeinschaft in Deutschland« zusammentraten, wußten wohl in der Tat nicht, was vorausgegangen war, oder meinten, es seien bloß persönliche Streitigkeiten gewesen; aber die *Führer* dieser »Arbeitsgemeinschaft« mußten es wissen, denn es waren zum Teil dieselben Mitglieder, von denen die Schwierigkeiten der letzten Jahre ausgegangen waren. Es war unverkennbar: dieser Zusammenschluß suchte – unter den Leitworten »Neutralität« und »gegenseitiges Verständnis« – die notwendige Klärung hintanzuhalten und die Untugenden, deren Beseitigung die übrige Mitgliedschaft so dringend wünschte, in Schutz zu nehmen.

Als sich diese Sondergruppe ans Goetheanum wandte, um als »Anthroposophische Arbeitsgemeinschaft in Deutschland« anerkannt zu werden, mußte der Vorsitzende der Allgemeinen Anthroposophischen Gesellschaft diese Anerkennung verweigern, denn er hätte sonst eine *zweite* deutsche Landesgesellschaft legalisiert, während er sich vorher für das Zustandekommen einer *einheitlichen* Anthroposophischen Gesellschaft in Deutschland eingesetzt und durch die Zustimmung sowohl des Dornacher Vorstandes als auch der Generalversammlung verpflichtet hatte. Er konnte unmöglich dem kaum begonnenen Lösungsversuch in den Rücken fallen. Es mußte also dabei bleiben, daß er fortan alle Mitgliedskarten mit der Bezeichnung »Anthroposophische Arbeitsgemeinschaft *in Deutschland*« zurückwies und nur solche gegenzeichnete, die von einer örtlichen Arbeitsgruppe ausgestellt waren, also zum Beispiel »Anthroposophische Arbeitsgruppe in *Stuttgart*« »Anthroposophische Arbeitsgruppe in *München*« usw. Niemals ist die Anerkennung von *Orts*gruppen verweigert worden. Aber es gab von da an für deutsche Mitglieder nur drei Arten der Zugehörigkeit: entweder Mitglied der Anthroposophischen Gesellschaft in Deutschland oder Mitglied einer vom Goetheanum anerkannten einzelnen Ortsgruppe oder (in Ausnahmefällen) Einzelmitglied in Dornach zu sein. Trotzdem wurde die vom Vorsitzenden nicht anerkannte »Arbeitsgemeinschaft in Deutschland« von den mit Frau Dr. Wegman in Verbindung stehenden Kreisen um Mr. Dunlop in England und Dr. Zeylmans in Holland einseitig unterstützt.

Die »Arbeitsgemeinschaften« stellten zweifellos den Rückhalt und Stützpunkt Frau Dr. Wegmans in einzelnen Orten Deutschlands dar. Sie setzten sich, bewußt oder ohne Wissen, über die Tatsache hinweg, daß die Gesellschaft auf dem besten Wege gewesen war, eine Sekte zu werden und daß es galt, diesen Krankheitseinschlag zu überwinden. Man kann nicht, wo es sich um die Wahrung der Substanz der Anthroposophie handelt, die Verfehlungen einzelner Persönlichkeiten mit angeblicher christlicher Liebe zudecken. Wenn solche Persönlichkeiten in den Auseinandersetzungen hart angegriffen wurden, so mußte man auf die sachliche Notwendigkeit blicken, die unerbittlich gewesen war. (Auch Rudolf Steiner hatte, als 1913 die Anthroposophische Gesellschaft gegründet wurde, mit sentimentalen und unaufrichtigen ›Friedensstiftern‹ zu kämpfen.)

Drei Jahre hindurch, bis Ostern 1934, hat sich in Deutschland immer deutlicher die Sonderung vollzogen: die weitaus überwiegende Mehrzahl der Gruppen arbeitet mit der Anthroposophischen Gesellschaft in Deutschland zusammen, die die Verbindung mit dem Goetheanum ständig als Hauptaufgabe ansieht; der aus einigen hundert Mitgliedern bestehende Rest hat sich in den sogenannten Arbeitsgemeinschaften zusammengefunden, die die Geschehnisse der letzten Jahre ignorieren und aus deren Mitte ein stillschweigender oder lauter Widerstand gegen die Absichten der Goetheanumleitung kommt. Ähnlich ist das Verhältnis in einzelnen außerdeutschen Ländern und also auch in der Allgemeinen Anthroposophischen Gesellschaft.

Trotz dieses Widerstandes aus den Kreisen um Frau Dr. Wegman und trotz der ständigen Proteste Fräulein Vreedes hat sich die *Arbeit am Goetheanum* aufs Schönste entwickelt. Die Tagungen und die künstlerischen Darbietungen sind sehr gut besucht; die Aufführungen finden in der Öffentlichkeit wachsende Aufmerksamkeit und werden immer mehr als Ereignisse im gesamten Kulturleben der Welt gewertet.

Fräulein Vreede, die sich auf die Seite Frau Dr. Wegmans gestellt hat, versuchte mehrfach, das einheitliche und schöne Bild der Tagungen am Goetheanum durch Aufstellen von Sonderprogrammen zu stören, die neben den Hauptveranstaltungen herlaufen und in denen angeblich »abgelehnte« Redner zu Worte kommen sollen. So organisierte sie zu Weihnachten 1933 eine Vortragsreihe (über Mysterien), die in einem Nebensaal stattfinden und Ausdruck ihres Protestes gegen die Leitung des Goetheanums sein sollten. (Diese Vorträge waren allerdings nur von einigen vierzig Hörern besucht, während die gleichzeitige Tagung im Großen Saal des Goetheanums weit über tausend Besucher hatte.) Fräulein Vreede hatte dem Vorsitzenden das Stattfinden dieser Vorträge als vollendete Tatsache mitgeteilt und um Abdruck des Programms im Nachrichtenblatt ersucht (siehe *Was in der Anthroposophischen Gesellschaft vorgeht* 1933 Nr. 48).

Die *Ordentliche Generalversammlung Ostern 1934* mußte an diesen Konfliktzustand anknüpfen, weil sich in ihm die Gesamtsituation getreulich spiegelte. Im Grunde stand die Frage zur Entscheidung: ist der Vorsitzende ein wirklicher Vorsitzender oder nicht? Wenn er Vorsitzender war, so mußte er auch die Befugnisse eines solchen haben. Und als Vorsitzender mußte sich Herr Steffen betrachten, nicht etwa nur durch eine Bezeichnung von seiten Dr. Steiners, sondern nach dem Willen der überwältigenden Mehrzahl der Mitglieder. Herr Steffen hatte sein Amt zur Verfügung gestellt; die Generalversammlung mußte ihm, wenn sie ihn als Vorsitzenden wünschte, auch mit der Möglichkeit ausstatten, es tatsächlich auszuüben. Die Fragen liefen praktisch auf zwei Punkte hinaus: die der Unterzeichnung der Mitgliedskarten und die der verantwortlichen Unterschrift im Namen des Goetheanums. Die ›Mitarbeiter am Goetheanum‹ brachten daher einen Antrag ein, durch den den handelsgerichtlich eingetragenen Statuten die entsprechenden Formulierungen eingefügt werden sollten.

Gegenüber der Opposition der Gegner der Goetheanumleitung wiesen die Vertreter dieses Antrages nach, daß ihr Antrag nicht gegen die Prinzipien der Gesellschaft, sondern im Gegenteil in deren Sinn war. Schon in den von Dr. Steiner gegebenen Erläuterungen zu den Prinzipien (Nachrichten, 1. Jahrgang Nr. 2) ist ausdrücklich gesagt, daß die Aufnahme von Mitgliedern durch den *Vorstand* am Goetheanum erfolgt und zwar durch Unterzeichnung der Mitgliedskarte durch den Leiter der Gesellschaft. Die Generalversammlung beschloß daher (mit wenigen Gegenstimmen) dem § 6 der handelsgerichtlich eingetragenen Statuten folgenden Wortlaut zu geben:

§6. Die Mitgliedschaft wird erworben, gestützt auf eine schriftliche Anmeldung, durch die Aufnahme seitens des Vorstandes durch Unterzeichnung der Mitgliedskarte durch den Vorsitzenden.

Was die Berechtigung betrifft, im Namen der Allgemeinen Anthroposophischen Gesellschaft verantwortlich zu zeichnen, so war sie ursprünglich dem Vorsitzenden, dem Schriftführer und dem Schatzmeister eingeräumt. Künftig werden, laut Beschluß derselben Generalversammlung, diese Vollmachten wie folgt begrenzt sein:

§13. Der Vorstand vertritt den Verein nach außen. Die rechtsverbindliche Unterschrift namens des Vereins führen: der Vorsitzende allein, der Schriftführer und der Sekretär-Schatzmeister je kollektiv mit dem Vorsitzenden. Der Vorsitzende kann Vorstandsmitgliedern generell oder für bestimmte Arbeitsgebiete Handlungsvollmacht erteilen.

Während, wie oben gesagt, die Mehrzahl der versammelten Mitglieder ihr Vertrauen zu Herrn Steffen, Frau Dr. Steiner und Dr. Wachsmuth durch einmütige Zustimmung zu diesen Statutenänderungen (durch die die Statuten den ›Prinzipien‹ angepaßt werden) kundgab, setzte sich die mit den Arbeitsgemeinschaften und der Arlesheimer Klinik etc. verbundene Minderheit dem entgegen. Dr. Kolisko verlas eine ausführliche ›Willenserklärung‹ und begründete sie, mit Unterstützung der Mitunterzeichner Dr. Zeylmans (Holland) und Mr. Kaufmann (England). Diese Willenserklärung wurde, wie der schon erwähnte Bericht im Nachrichtenblatt Jahrgang 1934 Nr. 16 zeigt, zum Gegenstand lebhafter Auseinandersetzungen, die auch auf das grundsätzliche Gebiet anthroposophischer Methodik übergriffen. Allen Bemühungen, die Einheitlichkeit anthroposophischer Methodik zu zeigen, blieben die Vertreter der ›Willenserklärung‹ unzugänglich. Sie wollten die Möglichkeit verschiedener »gleichberechtigter« Auffassungen der Anthroposophie behaupten, zu denen man je nach der schicksalsmäßigen Seelenhaltung sich hingezogen fühle. Charakteristisch für das Ausweichen vor den notwendigen Entscheidungen waren die Worte Mr. Kaufmanns: Ich möchte schon lieber eine unvollkommen vertretene Anthroposophie und eine mangelhafte Methodik, wenn die Gesinnung eine moderne und anthroposophische ist…

Frau Dr. Wegman, die krankheitshalber abwesend war, hatte durch einen ausfälligen Brief (siehe Nachrichtenblatt Nr. 16, Seite 68 Beilage 3) den Vorsitzenden im voraus schon der parteiischen Versammlungsleitung beschuldigt; in diesem Brief bekannte sie sich zur ›Willenserklärung‹. Auch Fräulein Vreede stellte sich durchaus hinter diese Formulierungen, ja schien bei ihrer Abfassung wahrscheinlich mitgewirkt zu haben. Bei der Verteidigung des Inhalts der Willenserklärung wurden mehrfach ganz unberechtigte Angriffe auf die Absichten des Vorsitzenden erhoben, dem man Einseitigkeit und sogar das Streben nach Diktatur vorzuwerfen wagte. Eine besonders heftige Anschuldigung führte die Katastrophe und zugleich die Lösung, ohne es zu wollen, herbei: Herr Kaufmann warf Herrn Steffen vor, daß er sich (als Vorsitzender) für nicht verantwortlich für die Arbeit der Sektionen erklärt habe; dadurch, behauptete er, sei die medizinische Sektion und Frau Dr. Wegman selbst »einer solchen Behandlung preisgegeben« worden. Da bei dieser Anklage (wie früher schon) die Hauptsache verschwiegen war, nämlich, *wodurch* Herr Steffen genötigt worden war, die Verantwortung für die Tätigkeit gewisser Vorstandsmitglieder abzulehnen, sah sich der Vorsitzende gezwungen, sein Amt niederzulegen. Er übergab den Vorsitz Frau Dr. Steiner und verließ den Saal. Auch Frau Dr. Steiner verließ die Versammlung, indem sie erklärte, sie werde nur im Vorstand bleiben, wenn Herr Steffen den Vorsitz behalte.

Die Generalversammlung beschloß hierauf mit großer Mehrheit, den nutzlosen Auseinandersetzungen ein Ende zu machen und *Herrn Steffen, Frau Dr. Steiner und Herrn Dr. Wachsmuth zu bitten, die Leitung der Gesellschaft zu übernehmen.* Dr. Wachsmuth versprach, diese Bitte weiterzugeben.

Nach Wiederaufnahme der Verhandlungen am Abend des zweiten Tages verlas Herr Steffen eine Erklärung, in der der Generalversammlung die entscheidende Frage vorgelegt wurde: »Ist die Anthroposophische Gesellschaft gewillt, im Sinne der Weihnachtstagung diese drei Persönlichkeiten die Arbeit weiterführen zu lassen und Entscheidungen, welche sie treffen, als für die Gesellschaft bindend zu betrachten?«

Diese Frage wurde in einer Abstimmung beantwortet und zwar stimmten

776 Anwesende mit Ja, 94 mit Nein, 23 übten Stimmenthaltung.

Eine weitere Diskussion lehnte die Versammlung ab. Dr. Kolisko verlas noch eine Erklärung der Minderheit, in der diese den Anspruch erhob, weiter am Goetheanum vertreten zu sein. Die Abstimmung über die Statutenänderung wurde dann noch in Gegenwart eines Notars wiederholt, wodurch diese rechtskräftig für die ganze Gesellschaft geworden ist.

Mit diesen Beschlüssen am 28. März 1934 sind die Auseinandersetzungen über die Leitung der Allgemeinen Anthroposophischen Gesellschaft zum Abschluß gekommen. Der dadurch geschaffene Zustand ist dadurch bezeichnet, daß die verantwortliche Leitung in die Hände der drei genannten Persönlichkeiten gelegt ist.

Die Mitgliedschaft der Anthroposophischen Gesellschaft darf mit Vertrauen auf diese Leitung blicken, denn sie hat gezeigt, daß sie die Anthroposophische Bewegung zu führen und gegen gefährdende Einflüsse und Abirrungen zu schützen weiß. So wird sie Rudolf Steiners Werk auch künftig durch alle auftauchenden Klippen hindurchführen können. Der größte Teil der Landesgesellschaften und Gruppen hat in den Wochen nach Ostern zu der Neuregelung der Führung seine freudige Zustimmung erklärt. (Siehe Nachrichtenblatt 1934 Nr. 16 und folgende Nummern.)

Geistige Kämpfe werden einer auf geistigen Grundlagen ruhenden (esoterischen) Gesellschaft wie der Anthroposophischen nie erspart bleiben, – auch künftig nicht. Sie braucht aber gerade dazu eine Leitung, die das Recht hat, wenn ein Abweichen vom Wege droht, Einhalt zu tun. Es ist, damit sie ihr Amt erfüllen kann, unbedingt nötig, daß die Mitglieder immer mehr die Notwendigkeit solchen Ringens begreifen und aus den Auseinandersetzungen aufnehmen, was sie an *Erkenntniswert* in sich bergen. Die Beschäftigung mit dem Wesen und der Geschichte unserer Gesellschaft ist auch ein *Kapitel der Anthroposophie.* Durch die bitteren Erfahrungen dieser letzten zwei Jahre leuchtet die Tatsache, daß die Anthroposophische Gesellschaft ein Gefäß für die anthroposophische Bewegung zu werden strebt und auch imstande ist, wenn sie ihrer selbst bewußt bleibt, es immer mehr zu werden.

Hamburg und Dornach,
November 1934.

ANTHROPOSOPHISCHE
GESELLSCHAFT
PYTHAGORAS – ZWEIG
HAMBURG 13

DOKUMENT NR. 4

ELISABETH VREEDE
Zur Geschichte der Anthroposophischen Gesellschaft seit der Weihnachtstagung 1923
[Entgegnung auf Poppelbaums Veröffentlichung vom November 1934]

Als Elisabeth Vreede die nachfolgende Entgegnung auf Hermann Poppelbaums Darstellung verfaßte, war ihr nicht bekannt, daß inzwischen das Buchwerk Denkschrift *(Dokument Nr. 5) in Dornach zusammengestellt wurde, das wenige Tage nach ihrer Broschüre erschien. Man kann verstehen, aber doch lebhaft bedauern, daß sie Poppelbaums Anregung,* »eine wirklich sachliche Darstellung« *aller Geschehnisse –* »auch wenn sie heikel sind« *– zu verfassen, nicht gefolgt ist; dieser Aufgabe sind dann Zeylmans (1935), Polzer (1943), Schmiedel (1943 und 1957) und Lilly Kolisko (1961), so gut sie konnten, nachgekommen. Wenn einmal das Vorstandsarchiv der Allgemeinen Anthroposophischen Gesellschaft geöffnet sein wird, mag die Geschichtsfälschung des Jahres 1935 besser erkennbar sein.*
Seitenverweise in den Dokumenten 4, 5, 9 und 11 geben zunächst immer die Fundstelle in der Originalpublikation an, sodann folgt in eckigen Klammern die entsprechende Seitenzahl in dieser Dokumentation. E. Zeylmans

Nur für Mitglieder.

Zur Geschichte der Anthroposophischen Gesellschaft seit der Weihnachtstagung 1923.

Vor einiger Zeit ist eine Darstellung erschienen, die sich nennt: »Aus der Geschichte der Anthroposophischen Gesellschaft seit 1925«, gezeichnet: Hamburg und Dornach, Nov. 1934, Anthroposophische Gesellschaft Pythagoras-Zweig, Hamburg 13. In einer Ankündigung, datiert Karlsruhe und Hamburg 9. Dezember 1934, wird von dieser Darstellung gesagt, sie sei »unter Mitwirkung der zuständigen und beteiligten Persönlichkeiten von Dr. Poppelbaum gegeben worden«. Und ferner: »Die Veröffentlichung geschieht mit Einverständnis des Dornacher Vorstandes.« Es wird für diejenigen, die das Schriftstück gelesen haben, wohl überflüssig sein zu sagen, daß die Verfasserin der hier beginnenden Schrift *in keiner Weise* an der Veröffentlichung jener Darstellung beteiligt war und von ihrem Dasein nur auf Umwegen erfahren hat, da man es auch nicht für nötig gehalten hat, nach dem Erscheinen sie mit deren Dasein bekannt zu machen.

Was in dieser Schrift, zunächst ohne Belege, nur als Behauptungen vorgebracht wird, das ist im Grunde dasselbe, was seit Jahren gegen Frau Dr. Wegman und mich oder andere Freunde vorgebracht wird, was zu verschiedenen Gelegenheiten von diesen widersprochen worden ist, was aber immer weiter so behandelt wird, als sei alles so Gesagte bloß in die Luft hinein gesprochen. Manches auch ist von mir oder den anderen Freunden in den Versammlungen, wo die Anschuldigungen gegen uns vorgebracht wurden, nur deshalb nicht als Entgegnung gesagt worden, weil wir eben durch Dr. Steiner die Meinung bekommen und sie auch öfter ausgesprochen haben, daß solche Dinge nicht in solche Versammlungen hineingehören, daß insbesondere dasjenige, was Mitglieder eines Vorstandes oder Funktionäre der Gesellschaft überhaupt betrifft, *in anderer Weise als durch öffentliche Anschuldigungen* zu behandeln ist. Wer Dr. Steiners Verhalten in diesen Sachen gekannt hat, der *muß* die Art ablehnen, die seit langem praktiziert wird, und für die jetzt die »Geschichte« des Dr. Poppelbaum (der vor etwa vier Jahren noch so ganz anders über diese Dinge dachte) eine traurige Etappe bildet.

Alle solche Rücksichten müssen aber zurücktreten vor der Tatsache, daß jetzt diese Schrift von Dr. Poppelbaum mit Verleumdungen unter anderem auch meiner Person erschienen ist, so daß die Mitglieder ein Recht darauf haben zu wissen, was eigentlich vorgegangen ist. Es gibt nur die eine Schwierigkeit: der Umfang des zu sagen Notwendigen ist ein so großer, daß eine kurze Schrift, wie diese erste Erwiderung notgedrungen sein muß, davon nur einen verschwindend kleinen Teil bringen kann. Es soll aber dasjenige, was zu sagen ist, möglichst so gebracht werden, daß es für den Leser *durchschaubar* ist. Das kann von der Schrift des Dr. Poppelbaum gewiß nicht gesagt werden.

Für die hier folgende Darstellung ist die Verfasserin selbstverständlich allein verantwortlich.

Die Schrift fängt sogleich auf der ersten Seite mit der Behauptung an, ich sei nur dadurch in den Vorstand der Allgemeinen Anthroposophischen Gesellschaft gekommen, daß Frau Dr. Wegman Herrn Dr. Steiner darum gebeten habe. Diese Behauptung ist *absolut unrichtig* und noch dazu nicht geeignet, das Ansehen Dr. Steiners zu erhöhen, der die Bildung dieses Vorstandes als eine so außerordentlich wichtige, ja esoterische Sache bezeichnet hat. Man braucht nur die Worte wieder zu lesen, mit denen Dr. Steiner in den Tagen vor und auf der Weihnachtstagung den Vorstand der zu bildenden Allgemeinen Anthroposophischen Gesellschaft den Mitgliedern vorgeschlagen hat, um das Leichtfertige der Behauptung einzusehen. Ich lasse einige dieser Worte folgen:

Am 22. Dezember 1923:

»Und wirklich, meine lieben Freunde, ich habe mich mit der Frage, wie nun die Gesellschaft zu gestalten ist, in der letzten Zeit viel, viel beschäftigt. Ich habe ja auch manche Begründungen von Ländergesellschaften mitgemacht, mancherlei erfahren, was jetzt unter den Mitgliedern lebt usw., und ich habe mich recht gründlich beschäftigt mit dem, was unmittelbar in der letzten Zeit notwendig ist... Wie gesagt, ich habe mich viel mit der Frage, wie nun die Gesellschaft zu konstituieren ist, beschäftigt, und Sie dürfen mir glauben, gründlich. Und nach dieser gründlichen Beschäftigung kann ich keinen anderen Vorschlag machen, meine lieben Freunde, als den, daß Sie zum Vorsitzenden der Anthroposophischen Gesellschaft und zwar zum ganz offiziellen Vorsitzenden, mich selber wählen. Ich muß also aus den Erlebnissen der letzten Jahre einfach die Konsequenz ziehen, daß ich eigentlich nur mitarbeiten kann, wenn ich selber zum wirklichen Vorsitzenden gewählt werde... Selbstverständlich ist ja dann notwendig, daß, da ich die Arbeit selber in die Hand nehmen werde, dann mir zur Seite stehen werden diejenigen Menschen, die nun schon durch die Bedingungen in der Arbeit, die sich vorbereitet hat, die nächsten sind, die hier mit mir im Zentrum arbeiten können. Also, wenn ich gewählt werde zum Vorsitzenden, sonst würde ich ja garnicht mitmachen, so werde ich meinerseits vorschlagen zum zweiten Vorsitzenden, als Vorsitzenden-Stellvertreter Herrn Steffen...« (Usw. – Es werden vorgeschlagen: Frau Dr. Steiner, Frau Dr. Wegman, Frl. Dr. Vreede, Dr. Wachsmuth).

Am 23. Dezember 1923:

»Ich habe noch zu erwähnen, daß ich ja in der letzten Zeit recht gründlich wirklich überlegt habe, wie nun eigentlich die Anthroposophische Gesellschaft, wenn sie ihre Aufgabe erreichen soll, in der nächsten Zukunft gestaltet werden muß.« (Es folgt wiederum die Erwähnung der vorgeschlagenen Vorstandsmitglieder. Dann anschließend): »Es ist schon so, daß gegenwärtig die Dinge sehr, sehr ernst, bitter ernst genommen werden müssen. Sonst müßte eigentlich dennoch dasjenige eintreten, wovon ich ja oftmals gesprochen habe, daß ich mich von der Anthroposophischen Gesellschaft zurückziehen müßte.«

Am 24. Dezember:

»Nun müssen die Vorstandsmitglieder selbstverständlich solche sein, welche ihr Leben in restloser Weise der anthroposophischen Sache gewidmet haben, äußerlich und innerlich. Und aus langen Überlegungen der letzten Wochen erlaube ich mir, Ihnen als den Vorstand die folgenden Persönlichkeiten vorzuschlagen:...« (Siehe Nachrichtenblatt 1926, Nr. 43.)

Gegenüber dem ungeheuren Ernst, der aus diesen Worten spricht, muß die Behauptung Dr. Poppelbaums, die er übrigens weder von Frau Dr. Wegman noch von mir hat, als eine *Trivialisierung* von Dr. Steiners Absichten erscheinen.

Es ist eine objektive Unwahrheit, daß Frau Dr. Wegman Dr. Steiner gebeten haben soll, mich in den Vorstand hinein zu nehmen. Ich möchte sagen: das ist Frau Dr. Wegman gar nicht in den Sinn gekommen. Man wird keinen einzigen Beweis für diese Behauptung beibringen können. Die Tatsache, daß ich bei der Vorbesprechung über den Vorstand am 19. Dezember nicht zugegen war, ist eben *kein* Beweis und hängt – nach meiner Überzeugung – mit ganz anderem zusammen. Dr. Steiner hatte mir übrigens schon am 10. *Dezember* in einem Gespräch, das ich mit ihm zu führen hatte, eine Bemerkung gemacht, in der im Grunde enthalten war, daß er erwäge, mich in den Vorstand zu nehmen.

Wahr ist leider vielmehr, daß in diesem Vorstand von dem ersten Augenblick an Gegensätze bestanden, die dann zu der unheilvollen Entwicklung führten, die die Dinge eben genommen haben. Durch diese, später immer mehr hervortretenden Gegensätze war die kurze Zeit von Dr. Steiners Wirken im Vorstand, trotz der herrlichen Vorträge usw., im Grunde eine schmerzliche und traurige. Und als er von uns ging, hätte nur ein Besinnen auf die Notwendigkeit, trotz aller Gegensätze an dem von ihm ernannten und im tiefsten Sinne ernst genommenen und von den Mitgliedern akzeptierten Vorstand festzuhalten, die Gesellschaft weiterführen können. Es brach aber der Streit über die Fortführung der Gesellschaft sogleich im ersten Augenblick aus, – an demselben Tage noch, da wir unseres Lehrers sterbliche Reste dem Feuerelement übergeben hatten [3. April 1925]. Es standen sich im Grunde die Auffassungen gegenüber, die sich Frau Dr. Steiner auf der einen Seite, die übrigen Vorstandsmitglieder auf der anderen Seite (vielleicht mit Ausnahme von Herrn Steffen) über die Gesellschaftsführung gebildet hatten. Die letztere Ansicht kam zum Ausdruck in dem Aufsatz von Frau Dr. Wegman: »In Erinnerung an die Weihnachtstagung« (siehe Nachrichtenblatt 26. April 1925), den ich hier als einen Beleg für diese Ansicht anführen möchte, dessen Erscheinen in *dem* Augenblick ich damals allerdings für ungünstig halten mußte. Frau Dr. Wegman schreibt da:

»Uns, die er als Vorstand gewählt hatte, war es klar, daß wir unseren durch ihn bestimmten Posten nicht verlassen durften; uns war es klar, daß es heilige Pflicht ist, wollen wir ernst nehmen dasjenige, was der Meister aus der geistigen Welt uns übermittelt hatte, um ihn gruppiert zu bleiben, damit er, obgleich nicht mehr physisch unter uns, doch unter uns und in uns wirken kann. Diese Stimmung waltete in uns. Und so betrachten wir Rudolf Steiner noch als ersten Vorsitzenden inmitten unseres Vorstandes und alle Vorstandsmitglieder in den Funktionen, in welche Rudolf Steiner sie eingesetzt hat.«

Eine andere Auffassung vertrat Frau Dr. Steiner. Und so hatte sie, sogleich nach dem ausgebrochenen Streit, von sich aus beschlossen, den Vorstand umzugestalten. Dr. Poppelbaum schildert dies mit den Worten (Seite 3 [233]): »Sehr bald nach dem Hinscheiden Dr. Steiners sah sich Frau Marie Steiner Dingen gegenüber stehend, die sie mit ihrem Gewissen und den ihr von Dr. Steiner überwiesenen Aufgaben nicht vereinigen konnte. Der Geist, der sich da breit machte, war nicht der Geist der Weihnachtstagung und nicht der Geist der Wahrheit. Sie sah als einzige Lösung in diesem Konflikt nur den Ausweg, sich aus dem Vorstand zurückzuziehen und auf ihre Arbeit für die Sektion und am literarischen Nachlaß Dr. Steiners zu beschränken. Sie bat deshalb Dr. Kolisko ihre Stelle im Vorstand zu übernehmen, in dem Glauben, daß er sich eher würde abfinden können mit den Dingen, die ihr Gewissen abweisen mußte, aber ohne damals zu wissen, wie stark Dr. Kolisko selbst daran beteiligt war; dieses offenbarte sich erst im Laufe der späteren Ereignisse.«

Hier muß gesagt werden, daß diese Tat Frau Dr. Steiners schon am *4. April* war, *einen Tag* nach der Bestattung Rudolf Steiners. Wir sollten an diesem Tage im Atelier Dr. Steiners zu einer Sitzung zusammen kommen, da der vorige Tag nur in einer Wirrnis geendet war. In diese Sitzung brachte Herr Steffen ein Schreiben von Frau Dr. Steiner, das er den drei anderen Vorstandsmitgliedern vorlesen sollte, in welchem Frau Dr. Steiner von ihrer Absicht sprach, aus dem Vorstand auszutreten und Dr. Kolisko und Fräulein Dr. Röschl an ihre Stelle hinein zu bitten. Wir erklärten uns alle *einstimmig* dagegen, daß Frau Dr. Steiner den Vorstand verlassen und dieser umgebildet werden sollte und baten Herrn Steffen, das mitzuteilen. Die beiden in den Vorstand eingeladenen Persönlichkeiten haben dann *von sich aus,* aus richtiger Einsicht in den esoterischen Charakter des Vorstandes, sogleich in den nächsten Tagen Frau Dr. Steiners Aufforderung *abgelehnt.* In der »Geschichte« – wie wir das Schriftstück Dr. Poppelbaums gleichsam unter Protest weiter nennen werden – heißt es über diese Begebenheit: »Damals aber hätte ein solcher Schritt {die Aufforderung, in den Vorstand einzutreten}, den bis in die Einzelheiten durchdachten Plan des »Übervorstandes«, der die Fassade der Weihnachtstagung für seine speziellen Zwecke brauchte, über den Haufen geworfen. Und so wurde Frau Marie Steiner dringend gebeten, von diesem Schritte abzusehen. Sie tat es nur im Hinblick auf Herrn Steffen«... etc.

Abgesehen von der Behauptung des »Übervorstandes«, auf die ich sogleich zurückkomme, muß hier festgestellt werden, daß durch diese Darstellung – soweit man überhaupt einen logischen Zusammenhang in den Sätzen entdecken kann – die *Tatsache zugedeckt* wird, daß es *alle Vorstandsmitglieder selber* waren, die Frau Dr. Steiner gebeten haben, den Vorstand nicht über den Haufen zu werfen, und daß andererseits die betreffenden Persönlichkeiten *aus freiem Entschluß* auf den Eintritt in den Vorstand *verzichtet* haben. Dr. Poppelbaum bringt überhaupt eine *falsche Zeitperspektive* in die Darstellung hinein. Frau Dr. Steiner stand zu jener Zeit und auch noch einige Wochen darüber hinaus zu Dr. Kolisko und auch zu Dr. Stein in einem ausgesprochenen Vertrauensverhältnis. Die Gegensätze nach *der* Richtung (»Anhänger Frau Dr. Wegmans« etc.), von denen in der Geschichte an dieser Stelle so unklar gesprochen wird, waren damals noch gar nicht vorhanden; sonst hätte auch Frau Dr. Steiner nicht *so* an Dr. Kolisko schreiben können, wie sie es eben getan hat. Und vor allen Dingen dürfte man nicht behaupten, daß dieser Schritt Frau Dr. Steiners den »bis in die Einzelheiten durchdachten Plan des Übervorstandes über den Haufen geworfen« hätte. Hätte ein solcher Plan wirklich schon beim Tode Rudolf Steiners bestanden, dann müßte er auf eine *Verschwörung* noch bei Lebzeiten Dr. Steiners zurückgehen. Ich glaube nicht, daß man das behaupten will, aber die heillos verworrene Darstellung dieser ersten Wochen nach seinem Hingang müßte zu einer solchen Schlußfolgerung führen, sobald man die Zeitangaben zurechtrückt. So wird auch der Begriff »Übervorstand« in diese erste Zeit nach dem Tode Dr. Steiners hineinprojiziert; dieses Wort – im Grunde *Schlagwort* – ist erst viel später auf ganz andere Verhältnisse – nach meiner Überzeugung ebenfalls zu Unrecht – angewendet worden. Es muß aufs strengste *abgewiesen* werden, wenn von einem »bis in die Einzelheiten durchdachten Plan« zu diesem »Übervorstand« gesprochen wird. Es wird überhaupt *nichts* angeführt, woraus die Realität dieses Planes irgendwie bemerklich geworden wäre. Und durch die Hinzufügung: »des Übervorstandes, der die Fassade der Weihnachtstagung für seine speziellen Zwecke brauchte« geht die Anklage ins Schändliche über. Es ist etwas Fürchterliches für denjenigen, der die tiefe Bedeutung der Weihnachtstagung auch nur einigermaßen erfaßt hat, sie mit dem Begriff »Fassade« in Verbindung gebracht zu sehen. Und wenn der Verfasser der »Geschichte« glaubt, dies jedenfalls für das Jahr 1925 tun zu dürfen, so weist er eben auf diejenigen hin, die diese Weihnachtseinsetzung schon vorher nicht ernst nehmen wollten. – Heute allerdings könnte man von einem »Übervorstand« sprechen, wenn man das Wort überhaupt gebrauchen will, denn zweifellos gibt es in Dornach seit langer Zeit schon einen Übervorstand, der sich als solcher bemerklich macht, und nicht bloß in »ausgedachten Plänen« besteht. *Dieser* »Übervorstand« wird aber als das einzig Wahre den Mitgliedern empfohlen und anzuerkennen verlangt.

Die damalige Lage (April, Mai 1925) war vielmehr so, daß Frau Dr. Wegman durchaus die fortwährend Angegriffene war, obwohl es in der »Geschichte« umgekehrt dargestellt wird. Man hat dann später all dasjenige, was an Frau Dr. Wegman nicht gefiel, so ausgelegt, als seien ihre Taten aus besonderer Bosheit geschehen. So wird es zu einem Vorwurf gemacht, daß die Leitsätze von Frau Dr. Wegman einen Versuch darstellten, »das Werk Rudolf Steiners auf sichtbare Weise fortzusetzen« (Seite 2 [232]). Hier muß man fragen, ob das nicht gerade dasjenige ist, wonach alle Vorstands- und andere »tätig sein wollenden« Mitglieder trachten müssen? Und weiter wird von den Leitsätzen gesagt: Es seien nicht alle Vorstandsmitglieder damit einverstanden gewesen. Man kann nur antworten: sie *waren* eben unter sich nicht einig; es wird nur jetzt – und wurde von Anfang an – dies so ausgelegt, als ob die eine Seite unter allen Umständen im Unrecht sei und jede von ihr kommende Initiative – ob Schriftstück, Reise oder sonstige Veranstaltung – eo ipso abzulehnen wäre. Man lese einmal die »Geschichte« unter diesem Gesichtswinkel!

Und wenn es auf Seite 5 [234] weiter heißt: »Die zahlreichen Heil- und Erziehungsinstitute, die auswärtigen Kliniken und Niederlassungen in verschiedenen Ländern wurden zum Rückhalt eines sich immer mehr von der gesamten Bewegung isolierenden Teiles der Mitgliedschaft«, so muß wiederum festgestellt werden: Nicht diese Menschen wollten sich isolieren, aber sie sind mit all ihrem Wollen, Können, Trachten und Streben von demjenigen Teil des Vorstandes zurückgewiesen und isoliert worden, der jetzt zu der »Geschichte« von Dr. Poppelbaum sein Einverständnis gegeben hat. – Die Gründung von florierenden heilpädagogischen Instituten wird ebenso als ein Beweis von Frau Dr. Wegmans Machtansprüchen angeführt wie die Beteiligung an schiefgegangenen finanziellen Unternehmungen. (»Geschichte«, Seite 5 [234].) Es gehört freilich zu den traurigsten Erscheinungen, daß auch solche segensreich wirkenden und von der Außenwelt gewürdigten Einrichtungen wie diejenigen unserer heilpädagogischen Institute, von der »Goetheanum-Leitung« restlos negiert worden sind. (Ich habe schon auf der Generalsekretärensitzung November 1930 darauf hingewiesen.) Man müßte Bände vollschreiben, wollte man all dasjenige durch Tatsachenberichte oder Dokumente widerlegen, was an dieser Stelle an Anschuldigungen – oft in vagen Ausdrücken – vorgebracht wird.

Die Behauptungen, daß Frau Dr. Wegman den Anspruch erhob, als Rudolf Steiners Nachfolger zu gelten, daß sie sich »als Leiterin der Hochschule« betrachtete (Seite 2 [232]), sind eben auch Behauptungen. Was im Laufe der Jahre an Argumenten vorgebracht worden ist, gründet sich im wesentlichen auf einige Gespräche aus diesen ersten Wochen nach Dr. Steiners Hingang, die mehr oder weniger unglücklich verlaufen sein mögen, – für die aber nicht nur Frau Dr. Wegman persönlich verantwortlich gemacht werden kann. Jedenfalls haben ihre Freunde *niemals den »ganzen Vorstand« abgeleugnet,* wie auf jeder Generalversammlung behauptet und von ihnen auch jedesmal wieder zurückgewiesen wird. Sogar, wenn sie sich schriftlich und in Kundgebungen immer wieder für den »ganzen Vorstand« eingesetzt haben, wie zum Beispiel im Jahre 1926, wurde ihnen das sehr verübelt, weil sie angeblich 1925 anderer Meinung gewesen wären. Es ist eine ebenso merkwürdige wie traurige Tatsache, daß man von der Seite von Herrn Steffen und Frau Dr. Steiner sich niemals hat entschließen können, die jahrelang fortgesetzten Beteuerungen dieser Menschen einmal wenigstens probeweise für wahr anzusehen (auch wenn man sich nicht dazu aufschwingen kann, die Ereignisse von 1925 in diesem

Lichte zu sehen) und darin die Möglichkeit einer erneuten Zusammenarbeit zu suchen. Dann würde man vielleicht auch die Möglichkeit finden, Tatsachen, die heute immer so angesehen werden, als bewiesen sie das Gegenteil der »Anerkennung des ganzen Vorstandes«, anders anzusehen.

Was mich selber betrifft: wenn in der »Geschichte« gesprochen wird von der Kluft, »die sich zwischen Frau Dr. Wegman, mit der sich Fräulein Dr. Vreede verbunden fühlte, und den übrigen Vorstandsmitgliedern aufgetan hatte« (Seite 5 [234]), so ist auch diese Zusammenstellung in diesem Sinne *unwahr.* Ich habe mich vielmehr die Jahre hindurch dagegen wehren müssen, von den anderen Vorstandsmitgliedern, insbesondere von Herrn Steffen, mit Frau Dr. Wegman zu einer »Partei« zusammengeworfen zu werden; mein jahrelanges offenes Aufkommen für den »ganzen Vorstand« hat man sozusagen ständig in das Gegenteil verkehren wollen. Und wenn Frau Dr. Wegman mein ständiges Abrücken von ihr zu Gunsten des ganzen Vorstandes nicht verübelt hat, so liegt es daran, daß auch sie an diesem »ganzen Vorstand« festhalten wollte. Wer es *nicht* wollte, waren eben die anderen.

Es ist jetzt notwendig, auf wenigstens *einen* Punkt ausführlicher einzugehen, um die Methode zu kennzeichnen, nach der die Anschuldigungen zustande kommen. Trotzdem es wegen der komplizierten Materie nicht in allen Einzelheiten geschehen kann, will ich hier die sogenannte Gründung des *»Weltschulvereins«* behandeln, von der seit Jahren die irreführende Behauptung verbreitet wird (vergleiche Seite 4 [234]): diese Gründung sei so vollzogen worden, daß Herr Steffen und Frau Dr. Steiner von ihr nichts gewußt haben, – so daß die Meinung aufkommen muß, die ganze Sache sei gleichsam hinterrücks gemacht worden durch »deutsche und holländische Mitglieder aus Kreisen um Frau Dr. Wegman«. (In solchen in ihrer Allgemeinheit insinuierenden Ausdrücken pflegt sich ja die »Geschichte« fortwährend zu ergehen: man sehe zum Beispiel Seite 3 [233], »in den Frau Dr. Wegman ergebenen Kreisen«, Seite 5 [234], Gruppe um Frau Dr. Wegman etc. Auch ich figuriere mit gewollter Absichtlichkeit immer wieder als ein Anhängsel Frau Dr. Wegmans. Man wird auch dafür keine Begründung finden.)

Die Geschichte von der sogenannten Gründung ist deswegen lehrreich, weil sie schon Anfang 1926 den Unterschied der beiden in der Gesellschaft bestehenden Willensrichtungen und ihrer daraus erfolgenden Handlungsweisen zeigt. Man müßte allerdings tiefer in alle Einzelheiten eindringen können, als es für diesen kurzen Abriß möglich ist.

Dr. Steiner hatte im Jahre 1921 beabsichtigt, von Holland aus eine Bewegung für die Gründung eines Weltschulvereins in Leben zu rufen, der die pädagogischen Gedanken der Waldorfschule in der Welt verbreiten sollte. Dieser Versuch kam aber damals mangels richtiger Mitwirkung überhaupt nicht zur Entfaltung. Dr. Zeylmans, der mit diesem mißglückten Versuch gar nichts zu tun gehabt hatte und der kurz vor der Weihnachtstagung Generalsekretär der Anthroposophischen Gesellschaft in Holland geworden war, empfand, ebenso wie andere Freunde aus Holland, es als eine geistige Verpflichtung, den Impuls Rudolf Steiners wieder aufzugreifen, insbesondere da sich die Schulbewegung in der Gesellschaft selber sehr verbreitet hatte. Es mag das eine richtige Empfindung gewesen sein oder nicht – jedenfalls war nur ehrlicher und warmer Idealismus das Motiv zu dieser Tat. Dr. Zeylmans wandte sich (Ende 1925) zunächst schriftlich an die Waldorfschulen und auch an den Vorstand.

Unmittelbar vor ihm hatte sich eine andere Gruppe, die mit der Waldorfschule verbunden war, auch an den Vorstand gewandt und von ihrer Absicht gesprochen, einen Weltschulverein zu begründen. Es war also gleichsam ein Wettlauf von Initiativen da; der Plan aber, wiederum die Gründung eines Weltschulvereins zu versuchen, war zuerst von Dr. Zeylmans aufgegriffen worden. Dieser bat nun am 1. Januar 1926 Herrn Steffen, für den beabsichtigten Verein den Vorsitz zu übernehmen. Herr Steffen lehnte ab. Darauf richtete Dr. Zeylmans an mich die Frage, ob ich Schriftführerin des Vereins werden wollte. Ich sagte: Wenn Herr Steffen den Vorsitz ablehnt, wolle ich auch nicht Schriftführerin sein. – Das lag ganz in der Haltung, die ich im Vorstand immer eingenommen habe, solange er wenigstens noch einigermaßen funktionierte. – Es wurde dann in einer Sitzung, die im Glashaus stattfand, vorgeschlagen und vom Vorstand, der vollzählig anwesend war, genehmigt, daß ich als Verbindungsglied zwischen den Mitgliedern, die diesen Verein gründen wollten und dem übrigen Vorstand zwecks dessen Orientierung wirken sollte. – Dieser Posten hätte überhaupt keinen Sinn gehabt, wenn nicht allgemein – und es war durchweg bei den Anwesenden so – die Auffassung bestanden hätte, daß man trotz gewisser auf dieser Sitzung zutage getretenen Schwierigkeiten zu einer Gründung kommen wollte. Der Vorstand erklärte sich dahin, daß er es den betreffenden Gruppen überlassen würde, sich unter sich zu einigen und dann mit positiven Vorschlägen an ihn heranzutreten, so daß dann ein Ja oder Nein erfolgen könne. Es wurde auch sogleich eine Sitzung für den nächsten Tag verabredet, an der der übrige Vorstand nicht teilnahm und ich eben als Verbindungsglied anwesend war.

Da die Schwierigkeiten, von denen oben die Rede war, mit den Vertretern der andern Initianten-Gruppe zu tun hatten, hielt es Dr. Zeylmans für richtig, nun von sich aus alles zu tun, damit die ursprüngliche Absicht nicht ins Nichts verlaufe. Es waren ja die Vertreter der auswärtigen Schulen aus England, Holland usw. da, die alle in der Hoffnung, einen solchen Verein im Beisein und unter der Mitwirkung des Vorstandes zu gründen, nach Dornach gekommen waren, aber durch die aufgetretenen Schwierigkeiten dieses Ziel zunächst etwas in die Ferne gerückt sahen. Auf dieser Versammlung, der ich ex officio beiwohnte, wurde von diesen Vertretern einstimmig der Wille bekundet, eine Gründung vorzunehmen, sobald die Differenzen, die sich zwischen den Initianten und dem Waldorfschulverein erhoben hatten, beseitigt sein würden. Damit war eine erste Grundlage für die Bildung des Weltschulvereins gegeben, denn zu dieser brauchte man ja in erster Linie die Mitwirkung der Schulen mit Waldorf-Pädagogik. Es wurden die ideellen Gesichtspunkte des Weltschulvereins, wie man sie noch von Dr. Steiner vernommen hatte, durchgesprochen und im Großen die Organisation, wie man sie sich dachte. Von einer Vorstandswahl oder von Statuten und dergleichen war nicht die Rede.

Diese Versammlung ist später, auch von Dr. Zeylmans selbst, als eine Gründung des Weltschulvereins bezeichnet worden, obwohl sie es nur der Intention nach war, gewiß nicht de facto. Ich selber hatte mich auf dieser Versammlung ganz im Sinne meines Auftrages gehalten und in keiner Weise in der Verlauf der Sitzung oder in die Diskussionen eingegriffen. Man wollte auf dieser Versammlung nur soweit als möglich kommen, solange man beisammen war, um möglichst bald mit positiven Vorschlägen an den Vorstand heranzutreten. Man war sich jedenfalls bewußt, daß die Verhandlungen mit der Waldorfschule erst zum Abschluß kommen müßten, bevor der Weltschulverein sich wirklich gestalten konnte.

Diese Verhandlungen wurden in der darauffolgenden Woche in Stuttgart gepflogen und führten zu einer Regelung des Verhältnisses zwischen dem Waldorfschulkollegium und dem Waldorfschulverein in Beziehung zum Weltschulverein. Dr. Kolisko, der die Waldorfschule in dieser Sache vertrat, kam dann nach Dornach und berichtete Herrn Steffen und auch mir über die Lage der Dinge. Ich bat dann am nächsten Abend Herrn Steffen, ihm über den jetzigen Stand der Weltschulvereinsangelegenheit berichten zu dürfen. Am 12. Januar fand dies statt. Ich berichtete über die Versammlung in Dornach. Wenn ich von einer »Gründung« nicht gesprochen habe, so nur deshalb, weil ich den Verein selber nicht als gegründet, sondern immer noch als im präliminarischen Zustande ansah. – Ich sagte bei der Gelegenheit, ich würde in der nächsten Vorstandssitzung noch einmal ausführlich für alle Vorstandsmitglieder berichten. Diese Sitzung kam aber nicht zustande, weil Frau Dr. Steiner, wie ich erst viel später erfuhr, verweigert hatte, mit uns Sitzungen abzuhalten. Auf meine Frage an Herrn Steffen, wann wir denn wieder eine Sitzung haben würden, da schon bald zwei Wochen nach der Generalversammlung verlaufen waren, blieb er mir die Antwort schuldig.

Schon am Tage darauf erhielt ich von Holland ein Schriftstück, das dann eben zu all den Mißverständnissen Anlaß gab, indem es von einer »Gründung des Weltschulvereins« am 2. Januar sprach. Dieses Schriftstück enthielt teils eine Wiedergabe der am 2. Januar durchgesprochenen ideellen Gesichtspunkte, teils darüber hinaus Gesichtspunkte für die Gestaltung des Weltschulvereins. Es ist also unrichtig, wenn dieses Schriftstück später als ein Protokoll bezeichnet worden ist. Es fängt an: »Liebe Freunde«, und ist eine Art Memorandum über den Weltschulverein. Es handelte sich um die Information der übrigen Schulen und Schulvereine. Man war ja in Stuttgart inzwischen zu einer Lösung der aufgetretenen Schwierigkeiten gekommen, so daß die Zusammenarbeit nun gesichert schien. Was zu Mißverständnissen Anlaß geben konnte, das ist, daß unter dem Abschnitt »Sitz und Leitung« eine Art Statut entwickelt wurde, das mit zu den »positiven Vorschlägen« gerechnet werden muß, die zunächst in Stuttgart besprochen, dann in der endgültigen Form in Dornach vorgelegt werden sollten, das aber den Eindruck erwecken konnte, schon einer fertigen Sache zu entsprechen, insbesondere, wenn man es irrtümlicherweise für ein Protokoll ansah. Aber auch dann wird man keine gegen den Dornacher Vorstand gerichtete Absicht entdecken können, denn dieser Abschnitt fängt an:

»Der Weltschulverein hat seinen Sitz in Dornach. Er ist dem Vorstand der Allgemeinen Anthroposophischen Gesellschaft resp. der Leitung der Freien Hochschule für Geisteswissenschaft untergeordnet. Vom Vorstand wurde Fräulein Dr. Vreede als Vertreterin für diese Angelegenheit ernannt.« – Dieser Ausdruck »Vertreterin« ist, wie ich sogleich bemerkte, nicht genau, es sollte »Vermittlerin« oder »Berichterstatterin« heißen, es handelte sich ja nur um ein Provisorium. Die Stelle des Vorsitzenden war in diesem Entwurf überhaupt noch offen gelassen.

Dieses Schreiben hatte in Stuttgart beim Verwaltungsrat und beim Waldorfschulverein zunächst große Unruhe hervorgerufen, weil es eben von einer »Gründung« sprach und man in Dornach feststellte, daß davon nichts bekannt sei. Auch ich konnte den Herren des Verwaltungsrates und des Schulvereins, als sie mich in dieser Angelegenheit besuchten, nur sagen, daß es sich nach meiner und auch wohl Dr. Zeylmans Überzeugung immer noch um nichts Festes handle, sondern um dasjenige, was man dem Vorstand vorlegen wollte. Ich selber war sogleich, nachdem ich das Schriftstück erhalten hatte, damit zu Herrn Steffen gegangen, der aber Besuch hatte und mich nicht empfangen konnte. Ich sagte ihm auf seine Frage, daß die Sache wohl noch etwas warten könne, da ich ja wußte, daß die definitive Besprechung in Stuttgart noch bevorstand. Infolgedessen wußte Herr Steffen dann nicht Bescheid, als die Herren aus Stuttgart einige Tage darauf zuerst bei ihm vorsprachen, bevor sie zu mir kamen.

In der Woche darauf fand dann in Stuttgart die weitere Besprechung von Waldorfschulkollegium mit Dr. Zeylmans statt. Auch diese Zusammenkunft verlief günstig. Man wollte jetzt erneut an den Vorstand in Dornach herangehen und Herrn Steffen bitten, nun alles so weit war, doch den Vorsitz zu übernehmen. – Von dieser Besprechung habe ich allerdings Herrn Steffen nicht berichten können, weil, bevor ich noch einen Bericht darüber erhalten oder die Vertreter sich an Herrn Steffen gewendet hatten, dieser selber die Angelegenheit am Sonntag, 24. Januar, vor der üblichen Vorlesung eines Vortrags gleichsam als eine Bombe unter die völlig ahnungslosen Mitglieder warf.

Es ist schwer, das Chaos zu beschreiben, das durch Herrn Steffens Worte entstehen mußte. Herr Steffen hatte aus Stuttgart, wie er sagte, außer einigen Briefen auch soeben einen Zettel bekommen, der von einer Persönlichkeit herrührte, die die letzte Stuttgarter Besprechung mitgemacht hatte. Er und auch Frau Dr. Steiner hatten nun den Eindruck, es sei der Weltschulverein definitiv gegründet worden, ohne daß sie etwas davon wissen. Es wurde nicht im geringsten daran gedacht, daß *ich* in dieser Angelegenheit die Berichterstattung für den Vorstand offiziell übernommen hatte. Herr Steffen sprach von der Versammlung in Dornach (mit den auswärtigen Schulvertretern), von der er erst an *dem* Tage das »Protokoll« bekommen habe und von einer Sitzung in Stuttgart, von der er ebenfalls nichts gewußt habe. Als ich ihn daran erinnern wollte, daß ich ja selber ihm berichtet hatte und auch über das Bevorstehen der zweiten Besprechung in Stuttgart, da zeigte es sich, daß Herr Steffen alles Wichtige aus dem Gespräch mit ihm vom 12. Januar vollständig überhört oder vergessen hatte. Herr Steffen sagte nur, er erinnere sich jetzt vage, daß ich ihn einmal »zwischen Tür und Angel« in dieser Angelegenheit habe sprechen wollen. Er erinnerte sich also nur an meinen zweiten Besuch.

Wenn man nun bedenkt, daß ich einerseits am 24. Januar noch nichts Bestimmtes von der letzten Stuttgarter Besprechung wußte, also die unrichtigen Behauptungen, die in dem Privatbericht an Herrn Steffen standen, nicht sogleich widerlegen konnte, daß man andererseits in Stuttgart durchaus den Eindruck hatte, auf dem besten Wege zu einer wirklichen Begründung des Weltschulvereins zusammen mit dem Vorstand in Dornach zu sein, dann kann man ermessen, daß die Verwirrung eine große war. Diese Verwirrung wird nun ausgenützt und ausgeschlachtet in einer Weise, die ich als *unehrlich* empfinden muß. Es widerspricht ganz und gar den wirklich vorhandenen Tendenzen, wenn es so dargestellt wird, als hätte man hinter dem Rücken des Vorstandes etwas begründen wollen, – was ja sowieso eine Unmöglichkeit gewesen wäre, denn ein Weltschulverein, der seine Aufgaben in der Welt erfüllen soll, könnte überhaupt nicht in einer solchen Weise zustande kommen, daß der Vorstand in Dornach nichts von ihm erfahren hätte, die ganze Annahme wäre widersinnig. Und es ist eine *tendenziöse Verdrehung,* wenn gesagt wird, es sei ein »Weltschulverein« gegründet worden, »in dem deutsche und holländische Mitglieder aus den Kreisen um Frau Dr. Wegman die Führung übernehmen sollten.« Die Initiative *war* von Holland ausgegangen, eine Führung von holländischen und deutschen Mitgliedern (Lehrern der Waldorfschule) war selbstverständlich, vom Vorstand in Dornach waren ja Herr Steffen und ich gefragt worden. Daß unter den an dem Zustandekommen des Weltschulvereins mitwirkenden Persönlichkeiten Ärzte waren, gibt nicht das Recht, in insinuierender Weise von »Kreisen um Frau Dr. Wegman« zu sprechen. Die Sache war durchaus in einem weltumfassenden Sinne gedacht.

Ich mußte diesen »eklatanten Fall«, wie ihn Dr. Poppelbaum nennt, hier deshalb so ausführlich und bis in spießige Details hinein mitteilen, um einmal an einem Beispiel klar zu machen, wie die Anschuldigungen zustande kommen, die gegen eine bestimmte Gruppe von Menschen immer wieder vorgebracht werden. Nur wenn man ein Minimum an gutem Willen mitbringt, kann man die Vorgänge, die ich hier geschildert habe, so charakterisieren, daß man dasjenige aus ihnen herauspressen kann, was zum Beispiel von Dr. Poppelbaum darüber gesagt wird. (In den Formulierungen, die diesem mangelnden guten Willen entspringen, ist man im Laufe der Jahre zu einer wahren Virtuosität gekommen.) Und es muß wirklich an Mitglieder, die die Ereignisse nicht selber kennen, die Frage gerichtet werden, ob aus der simplistischen Darstellung, die Dr. Poppelbaum von einer komplizierten und so furchtbar ins Unglückselige gewendeten Geschichte gibt, überhaupt jemals der Tatbestand herausgelesen werden könnte? So wird es von ihm ausgedrückt:

»Im Januar 1926 sah sich Herr Steffen endlich genötigt, dies Treiben der ganzen Mitgliedschaft an einem eklatanten Fall bekannt zu geben: ohne sein Wissen war ein »Weltschulverein« gegründet worden, in dem deutsche und holländische Mitglieder aus Kreisen um Frau Dr. Wegman die Führung übernehmen sollten. Den zu der Gründung zusammengetretenen Persönlichkeiten der Schulbewegung war mitgeteilt worden, der Dornacher Vorstand sei mit der Gründung einverstanden; in Wirklichkeit aber war Herrn Steffen und Frau Marie Steiner nicht die geringste Mitteilung gemacht worden.«

Es soll hier noch mitgeteilt werden, weshalb Frau Dr. Steiner in jener Zeit an keiner Vorstandssitzung (die dann auch eine Weile nicht stattfanden) mehr teilnehmen wollte, weil auch diese Sache in die falschen Anklagen der »Geschichte« hineinspielt.

Ende des Jahres 1925 sollte die durch Dr. Steiners Hingang leergewordene Stelle im Vorstand neu besetzt werden, nicht nur, weil die Behörden darauf drängten, sondern weil ein Vorstand selbstverständlich auf die Dauer nicht bloß einen »zweiten Vorsitzenden« haben kann. Wir Vorstandsmitglieder hatten vom ersten Zusammenwirken ab Herrn Steffen immer wieder gebeten, den Vorsitz der Gesellschaft, gegen den er sich innerlich sträubte, doch zu übernehmen, – es war eine der wenigen Angelegenheiten, wo alle einig gingen. Es ist eine *vollständige Irreführung,* wenn gesagt wird (Seite 4 [234]: »Die Wahl Herrn Steffens zum Vorsitzenden (Dezember 1925) wurde als eine bloße Formalität erklärt, die höchstens den Behörden gegenüber in Betracht komme, im übrigen aber ohne Bedeutung sei.« Dies trifft weder für die Vorstandsmitglieder noch für den »Kreis der Vorkämpfer Frau Dr. Wegmans« zu – womit in diesem Falle wohl Dr. Kolisko und Dr. Stein gemeint sind. Was in Wirklichkeit vorlag, war etwas ganz anderes. Diese Freunde hatten den Wunsch, daß die *einzigartige und unersetzliche Stellung* Dr. Steiners gegenüber der Anthroposophie und der Anthroposophischen Gesellschaft sich irgendwie zeigen möge in der Art, wie nun die Vorsitzenden-Angelegenheit in bezug auf Herrn Steffen gelöst werden sollte. Man hielt es ja für *selbstverständlich*, daß Herr Steffen Vorsitzender der Gesellschaft sein würde, *niemand hat sich dagegen gewendet* bis auf den heutigen Tag. Nun hatte Dr. Wachsmuth den Gedanken gefaßt, – und diesen, wie er mir sagte, mit Herrn Steffen besprochen, der damit einverstanden wäre – die beiden Stellen des 1. und 2. Vorsitzenden in *eine* zusammenzufassen, die dann Herr Steffen eben als *der* Vorsitzende der Gesellschaft einnehmen sollte. Dies hätte einer Änderung der legalen Statuten bedurft, gegen die auch ich nichts einzuwenden hatte; es war einfach eine Konsequenz von Dr. Steiners Hinscheiden, und der Gedanke schien mir ein sehr guter. Als Dr. Wachsmuth die Angelegenheit im Dezember in einer Vorstandssitzung zur Sprache brachte, muß sie Frau Dr. Steiner nicht ganz deutlich geworden sein, was zur Folge hatte, daß, als Dr. Wachsmuth den Plan dann auf einer Versammlung der Generalsekretäre und Vorstände der Landesgesellschaften vorbrachte (am 29. Dezember 1925), Frau Dr. Steiner ihm entgegentrat und sagte, daß man sie habe überrumpeln wollen. Auch Herr Steffen hat am 24. Januar erklärt, daß er auch nicht aus Dr. Wachsmuths Ausführungen entnommen hatte, daß der Posten des 2. Vorsitzenden dann in Zukunft wegfallen würde. Der Gedanke wurde dann fallen gelassen, Herr Steffen wurde zum 1. Vorsitzenden gewählt, die Stelle des 2. Vorsitzenden blieb offen. Auch dies wurde von allen ohne Widerspruch hingenommen.

Diese Angelegenheit aber figuriert in der »Geschichte« so, daß dasjenige, was damals Dr. Wachsmuth als Argumente für seinen Plan vorbrachte, als er unerwarteterweise in dieser Generalsekretärensitzung bekämpft wurde, – daß die Statutenänderung nur eine »Formalität den Behörden gegenüber« sei, was ihm von Frau Dr. Steiner verübelt wurde, womit anscheinend Herr Steffen, als er es später erfuhr, auch nicht einverstanden war – daß dieses so dargestellt wird, als ob das insbesondere die Meinung der »Anderen« gewesen wäre, jener Anderen, gegen die man sich fortwährend mit seinen Angriffen richtet. Man kann sagen: Das Malheur, das Dr. Wachsmuth damals passiert ist, daß er seine Absicht so vorgebracht hat, daß anscheinend zwei von den vier übrigen Vorstandsmitgliedern ihn nicht richtig verstanden hatten – das wird *umgedeutet* in einen *Gesinnungsmangel* bei denjenigen, die damals mit Dr. Wachsmuth in diesem Punkt gleicher Ansicht waren. Das ist die Methode der »Geschichte« Dr. Poppelbaums.

Als Frau Dr. Steiner sich dann weigerte, wegen des Verlaufes der Sitzung vom 29. Dezember an weiteren Vorstandssitzungen teilzunehmen und als Herr Steffen darauf keine Sitzungen mehr einberufen, aber dieses Frau Dr. Wegman und mir auch nicht mitteilte, – da war das Tor für Mißverständnisse aller Art geöffnet, durch das dann ein solches Urteil Einlaß finden konnte wie das: Frau Dr. Steiner habe von der »Gründung« des Weltschulvereins nicht gewußt. – Ich kann noch hinzufügen, daß, wenn ich gewußt hätte, daß keine Sitzung stattfinden würde, ich mit meinem Auftrag der Berichterstattung zu allen Vorstandsmitgliedern einzeln gegangen wäre, aber dieser mühsame Weg, zu dem sich später bei dem immer weitergehenden Zerfall des Vorstandes so viele Mitglieder haben bequemen müssen (insofern sie ihn nicht von sich aus etwas gekürzt haben), war damals noch nicht üblich.

Aus diesen und anderen Mißverständnissen ergab sich dann die ganze Krisenzeit Januar/Februar 1926, bei der Herr Steffen, vor kaum vier Wochen einstimmig zum ersten Vorsitzenden der Allgemeinen Anthroposophischen Gesellschaft gewählt, es für nötig hielt, eine Nebengesellschaft zu gründen, usw. Auf all dies kann jetzt nicht eingegangen werden.

Zugrunde lag aber der ganzen Sache ein Auseinanderklaffen von Auffassungen, das sich wie ein roter Faden durch die ganzen Jahre seit Dr. Steiners Tod hindurchzieht. Es ist in der Gesellschaft eine größere Anzahl von »tätig sein wollenden Mitgliedern«, wie sie Dr. Steiner nannte, die oben Verschiedenes beginnen wollen: Tagungen, Konferenzen, Gründungen etc. Der eine Teil dieser Mitglieder kann ihre Absicht ausführen mit der Gewißheit, daß sie von dem Vorstand in Dornach dabei unterstützt oder zu mindestens nicht abgelehnt werden. Ihre Initiativen werden im Nachrichtenblatt verkündet, auf Generalversammlungen erwähnt usw. Für einen anderen Teil ist das anders. Was sie auch tun, es wird entweder völlig totgeschwiegen, oder es kommt ein Moment, wo in irgend einer Weise der allgemeinen Mitgliedschaft zu verstehen gegeben wird, daß diese Initiative aus unrechten Motiven geschehen sei, daß »der Vorstand« dabei nicht beachtet, übergangen, vergessen, eventuell sogar beleidigt worden sei, obwohl das diesen Mitgliedern ganz ferne lag. Dasjenige, was mit der Initiative beabsichtigt war, fiel sozusagen unter den Tisch, ist vernichtet durch ein moralisches Urteil, das sich nicht so sehr auf die Initiative, als auf die Umstände ihrer Ausführung bezieht. Man wird bemerken, daß es zumeist schöne anthroposophische Absichten sind, die so getroffen werden, nicht solche, die an sich etwas Schlechtes wären. Man nehme zum Beispiel die Weltschulvereins-Angelegenheit! Man könnte, wenn man wollte, die Frage aufwerfen, ob er im Jahre 1926 noch so begründet werden sollte, wie er von Dr. Steiner 1921 geplant war, aber man wird die Initiative an sich doch nicht als etwas Schlechtes bezeichnen dürfen. Das ist ja auch nicht geschehen. Aber die Sache wird immer so dargestellt, daß es heißt: »Der Vorstand« habe von seiner Gründung nichts gewußt. Dadurch *muß* der Eindruck erweckt werden, daß diesem angeblichen Nichtmitteilen eine böse Absicht zu Grunde liege, ein hinterlistig sich gebärdendes Machtgelüste, so daß die Menschen, die das getan haben, *deswegen* eben für immer verfehmt sein müssen. Dieser Eindruck wird auch wirklich erweckt. Darin liegt schon die Geschichtsfälschung. Denn aus dem Vorangehenden kann man sehen, daß in keinem Augenblick die Absicht vorlag, den Dornacher Vorstand zu hintergehen, daß vielmehr ein Teil dieses Vorstandes alles getan hat, wodurch er die Mitteilungen, die man an ihn gelangen lassen wollte, nicht erhalten hat, daß sogar bei demselben Urteil beharrt wurde, als klar gemacht wurde, daß *ich* zum Beispiel alles getan hatte, was mir möglich war, um eine Orientierung herbeizuführen. Und es muß auch ausgesprochen werden: Nicht daß in dem Schriftstück von Dr. Zeylmans von »Gründung« gesprochen wird, ist das Wesentliche, weswegen man den noch nicht bestehenden Weltschulverein zu Grunde gerichtet hat. Sondern dies hat nur die Gelegenheit gegeben, aus der inneren Ablehnung, die man *dieser* Seite entgegengebracht hat, eine äußere Zerstörung der Initiative zu machen. Denn wenn man gewollt hätte, hätte man über das Wort »Gründung« ja hinwegkommen können, da in Wirklichkeit noch nichts Fertiges vorlag, als die Sache wieder an den Vorstand herangebracht werden sollte: kein Vorsitzender, keine Statuten, kein festgesetzter Mitgliedsbeitrag, keine öffentliche Mitteilung – und keine Mitglieder, jedenfalls nicht im Sinne eines *Welt*schulvereins. So tritt die »vollzogene Tatsache« nur als Hinderungsgrund auf, wodurch die *Sache* nicht zustande kommen kann, die man im Grunde wegen der *Menschen,* die sie ausführen möchte, ablehnen will.

So war es auch bei der Gründung der »Anthroposophischen Arbeitsgemeinschaft in Deutschland«, wovon auf Seite 9 [236] gesagt wird: »Kaum war diese {von Herrn Steffen eingesetzte} ›Initiativ-Gruppe‹ ans Werk gegangen, als – schon Ende April 1931 – sich eine Anzahl deutscher Arbeitsgruppen zu einer Sondergesellschaft auf deutschem Boden zusammenschloß, wobei der Vorsitzende der Gesellschaft, Herr Steffen, ohne vorherige Benachrichtigung *vor eine vollzogene Tatsache gestellt wurde.*« Zu der Versammlung, auf der das geschah, und die als eine vollberechtigte außerordentliche Generalversammlung der noch bestehenden ursprünglichen, wenn auch in Auflösung begriffenen deutschen Landesgesellschaft einberufen war, hatte der noch übriggebliebene deutsche Rumpfvorstand *die Mitglieder des Dornacher Vorstandes eingeladen.* Herr Steffen hat depeschiert, an der Teilnahme verhindert zu sein. (Ich selber hatte, um jeden Schein der Beeinflussung zu vermeiden, schon vorher abgesagt.) Auf dieser Versammlung kam es – was man zuvor nicht wußte, daß geschehen würde – zu der offiziellen Auflösung der früheren Landesgesellschaft und zur Bildung der »Arbeitsgemeinschaft in Deutschland«. Von dieser Bildung wurde Herr Steffen sofort durch Herrn von Grone persönlich in Kenntnis gesetzt. Aus der später von Herrn Steffen immer wieder gegebenen Darstellung sieht man, daß er auch dieser Versammlung in seiner Abwesenheit keine Beschlußfreiheit zuerkannte. Die Gründung sollte in einem Gegensatz zu den Maßnahmen stehen, die Herr Steffen auf der Generalversammlung in Dornach mit der Bildung der »Initiativ-Gruppe« vorgenommen hatte (Seite 8 [236]). Diese Auffassung lebte aber überhaupt nicht im Bewußtsein dieser Mitglieder; sie fühlten sich zu der Bildung der »Arbeitsgemeinschaft« ermächtigt auf Grund des § 11 der von Dr. Steiner gegebenen Statuten: »Die Mitglieder können sich auf jedem örtlichen oder sachlichem Felde zu größeren oder kleineren Gruppen zusammenschließen.« Sie mußten dann nachträglich erfahren, daß sie damit gegen den Willen Herrn Steffens gehandelt hatten und deshalb nicht anerkannt werden konnten. So sah es mit dieser »vollzogenen Tatsache« aus.

Diejenigen Menschen nun, die von Herrn Steffen und Frau Dr. Steiner und – nach dem um die Jahreswende 1925/26 Vorgegangenen – auch von Dr. Wachsmuth immer mehr als nicht existenzberechtigt behandelt werden, sind durchwegs solche, denen Dr. Steiner *sein Vertrauen* in deutlicher Weise ausgedrückt hat. *Frau Dr. Wegman* war ja von Dr. Steiner in der Klassenangelegenheit mit großer Verantwortung beladen worden. (Das will man nur heute und seit langem schon nicht wahr haben, so daß das Bewußtsein davon allmählich bei den Mitgliedern immer mehr ausgelöscht wird.) *Dr. Zeylmans* war bei der Gründung der Holländischen Landesgesellschaft im November 1923 zum Generalsekretär gewählt worden, weil den Mitgliedern bekannt war, daß Dr. Steiner, als er in dieser Angelegenheit um Rat gefragt wurde, ausdrücklich ihn als solchen empfohlen hatte. *Dr. Kolisko* gehört zu denjenigen Persönlichkeiten, die Dr. Steiner nach der Weihnachtstagung am meisten mit Vertrauensämtern versehen hat. – Eine ganze Reihe von diesen Menschen hat Dr. Steiner als Vertreter des Goetheanums und der Allgemeinen Anthroposophischen Gesellschaft ernannt. »In Zukunft sollen« – so steht im Nachrichtenblatt vom 25. Mai 1924 als »Mitteilung des Vorstandes« – »abgesehen von den Rednern, die auf Wunsch der einzelnen Zweige oder auf andere Aufforderungen hin anthroposophische Vorträge halten, einzelne Redner besonders als solche bezeichnet werden, die im Namen des Vorstandes der Anthroposophischen Gesellschaft und des Goetheanums sprechen. Solche Redner werden bei Ankündigung ihrer Vorträge den Titel »Anthroposophische Gesellschaft« offiziell gebrauchen können. Der Vorstand wird sich an diejenigen Persönlichkeiten im Lauf der Zeit wenden, die er mit solchen Vorträgen beauftragt« usw.

Die Absicht Dr. Steiners, die dieser Einrichtung zugrunde lag, ist damals und auch später von den Mitgliedern nur wenig verstanden worden.

Es ist dann nur zu der Ernennung einer verhältnismäßig kleinen Anzahl von Rednern gekommen, weitere sollten später folgen. Zu den Rednern, die Dr. Steiner damals so bezeichnet hat, gehören Dr. Stein und Dr. Kolisko (»Das ist ja selbstverständlich«, sagte Dr. Steiner zu uns im Vorstand), Dr. Unger, Dr. von Heydebrand, Dr. Karl Schubert, Dr. Rittelmeyer, Dr. von Baravalle, Dr. Poppelbaum, Dr. Schwebsch, Herr M. Bartsch, Herr Werbeck. In England hat Dr. Steiner bei seinem Besuche August 1924 unter anderem noch Mr. Collison, Mr. Dunlop und Herrn George Kaufmann bezeichnet. Selbstverständlich waren die Vorstandsmitglieder, insoweit sie Vortragende waren, von selber in die Liste der so ermächtigten Redner mit einbeschlossen.

Ich muß gestehen, daß ich diese Sache immer sehr ernst genommen habe. Ich habe sie niemals so aufgefaßt, als ob damit die einzigen berechtigten »Goetheanum-Redner« angegeben wären, wohl aber so, daß man jedenfalls mit diesen zuerst zu rechnen haben würde, als es sich später darum handelte, daß der Vorstand, ohne seinen ersten Vorsitzenden, Rudolf Steiner, die Leitung der Hochschule zu übernehmen hatte. Dr. Steiner hatte uns auch in bezug auf manche andere Persönlichkeit nicht im Unklaren darüber gelassen, inwieweit er sie schätzte oder weniger schätzte. Das alles hätten für den Vorstand Richtlinien sein können in der Zeit nach Rudolf Steiners Tod.

Es wurde aber bald klar, daß Herr Steffen einen Teil dieser Persönlichkeiten von sich aus nicht am Goetheanum auftreten ließ, weil er, und auch Frau Dr. Steiner, ziemlich bald mit diesen Menschen auseinanderkam. Ich habe mich persönlich dann immer dafür eingesetzt, daß sie zu Vorträgen bei Tagungen aufgefordert wurden, oder auch andere Redner, deren Anerkennung durch Dr. Steiner mir bekannt war. Ich habe das nicht aus irgend einer persönlichen Vorliebe getan, sondern nur aus sachlicher Überzeugung. Für den anderen Teil des Vorstandes galt eine Reihe dieser Mitglieder nach kürzerer oder längerer Zeit als im Besitze all derjenigen Eigenschaften, die ihnen in der »Geschichte« so reichlich beigelegt werden, – Eigenschaften, die in einem so sonderbaren Widerspruch zu dem ihnen durch Dr. Steiner bezeugten Vertrauen stehen.

Es wurden später vom Vorstand aus, auf Vorschlag von Herrn Steffen, neue »Goetheanum-Redner« ernannt. Auch förderte Herr Steffen weitgehend die Gruppe der »Mitarbeiter am Goetheanum«, die man im Sinne der Ausdrucksweise Dr. Poppelbaums als einen »Kreis um Herrn Steffen« bezeichnen könnte. Er bewirkte dann durch ein nach der einen Seite fortwährend gespendetes Lob, nach der anderen Seite durch Jahre hindurch ebenso beharrlich gespendetes – *Schweigen,* daß seine persönliche Ansicht über die verschiedenen Redner in die weiten Kreise der Mitglieder durchdrang, gesellschaftsbildend bzw. -zerstörend zu werden begann. Bei jeder Tagung wurde ein oder zwei Male eine Ansprache gehalten, in welcher in mehr oder weniger durchsichtiger Art diese Praxis geübt wurde. Desgleichen auf jeder Generalversammlung, im Nachrichtenblatt usw. Diese Methode hat sich wirksamer als die stärkste Kritik herausgestellt. Das Urteil, das dadurch bei den Mitgliedern hervorgerufen werden sollte, schildert Dr. Poppelbaum mit den Worten: »Herr Steffen hatte die Absicht, die *Tagungen am Goetheanum* so einzurichten, daß sie das Werk Rudolf Steiners in seiner unverfälschten Gestalt und mit den unumgänglichen, gewissenhaften Methoden darstellten; sie sollten den Ansprüchen moderner Wissenschaftlichkeit und künstlerischer Gediegenheit genügen und keine Konzession an Mißbräuche überlebter theosophischer und ähnlicher Bestrebungen machen.« Herr Steffen ist da also, was die Hauptsache, die *Menschen,* betrifft, entschieden anderer Meinung als Dr. Steiner.

Mit dieser verschiedenen Auffassung der moralischen und wissenschaftlichen Qualitäten einer ganzen Reihe von prominenten Mitgliedern hängt auch im wesentlichen all dasjenige zusammen, was mir als »Sabotage von Herrn Steffens Absichten« (vergleiche Seite 6 [235] unten) vorgeworfen wird. Das sogleich im Anschluß an das obige Zitat Erwähnte: »Als das Programm der Michaelstagung 1930 mit den wissenschaftlichen und künstlerischen Mitarbeitern am Goetheanum vorbereitet wurde, protestierte Fräulein Vreede bei Herrn Steffen«, ist nur *eine* Etappe in meinem Ringen, am Goetheanum die *Ganzheit* unserer Bewegung vertreten sein zu lassen. Für die eine Hälfte brauchte ich nicht aufzukommen; für diese war ja hinreichend gesorgt. Daß ich es für die andere tat, das war mein Verbrechen schon 1928.

Um was es sich 1930 handelte, das habe ich in meinem Schreiben an die Generalsekretäre und Landesvorstände, von dem hier oben die Rede ist, mitgeteilt. Dieses Schreiben war aber nicht durch das Programm der damaligen Michaelitagung direkt hervorgerufen, sondern durch die schon wieder weitergehende Negierung der einen Vorstandshälfte, die bei der Vorbereitung für die kommende Weihnachtstagung ans Licht kam. Die Folge war eine Zusammenkunft der Generalsekretäre und Landesvorstände mit dem Dornacher Vorstand am 29. November 1930.

Dr. Poppelbaum, dessen Gesinnungsänderung in den darauffolgenden Monaten mit diesen Ereignissen in einem gewissen Zusammenhang steht, charakterisiert diese Sitzung (Seite 6 [235]) mit den Worten:

»Es stellte sich dabei die völlige Divergenz zweier Auffassungen über die Weiterführung der Anthroposophischen Gesellschaft heraus. Der Kernpunkt der Auseinandersetzungen wurde sichtbar, die eine Auffassung wollte die Personen, welchen Rudolf Steiner selbst bestimmte Aufgaben gestellt hatte, als ›für Lebenszeit eingesetzt‹ und zu keiner Rechenschaftslegung vor der Mitgliederschaft verpflichtet ansehen. Die andere Auffassung betrachtete die Betrauung mit einer Aufgabe nicht als eine Einsetzung für alle Zeit, sondern als eine übernommene Verpflichtung, das Vertrauen der Mitgliederschaft ständig aufs neue durch Handlungen zu rechtfertigen.«

Es muß hier der schärfste Protest gegen diese tendenziöse und unwahre Charakteristik erhoben werden. Nicht weil »die Personen, welchen Rudolf Steiner selber bestimmte Aufgaben gestellt hatte« (das stimmt also doch!) sich selber oder ich diese als »eingesetzt« betrachte, habe ich so gehandelt, wie ich es getan habe, sondern weil *ich Vertrauen* hatte zu *Dr. Steiners Vertrauen in diese Menschen,* auch in denjenigen Angelegenheiten, bei welchen ihnen die fürchterlichen Vorwürfe gemacht worden sind. Das ganze Gerede von den »Einsetzungen« ist etwas, was durchaus von den gegnerisch eingestellten »Freunden« selber zuerst agitatorisch in den Kampf hineingetragen worden ist. So auch dasjenige, was da auf Seite 6 [235] von einer »älteren Auffassung von geistiger Autorität«, von einer »Ausstattung mit Vollmachten (ähnlich wie in einer Kirche)« usw. gesagt wird. *(Heute* allerdings –...) Und es muß klar und deutlich gesagt werden: *Niemals haben diese Menschen oder ich selber etwas anderes verlangt als eine »selbständige Verantwortung gegenüber* der zu vertretenden *Sache«,* niemals etwas anderes als: *durch Leistungen den Platz,* auf dem sie stehen, *unablässig rechtfertigen* (zu) wollen«, wie es weiter auf Seite 6 [235] für den *einen Teil* des Vorstandes und der Gesellschaft in Anspruch genommen wird. Es ist *dem anderen Teil* nur *die Verantwortlichkeit abgesagt, die Leistungen nicht anerkannt* worden. Und es ist unerfindlich, warum dasjenige, was Herr Steffen, Frau Dr. Steiner oder Dr. Wachsmuth nach Dr. Steiners Tod als *von ihm eingesetzte Vorstandsmitglieder und Sektionsleiter* getan haben, eine »spirituelle Sukzession« darstellen soll und dasjenige, was die anderen, ebenfalls von ihm, sei es als Vorstandsmitglieder oder als Goetheanum-Redner »Eingesetzten« taten, als eine nur »äußerlich historische Sukzession« gelten soll.

Das Urteil darüber, ob man sich zu der einen oder anderen Kategorie zu rechnen hat, könnte wohl einmal von der »Weltgeschichte als Weltgericht« gegeben werden, hier aber wird es von Herrn Steffen entschieden, denn der Anspruch auf die richtige Art der Sukzession wurde zuerst auf der Generalsekretärensitzung vom 29. November 1930 von Herrn Steffen für sich selbst und Frau Dr. Steiner erhoben und ist seitdem in der üblichen Weise weiter verbreitet worden.

Ich übergehe – um nicht ins Uferlose zu geraten – die Silvesterversammlung 1930, auf welcher Herr Steffen die unglückseligen »drei Punkte« und insbesondere denjenigen der »richtigen Methode« entwickelte, von denen man heute, nach vier Jahren, wirklich sagen kann, daß sie mehr dazu beigetragen haben, die Gesellschaft zu zerspalten und ihrer inneren Substanz nach zu zerstören, als hundert sogenannte Fehler je hätten bewirken können. Nicht die drei Punkte an sich sind es, die so wirken, sondern die Art ihrer Vertretung. Das Vortragswesen am Goetheanum zum Beispiel ist durchaus durch die Forderung einer »richtigen Methode« im Sinne einer Verarmung beeinflußt worden. Und ich werde niemals zugeben, wie es auf Seite 7 [235] eigentlich gefordert wird, daß es in der Anthroposophie so etwas wie »EINE wahre Methode«, sondern es gibt auch in ihr verschiedene Wege zum Geistigen hin. Ich habe übrigens auf dieser Generalversammlung nicht *dagegen* protestiert, sondern gegen dasjenige, was sich für meine Einsicht als Tatsache darstellte: daß Herrn Steffens erneute Aufstellung dieser Forderung der »richtigen Methode« nur dazu führen würde, daß doch weiterhin alle diejenigen Menschen ausgeschaltet blieben, deren Art des anthroposophischen Erlebens und Wirkens Herrn Steffen fremd zu sein scheint, – wie es sich dann auch herausgestellt hat.

Vielleicht gehört es auch zur »richtigen Methode« – dies nur nebenbei – wenn ein Zitat so angeführt wird, wie es in der »Geschichte« auf Seite 11 [238], letzte Zeilen, geschieht (Schilderung der Generalversammlung 1934): »Charakteristisch für das Ausweichen vor den notwendigen Entscheidungen waren die Worte Mr. Kaufmanns: Ich möchte schon lieber eine unvollkommen vertretene Anthroposophie und eine mangelhafte Methodik, wenn die Gesinnung eine moderne und anthroposophische ist...« Es ist klar, daß der Gedankengang dieses Satzes durch die Punkte unterbrochen ist. Vollständig lautet er so: »Ich möchte schon lieber eine unvollkommen vertretene Anthroposophie und eine mangelhafte Methodik, wenn die Gesinnung eine moderne und anthroposophische Gesinnung ist, eine Gesinnung, die dem naturwissenschaftlichen Zeitalter und den Impulsen Rudolf Steiners entspricht, das möchte ich lieber, als daß vorgetragen wird über anthroposophische Methodik – und sei es richtig vorgetragen, – wenn das dann geltend gemacht wird in einer Art und Weise, die ich nur empfinden kann als mittelalterlich, dogmatisierend und anathemisierend.« Niemand, der auf dieser Generalversammlung anwesend war oder den Bericht, aus dem das Zitat genommen wurde, gelesen hat, kann im Zweifel darüber sein, *was* hier gemeint ist. (Ein Lesen des Berichtes im Nachrichtenblatt genügt dazu allerdings nicht). Man wird dann sehen, wo das »Ausweichen« eigentlich vorhanden ist.

Rückblickend kann man sagen: All dasjenige, was im Laufe all der Jahre als *Grundlagen für Gesellschaftsführung* vorgebracht worden ist, war immer, wie auch eingekleidet, in seiner Wirkung *gegen diejenigen Menschen* gerichtet, von denen hier gesprochen war, und um die herum ja viele Hunderte, vielleicht Tausende von Mitgliedern trotz allen Anfeindungen geschart sind. Einmal war es die »Verantwortung für die Sektionen«, die übernommen wurde (Generalversammlung 1928), damit die Kritik »in eine einzige Richtung gelenkt« wird (Nachrichtenblatt 11. März 1928); ein anderes Mal war es die »einheitliche Gestaltung der Tagungen am Goetheanum«, die sonst »Mosaik« wären (warum sollte ein Mosaik nicht auch schön sein können?), ein anderes Mal die »Wahrung einer korrekten anthroposophischen Methode«. *Ausgeschaltet* wurden immer *dieselben Menschen.* Von Tagung zu Tagung schritt dieser Prozeß vorwärts. Nicht darum handelt es sich, daß Herr Steffen, wie er immer vorbringt, so großmütig gewesen ist, mich zu Vorträgen und Tagungen aufzufordern (es ist zuletzt allerdings im Sommer 1933 gewesen), denn ich halte das Vortragen am Goetheanum bei einer Tagung für mein selbstverständliches Recht. Das »Auffordern« von seiten des Vorsitzenden ist nur ein *Zudecken der Tatsache,* daß man mich von der Gestaltung der Tagungsprogramme, ebenso übrigens wie von jeder Vorstandstätigkeit *vollständig ausgeschaltet* hat. Und andererseits handelte es sich für mich nicht darum, daß ich für meine Person durchaus auf dem Goetheanumpodium stehen wollte. Es hatte das für mich nur einen Sinn im Zusammenwirken mit all denjenigen, mit denen eine Geistgemeinschaft besteht, und die auch von Dr. Steiner mit dieser Aufgabe betraut waren. Wenn man das als »Mosaik« empfinden würde, hätte man ja die Tagungen mehr getrennt machen können. Vorschläge solcher Art sind auch gemacht, aber immer abgewiesen; die Tagungen der Medizinischen oder der Mathematisch-Astronomischen Sektion möglichst weitgehend boykottiert worden. Man *wollte* eben diese Art des anthroposophischen Erlebens nicht. Ob die Arbeit am Goetheanum, die Tagungen usw. dadurch wirklich so blühend geworden sind, wie es in der »Geschichte« auf Seite 10 [237] dargestellt wird – darüber können ja die Meinungen verschieden sein...

Als eine objektive Unwahrheit muß der Satz bezeichnet werden, der sogleich auf dieses Goetheanumlob folgt: »Fräulein Dr. Vreede, die sich auf die Seite Frau Dr. Wegmans gestellt hat {?}, versuchte mehrfach, das einheitliche und schöne Bild der Tagungen am Goetheanum durch Aufstellen von Sonderprogrammen zu stören, die neben den Hauptveranstaltungen herlaufen und in denen angeblich ›abgelehnte‹ Redner zu Worte kommen sollen.« (Warum »angeblich«? Wenn jemals Menschen abgelehnt wurden, so waren es diese!) »So organisierte sie zu Weihnachten 1933 eine Vortragsreihe (über Mysterien), die in einem Nebensaal stattfinden und Ausdruck ihres Protestes gegen die Leitung des Goetheanums sein sollten.« – Ich habe niemals aus »Protest gegen die Leitung des Goetheanums«, die ich ja seit Weihnachten 1923 mitzuvertreten habe, Vorträge gehalten, sondern immer nur aus meiner Einsicht in geistige Notwendigkeiten. Ich habe auch nicht »mehrfach versucht«, »das einheitliche und schöne Bild der Tagungen am Goetheanum durch Aufstellen von Sonderprogrammen zu stören«. Sonderprogramme haben immer die Anderen gemacht, die »Vereinigungen« und »Gruppen« am Goetheanum und dergleichen; es gab ja seit Jahren kaum eine Tagung ohne Nebenveranstaltung, sogar in demselben Saal, in dem ich bei der Weihnachtstagung 1933 *zum ersten Mal Vorträge aus eigener Initiative* veranstaltet habe. Und dann werden diese Vorträge einerseits als höchst unbedeutend hingestellt: sie »waren allerdings nur von einigen vierzig Hörern besucht {was allerdings nicht stimmt}, während die gleichzeitige Tagung im Großen Saal des Goetheanums weit über tausend Besucher hatte«, so daß man sich fragt: Warum die Aufregung? – und andererseits als der Inbegriff des Ablehnungswürdigen, – und dann kommt wieder die »vollendete Tatsache«, vor die Herr Steffen gestellt wurde – und das Chaos ist komplett.

Obwohl es, dank der Bemühungen der »Freunde«, nicht ganz leicht zu entwirren ist, soll dies hier zum Abschluß etwas ausführlicher versucht werden, gewissermaßen als Ausgleich für die vielen, vielen Tatsachen, Dokumente, Berichte der letzten zehn Jahre, die wir aus unvermeidlicher Raumbeschränkung nicht bringen konnten.

Da man irgendwo anfangen muß, sei als Ausgangspunkt erwähnt, daß am 24. Juli 1933 eine Anregung von Dr. Boos an den Vorstand kam, die Michaeli-Tagung im besonderen Sinne zu gestalten. Eine Abschrift seines Schreibens wurde mir vom Sekretariat zugeschickt, die Beantwortung mit der üblichen Eile erbeten. Meine Antwort habe ich ziemlich desinteressiert gehalten, da ja solche Anfragen längst pure Formalitäten waren; es kam überhaupt nicht darauf an, was man antwortete, es wurde ja doch nicht beachtet. Auch erfuhr man nicht, wie es nun weiter mit der Anregung ging, sondern das konnte man dann aus dem Programm im Nachrichtenblatt ablesen, wenn es darin erschienen war. Es war mir aber klar, daß, wenn die Tagung in der vorgeschlagenen Weise zustande kommen würde, von einem intimeren Michaeli-Erleben keine Rede sein könnte. – Am 17. August erhielt ich dann – ohne von dem weiteren Verlauf des Boos-Vorschlages irgend etwas zu wissen – ein Schreiben, das unter anderem gerade auf diesen Punkt hinwies und den Vorstand bat, »den Geist des Michaelifestes« zu berücksichtigen, der gerade in der heutigen Zeit eine intim gestaltete Tagung verlangt.

Das Schreiben war anonym. Ich weiß auch heute nicht, von wem es kam.

Darauf schrieb ich Herrn Steffen am 20. August, daß ich die Bitte, die in dem Schreiben ausgesprochen war, als eine berechtigte ansehen müsse. Ich sagte: »Ich bin bereit, was mich betrifft, darauf einzugehen. Die Vorträge, die ich zu Michaeli würde halten können, könnten ein Teil einer vom Vorstand zu veranstaltenden Mitgliedertagung sein«, und schloß, mit der Hoffnung, daß diese Anregung aufgenommen werden könne.

Darauf erhielt ich üblicherweise keine Antwort.

Ich hätte nun die mir vorschwebenden Vorträge zu Michaeli halten können, doch mußte ich das Inkongruente empfinden, das darin liegen würde, als Einzelne solche Vorträge zu halten während einer Tagung, deren Programm (wie ich es dann im Nachrichtenblatt vorfand) gar nicht darauf angelegt war. Aus diesem Grunde sah ich davon ab und besprach mich schon vor der Michaeli-Tagung mit einigen Freunden über die Möglichkeit, zu Weihnachten jedenfalls solche Vorträge gemeinschaftlich zu halten, was immer für eine Gestalt die Weihnachtstagung annehmen würde. Das Thema zu diesen Vorträgen »Alte und neue Mysterien« schlug ich vor im Hinblick auf das einzige bis dahin Bekannte des künftigen Weihnachtsprogramms: die Erstaufführung von Albert Steffens »Hieram und Salomo«, und ich versuchte mich in meinen Vorträgen möglichst intim mit diesem Vorgang im Goetheanum zu verbinden.

Da es uns mit unserer Arbeit sehr ernst war, konnten wir sie nicht einfach als »Bitte an den Vorstand« vorlegen, da die Erfahrung vieler Jahre bis eben zur Michaelitagung 1933 hin gezeigt hatte, daß das nutzlos sei, solange ein Teil dieses Vorstandes der Meinung ist, alles nach Majorität entschließen zu können und – da dieser Teil die Majorität eben darstelle – überhaupt auf nichts mehr eingehen zu brauchen, was Ansichten oder Wünsche Anderer innerhalb oder außerhalb des Vorstandes sind, wenn sie eben zu der »anderen Seite« gehören. – Ebensowenig konnte ich auf eine eventuelle Vorankündigung des Weihnachtsprogramms warten mit einer eventuellen Einladung für mich, einen Vortrag zu halten, denn wenn ein solcher Programmentwurf zu mir kam, würde er auf einen nachträglichen Vorschlag von mir gewiß nicht mehr abgeändert werden. Es blieb also nur übrig, *vor* der Bekanntgabe des Programms Herrn Steffen unsere Absicht mitzuteilen, und zugleich unsere Bereitschaft, diese Vorträge in das allgemeine Programm der Weihnachtstagung aufgenommen zu sehen, so daß Herr Steffen über die Haltung, die er zu diesen Vorträgen einnehmen wollte, noch frei entschließen könnte.

Ich schickte daher am 6. November den Brief, der außer den Namen und Themen der Vortragenden Folgendes enthält:

> Herrn Albert Steffen,
> 1. Vorsitzender der Allg. Anthroposophischen Gesellschaft
>
> Sehr verehrter Herr Steffen,
> Ich möchte Ihnen mitteilen, daß zu Weihnachten eine Reihe von Vorträgen unter dem Gesamtthema »Alte und neue Mysterien« hier stattfinden wird. Zu diesem Thema werden sprechen: …
> Wenn es gewünscht wird, können diese Vorträge in das allgemeine Programm der Weihnachtstagung aufgenommen werden. Sollte das nicht der Fall sein, dann wird Tag und Stunde der Vorträge später festgelegt werden.
> Mit freundlichem Gruß
> Ihre ergebene gez. *E. Vreede*, phil. doct.

Eine Rückäußerung erfolgte üblicherweise nicht, doch erhielt ich ein Schreiben von Dr. Wachsmuth an die Mitglieder des Vorstandes, *vom 10. November*, mit dem Vorschlag, »daß die diesjährige Weihnachtstagung ausschließlich von Herrn Albert Steffen als Vorsitzendem arrangiert wird«, worauf ich am 12. November schrieb: »Auf Ihre Anfrage vom 10. November muß ich antworten, daß ich von mir aus schon einen Vorschlag für die Weihnachtstagung bei Herrn Steffen gemacht habe, den ich natürlich aufrecht halte.«

Ich wollte damit die Anfrage von Dr. Wachsmuth nicht verneinen, sondern nur zum Ausdruck bringen, daß meine Zustimmung nicht als ein Zurückziehen meines Vorschlages vom 6. November gedeutet werden dürfe. Man sieht daraus, daß ich durchaus bemüht war, unsere Absicht innerhalb des Programms der kommenden Weihnachts-Tagung selber zu realisieren; nur wenn das nicht akzeptiert würde, war ich entschlossen, bei meiner mir *voll berechtigt* erscheinenden *Initiative* zu bleiben. Beriefen doch auch die anderen Vorstandsmitglieder sich auf ihre Initiativen oder auf die Notwendigkeit, den Initiativen anderer nicht zum Vorstand gehörender Mitglieder freie Bahn zu lassen – allerdings nur für die »eine Seite«.

Ob der Vorschlag Dr. Wachsmuths angenommen und durchgeführt worden ist, entzieht sich vollständig meiner Kenntnis. Nach der Gestalt, die das Weihnachtsprogramm dann hatte, als es schon wenige Tage darauf veröffentlicht wurde, müßte ich es bezweifeln.

In den nächsten Tagen erhielt ich mehrere Briefe von Herrn Steffen, Frau Dr. Steiner und Dr. Wachsmuth gemeinsam unterschrieben, die sich damit befaßten, mir das Recht auf Benutzung des Terrassensaales – wo ich angefangen hatte, wöchentlich einen »anthroposophischen Vortragsabend« zu veranstalten, abzustreiten; über den Weihnachtsplan wurde vollständig geschwiegen.

Am 16. November 1933 erschien im Nachrichtenblatt (mit Datum 19. November, wie gewohnt) das Programm der Weihnachtstagung, von dessen Gestaltung und Inhalt ich dadurch erstmalig erfuhr. Vorträge waren überhaupt nicht vorgesehen, nur Aufführungen und Vorlesungen von Vorträgen Dr. Steiners. Ob diese Gestaltung mit meinem Vorschlag etwas zu tun hatte, oder ganz unabhängig davon zustande gekommen ist, von wem überhaupt die Tagung verantwortlich arrangiert wurde – das ist mir, wie schon gesagt, vollständig unbekannt. Nur haben die Mitglieder in ihren Angriffen immer so getan, als hätte ich das alles wissen müssen, und als wüßten sie es selber.

Ich schrieb darauf sogleich Herrn Steffen das Folgende:

(Dornach), den 17. November 1933.

Sehr verehrter Herr Steffen,

Nachdem das Programm für die Weihnachtstagung nunmehr erschienen ist, erlaube ich mir, die genaue Vortragsliste mit Tag und Stunde einzusenden, mit der Bitte, sie im Nachrichtenblatt abzudrucken. Die Vorträge könnten im Terrassensaal oder sonst in der Schreinerei stattfinden.

Mit bestem Gruß gez. *E. Vreede* phil. doct.

In der darauffolgenden Nummer des Nachrichtenblattes (26. November 1933) fand ich dann die folgende Mitteilung:

Zur Kenntnis der Mitglieder.

Der Vorsitzende unserer Gesellschaft erhielt folgenden Brief von Fräulein Dr. *Vreede:*

(folgt der obenstehende Brief vom 6. November mit dem vorläufigen Programm).

Außerdem wurde dem Vorsitzenden am 17. November der folgende Text zwecks Abdruck im Mitteilungsblatt von Fräulein Dr. Vreede zugesandt:

Mitteilung

Zu Weihnachten werden am Goetheanum folgende Vorträge über das Thema: »Alte und neue Mysterien« stattfinden. (folgt: das Programm, mit Tag und Stunde versehen – die immer außerhalb des allgemeinen Programms gewählt war – wie man es im Nachrichtenblatt nachlesen kann).

gez. *E. Vreede* phil. doct.

Es ist zu bemerken, daß mein *Begleitschreiben* vom 17. November, aus dem man wenigstens einiges über die Reihenfolge der Ereignisse hätte ablesen können, nicht mit abgedruckt wurde, wohl aber das vom 6. November. Die ganze Art der Zusammenstellung war schon eine tendenziöse.

Die Notiz verfehlte dann auch in dieser Aufmachung ihre Wirkung nicht. Eine aufklärende Erläuterung zu bringen war für mich nicht möglich, denn sie hätte – wie man aus dem Vorhergehenden entnehmen kann – ziemlich ausführlich sein müssen, und Herr Steffen pflegte schon seit langem nichts von mir (oder den anderen gleich behandelten Freunden) ins Mitteilungsblatt aufzunehmen, mit Ausnahme von Ankündigungen der Mathematisch-Astronomischen Sektion oder einer solchen Sache wie der hier erwähnten Mitteilung. »Zur Kenntnis der Mitglieder«. Es hagelte Anschuldigungen, Unterstellung böser Absichten; bewußte Durchkreuzung von Herrn Steffens Absichten wurde mir unterschoben, die »vollendete Tatsache«, vor die er durch meine Ankündigung gestellt sei, hervorgehoben. (Man hat aus der vorangehenden Darstellung ersehen können, wie es damit bestellt war.) Insbesondere wurde auch angeführt, daß zu Weihnachten keine Vorträge gehalten werden dürften; es sollte nur das Wort Rudolf Steiners zu dieser zehnjährigen Gedenkfeier der Weihnachtstagung erklingen, – obwohl ich von dieser merkwürdigen Absicht vor dem Bekanntwerden des Programms ebensowenig Kenntnis haben konnte wie die übrige Mitgliedschaft. Es stand aber doch auch »Hieram und Salomo« von Herrn Steffen auf dem Programm, – und als die Weihnachtstagung anfing, da kündigte Herr Steffen an, daß er selber Vorträge halten werde, und zwar wurden es genau so viele und genau an *den* Stunden, die ich für unsere Vorträge angegeben hatte, so daß ich diese dann auf andere Stunden verlegte. Herrn Steffens Vorträge wurden in den Berichten über die Tagung sehr gelobt und es schien dann nicht mehr gegen Rudolf Steiners Absichten zu verstoßen, daß die Anthroposophie auf einer Tagung auch in *dieser* Weise und nicht *nur* durch Aufführungen und Vorlesungen vertreten wurde.

Nun, auch ich konnte vor dieser Weihnachtstagung all das Gegnerische, das mir da entgegentrat, nur über mich ergehen lassen in der Erwartung, daß doch die Einsicht überwiegen würde, daß *das Halten von Vorträgen intimeren anthroposophischen Inhalts* durch *von Dr. Steiner dazu ermächtigte Menschen* an einer Weihnachtstagung am Goetheanum, nachdem seit Ostern, oder höchstens Pfingsten solche Vorträge nicht mehr auf einem Tagungsprogramm gestanden hatten, an sich keine schlechte Sache sein könne, auch wenn man sich über die Art des Zustandekommens der Sache nicht im Klaren war. Es kam aber eben anders.

Schon in der nächsten Nummer des Nachrichtenblattes (3. Dezember 1933) erschien ein »Antrag der Zweigleiter der Anthroposophischen Gesellschaft in der Schweiz« des Inhalts, Herr Steffen möge mich bitten, die Vorträge zu verschieben. Zugleich erhielt ich eine von hundertsechzehn Mitgliedern aus Dornach unterschriebene, an Herrn Steffen gerichtete Mitteilung, diese Mitglieder erblicken in der Ankündigung der Vorträge »eine ungehörige Anmaßung«. – Der Zweig am Goetheanum nannte sie in einer Resolution vom 7. Dezember »ein Überschreiten ihrer (das heißt meiner) Befugnisse und einen Eingriff in die Rechte des Vorsitzenden der Gesellschaft, dem die Gestaltung der Weihnachtstagung oblag«, und bat ebenfalls um Zurückziehung. Ich habe mir erlaubt, dem Zweig – dessen Sekretär ich zur Zeit der Weihnachtstagung war – darauf zu antworten: »Ich sehe keine Notwendigkeit, Ihrer Bitte zu entsprechen. Es ist doch selbstverständlich, daß diejenigen nicht in die Vorträge zu gehen brauchen, die sie nicht zu hören wünschen. Auf diesen Standpunkt habe ich mich immer gestellt in bezug auf Vorträge, die bei Tagungen neben dem allgemeinen Programm gehalten worden sind.«

Die Anthroposophische Gesellschaft in Deutschland veröffentlichte ein Schreiben an Herrn Steffen, in welchem es ebenfalls als eine Unmöglichkeit bezeichnet wurde, »dem Vorsitzenden unserer Gesellschaft einfach Vortragsprogramme zuzumuten, ohne sich um Ihre {Herrn Steffens} Intentionen für die Arbeit zu kümmern«, es wird von dem Hinstellen »wie von einer selbständigen Macht« einer fertigen Rednergruppe gesprochen usw. Und: »Wir sehen das Werden der Freiheit nicht im Entfalten der Egoismen und Meinungen, sondern im Verwirklichen dessen, was als Gesetz der geistigen Welt erkannt ist.«

Nun, es ist für mich auch ein Gesetz der geistigen Welt, daß man kein Recht hat, diejenigen Menschen, die durch ihr jahrelanges Darinnenstehen in der Anthroposophie zu gewissen Aufgaben gekommen sind, die ihnen dann durch Rudolf Steiner bestätigt wurden, in der Entfaltung dieser Aufgaben zu hindern. Man braucht sich nur auf den Standpunkt zu stellen, den ich zum Beispiel in meinem Schreiben an den Zweig am Goetheanum angegeben habe, und man wird sehen, daß es für gewisse Schwierigkeiten, die selbstverständlich unter Menschen entstehen können, andere Lösungsmöglichkeiten gibt als die bis dahin angestrebten, und andere Gesichtspunkte als denjenigen, den Dr. Poppelbaum auf der letzten Generalversammlung vorbrachte, die von uns zu Weihnachten gehaltenen Vorträge seien »ein Mißbrauch der Räume des Goetheanums«. Ich kann einen solchen Ausspruch – und leider sind noch mehr dergleichen gefallen – nur als einen Tiefpunkt des geistigen Zusammenlebens überhaupt ansehen.

Inzwischen ist nach dieser Auffassung weiter gehandelt worden. Die Vortragsräume im Goetheanum werden mir seit einem Jahr durch Schlüsselgewalt verschlossen, die Ankündigung jetzt auch von Veranstaltungen der Mathematisch-Astronomischen Sektion immer mehr verunmöglicht, indem sie nicht mehr in das Mitteilungsblatt aufgenommen, und die Zettel am Schwarzen Brett systematisch abgerissen werden. So wird auch die Erfüllung dieser mir von Rudolf Steiner gestellten Aufgabe, an der ich über zehn Jahre nach besten Kräften gearbeitet habe, immer mehr lahmgelegt.

Von einer Vorstandstätigkeit ist schon seit langem keine Rede mehr. Jede Mitarbeit ist seit Jahren immer mehr und mehr beschnitten worden, bis zuletzt überhaupt nichts übrig blieb, außer der Tatsache, daß, wenn ich von mir aus eine anthroposophische Arbeit allein oder mit Anderen verrichten will, dies mir besonders übel vermerkt wird, da es angeblich gegen meine Vorstandsverpflichtungen gehe, selbständige Arbeit zu verrichten (siehe das Mitteilungsblatt vom 22. Juli 1934). Diese allmähliche und zuletzt vollständige Entrechtung in bezug auf die Arbeit ist im Laufe der Jahre auf verschiedene Weise erreicht worden. Es ließe sich das alles in Einzelheiten ausführen, nur würde es diese Schrift um ein Mehrfaches vergrößern.

Bringt man irgend etwas von diesen Dingen zum Beispiel auf Generalversammlungen vor, so wird jedesmal prompt erwidert, daß man ja auf den Anfang, auf die erste Zeit nach Dr. Steiners Tod zurückgehen müsse, um die Gründe für alles Spätere, auch im Verhalten gegenüber einzelnen Menschen zu finden. Eine nähere Aufklärung, was man zum Beispiel in bezug auf mich damit meint, wird gewöhnlich nicht gegeben. So ist auch in der »Geschichte« auf Seite 12 [238] bloß zu lesen: »Da bei dieser Anklage (wie früher schon) die Hauptsache verschwiegen war, nämlich *wodurch* Herr Steffen genötigt worden war, die Verantwortung für die Tätigkeit gewisser Vorstandsmitglieder abzulehnen, sah sich der Vorsitzende gezwungen, sein Amt niederzulegen.«

Ich erkläre hiermit, daß ich durch mehr als zehn Jahre hindurch bemüht war, *meine Vorstandstätigkeit* – unter unendlich schweren Umständen – *mit dem tiefsten Verantwortungsgefühl auszuüben* und daß ich es streng zurückweisen muß, wenn behauptet wird, daß ich *jemals Dinge* getan hätte, die berechtigen würden zu sagen, der Vorsitzende unserer Gesellschaft könne deswegen *gezwungen* sein, den Vorsitz niederzulegen. Ebenso muß ich es zurückweisen, daß der Vorsitzende oder ein anderes Mitglied für *meine* Tätigkeit, solange sie eine *rein geistige* ist, die Verantwortung tragen würde. Ein Anderes ist, daß die Verantwortung für die *Führung* der Anthroposophischen Gesellschaft von dem Vorstand als solchem ausgehen sollte.

Die Dinge, die immer wieder in solch allgemein-belastender Weise vorgebracht werden, *könnten* untersucht und klargelegt werden, wenn die Bedingungen dazu endlich geschaffen würden. Bis jetzt wird darin allerdings nach einer bestimmten Methode vorgegangen. Auf alle Äußerungen, die zu einer Klärung führen könnten, wird so lange nicht reagiert, bis jemand »deutlich« wird. Und dann wird in einer besonderen Weise der Goethesche Satz angewandt: »Das Was bedenke, mehr bedenke Wie«, – es wird eben *nur* das »Wie« bedacht und der allgemeinen Verachtung preisgegeben, das »Was« kommt überhaupt nicht zu einer wirklichen Betrachtung. –

Ich habe in dieser kleinen Schrift nur ganz, ganz wenige Punkte gleichsam symptomatisch etwas darlegen können. Ich bin bereit, *auf jeden Punkt,* der von Dr. Poppelbaum oder von Anderen vorgebracht wird, *ausführlich* und soweit nur irgendwie möglich *dokumentarisch* einzugehen, sobald die Gelegenheit dazu wirklich geboten werden wird. Ich muß aber eine solche Behandlungsweise, wie sie in der Schrift des Dr. Poppelbaum – und besonders auch in der anfangs erwähnten Ankündigung seiner Schrift – geübt wird, aus den bereits angeführten Gründen absolut zurückweisen.

Arlesheim, Februar/März 1935.

Dokument Nr. 5

Denkschrift über Angelegenheiten der Anthroposophischen Gesellschaft in den Jahren 1925 bis 1935

Für die vorliegende Untersuchung im Rahmen einer Dokumentation der Biographie Ita Wegmans habe ich den Inhalt der nachfolgenden, von Günther Schubert erstellten Veröffentlichung in den Jahren 1980 bis 1991 auf ihren historischen Wahrheitsgehalt geprüft und ihre Darstellungsmethode analysiert. Aufgrund der dabei gemachten Wahrnehmungen verzichte ich auf ihre Charakterisierung und überlasse eine Beurteilung dieser Schrift gerne dem heutigen Benutzer. In den beigefügten Schriftstücken von W. Zeylmans, L. Polzer und O. Schmiedel (Dokumente 9, 10 und 11) sind Entgegnungen, Widerlegungen und Kommentare zu dieser ›Denkschrift‹ *zu finden – von Menschen, die als Zeugen der erwähnten Ereignisse einen wesentlichen Beitrag zur Beurteilung ihres Wahrheitsgehaltes und ihrer Darstellungsmethoden liefern.* Lilly Kolisko *hat in ihrem Buch* Eugen Kolisko. Ein Lebensbild *(a. a. O.) das Werk 1961 charakterisiert (Seite 392 ff.) Es erschien termingerecht drei Wochen vor der Generalversammlung der Allgemeinen Anthroposophischen Gesellschaft vom 14. April 1935 (in der Woche vom 25. bis 30. März – nicht, wie auf dem Titelblatt vermerkt, im Februar 1935) und wurde im Goetheanum und an den Büchertischen der anthroposophischen Zweige weltweit bis 1949 zum Kauf angeboten. Unter den etwa 2000 Mitgliedern, die 1935 von dem Ausschluß betroffen waren (vgl. Seite 325:* »kaum ein Zehntel der Mitgliedschaft«*) wurde die Schrift mit Bestürzung zur Kenntnis genommen; diese Menschen konnten sich aber nicht mehr öffentlich dazu äußern – ins* Nachrichtenblatt *der Allgemeinen Anthroposophischen Gesellschaft wurden ihre Einsendungen nicht mehr aufgenommen. Auch Menschen, die von den Ausschlüssen nicht betroffen waren, protestierten gegen das Buch* ›Denkschrift‹. *Doch war dessen perfide Darstellungsmethode schwer zu durchschauen, selbst von solchen, die vermutlich über ein nicht gering zu schätzendes Urteilsvermögen verfügten. Als ein Beispiel dafür folgt hier ein Brief von Friedrich Rittelmeyer an Albert Steffen vom 10. April 1935.*

»Sehr verehrter Herr Steffen,

Stuttgart, 10. April 1935

Sie können sich gewiß denken, in welcher Angelegenheit ich heute an Sie schreibe. Vorausschicken möchte ich, daß ich an gar keiner ›Vermittlungs‹-Aktion beteiligt bin. Wenn mein Name in solchem Zusammenhang genannt werden sollte, so geschieht das ohne mein Einverständnis. Für mich gibt es in dieser Sache zur Zeit nur einen Weg, mich unmittelbar *an Sie selbst* zu wenden.

Vor mir liegt die Denkschrift der Zwölf. Ich habe sie durchgelesen. So wie sie lautet, gibt sie ja ein erschütterndes Bild. Vieles habe ich nicht miterlebt. Wenn alles so ist, zum Beispiel in bezug auf Frau Dr. Wegman, so ist das ein recht trauriges Stück Geschichte der Anthroposophischen Gesellschaft und der anthroposophischen Bewegung. Einiges habe ich selbst miterlebt, zum Beispiel ihre Verteidigung in bezug auf Einsingen im Jahr 1930. Die hat mir einen recht ungünstigen Eindruck gemacht. Die Wirklichkeit verwischend, sei es nun absichtlich oder mehr instinktiv, die Verantwortung nicht empfindend, den Ernst der Sachlage nicht erkennend. Danach kann ich mir manches andere selbst ausmalen.

Ich habe – um dies einzuschalten – mit Frau Wegman in allen diesen Jahren wenig Fühlung gehabt. Im Jahr 1925, nach dem Scheiden Dr. Steiners, habe ich zunächst auf sie hingeschaut als auf die, die man in bezug auf die Klasse-Angelegenheiten in erster Linie zu beachten und zu unterstützen hat. Damals habe ich auch mit Frau Dr. Steiner gesprochen, die sich – ich weiß die Worte noch genau – in ähnlicher Weise abwartend und zurückhaltend aussprach. Nachdem die Leitsätze erschienen waren und die Klassenstunden ohne Einverständnis des Gesamtvorstandes gehalten worden waren, bin ich dann zu Frau Wegman gegangen und habe ein erstes Gespräch mit ihr gehabt, das in bezug auf die entscheidenden Gesellschaftsangelegenheiten wohl das einzige geblieben ist. Damals habe ich ihr gesagt, daß ich ihr Verhalten nicht richtig finden kann, daß insbesondere eine Esoterik nicht möglich sei außer aus dem Willen des Gesamtvorstandes heraus, habe ihr geraten, einmal einige Jahre in diesen Dingen sich zurückzuhalten; wenn es wirlich im Willen der führenden Mächte läge, daß ihr diese Dinge anvertraut werden, so würden die führenden Mächte schon die Möglichkeit haben, es so zu lenken; aber die ersten Mißgriffe verlangten jetzt eine solche Zurückhaltung. Sie hat das abgelehnt. In den folgenden Jahren habe ich ihren Freunden wiederholt gesagt, wenn ich wählen müßte zwischen Frau Dr. Steiner und Frau Dr. Wegman, würde ich keinen Augenblick im Zweifel sein, auf welche Seite ich mich *sachlich* zu stellen hätte, nämlich auf die Seite von Frau Dr. Steiner.

Dies darf ich alles in einem Augenblick aussprechen, da ich nicht den Eindruck haben konnte, daß meine Stellung in Dornach immer richtig beurteilt worden ist. Ich bin völlig frei und stehe im Grund allein.

Wenn ich nun aber die Denkschrift in die Hand nehme, so muß ich sagen: in allen den Angelegenheiten, die ich miterlebt habe, ist ihre Orientierung so, daß die Mitglieder durch sie ein unrichtiges Bild bekommen müssen. Ich greife nur das heraus, wo mein Name genannt ist, und wo ich mich am kompetentesten fühle. Nicht weil ich das Persönliche so besonders wichtig machen möchte, sondern weil ich *hier* vor der Geschichte das erste Recht und die Pflicht habe, mitzureden.

1. Eine Einzelheit zuerst. Seite 134 [317] heißt es in Klammern: »Die Kritik an der Tagung in Hannover wurde jedoch von Dr. Rittelmeyer als berechtigt gelten gelassen.« Die Wirklichkeit ist, daß ich, unmittelbar nachdem ich von der Sache erfahren hatte – ich werde nicht über alle lokalen Veranstaltungen orientiert – an den Dornacher Vorstand schrieb: Wenn die Sache sich wirklich so begeben hat, dann ist sie zu mißbilligen. Es war nicht notwendig, mir ein »Gelten-Lassen« abzuringen. Es war auch keine »Tagung« der Christengemeinschaft, sondern vielmehr ein Kurs, der vor allem für Fürsorgerinnen, aber unter möglicher Beteiligung von Gemeindegliedern, gehalten wurde, und bei dem Bock vom seelsorgerlichen Standpunkt aus sprach. Es entsteht ein ganz falsches Bild, wenn von einer »Tagung« der Christengemeinschaft Hannover geredet wird, »in welcher ausschließlich über Themen wie Sexualleben, Verbrechen, Rauschgift und so weiter Vorträge gehalten wurden«. Die Denkschrift wendet sich weder gegen mich noch gegen die Christengemeinschaft. Aber die Art der Berichterstattung auch über solche Dinge sollte richtig sein. Dann wäre die Denkschrift vertrauenerweckender.

2. Seite 68 [287] werden die Vorgänge im Deutschen Vorstand nach Dr. Ungers Tod erwähnt. Herr Leinhas hat uns damals ausführlich berichtet, daß Dr. Unger sein Verbleiben im Deutschen Vorstand, nachdem Stein ausgeschieden war, davon abhängig gemacht habe, ob niemand im Vorstand sei, der die Auffassung Dr. Steins über das Testament teile. Wir haben in der ersten Vorstandssitzung nach Ungers Tod *vor allem anderen* uns darüber ausgesprochen, daß wir dies Vermächtnis Dr. Ungers auch nach seinem Tod zu erfüllen gedenken, haben einer nach dem andern erklärt, daß wir die verurteilte Meinung *nicht* teilen, haben dies den deutschen Zweigen *allen* mitgeteilt, haben uns dem Dornacher Vorstand zunächst nur zur Verfügung gestellt und vorläufig nur die Geschäftsführung weiter behalten. Wir wurden daraufhin von Dornach anerkannt. Nun lese man aber Seite 68 [287]: »Sein plötzlicher Tod konnte formal dazu benützt werden, von einer ›Neugestaltung des Deutschen Vorstands‹ zu sprechen.« »Diese Neugestaltung bestand zunächst nur darin, daß man keine Rücksicht mehr zu nehmen brauchte auf die von Dr. Unger vertretene Gesinnung, dafür aber der Einfluß Dr. Koliskos sich ungestört geltend machen konnte.« Solche Darstellung ist das Gegenteil von wahr. Ich muß, soweit ich selbst dabei in Betracht komme, mich dagegen entschieden verwahren. Es ist keine Rede davon, daß wir alle dem Einfluß Dr. Koliskos erlegen wären. Was für eine Vorstellung von Menschen, die wie Leinhas, Dr. Palmer und ich, alle älter als Kolisko, länger Mitglieder der Gesellschaft sind und ihr eigenes anthroposophisches Gewissen haben! Was für eine Darstellung von Dingen, die man gar nicht erlebt hat! Wir haben hernach, um möglichst auch im Sinn Dr. Ungers zu handeln, Dr. Piper und Stockmeyer dazugewählt. Davon wird mit keiner Silbe gesprochen. Alle diese Männer werden sich dagegen wehren, so charakterisiert zu werden.

3. Seite 47 f. [276 f.] wird über die ›Kundgebung‹ berichtet. Seite 51 [279] heißt es: »Die Einzelheiten der

Entstehung und Verfassung der Kundgebung sind niemals ganz aufgeklärt worden, weil darüber eine Dunkelheit ausgebreitet wurde, die große Ähnlichkeit hatte mit derjenigen bei der Gründung des Weltschulvereins vorher und bei der Verfassung der Willenserklärung nachher.«

Die Wahrheit ist, daß ich auf der außerordentlichen deutschen Generalversammlung vom 6. April 1927 in Stuttgart vor etwa tausend Mitgliedern, in Gegenwart von Frau Dr. Steiner und Dr. Poppelbaum die Entstehung der Kundgebung *ausführlich* dargestellt habe. Das ist die »Dunkelheit«, die absichtlich »gebreitet« wurde. Der Wortlaut ist im Wesentlichen von *mir* und kam auf folgende Weise zustande. Dr. Stein wollte mich mehrmals zu einer Erklärung veranlassen, die irgendwie auf Arenson Bezug nehmen sollte. Ich lehnte das ab. Schließlich sagte ich: Mir muß es daran liegen, daß *Sie* sich richtig verhalten. Ich will Ihnen einige Punkte sagen, wie Ihr Verhalten zu gestalten wäre, daß es zum Guten dient. Das können Sie dann Ihren Freunden sagen und mit ihnen besprechen. Er bat, mitstenographieren zu dürfen. Dagegen konnte ich nichts haben. So kamen die drei Punkte Seite 53 [280] zustande. Nach einiger Zeit kam Dr. Stein wieder und sagte, seine Freunde seien damit einverstanden, und ob man nicht eine allgemeine Erklärung daraus machen könne. Ich erwiderte ihm, an einer solchen allgemeinen Erklärung könnte ich mich, auch wenn ich selbstverständlich in der Erklärung meine wahre Meinung ausgesprochen hätte, nur dann beteiligen, wenn die Unterschriften nicht einseitig, sondern in der ganzen Gesellschaft gesammelt würden, und wenn vor allem Dr. Unger und Leinhas von der Sache in Kenntnis gesetzt und um ihre Unterschrift gebeten seien. Das wurde zugesagt. Da ich vermeiden wollte, daß dies nicht in der rechten Art geschieht, gab ich noch in Gegenwart von Herrn Grone meinem Freund Werner Klein den Auftrag, darüber zu wachen, daß dies alles auch wirklich in der genügenden Art getan wird. Ich selbst mußte gerade zu Vorträgen abreisen. Leider hat das Werner Klein nicht getan, und vielleicht hatte ich das voraussehen sollen. Wie die ›Kundgebung‹ dann einige Tage darauf erschien, trug sie fast nur Unterschriften der Wegmangruppe. Als ich darauf hinwies, hieß es, man habe sich wohl Mühe gegeben, andere Unterschriften zu erhalten, habe sie aber nicht bekommen. Leinhas hatte man nicht angetroffen, da er gerade auch verreist war. Dr. Unger hatte man gefragt, aber in einer unmöglichen Form. Unter diesen Umständen hätte man mir und Michael Bauer die Unterschrift zurückgeben sollen. Den Unterzeichnern habe ich darum später noch oft gesagt, daß es mir dadurch für alle Zukunft außerordentlich erschwert worden ist, für sie ein Wort einzulegen. Wo es mit Überzeugung geschehen konnte, habe ich es doch getan. Im Deutschen Vorstand haben wir uns damals ganz gründlich über alles ausgesprochen, auf der andern Seite auch mit Herrn Leinhas, der mich in schwerster Weise vor der Gesellschaft angegriffen hatte. Nach der Aussprache haben wir aber alle beschlossen, auch Dr. Unger, daß wir *trotz* dieser Geschehnisse zusammenzuarbeiten hätten und versuchen müßten, auch bei den vorhandenen klaffenden Gegensätzen, aus der Anthroposophie heraus ein gemeinschaftliches Wirken zu finden.

Natürlich konnte die ›Kundgebung‹ – besonders bei der Mißtrauensatmosphäre, die schon so stark vorhanden war – durch solche Verstöße anders aufgefaßt werden, als sie ursprünglich gemeint war. Aber zum Beispiel schon der erste Satz, daß »Meinungen über das Fortleben und Fortwirken Dr. Steiner zur Aussprache gebracht worden sind«, paßt doch gar nicht auf Frau Dr. Steiner und Arenson, sondern viel mehr auf den andern Kreis. Der Satz »auch wenn von uns selbst etwas ausgegangen ist, was gegen diese hier vorgetragene Auffassung wäre, müssen wir es verurteilen« ist von mir ausdrücklich eingefügt worden, weil ich dadurch Dr. Stein verpflichten wollte. Ich habe ihm damals auch ausdrücklich gesagt: Wenn Sie dies jetzt unterschreiben, müssen Sie es auch halten.

Wenn ich auch zugebe, daß durch die Art der Lancierung ein andres Licht auf die Kundgebung fallen konnte, so ist es mir doch schmerzlich, daß jetzt ohne meine Aufklärung die Sätze von Frau Dr. Steiner, die sich offenbar auf mich beziehen, für die Zukunft festgehalten werden: »Die Klärungen und Mahnungen … sind aus der Verblendung heraus geschrieben und haben höchstens ihre Entschuldigung darin, daß jemand, der die Tatsachen an sich und in ihrem Ursprung nicht kennt, aber durch gewisse Dinge beeinflußbar ist, gerne dort helfen möchte, wo man am stärksten klagt.«

Nun bitte lesen Sie den Bericht in der Denkschrift. Seite 52 [279]: »Die verlogene … Behauptung, es seien Meinungen über das Fortleben und Fortwirken Dr. Steiners vorgebracht worden, während solche nur in dem Kreis der Verfasser selbst aufgestellt wurden.« »Das Ganze war nichts anderes als eine Anklage gegen Frau Dr. Steiners angebliche Machtgelüste und gegen Herrn Steffen …« »Es war eine Kundgebung rein alexandrinischer Gesinnung« und so fort und so fort. So etwas sollte nach der damals loyal und öffentlich gegebenen Aufklärung wahrhaftig nicht mehr möglich sein.

Auch dies muß ich schon als absolut unzulässig bezeichnen, daß über die ›Kundgebung‹ *zuerst* alle möglichen Urteile vorangestellt werden, ehe sie nur mitgeteilt wird. Auf diese Weise kann natürlich niemand mehr sie unbefangen auf sich wirken lassen. Es schimmert ja auch durch die Darstellung durch, daß man eigentlich gegen ihren Wortlaut wenig einwenden kann. Doch war sie auch von den Unterzeichnern – das muß ich, auch wenn ich der Hauptleidtragende bei der Sache war und, wie Michael Bauer, vielen als der gutmütige Übertölpelte erscheinen kann, der Wahrheit gemäß doch sagen – *keineswegs* so gemeint, weder bewußt noch unbewußt, wie es jetzt dargestellt wird.

Ich mußte nun schon über diese wenigen Punkte doch etwas ausführlicher werden und müßte es vielleicht noch mehr sein. Auch die Generalsekretärssitzungen, die ich selbst mitgemacht habe, stehen in meiner Erinnerung in vielem anders, als sie hier geschildert werden, und zwar geschildert von Menschen, die sie großenteils gar nicht miterlebt haben. Vor allem ist noch sehr viel anderes geschehen. Und wenn man von der einen Seite alles Mögliche erzählt, zum Beispiel was geredet worden ist von ungenannten Personen, so erinnere ich mich, auch auf der anderen Seite recht merkwürdige Dinge gehört zu haben, die ich hier vorläufig nicht erwähnen will. Auch über den Kampf gegen den alten deutschen Vorstand hätte ich sehr viel zu erzählen, was das Bild der Denkschrift *wesentlich* verändert.

Doch ich muß mich schon der Kürze wegen hier ausdrücklich an die drei Punkte halten, wo mir niemand das Recht bestreiten kann mitzureden, und wo ich besonders stark auch eine geschichtliche Pflicht empfinde.

Können Sie mir verdenken, verehrter Herr Steffen, wenn ich von da aus gegen die Denkschrift die größten Bedenken habe, da sie sich in den Punkten, wo ich sie kontrollieren kann, solche Darstellungen leistet? Können Sie mir verdenken, wenn ich eine solche Orientierung der Gesellschaft – kurz vor der Generalversammlung – nicht für die Grundlage halten kann, auf der so schicksalsschwere Beschlüsse gefaßt werden dürfen? Können Sie mir verdenken, wenn ich die Verfasser der Denkschrift selbst nicht für objektiv genug halten kann, um das Rechte zu sehen und zu finden? Als einer, der ein geschichtliches Urteil haben kann, muß ich die Denkschrift vor der Geschichte ablehnen und als ein Unglück für die Gesellschaft betrachten. Ich bin mit jeder Strenge gegen Koliskos Fehler einverstanden – die ich sehr wohl sehe und ihm persönlich restlos offen mehr als einmal gesagt habe – wenn gleichmäßige Gerechtigkeit und Offenheit auch geübt wird gegen die Fehler und Verstöße seiner Gegner. Ist das wirklich der Fall? Die Denkschrift enthält gewiß sehr vieles Richtige, aber sie bringt es in einer solchen Art, daß die Gegner nun ihrerseits viel zuviel Recht bekommen. Dann werden diese aber auch reden. Und dann entsteht erst recht sehr viel Schaden für die Gesellschaft. Vielleicht weniger in Dornach, aber ganz bestimmt in der Öffentlichkeit.

Die Denkschrift ist das für mich zunächst Greifbare. Bestimmte Vorschläge für die Generalversammlung möchte ich ausdrücklich unter diesen Umständen nicht machen. Ich müßte sie dann auch persönlich öffentlich vertreten. Und das kann ich nicht. Aber damit über meine Stellung wenigstens bei Ihnen, verehrter Herr Steffen, gar kein Zweifel bestehen kann, möchte ich folgendes sagen:

1. Ich erkenne an, daß sich die Gesellschaft dagegen schützen muß, daß Mitgliedskarten für die Anthroposophische Gesellschaft ausgegeben werden, die vom Vorstand nicht genehmigt sind. Wenn die ›Freien anthroposophischen Gruppen‹ für solche Mitgliedskarten Gültigkeit am Goetheanum verlangen, so verlangen sie Unmögliches.

2. Ich erkenne an, daß der Vorstand zusammenarbeiten können muß. Kann er das nicht, aus welchen Gründen immer, so müssen Wege gefunden werden, wie ein zusammenarbeitender Vorstand, der die Gesellschaft in ihren wichtigen Lebensangelegenheiten wirklich führen kann, geschaffen wird. Darum bin ich und war ich auch bereit, den Dreiervorstand als Vorstand der Allgemeinen Anthroposophischen Gesellschaft anzuerkennen, was aber nicht bedeutet, daß ich mit allen seinen Maßnahmen einverstanden sein müßte.

3. Was über diese unbedingten Lebensnotwendigkeiten der Gesellschaft hinausgeht, sollte nach meiner Meinung vermieden werden. Insbesondere sehe ich auch nach *dem* Teil des Materials der Denkschrift, das ich positiv aufnehmen kann, keinen zwingenden Grund für einen Ausschluß von Mitgliedern aus der Gesellschaft, die uns von Dr. Steiner selbst empfohlen und anbefohlen wurden, die ihrerseits Anthroposophie ernstlich wollen, und deren endgültiges Ausscheiden, soweit ich es beurteilen kann, die anthroposophische Gesamtbewegung doch so schädigen würde, daß ihr Durchkommen in der Menschheit in Frage gestellt wird. Ich möchte also dringend wünschen, daß Mittel und Wege gefunden werden, dies Letzte zu vermeiden.

Weder Schwäche noch Weichheit ist es, wenn ich in diesem Augenblick dies ausspreche. Es ist auch weder Humanitätsdusel noch falsche Toleranz. Da ich mich in dieser Sache ganz allein fühle und keinen einzigen Bundesgenossen weiß oder suche, wäre es für mich ganz bedeutend bequemer, zu schweigen. Was mich zum Reden zwingt, ist die Überzeugung von der entscheidenden Bedeutung dieser Stunde für das Schicksal der Anthroposophie.

Dieser Brief ist nicht bestimmt für die Öffentlichkeit der Anthroposophischen Gesellschaft. Ich sehe keine andere Möglichkeit, verehrter Herr Steffen, als mich an Sie selbst zu wenden. Möchte es Ihnen gelingen, in dieser schweren Stunde das ganz Richtige zu finden!

Mit herzlichem Gruß Friedrich Rittelmeyer«

Aus diesem Brief (der übrigens bemerkenswerte Wendungen enthält) kann man entnehmen, daß es auch einem Mann wie Friedrich Rittelmeyer damals nicht bewußt war, wie das Buch ›Denkschrift‹ *in Wirklichkeit der ›Willensrichtung‹ Stef-*

fens und Marie Steiners entstammte. Er anerkennt den neuen ›Dreiervorstand‹ und meint zugleich, daß die Ausschlüsse vermieden werden sollten. Das Buch und die Wirkung, die es am 14. April 1935 zeitigte, nämlich die Begründung für den Ausschluß von etwa zweitausend Mitgliedern aus der Allgemeinen Anthroposophischen Gesellschaft, bilden seitdem in der Geschichtsschreibung dieser Gesellschaft ein Tabu. Treffend charakterisiert Emil Leinhas die Auswirkung dieser Ereignisse von 1935 in seinem Nachruf auf Eugen Kolisko, indem er 1940 über die Anthroposophische Gesellschaft schreibt, sie habe es allmählich ganz aufgegeben, ihre Mission, in einem umfassenden Sinne kulturerneuernd zu wirken, ernsthaft ins Auge zu fassen. (Vgl. Eugen Kolisko – Bilder aus seinem Leben und Wirken, *Stuttgart, März 1940, Seite 41f. In Band VIII der Reihe* Pioniere der Anthroposophie: Eugen Kolisko, Auf der Suche nach neuen Wahrheiten, *Dornach 1989, in dem die meisten Nachrufe aus dem Gedenkbuch von 1940 abgedruckt sind, ist Leinhas' Beitrag über Kolisko nicht abgedruckt.) Weil das Buch* ›Denkschrift‹ *bis zum heutigen Tag die Urteile über Ita Wegman maßgeblich bestimmt hat, ist es für alle, die die Grundlagen ihrer Urteile überprüfen wollen, erforderlich, es gründlich zur Kenntnis zu nehmen.* E. Zeylmans

MANUSKRIPT

DENKSCHRIFT

über Angelegenheiten der Anthroposophischen Gesellschaft
in den Jahren 1925 bis 1935

als Manuskript gedruckt
nur für Mitglieder der Anthroposophischen Gesellschaft
und diesen vorgelegt von:

Dr. C. Bessenich	Ehrenfried Pfeiffer
Paul Bühler	Dr. Hermann Boppelbaum
Dr. E. O. Eckstein	Paul Eugen Schiller
C. Englert-Faye	Günther Schubert
Dr. Otto Fränkl	Dr. Richard Schubert
Dr. Emil Grosheintz	Jan Stuten

Dornach, Schweiz
Februar 1935.

Alle besonderen Rechte eines Manuskriptdrucks
vorbehalten.

Nachdruck auch von einzelnen Stellen
streng verboten. [Seite 2]

1. VORBEMERKUNG

In diesen Ausführungen wird der Leser eine Schilderung der Ereignisse finden, welche für die Gestaltung des Lebens in der Allgemeinen Anthroposophischen Gesellschaft von wesentlicher Bedeutung waren. Schwierige Probleme, die sich seit dem Jahre 1925 geltend machten, sind zu einer vorläufigen Lösung gekommen, seit durch die Generalversammlung 1934 anerkannt worden ist, daß Beschlüsse, die von den drei Vorstandsmitgliedern, Herrn Steffen, Frau Dr. Steiner und Herrn Dr. Wachsmuth gemeinsam gefaßt werden, für die Gesellschaft bindend sind. Vieles ist vorangegangen, das für die Berechtigung dieses Schrittes spricht, und ein Rückblick auf diese Vorgeschichte sollte jedem erwünscht sein, der sich um ein Verständnis dieser Dinge bemüht. Daß daher von vielen, die mit weiter zurückliegenden Tatsachen nicht oder nur teilweise bekannt sind, der Wunsch ausgesprochen wurde, über die Gesellschaftsereignisse seit Rudolf Steiners Tod eine zusammenhängende Darstellung zu erhalten, ist verständlich.

Aus dieser Einsicht entschlossen sich schon im letzten Sommer einige Mitarbeiter am Goetheanum, den Versuch zu machen, durch eine solche Darstellung die vorhandene Lage weiter klären zu helfen. Herr Dr. Poppelbaum schloß sich diesem Bestreben an, da auch von ihm immer wieder ein solcher Bericht verlangt wurde*). So kam die Schilderung zustande, die in den folgenden Seiten enthalten ist. Es wurde zunächst von einigen der Mitarbeiter eine schriftliche Grundlage geschaffen, die dann im Verlaufe gemeinsamer Besprechungen zu der Fassung erweitert wurde, in welcher sie jetzt vorgelegt wird.

Es war nicht leicht, sich durch das vorhandene Material durchzuarbeiten. Außerdem brachte es der Lauf der Dinge mit sich, daß nicht alles schriftlich festgehalten wurde. Oft auch haben Stimmungen und Meinungsrichtungen verschiedener Mitgliederkreise eine Zuspitzung der Situation bewirkt, die schwerverständlich bleiben muß für denjenigen, der sie nicht selber miterlebt hat.

Schwer ist es, über Dinge zu berichten, die auch heute noch schmerzlich und oft genug beschämend sind. Erschwert wird die Aufgabe, die wahrhaftig keinem Menschen Freude bereiten kann, noch dadurch, daß es Kreise gibt, die eine Erörterung der Vergangenheit nicht nur als überflüssig ablehnen, sondern schon von vornherein jeden verdächtigen, der es wagt, auf frühere Geschehnisse als die Ursachen gegenwärtig sich auslebender Wirkungen hinzuweisen.

Es ist charakteristisch für die bestehende Lage, daß schon darüber gestritten wird, ob über die Geschichte der letzten zehn Jahre gesprochen werden darf oder nicht. Wenn es für die Beurteilung der gegenwärtigen Lage wirklich so unwesentlich wäre, wie von manchen behauptet wird, auf frühere Ereignisse zurückzugreifen, so könnte es doch dem Urteilsvermögen der Mitglieder überlassen bleiben, sich diese Meinung anzueignen oder nicht. Um aber zu der Überzeugung zu gelangen, daß die Vergangenheit abgetan sei, ist eine genügende Kenntnis der Tatsachen unentbehrlich und diese ist durchaus nicht überall vorhanden. Warum soll sie nicht ermöglicht werden? Wieviel Unheil ist nicht schon daraus entstanden, daß Mitglieder nicht orientiert waren und sogar – angeblich um die positive Arbeit nicht zu stören – nicht orientiert sein wollten, dann aber doch bei Entscheidungen mitwirkten, die von ihnen kaum aus eigener Einsicht, sondern im blinden Vertrauen auf die Autorität anderer beurteilt wurden.

Tatsachen können festgestellt und Meinungen über sie gebildet werden. Über dieselben Tatsachen werden verschiedene Meinungen entstehen, und das Recht eines jeden, für seine ehrliche Überzeugung einzutreten, wird von niemand bestritten. Sollen die Meinungen anerkannt werden, so muß ihnen aber der wirkliche Tatbestand zugrunde liegen. Schlimm ist es, wenn die Tatsachen entstellt und aus dem Zerrbild der Wirklichkeit dann Meinungen abgeleitet werden. Damit können zwar Agitationen entfesselt werden, aber eine Verständigung mit anders Urteilenden ist nicht mehr möglich. Das hat die sogenannte »Willenserklärung« gezeigt.

»Aufrichtig zu sein kann ich versprechen, unparteiisch zu sein aber nicht«, dieses Goethewort möge für diese Schilderung wichtiger Ereignisse des letzten Jahrzehnts gelten. Sie ist in einer Situation entstanden, in welcher nun alles auf den Willen ankommt, das Richtige, das man einsieht, auch zu verwirklichen. Was sonst als Unparteilichkeit gefordert wird, findet schon seine Erfüllung, wenn das Versprechen, aufrichtig zu sein, eingehalten wird. Will jemand diese Denkschrift als eine Streitschrift bezeichnen, so ist dagegen nichts einzuwenden, denn sie handelt ja nicht von einer toten Vergangenheit, sondern von Geschehnissen, die in ihren Folgen auch heute noch für das Leben unserer Gesellschaft schädlich sind.

Es ist noch zu bedenken, daß mit dieser Denkschrift eine »Geschichte der Anthroposophischen Gesellschaft« auch nicht annähernd gemeint sein kann. Leider sind es nur die allerunerfreulichsten Kapitel aus dieser Geschichte. Niemand soll sich durch diese Schatten erschrecken lassen und das Ganze für trostlos halten. *Im Gegenteil, es konnte trotz der furchtbaren Schwierigkeiten immer weitergearbeitet werden, die Kräfte erlahmten nicht. Auch das Goetheanum steht nicht nur da, sondern füllt sich bis zum letzten Platz bei den großen Tagungen, die in ununterbrochener Folge stattfinden. Die Zukunft wird, insofern sie von inneren Verhältnissen abhängt, niemals gefährdet sein, solange der*

*) Ein vorläufiger und kurzer Bericht wurde von ihm schon gegeben. Daneben arbeitete er an dieser Denkschrift mit.

Boden der Wahrhaftigkeit nicht verlassen wird, und dafür zu sorgen liegt in der Freiheit jedes Einzelnen.

2. DAS JAHR 1925

Der unermeßliche Verlust, den die Anthroposophische Gesellschaft durch den Tod Rudolf Steiners erlitten hatte, mußte notwendigerweise die Frage entstehen lassen, wie die Gesellschaft in Zukunft geleitet werden sollte. Es wäre unerklärlich, wenn nicht diese Hauptfrage von entscheidender Bedeutung für die weitere Entwickelung geworden wäre; verständlich ist aber, daß grundsätzlich verschiedene Antworten auf eben diese Frage zu Gegensätzen führen mußten, die in ihrem Weiterwirken nur immer schlimmere Folgen haben konnten. Wenn es sich zeigen läßt, daß die Konflikte immer wieder an diesem Punkt entstanden und auch die beteiligten Persönlichkeiten immer wieder dieselben gewesen sind, so ergibt sich daraus ein innerer Zusammenhang zwischen den vielen Ereignissen, die in den letzten Jahren so verwirrend gewirkt haben. Diese Ereignisse waren meistens nur der sichtbare Ausdruck für jene Gegensätzlichkeit, die bei jedem neuen Anlaß zu dem alten Kampf führte. Der Ausgangspunkt liegt in der Zeit unmittelbar nach Rudolf Steiners Tod, und jenes erste Jahr fordert eine ausführlichere Schilderung als für die späteren nötig ist.

Die meisten Mitglieder machten sich im Anfang keine besonderen Sorgen über die Führung der Anthroposophischen Gesellschaft. Sie empfanden es als eine schwere Schicksalsfügung, daß Rudolf Steiner nicht mehr als Vorsitzender tätig sein konnte, wie dies seit der Weihnachtstagung 1923 möglich gewesen war, und daß nun auch kein Anderer da war, fähig, das gewaltige Lebenswerk fortzusetzen. Sie zweifelten aber nicht daran, daß die Vorstandsmitglieder, die Dr. Steiner als seine Mitarbeiter gewählt hatte, in seinem Sinne die Gesellschaft leiten und alles tun würden, was im Bereich des Möglichen lag. Das Vertrauen in den esoterischen Vorstand schloß jede Befürchtung aus, daß die Zukunft der Gesellschaft gefährdet sein könnte. Über den esoterischen Charakter des Vorstands herrschten zwar wenig deutliche Vorstellungen, sie verstärkten aber nur die Zuversicht, daß auch weiterhin das Richtige geschehen würde. Man erwartete, daß der Vorstand in gemeinsamer Beratung vom Goetheanum aus die Richtlinien für die Arbeit geben würde und man hoffte, die Begeisterung, die Rudolf Steiner durch sein letztes Wirken mehr als je zuvor wachgerufen hatte, in Kraft für die nun so erschwerte Arbeit zu verwandeln. Niemand dachte daran, daß ein Zusammenwirken der Vorstandsmitglieder einmal unmöglich werden könnte, und erst nach vielen bitteren Erfahrungen lernte man einsehen, daß sogar die Berechtigung, ein solches Zusammenwirken fordern zu dürfen, nicht mehr vorhanden war. Nur völlig unorientierte Mitglieder konnten in späteren Jahren aus ehrlichem Gewissen diese Forderung noch stellen.

Nicht weniger tief und schmerzlich hatten andere Mitgliederkreise den Tod Rudolf Steiners empfunden. Sie bildeten sich aber eine andere Ansicht über die zukünftige Leitung der Gesellschaft, und zwar hatten sie darüber sehr bestimmte Meinungen. Auch sie erkannten den nunmehr aus fünf Mitgliedern bestehenden Vorstand als die Leitung der Gesellschaft an. Mit allem Nachdruck betonten sie dessen esoterischen Charakter, wiesen aber hin auf den Unterschied zwischen der Leitung der Gesellschaft und der Leitung der Hochschule. Rudolf Steiner selber war Vorsitzender der Gesellschaft und Leiter der Hochschule gewesen; nach seinem Tode übernahm der Vorstand die Leitung der Gesellschaft und es sollte, nach der Auffassung der Mehrzahl der Mitglieder, auch die Hochschule als Zentrum der anthroposophischen Arbeit und besonders als Pflegestätte der Esoterik vom Vorstand geleitet werden. Gegen diese Auffassung wandten sich die anderen Mitgliederkreise, indem sie die Anerkennung Frau Dr. Wegmans als Leiterin der Hochschule forderten. Durch die Art, wie sie selber diese Anerkennung vollzogen, galt ihnen Frau Dr. Wegman auch als die eigentliche Leiterin der Gesellschaft, wenn sie auch nicht dem Namen nach Vorsitzende sei. Die Sonderstellung, die hiermit Frau Dr. Wegman eingeräumt wurde, sollte ihr auch das Recht geben, in wichtigen Fragen *allein* zu entscheiden, und die anderen Vorstandsmitglieder sollten sich der als Nachfolgerin Rudolf Steiners betrachteten Persönlichkeit als Mitarbeiter unterordnen und dabei mithelfen, die von ihr anzugebenden Ziele zu verwirklichen. Daß gewisse Mitglieder damit rechneten, auf diesem Wege selber die Arbeitsziele der Gesellschaft zu bestimmen, wird sich aus dem tatsächlichen Verlauf der Ereignisse ergeben.

Auch auf dieser Seite erwartete man also ein harmonisches Zusammenwirken des Vorstands, und zwar schon deshalb, weil man aus dessen esoterischem Charakter sogar die Verpflichtung ableitete, durch einstimmig gefaßte Beschlüsse in Fragen zu entscheiden, die dem Gesamtvorstand vorgelegt werden würden. Bei anderen Fragen fühlte man sich aber berechtigt, sich nur mit der angeblichen Leiterin der Hochschule zu verständigen. Als man mit dieser Einstellung bald auf den Widerstand einiger Vorstandsmitglieder und immer weiterer Gesellschaftskreise stieß, sah man darin die Beweise für die esoterische Unmündigkeit, das mangelhafte Urteilsvermögen oder gar die Böswilligkeit der Betreffenden.

Die wirklichen Gründe, Frau Dr. Wegman in einer so überragenden Stellung anzuerkennen, lagen aber nicht in dieser ziemlich theoretischen Beurteilung des Verhältnisses zwischen Gesellschaft und Hochschule, auch nicht in der Deutung gewisser Aussprüche Dr. Steiners, die eine von ihm gewollte Sonderstellung für Frau Dr. Wegman beweisen sollten, und am wenigsten in den nachweisbaren Leistungen dieser Persönlichkeit, sondern ganz woanders. Einige Mitglieder waren, teils durch ihr Studium der Vorträge Dr. Steiners, teils aber auch, wie sie vorgaben, auf Grund eigener Karmaforschungen zu einer Überzeugung gekommen, die auch auf einige Andere einen tiefen Eindruck machte. Die Überzeugung bestand darin, daß die von Dr. Steiner mehrfach und besonders bei der Weihnachtstagung 1923 geschilderte Individualität Alexanders des Großen sich unter den Mitgliedern der Gesellschaft wiederverkörpert habe. Aber nicht nur das sollte der Fall sein, sondern auch das ganze Gefolge Alexanders sei wieder erschienen, und zwar in den karmaforschenden Mitgliedern selbst. Und damit war für diesen Kreis auch die Frage der weiteren Leitung der Anthroposophischen Gesellschaft gelöst, und zwar angeblich aus tiefster Esoterik heraus. Da außerdem Dr. Steiner die Bedeutung der betreffenden historischen Individualität für das geistige Leben besprochen hatte, glaubten jene Kreise, sich dem tröstenden Gedanken hingeben zu können, daß auch nach Dr. Steiners Tod ein zweiter Führer der anthroposophischen Bewegung im Erdenleben wirke.

Aus der Verquickung der angeblichen Wiederverkörperung so vieler einstmaliger Heerführer mit den sogenannten »esoterischen Einsetzungen«, die durch die Weihnachtstagung 1923 stattgefunden haben sollten, entstand eine Seelenhaltung*), die einerseits für Frau Dr. Wegman und einige ihrer Mitarbeiter eine Unfehlbarkeit in allen Taten und Worten proklamierte, andererseits von den Mitgliedern eher das Gefolgschaftleisten und den Gehorsam als das Urteilen aus eigener Vernunft verlangte. Das vielgerühmte freie Geistesleben, vertieft durch eine so aufgefaßte Esoterik, wurde dadurch immer mehr zum Autoritätsglauben und zur Dogmatik. Aus diesem Sektengeist entstand die Meinung, daß die esoterischen Führer über nichts Rechenschaft abzulegen hätten, und den Exoterikern nur soviel mitzuteilen sei, als sie wissen dürften und verstehen könnten: »Über wichtigere Dinge kann man ja nur im geschlossenen Kreis sprechen.« Dadurch wurde jedenfalls erreicht, daß in der Gesellschaft die schwersten Kämpfe oft geführt werden mußten, nur um festzustellen, was eigentlich als Tatsache geschehen war. Eine völlige Klarheit konnte aber fast nie erreicht werden, denn regelmäßig trat zum Beispiel Dr. Kolisko auf und sagte: »Wir haben hier doch keine Gerichtsverhandlung. Wir verwahren uns gegen solche Fragen.« – Die Geheimniskrämerei und zielbewußte Verschleierung der Tatsachen haben viel dazu beigetragen, eine Verständigung unmöglich zu machen. Geheimgehaltene, halb oder falsch bekannt gewordene Tatsachen haben die größte Verwirrung gestiftet.

*) Konkrete Beispiele sind besonders in der Schilderung der Ereignisse des Jahres 1930 enthalten.

Wer nach dem Ursprung der jahrelangen Konflikte sucht, wird sich die Frage vorlegen müssen: Wie ist es möglich gewesen, daß über die so einschneidende Veränderung, die durch den Tod Rudolf Steiners eintrat, keine gemeinsame Beratung in der Gesellschaft stattfand, kein gemeinsames Verständnis gesucht wurde? – Die Geschichte jener ersten Monate gibt darauf Antwort. Aus der eben geschilderten Einstellung der Mitglieder geht hervor, daß die einen glaubten, die Dinge würden sich von selbst ergeben, und die anderen eine Dogmatik schufen, über die man nicht diskutieren konnte, sondern für die man Anhänger warb. Von entscheidender Bedeutung wurde aber das Folgende: *Früher als Beratung und Verständigung aufkommen konnten, wurden Tatsachen geschaffen, die jede Beratung unmöglich machten und statt zur Verständigung zu endlosen Konflikten führten.* An diesen Tatsachen wurden auch die Gedanken und Absichten der einzelnen Vorstandsmitglieder ersichtlich.

Ein Versuch, sich im Vorstand über die Führung der Gesellschaft auszusprechen, offenbarte ganz verschiedene Standpunkte. Mit Energie vertraten Frau Dr. Wegman und Fräulein Dr. Vreede die Meinung, daß es nicht nötig sei, einen ersten Vorsitzenden zu ernennen, sondern daß Dr. Steiner dieses auch in Zukunft sein müsse, und alles beim Alten zu bleiben habe. Frau Dr. Steiner war der Auffassung, daß Rudolf Steiner gewiß weiterhin Leiter der Esoterik sei, daß aber die Angelegenheiten des physischen Planes, mit denen sich ein Vorsitzender in so hohem Maße, und so oft in unangenehmster Weise zu beschäftigen hat, doch nicht von Dr. Steiner würden erledigt werden können, und daß es selbstverständlich sei, daß der von ihm als der vorzüglichste Anthroposoph gekennzeichnete zweite Vorsitzende nun das schwere Amt des ersten Vorsitzenden zu übernehmen habe. Da sich Herr Steffen die größte Zurückhaltung auferlegte, wurde Frau Dr. Steiner überstimmt und konnte nur hinzufügen, daß sie überzeugt sei, daß von außen her die Notwendigkeit herantreten werde, einen ersten Vorsitzenden neu zu bestimmen.

Die Art, wie sich diese erste Sitzung abspielte, zeigte radikale Meinungsverschiedenheiten. Aber im Mitteilungsblatt Nr. 17 vom 26. April 1925 schrieb Frau Dr. Wegman trotzdem:

> »Uns, die er als Vorstand gewählt hatte, war es klar, daß wir unseren durch ihn bestimmten Posten nicht verlassen durften; uns war es klar, daß es heilige Pflicht ist, wollen wir ernst nehmen dasjenige, was der Meister aus der geistigen Welt uns übermittelt hatte, um ihn gruppiert zu bleiben, damit er, obgleich nicht mehr physisch unter uns, doch unter uns und in uns wirken kann. Diese Stimmung waltete in uns. Und so betrachten wir Rudolf Steiner noch als ersten Vorsitzenden inmitten unseres Vorstandes und alle Vorstandsmitglieder in den Funktionen, in welche Rudolf Steiner sie eingesetzt hat.«

Wer konnte daran zweifeln, daß in diesen Sätzen durch die Worte »wir« und »uns« der Vorstand bezeichnet wurde und dieser sich über solche Fragen geeinigt hatte? Frau Dr. Steiner und Herr Steffen lasen jedoch mit Befremden die ihnen angedichtete Meinung, daß es keinen neuen ersten Vorsitzenden geben sollte für eine Gesellschaft, die doch zweifellos in der physischen Welt zu arbeiten hatte und ihren so realen Verlust nicht verleugnen konnte. Es wurde dann wenigstens erreicht, daß im nächsten Mitteilungsblatt, Nr. 18 vom 3. Mai 1925, eine von allen Vorstandsmitgliedern unterschriebene Erklärung veröffentlicht wurde, in welcher nur im allgemeinen davon die Rede war, der Vorstand betrachte es »als seine Pflicht, in seinen Funktionen zu bleiben und im Geiste Rudolf Steiners, den er fortdauernd in seiner Mitte weiß, weiterzuarbeiten.« – Vom Amt des ersten Vorsitzenden wurde dann lange nicht mehr gesprochen.

Vom Mai 1925 an erschienen im Mitteilungsblatt Briefe »An die Mitglieder«, welche, von Frau Dr. Wegman verfaßt, die Briefe Dr. Steiners fortzusetzen schienen. Dazu kamen »Leitsätze«, die ebenfalls die Leitsätze Dr. Steiners fortsetzen sollten. Es gab eine Anzahl Mitglieder, die meinten oder davon überzeugt wurden, daß die Geistesforschung nicht notwendigerweise als jäh abgebrochen zu betrachten sei, und es galt ihnen als selbstverständlich, daß Frau Dr. Wegman die Fähigkeit haben würde, Rudolf Steiner in seiner Tätigkeit zu ersetzen, und sie daher als seine eigentliche Nachfolgerin anzusehen wäre. Frau Dr. Wegman ihrerseits trat nun so auf, daß die Mitglieder, welche solche Meinungen hatten, sich in diesen bestärkt fühlten.

Die anderen Vorstandsmitglieder lernten diese Veröffentlichungen immer erst durch das Mitteilungsblatt kennen und es wurde ihnen auch nicht verwehrt, eines Tages ebenso durch das Mitteilungsblatt zu erfahren, daß Frau Dr. Wegman Ende Mai nach Paris gereist war, dort die esoterischen Stunden zum ersten Male nach Rudolf Steiners Tod aufgenommen hatte, daß Fräulein Dr. Vreede in Paris dabei gewesen war, auch selber einen Vortrag gehalten hatte, und daß Dr. Kolisko »die neuen Leitsätze« dort erläutert hatte. In ihrem Bericht versuchte Frau Dr. Wegman, den Stil Rudolf Steiners, wie er in dessen Reiseberichten gehandhabt wurde, bis in Einzelheiten nachzuahmen. (Mitteilungsblatt Nr. 24 vom 14. Juni 1925). In diesem Bericht sagte nun Frau Dr. Wegman:

»Als unser Meister Rudolf Steiner uns auf dem physischen Plan verließ, war es eine der wichtigsten Fragen, die den Vorstand beschäftigten, die Fortführung der Esoterik, die nach der Weihnachtstagung wieder so stark auf den Vordergrund des anthroposophischen Wirkens gestellt worden war. Es war uns klar, daß es vorläufig darum zu tun war, die Esoterik, die gegeben war, zu hüten und durch die Wiederholung Kräfte, die in dieser Esoterik liegen, lebendig in den Mitgliedern zur Wirkung zu bringen.«

Es war sogar die Meinung der anderen Vorstandsmitglieder, daß zur Zeit niemand die Befähigung hatte, aus eigener Kraft neue esoterische Impulse zu geben. Weil es sich nur um Wiederholung handeln konnte, hatte es wenig Sinn, Rechte für sich in Anspruch zu nehmen, die für eine solche Wiederholung gar nicht vorausgesetzt zu werden brauchten. Dennoch entstand das Streben, Frau Dr. Wegman als die alleinige Leiterin der Hochschule anerkennen zu lassen. Auch sie selber stellte solche Ansprüche. In dem erwähnten Reisebericht sagte sie darüber vorläufig schon das Folgende:

»Als Dr. Steiner diese I. Klasse der Freien Hochschule für Geisteswissenschaft begründete, setzte er mich als Mitarbeiterin ein. Es versprachen damals die neuaufgenommenen Schüler, diejenigen Schüler, die noch keine Esoterik von früher gehabt hatten, treue Mitglieder der Schule zu sein. Deshalb fühlte ich mich nach dem Tode unseres Lehrers Dr. Steiner nicht gelöst von diesen Verpflichtungen, im Gegenteil, ich empfand diese mehr denn je, da ich die Einrichtungen, die Dr. Steiner getroffen hat, als Realitäten der geistigen Welt anzusehen habe. Und so fiel mir die Aufgabe zu, die Wiederholung der von Dr. Steiner gegebenen esoterischen Stunden der Freien Hochschule für Geisteswissenschaft aufzunehmen. Und dazu konnte zu meiner großen Befriedigung in Paris der erste Schritt getan werden.«

Trotz der stilistischen Verworrenheit dieser Sätze wird darin doch der Standpunkt klar, den Frau Dr. Wegman damals und auch später immer einnahm. Bei der Gründung der I. Klasse aber wurde Frau Dr. Wegman in keinem anderen Sinne als Mitarbeiter Rudolf Steiners bezeichnet als die anderen Vorstandsmitglieder, sie sollte jedoch als Schriftführer die Anfragen vermitteln, die gestellt werden sollten, wenn ein Klassenmitglied einem andern den Inhalt von Klassenvorträgen mitteilen wollte, bei welchen dieser andere nicht hatte anwesend sein können. (Diese vermittelnde Tätigkeit wurde übrigens bei auswärtigen Klassenstunden, bei welchen die Schriftführerin nicht anwesend war, von Dr. Steiner von Fall zu Fall auch anderen Vorstandsmitgliedern übertragen.) Von einer »Einsetzung« war nie die Rede gewesen. Das Sich-berufen auf »Einsetzungen« und »Missionen« wurde überhaupt charakteristisch für die Haltung Frau Dr. Wegmans und ihrer Mitarbeiter, sowie für Fräulein Dr. Vreede. Herr Steffen, Frau Dr. Steiner und Herr Dr. Wachsmuth haben es immer ganz entschieden abgewiesen, daß sie selber von Rudolf Steiner in irgend einer Weise eingesetzt worden wären oder mit irgendwelchen Missionen betraut. Dr. Steiner hatte immer nur von Aufgaben, Pflichten und Verantwortungen gesprochen. Die Auffassung, daß Frau Dr. Wegman im Sinne der von ihr gemeinten Mitarbeiterschaft als der Überlebende von ursprünglich zwei Leitern der Hochschule zu betrachten sei, wurde von ihr selbst abwechselnd ausgesprochen und dann wieder bestritten.*) Die späteren Ereignisse werden zeigen, wie große Schwierigkeiten sich daraus ergeben haben. Was nun das Versprechen der Treue betrifft, so ist nur das eine richtig, daß es tatsächlich einige Fälle gegeben hat, in welchen Dr. Steiner ein solches Versprechen dadurch bekräftigt haben wollte, daß er die neu aufgenommenen Klassenmitglieder sowohl ihm selbst als der neben ihm stehenden Frau Dr. Wegman die Hand geben ließ. Daraus besondere Rechte abzuleiten, war aber aus dem Grunde nicht möglich, weil die überwiegende Mehrzahl der Klassenangehörigen von Dr. Steiner in Dornach auf ganz andere Weise in die Hochschule aufgenommen worden war und diese Mitglieder niemals durch ein solches Versprechen mit Frau Dr. Wegman in Berührung gekommen waren.

Nach der Pariser Reise erfolgte im Juni 1925 ein Besuch in Prag. Da der größte Teil der Mitglieder sich hier ablehnend verhielt gegen die sehr deutlich ausgesprochenen Forderungen, Frau Dr. Wegman als Leiterin und Wegweiserin der Esoterik anzuerkennen, ergaben sich daraus Gegensätze in der Mitgliedschaft. Diese nahmen auch noch dadurch einen bedauerlichen Charakter an, als hieraus im weiteren Verlauf eine Trennung der Arbeit entstand, indem die zu Frau Dr. Wegman haltenden tschechischen Mitglieder sich absonderten. Diese nationalen Gegensätze hatten, solange Dr. Steiner lebte, immer vermieden werden können. Frau Dr. Wegman erkundigte sich aber, ob die tschechischen Mitglieder auch als Tschechen keine Klagen über die Deutschen hätten. Daneben aber schrieb sie im Mitteilungsblatt schwärmerische Artikel über den kosmopolitischen Michaelsimpuls.

Wenn man sich in jenem Sommer 1925 an Realitäten gehalten und abgewartet hätte, bis Fähigkeiten und Leistungen die Anerkennung aller einsichtsvollen Mitglieder ohne jeden Zweifel würden gefunden haben, so wären die ganzen Schwierigkeiten niemals entstanden. Auch äußerlich wurden die Bedingungen zu einer gesunden Weiterentwickelung noch einmal wieder hergestellt, als Herr Steffen es ermöglichte, daß Frau Dr. Wegman nun auch in Dornach mit dem Lesen der Klassenvorträge anfing, und er selber sie mit einigen Worten einführte, in welchen er das Einverständnis des Vorstands zum Ausdruck brachte und darauf hinwies, daß Frau Dr. Wegman als Schriftführer des Vorstands die von ihr aufgenommene Tätigkeit ausüben würde. Man wollte aber eine solche Lösung nicht allgemein anerkennen. Daneben entstanden noch andere Schwierigkeiten.

Solche Tatsachen ließen eine wachsende Unruhe in den Kreisen der Mitglieder entstehen. Die Veröffentlichungen im Mitteilungsblatt gingen immer weiter, und man empfand die neuen Leitsätze schon dem Stil nach als dilettantisch und konnte erst recht nicht glauben, daß diese Leitsätze vom Vorstand an die Gesellschaft herangebracht würden, wie von einigen versichert wurde. Man stellte bald fest, daß von einer »neuen Offenbarung« schwerlich die Rede sein konnte, und dazu erregte es Anstoß, daß die Briefe und Aufsätze Frau Dr. Wegmans einen Inhalt hatten, der zwar ohne genügenden Hinweis auf seinen Ursprung vorgebracht wurde, aber vielfach nichts anderes als eine Wiedergabe unveröffentlichter Vorträge aus Rudolf Steiners letzter Lebenszeit war, dazu noch in verwässerter und sehr fehlerhafter Weise. Sollte man das als Geistesforschung gelten lassen, wie es viele taten und von anderen verlangten?

Im Mitteilungsblatt Nr. 26 vom 28. Juni 1925 charakterisierte Frau Dr. Wegman die Mitglieder, die es gewagt hatten, sie zu kritisieren, als eine Gruppe, »die anfing zu schimpfen, unflätig zu schimpfen, Persönlichkeiten (!) beschimpfend, dabei ganz und gar vergessend die hehre Persönlichkeit Rudolf Steiners, der wohl wußte, was er tat, als er die Mitglieder des Vorstands in ihre verschiedenen Funktionen einsetzte, ihn dadurch angreifend, weil sie zweifelten an seiner Einsicht.« Die Art, sich auf »Einsetzungen« zu berufen und *den Namen Rudolf Steiners als ein Schild zu gebrauchen, mit dem man jede Kritik von eigenen Unzulänglichkeiten abwehren könne,* trug nicht dazu bei, das Ansehen Frau Dr. Wegmans zu erhöhen. Außerdem sollten ihre Worte den falschen Anschein erwecken, als ob der ganze Vorstand angegriffen worden und der Vorstand für die neuen Leitsätze verantwortlich sei.

Obwohl sie schon im nächsten Mitteilungsblatt schrieb: »Die negative Einstellung einzelner Mitglieder ist, wie sich nun gezeigt hat, so in der Minderheit, daß man damit nicht mehr zu rechnen hat«, so setzte Frau Dr. Wegman doch ihre Rechtfertigung noch weiter fort. Im Mitteilungsblatt Nr. 30 vom 26. Juli 1925 heißt es:

> »Die Kontinuität der Arbeit konnte nicht durch die Wiederholung der gegebenen Leitsätze bewahrt werden. Diese klassischen Leitsätze, die das ganze Lehrgut der Anthroposophie in so wunderbarer Weise enthalten, sollten als Ganzes bestehen und sind als wunderbares Studienmaterial jedem zugänglich. Mit Kontinuität war gemeint, daß das lebendige Wort von Mensch zu Mensch durch das Mitteilungsblatt wieder erklingen sollte. Und nicht irgendein beliebiges Wort sollte gesprochen, sondern aus dem Weisheitsschatze Rudolf Steiners sollte geschöpft werden, um dieses oder jenes, was für die veränderte Zeitlage wichtig war, auf den Vordergrund zu stellen und zu beleuch-

*) bestritten, wenigstens dem Anschein nach, im Februar 1926 (siehe unten Seite 39 [Seite 273]), leidenschaftlich behauptet im November 1930 (unten Seite 98 [Seite 301]).

ten. Und die veränderte Lage ist die, daß das Weisheitsgut, das bisher uns unser Führer regelmäßig in solcher Fülle aus der geistigen Welt geholt hat, vorläufig abgeschlossen ist, und daß die Weiterarbeit nur darin bestehen kann, daß bestimmte, für den Augenblick wichtige Tatsachen aus dem Weisheitsschatze herausgestellt werden. Es liegt manches verborgen in den Vorträgen und Aufsätzen, manches, das lange schon ausgesprochen wurde, aber erst später bei gegebenen Umständen richtig verstanden werden konnte und in das Bewußtsein der Menschen kam.«

Wenn man absieht von den Unklarheiten und Widersprüchen, die in diesen Sätzen wiederum enthalten sind, so muß man doch fragen, worin nun das Wichtige bestand, das die Gesellschaft nach Dr. Steiners Tod begreifen lernen sollte, um die Kontinuität der Arbeit aufrecht zu erhalten. Aus dem weiteren Inhalt desselben Aufsatzes, in dem die eben angeführten Sätze stehen, ergibt sich die Antwort: Alexander und seine Züge, Alexander und Ephesos, Alexander und Michael! Dasselbe war ja auch der wesentliche Inhalt vieler anderer Aufsätze.

Das Unerträgliche für viele Mitglieder bestand darin, daß sie fühlten, wie ein Druck auf sie ausgeübt wurde, der sie dahin führen sollte, sich einer undurchschaubaren Autorität zu unterwerfen. Niemand bestritt das Recht Frau Dr. Wegmans, ihre Erkenntnisse und Meinungen mitzuteilen, man wehrte sich nur dagegen, diese als Offenbarung oder Dogma hinnehmen zu müssen. In der Gesellschaft fingen aber führende Mitglieder an zu verlangen, daß die neuen Leitsätze in den Zweigen behandelt und durchgearbeitet werden sollten wie diejenigen Dr. Steiners. Und Dr. Kolisko verkündete überall, daß die Leitsätze vom Vorstand ausgingen. Er wußte sehr wohl, daß dies nicht der Fall war. Bei einer späteren Gelegenheit wurde er von Frau Dr. Steiner gefragt, wie er dazu gekommen sei, Dinge zu vertreten, von denen ihm bekannt war, daß sie der Wahrheit nicht entsprachen. Er glaubte mit der Erwiderung, daß er es nicht für seine Aufgabe gehalten habe, die »Streitigkeiten des Vorstands unter die Mitglieder zu tragen«, die Frage genügend beantwortet zu haben. Dies ist das erste krasse Beispiel dafür, daß Dr. Kolisko sich berechtigt fühlt, aus taktischen Gründen, Tatsachen so zu berichten, wie er wünscht, daß sie sein sollen.

*

Wie verhielt sich nun in jener Zeit Frau Dr. Steiner, die dreiundzwanzig Jahre lang als vertraute Mitarbeiterin an Rudolf Steiners Seite gewirkt hatte, die seinen Namen trug und selber so lange die Anthroposophische Gesellschaft geleitet hatte?

Nach einem ungeheuren seelischen Schock, den sie in den ersten Tagen nach dem Tode Rudolf Steiners dadurch erlebte, daß diplomatisches Manövrieren und Einschüchterungsversuche ihr da entgegentraten, wo sie Aufrichtigkeit und selbstverständliche gradlinige Wahrheit erwartet hatte*), schien es ihr richtig, sich auf ihre Sektionsarbeit zurückzuziehen und denen nicht im Wege zu stehen, die deutlich ihr zu verstehen gaben, daß ihre Einmischung nicht erwünscht sei, und daß sie den Sinn der Weihnachtstagung nicht verstanden habe, wenn sie sich nicht in Passivität unterordne. Da aber der neue Kurs mit Dingen begann, die im Widerspruch standen zu dem, was bei Dr. Steiner als richtig gegolten hatte, sah sie sich durch ihr Gewissen hinausgetrieben aus einem Zusammenhang, der nur den äußeren Schein dessen wahren wollte, was eine innere Wahrheit hätte sein müssen. Sie hatte eine andere Auffassung von der Weihnachtstagung als diejenigen, die nun das Regiment zu führen fest entschlossen waren, und denen sie im Wege stand. So hielt sie es für besser, wenn an ihre Stelle jemand treten würde, der sich mit solchen Dingen besser würde abfinden können. Daher konnte sie an Dr. Kolisko denken, der ja schon im Deutschen Vorstande gern maßgebend war, und schrieb an ihn in diesem Sinne. Sonst gab es noch Fräulein Dr. Röschl, die als Leiterin der Jugendsektion in Betracht gezogen werden konnte. In beiden Fällen waren es Menschen, die durchaus und in jedem Falle gesonnen waren, führend zu wirken, und die schon in leitenden Stellungen waren. Sie ahnte aber damals nicht, daß diese Persönlichkeiten ganz zielbewußt an dem Zustandekommen des neuen Kurses arbeiteten, und daß dieses eine wohl überlegte und besprochene Sache war. Sie hatte noch die Meinung, daß Dr. Kolisko unvoreingenommen urteilen und taktvoll auftreten würde.

In einer Aussprache, die nun im Vorstand folgte, ergab es sich jedoch, daß der von Frau Dr. Steiner erwogene Schritt von niemandem gewünscht wurde. Als sie sah, daß im Falle ihres Rücktritts auch Herr Steffen sich zurückziehen würde, entschloß sie sich, zu bleiben. Aber auch in dem Kreis, der zunächst noch verborgen hinter vielen Dingen stand, die sich abspielten, wurde die Demission eines Vorstandsmitgliedes als das Ganze gefährdend betrachtet. Für die Durchführung der dort gehegten mystischen Absichten war es nötig, den äußeren Schein der Einsetzungen durch Dr. Steiner zu bewahren.

Die umfassenden Arbeiten jedoch, die Frau Dr. Steiner in der Verwaltung des schriftlichen Nachlasses Rudolf Steiners bevorstanden, und die vielen Aufgaben, die sie schon zu erfüllen hatte, machten es ihr unmöglich, auf den Wunsch vieler älterer Mitglieder einzugehen und sich an der Leitung der Gesellschaft besonders zu betätigen. In diesem Sinne schrieb sie schon am 19. Mai 1925 eine »Private Mitteilung«, die sie auch im Mitteilungsblatt Nr. 22 vom 31. Mai abdrucken ließ.

*) im Abschnitt 4 ist einiges angedeutet über diese Dinge, die so schmerzlich sind, daß sie nicht im einzelnen beschrieben werden können.

Darin heißt es:

»Es ist nicht meine Absicht, mich jetzt unmittelbar aktiv an der Leitung der Gesellschaft zu beteiligen. Dazu sind jüngere Kräfte da. Täte ich es, entsprechend dem Wunsche mancher Freunde, so müßte ich vernachlässigen dasjenige, was ich als meine unmittelbare Aufgabe betrachte: die Arbeit innerhalb meiner Sektion und die ungeheure Arbeit an dem schriftlichen Nachlaß Dr. Steiners. Für den Rest der Kräfte und der Lebensjahre, die ich noch habe, genügt das. Ich könnte nicht mehr übernehmen. Lassen Sie mich also danken denjenigen, die der Meinung sind, daß eine besonders intensive Arbeit meinerseits innerhalb der Leitung wünschenswert sei. Und lassen Sie mich die Hoffnung aussprechen, daß – nachdem gewisse Schwierigkeiten, die bei einem so ungeheuren Übergang unausbleiblich sind, überwunden sind – die mächtige Lebenskraft des Werkes Dr. Steiners alle unsere Unzulänglichkeiten und Schwächen nicht anders erscheinen lassen wird, als wie Flecken in der Sonne. Sie strahlt deshalb nicht weniger hell und weckt nicht weniger Leben.« –

Immer deutlicher wurde es aber, daß durch die Einstellung ganzer Mitgliederkreise eine zunehmende Verwirrung hervorgerufen wurde. Herr Steffen hatte zwar durch sein Auftreten bei Beginn der Klassenstunden in Dornach deutlich gemacht, wie der Vorstand und Frau Dr. Wegman sich in der Frage der Hochschule verständigt hatten, aber dieses war ohne Wirkung geblieben, weil manche Mitglieder nun doch eine Sonderstellung für Frau Dr. Wegman beanspruchten. Hierzu kam die Art, wie die »neuen Leitsätze« entgegengenommen wurden. In Dornach selbst mußten es die Mitglieder zuletzt mit anhören, wie Fräulein Dr. Röschl bei einer Behandlung der Leitsätze Dr. Steiners davon sprach, daß die Lehre Rudolf Steiners durch die Leitsätze Frau Dr. Wegmans ergänzt und noch »darüber hinaus« erweitert werde.

Bald nach Erscheinen der ersten Leitsätze wurde Frau Dr. Steiner eines Tages um 9 Uhr morgens überrascht durch den unerwarteten Besuch von Dr. Stein, Dr. Kolisko und Frau Kolisko aus Stuttgart, die wie Inquisitoren auftraten: Dr. Stein begann mit bittern Vorwürfen, daß er nur noch gerade im letzten Augenblick eine Aktion habe verhindern können, die bezweckte Frau Dr. Steiner zum Ehrenvorsitzenden der Deutschen Landesgesellschaft zu machen. Diese Initiative war vom Grafen Keyserlingk ausgegangen. Trotzdem Frau Dr. Steiner keine Ahnung von dieser Sache gehabt hatte und mit gutem Gewissen sagen konnte, daß sie diesen Ehrenvorsitz nicht würde angenommen haben, hielt es Dr. Stein für nötig, sie mit der Wucht eines Richters längere Zeit damit zu quälen. Dann hielt es Dr. Kolisko für angebracht, seine Entrüstung darüber auszusprechen, daß Dr. Unger am Zweigabend die Leitsätze von Frau Dr. Wegman nicht besprochen, während Dr. Kolisko zwei Stunden lang begeistert darüber geredet hatte. Dr. Kolisko verlangte jetzt eine Erklärung, daß der gesamte Vorstand geschlossen hinter diesen neuen Leitsätzen stehe. Als Frau Dr. Steiner erwiderte, daß *ihr* dies nicht möglich sei, da sie erst Kenntnis von diesen Dingen erhalten habe durch das Mitteilungsblatt, versuchte Dr. Stein wiederum einen starken Druck auf sie auszuüben, und sie zur Anerkennung der Autorität Frau Dr. Wegmans zu bringen durch den Hinweis auf deren bedeutende Inkarnation. Dieser Terrorisierungsversuch dauerte bis 2 Uhr nachmittags.

Das Schmerzlichste für Frau Dr. Steiner war aber der Umstand, daß durch die Art der Veröffentlichungen Frau Dr. Wegmans das Vertrauen der Mitglieder arg getäuscht worden war. Denn diese konnten nicht anders als denken, daß solch eine Angelegenheit innerhalb des gesamten Vorstandes besprochen und wohl erwogen worden sei. Durch diesen Mißbrauch des Vertrauens war etwas geschaffen, was sich verhängnisvoll auswirken mußte.

Allmählich zeigte sich durch manches, was nun weiter geschah, daß von einer bestimmten Seite her energische Versuche gemacht wurden, den Einfluß Frau Dr. Steiners in der Gesellschaft auszuschalten, und darüber hinaus sie nicht nur alles dessen zu berauben, worauf sie Anspruch machen konnte, sondern worauf sie unbezweifelbare Rechte hatte. Das eine mit dem anderen verbindend, wollte man ihre Rechte dadurch bestreiten, daß man ihr persönliches Ansehen in der Gesellschaft zu untergraben versuchte. Darin sah man das beste Mittel, um der Meinung Herrn Steffens und vieler älterer Mitglieder entgegenzuwirken: Frau Dr. Steiner möge doch den ersten Vorsitz übernehmen. – Vor allem behauptete man von ihr, daß sie in der esoterischen Entwickelung zurückgeblieben sei, noch aus dem finsteren Zeitalter stamme und daß daher von ihr nicht erwartet werden könne, daß sie den Sinn der Weihnachtstagung verstanden hätte. Zwar fürchtete man sich vor dem großen Vertrauen, das namentlich die älteren Mitglieder ihr entgegenbrachten, aber man glaubte dem entgegenwirken zu können, wenn man ihre Anwesenheit geflissentlich übersah und besonders die jüngeren Mitglieder mit Mißtrauen gegen sie erfüllte. Man wollte sich dabei auf die Weihnachtstagung berufen, durch die ja alles früher Berechtigte abgeschafft worden sei, so glaubte man wenigstens. Der Mitgliederkreis, von dem diese Dinge ausgingen, war ja derselbe, der auch sonst so merkwürdige Anschauungen über den Sinn der Weihnachtstagung hatte und eine Alleinherrschaft für Frau Dr. Wegman begründen wollte.

So hatte es Frau Dr. Steiner nicht nur als für sie schmerzlich, sondern auch als für die Gesellschaft beschämend empfunden, daß nach Dr. Steiners Tod einfach behauptet wurde, daß er keine Verfügungen getroffen habe für den Fall seines Hinscheidens, und daß, trotzdem man im Atelier eifrig nach etwas Derartigem suchte, niemand daran gedacht hatte, bei ihr anzufragen, bevor man solche Behauptungen aufstellte und eigenmächtig neue Verfügungen treffen wollte.

Es lag aber ein *Testament* Rudolf Steiners vor, durch welches er über seinen *Nachlaß* verfügt hatte. Dieses Testament war auch im juristischen Sinn vollgültig. Es war in Berlin im Amtsgericht deponiert und auch in Dornach waren mehrere Exemplare vorhanden. Dr. Steiner übertrug darin die Autorrechte für alle seine Werke, sowie die Besitz- und Verfügungsrechte über alles von ihm schriftlich Hinterlassene, Urkunden, Briefe, Vortragsnachschriften usw. auf Frau Dr. Steiner, und zwar erhielt sie diese Rechte um

»allein nach ihrem Ermessen und im Sinne meiner ihr bekannten Absichten zu entscheiden, was mit dem Charakterisierten zu geschehen hat«.

Trotzdem dieses Testament unanfechtbar war, wurde es noch jahrelang von der schon wiederholt erwähnten Mitgliedergruppe leidenschaftlich bekämpft, weil es *vor* der Weihnachtstagung 1923 verfaßt worden war. Nach der Auffassung dieser Mitglieder sollte der Nachlaß Frau Dr. Wegman übergeben werden oder dem Vorstand, aber jedenfalls nicht Frau Dr. Steiner. Auch Frau Dr. Wegman hatte diese Auffassung.

Unmittelbar nach Dr. Steiners Tod wurde darüber beraten, wie man das Atelier, in dem er solange gearbeitet und sich während seiner ganzen Krankheit aufgehalten und zuletzt die Augen geschlossen hatte, in würdiger Weise erhalten könne. Frau Dr. Steiner wollte zunächst mit dem Vorstand zusammen alle Papiere und Schriften, die dort waren, durchsehen und in Ordnung bringen. Als Frau Dr. Wegman dieses schroff ablehnte, erklärte Frau Dr. Steiner, daß sie erst nach acht Tagen das Atelier betreten würde, damit Frau Dr. Wegman Zeit habe, dort in ihrem Sinne aufzuräumen. Später zeigte es sich dann, daß fast alle Manuskripte und Notizbücher Dr. Steiners entfernt worden waren. Nach vielen Bemühungen gelang es Frau Dr. Steiner, wenigstens diejenigen Hefte, von deren Existenz sie wußte und die sie ihrem Aussehen nach beschreiben konnte, von Frau Dr. Wegman zurückzubekommen. Von dieser Tatsache hörten nur wenige Personen aus Frau Dr. Steiners Umgebung. In Mitgliederkreisen fingen aber schon die Beratungen an, wie über den Nachlaß und den *Verlag* zu verfügen sei. Dabei behandelte man diese beiden Angelegenheiten als eine und dieselbe, was noch zur weiteren Verwirrung beitrug. Bald schon wurden sogar die Namen von Persönlichkeiten genannt, die mit Einverständnis von Frau Dr. Wegman sich darauf vorbereiteten, die Führung des Verlags zu übernehmen.

Über den Verlag hatte Dr. Steiner ganz bestimmte Anweisungen gegeben und es war nicht einzusehen, weshalb diese nach seinem Tode nicht eingehalten werden sollten. Ebenso wenig, wie man Frau Dr. Wegman die Verfügungsrechte über das Klinisch-Therapeutische Institut hätte absprechen können, trotzdem auch diese Institution der Allgemeinen Gesellschaft eingegliedert worden war, ebenso wenig konnte man Frau Dr. Steiner das Recht abstreiten, über den Philosophisch-Anthroposophischen Verlag in jeder Beziehung allein zu verfügen. Der Entschluß, den Verlag der Gesellschaft einzugliedern, ging ja auf die Weihnachtstagung 1923 zurück. Aber auch nach diesem Zeitpunkt hatte Dr. Steiner wiederholt betont, daß durch eine solche Eingliederung die bestehenden Rechte und Abmachungen nicht beeinträchtigt werden sollten, und in dieser Beziehung sollte »alles beim Alten bleiben«, wie er sich ausdrückte*). Der Verlag, der von Frau Dr. Steiner selber gegründet worden war, dessen Inhaberin sie immer gewesen war, für den sie nie irgend eine materielle Hilfe in Anspruch genommen hatte, der ihr auch niemals abgekauft worden war, der niemals mit Hypotheken oder Schulden belastet war und ein im Werte sich steigerndes Objekt darstellte, sollte aber einfach ihr weggenommen werden, obwohl sie ihn gerade durch die erwähnte Eingliederung für die Gesellschaft hatte sicher stellen können, und dadurch verhindert hatte, daß nach ihrem Tode persönliche Erbschaftsansprüche durch Verwandte dereinst vorgebracht würden. Auch hatte Dr. Steiner besonders nach der Weihnachtstagung 1923 immer wieder auf den Verlag als ein Musterbeispiel für ein gesundes Unternehmen hingewiesen und in seinen Vorträgen rühmend hervorgehoben, wie sehr es Frau Dr. Steiner und Fräulein Mücke verstanden hatten, in vorbildlicher Weise diese Institution zu leiten.

Über dies alles glaubte man aber sich einfach hinwegsetzen zu können. Ein krasses Beispiel, wie man Frau Dr. Steiner behandelte, ergab sich im Sommer 1925, als das Buch »Grundlegendes zu einer Erweiterung der Heilkunst« erscheinen sollte. Frau Dr. Steiner sowie Fräulein Mücke erfuhren von dieser Veröffentlichung erst durch eine Anzeige im Mitteilungsblatt Nr. 37 vom 13. September 1925. Als Ankündigung einer Neuerscheinung im Philosophisch-Anthroposophischen Verlag war die Anzeige aber nicht vom Verlag, sondern von Frau Dr. Wegman eingesandt worden. Da es sich um ein Buch handelte, das Dr. Steiner geschrieben hatte, konnte natürlich nicht protestiert werden. Der Verlag bezahlte die auf seinen Namen ausgestellten Rechnungen für das ohne sein Wissen gedruckte und gebundene Buch und befriedigte dazu noch die Honoraransprüche, die Frau Dr. Wegman als »Mitverfasserin« stellte. Nach dem Erscheinen dieses Werkes erregte dann die Art, wie es von den Mitarbeitern Frau Dr. Wegmans aufgenommen wurde, die Empörung weiter Kreise, weil Dr. Kolisko

*) Die Aufnahme von Verlag und Klinik in den Bestand der Anthroposophischen Gesellschaft erfolgte formell erst im März 1925. Frau Dr. Steiner blieb Inhaberin des Verlags, wie auch aus dem Protokoll ersichtlich ist.

und Dr. Zeylmans es sich zur Gewohnheit machten, von »dem medizinischen Buch von Frau Dr. Wegman« zu sprechen, und dies sogar in öffentlichen Vorträgen geschah. Diejenigen, welche diese Bezeichnung erfanden, konnten aber gerade am allerbesten wissen, daß Frau Dr. Wegman nicht einmal als Mitverfasserin dieses Buches eine bedeutende Rolle gespielt hatte.

Solche Gesinnungen zeigten, daß man in einem Teil der Gesellschaft doch zu leicht einen Ersatz für den Verlust Rudolf Steiners finden wollte, und nun die Folgen verhängnisvoll zu werden drohten. Im Mitteilungsblatt Nr. 41 vom 11. Oktober 1925 schrieb Frau Dr. Steiner, auf diese ersten Monate zurückblickend, die folgenden Worte:

»Die Stimmung des ›Jubilate‹, die uns so stark entgegenschlug aus der Verwaisung der ersten Monate, die wie Kinderjubel klang, welcher des Dunkels heranschleichende Furchtempfindung bannen soll, ist einer ernsten Einkehr gewichen. Wohl gibt es Zeichen dafür, daß wir es wagen, innerhalb unseres Gesellschaftsempfindens uns dessen voll bewußt zu werden, was wir verloren haben, worüber uns keine mystischen Hoffnungsträume hinwegtäuschen sollten, und mögen sie noch so verlockend ihre Trugesschwingen entfalten. Mit Demjenigen, dessen Stimme am Abend des 28. September 1924 für unseren Gesellschaftskreis erlosch, ging der Mahner weg, der uns vor jedem Fehltritt gewarnt hätte, dessen durchdringender Blick genügte, um die Schaumgebilde unserer Phantasie zu zerstören, der uns immer wieder zurief: »Wer einen Schritt auf dem Wege der esoterischen Entwickelung machen will, muß zunächst drei Schritte auf dem Wege der moralischen Vervollkommnung machen.« Dieses sein Wort sollte unser Schild sein gegen alle Ansturmversuche der Verführer zu Verblendung und zum Wahn. Dieses und die immer wiederholte Mahnung: der strengsten Wahrhaftigkeit zu dienen. Dieses scheinbar Einfache und doch so Entfernte, dieses Grundlegende, werden wir es uns immer vor Augen halten?« –

Frau Dr. Steiner warnte weiter vor allen Gefahren, die sie herankommen fühlte und die dann gekommen sind: falsche Esoterik und daraus entstehende Machtgelüste.

*

Herr Steffen war sich in jenen ersten Monaten bis zur Gründung des Weltschulvereins noch nicht bewußt, wie groß die Schwierigkeiten werden sollten. Zu den Dingen, die sein Bedenken erregten, verhielt er sich zunächst abwartend, weil er in keines Menschen Freiheit eingreifen wollte und darauf hoffte, daß auf die Dauer ernste Arbeit und wirkliche Leistungen den Maßstab bilden würden, nach dem man die einzelnen Persönlichkeiten in der Gesellschaft beurteilen würde. Auch er glaubte, daß man im Anfang eben mit Schwierigkeiten rechnen müsse, die aber bald überwunden sein würden.

Aus diesen Gründen hatte er gegen die Briefe und Leitsätze Frau Dr. Wegmans nicht protestiert, trotzdem es gleich im Anfang eine Vorstandssitzung gegeben hatte, in welcher er den Vorschlag Frau Dr. Wegmans, die Leitsätze fortzuführen, als unmöglich abgelehnt hatte. Nach seiner Meinung waren die Leitsätze, schon in dem Umfange, in welchem sie Rudolf Steiner gegeben hatte, unerschöpflich, und niemand sollte sich anmaßen, mit einem Geisteswerk zu wetteifern, das Rudolf Steiner trotz seiner Krankheit in höchster Vollendung und letzter Reife geschaffen hatte. Nun erschienen aber doch die »neuen Leitsätze« und das Übrige. Herr Steffen protestierte auch dann nicht, als Frau Dr. Wegman gelegentlich ihr Manuskript einfach in die Druckerei schickte, ohne es ihm als Redaktor des Mitteilungsblattes übergeben zu haben. Er legte aber stillschweigend die Redaktion nieder, als er einen Brief von Dr. Schickler aus Stuttgart bekam, in welchem dieser verlangte, daß die Leitsätze Frau Dr. Wegmans unter der Überschrift »Leitsätze, die für die Anthroposophische Gesellschaft vom Goetheanum ausgegeben werden« erscheinen sollten, wie dies bei Dr. Steiners Leitsätzen der Fall gewesen war.

Auch darüber hatte sich Herr Steffen nicht beklagt, daß Frau Dr. Wegman es nicht für nötig befunden hatte, ihm auch nur ihre Absicht mitzuteilen, in Paris die Klassenstunden wieder aufzunehmen. Er eröffnete selber die von Frau Dr. Wegman später in Dornach angefangenen Klassenstunden und führte sie als Schriftführerin des Vorstands ein. Er mußte annehmen, daß dadurch alle Mißverständnisse weggeräumt worden seien, denn durch sein Auftreten war nunmehr das Recht, die Klassenstunden zu lesen, Frau Dr. Wegman auch von seiten der anderen Vorstandsmitglieder zuerkannt worden, die selbst angesichts der traurigen Umstände davor zurückschreckten, diese Tätigkeit aufzunehmen. Durch die tatsächlichen Verhältnisse schien es ausgeschlossen, daß andere Ansprüche gestellt werden könnten, als die Klassenvorträge Rudolf Steiners durch Vorlesung zu wiederholen. Herr Steffen bemühte sich eben, und zwar noch Jahre später, die Einheit des Vorstands aufrecht zu erhalten.

Er tat dies, ohne Rücksicht zu nehmen auf Fälle, wo man vielleicht für sich persönlich eine andere Behandlung gewünscht hätte. Sehr bedenkliche Angriffe gefährdeten aber die Einheit des Vorstands, als Dr. Kolisko und Dr. Stein bei Herrn Steffen vorsprachen und ihn mit schweren Vorwürfen überhäuften, weil er Frau Dr. Wegman als Schriftführerin und nicht als »Leiterin der Hochschule« den Mitgliedern vorgestellt hatte. Aus solchen Einwirkungen gewisser Mitglieder und den auch von Frau Dr. Wegman selber erhobenen Ansprüchen entstanden im Lauf der Zeit ganz unhaltbare Zustände.

Die Notwendigkeit, die Stelle des ersten Vorsitzenden neu zu besetzen, ergab sich erst, als die Behörden Einspruch erhoben und auf die gesetzlichen Bestimmungen hinwiesen.

Gegen die Ernennung eines neuen ersten Vorsitzenden waren starke Widerstände in der Gesellschaft vorhanden. Die oben angeführte Auffassung Frau Dr. Wegmans wurde von manchen geteilt. Theoretisch betrachtet kann man sagen, daß der Wunsch, die Ämterverteilung im Vorstand genau so zu lassen, wie sie zu Lebzeiten Dr. Steiners war, zwar nicht von großem Wirklichkeitssinn zeugte, daß aber immerhin eine gewisse Pietät darin zum Ausdruck kam. Es mag dies auch tatsächlich bei einigen Mitgliedern so gewesen sein. Aber es läßt sich auch die Frage aufwerfen: Würde ein Vorsitzender, auch wenn er auf einen möglichst kleinen Wirkungsbereich beschränkt bliebe, irgendwelchen Mitgliedern unbequem gewesen sein und eine Alleinherrschaft Frau Dr. Wegmans gefährdet haben? – Auf diese Frage haben die Tatsachen selber eine Antwort gegeben.

Man prüfe zunächst die tatsächlichen Verhältnisse im Winter 1925. Herr Steffen war 2. Vorsitzender und es lag daher nahe, ihm nunmehr den ersten Vorsitz anzuvertrauen. Frau Dr. Steiner hatte zwar in dem oben erwähnten Schreiben vom 19. Mai deutlich ausgesprochen, in welchem Umfang sie in der Gesellschaft tätig sein wollte, aber es gab Mitgliederkreise, die sich daran erinnerten, daß Frau Dr. Steiner lange Jahre hindurch die Gesellschaft geleitet hatte. Deshalb glaubte man, daß sie für die Stelle des 1. Vorsitzenden jedenfalls in Betracht zu ziehen sei. Vor dieser Möglichkeit herrschte aber in anderen Kreisen die größte Angst.

In der Generalversammlung vom 29. Dezember 1925 wurde nach unerfreulichen Vorberatungen*) das Amt des 1. Vorsitzenden auf Herrn Steffen übertragen, der dieses Amt nur zögernd antrat. Man hoffte in gewissen Kreisen, mit dem »Dichter« fertig werden zu können. Nach einigen *Tagen* war aber der Konflikt schon unvermeidlich.

Man muß auf diese Zeit zurückblicken, um zu verstehen, weshalb durch die folgenden Jahre hindurch Herr Steffen keine Antwort auf seine Frage erhalten konnte: Was stellen Sie sich unter den Rechten des Vorsitzenden vor? – Es ist schwer, darauf zu antworten, wenn man sich eben *nichts* darunter vorstellt, oder dasjenige Nichts, das ein Vorsitzender wäre, der nur dazu da ist, nachträglich zu genehmigen, was ohne sein Wissen und gegen seinen Willen von anderen schon getan worden ist. Dadurch, daß dieses vom ersten Anfang an von gewissen Kreisen verlangt wurde, entstand im Januar 1926 der erste große Konflikt.

Frau Dr. Steiner war zwar nicht 1. Vorsitzende geworden, aber manche empfanden es immer noch als eine drohende Gefahr, daß sie vielleicht das Amt des 2. Vorsitzenden übernehmen würde. Daher hatte man von dieser Seite in Aussicht genommen, daß dieses Amt gestrichen werden sollte, und dazu wäre eine Statutenänderung nötig gewesen. In Gegenwart von Frau Dr. Steiner wurde wohl einmal eine geplante Statutenänderung erwähnt, aber nicht gesagt, daß damit die Abschaffung des Amtes des 2. Vorsitzenden gemeint sei. Als sie nun in einer Versammlung der Funktionäre ganz unerwartet erfuhr, daß dies dahinter stand, sah sie sich auf diplomatische Weise vor eine fertige Tatsache gestellt und fand dies entwürdigend. Sie erhob Einspruch gegen diese Art des Vorgehens. Es fiel ihr nicht ein, das Amt für sich zu beanspruchen, und sie hat es ein Jahr später, als es ihr angetragen wurde, abgelehnt; aber sie wollte nicht in dieser Weise überrumpelt werden, und konnte zu den vorgebrachten Scheingründen nicht ja sagen, weil sie diese nicht ehrlich fand. Nun ging aber der Sturm gegen sie erst recht los, und die boshaftesten Dinge wurden erfunden und verbreitet von einem Generalsekretär wie Dr. Zeylmans, von Waldorfschullehrern wie Dr. Stein, Dr. Kolisko und von anderen Mitgliedern, für die als Beweis der Hinweis genügte, daß das Wort Statutenänderung erwähnt worden war. Sie übersahen gerne, daß das Wort Statutenänderung allein noch nicht zum Ausdruck bringt, *was* in den Statuten geändert werden soll.

Da mußte Herr Steffen eingreifen, aber auch aus einem anderen Grund. –

3. DIE KRISIS IM JANUAR UND FEBRUAR 1926

Am Sonntag, den 24. Januar 1926, machte Herr Steffen den Mitgliedern, die bei einer Vorlesung in der Schreinerei des Goetheanums versammelt waren, die Mitteilung, daß er durch zwei Tatsachen gezwungen sei, sich an alle Mitglieder der Anthroposophischen Gesellschaft zu wenden. Die eine dieser beiden Tatsachen war die immer weiter um sich greifende Agitation gegen Frau Dr. Steiner. Die andere Tatsache bestand darin, daß ein sogenannter Weltschulverein gegründet worden war, gegen den Willen des Vorstands und ohne daß die Gründer auch nur nachher dem Vorstand darüber berichtet hatten. Behauptet wurde aber, daß der Vorstand, vertreten durch Fräulein Dr. Vreede, die Gründung selber vollzogen habe. Zunächst wollte Frau Dr. Steiner sich wegen dieser erneuten Kränkungen aus dem Vorstand zurückziehen und auch Herr Steffen wollte als Vorsitzender zurücktreten. Statt dessen hatte er sich aber entschlossen, lieber einen positiven Heilungsversuch zu machen. Er schlug den Mitgliedern vor, im Rahmen einer Rudolf Steiner-Vereinigung, über die er Frau Dr. Steiner bitten wollte das Protektorat zu übernehmen, sich einer ernsten Arbeit hinzugeben und so das Lebenswerk Rudolf Steiners zu schützen und die Wahrheit und Freiheit in der Gesellschaft aufrecht zu erhalten. Am nächsten Tag wurde diese Vereinigung als

*) Siehe unten Seite 34 und Seite 104 [271 und 304].

ein zurecht erfolgter Zusammenschluß innerhalb der Anthroposophischen Gesellschaft von allen Mitgliedern des Vorstands anerkannt.

Am 27. Januar besprach Herr Steffen wiederum vor den Mitgliedern die zwei oben genannten Tatsachen. Aus manchem ging hervor, daß die Gründer des Weltschulvereins mit ihrer offen zur Schau getragenen Mißachtung des Vorstands auch im Kollegium der Waldorfschule,wo Dr. Stein und Dr. Kolisko von maßgebendem Einfluß waren, nicht auf den zu erwartenden Widerstand gestoßen waren und daß dort das böswillige Gerede über Frau Dr. Steiner sogar die schlimmsten Formen angenommen hatte. Zu seiner Rechtfertigung las darauf Dr. Stein das Konzept eines Entschuldigungsbriefes vor, den er gerade an Frau Dr. Steiner geschrieben hatte. Er meinte damit die ganzen Angelegenheiten erledigt zu haben. Frau Dr. Steiner wies aber die leichtgeschürzte Entschuldigung energisch zurück und charakterisierte Dr. Stein und Dr. Kolisko als geflissentliche Verbreiter von objektiven Unwahrheiten in mehreren Fällen. Sie konnte das tun, weil in mehreren Fällen Dr. Stein selbst dies hatte zugeben müssen. Auch war es ja bekannt, daß Dr. Stein die Agitation gegen Frau Dr. Steiner immer weiter betrieben hatte, nachdem er selber anerkannt hatte, durch Dr. Unger davon überzeugt worden zu sein, daß in der Frage der Statutenänderung tatsächlich eine ungenügende Information Frau Dr. Steiners stattgefunden hatte. Nach dem Absenden seines Entschuldigungsschreibens an Frau Dr. Steiner hatte er schon in Stuttgart verkündet, daß er den Brief nicht ernst gemeint, sondern ihn nur um des lieben Friedens willen geschrieben habe. Dr. Kolisko hatte nach der Gründung des Weltschulvereins bewußt die unwahre Ansicht über die Mitwirkung des Vorstands bei der Gründung weiterverbreitet, genau so, wie er früher durch seine absichtlich falschen Nachrichten über das Verhältnis des Vorstands zu den Leitsätzen Frau Dr. Wegmans die Mitglieder irregeführt hatte.

Es trat dann noch Herr Guenther Schubert auf und wies darauf hin, daß die Mitglieder die Pflicht hätten, den Appell Herrn Steffens ernst zu nehmen und selber für eine Bekämpfung der eingetretenen Gefahren sorgen müßten. Ganz im allgemeinen deutete er noch an, daß er aus Gesprächen mit holländischen Mitgliedern entnehmen mußte, daß sie gegen Frau Dr. Steiner Stimmung machten und merkwürdige Anschauungen über die Gesellschaftsführung hatten, aus denen auch das sonderbare Verhalten bei der Gründung des Weltschulvereins sich erklären ließe.

Man beschloß die Ankunft Dr. Zeylmans abzuwarten, der für den nächsten Tag erwartet wurde. Dieser war der Hauptgründer des Weltschulvereins; er war noch schnell nach London gereist, um mit einigen am Weltschulverein beteiligten Mitgliedern dort über die jetzt entstandenen Schwierigkeiten zu beraten. Dr. Zeylmans kam am 28. Januar in Dornach an, lehnte es aber ab, vor den Mitgliedern zu sprechen, er wollte dies nur tun vor dem kleineren Kreis, der vom Vorstand zu einer Besprechung für den Abend eingeladen worden war. Dr. Zeylmans stellte aber die Forderung, daß die Einladung zu dieser Besprechung, welche schon an Herrn Schubert abgegangen war, wieder rückgängig gemacht würde. Dieser war zwar ein guter Freund von Dr. Zeylmans, hätte aber – so war es Dr. Zeylmans erzählt worden – den abwesenden Generalsekretär und dazu die Holländische Landesgesellschaft als solche beleidigt. Dr. Zeylmans lehnte eine persönliche Aussprache mit Herrn Schubert ab. Herr Steffen rügte das Vorgehen von Dr. Zeylmans und überließ die Entscheidung Herrn Schubert, der dann freiwillig zurücktrat. Da Herr Steffen selber sich an die Mitglieder gewandt hatte und ihre Meinung hören wollte, war durch die Haltung von Dr. Zeylmans auch Herr Steffen angegriffen worden, der sich wie immer selbst mit seiner ganzen Persönlichkeit jeder Beurteilung frei aussetzte.

In der Besprechung des kleinen Kreises erklärte Dr. Zeylmans, daß er, als von Dr. Steiner eingesetzter Generalsekretär, eine Beschuldigung seiner Person von seiten der Mitglieder nicht dulden könne, sondern nur vom Vorstand oder einem andern Generalsekretär kritisiert werden dürfe. Frau Dr. Steiner bemerkte dazu, daß sie sich nicht geweigert habe, sogar mit Dr. Stein und Dr. Kolisko jetzt zusammenzusitzen, trotzdem sie sich von diesen schon noch wesentlich anders angegriffen sehe.

Dr. Zeylmans hatte am 12. Januar einen Bericht über die Gründung des Weltschulvereins verfaßt, aber nie dem Vorstand zugeschickt, so daß Herr Steffen ihn erst am 25. Januar von dritter Seite bekam. In diesem Bericht war die Darstellung eine solche, daß jeder den Eindruck bekam, der Vorstand selber habe mitgegründet. Jetzt erläuterte Dr. Zeylmans seinen Standpunkt, indem er sich ausdrücklich darauf berief, daß Fräulein Dr. Vreede seiner Gründung ja nicht widersprochen, und damit doch gebilligt hätte. Außerdem behauptete Dr. Zeylmans, daß er vom Vorstand auf seine eigene Privatinitiative verwiesen worden sei. Es stellte sich aber heraus, daß dieses durchaus nicht vom Vorstand aus geschehen war, sondern daß Dr. Zeylmans sich für diese Auffassung nur auf Vorbesprechungen mit einzelnen Vorstandsmitgliedern berufen konnte. Der Vorstand als solcher hatte im Gegenteil später in einer Sitzung vom 3. Januar, auf ausdrücklichen Wunsch von Dr. Zeylmans, Fräulein Dr. Vreede beauftragt, als »Vermittlerin« des Vorstands an den präliminarischen Verhandlungen teilzunehmen, unter der Bedingung, daß auf keinen Fall ohne erneute und direkte Verständigung mit dem Vorstand gegründet werden dürfe. Dr. Zeylmans hatte dann am nächsten Tag, am 4. Januar eben doch gegründet.

Der Vorstand wollte mit der Gründung eines Weltschulvereins aus dem Grunde noch warten, weil Dr. Zeylmans schon am 1. Januar eine von ihm mitgebrachte Namensliste vorgelesen hatte, in welcher bestimmte Persönlichkeiten als Gründer vorgeschlagen wurden, aber eine ordnungsgemäße Vertretung der Waldorfschule und des Waldorfschulvereins nicht vorgesehen war. Die offiziellen Vertreter des Waldorfschulvereins waren Herr Molt und Herr Leinhas und außerdem war Herr Steffen selber Vorsitzender dieses Vereins. Am 3. Januar abends fand dann eine Aussprache statt zwischen Dr. Zeylmans und den Herren Molt und Leinhas, in Anwesenheit Dr. Koliskos und einiger Waldorflehrer. Als nun aber eine Einigung nicht erreicht werden konnte, sagte Dr. Zeylmans, *er werde dann eben ohne Waldorfschule und ohne Waldorfschulverein gründen, er gehe nicht von Dornach weg, ohne gegründet zu haben.* Dr. Kolisko meinte, *man solle einfach gründen und dann fragen, wer mitmachen will.* – Herr Leinhas hatte von Anfang an durchschaut, daß in Holland und England schon längst bindende Abmachungen getroffen worden waren und die Gründerliste auch kein eigentlicher Vorschlag war, sondern die Namen einer schon ernannten Leitung enthielt, die nur nachträglich in Dornach bestätigt werden sollte. Eine ursprünglich vorgesehene Art der Verbindung zwischen dem künftigen Weltschulverein und der Waldorfschule wurde Herrn Leinhas auch bekannt und er mußte davon die schlimmsten Gefahren für die Waldorfschule befürchten. Ein bestimmter Mitgliederkreis wollte offenbar eigene Sonderziele verwirklichen. Dieser Kreis sollte sogar schon eine »Urgründung« vollzogen haben.

In der Versammlung vom 28. Januar bezeichnete Herr Leinhas diese trüben Hintergründe als »Machtstreben bestimmter Kreise«. Dr. Zeylmans hatte inzwischen grobe Beleidigungen gegen Herrn Leinhas ausgesprochen, die er zwar gleich zurücknahm, ohne dadurch aber das Mißtrauen gegen seine eigenen Absichten zu zerstreuen.

In dieser selben Versammlung wurde nun auch die Äußerung eines holländischen Mitgliedes (Herr Stibbe) mitgeteilt, die besagte, daß Holland als das gleichsam wiederverkörperte Mazedonien anzusehen sei, von wo aus Alexander seine Züge jetzt nicht nach Osten, sondern nach Westen zu lenken habe. Diese Äußerung wies darauf hin, wer eigentlich hinter dem geplanten Weltschulverein stand, und erklärte, weshalb die Initiative von Holland und England ausging. – Dr. Zeylmans schüttelte scheinbar den »jungen Mann« einfach ab, mußte sich aber den Nachweis gefallen lassen, daß dieser junge Mann einer der Mitglieder des Gründungskomitees und einer der intimsten Freunde von Dr. Zeylmans war.

Für Herrn Steffen war die letzte Möglichkeit einer Verständigung verloren gegangen, als das Kollegium der Waldorfschule, nachdem es durch Frau Fels die Mitteilung bekommen hatte, daß der Vorstand von der Gründung nichts wußte, sich doch noch auf Verhandlungen mit Dr. Zeylmans eingelassen hatte, der auch seinerseits die Einladung zu Verhandlungen am 22. Januar in Stuttgart angenommen hatte, ohne sich erst an den Vorstand in Dornach zu wenden. In diesen Verhandlungen wurde sogar beschlossen, den Vorstand darum zu bitten, am 27. Februar, dem Geburtstag Rudolf Steiners, durch eine nachträgliche Feier die Gründung des 4. Januar zu bestätigen.

Es ist schon erzählt worden, in welcher Weise sich Herr Steffen an die Mitglieder wandte. Die Gesellschaft sollte sich selber ein Urteil bilden und die Gelegenheit dazu sollte nun durch eine Mitgliederversammlung geboten werden, die für den 6. Februar angesagt wurde. Außerdem beauftragte Herr Steffen zwei Persönlichkeiten, die in entgegengesetzter Weise Stellung genommen hatten, Dr. Unger und Dr. Stein, die Vorgänge noch einmal genau zu untersuchen und einen Tatsachenbericht den Mitgliedern vorzulegen.

Am 6. Februar fand die Mitgliederversammlung statt und Dr. Unger trug ein schriftlich ausgearbeitetes Referat vor, das eine genaue Schilderung der Tatsachen enthielt. (Diesem Bericht ist auch die vorstehende Darstellung, zum Teil im Wortlaut Dr. Ungers, entnommen.)

Dr. Stein dagegen fand einen Ausweg aus der ihm unbequemen Wirklichkeit, indem er darauf verzichtete, Tatsachen auch nur anzudeuten, und es vorzog, die für ihn so sonderbare Rolle des Naiven zu spielen.

Es wurde jetzt auch die Haltung Fräulein Dr. Vreedes ausführlich besprochen. Die Undurchsichtigkeit ihrer Lage bestand darin, daß sie zwar die »Vermittlerin« des Vorstands gewesen war, aber doch die ganz private Initiative Dr. Zeylmans für berechtigt gehalten und daher in der Gründungsversammlung vom 4. Januar nicht protestiert hatte. Sie hatte bei dieser Gründung sich selbst ausdrücklich nur als »Vermittlerin« des Vorstands bezeichnet und als sie den Bericht Dr. Zeylmans vom 12. Januar bekam, erhob sie telegrafisch und brieflich Einspruch gegen die unkorrekten Formulierungen. Weshalb sie dem Vorstand aber überhaupt keine Nachrichten vermittelte, blieb eine offene Frage. Jedenfalls aber ist festzuhalten, daß Herr Steffen ihr keinerlei Vorwurf machte und es als eine Absurdität bezeichnete, als jemand Fräulein Dr. Vreede aufforderte, als Vorstandsmitglied zurückzutreten.

Frau Dr. Wegman hatte von der Gründung gewußt, jedoch nicht, wie sie selber betonte, in ihrer Eigenschaft als Vorstandsmitglied, sondern als Privatperson. Was dieses in Wirklichkeit bedeutete, wurde erst im Jahre 1930 durchschaubar, als auch der merkwürdige Finanzierungsplan des Weltschulvereins aufgedeckt wurde. (Vergleiche unten Seite 117 [Seite 309 f.].)

Jetzt waren aber die Konsequenzen einer Ideologie, die einen Vorsitzenden für die Gesellschaft als überflüssig erklärte, auch äußerlich in die Erscheinung getreten. Die Vertreter dieser Ansicht hatten es, als sie selber sich so sehr dafür einsetzten, daß wenigstens Herr Steffen und nicht jemand anders den Vorsitz übernehmen würde, nicht unterlassen, darauf hinzuweisen, daß die Gesellschaft durch die Neubesetzung dieser Stelle nur eine Formalität erfülle, die von den Behörden verlangt wurde. Am 29. Dezember hatte Herr Steffen sein Amt angetreten und schon sechs Tage später, am 4. Januar, wurde eine Gründung, die eine weltumfassende pädagogische Bewegung mit anthroposophischer Orientierung inaugurieren sollte, ohne Einverständnis des Vorsitzenden und des Vorstands vollzogen, aber mit der Behauptung, daß man dieses Einverständnis habe. Herr Steffen war außerdem Vorsitzender des Waldorfschulvereins und wurde auch als solcher übergangen, ebenso der 2. Vorsitzende des Vereins, Herr Molt, und der Schatzmeister, Herr Leinhas. Dazu kam, daß der Waldorfschulverein damals der allein maßgebende Vertreter der anthroposophischen Pädagogik in der Öffentlichkeit war. Auch die Waldorfschule wurde ausgeschlossen. Das Bestreben, wichtige Strömungen des anthroposophischen Lebens von Dornach und von allen Stellen, wo Herr Steffen und Frau Dr. Steiner einen Einfluß ausüben konnten, abzulenken und sie in den Bereich einer bestimmten Clique hinüberzuführen, wurde hier zum ersten Mal erkennbar.

Wer waren nun die Gründer des Weltschulvereins und ihre Helfer? Sie enthüllten sich als die führenden Mitglieder, deren so energisch vertretene Anschauungen über den Sinn der Weihnachtstagung 1923 und die darin enthaltene Anerkennung einer Vorherrschaft Frau Dr. Wegmans in der Leitung der Anthroposophischen Gesellschaft schon die ganzen Schwierigkeiten des vergangenen Jahres bewirkt hatten. An der Gründung des Weltschulvereins wurde zum ersten Mal als an einem weithin sichtbaren Beispiel ihre Ansichten, Ziele und Methoden erkennbar. Es sind im Wesentlichen dieselben Persönlichkeiten, welche im Jahre 1934 die Initiative zur sogenannten »Willenserklärung« und zur Gründung der sogenannten »Vereinigten freien Anthroposophischen Gruppen« ergreifen sollten. In dem ganzen dazwischen liegenden Zeitraum waren es diese Persönlichkeiten, die einen so gearteten Einfluß auf das Leben der Gesellschaft auszuüben versuchten, daß sie – allerdings nicht von sich aus – seit 1926 als »Übervorstand« bezeichnet wurden. Es sind die Herren Dr. Kolisko, von Grone, Dunlop, Kaufmann, Dr. Zeylmans, de Haan, dazu einige Ärzte und für die entscheidenden ersten Jahre besonders Dr. Walter Johannes Stein, der sich damals noch nicht im Hintergrunde bewegte. Da diese Persönlichkeiten in den Vorständen der deutschen, englischen und holländischen Landesgesellschaften und im Kollegium der Waldorfschule eine bedeutende und zum Teil entscheidende Rolle spielten und besonders auch in der von Dr. Lehrs geführten Freien Gesellschaft eine starke Autorität ausübten, ist es nicht verwunderlich, daß ihr Einfluß weithin reichte. Es wird sich durch die nachfolgende Schilderung zeigen, wie diese Gruppe von führenden Mitgliedern immer wieder versucht hat, ihre eigenen Sonderziele mit Hilfe Frau Dr. Wegmans oder Fräulein Dr. Vreedes zu verwirklichen. Andererseits stützten sich diese beiden Vorstandsmitglieder immer wieder auf diesen »Übervorstand«, um ihre Sonderbestrebungen auch gegen den Willen der anderen Mitglieder des Vorstands durchzusetzen. In den ersten Jahren verband sich die genannte Mitgliedergruppe mehr mit Frau Dr. Wegman, später mehr mit Fräulein Dr. Vreede. Im Anfang richtete sich der Kampf besonders gegen Frau Dr. Steiner, in den späteren Jahren besonders gegen Herrn Steffen. Die Beziehungen zwischen Frau Dr. Wegman und Fräulein Dr. Vreede wechselten im Verlauf der Zeit sehr stark. In der folgenden Darstellung werden daher die Namen dieser beiden Persönlichkeiten nur dann zusammen erwähnt, wenn es sachlich berechtigt ist.

Im Wesentlichen versuchten die Herren des Übervorstands, die Anthroposophische Gesellschaft ihrem Willen zu unterwerfen und später, als dieses sich als undurchführbar erwies, eine Sonderstellung für sich in der Gesellschaft zu behaupten. Das zeigen nicht nur die Ereignisse selbst, sondern es wurde aus diesem Streben durchaus kein absolutes Geheimnis gemacht. »Wir wollten die Gesellschaft in die Hand bekommen und das ist uns nicht gelungen.« Dieser Ausspruch des Dr. Stein ist manchem noch heute im Gedächtnis, neben dem anderen: »Wir *müssen* durchstoßen.« –

Als Herr Steffen sich nun in der Angelegenheit des Weltschulvereins nicht zu einer nachträglichen Bestätigung unmöglicher Tatsachen bereit zeigte, nahmen seine Gegenspieler eine Haltung an, die auch für die Zukunft in ähnlichen Fällen beibehalten wurde, und die sich darin äußerte, daß die Betreffenden das Geschehene als ein harmloses Mißverständnis hinstellten und erklärten, aus einem löblichen Übereifer gehandelt zu haben, aus dem niemals ernste Schwierigkeiten entstehen könnten, wenn nur *alle* Mitglieder dem esoterischen Vorstand so treu wären, wie diejenigen, welche den Sinn der Weihnachtstagung so tief erfaßt zu haben glaubten. Dr. Kolisko protestierte in der Versammlung vom 6. Februar 1926 gegen das lieblose Bestreben, Tatsachen feststellen zu wollen, die nunmehr überholt wären: man sei doch nicht in einer Gerichtsverhandlung und er müsse sich gegen Fragen verwahren, die nur aus mangelhaftem Vertrauen gestellt sein könnten. Er beschuldigte nicht sich und seine Freunde in ihrem Machtstreben, sondern deren Kritiker, die Gefahr einer Spaltung der Gesellschaft heraufzubeschwören.

Dr. Zeylmans hatte schon im Anfang der Diskussion die Einschränkung der Redefreiheit gefordert und Herr Steffen mußte immer wieder das Recht eines jeden auf volle Redefreiheit verteidigen. Herr Schubert war schon einmal durch den von Dr. Zeylmans veranlaßten Ausschluß aus der Sitzung des kleineren Kreises der Möglichkeit beraubt worden zu sprechen. Seitdem hatte Dr. Zeylmans ein Protestschreiben der holländischen Mitglieder verfassen lassen, das gegen die angebliche Beleidigung der holländischen Landesgesellschaft Einspruch erhob. Dr. Zeylmans hatte es aber unterlassen, sich bei Herrn Schubert nach dessen Ausführungen zu erkundigen, von welchen es außerdem eine stenographische Nachschrift gab. Der Protest aber wurde der Versammlung von Dr. Zeylmans vorgelesen, machte jedoch einen geringen Eindruck, weil die meisten Anwesenden sich daran erinnern konnten, daß eine Beleidigung der holländischen Landesgesellschaft in keiner Weise stattgefunden hatte. Herr Schubert wies den Protest in wenigen Worten zurück und sprach die Hoffnung aus, daß die Mitglieder in Holland nicht wieder von Dr. Zeylmans auf Grund unzulänglicher Informationen zu sinnlosen Handlungen geführt werden mögen. Er sprach weiter davon, daß die zwei Tatsachen, die Herrn Steffen zum Eingreifen gezwungen hatten, die Agitation gegen Frau Dr. Steiner und die tatsächliche Mißachtung des Vorstands, auch abgesehen von dem Beispiel des Weltschulvereins, solange bestehen bleiben müßten, als die Einstellung der jetzt so unmißverständlich aufgetretenen Gruppe führender Mitglieder sich nicht ändere. Er wies dabei auf die Resultate der angeblichen Karmaforschung als die Ursache der entstandenen Schwierigkeiten hin und besprach ganz offen die Rolle, die dabei Frau Dr. Wegman zugedacht wurde. Er erwähnte auch die törichte Ansicht über Mazedonien, die er selber von dem betreffenden Mitglied laut hatte hinausposaunen hören.

Zurückblickend auf die ganzen Verwirrungen, die seit Monaten die Mitglieder beunruhigten, stellte Herr Schubert eine Anzahl Fragen an Herrn Steffen, in der Hoffnung, daß dieser durch ihre Beantwortung eine klare Richtlinie für die weitere Entwicklung der Anthroposophischen Gesellschaft angeben würde. Die Fragen bezogen sich auf die Nachfolgerschaft Rudolf Steiners, auf die Leitung der Hochschule, auf die Finanzen, auf die falschen Darstellungen Frau Dr. Wegmans im Mitteilungsblatt und auf die Gefahr der Sektenbildung.

Herr Steffen beantwortete diese Fragen, indem er ausführte, daß nach seiner Auffassung es keinen persönlichen Nachfolger Rudolf Steiners gebe, sondern daß der Vorstand sowohl die Gesellschaft wie auch die Hochschule zu leiten habe. Weiteres über die Hochschule sollte erst an einer für den nächsten Tag schon angesagten Versammlung der Klassenmitglieder besprochen werden.

Die Fragen finanzieller Art überwies Herr Steffen den Administratoren des Goetheanum. Dr. Grosheintz gab darüber nach einiger Zeit einen Bericht. Es handelte sich um große, zum Teil schon durchgeführte, zum Teil geplante Betriebserweiterungen, aufgenommene Hypotheken und eingegangene Bürgschaften, alles Dinge, die vom Klinisch-Therapeutischen Institut ausgingen, die aber dem Vorstand verschwiegen worden waren, trotzdem die Anthroposophische Gesellschaft für die daraus entstandenen Verpflichtungen gesetzlich haftbar war. Einiges wurde rückgängig gemacht, dafür aber später vieles in anderen Ländern gegründet.

Über die Darstellungen im Mitteilungsblatt wollte Herr Steffen sich nicht äußern, sondern überließ dies Frau Dr. Wegman, die später erklärte, auf diese Frage nicht eingehen zu können.

Über die Gefahr der Sektenbildung sagte Herr Steffen, daß sie nur durch diejenigen entstehen könne, welche die Geisteswissenschaft nicht ernst nehmen. Statt zu verstehen, daß sich gerade in der wirklich gegebenen Lebenslage und den vorhandenen Fähigkeiten die konkreten Wirkungen des Karma ausleben, geben sie sich lebensfremden Illusionen hin, wenn sie zu Wirkungen, die sie nicht beachten wollen, vergangene Ursachen hinzuträumen. Auf die Alexanderlegende Bezug nehmend, sprach es Herr Steffen als seine Meinung aus, daß wer in dieser Weise vertretene Ansichten – mögen sie nun auf Wahrheit beruhen oder nicht – über die Wiederverkörperung anerkennt, entweder ein autoritätsgläubiger Dogmatiker oder ein Schwätzer sei, denn Dr. Steiner habe doch deutlich genug betont, daß ein jeder, der in der Lage ist, seine früheren Inkarnationen wirklich kennen zu lernen, dann auch weiß, daß er darüber zu schweigen hat, weil durch ein Bekanntwerden solcher Wahrheiten über noch lebende Menschen jede Arbeitsmöglichkeit für den Betreffenden selbst vernichtet wird.

Die weiteren Diskussionen trugen wenig zu einer Verständigung bei und nach allem Vorangegangenen empörte sich noch einmal Dr. Kolisko und verglich das Auftreten Herrn Schuberts mit der Tat des Herostrat, der in der Geburtsstunde Alexanders den Tempel in Ephesos angezündet hatte!

Eine ungeheure Erregung entstand zum Schluß, als Herr Steffen die Versammlung abbrach mit der Aufforderung, die Gründe bekannt zu geben, weshalb Fräulein Hoffmann aus dem Lehrerkollegium der Waldorfschule ausgetreten war.

Am nächsten Tag, den 7. Februar 1926, fand die Versammlung der Angehörigen der Hochschule statt. Es wurde aber beschlossen, eine genaue Berichterstattung für alle Mitglieder der Gesellschaft nicht nur zu erlauben, sondern zur Pflicht zu machen.

Die Versammlung fing damit an, daß Frau Dr. Wegman eine schriftlich formulierte Erklärung vorlas, in welcher sie als wichtigste Punkte mitteilte, DASS SIE SICH IN KEINER WEISE ALS NACHFOLGER RUDOLF STEINERS BETRACHTE, DASS SIE KEINE ANSPRÜCHE AUF DIE LEITUNG DER HOCHSCHULE MACHE, SONDERN MÖCHTE, DASS HERR STEFFEN DIESE LEITUNG ÜBERNEHME. Außerdem sei sie der Meinung, daß auch die anderen Vorstandsmitglieder die Klassenstunden lesen sollten, wie dies schon einmal im Vorstand zur Sprache gekommen war. –

Herr Steffen erwiderte darauf, daß er die Leitung der Hochschule NICHT übernehmen wolle und auch die Verantwortung für die einzelnen Sektionen als Vorsitzender erst dann würde übernehmen können, wenn Beweise dafür geliefert sein würden, daß die Verhältnisse in der Gesellschaft sich tatsächlich gebessert hätten.

Über die Klassenstunden einigte man sich dahin, daß in Zukunft Herr Steffen und Frau Dr. Steiner diese halten würden und Frau Dr. Wegman sie mit denjenigen fortsetzen würde, die von ihr dieses Geistesgut vermittelt zu erhalten wünschten.

Herr Steffen wies noch einmal darauf hin, daß die Mißverständnisse, die bis jetzt aus der Art entstanden waren, wie Frau Dr. Wegman sich außerhalb der Schweiz bei den Mitgliedern eingeführt hatte, nunmehr als behoben gelten konnten.

Frau Dr. Steiner sprach davon, daß es sich vor allem darum handle, einen Sinn für Wahrhaftigkeit zu entwickeln und zu unterscheiden, ob hinter den Worten, die ja ein jeder brauchen könne zu beliebigem Zweck, die Wahrheit stehe. Sie führte aus, daß sie das Schlimme an der allmählich entstandenen Lage als dadurch verursacht betrachten müsse, daß jüngere Mitglieder über esoterische Fragen urteilen und entscheiden wollten, ohne die dazu erforderliche Reife zu besitzen, die nach den Gesetzen der menschlichen Natur erst nach dem 35. Lebensjahr eintreten kann.

Als nun auch die Fragen besprochen wurden, die im Zusammenhang mit dem Nachlaß Rudolf Steiners und dem Philosophisch-Anthroposophischen Verlag entstanden waren, ergab sich für Frau Dr. Steiner zum ersten Mal die Gelegenheit, über diese Dinge zu den Mitgliedern zu sprechen. Da sie die Dokumente im Wortlaut vorlesen wollte, mußte sie erst die Versammlung verlassen, um die verschiedenen Schriftstücke aus ihrer Wohnung zu holen. Dadurch entstand in der wartenden Versammlung die merkwürdige Stimmung von gespannter Erwartung, vermischt mit einem Schamgefühl, daß erst jetzt und unter so traurigen Umständen das Testament Rudolf Steiners von der Gesellschaft entgegengenommen werden sollte; daneben aber nahm ein Teil der Anwesenden eine ablehnende Haltung an. Frau Dr. Steiner verlas dann die verschiedenen Dokumente, deren Inhalt dem Leser schon durch die Schilderung des Jahres 1925 bekannt ist. Nicht zu ihrer eigenen Verteidigung brachte Frau Dr. Steiner diese Dinge zur Kenntnis der Mitglieder, sondern, weil durch die Behauptung, daß die Verfügungen Dr. Steiners durch die Weihnachtstagung 1923 aufgehoben wären, nicht nur die Gesellschaft irregeführt werden sollte, sondern sogar der Anschein erweckt worden war, daß Dr. Steiner, der sein hellstes Bewußtsein bis zum Ende gehabt hat, nicht gewußt hätte, warum er jene Dokumente nicht entwertete. Da außerdem die von gewissen Mitgliedern gewünschte Führung der Gesellschaft auch deshalb angestrebt wurde, weil Frau Dr. Steiner nicht verstanden haben sollte, was Rudolf Steiner mit der Weihnachtstagung 1923 gewollt hatte, führte sie auch einige Stellen an aus einem Brief, den ihr Dr. Steiner am *27. Februar 1925* geschrieben hatte. Da heißt es: »Im Urteil zusammen fühlen und denken, kann ich doch nur mit Dir« und »Innere Kompetenz gestehe ich für mich doch nur Deinem Urteil zu.« – Und in einem älteren Schriftstück stehen die Worte Dr. Steiners, daß Frau Dr. Steiner ihn *»immer so verstanden hat, daß, was von ihr nach meinem Tode getan wird, als in meinem Namen getan betrachtet werden soll.«*

Die Gründe, weshalb Fräulein Hoffmann aus dem Lehrerkollegium der Waldorfschule ausgetreten war, bestanden darin, daß sie die dort vorherrschende Feindseligkeit gegen Frau Dr. Steiner nicht länger ertragen konnte; außerdem verurteilte sie die bindenden Abmachungen, die in einem Teil des »inneren Kreises« der Jugend getroffen worden waren als Vorbereitung des Weltschulvereins. Diese Dinge waren schon deshalb so erstaunlich, weil dieser »innere Kreis« sich gebildet und fortentwickelt hatte nach einer Besprechung mit Dr. Steiner, der sich schließlich dazu bewegen ließ, den wenigen Anwesenden einen gemeinsamen Spruch zu geben. Bei dieser Besprechung war aber auch Frau Dr. Steiner anwesend gewesen und auch sie hatte jenen Spruch bekommen, der von den Anderen als ein unlösliches Gemeinschaftsband betrachtet wurde. Überhaupt ist die Einstellung vieler Jugendführer in jenen Jahren im vollsten Widerspruch zu den wiederholt ausgesprochenen Wünschen Dr. Steiners, der Frau Dr. Steiner als die geeignetste Persönlichkeit für die Verhandlungen mit der Jugend betrachtete, und andererseits erwartete (dafür gibt es sogar schriftliche Beweise), daß die Jugendführer sich mit ihren Fragen zuerst an Frau Dr. Steiner wenden würden. Daß Frau Dr. Steiner es verstanden hat, mit den zahlreichen jungen Menschen in ihrer Sektion seit Jahren so hervorragende Leistungen zu vollbringen, gehört auch zu den Tatsachen, die man in gewissen Jugendkreisen nicht beachten wollte.

Es ist nicht ohne historisches Interesse, daß am Schluß der Versammlung vom 7. Februar 1926 Herr Münch die entstandene Lage treffend charakterisieren konnte durch das Vorlesen der Schlußsätze von Rudolf Steiners Buch »Mein Lebensgang«. Das Bezeichnende ist aber, daß, als Herr Englert dieses Zitat im Jahre 1934 wiederholte, es in der Gesellschaft im wesentlichen noch *dieselben* Menschen waren, die so charakterisiert werden konnten: »Die meisten legten aber den Hauptwert auf die Absurditäten, die im Laufe der Zeit in der *Theosophischen* Gesellschaft sich herausgebildet haben und die zu endlosen Zänkereien geführt haben.«

4. NOTWENDIGE KLARSTELLUNGEN

Im Zusammenhang mit diesen Geschehnissen muß nun von einer Tatsache gesprochen werden, die bis jetzt nur wenigen Mitgliedern bekannt ist. Sie auf immer unerwähnt zu lassen, ist unmöglich; das Aussprechen ist das letzte Mittel, eine unauslöschliche Schande sich nicht noch mehr vertiefen zu lassen.

Im Mitteilungsblatt Nr. 16 vom 19. April 1925 schrieb Frau Dr. Wegman in einem Aufsatz über »Das Krankenlager, die letzten Tage und Stunden Dr. Steiners« folgenden Satz:

»Um 4 Uhr nachmittags wiederholten sich die Schmerzen, meine innere Unruhe wollte nicht weichen, ich bestand darauf, Frau Dr. Steiner, die in Stuttgart weilte, zu benachrichtigen.«*)

Da ein jeder damals wußte, daß Frau Dr. Steiner noch um 8 Uhr bei einem von ihr veranstalteten Rezitationsabend der Dichtungen Dr. Pipers **) anwesend gewesen und erst am nächsten Morgen nach Dornach zurückgereist war, konnten diese Worte nicht anders aufgefaßt werden, und sind auch von zahlreichen Mitgliedern niemals anders aufgefaßt worden, als daß sich die Ereignisse so abgespielt hätten: Frau Dr. Steiner sei kurz nach 4 Uhr nachmittags benachrichtigt worden, sei aber ruhig in Stuttgart geblieben, weil sie ihren Rezitationsabend anscheinend für wichtiger hielt und daher bis zum nächsten Morgen die Abreise verschob.

Ein anderes Zitat muß jetzt angeführt werden:

»Die Wahrheit ist, daß Frau Dr. Steiner erst nach halb elf Uhr nachts benachrichtigt worden ist, und zwar so, daß ihr gesagt wurde, es sei eine Verschlimmerung eingetreten, es sei aber nicht notwendig, daß sie sofort abfahre, man werde sie am nächsten Morgen benachrichtigen. Diese Benachrichtigung erfolgte auch KURZ VOR 6 UHR MORGENS. Frau Dr. Steiner ist dann sofort abgereist.«

Diese Worte stammen von Herrn Leinhas, der damals Frau Dr. Steiner bei der Abreise behilflich war und sie nach Dornach begleitete. Die Worte wurden von ihm Herrn [Günther] Schubert diktiert, in Anwesenheit von Frau Dr. Steiner und Herrn Dr. Unger. Herr Schubert fügte sie dem Manuskript ein, das er in der Mitgliederversammlung vom 6. Februar 1926 benutzen wollte. Auch Herr Dr. Unger hatte vor, diese Sache zu besprechen.

Weshalb geschah das nicht? *Weil Frau Dr. Steiner es nicht wünschte.* Eine Viertelstunde vor Anfang der Versammlung ließ sie dies durch Herrn Leinhas Herrn Schubert mitteilen. Dieser strich die Worte aus seinem Manuskript mit Bleistift durch und so stehen sie heute noch in den Akten. Frau Dr. Steiner wiederholte auch später, daß sie nicht wolle, daß, nur um ihre Person gegen Verleumdungskampagnen zu schützen, diese Dinge erörtert werden sollten. Außerdem hegte sie damals die Hoffnung, daß der Fanatismus gewisser Kreise sich legen werde und man mit einiger Menschlichkeit bald wieder werde rechnen können. Aber noch im Jahre 1934 konnte festgestellt werden, daß Mitarbeiter am Goetheanum die Haltung Frau Dr. Steiners im März 1925 als rätselhaft und unerklärlich empfanden, weil sie frühere Mitglieder der Freien Gesellschaft, in der diese Dinge kursierten, ahnungslos als historische Tatsache hingenommen hatten, was in Wirklichkeit eine Verleumdung war. Frau Dr. Steiner sollte eben das »Karma« gehabt haben, sogar bei Dr. Steiners Tode zu spät gekommen zu sein.

Herr Steffen, nicht damit rechnend, in heiligsten Dingen angelogen zu werden, gab die Nachrichten wieder, die man für geeignet hielt, ihm mitzuteilen, und berichtete in seinen damals gleich verfaßten Aufzeichnungen »In memoriam Rudolf Steiner«, Frau Dr. Steiner sei um 11 Uhr abends »von der schlimmen Wendung benachrichtigt« worden, und »Ein Auto konnte erst zwischen sieben und acht Uhr zur Verfügung gestellt werden.« –

So hatten es die Gegner Frau Dr. Steiners erreicht, daß diese nicht nur beim Sterben Rudolf Steiner *ferngehalten* worden war, sondern die Tatsache ihrer als absichtlich gedeuteten Abwesenheit wurde jahrelang als *Anklage* gegen sie erhoben oder als eine Schicksalssprache gedeutet, die selber zum Ausdruck brächte, daß sie nicht ganz zu Rudolf Steiner und der Anthroposophie gehöre. Und sie selber hat dazu nur geschwiegen und ihren Freunden immer wieder verboten, für sie zu sprechen.

Heute aber muß gesprochen werden, damit durch strenge Selbstbesinnung die Gesellschaft sich ganz auf den Boden der Wahrheit stelle.

Eine andere böswillige Erfindung über die Ereignisse jener Tage ist die Behauptung, daß Frau Dr. Steiner die Urne mit der Asche Rudolf Steiners für sich persönlich in Anspruch genommen habe, und daß Frau Dr. Wegman habe eingreifen müssen, um die Urne »für die Gesellschaft zu retten«. Frau Dr. Wegman habe dadurch ein so großes Verdienst erworben, daß daneben ihr sonstiges Verhalten, falls dies ungerecht gewesen sei, nicht ins Gewicht falle.

Das Charakteristische an diesen unsinnigen Behauptungen ist die Urteilsart, die sich auch in der Frage des Nachlasses und bei anderen Gelegenheiten offenbarte. Sie setzt voraus, daß alles, was Frau Dr. Steiner überlassen würde, dadurch der Gesellschaft verloren gehen müsse; Frau Dr. Wegman dagegen habe keine persönlichen Absichten, sondern vertrete immer nur das Wohl der ganzen Gesellschaft. – Da man aber Frau Dr. Steiner niemals persönliche Absichten nachweisen konnte, dachte man sich solche aus, und stellte diese als Dinge hin, denen dann vorgebeugt werden sollte.

Dieses wurde Frau Dr. Steiner zur überraschenden und erschütternden Erkenntnis, als schon bei der Überführung der Urne von Basel nach Dornach aus dem Verhalten von Frau Dr. Wegman und Frl. Dr. Vreede in äußerst verletzender Weise hervorging, daß diese ihr Absichten unterschieben wollten, welche sie nicht hatte, in diesem Falle, daß sie verhindern wolle, daß die Urne im Atelier aufgestellt werde. Frau Dr. Steiner hatte aber von vornherein darauf verzichtet, die Urne, bis einmal ein würdiger Raum im neuen Goetheanum da sein würde, im Haus Hansi aufzustellen. In jener Zeit aber hätte es nahe gelegen, zu bedenken, daß Dr. Stei-

*) Wenn auch Frau Dr. Wegman nicht selber telefonierte, so geschah dies doch in ihrem Auftrag, und der Bericht im Mitteilungsblatt mit seinen katastrophalen Folgen ist von ihr selbst.

**) Dr. Steiner selber hatte diesen Rezitationsabend gewünscht, weil er Dr. Piper gerne unterstützt sah.

ner in seiner Wohnung die Urnen einer Anzahl Mitglieder aufbewahrte, darunter die mit der Asche Chr. Morgensterns. Herr Steffen und Dr. Noll dachten auch daran, daß die Urne Dr. Steiners neben diese anderen gestellt werden könnte. Obwohl es also verständlich gewesen wäre, wenn Frau Dr. Steiner Wünsche in dieser Richtung geäußert hätte, so hatte sie trotzdem darauf verzichtet, weil sich für sie dieser Verzicht aus der Gesamtlage ergab.

Als nun durch das Verhalten von Frau Dr. Wegman und Frl. Dr. Vreede die Unterschiebung jener nicht vorhandenen Absichten deutlich zu Tage trat, entrang sich ihr endlich die bittere Bemerkung: es sei wahrhaftig nicht nötig, zu diplomatischen Mitteln zu greifen, um sie daran zu hindern, die Urne in Dr. Steiners Zimmer zu bringen, in ihren Absichten habe das nie gelegen. – Hierauf erwiderten die beiden Anderen mit einem heftigen und beleidigenden Wortschwall.

Vieles, das über die Ereignisse jener Tage gesagt werden könnte, muß begreiflicherweise unausgesprochen bleiben. Aus den eben angeführten Beispielen ist genügend ersichtlich, daß in dem Kampf gegen Frau Dr. Steiner jede Menschlichkeit rücksichtslos beseite geschoben wurde.

Gesprochen werden muß, wo böswille Entstellungen durch die Wahrheit entkräftet werden können. Wo es sich aber um Dinge handelt, bei welchen auch durch das Aussprechen der Wahrheit nichts mehr an unwiderruflich geschehenem Unrecht geändert werden kann, da möge die Wahrheit wirken auch da, wo sie unausgesprochen bleibt.

Sollten doch einmal Gründe entstehen, über diese Dinge zu sprechen, so gibt es eine Anzahl Mitglieder, die darüber authentische Mitteilungen zu machen durchaus in der Lage sind.

5. DIE JAHRE 1926 UND 1927

Zum Schluß der Versammlungen im Februar 1926 hatte Herr Steffen die Hoffnung ausgesprochen, daß die Schwierigkeiten nunmehr beendet sein würden und durch eine gewissenhafte Berichterstattung Frieden und Zuversicht in der ganzen Gesellschaft wiederhergestellt werden könnten. Zwar trat nach jenen stürmischen Februartagen eine scheinbare Ruhe ein. In Wirklichkeit hatte sich aber in den Meinungen und Gesinnungen nicht das Geringste geändert. Es zeigte sich sogleich, daß die Beteuerungen und Versprechen, die Frau Dr. Wegman gegeben hatte, *das Gegenteil ihrer wahren Überzeugungen und Absichten enthielten,* und nur Ausreden waren, die sie vorgebracht hatte um Zeit zu gewinnen und allmählich ihre Stellung besser unterbauen zu können.

In den Mitgliederkreisen verschärften sich die Gegensätze schon durch die Art, wie vielfach über die letzten Ereignisse berichtet wurde. Neben der offen zugegebenen Opportunitätspolitik des Übervorstands wurde viel vom Martyrium derer geredet, die um den Frieden zu erhalten, auf das Recht, sich zu verteidigen, verzichtet hätten. Die bequeme Ansicht, daß die ganzen Schwierigkeiten sich einfach durch die Eifersucht Frau Dr. Steiners erklären ließen, die sich mit der Sonderstellung Frau Dr. Wegmans nicht abfinden könne, wurde nicht nur von Dr. Zeylmans und den übrigen Gegnern Frau Dr. Steiners vertreten, sondern auch von Mitgliedern hingenommen, welche den Ereignissen ferne standen und die beteiligten Persönlichkeiten nicht genügend kannten.

Man tat zunächst so, als ob nichts geschehen wäre. Ein Unterschied trat aber insoferne ein, als man sich eine größere Zurückhaltung auferlegte. Für die Alexanderlegende wurde weiter geworben, aber nicht mehr so laut und aufdringlich wie früher, sondern im stillen und bei genügender »Zuverlässigkeit«. Das hatte den Vorteil, daß man dadurch einen noch »esoterischeren« Anschein erwecken und gleichzeitig diese Dinge als Gerüchte und Entstellungen böswilliger Mitgliederkreise dementieren konnte. Zu welchen unmöglichen Situationen diese Haltung führte, wird sich an den krassen Beispielen erweisen, die sich in der Generalversammlung vom Dezember 1930 ergaben.

Vorläufig lebte man in der Erwartung neuer Schwierigkeiten. Frau Dr. Wegman reiste bald wieder nach Paris und London, wo sie auch weiter als Leiterin der Hochschule und als Nachfolgerin Dr. Steiners galt.

Ein neuer Anlaß, die Lösung prinzipieller Fragen durch leidenschaftliche Agitation zu versuchen, kam im Oktober 1928. Das Tragische war, daß die ganze Aufregung, die bis zum Frühjahr 1927 anhielt, vom ersten Anfang an nicht durch Tatsachen, sondern durch Wahngebilde hervorgerufen wurde.

Schon vor Weihnachten 1925 war Frau Dr. Wegman an Frau Dr. Steiner mit der Aufforderung herangetreten, die sogenannte »alte Esoterik« wieder aufzunehmen. Frau Dr. Steiner lehnte ab. Frau Dr. Wegman bat dann später Herrn Steffen, die Aufforderung noch einmal an Frau Dr. Steiner zu stellen. Frau Dr. Steiner lehnte wiederum ab.

In derselben Zeit wurde in einer öffentlichen, von anthroposophischer Seite herausgegebenen Zeitschrift, in den »Österreichischen Blättern für freies Geistesleben«, die irrige Behauptung aufgestellt, daß Rudolf Steiner erst seit der Neugründung der Anthroposophischen Gesellschaft 1923, durch die Einrichtung der Klassen der Hochschule »einen objektiven esoterischen Schulungsweg geschaffen« habe. Vorher sollte er nur persönliche Unterweisungen an Einzelne erteilt haben.

Nachdem zehn Monate lang niemand diesen Irrtum widerrufen hatte, schrieb im Oktober 1926 Herr Arenson einen Rundbrief und widerlegte die falsche Darstellung durch den einfachen Hinweis auf Kapitel 36 des Buches »Mein Lebensgang«, wo Rudolf Steiner selbst die esoterische Institution der Jahre 1904–1914 beschrieben hat. Da dieses Thema nun zur Sprache gekommen war, ergriff Herr Arenson die Gelegenheit, in diesem Zusammenhang noch etwas mitzuteilen, das er meinte nicht länger verschweigen zu dürfen. Er schrieb:

»Und hier sei andeutungsweise auf ein Erlebnis hingewiesen, das – mit Rücksicht auf mein vorgerücktes Alter – ich auszusprechen als meine Pflicht erachte; sind es doch heute schon nur wenige Überlebende, die Zeugen dieser Szene waren«. –

Es handelte sich also um die Mitteilung einer Erinnerung. Rudolf Steiner sprach nämlich einmal bei einem feierlichen Anlaß aus, daß die esoterische Mitarbeit Frau Dr. Steiners (damals noch Fräulein von Sivers) als eine in jedem Sinne vollberechtigte anzusehen sei, nicht als eine nur symbolische, wie bei allen übrigen Beteiligten von damals. Im übrigen zog Herr Arenson eine Parallele zwischen der Arbeit an den Leitsätzen (die ja, nach Dr. Steiners eigenen Worten, im Mitteilungsblatt Nr. 31 von 1924, mit Hilfe der Zyklen vorgenommen werden sollte,) und der esoterischen Arbeit, die nicht nur aus Wiederholung, sondern auch aus Vertiefung bestehen solle. Herr Arenson drückte sich folgendermaßen aus:

»Man lese sorgfältig die schon erwähnte Ansprache in Nr. 31 des Nachrichtenblattes durch; man wird sich nicht der Erkenntnis verschließen können, daß ohne das früher gegebene Geistesgut ein volles Ausschöpfen der Leitsätze unmöglich ist. SOLLTE AUF DEM GEBIETE DER ESOTERIK NICHT EIN ÄHNLICHES ZU FINDEN SEIN?«

Das ist alles, eine Frage. Nichts zur Verleugnung des Bestehenden, sondern eine Anregung zu dessen Vertiefung.

Herr von Grone jedoch hörte darin »ein Sturm ankündendes Glockenzeichen«. Um seine Prophezeiung in Erfüllung gehen zu lassen, entfesselte er dann selber den Sturm. Plötzlich ertönten von allen Seiten die Rufe einer unsinnigen Entrüstung: Frau Dr. Steiner will die alte Esoterik wieder einführen! Die flagrante Verletzung der Weihnachtstagung muß verhindert werden! Nun regnete es Briefe, eine fieberhafte Tätigkeit setzte ein, Rundreisen, Rundbriefe usw., bis daraus eine schriftliche *»Kundgebung«* entstand, die dem Dornacher Vorstand Anfang Dezember 1926 vorgelegt wurde.

Das Unbegreifliche an der ganzen Situation war, daß Frau Dr. Wegman ihre Aufforderung an Frau Dr. Steiner nicht bekannt gab. Dann wäre ja alles in Ruhe verlaufen. Frau Dr. Steiner und Herr Steffen konnten nicht sprechen, ohne den Sturm noch mehr zu entfachen und ihn gegen Frau Dr. Wegman zu lenken. Monatelang konnte man nun aber gegen Frau Dr. Steiner losziehen. Erst als es wieder einigermaßen ruhig geworden war, im Februar 1927, sprach dann Frau Dr. Steiner über diese Dinge in einem Rundbrief, von dem kaum ein Mensch Notiz nahm. Es war wieder einmal »nichts geschehen«.

Frau Dr. Steiner schrieb am 25. Februar 1927 unter dem Titel:

GESPENSTERSCHAU.

»Der Kreis der Rundbriefe, der sich an Herrn Arensons Schreiben gereiht hat, ist vielleicht jetzt abgeschlossen. Ich halte es nun für richtig, auch einige wenige Bemerkungen dazu zu machen. Sie können am kürzesten in Form von Fragen formuliert werden.

1. Wie kommt es, daß man in Herrn Arensons Brief so viel hineingedeutet hat, und ganz übersehen hat den realen Grund, aus welchem heraus er geschrieben worden ist? Wie kommt es, daß man diesem realen Grund so wenig Bedeutung zugemessen hat, und daß man ihn dauernd übersieht, als wäre er gar nicht vorhanden? Ist es nicht etwa eine Pflicht in unserer Gesellschaft, Irrtümliches, das aus Unkenntnis der Tatsachen heraus veröffentlicht worden ist, wieder richtig zu stellen? Und ist es nicht sogar erstaunlich, daß man solange damit gewartet hat, weil es keine Möglichkeit gab, auf anderem Wege den Mitgliedern bekannt zu machen, daß ein anthroposophisches Blatt irrtümlich etwas als Tatsache mitgeteilt hat, was sich in der Wahrheit ganz anders verhält? Nämlich, daß wir bis zur Weihnachtstagung nur persönliche esoterische Unterweisung durch Rudolf Steiner gehabt hätten. Falsche Mitteilungen, wenn sie unwidersprochen bleiben, sind ja Meinung bildend, wirken in die Zukunft hinein, wirken aber, wenn sie unwahr sind, zerstörend und schicksalbelastend. Wie kommt es, daß keiner bemerkt hat, daß man der Gesellschaft einen Dienst erweist, wenn man die Wahrheit feststellt? Oder ist kein Gefühl mehr für so etwas bei uns vorhanden?

2. Sind sich diejenigen, die ihre Phantasie so üppig ins Kraut haben schießen lassen, um Herrn Arensons Brief allerhand Nebenabsichten zu unterstellen, bewußt, bis zu welchem Grade sie sich selbst etwas vormachen? Die Befürchtungen, die man aufzuwecken versuchte, gipfeln darin, daß alte Esoterik wieder, und zwar durch mich, eingeführt werden solle. IST DIE TATSACHE GENÜGEND BEKANNT, DASS ICH PERSÖNLICH VON FRAU DR. WEGMAN GEBETEN WORDEN BIN, DIE »ALTE ESOTERIK« WIEDER AUFZUNEHMEN, UND ZWAR SCHON VOR WEIHNACHTEN 1925, UND DASS AUCH HERR ALBERT STEFFEN VON FRAU DR. WEGMAN ERSUCHT WORDEN IST, DIESELBE AUFFORDERUNG AN MICH ZU RICHTEN? UND DASS ICH ABSCHLÄGIG GEANTWORTET HABE? MIT EINEM ENTSCHIEDENEN »NEIN« GEANTWORTET HABE? Man wird vielleicht nach allem Geschehenen sehen, daß es gute Gründe dafür gab. Man könnte aber auch sehen, wenn man den Willen dazu hat, daß, um zu diesem Ziele zu kommen, ich nicht Umwege gebraucht hätte, die man so bereitwillig sich hat einsuggerieren lassen durch den sturmläutenden Herrn von Grone und seine

Inspiratoren, – daß sogar eine offizielle Sanktionierung dazu vorlag, die ich unberücksichtigt gelassen habe. Herr von Grone, der die Beirrungs-Campagne eröffnet hat durch einen außerordentlich phantastischen Brief, den er auch in Abschriften hat kursieren lassen, und dem er Reisen in Stimmungsmache hat folgen lassen, erzielte immerhin starke Wirkungen, wofür als Beweis ein in seiner Hypothesenkonstruktion geradezu romanhaft anmutender Brief aus Priesterkreisen in meinen Händen ist. Herr von Grone schließt den Circulus vitiosus mit einer großen Geste. Er sucht die Rechtfertigung seines Übereifers in dem Umstande, daß er die Ansicht vertritt:

»Hat Dr. Steiner seit und mit der Begründung der Hochschule, seit der Neugründung der Gesellschaft überhaupt, nicht jegliche Initiative, ja auch bloße Anregungen für die Mitglieder in esoterischen Angelegenheiten der Hochschulleitung des Dornacher Vorstandes, und zwar in strengster Interpretation vorbehalten.« –

Er vergißt nur einiges sehr Wesentliche. Er vergißt zum Beispiel, daß zwei Herren des Deutschen Vorstandes sehr energisch versucht haben bei Herrn Steffen einzuwirken in esoterischen Angelegenheiten,*) und auch innerhalb der Gesellschaft versucht haben, sehr anregend nach dieser Richtung hin zu wirken. Er vergißt, daß es ein RUNDSCHREIBEN gegeben hat, in welchem der Vorschlag gemacht worden ist, DIEJENIGEN MITGLIEDER AUS DER ERSTEN KLASSE AUSZUSCHLIESSEN, DIE DEN LEITSÄTZEN VON MAI BIS AUGUST 1925 GEGENÜBER NICHT DIEJENIGE EINSTELLUNG HATTEN, DIE MAN IN GEWISSEN KREISEN WÜNSCHTE. Es fehlt also dieser seiner Geste die reale Unterlage. Er konnte so leicht vergessen, weil in jenen Kreisen, die man aus Bequemlichkeit die »andere Partei« nennt (obgleich auch dieses in seinem Ursprung auf keiner Wahrheit beruht), nicht das Bestreben vorhanden gewesen ist, sich aus solchen Dingen Angriffswaffen zu schmieden, – er interpretiert aber Herrn Arensons Schreiben als »Initiativanregung in bezug auf wichtigste, esoterische Angelegenheiten«, als eine »Gesellschaftsangelegenheit von zentralster Bedeutung«, gegen die man Sturm laufen muß.

Daß man einen Irrtum korrigiert, der, wenn er nicht korrigiert worden wäre, den esoterischen Vorstand einer Unterlassungssünde schuldig gemacht hätte, übersieht er. Was daraus entsteht, wenn man sich zu solcher Tat aufrafft, hat der Gang der Ereignisse gezeigt; es wäre nicht schlecht, wenn man über so einen Umstand etwas nachdächte. Herr Arenson teilt einiges mit über die Art, wie er sich ein richtiges Weiterarbeiten im Sinne Dr. Steiners denkt; dies »eine Initiativanregung zur Umgestaltung des Hochschulwesens« zu nennen, ist im höchsten Grade tendenziös und objektiv unwahr. Jemand, der zweiundsiebzig Jahre alt geworden ist, und nur noch daran denkt, wie er seine Verantwortungen auf Erden am besten erfüllt, bevor er in der geistigen Welt vor seinen Lehrer und Führer tritt, kann es für nötig halten, gegenüber den Kindereien und Verirrungen mancher Jüngeren und Unerfahrenen, eine Ansicht auszudrücken... Das ist sein Recht und sogar seine Pflicht, besonders dann, wenn viel schädliches Geschwätz stattgefunden hat und mancher Unfug getrieben worden ist. Dieser Unfug ist es, der ihn bewogen hat, eine Erinnerung preiszugeben, die sonst wohl tief verborgen in seiner Seele geblieben wäre, die ihm aber bedeutsam ist, weil sie ihm die Kontinuität des Alten mit dem Neuen verbürgt. Er stellt sie dem tendenziös gefärbten Geschwätz gegenüber, das fleißig verbreitet worden ist, betrachtet dies sogar als seine Pflicht im Hinblick auf ein mögliches nahes Ableben und jener Rechenschaft, die er Rudolf Steiner schuldig ist. Auch das ist noch keine Umgestaltung des Hochschulwesens. Die beste Antwort gibt jene Tatsache, die ich vorhin mitgeteilt habe: daß ich, von der man ja dieses befürchtet (Beweise für diese Behauptung sind da), vom Vorsitzenden und Schriftführer des esoterischen Vorstandes aufgefordert worden bin, die alte Esoterik wieder aufzunehmen, und daß ich im Hinblick auf die große Unreife, die sich rund herum darbot, mich wohl gehütet habe, es zu tun.

Aber Herr von Grone schreibt: »Dies Vorkommnis (das Arenson-Schreiben) hat auf mich wie ein Sturm ankündendes Glockenzeichen gewirkt. Hier ist der erste Anfang dazu getan, über den Dornacher Vorstand hinweg zu handeln...« O Sancta Simplicitas! SIND NICHT DIE FEBRUAR-EREIGNISSE ÜBERHAUPT DADURCH ENTSTANDEN, DASS FORTWÄHREND VERSUCHT WORDEN IST, ÜBER DEN DORNACHER VORSTAND HINWEG ZU HANDELN? UND ZWAR ENERGISCH UND GEWALTSAM.

Man kann gar nicht anders als zur Satyre greifen, wenn man die Dinge weiter behandeln wollte. Das Pathos steht ihnen nicht; es wird unwahr und heuchlerisch, wie es auch der Biedermannston und der Brustton der Überzeugung der letzten *»Klärung«* {Titel eines Rundbriefs} ist, mit dem man ja alle Dinge begießen kann, um sie durcheinander zu bringen und ihnen ein beliebiges Mäntelchen umzuhängen. Die Xenie und das Galgenlied wären allein am Platz zur Charakterisierung dieser Dinge. Die »KUNDGEBUNG« aber ist dadurch anfechtbar, daß sie einen Schein erwecken will, der sich nicht mit den Tatsachen deckt, welche dahinterstehen. Sie erweckt falsche Vorstellungen, und ist hervorgerufen worden durch Gespensterschau, durch Dinge, die keine Realität haben. Die Klärungen und Mahnungen aber versuchen durch viele Worte vieles umzubiegen; sie insinuieren und locken; sie wagen sich sogar an Dr. Steiner heran, was doch nicht sehr geschmackvoll ist. Sie sind aus der Verblendung heraus geschrieben, und haben höchstens ihre Entschul-

*) Dr. Kolisko und Dr. Stein, s. o. Seite 26 [268].

digung darin, daß jemand, der die Tatsachen an sich und in ihrem Ursprung nicht kennt, aber durch gewisse Dinge beeinflußbar ist, gern dort helfen möchte, wo man am stärksten klagt.
Weil diese Unwahrheit immer weitere Verbreitung findet: daß Herr Arenson mit seinem Brief Nebenabsichten gehabt hat von der oben angedeuteten Art, war ich gezwungen, diese Aufklärung zu geben. Die Priester vor allem sollten bedenken, ob es ihres Amtes ist, auf Hypothesen hin Ansichten zu verbreiten, die sich zu Unwahrheiten verdichten, und kein Verständnis zu zeigen für das, was Herr Arenson als Pflicht empfunden hat: Unwahres wieder richtig zu stellen.
Ich schließe, indem ich an die Mitglieder die Frage richte: Wäre es möglich gewesen, das eben Gesagte zu verschweigen?« –

So schrieb damals Frau Dr. Steiner, ohne die »Kundgebung« besonders hervorzuheben. Diese »Kundgebung« ist auch heute noch interessant, weil sie gleichsam die erste und verhältnismäßig harmlose Auflage der späteren *»Willenserklärung«* bildet und die Weise, wie sie zustande kam, gewissermaßen das erste Kapitel einer Psychologie der »Willenserklärung« sein könnte.

Die Einzelheiten der Entstehung und Verfassung der Kundgebung sind niemals ganz abgeklärt worden, weil darüber eine Dunkelheit ausgebreitet wurde, die große Ähnlichkeit hatte mit derjenigen bei der Gründung des Weltschulvereins vorher und bei der Verfassung der Willenserklärung nachher. Eines konnte nicht geleugnet werden, nämlich, daß ein Teil des damaligen deutschen Vorstands für die Verfassung und Verbreitung der Kundgebung verantwortlich war. Die Herren von Grone, Dr. Rittelmeyer, Dr. Stein gaben das selber zu in Erklärungen, die zwar etwas verschieden waren, aber sich doch im Wesentlichen deckten. Nur Dr. Kolisko berichtete an einem Zweigabend, die Kundgebung sei von einigen »Mitgliedern« ausgegangen und trage einen internationalen Charakter. Herr Leinhas, der, wie noch ersichtlich werden wird, schwerwiegende Gründe hatte, diese Dinge genau zu untersuchen, schrieb darüber in einem Rundbrief:

»Ich erkenne jeder dieser Ausdrucksweisen ihre Berechtigung zu, außer der öffentlich gegebenen von Dr. Kolisko, in der ich den Versuch erblicke, die Wahrheit vor der anthroposophischen Öffentlichkeit *nicht* auszusprechen.«

Daß überhaupt in der ganzen Angelegenheit etwas nicht stimmte, wurde offenbar, als es sich herausstellte, daß die Kundgebung, für welche fünf Mitglieder des deutschen Vorstands die Initiative ergriffen hatten, sorgfältig geheim gehalten wurde vor den vier anderen Mitgliedern des deutschen Vorstands. Diese erfuhren nichts von der regen Werbung, die in vielen Ländern eingesetzt hatte, von der Sammlung von achtundneunzig Unterschriften und von der Übermittelung der Kundgebung an den Dornacher Vorstand. Als sie aber, kurz bevor die Kundgebung in Dornach eintraf, von dem ganzen Unternehmen doch zufällig unterrichtet wurden, sprach man sogar von »Verrat«. Außerdem hatte Dr. Rittelmeyer wiederum nichts davon gewußt, daß Dr. Unger und die drei anderen Vorstandsmitglieder nichts erfahren sollten.

Die übergangenen vier Mitglieder des deutschen Vorstands waren die Herren Dr. Unger, Leinhas, Dr. Palmer und Fräulein Mücke.*) Sie wurden von ihren übrigen Kollegen ausgeschlossen, weil man annehmen konnte, daß sie die Kundgebung nicht unterschreiben würden. Wäre ihre Weigerung bekannt geworden, so hätte das als ein Warnungszeichen gewirkt. Viele hätten das harmlos erscheinende Dokument auf seine eigentliche Tendenz geprüft und aus der ganzen Aktion wäre nichts geworden. Durch die Geheimhaltung hatte man aber erreicht, daß auf einer Kundgebung der Treue und des Verständigungswillens bestimmte Namen in auffallender Weise fehlten. Die Träger dieser Namen mußten sich nun wehren und daraus ergaben sich immer mehr weitere Konflikte.

An diesem Beispiel kann so recht klar werden, daß die Vorgeschichte gewisser Ereignisse fast wichtiger ist, als die Erscheinungsform, die sie zuletzt annehmen. Der Inhalt der Kundgebung war ein Treuebekenntnis zum Dornacher Vorstand, den man aber doch glaubte zur Einigkeit mahnen zu müssen, da nur bei der Zusammenarbeit aller Fünf Rudolf Steiners Geist die Möglichkeit haben sollte, in der Gesellschaft weiter zu wirken. Dieses wollte man als schönklingendes Dogma aufstellen, um den Vorstand in Dornach in eine bestimmte Richtung hineinzuzwingen. Als Gefährdung dieser Einigkeit wurde dann aber auf den Arensonbrief angespielt und zwar gleich im ersten Satz durch die verlogene und allgemein gehaltene Behauptung, es seien Meinungen über das Fortleben und Fortwirken Dr. Steiners vorgebracht worden, während solche nur in dem Kreis der Verfasser selber aufgestellt wurden. Das Ganze war nichts anderes als eine Anklage gegen Frau Dr. Steiners angebliche Machtgelüste und gegen Herrn Steffen, der solche duldete. Durch die Verschleierung des Wortlautes irregeführt, hatte sogar Michael Bauer die Kundgebung unterschrieben und mußte sich nachher schmerzlich bewußt werden, daß er ahnungslos eine Kampagne gegen Persönlichkeiten unterstützt hatte,

*) Fräulein Mücke wurde in Dornach noch im letzten Augenblick von Herrn von Grone aufgefordert, die Kundgebung zu unterschreiben. Sie lehnte ab, besonders auch, weil die Unterschrift des einen Teiles des deutschen Vorstandes fehlte. Herr von Grone erwiderte, Dr. Unger habe nicht unterschreiben *wollen*. – In einem anderen Fall erhielt Herr von Grone eine Unterschrift, nachdem er die Frage, ob Dr. Unger mitmache, mit *ja* beantwortet hatte.

die er auf das allerhöchste verehrte. Das Schriftstück hatte folgenden Wortlaut:

KUNDGEBUNG.

»In letzter Zeit sind in den Kreisen der Gesellschaft Meinungen über das Fortleben und Fortwirken Dr. Steiners zur Aussprache gebracht worden, die von vielen Gliedern der Gesellschaft nicht geteilt werden können. Um zur Klärung dieser Lage beizutragen, möchten wir unserer Auffassung vom Fortwirken Dr. Steiners in der Gesellschaft Ausdruck geben.

1. Dr. Steiner hat uns bei seinem Scheiden einen Vorstand hinterlassen, den er wiederholt mit Nachdruck im Zusammenwirken mit ihm als einen esoterischen Vorstand bezeichnet hat. Wir sind der Überzeugung, daß dem lebendigen Weiterwirken Dr. Steiners in der Gesellschaft eine Möglichkeit gegeben ist, wenn dieser Vorstand in seiner Ganzheit die Gesellschaft führt. Auch sind wir der Meinung, daß man in einem solchen Zusammenwirken mit Dr. Steiner den Vorstand noch heute als einen esoterischen betrachten muß: mögen in diesem Vorstand auch größte Gegensätze vereinigt sein. Wir können uns nicht denken, daß dem lebendigen Werk Dr. Steiners gedient ist, wenn irgend etwas, was nach Parteiungen aussehen könnte, das einheitliche Zusammenwirken dieses Vorstandes stört. Wir bejahen den Vorstand in seiner Gesamtheit und bekennen uns zu ihm in allen Kompetenzen, die ihm Dr. Steiner verliehen hat. *Auch wenn von uns selbst etwas ausgegangen ist, was gegen diese hier vorgetragene Auffassung wäre, müssen wir es verurteilen.* Wir bitten alle Mitglieder der Gesellschaft im vollen Bewußtsein des Ernstes der Lage der Anthroposophischen Gesellschaft und auch der Lage der ganzen Zeit sich über diese erste Bedingung des wirksamsten Fortwirkens Dr. Steiners klar zu sein, und alles zu vermeiden, was sie zerstören könnte.

2. Dr. Rudolf Steiner hat uns einen Organismus des gesellschaftlichen Lebens hinterlassen, von dem er hoffte, daß er der Träger des lebendigen Geistes werden könnte. Wir sind der Überzeugung, daß die Gesellschaft am besten der Zukunft entgegengeht, und das lebendige Fortwirken Dr. Steiners sich erschließt, wenn sie an diesen Institutionen in Freiheit festhält und in ihnen die weitere Führung Dr. Steiners zu empfangen sucht. Wir verschließen uns dem nicht, daß das vorwärtsschreitende Leben Änderungen fordern kann; aber nur eine wirklich überzeugende Widerlegung des jetzt bestehenden durch das weiterschreitende Leben und der Wille des Gesamtvorstandes könnte uns zu solchen Änderungen das gute Gewissen geben.

3. Wir sehen die Lage der Anthroposophischen Gesellschaft nach dem Hinscheiden Dr. Steiners vom physischen Plan inmitten der Überzahl ihrer entschlossenen Gegner als außerordentlich ernst an. Nur das größte Verantwortungsbewußtsein aller Mitglieder, ganz besonders in dem Sinne, daß Parteiungen vermieden, persönliches Mißtrauen überwunden und überall das Gemeinsame gesucht wird, kann nach unserer Überzeugung die Gesellschaft erhalten, dem Geisteswerk Dr. Steiners ein menschheitliches Organ geben und ihm selbst die Möglichkeit verschaffen, uns kraftvoll weiterzuführen.

Aber wir sind uns auch dessen bewußt, daß ein solches Wort seine volle Gültigkeit und Realität hat, wie es Dr. Steiner einmal gesagt hat: ›Wenn nach meinem Tode auch nur zwei ganz selbstlos und rein das Wohl der Sache suchen, dann habe ich die Möglichkeit, hereinzuwirken.‹« –

*

»Auch wenn von uns selbst etwas ausgegangen ist, was gegen diese hier vorgetragene Auffassung wäre, müssen wir es verurteilen«. – Dieser Satz ist besonders eindrucksvoll, wenn man bedenkt, daß die ›Kundgebung‹ selbst eine solche zu verurteilende Tat war, sowohl durch ihren Inhalt, der auf unwahren Voraussetzungen beruhte, als besonders durch die höchst bedenkliche Art ihres Zustandeskommens. Auffallend ist auch, daß zwar gesagt wird, daß der Vorstand die Gesellschaft führen soll, aber nichts über die Leitung der Hochschule ausgesagt wird, trotzdem die ganze Kundgebung aus ›esoterischen‹ Entrüstungen hervorgegangen war und durch sie Frau Dr. Steiner einen Schock erhalten sollte, um sie von der Esoterik abzuhalten. Das alles ist aber weniger rätselhaft, wenn man berücksichtigt, daß die Namen der *nicht* ahnungslos Unterschreibenden eben Dr. Kolisko, Herr von Grone, Dr. Zeylmans, Mr. Kaufmann usw. lauteten: es war eine Kundgebung rein alexandrinischer Gesinnung.

Und diese monatelang andauernde Aufregung entbehrte jeder realen Grundlage! Aber in dem Wechselspiel zwischen Frau Dr. Wegman und dem Übervorstand sollte Frau Dr. Steiner blamiert werden, und als Waffe in diesem Kampf mißbrauchte man die Esoterik und gab vor, die Weihnachtstagung vor Verletzung zu schützen. Wäre Frau Dr. Steiner auf den Vorschlag von Frau Dr. Wegman eingegangen, so hätte man gesagt: Seht, das sind die Menschen, denen man das Veraltete lassen muß, weil sie das Neue nicht verstehen können! – Jetzt unterschob man Frau Dr. Steiner eine Absicht, die sie nicht hatte, und rief: Seht, das sind die Menschen, die rückwärts streben, um das Neue nicht gedeihen zu lassen!

Am Ende dieses Winters fand, am 6. März 1927, die Generalversammlung statt. Es wurden diesmal nur geschäftliche Angelegenheiten behandelt. Es kam dann aber doch die Frage auf, weshalb Frau Dr. Wegman die ganze sinnlose Aufregung der letzten Monate nicht verhindert hatte, was sie doch so leicht durch ein paar Worte hätte tun können. Frau Dr. Wegman antwortete:

»Dies war mir natürlich unerwartet. Aber diese Aufforderung, zu Ihnen zu sprechen, die ist ja auch wirklich gut: Niemals, niemals war es meine Absicht, irgendwie Frau Dr. Steiner auf irgend eine Art anzugreifen. Es könnte dies nicht sein, weil niemals Dr. Steiner auf diese Art mit mir gearbeitet hätte, wenn ich derjenigen Persönlichkeit, die ihm nahe stand, nicht die Gesinnung entgegenbracht hätte, die ich wirklich hatte.
Also dies kann man schon annehmen: niemals – und das muß man *auch von Dr. Steiner (!)* annehmen können – niemals hätte die Arbeit zwischen uns so fruchtbringend und schön verlaufen können, wenn ich in meinem Herzen irgend etwas hätte gegen Frau Dr. Steiner.«
{Nach einigen allgemeinen Bemerkungen heißt es dann über die Geschehnisse der letzten Zeit:} »Ich möchte einmal wissen, welche Sachen auf esoterischem Gebiet von mir gegen Frau Dr. Steiner oder gegen andere Vorstandsmitglieder vollbracht worden sind. Ich wüßte es nicht. Die Klassenangelegenheiten, darüber haben wir doch genügend gesprochen, und ich glaube, darüber ist jetzt doch eine vollständige Klarheit gekommen. Auch dasjenige, was Frau Dr. Steiner gesagt hat, daß ich diejenige war, die sie sogar gebeten hat, wieder das, was sie wußte von altersher, das Esoterische, nun unter Umständen uns allen, denjenigen wenigstens, die es empfangen können, zu geben, – DAS IST AUCH EINE WAHRHEIT und beruht darauf, daß ich die höchste Hochschätzung habe für dasjenige Wissen, das Herr Dr. Steiner in dieser Hinsicht hatte. Und die Sektion für Kunst, Eurythmie, Sprachgestaltung, für die habe ich den allergrößten Respekt, und ich gehöre sicherlich zu denjenigen, die sich ungeheuer freuen über dasjenige, was jetzt in so wunderschöner Art der Welt gebracht wird.« –

Dieselbe Haltung, die Frau Dr. Wegman schon bei der Verteidigung ihrer Leitsätze angenommen hatte, zeigte sich wiederum und sollte in der Zukunft noch immer deutlicher zum Ausdruck kommen. Für diese Haltung gibt es keine Tatsachen, keine Wirklichkeit, keine Fehler, keine Verantwortung, sondern das Andenken Rudolf Steiners und das Vertrauen, das er zu Frau Dr. Wegman hatte, sollten ein für allemal die Garantie sein, daß, was immer auch durch ihre Haltung entstehen möge, und was immer für Wirkungen von ihr entfesselt werden, daß das im Sinne Rudolf Steiners sei, so daß ein Jeder, der Frau Dr. Wegman nach ihren Taten beurteilt, damit Dr. Steiner angreife. Und in dem jetzt geschilderten Fall hat Frau Dr. Wegman es dazu noch für nötig gehalten, zu bestätigen, daß Frau Dr. Steiner die Wahrheit gesprochen hatte! Und dann wird noch die Eurythmie gelobt, für den Fall, daß Frau Dr. Steiner vielleicht doch etwas unzufrieden sei. – Daß auch die Klassenangelegenheiten weit entfernt davon waren, geregelt zu sein, darauf soll nicht eingegangen werden.

*

Die deutsche Landesgesellschaft machte eine schwere Krisis durch. Einer außerordentlichen Generalversammlung, die am 6. April 1927 in Stuttgart stattfand, gingen zahlreiche andere Versammlungen voraus. Dr. Unger sagte im Hinblick auf die ›Kundgebung‹: »Ich fühlte mich verraten, wie noch nie in meinem Leben zuvor«.

Herr Leinhas hatte schon sein oben (Seite 51 [279]) erwähntes Rundschreiben mit den Worten beschlossen:

»Sorgen wir uns lieber dafür, daß wir unser Wirken vor Rudolf Steiner verantworten können! Geben wir es endlich auf, auf allen Gassen über Dinge zu schwätzen, die uns zu heilig sein sollten, als daß wir sie auch nur in Gedanken berührten. Sorgen wir lieber dafür, daß in unserer Gesellschaft Gedankenfreiheit herrsche statt Glaubensstreit, herzliche, ja herzhafte Offenheit und Wahrhaftigkeit, statt einer Atmosphäre muffiger ›Diplomatie‹, ernste Sachlichkeit in Angelegenheiten des inneren Erlebens, statt marktschreierischen Lärms über unsere eigenen ›Forschungsresultate‹ – und wir brauchen um den Bestand der Anthroposophischen Gesellschaft keine Sorge zu tragen«. –

Die Garantie der Freiheit für die geistige Arbeit und die einer völlig neutralen Geschäftsführung durch Dr. Unger überwand noch einmal die Krisis. Dr. Unger, dem Dr. Steiner im Jahre 1924 die Führung der Geschäfte der Anthroposophischen Gesellschaft in Deutschland anvertraut hatte, im Sinne einer besonderen Verantwortung und der Verpflichtung zur Initiative, lehnte es ausdrücklich ab, sich auf Dr. Steiner zu berufen. Nach der Krisis im Februar 1926 hatte Dr. Unger sich ganz dafür eingesetzt, daß der deutsche Vorstand nicht auseinanderfiel. Dafür behaupteten seine Gegner im Vorstand, daß ihm die Geschäftsführung nur deshalb zugefallen sei, »weil sonst niemand dazu Zeit zur Verfügung hatte.« Dr. Unger legte darauf die Verantwortung nieder für alles, was ohne seine persönliche Unterschrift von der Geschäftsführung in Zukunft ausgehen würde. Im April 1927 wurde auch dieses noch beschränkt auf die »völlig neutrale« Geschäftsführung. Die Aufgabe Dr. Ungers, diejenigen, die ihn verraten hatten, bei ihren weiteren Bestrebungen nicht zu stören, weist schon hin auf die Forderungen, die in ähnlicher Weise und immer eindringlicher an Herrn Steffen gestellt werden sollten.

6. DIE JAHRE 1928 UND 1929

Die Gegensätze, die in Fragen der Gesellschaftsführung zu so schweren Konflikten führten, hingen in Wirklichkeit so sehr mit der ganzen Lebenseinstellung der einzelnen Mitglieder zusammen, daß sie in jeder Handlung zum Ausdruck kamen und auf allen Gebieten der anthroposophischen Arbeit in die Erscheinung traten. Von verschiedenen Seiten wurde scharfe Kritik geübt und die gegenseitige Ablehnung erstreckte sich auf das meiste, das gesagt und getan wurde. Da entschloß sich Herr Steffen, einen neuen Versuch zu machen, für die weitere Arbeit die Einheit, aber auch die Freiheit, aufrecht zu erhalten. In der Generalversammlung vom 25. Februar 1928 teilte er den Mitgliedern mit, daß er sich entschlossen habe, als Vorsitzender die Verantwortung zu übernehmen für alles, was im Namen der Gesellschaft und durch die einzelnen Sektionen getan werden würde. Er erinnerte daran, wie auch Rudolf Steiner als Vorsitzender sich verantwortlich erklärt hatte für alles, was im Zusammenhang mit der Vertretung der Anthroposophie geschehen würde, und dieses so weit durchgeführt hatte, daß er bei einer gerichtlichen Klage wegen einer anthroposophischen Publikation nicht zuließ, daß der Verfasser des Buches zur Rechenschaft gezogen wurde, sondern er selber das Urteil über sich ergehen ließ.

Im Mitteilungsblatt Nr. 11 vom 11. März 1928 berichtete Herr Steffen über den Schritt, den er getan hatte, und schrieb:

> »Verhältnisse innerhalb der Gesellschaft, die mündlich und schriftlich, in Versammlungen und Resolutionen, genügend erörtert worden sind, führten in der Folge anläßlich der ersten Weihnachtstagung nach Rudolf Steiners Tode, als ich vom zweiten Vorsitzenden zum ersten gewählt wurde, zu einer Erklärung von meiner Seite, die dahin lautete, daß die Sektionen der einzelnen Vorstandsmitglieder für alles, was sie arbeiten und tun, selbst verantwortlich sein müssen. Der Vorsitzende könne, nach der gegenwärtigen Lage, die Verantwortung nur für sein eigenes Tun übernehmen. Diese Erklärung wurde von den Tatsachen selber gefordert. Sie entsprach der Wirklichkeit, wie die Konflikte, die in den Februartagen 1926 eine Entladung fanden, bewiesen.
>
> Ich versuchte damals, die Einheit des Vorstands auf alle Fälle zu wahren, indem ich aussprach, daß er für mich, – trotzdem die Sektionen für ihr Tun die volle Verantwortung tragen – eine Ganzheit sei und daß der Rücktritt eines einzelnen Mitgliedes auch meinen eigenen Rücktritt als erster Vorsitzender zur Folge haben würde.
>
> Diese Erklärung über die Selbst-Verantwortlichkeit der einzelnen Sektionen mußte auf das strengste innegehalten werden, so daß bei verschiedenen Angriffen auf die Tätigkeit der Leiter von mir keine Stellung genommen werden konnte. Es zeigte sich aber, daß die Arbeit immer schwerer wurde. Konsequent denkende Mitglieder bemerkten, daß die Selbständigkeit der Sektionen eine äußere Dokumentierung verlange. Damit müßte jedoch, meiner Ansicht nach, eine Zersplitterung des Gesellschaftslebens in erhöhtem Maße eintreten, was ich mit jener Erklärung gerade vermeiden wollte. Durch eine mehr oder weniger festgelegte Teilung würde die allgemein-anthroposophische Arbeit am Goetheanum und innerhalb der Gesellschaft überhaupt nach und nach eine unheilvolle Auswirkung erfahren, besonders was die Vortragstätigkeit betrifft. Ich faßte deshalb während der letzten Wochen den Entschluß, mich als Vorsitzender der Anthroposophischen Gesellschaft in Zukunft für alles verantwortlich zu erklären, was vom Goetheanum in Dornach ausgeht, *und sprach es zuerst im Vorstand und dann vor dem Plenum der Generalversammlung aus.* Mit dieser Erklärung fallen jene früheren, anlässlich der Weihnachtstagung und der Februarereignisse abgegebenen und hier in Kürze erwähnten Erklärungen wiederum weg.
>
> Es ist damit keineswegs gesagt, dass ich mit dem, wofür mir in Zukunft die Verantwortung obliegt, immer einverstanden sein werde. Dies wäre bei der Vielfältigkeit der Tätigkeiten am Goetheanum eine Unmöglichkeit. Nicht immer ist die Arbeit, die getan wird, überschaubar, geschweige denn prüfbar. Aber die Kritik wird dadurch in eine einzige Richtung geleitet, dergestalt, dass die Arbeit, die jetzt auf allen Seiten gestört wird, möglichst ungehindert weitergehen kann. Ohne eine gewisse Ruhe ist produktive Tätigkeit nicht möglich. Ohne produktive Tätigkeit kein Weiterkommen. So ist vielleicht zu hoffen, daß bei Selbst-Besinnung und innerlicher Aktivität der tätigen Mitglieder, dieser notwendig gewordene Entschluß zu einer Vertiefung und Erstarkung der Gesellschaft führt.«

Herr Steffen empfand seinen Entschluß als einen »Sprung auf Leben und Tod«. Die Mitglieder waren dankbar, daß durch seine Tat neue Möglichkeiten und Hoffnungen geschaffen wurden. Besonders war es Dr. Unger, der von der Handlungsweise Herrn Steffens die günstigsten Wirkungen erwartete. Nur diejenigen, die am meisten Grund hatten, dankbar zu sein, sprachen von Einmischung und Anmaßung. Es war damals jedem klar, daß Herr Steffen hoffte, Angriffe, wie sie zum Beispiel Dr. Zbinden, inhaltlich vollkommen sachlich, aber der Form nach heftig, gegen die medizinische Arbeit Frau Dr. Wegmans ausgeführt hatte, für die Zukunft verhindern zu können, oder daß er diese auf sich selbst ablenken wollte. Frau Dr. Wegman ihrerseits hatte im Herbst 1927 Dr. Zbinden nach seiner Kritik aus der medizinischen Sektion ausgeschlossen, was nun wiederum von vielen als eine widerrechtliche Handlung angesehen wurde. Auch sonst hatten sich unhaltbare Zustände herausgebildet.

Wie Herr Steffen seinen Entschluß durchführen wollte, wurde noch in derselben Generalversammlung deutlich, als die »Weltkonferenz«, die für den kommenden Sommer in London geplant wurde, zur Sprache kam. Gegen diesen Plan wurden schwere Bedenken ausgesprochen. Gegen die Veranstalter und ihre Helfer herrschte bei vielen schon deshalb Mißtrauen, weil es dieselben Persönlichkeiten waren, die als Gründer des Weltschulvereins, als die Getreuen der »Kundgebung« und als »Übervorstand« überhaupt schon soviel Unheil angerichtet hatten. Man befürchtete einen neuen Versuch, die Anthroposophische Bewegung vom Goetheanum abzulenken. Zwar war Herr Steffen diesmal offiziell benachrichtigt worden und hatte ein gedrucktes Vorprogramm vorgelegt bekommen, aber der Vorstand wurde bei der Ausarbeitung der Pläne nicht gefragt, trotzdem es sich um eine »weltweite« Unternehmung handelte, die in großem Stil und mit ungeheuren Kosten durchgeführt werden sollte. Die eigentlichen Beratungen fanden nur mit Frau Dr. Wegman statt, die ja von den Veranstaltern als die einzig maßgebende Persönlichkeit nach Dr. Steiners Tod betrachtet wurde. Außerdem erregte es große Unzufriedenheit, daß die Weltkonferenz ungefähr sechs Wochen vor der feierlichen Eröffnung des Goetheanum stattfinden sollte, und man fragte sich, ob Kräfte, Zeit und Geld nicht lieber zu diesem Zweck verwendet werden sollten. Die englischen Veranstalter beriefen sich auf einen Wunsch, den Dr. Steiner bei seinem letzten Aufenthalt in England im Sommer 1924 ausgesprochen hatte. Dieser Wunsch nach einer größeren Veranstaltung wurde von Dr. Steiner tatsächlich geäußert. Trotzdem aber blieb es fraglich, ob Dr. Steiner gern gesehen hätte, daß das Datum für einen Kongreß in großem Stil auf die Zeit der Vorbereitungen zur Eröffnung des Goetheanum angesetzt wurde. Auch bekam der Ausspruch Dr. Steiners einen etwas anderen Charakter, wenn man wußte, und das war bei vielen der Fall, daß Dr. Steiner eine größere und vor allem besser vorbereitete Tagung verlangt hatte, indem er erklärte, nicht wieder nach England zu kommen, wenn künftige Veranstaltungen wieder so ungenügend vorbereitet, so wenig besucht und so schlecht aufgenommen werden sollten, wie der Sommerkurs in Torquay vom August 1924.

In Sorge wegen der schwierigen Vorbereitungen zur Eröffnung des Goetheanum, zeigte sich Herr Steffen nicht allzusehr beglückt über die Weltkonferenz. Er ließ aber die Initiative gelten und sagte die offizielle Mitarbeit des Goetheanum zu. Durch die Generalversammlung fühlten sich die Veranstalter aber doch veranlaßt, durch einige Änderungen ihrem Programm einen etwas weniger parteimäßigen Anstrich zu geben.

Die Weltkonferenz fand vom 20. Juli bis 1. August 1928 statt. Herr Steffen sandte ein offizielles Begrüßungsschreiben, das zur Eröffnung vorgelesen wurde. Frau Dr. Steiner ließ die Eurythmiegruppe durch Aufführungen mitwirken, Dr. Wachsmuth hielt einen Vortrag, Dr. Unger ebenfalls, der im Hinblick auf die Haltung Herrn Steffens nicht absagte, und auch im Namen des Deutschen Vorstands die Einladungen an die deutschen Mitglieder hatte ergehen lassen. Die Hauptredner waren Dr. Stein, der noch immer eine Kampagne gegen das Testament Dr. Steiners führte, Dr. Kolisko und Dr. Zeylmans.

Die ›Weltkonferenz‹ wurde in London, in einem Saal mittlerer Größe, im Friends' House, abgehalten, von den tausend Plätzen waren durchschnittlich etwa sechshundert besetzt, zumeist von Mitgliedern, die zum Teil auch aus anderen Ländern zugereist waren. Von einem Erfolg in der Öffentlichkeit konnte kaum die Rede sein und das Defizit war begreiflicherweise beträchtlich.

Frau Dr. Wegman, die sich für diese Weltkonferenz als für ihre eigene Sache eingesetzt hatte, schrieb auch den offiziellen Bericht, den man im Mitteilungsblatt Nr. 34 vom 19. August 1928 nachlesen kann.

Nachträglich wurde die Haltung Herrn Steffens und Frau Dr. Steiners natürlich heftig kritisiert, aber gleichzeitig auch dazu benutzt, die Behauptung aufzustellen, daß der Vorstand vom Anfang an alle Einzelheiten des Programms gekannt und mitberaten habe. Noch nach zwei Jahren wurde darüber in einer Sitzung der Generalsekretäre vom April 1920 folgendes gesagt:

> Mr. Kaufmann: »Mrs. Merry (die Sekretärin der Weltkonferenz) hat dem Gesamt-Vorstand ihre Pläne unterbreitet.«
> Frau Dr. Steiner: »Ich zum Beispiel habe niemals solche Pläne vorher gesehen. Diese Behauptung ist ja ein Unsinn. Ich bin von einer Reise zurückgekommen und erfuhr hinterher, daß die Weltkonferenz eine für jenes Jahr beschlossene Sache sei. – Sie können ja über alles sprechen, aber die moralische Entrüstung sollten Sie lieber sein lassen.«

*

Gleichzeitig mit der Verantwortung für die Sektionen übernahm Herr Steffen auch wieder die Redaktion des Mitteilungsblattes. Er veröffentlichte nun seinen Bericht über die Generalversammlung, berichtete weiter ausführlich über die Tätigkeit aller Sektionen, und schrieb einige Aufsätze über Gesellschaftsbildung. Er rief die Mitglieder zu einer intensiveren geistigen Arbeit auf, stellte Richtlinien für eine ernste künstlerische und wissenschaftliche Tätigkeit auf und gab Ratschläge für die Pflege eines guten Stils beim Schreiben. Er forderte die Mitglieder auf, über drei Probleme nachzudenken: 1. Wie kann die Arbeit innerhalb eines Zweiges Bedeutung für das kulturelle Leben der Gegenwart bekommen? – 2. Wirkungen der Agitation. – 3. Esoterik innerhalb der Kunst und Wissenschaft und esoterische Spielereien. (Mitteilungsblatt Nr. 12 vom 18. März 1928.)

Am 15. Juli 1928 veröffentlichte Herr Steffen im Mitteilungsblatt die schon in der Generalversammlung von ihm besprochene Einladung an alle Redner der Gesellschaft, sich für die Eröffnungstagung des Goetheanum zu melden. Es ist wichtig, den Wortlaut dieser Einladung anzuführen:

> »Anläßlich der Generalversammlung der Allgemeinen Anthroposophischen Gesellschaft am 25. Febru-

ar 1928 konnte mitgeteilt werden, daß im Herbst dieses Jahres zur Michaelizeit das Goetheanum seiner Bestimmung übergeben wird. Es wurden für eine neuntägige Tagung künstlerische Darbietungen (Mysterienspiele, Chöre, Eurythmie-Aufführungen usw.) und Vorträge angekündigt. Als *Vorsitzender* der Anthroposophischen Gesellschaft *glaubte ich sagen zu dürfen,* daß für die Vorträge solche Mitarbeiter in Betracht kommen, die sich aus dem umfassenden Gebiete der Anthroposophie in innerlicher Arbeit etwas Neues erarbeitet haben, das von ihnen bisher an keinem anderen Orte vorgetragen worden ist. Ich habe mich bei diesen Richtlinien an einen Ausspruch Rudolf Steiners gehalten, der lautete: Das Goetheanum will etwas Neues hören.

Damit ist an die innere Aktivität und schöpferische Tätigkeit appelliert.

Und so ergeht denn mit diesen Zeilen die Einladung an unsere Mitarbeiter, ihr Thema und den Inhalt ihrer Vorträge in einer kurzen Exposition mitzuteilen, damit das Programm der Tagung möglichst bald zusammengestellt werden kann. Es wird dies von dem Standpunkte aus geschehen, daß alle Vorträge zusammen ein Ganzes bilden.

Voraussichtlich kann der *Vorstand* nicht alle Meldungen berücksichtigen: die Anzahl der Mitarbeiter ist glücklicherweise groß. Die Dauer der Tagung leider kurz«. – (Bei allzuviel Anmeldungen sollten die Vorträge schon für spätere Tagungen vorgemerkt werden.)

Außerdem stellte Herr Steffen in wochenlanger Arbeit einen Plan auf zur Einrichtung des Vortragswesens am Goetheanum, zur Ausbildung der Redner usw. Diesen Plan wollte er dem Vorstand zur Beratung vorlegen.

Aber gegen alle diese Dinge protestierte sofort Fräulein Dr. Vreede, weil nach ihrer Meinung jede Initiative vom Vorstand auszugehen hätte und der Vorsitzende nicht selbständige Vorschläge machen dürfte. Schon früh im Sommer fingen die Angriffe auf Herrn Steffen als Vorsitzenden an. Auch gegen die Übernahme der Verantwortung für die Sektionen protestierte sie, aber nicht, weil sie prinzipiell dagegen war, sondern die Art, wie sie Herr Steffen übernommen hatte, meinte ablehnen zu müssen.

Herr Steffen zog seine Einladung zurück und ersetzte sie durch eine allgemein gehaltene und formelle von seiten des Vorstands. Schon vor der Tagung stellte er die Unmöglichkeit fest, unter solchen Verhältnissen und bei solchem Mißtrauen gegen seine Absichten, die Verantwortung für das Ganze länger zu tragen.

So wurde die Eröffnungstagung, so gut sie äußerlich verlief, zu etwas anderem, als Herr Steffen hätte erreichen können, wenn man seine Vorschläge hätte gelten lassen. Es zeigte sich aber doch, daß durch Herrn Steffens Weitherzigkeit die Vortragstätigkeit würde geregelt werden können, auch dann, wenn die Redner in Gesellschaftsfragen sehr extreme Standpunkte einnahmen. Dieses eine hatte die Eröffnungstagung jedenfalls bewiesen.

Aber am Ende der Tagung legte Herr Steffen, veranlaßt durch die unaufhörlichen Angriffe Fräulein Dr. Vreedes, in der Sitzung der Generalsekretäre vom 8. Oktober 1928 die Verantwortung, die er so tief ernst auffaßte, in aller Form nieder. Fräulein Dr. Vreede hatte in einem Brief ihre Anklagen gegen Herrn Steffen in drei Punkten zusammengefaßt: 1. ABSETZUNG DES VORSTANDS, 2. VERLEUGNUNG DER WEIHNACHTSTAGUNG, 3. VERLETZUNG DES FREIEN GEISTESLEBENS.

Um den sachlichen Zusammenhang deutlich werden zu lassen, muß jetzt schon hingewiesen werden auf die Erklärung, die Fräulein Dr. Vreede erst am 29. November 1930 für ihr Verhalten gab.

Herr Steffen hatte in dem oben zitierten Zusammenhang geschrieben, wie er den Entschluß zur Übernahme der Verantwortung gefaßt hatte, »und sprach es zuerst im Vorstand und dann vor dem Plenum der Generalversammlung aus«. – Fräulein Dr. Vreede war der Meinung, daß dies nicht stimme und Herr Steffen seinen Entschluß nicht im Vorstand ausgesprochen hätte. Sie fühlte sich als Vorstandsmitglied »abgesetzt«. Zwei ein halb Jahre lang, währenddem sie ja immer weiter Vorstandsmitglied war, versuchte sie aber nie, Herrn Steffen oder ein anderes Vorstandsmitglied über diese Zeile im Mitteilungsblatt zu befragen, sondern erst am 29. November 1930 brachte sie die betreffende Stelle bei den Generalsekretären zur Vorlesung*), um in einer höchst kritischen Situation, die später noch geschildert werden wird, aus ihrem Irrtum eine Waffe gegen Herrn Steffen zu schmieden. Sie wandte sich dabei besonders an Frau Dr. Wegman, die es auch an Unterstützung nicht fehlen ließ, indem sie plötzlich erklärte, auch ihr sei nichts davon bekannt, daß Herrn Steffens Entschluß im Vorstand besprochen worden wäre. Außerdem erklärte sie Herrn Steffen überhaupt für unfähig, die Verantwortung zu tragen. – Herr Steffen konnte sich im Augenblick nicht verteidigen, da es ihm nicht möglich war, immer sämtliche Sitzungsberichte in seinen Taschen mit sich zu tragen. Er sagte nur, daß er nicht die Gewohnheit habe, Unwahrheiten zu schreiben, was natürlich auf den ›Übervorstand‹ wenig Eindruck machte. Einige Tage später verlas aber Herr Steffen vor den Mitgliedern in der Schreinerei einen ausführlichen Bericht über die Vorstandssitzung vom 18. Februar 1928, in welchem die Anwesenheit Frau Dr. Wegmans ausdrücklich vermerkt ist, zu der auch Dr. Unger hinzugezogen worden war, und in welcher die ganze Frage durchgesprochen wurde. Es stellte sich aber heraus, daß Fräulein Vreede bei dieser Sitzung nicht erschienen war. Warum sie dann bei der

---

*) »Damit steht also in diesem Dolkument, mit dem Herr Steffen diese Verantwortung übernahm, daß ich nicht zum Vorstand gehöre.« So erläuterte sie in dieser Versammlung ihren Standpunkt.

Generalversammlung oder sogar schon bei der ihr vorangegangenen Generalsekretärsitzung nicht sogleich protestiert hatte, sondern damit zwei ein halb Jahre lang wartete und in dieser Zwischenzeit durch unberechtigte Vorwürfe die einheitliche Arbeit am Goetheanum unmöglich machte, ist rätselhaft. Fräulein Dr. Vreede zog es vor, die schwerste Notlage für die Gesellschaft herbeizuführen, weil sie eine Unwahrheit von seiten Herrn Steffens als sicherer meinte annehmen zu können, als die Möglichkeit, daß sie selber sich irren könne.

Im April 1930 sagte Herr Steffen einmal in einer Rede, zurückblickend auf das Jahr 1928 – die noch viel schlimmeren Vorwürfe Fräulein Dr. Vreedes vom Herbst 1930 waren damals noch nicht geschehen – das Folgende:

»Wenn ich auf meinem Willen bestanden hätte, wäre die Gesellschaft zerteilt worden... ich stand ganz alleine da. Ich hatte die Absicht, die schöpferischen Menschen, die frei schaffen – das war ja mein ›Aufruf‹ – zu vereinigen, und daß ich dann meinen Plan dem VORSTAND vorlegen würde und dann das Weitere NICHT ALLEIN FÜR MICH beschließen würde. Obschon ich es gesagt habe dazumal, hatte ich eben nicht das volle Vertrauen von Fräulein Dr. Vreede und mit ihr fühlten ja doch sehr viele Mitglieder. Nun, TROTZDEM ICH EIN DICHTER BIN, BIN ICH EIN MENSCH, DER VIELLEICHT PRAKTISCHER IST, ALS MAN DENKT. UND ICH BIN AUCH EIN MENSCH, DER AUF DIE FINGERZEIGE DES SCHICKSALS IMMER GEHORCHT HAT. Ich habe sehr bald eingesehen, daß dieser Einspruch von Fräulein Dr. Vreede doch eben ein Schicksalswink war, der mich wieder zurückführte zu meiner eigentlichen Arbeit als Schriftsteller. Sie wissen, daß ich inzwischen zwei Romane schreiben durfte, außer einigen anderen Sachen, während ich beinahe ein Jahrzehnt dies nicht mehr getan hatte.«

*

In der Generalversammlung jenes Jahres 1928 war wiederum das Testament Rudolf Steiners zur Sprache gekommen. Der französische Generalsekretär, Mlle Sauerwein, machte Ansprüche geltend auf die ALLEINIGEN und AUSSCHLIESSLICHEN Rechte für jede Übersetzung von Werken Rudolf Steiners in die französische Sprache. Diese Angelegenheit, die während der nächsten drei Jahre immer neue Aufregungen brachte, soll hier gleich zu Ende erzählt werden.

Mlle Sauerwein hatte ein Schriftstück von Rudolf Steiners Hand, durch welches er ihr das Recht, Werke von ihm zu übersetzen, zuerkannte. Sie behauptete nun, es seien ihr damit die AUSSCHLIESSLICHEN Rechte übertragen worden, weigerte sich zunächst aber, das Dokument zu zeigen. Sie wandte sich an die französischen Gerichte. Bei einer Eurythmie-Aufführung erschien auf ihre Veranlassung ein Gerichtsvollzieher, eine Geldbuße für das Übertreten der Autorrechte einzufordern, da ein Spruch Rudolf Steiners in französischer Übersetzung auf dem Programm stand. Mlle Rihouet, die von Frau Dr. Steiner die Erlaubnis erhalten hatte, ein Werk Rudolf Steiners zu übersetzen und zu veröffentlichen, wurde vor Gericht verklagt. Frau Dr. Steiner mußte schriftliche Zeugenerklärung abgeben. Monate hindurch gab es Verhandlungen, Notare und Anwälte mußten einbezogen werden usw. Die Meinung der Sachverständigen führte zu der Entscheidung, daß Mlle Sauerwein in keiner Weise auf ausschließliche Rechte Anspruch hatte, sondern Frau Dr. Steiner auf Grund des Testamentes Rudolf Steiners, als seine Erbin darüber verfügen konnte, wem sie außer Mlle Sauerwein noch Übersetzungserlaubnis erteilen wollte. *Übrigens hatte Mlle Rihouet die Erlaubnis zu Übersetzungen von Dr. Steiner persönlich erhalten, der ihre Zeitschrift ›La Science Spirituelle‹ gern stützen wollte.*

Während dieser ganzen Jahre wurde Mlle Sauerwein in ihrem Kampf gegen Mlle Rihouet und Frau Dr. Steiner unterstützt von Frau Dr. Wegman und Fräulein Dr. Vreede, die sie durch Besuche und ostentative Freundschaftsbeweise auszeichneten. Auch die Veranstalter der »Weltkonferenz« feierten die Anwesenheit der französischen Generalsekretärin mit der offensichtlichen Absicht, diese in ihrem Kampf gegen Frau Dr. Steiner zu stärken. Dies führte zu heftigen Auseinandersetzungen in der schon erwähnten Sitzung der Generalsekretäre vom 8. Oktober 1928.

*

Auch in Deutschland hatte man den Kampf gegen das Testament Rudolf Steiners fortgesetzt. Besonders Dr. W. J. Stein errang sich weitere Lorbeeren als Retter der Weihnachtstagung, indem er die Unvereinbarkeit des Testaments mit den Intentionen Dr. Steiners nach der Weihnachtstagung in seiner unfehlbaren Dialektik nachzuweisen glaubte. Für die weniger scharf denkende Jugend, die sich um Dr. Lehrs gruppierte, wurde das Märchen gedichtet, das auch bereitwilligen Glauben fand, Dr. Steiner habe während seiner Krankheit aus dem Atelier in seine Wohnung gehen wollen, um das Testament zu vernichten, er sei nur durch seine Schwäche daran verhindert worden. Die so glaubten, dachten nicht daran, daß eine eigenhändig geschriebene Verfügung juristisch völlig genügt, ein früheres Testament aufzuheben und durch die späteren Anordnungen zu ersetzen. Dr. Steiner hat bis zuletzt geschrieben und wußte sehr wohl, wie er neue Verfügungen hätte machen können, wenn er dies gewünscht hätte. Außerdem hätte ja ein Wort oder ein Zettel, wie er sie häufig zu diesem Zweck schrieb, genügt, ihm alles heraufbringen zu lassen. Das geschah fast täglich und oft in den wichtigsten Angelegenheiten. Der beste Beweis für die Verlogenheit dieser Erfindung ist aber der Umstand, daß Dr. Steiner selbst ein Exemplar des Testaments bei den Berliner Behörden deponiert hatte, das nur durch ein später verfaßtes hätte umgestoßen werden können.

Durch die Sitzung vom 8. Oktober 1928 sah sich nun zwar Dr. Stein veranlaßt, zeitweilig aus dem deutschen Vorstand zurückzutreten, aber durch Briefe von Herrn von Grone trat die Testamentsfrage wiederum an diesen Vorstand heran. In einer Sitzung, die daraufhin am 1. Januar 1929 in Dornach stattfand, brachte Dr. Unger die Frage ganz prinzipiell noch einmal vor. Er forderte vom deutschen Vorstand eine eindeutige Erklärung, dahingehend, daß Dr. Stein und ein jeder, der dessen Auffassung über das Testament Rudolf Steiners teilt, ungeeignet sei, das Amt eines Vorstandsmitgliedes der deutschen Landesgesellschaft zu bekleiden und zum endgültigen Austritt aus diesem Vorstand aufgefordert werden solle. Als Dr. Unger in dieser Sitzung vom 1. Januar 1929 mit seinem Antrag nicht durchdringen konnte, TRAT ER NICHT NUR AUS DEM DEUTSCHEN VORSTAND, SONDERN AUCH AUS DER ANTHROPOSOPHISCHEN GESELLSCHAFT IN DEUTSCHLAND AUS, und schloß sich direkt an Dornach an. Am nächsten Tag ließ Dr. Stein durch Herrn von Grone mitteilen, daß er sich endgültig aus dem deutschen Vorstand zurückziehe.

Am 4. Januar 1929 wurde Dr. Unger, als er in Nürnberg den Saal betrat, in welchem er einen Vortrag halten wollte über das Thema: Was ist Anthroposophie?, von einem Geisteskranken erschossen.

Groß war die Erschütterung über den tragischen Tod, den Carl Unger so plötzlich erlitten hatte und Viele besannen sich auf seine Verdienste für die anthroposophische Bewegung. Aber doch hörte bei Anderen der Haß nicht auf gegen den Mann, der zum Beispiel in seinem Bericht über den Weltschulverein geschrieben hatte:

»Ich möchte die Anthroposophische Gesellschaft davor bewahren, daß die jetzt vorhandenen Schwierigkeiten den Karma-Vorträgen Rudolf Steiners aufgebürdet würden. Auf den beiden Seiten, die durch die Berichterstatter des heutigen Abends (Dr. Unger und Dr. Stein, siehe Seite 33 [271]) sich kennzeichnen, sind sicher beide von Dr. Steiner gemeinte Strömungen vertreten. Wenn man aber von zwei Willensrichtungen sprechen will, die in diesen Differenzen sich äußern, so könnte es höchstens die Richtung des FREIEN und die Richtung des GEBUNDENEN GEDANKENS sein. Gerade gegen die immer wiederholten Versuche, die Gedanken zu binden, bestimmte Vorstellungen durchzusetzen, mußte Verwahrung eingelegt werden. – Dahin gehören auch die immer wiederholten Versuche der Mundtotmachung.« Auch hatte Dr. Unger die Überzeugung: »ICH WERDE NIE MEHR EINFLUSS GEWINNEN KÖNNEN, ALS MEINE ANTHROPOSOPHISCHE ARBEIT TAUGT.«

In den Stuttgarter Kreisen der Freien Gesellschaft war es möglich, daß gesagt werden konnte: Dr. Unger sei durch seinen Tod wie durch eine Gnade des Schicksals daran verhindert worden, ein Gegner der Anthroposophie zu werden, wozu sich die Anzeichen in seiner letzten Lebenszeit schon bemerkbar gemacht hätten. – An einem anderen Ort wurde davon gesprochen, daß ja Dr. Unger durch seine Forderung, man wolle Rudolf Steiners Testament anerkennen, den Rücktritt Dr. Steins veranlaßt habe, und die geistige Welt das nicht dulden wolle.

Frau Dr. Steiner veröffentlichte auf solche nachträgliche Angriffe hin im Mitteilungsblatt Nr. 14 vom 31. März 1929 einige der allerletzten Briefe Rudolf Steiners, in welchen dieser sich über die Gegnerschaft gegen Dr. Unger bitter beklagt. Diese Gegnerschaft, die Dr. Steiners letzte Tage betrübte, hieß Dr. W. J. Stein und dessen Freunde. Einige dieser Briefstellen sollen hier nochmals abgedruckt werden.

Dr. Steiner schrieb am 13. März 1925 an Frau Dr. Steiner:

»In Stuttgart scheint sich wieder etwas gegen Unger abzuwickeln. Es wird an Dich herantreten, doch Du wirst schon die rechte Stellung finden. – Es ist ja selbstverständlich, daß jetzt während meiner Krankheit solche Kreise, wie zum Beispiel die Waldorfschule selbständige Arbeit probieren müssen. Es geschieht ja schon in der Veranstaltung der Tagung. Nun aber sollte durch Unger während der Tagung ein Vortrag gehalten werden. Den verunmöglicht der Verwaltungsrat der Waldorfschule. Unger soll nicht *während* der Tagung der Waldorfschule einen Vortrag (für die Anthroposophische Gesellschaft, *nicht* für die Tagung) halten. In diesem Stadium schreibt nun der Stuttgarter Vorstand an den Dornacher Vorstand, was getan werden soll. Wir hier von Dornach aus können ganz unmöglich in einem so vorgerückten Stadium in eine Sache eingreifen, die eben zu den verhängnisvollen von Stuttgart gehört. Ich kann daher dem Stuttgarter Vorstand nur schreiben lassen, daß wir nicht eingreifen können. Das hindert natürlich nicht, daß Du in Stuttgart dasjenige tust, was Du für richtig hältst, wenn man mit der Sache an Dich herantreten sollte.«

Am 20. März 1925 schrieb Dr. Steiner:

»...Unger müßte innerhalb der anthroposophischen Gesellschaft in der Zukunft gestützt werden. Aber was soll geschehen, wenn immer wieder diese Tendenz auftritt, ihn eigentlich in der Gesellschaft unmöglich zu machen?«

Der LETZTE überhaupt von Rudolf Steiner geschriebene Brief vom 23. März enthält die Bitte:

»Wenn Du allerdings auch noch die Zeit fändest, mit den Unger-Gegnern zu reden, so könnte das gut sein. Wie die Sache steht, habe ich ja geschrieben.« –

Noch im Jahre 1934 verbreitet Herr von Grone einen Rundbrief, »Im Vertrauen auf die gemeinschaftbildende Kraft des dargebotenen Inhalts«, in welchem die törichtesten Dummheiten über Dr. Unger ausgesprochen werden. Der Rundbrief stammt von Dr. Lehrs, und es ist darüber kein Wort zu verlieren.

Eine offizielle Mitteilung des deutschen Vorstands erschien nach dem Tode Dr. Ungers im Mitteilungsblatt Nr. 6 vom 3. Februar 1929. Sie ist datiert vom 20. Januar 1929 und unterschrieben von Herrn Leinhas. Der Anfang lautet:

»Dr. Walter Johannes Stein hat am 2. Januar 1929 seinen Austritt aus dem deutschen Vorstand vollzogen. Der geschäftsführende Stuttgarter Vorstand (Dr. Kolisko, Leinhas, Dr. Palmer, Dr. Rittelmeyer) trat am 13. Januar zu einer Sitzung zusammen, um ÜBER EINE INFOLGE DES TODES VON DR. UNGER NOTWENDIG GEWORDENE NEUGESTALTUNG DES DEUTSCHEN VORSTANDS zu beraten. Nach Lage der Verhältnisse ergab sich die Notwendigkeit, daß die Geschäftsführung durch den Unterzeichneten übernommen wurde. Dieser betrachtet selbst die Übernahme der Geschäftsführung als ein Provisorium. Die Herren Dr. Kolisko, Dr. Palmer und Dr. Rittelmeyer erklärten ihre Bereitwilligkeit zur weiteren Mitarbeit als geschäftsführende Mitglieder des Vorstandes. Es wurde beschlossen, die Anerkennung des Dornacher Vorstandes, als dessen Funktionäre der deutsche Vorstand nach den ›Prinzipien‹ anzusehen ist, erneut einzuholen und sich darnach die Zustimmung der Mitglieder der deutschen Landesgesellschaft zu versichern. Die Anerkennung des Dornacher Vorstandes erfolgte in dessen Sitzung vom 18. Januar 1929.«

Was hatte Dr. Ungers Tod für eine Bedeutung für die Zusammensetzung des deutschen Vorstandes, da doch Dr. Unger sogar aus der deutschen Landesgesellschaft ausgetreten war? Es war tatsächlich so, daß Dr. Ungers Austritt, der für den deutschen Vorstand so blamierend war, zunächst kaum bekannt wurde, und durch die Erschütterung bei Dr. Ungers Tod als das weniger wichtige Ereignis nicht mehr beachtet wurde. Außerdem aber hatte Dr. Unger darin zugestimmt, daß sein Austritt endgültig erst vom 15. Januar an gerechnet werden sollte, da noch einiges Geschäftliche zu regeln war und vor allem die von ihm geplanten Vorträge schon im Namen der deutschen Landesgesellschaft öffentlich plakatiert worden waren. Er hatte aber die Geschäftsleitung vorläufig schon am 1. Januar Herrn Leinhas übergeben. Sein plötzlicher Tod konnte aber formell dazu benutzt werden, von der Notwendigkeit einer »Neugestaltung des deutschen Vorstands« zu sprechen.

Diese Neugestaltung bestand zunächst nur darin, daß man keine Rücksicht mehr zu nehmen brauchte auf die von Dr. Unger vertretene Gesinnung, dafür aber der Einfluß Dr. Koliskos ungestört sich geltend machen konnte. Daß sich Herr Leinhas, im Gegensatz zu früher, nicht mehr gegen diesen Einfluß wehrte, wurde von vielen Mitgliedern als ein unerklärlicher und bedauerlicher Umschwung betrachtet. Da aber Herr Leinhas seinerseits eine völlige Kontinuität in seinem Verhalten nachzuweisen nicht müde wurde, können für diesen Umschwung keine Gründe angegeben, sondern nur ihre tatsächlichen Folgen festgestellt werden. Bald nach dem oben zitierten Antrittsmanifest wurde die Richtung erkennbar, in welcher die späteren Ereignisse sich bewegen sollten.

Herr Leinhas, der früher, gewarnt durch den Weltschulverein und die »Kundgebung«, zwischen sich und Dr. Kolisko eine möglichst große Distanz bevorzugt hätte, näherte sich ihm von jetzt an so, daß sich immer mehr Berührungspunkte ergaben, trotzdem Dr. Kolisko nicht nachließ, den »Versuch, die Wahrheit vor der anthroposophischen Öffentlichkeit *nicht* auszusprechen«, auch weiterhin zu wiederholen. Herr Leinhas wurde immer mehr eingehüllt in die von ihm so verabscheute »Atmosphäre muffiger Diplomatie«. Nach kaum zwei Jahren sollte er aus ihr hervorgehen als der Liquidator des kleinen Restbestandes, der von der früheren Deutschen Landesgesellschaft dann noch übrig geblieben war. –

7. DAS JAHR 1930.

Die Ereignisse des Jahres 1930 verdienen eine ausführliche Besprechung. Sie waren von entscheidender Bedeutung, WEIL DURCH SIE DIE LETZTE HOFFNUNG AUF EINE VERSTÄNDIGUNG VERLOREN GING. Ein Rückblick auf die außerordentliche Generalversammlung im Dezember läßt die Lage der Gesellschaft schon dergestalt erscheinen, daß die Entschlüsse der nächsten Jahre mit innerer Notwendigkeit aus ihr hervorgehen.

Von geringerer Bedeutung war die Generalversammlung am 26. April 1930, um so wichtiger war aber die vorangegangene Sitzung der Generalsekretäre. Sie soll hier auf Grund des stenographischen Protokolls geschildert werden.

Herr Steffen verlas einen Brief von fünf Dornacher Mitarbeitern des Goetheanum, die darum baten, der Versammlung beiwohnen zu dürfen. Herr Steffen wollte, daß nicht er, sondern die Versammlung selber entscheiden sollte, und nach einer Diskussion von anderthalb Stunden ließ er abstimmen. Es ergaben sich vierundzwanzig Stimmen für, elf Stimmen gegen, während zwölf Stimmenthaltungen aus der Ablehnung einer Beratung überhaupt entstanden. Als dieses Stimmenverhältnis den in der Nähe wartenden Dornachern mitgeteilt wurde, beschlossen sie, von der mit Mißtrauen belasteten Erlaubnis keinen Gebrauch zu machen.

Dieses Ereignis wirft, als Symptom betrachtet, ein grelles Licht auf die Art, wie in allen wichtigen Angelegenheiten eine Verständigung absichtlich unmöglich gemacht wurde. Um was handelte es sich? Die sogenannten Generalsekretär-Sitzungen waren von Dr. Steiner vorgesehen als eine Möglichkeit, über die Angelegenheiten der Gesellschaft mit den tätigen Mitgliedern beraten zu können. In diesem Sinne sprach er von einem »erweiterten Vorstand«. Über Zusammensetzung, Rechte und Pflichten dieser Institution war nichts genauer bestimmt worden und in der kurzen Zeit vor Dr. Steiners Tod spielte sie keine besondere Rolle. In den späteren Jahren wurde aber durch sie die Gesellschaftsführung in einer Weise beeinflußt, welche die Entrüstung der meisten Mitglieder hervorrief. Die Zusammensetzung war nämlich zwar formell nicht anzufechten, in Wirklichkeit aber willkürlich und ungerecht. Natürlich hatte jede Landesgesellschaft das Recht, sich einen Vorstand zu wählen mit so vielen Mitgliedern wie man wollte. Die Folge war aber, daß nun die englischen und holländischen Landesgesellschaften, von denen jede etwa sechshundert Mitglieder zählte, ebensoviele Vertreter nach Dornach sandten, als die deutsche Landesgesellschaft mit ihren achttausend Mitgliedern. Die englische Landesgesellschaft hatte die Zahl ihrer Vorstandsmitglieder im Laufe der Zeit verdoppelt. Durch diese und andere Mißverhältnisse wurde es aber erreicht, daß in der Versammlung der Generalsekretäre die Anhänger von Frau Dr. Wegman in der Mehrheit waren, und dies sollte erhalten werden. Besonders auffallend war, daß die Dornacher Mitglieder nicht vertreten waren. Frau Dr. Wegman selber protestierte gegen ihre Zulassung mit den Worten: »Wenn natürlich jetzt noch fünf Menschen dazu kommen, und es wird wieder jedesmal die Mehrheit gefragt, oder die hat Stimmen weniger, dann ist es natürlich doch unmöglich. *Dann können fünf Menschen überhaupt die ganze Geschichte ganz anders gestalten, als es eigentlich hier gehen soll.* So können wir doch nicht vorgehen.«

Herr Steffen sagte: »Für mich ist es ganz selbstverständlich, daß auch Dornach einige Persönlichkeiten in dieser Versammlung hat. Denn wenn ich unter die Anwesenden schaue, so haben wir nicht viel Dornacher hier.« Als Frau Dr. Wegman von »ein paar Leute« sprach, erwiderte er: »Es handelt sich nicht um ein paar Leute! Es handelt sich um Herrn Aisenpreis, der als Architekt das Goetheanum gebaut hat« usw. und er wies darauf hin, daß es sich um Menschen handelte, die seit langer Zeit, ja einige seit Jahrzehnten, aktiv im Leben der Gesellschaft standen (es waren Herr Aisenpreis, Frau Waller-Pyle, Herr Stuten, Frau de Jaager, Herr Schubert). Dr. Wachsmuth machte darauf aufmerksam, daß dagegen einige der Anwesenden erst vor kurzer Zeit in die Gesellschaft eingetreten waren.

Welche sonderbare Art von Gerechtigkeit hier ausgeübt wurde, zeigte sich auch in der nächsten Sitzung dieses Jahres, als Mlle Sauerwein, die krankheitshalber nicht anwesend sein konnte, sich als Einzelperson plötzlich durch *vier* Mitglieder vertreten ließ, und niemand daran Anstoß nahm. Der Vorstand war natürlich dabei nicht gefragt worden.

Bezeichnend für die Versuche, eine tatsächliche Sabotage durch moralische Redensarten zu verschleiern, war die auch bei dieser Gelegenheit wiederholte Behauptung, man sei prinzipiell einverstanden, müsse aber doch ablehnen wegen der Art, wie etwas zustandekommt. Fräulein Dr. Vreede hatte schon in ähnlicher Weise die Übernahme der Verantwortung für die Sektionen durch Herrn Steffen unmöglich gemacht. Aber eher durfte die Gesellschaft prinzipiell zugrundegehen, als daß irgend etwas nicht genau so geschah, wie Fräulein Dr. Vreede oder andere es sich ausgedacht hatten. So verhielt sich Fräulein Dr. Vreede jetzt wiederum und Mrs. Merry sagte im Namen der anwesenden englischen Vertreter, »daß sie prinzipiell für die Zulassung der Dornacher wären, aber doch dagegen gestimmt hätten, weil sie mit der Art der Zulassung nicht einverstanden sein konnten.« –

Die Art, wie von einigen vom »erweiterten Vorstand« gesprochen wurde, ließ durchblicken, daß sie nicht abgeneigt waren, die »esoterische Einsetzung« des Vorstandes auch auf sich als den »erweiterten Vorstand« auszudehnen. Als wirkliche praktische Leute machten dazu aber Dr. Zeylmans und andere den Vorschlag, neben dem Vorstand und den Generalsekretären und der Generalversammlung noch eine vierte Instanz zu bilden. Wäre diese jemals zustande gekommen, so wäre sie weder »esoterisch« noch »exoterisch« sondern schlechthin sinnlos gewesen. Zum Glück ist es nie dazu gekommen.

Symptomatisch wichtig ist auch das Folgende: *Dr. Kolisko* hatte vernommen, daß Herr Steffen, Frau Dr. Steiner und Dr. Wachsmuth für das Hereinlassen der Dornacher waren, Frau Dr. Wegman und Fräulein Dr. Vreede dagegen. Trotzdem verlangt er dann, daß darüber in der Versammlung nicht beraten werden sollte, sondern daß der Vorstand durch einen einstimmig gefaßten Beschluß dekretieren solle. »Es ist vom Vorstand nicht entschieden. Dieses ist gerade das, was zu den allergrößten Schwierigkeiten jedenfalls gehört.«

Als auch von anderen die Einstimmigkeit aus esoterischen Gründen verlangt wurde, sagte *Dr. Wachsmuth:* »Würden Sie das esoterisch finden, wenn ich sagte: gut, ich ändere meine Meinung, nur damit eine einzige Meinung zustande kommt? Es würde gerade unesoterisch sein, seine Meinung aufzugeben. Es ist ein Problem, das einen nun schon jahrelang gequält und beschäftigt hat! Aber solange man verlangt von einem solchen Vorstand, daß er einheitlich ist in diesen Dingen, dann können wir lieber gleich beschließen, daß überhaupt nie ein Vorstand existieren soll für die Anthroposophische Gesellschaft. So etwas ist ganz ausgeschlossen. Sie werden keinen solchen Vorstand finden. Und ich glaube auch nicht, daß Dr. Steiner so weltfremd war, zu meinen, daß fünf Menschen, die er zusammenruft, immer der gleichen Meinung wären. Solange man so interpretiert, kommen wir nicht weiter.« – Schon vorher, als die Beratung in der Versammlung abgelehnt wurde, hatte er gesagt: »Soll es hier eine Zusammenarbeit sein, oder soll der Vorstand immer dekretieren, was gemacht wird? Wenn wir alles vorher beschlossen haben und es dann vorbringen, hat es eigentlich nicht viel Sinn, daß man überhaupt noch sitzt. Wenn in allem verlangt wird, der Vorstand solle sich unisono einverstanden damit erklärt haben... Ich möchte Sie fragen, sind Sie ganz sicher, daß wenn der Vorstand etwas einstimmig beschließt, es nicht doch einzelne gibt, die einen solchen einstimmigen Beschluß nicht anerkennen? Aber ich glaube, daß das wirklich eine Wahrhaftigkeitsfrage ist, die es sich schon lohnt zu besprechen.«

Als zweiter Punkt kam der sogenannte »Nordische Antrag« zur Sprache, über den erst später berichtet werden soll, da über ihn erst im Dezember entschieden wurde.

Der letzte Punkt aber muß ausführlich behandelt werden, da hier der Grund liegt, WESHALB SITZUNGEN DES VORSTANDES NICHT MEHR IN DER URSPRÜNGLICHEN WEISE STATTFINDEN KONNTEN.

Es handelte sich um Folgendes.

Im Anfang des Jahres 1930 hatte der Vorstand mehrere Briefe empfangen, in welchen gefragt wurde, weshalb Frau Kolisko nun schon seit zwei Jahren in Stuttgart keine Klassenstunden mehr lese, und ob man erwarten dürfe, daß sie damit bald wieder anfangen werde. Da Frau Dr. Wegman bei einer Vorstandssitzung sich energisch dagegen wehrte und das Recht, die Klassenstunden zu lesen, auf die drei Vorstandsmitglieder beschränken wollte, während Herr Steffen, Frau Dr. Steiner und Dr. Wachsmuth dafür waren, gewissen Vertrauenspersonen dieses Recht zu lassen, wurde Dr. Wachsmuth vom Vorstand beauftragt, auf eine eben eingetroffene Anfrage eines Stuttgarter Mitglieds zu antworten, daß die bestehende Lage sich vorläufig nicht ändern lasse und man Geduld haben möge, bis endgültige Entscheidungen getroffen sein würden. Damit schien die Angelegenheit zunächst geregelt zu sein.

Bei einer nächsten Vorstandssitzung mußte aber Herr Steffen einen anderen Brief vorlesen, der die Bitte von neunzig Mitgliedern in Stuttgart enthielt, von Herrn Arenson die Klassenstunden gelesen zu bekommen. Dabei wurde daran erinnert, daß Dr. Steiner selber Herrn Arenson für diese Aufgabe als geeignet anerkannt hatte. – Bevor auf diese Anfrage eingegangen wurde, sagte nun Frau Dr. Steiner, daß sie neulich auf ihrer Reise erfahren habe, daß Frau Kolisko für den 27. Februar die Wiederaufnahme ihrer Klassenstunden angekündigt habe. Alle Vorstandsmitglieder, auch Frau Dr. Wegman, sprachen darauf ihr Erstaunen darüber aus, daß Frau Kolisko ohne Anfrage oder Benachrichtigung den Vorstand vor eine vollzogene Tatsache stelle. Da nun aber Frau Dr. Wegman darauf bestanden hatte, daß in Zukunft Klassenstunden nur von drei Vorstandsmitgliedern gelesen werden dürften, einigte man sich dahin, Frau Kolisko und einigen anderen mitzuteilen, daß BIS AUF WEITERES, und diese Worte wurden besonders betont, nur diese Vorstandsmitglieder lesen würden. Frau Kolisko protestierte, als sie den Vorstandsbeschluß erhalten hatte, brieflich und in energischer aber nicht ganz verständlicher Weise. Sie erklärte, daß sie den Vorstandsbeschluß nicht anerkennen könne und persönlich nach Dornach kommen werde, um ihren Standpunkt zu begründen. – In Dornach fand darauf eine Sitzung des Vorstandes zusammen mit Frau Kolisko statt, man kam aber zu keiner völligen Klärung. Was sich ergab, kam aber schon ganz unerwartet. Es stellte sich heraus, daß Frau Kolisko selber Frau Dr. Wegman ihre Absicht mitgeteilt hatte: einmal mündlich, und zwar bereits während der landwirtschaftlichen Tagung im vergangenen Januar, und das zweite Mal durch einen Brief, so daß sie »glaubte, im Einverständnis mit Frau Dr. Wegman zu handeln.« –

Diese Vorgänge wurden in der Generalsekretär-Sitzung vom 25. April 1930 besprochen und es wurde nachgewiesen, daß Frau Dr. Wegman den Brief von Frau Kolisko schon einige Tage VOR jener Vorstandssitzung empfangen hatte, bei welcher sie sich so sehr erstaunt gezeigt hatte. Außerdem stellte es sich heraus, daß in dem Vorstandsbrief an Frau Kolisko und an die anderen Persönlichkeiten die Worte »bis auf weiteres« auf Veranlassung von Frau Dr. Wegman *ausgelassen* worden waren, *wodurch die Mitteilung einen ganz anderen Sinn bekommen hatte.* Es war allerdings Frau Dr. Wegman überlassen worden, den Brief an Frau Kolisko durch einige freundliche Wendungen zu ergänzen, da man wußte, wie sehr sich Frau Kolisko mit Frau Dr. Wegman verbunden fühlte. Die anderen Vorstandsmitglieder unterzeichneten die Briefe zusammen mit der übrigen abgehenden Post, ohne nochmals den Wortlaut nachzuprüfen, da sie es als selbstverständlich annahmen, daß der Inhalt stimmte.

Auf die Frage, weshalb sie den Empfang von Frau Koliskos Brief bei der Vorstandssitzung verschwiegen hatte, antwortete Frau Dr. Wegman: »Darüber wurde gar nicht gesprochen! Darin liegt ein Mißverständnis. Es tut mir furchtbar leid. Hätte ich gewußt, daß da eine Katastrophe entstehen könnte, dann hätte ich vielleicht noch andere Dinge gesagt. Ich weiß es nicht.« Auch berief sie sich darauf, daß Frau Koliskos Brief nicht an sie als Vorstandsmitglied und Schriftführerin adressiert gewesen sei. »Dieser Brief hatte für mich keine Realität.« – Es komme aber gar nicht auf die Ankündigung an, sondern auf die vollzogene Tatsache. »Ich war ganz erstaunt von dieser fertigen Tatsache. *Es ist gar nicht die Ankündigung, es ist die fertige Tatsache, von der ich überrascht war.«* – NUN BESTAND ABER DIE VOLLZOGENE TATSACHE GERADE IN DER ANKÜNDIGUNG. Dieser Widerspruch war ebenso unverständlich wie ihre auch jetzt ausgesprochene Meinung, »daß Frau Kolisko absolut das Recht hat, Klassenstunden zu halten«, nachdem sie durch das Auslassen der Worte »bis auf weiteres« dieses Recht aufgehoben hatte. Sie begründete das Streichen dieser Worte damit, daß sie sagte: »Es war bei mir die ganze Sache eigentlich die, daß ich nicht gern einging auf die Erweiterungen der Klasse.

Ich wollte eigentlich die Klasse wieder einschränken für den Vorstand. Und so war auch meine Meinung, daß die Briefe, die an die verschiedenen gingen, die Klassenstunden hielten, *also an Kolisko,* Graf Polzer und Collison, so gefaßt werden, daß das tatsächlich zum Ausdruck kam, und daß man eigentlich, weil man (!) gegen die Erweiterung war, die Menschen also bitten möchte, die Klasse nicht mehr zu halten und die Klasse wieder zurückzugeben an die Vorstandsmitglieder. *Und das wollte ich zum Ausdruck gebracht haben.«* Zum Schluß sagte sie: »Jetzt liegt die Tatsache so, daß man nun denkt von mir, das wäre böse Absicht von mir...«

Herr Steffen: »Ich habe es Ihnen nicht vorgeworfen.«

Frau Dr. Steiner: »Es kann ein Versehen sein. Jedenfalls ist es fatal.« –

Dabei blieb es, und Herr Steffen ging so weit, daß er die nachfolgende Generalversammlung einfach abbrach, als um Aufklärung über die Haltung Frau Dr. Wegmans in dieser Angelegenheit gebeten wurde.

Dieses muß etwas ausführlicher berichtet werden, weil hier der Grund liegt, weshalb die Vorstandssitzungen von nun an sinnlos und unmöglich wurden. Frau Dr. Steiner sagte: *»Das ist ja gerade das Unglück: man hat nicht einen festen Boden unter den Füßen, wenn man wichtige Dinge zu besprechen hat, sondern die Tatsachen liegen irgendwie anders, und man erfährt es erst hinterher. Das ist das Problem und die Tragik bei uns, die einen schon zur Verzweiflung führen kann.«*

Man behalf sich vorläufig dadurch, daß Dr. Wachsmuth die laufenden Geschäfte in mehreren Sitzungen, sowohl mit Herrn Steffen und Frau Dr. Steiner, als auch mit Frau Dr. Wegman und Fräulein Dr. Vreede besprach. Zu dieser Regelung war es aber erst gekommen, nachdem Frau Dr. Steiner, die Herrn Steffen keine Einzelbesprechungen zumuten wollte, in einem Brief erklärt hatte, sie werde wieder selber an Sitzungen des ganzen Vorstandes teilnehmen, wenn eine ehrliche Verständigungsbasis geschaffen sein werde. Da dieses nicht erreicht werden konnte, wurde es zunächst mit mehreren Sitzungen versucht.*) Als durch das viele Reisen fast immer mehrere Vorstandsmitglieder abwesend waren, und dann der Sommer mit dem Tagungsbetrieb kam, ließ auch dieses sich schwer durchführen und es wurden dann die Angelegenheiten brieflich oder telefonisch erledigt, und zwar wurden nicht allein Frau Dr. Wegman und Fräulein Dr. Vreede in dieser Weise gefragt. Immer aber, und darauf wird noch zurückzukommen sein, wurden alle Vorstandsmitglieder gefragt; von einem »Übergehen in wichtigsten Angelegenheiten« kann in Wirklichkeit nicht die Rede sein.

Durch diese Tatsachen war eine Lage geschaffen worden, die man nur durch eine ehrliche und offene Beurteilung hätte verbessern können. Dazu war aber wenig Neigung vorhanden. Es sollte nach Möglichkeit alles vertuscht und den Mitgliedern verheimlicht werden. Als ob nie etwas geschehen wäre, erhoben besonders Fräulein Dr. Vreede und Dr. Zeylmans Einspruch gegen Dinge, die sie selbst verschuldet hatten, für die sie aber Herrn Steffen verantwortlich machten. Es handelte sich hauptsächlich um die Tagungen in Dornach und in Holland.

In Holland fand im Sommer 1930 eine große Jugendtagung statt, das sogenannte »Kamp de Stakenberg«. Es war von Anfang an als internationale, »weltweite« Unternehmung geplant worden und die Vorträge fanden in deutscher, englischer und holländischer Sprache statt. Die Holländische Landesgesellschaft, das heißt deren Vorstand, trat als Veranstalter auf, und Dr. Zeylmans als Kamp-Leiter. Herrn Steffen war im Anfang des Jahres die Absicht zu einer solchen Veranstaltung mitgeteilt worden und er hatte Dr. Zeylmans alles überlassen. Große Unzufriedenheit war aber entstanden, als nun das gedruckte und weit verbreitete Propaganda-Material auch in der Gesellschaft bekannt wurde. Die marktschreierische Art, wie in einer ›Kamp-Zeitung‹ für die Anthroposophie Reklame gemacht wurde, mußten viele Mitglieder als eine Verletzung der Würde der Anthroposophischen Gesellschaft empfinden. Der tatsächliche Verlauf der Tagung bestätigte die Befürchtungen, die aufgetaucht waren. Dr. Stein war der Hauptredner, Dr. Zeylmans, Dr. Kolisko, Mr. Kaufmann vertraten in ihrer Weise die Anthroposophie. Das Ganze hatte von vornherein einen vollkommen parteimäßigen Charakter. Die Zeiten des Weltschulvereines und der Weltkonferenz schienen sich wiederholen zu wollen.

Die Anwesenheit Dr. Wachsmuths verhinderte das Schlimmste. Neben Streitfragen, die sich durch die merkwürdigen Vorträge Dr. W. J. Steins ergaben, entstand als Hauptschwierigkeit das Folgende: Es sollte aus der ›Kamp-Zeitung‹ eine große internationale Jugendzeitschrift gemacht werden. Als Dr. Wachsmuth verlangte, daß dies nicht ohne vorherige Besprechung und ohne die Erlaubnis des Vorstandes in Dornach geschehen würde, antwortete Dr. Stein: »Wir haben die Zeitschrift schon und sie hat auch schon ihren Namen.« Man sollte wieder einmal vor eine vollendete Tatsache gestellt werden.

Alle diese Tatsachen und die ihm so wohl bekannten Hintergründe wurden von Dr. Zeylmans unbeachtet gelassen, als er bald darauf über die Lage der Gesellschaft zu klagen anfing. Fräulein Dr. Vreede protestierte gleichzeitig gegen einen neuen Versuch Herrn Steffens, einige Besserung in die Dornacher Tagungen zu bringen. Aus den ganzen Fragekomplexen entstand ein Briefwechsel, in dem sich die verschiedenen Einstellungen deutlich charakterisierten. Die Briefe mögen hier wieder abgedruckt werden, nachdem sie schon im Jahre 1930 einmal veröffentlicht worden sind. (Der

*) Daraus machte dann Fräulein Dr. Vreede Herrn Steffen den Vorwurf, eine Cliquenbildung im Vorstand hervorzurufen. (Dieser Brief wird weiter unten abgedruckt.)

Leser kann, ohne den Zusammenhang zu verlieren, zunächst auch auf Seite 91 [Seite 299] weiterlesen und die Briefe nachher studieren.)

BRIEF VON FRÄULEIN DR. VREEDE AN DIE GENERALSEKRETÄRE UND VORSTÄNDE.

Dornach, den 29. Oktober 1930.

An die Generalsekretäre und
Vorstände der Landesgesellschaften.

Ich bin zu meinem Bedauern verpflichtet, folgende Angelegenheit, die sich auf die bevorstehende Weihnachtstagung bezieht, zu Ihrer Kenntnis zu bringen. Ich muß dazu auf die letzte Michaeli-Tagung zurückgreifen.

Schon diese Michaelitagung – um von vorangegangenen nicht zu sprechen – ist unter besonderen Umständen zustandegekommen, von denen sich aus dem im Mitteilungsblatt vom 7. September abgedruckten Programm ja einiges erraten ließ. Das Nähere ist aus dem hier folgenden Briefwechsel zu ersehen.

Am 28. August erhielt ich im Laufe des Nachmittags ein Schreiben vom Sekretariat, auf dem Kuvert war vermerkt »Eilt sehr«:

Den 28. August 1930.

Sehr verehrte Frau Dr. Wegman!
Sehr verehrtes Fräulein Dr. Vreede!

Da das Programm der Michaelitagung unbedingt zum Sonntag ins Mitteilungsblatt gegeben werden muß, und in diesen Tagen wegen der dauernden Veranstaltungen keine Sitzung mehr möglich ist vor nächster Woche, und auch Frau Dr. Steiner ja verreist ist, möchten wir bitten, umgehend die Vorschläge, die Sie für Vorträge an der Michaelitagung machen wollen, mitzuteilen, damit wir das Programm zusammenstellen können. Frau Dr. Steiner hat mitgeteilt, daß sie zwei Mysteriendramen bringen wird, außerdem sind die beiden Eurythmie-Aufführungen und Samstag-Abendveranstaltungen wie üblich eingesetzt, sowie je eine Klassenstunde. Außerdem haben die folgenden Herren aus einer bestimmten Zusammenarbeit heraus beschlossen, bei dieser Michaelitagung ein einheitliches Thema nach bestimmten Gesichtspunkten gemeinsam zu bearbeiten. Die genauen Angaben sind unten auf dem beiliegenden Programm-Entwurf vermerkt und die in Betracht kommende Anzahl von Vortragsstunden durch Kreuzzeichen gekennzeichnet. Es bleiben auf diese Weise noch zwei ganze Tage mit *4 bis 5 Vorträgen* zur Verfügung und wir möchten Sie eben wegen der Kürze der Zeit bitten, noch 4 bis 5 Redner hierfür namhaft zu machen.

Für möglichst umgehende Mitteilung der Namen *bis heute Abend* wäre ich sehr dankbar, da ich ja den betr. Rednern eventuell noch wegen ihres genauen Themas *telegrafieren muß* und die Antworten eben wegen des Mitteilungsblattes noch bis Ende der Woche von den Rednern erhalten müßte.

Mit herzlichem Gruß
für den Vorstand am Goetheanum
gez.: Dr. Guenther Wachsmuth.

Der Programmentwurf, von dem hier die Rede ist, war im wesentlichen identisch mit dem im Mitteilungsblatt von 7. September abgedruckten, aber selbstverständlich noch ohne Erwähnung meines Vortrags und derjenigen vom 4. Oktober. Auch war noch auf dem Entwurf für den 5. Oktober ein Vortrag von Prof. Dr. Eymann vorgesehen, der dann im gedruckten Programm durch die »Vorlesung eines Vortrags von Dr. Rudolf Steiner« ersetzt worden ist. Prof. Eymann wird aber auch im Mitteilungsblatt vom 7. September noch angeführt unter den Herren, die, wie es im obigen Schreiben heißt, »beschlossen« haben, »bei dieser Michaelistagung ein einheitliches Thema nach bestimmten Gesichtspunkten gemeinsam zu bearbeiten.« Prof. Dr. Eymann, eine um die anthroposophische Sache sehr verdiente und hochgeschätzte Persönlichkeit, ist – soweit mir bekannt – auch heute noch nicht Mitglied der Anthroposophischen Gesellschaft.

Ich erwiderte auf dieses Schreiben am folgenden Tag – nachdem schon zweimal vom Sekretariat angefragt worden war, wann denn die Antwort käme:

Den 29. August 1930.

Herrn Albert Steffen, 1. Vorsitzender
der Allg. Anthroposoph. Gesellschaft.

Sehr geehrter Herr Steffen!

Ich erhielt gestern mit dem Vermerk »Eilt sehr!« einen Brief vom Sekretariat, von dem ich annehmen muß, daß er Ihnen bekannt ist. Der Brief ist an Frau Dr. Wegman und mich gerichtet, enthält aber Angelegenheiten des ganzen Vorstandes. Ich habe jetzt schon öfters zum Ausdruck gebracht, daß ich auf keine Zweiteilung des Vorstandes mich einlassen will und ich kann daher einen so abgefaßten Brief nicht akzeptieren, weil er praktisch ein Eingehen auf diese Zweiteilung bedeuten würde. Denn würde ich das, was in diesem Schreiben von mir verlangt wird, ausführen wollen, so müßte ich mit Frau Dr. Wegman zusammen eine Sondersitzung abhalten, um die uns zugebilligten 4 oder 5 Redner unter uns zu verteilen. Ich lehne ein solches Vorgehen ab, ich würde dadurch gegen meinen Willen zu einer Cliquenbildung im Vorstand beitragen*).

Aus dem Konzept des Programms für die Michaelitagung, das Dr. Wachsmuths Brief bellag, geht hervor, daß für dieses Programm schon weitgehende Vorbereitungen stattgefunden haben. Es ist aber kein

*) Dieses bezieht sich auf die oben erwähnten Schwierigkeiten, Seite 76 [290].

Gesichtspunkt zu finden für die Besprechung der 8 Herren mit Ihnen und Herrn Wachsmuth, der nicht auch die anderen Vorstandsmitglieder mit umfassen würde. Was mich anbetrifft, würde ich immer Zeit finden, an Vorstandsberatungen, auch mit anderen Mitgliedern zusammen, teilzunehmen. Ich glaube, daß von der Arbeit einer durch sachliche Gesichtspunkte vereinten Gruppe, eines Kollegiums und dgl. gerade für Tagungen sehr Gutes ausgehen kann und daß, wenn solche Gruppen dann mit dem Vorstand zusammenkommen, dies nur günstig wirken kann. Gerade deshalb bedaure ich es sehr, daß das vorliegende Programm-Konzept nicht auf diese Weise zustande gekommen ist.

Ich muß in diesem Zusammenhang wieder an unsere Geschäftsordnung*) erinnern, die, was die Vorstandssitzungen betrifft, leider nicht eingehalten worden ist. Die Abwesenheit von einem oder auch zwei Vorstandsmitgliedern braucht kein Grund zu sein, die Sitzungen nicht abzuhalten. Es wird im Zusammenhang mit der Michaelitagung doch notwendig sein, daß eine gehalten wird, und ich bitte Sie, eine einzuberufen oder zu veranlassen, daß eine zustande kommt.

Mit hochachtungsvollem Gruß
gez.: E. Vreede, phil. doct.

Ein Durchschlag dieses Schreibens geht an die einzelnen Vorstandsmitglieder ab.

Hierauf antwortete Herr Steffen:

Sehr geehrtes Fräulein Vreede!

Ich habe den Brief an Sie und Frau Dr. Wegman, dessen Abschrift mir von Herrn Dr. Wachsmuth zugeschickt worden ist, noch einmal durchgelesen und finde ihn nach wie vor mit der Geschäftsordnung in Übereinstimmung.

Das Programm muß Sonntag abends für das Mitteilungsblatt fertig sein. Eine Sitzung war in diesen Tagen nicht möglich. Frau Dr. Steiner verreiste, Herr Dr. Wachsmuth ist durch die Veranstaltungen der Tagung und durch die Verpflichtungen, die sie mit sich bringt, mehr als gebührlich belastet. Auch mir wäre eine Sitzung schwergefallen. Daß Sie selber, wie Sie schreiben, immer Zeit finden würden, glaube ich gerne. Die drei genannten Persönlichkeiten hatten sie jedenfalls nicht.

Sie schreiben in Ihrem Briefe, es gehe aus Dr. Wachsmuths Konzept für die Tagung hervor, »daß für dieses Programm schon weitgehende Vorbereitungen stattgefunden haben.« Das ist nicht wahr. Ich habe weder mit Frau Dr. Steiner noch mit Dr. Wachsmuth darüber beraten. Frau Dr. Steiner wurde wegen der künstlerischen Veranstaltungen kurz vor ihrer Abreise telefonisch angefragt. Das Konzept des Programms wurde ihr nachgeschickt. Von dem Beschluß der genannten Herren »ein einheitliches Thema nach bestimmten Gesichtspunkten zu bearbeiten« wußte sie nichts. Dieser Beschluß ergab sich erst am 27. August abends, nach einer Vorlesung von Goethes Märchen. Er ist gut und die Mitteilung an die Vorstandsmitglieder in jeder Beziehung korrekt. Man müßte eigentlich dafür dankbar sein.

Unser Versuch, einheitliche Arbeit zu tun, veranlaßt Sie, von einer Zweiteilung des Vorstandes zu sprechen. Bei uns ist davon keine Rede. Dieses Problem gehört überhaupt nicht hierher. Und ich muß Sie darauf aufmerksam machen, daß Sie mit solcher Ausdrucksweise eine Waffe führen, die unerlaubt ist.

Fast könnte scheinen, als wollten Sie wiederum den Versuch machen, eine Arbeit, die notwendig ist, zum Scheitern zu bringen. Es befremdet mich dies um so mehr, als ich glaubte, Sie hätten eingesehen, wie unheilvoll es schon vor zwei Jahren war, als Sie meinen Versuch, das Vortragswesen am Goetheanum einzurichten, zerstört haben.

Möchten Sie doch künftig Ihren kritischen Sinn auf das Schlechte richten, das innerhalb der Gesellschaft geschieht, und nicht auf das Gute!

30. August 1930. Mit anthroposophischem Gruß
gez.: Albert Steffen.

Am Tage darauf fragte mich Dr. Wachsmuth, wen ich denn für die Tagung als Redner vorschlage. Ich antwortete, daß ich keine Vorschläge zu machen habe, daß ich aber selber sprechen wolle. Wie dieser Vortrag in das Programm eingegliedert werden sollte, habe ich wie immer, ganz Dr. Wachsmuth überlassen. Als es im Mitteilungsblatt erschien, mußte ich sehen, daß mein Vortrag und diejenigen, die auf Vorschlag von Frau Dr. Wegman zustande gekommen waren, aus dem Rahmen der übrigen Vorträge in auffallender Weise herausgegliedert waren.

Bei dem endgültigen Programm der Michaelitagung war am Donnerstag, den 2. Oktober, nachdem die mit einem Kreuz bezeichneten Vorträge abgelaufen waren, eine Aussprache vorgesehen. Diese wurde eingeleitet von einer längeren Rede von Herrn Steffen, die ich leider nicht im Wortlaut besitze. Sie war so gehalten, daß durchaus der Eindruck entstehen

*) Im Januar 1930 vom Vorstand angenommen; darin war vorgesehen: »Die Sitzungen des Vorstands finden im allgemeinen regelmäßig alle 14 Tage statt.« – In der Generalversammlung erklärte Fräulein Dr. Vreede, die Geschäftsordnung niemals anerkannt zu haben. Da erwähnte aber Dr. Wachsmuth, daß es in der Geschäftsordnung schon hieß, daß bei Beschlüssen drei Stimmen entscheiden. In Wirklichkeit war die Geschäftsordnung natürlich nicht maßgebend, sondern die Lage der Dinge. Nur Fräulein Dr. Vreede berief sich auf die Geschäftsordnung, solange es ihr gerade paßte, und negierte sie dann wieder, wenn es ihr gerade nicht paßte.

mußte, die Tagung umfasse nur die Vorträge der neugebildeten »Arbeitsgruppe« und ferner das Künstlerische, das ebenfalls erwähnt wurde. Die anderen Vorträge – der meine vom Samstag, 27. September, der ein rein anthroposophischer war und den ich dann am Sonntag noch fortsetzte, und die medizinischen vom 4. Oktober wurden vollständig mit Schweigen übergangen. Ein dementsprechendes Echo dieser Tagung findet man im Mitteilungsblatt vom 12. Oktober.
Am 9. Oktober verreiste ich, zunächst nach Stuttgart, und schrieb am 16. von München aus:

z. Zt. München, 16. Oktober 1930.
Sehr geehrter Herr Steffen!
Ich bitte, beiliegende Ankündigung der math.-astron. Sektion im Mitteilungsblatt aufnehmen zu wollen.
Da ich voraussichtlich bis zirka 27. Oktober verreist sein werde – ich habe vor, die Berliner Ernährungstagung und wahrscheinlich auch die Hamburger Zweighaus-Eröffnung mitzumachen – möchte ich jetzt schon bitten, in der Angelegenheit der bevorstehenden Weihnachtstagung vorher keine Entscheidungen zu treffen, damit sich nicht die Situation der Michaelitagung wiederhole. Ich würde das auf keinen Fall genehmigen können.
Mit hochachtungsvollen Gruß
gez.: E. Vreede, Phil. doct.

In Hamburg erfuhr ich dann von Herrn Dr. Poppelbaum, daß er unter dem Datum des 11. Oktober schriftlich aufgefordert sei – wie er meinte »vom Vorstand« – bei der Weihnachtstagung einen Vortrag zu halten, daß das Thema für diese Tagung von Herrn Steffen schon angegeben sei, daß es sich um eine Erweiterung der von den Mitgliedern so sehr begrüßten »Arbeitsgruppe« am Goetheanum handele usw. Der Brief war vom Sekretariat des Goetheanums, unterschrieben von Dr. Wachsmuth, ohne die sonstige Beifügung »für den Vorstand am Goetheanum«. (Ich führe den Inhalt aus der Erinnerung an, der Brief liegt mir hier nicht vor.)
Ich muß nun wohl annehmen, daß noch an andere vortragende Mitglieder in der Gesellschaft eine ähnliche Aufforderung für die Weihnachtstagung ergangen ist, und daß diese vielleicht ebenso in der Meinung sind, daß die Einladung vom Vorstand ausgeht. Dies ist, wie man aus dem obigen sehen kann, nicht der Fall. Es handelt sich also darum, daß die kommende Weihnachtstagung, die das erste Jahrsiebent seit der von Dr. Steiner gehaltenen Weihnachtstagung beschließt, von einem Teil des Vorstandes arrangiert wird, zusammen mit einigen anderen Mitgliedern, die auch nur einen Teil der Sektionen oder der sonst am Goetheanum vortragenden Mitglieder darstellen.
Es bleibt mir nun, nachdem die Sache in dieses Stadium eingetreten ist, kein anderer Weg übrig als derjenige, mich an die Generalsekretäre und Vorstände der Landesgesellschaften (inklusive das Komité der ›Freien Anthroposophischen Gesellschaft‹) zu wenden, die ja von Dr. Steiner als Funktionäre der Allgemeinen Anthroposophischen Gesellschaft und als gewissermaßen »erweiterter Vorstand« bezeichnet worden sind, und ich hoffe, daß diese sich baldmöglichst dem Vorstand gegenüber äußern werden.
Mit anthroposophischem Gruß
gez.: E. Vreede, Phil. doct.

BRIEF VON HERRN DR. WACHSMUTH AN DIE GENERALSEKRETÄRE UND VORSTÄNDE.

Dornach, den 30. Oktober 1930.
An die Generalsekretäre und
Vorstände der Landesgesellschaften.
Der Brief, den Fräulein Dr. Vreede am 29. Oktober 1930 an die Generalsekretäre und Vorstände der Landesgesellschaften gerichtet hat, entwirft von den darin berührten Tatsachen in wesentlichen Punkten ein unrichtiges Bild und bedarf daher einer sachlichen Berichtigung. – Es muß dabei darauf hingewiesen werden, daß es sowohl von Vorstandsmitgliedern selbst als auch von Mitgliedern der Gesellschaft schon lange Zeit als unbefriedigend empfunden wurde, daß die Tagungsprogramme bisher nur dadurch zustande kommen konnten, daß jedes Vorstandsmitglied einige ihm genehme Redner vorschlug, daraus das Programm zusammengestellt werden mußte und dadurch naturgemäß nur ein mehr oder weniger zusammenhangloses ›Mosaik‹ entstand. Der Wert sehr vieler, trotzdem sehr schöner Tagungen in Dornach lag dann in den einzelnen Veranstaltungen und Vorträgen, aber es fehlte oft die einheitlich durchgeführte Thematik. Wie bekannt sein wird, hatte schon vor längerer Zeit Herr Steffen einen Versuch gemacht, zu einer einheitlicheren Gestaltung des Vortragswesens durch Appell an die Redner und zur Ausgabe einheitlicher Themen hinzuführen, was aber ja bekanntlich damals am Widerstand Fräulein Dr. Vreedes scheiterte. – Einige der an den Tagungen meist mitwirkenden Vortragenden aus den allerverschiedensten Arbeitsgebieten, denen eine Besserung dieses unbefriedigenden Zustandes immer noch am Herzen lag und die es für besser hielten, anstatt hierüber dauernd zu wehklagen, lieber den Weg positiver sachlicher Arbeit zu beschreiten, besprachen sich hierüber in freier zwangloser Weise im August 1930 im Hinblick auf die bevorstehende Michaelitagung. Diese Persönlichkeiten taten dies völlig frei von irgend welcher subalternen ›Partei‹-Zugehörigkeit, Cliquenhaftigkeit oder sonstigen Tendenz, sondern einfach als freie Menschen verschiedenster Arbeitsgebiete, die dauernd in Dornach leben, denen die Sorge für eine bessere Gestaltung der Tagung am Herzen liegt, und die, wie gesagt, davon überzeugt sind, daß ein solches Problem weder durch

Wehklagen noch durch Negation, noch durch formalistische Kleinlichkeiten, sondern nur durch positive Arbeit gelöst werden kann, indem man einmal damit irgend einen konkreten Anfang macht. Es wurde also beschlossen:

1. Herrn Steffen um ein einheitliches Thema für Vorträge zu bitten, sich gegenseitig in freier Aussprache zu orientieren, wie nun ein jeder das Thema gestalten will, sich weitmöglichst gegenseitig zu ergänzen, zu helfen, und darauf hinzuarbeiten, daß die Mitglieder und Zuhörer der Tagung dies miterleben können.

2. Es wurde *ausdrücklich* von allem abgesehen, was irgendwie in die Freiheit anderer Menschen eingreifen könnte, und irgendeinen negativen oder andere Mitarbeiter ausschließenden Charakter haben könnte. Es wurden die Vorstandsmitglieder gebeten, wie bisher, Redner vorzuschlagen und dabei sofort die Namen und das Thema der Vortragenden dieser Gruppe allen Vorstandsmitgliedern genannt und in Vorschlag gebracht. Es hatten also *alle* Seiten *völlige* Freiheit, Redner vorzuschlagen, Themen vorzuschlagen usw. Mit dem Namen *aller* Vorstandsmitglieder wurde der Entwurf vorgelegt, angekündigt und somit die *gesamte* Tagung – einschließlich der Vortragenden dieser Gruppe *und* auch aller anderen Vortragenden vom *Gesamtvorstand anerkannt und einberufen.* Es wurde also jede Sachlichkeit und Korrektheit, die Rechte und Pflichten des Vorstandes und der Vortragenden und vor allem auch jede persönliche Freiheit und Arbeitsmöglichkeit ausdrücklich gewahrt. Von Seiten dieser Gruppe ist bei der ganzen Tagung nichts Negatives, Ablehnendes, Polemisches, oder andere in ihrer Freiheit Behinderndes geschehen. Wer uns andere Motive unterschiebt, tut dies aus *seiner* Gedankenwelt heraus, nicht aus der unsrigen. – Warum sollen nicht auch bei einer Tagung einer freien Hochschule einige der Redner ein gemeinsames Thema bearbeiten? Andere gemeinsam ein anderes? Wobei die Gruppierung durchaus wandelbar sein kann. Müssen immer *alle* Redner über lauter Verschiedenes oder aber *alle* über ein und dasselbe reden? Können sie das überhaupt? Ist nicht eine Gliederung in mehrere sachliche Gruppen und Themen ein großer Schritt vorwärts gegenüber einem systemlosen Nebeneinander? Die Gruppe, welche diesmal den Anfang machte, was man ja schließlich auch einmal anerkennen könnte und von sehr vielen Zuhörern ja auch anerkannt wurde, war sich der unbegrenzten Variabilität und Entwicklungsfähigkeit dieses Impulses durchaus freudig bewußt. – Für die Weihnachtstagung hatte diese Initiativgruppe vor, auch einige auswärtige Redner, die aus freiem Entschluß bereit wären, sich von Herrn Steffen ein Thema geben zu lassen, zur Mitarbeit vorzuschlagen (siehe Brief an Dr. Poppelbaum usw.). Es sollte dies dann dem Vorstand, wie bisher, vorgeschlagen und in das Tagungsprogramm eingegliedert werden. Herr Steffen hat in der zuständigen Vorstandssitzung ein schönes Thema in Anlehnung an das Thema der Weihnachtstagung vor 7 Jahren vorgeschlagen, und zwar ausdrücklich für *alle* vom Vorstand vorzuschlagenden Redner der Weihnachtstagung. Also man frägt einige Menschen, ob sie eventuell gewillt und in der Lage wären, über ein bestimmtes Thema zu sprechen, man schlägt dies dem Vorstand vor, wobei jeder frei Ergänzungsvorschläge usw. machen kann und die Entscheidung beim Vorstand liegt. Darf man das nicht? Kann man korrekter und sachlicher vorgehen? Gibt es irgend eine verantwortliche Persönlichkeit oder Instanz in der Welt, die – wenn sie für die Gestaltung einer konkreten Arbeit konkrete Vorschläge machen soll – nicht die Pflicht und das Recht hätte, sich vorher mit ihren Mitarbeitern zwanglos zu besprechen und zu beraten? *Sollen in Zukunft Vorstandsmitglieder, Sektionsleiter oder auch Generalsekretäre, Mitglieder der Landesvorstände usw., d. h. alle auf ihrem Gebiet verantwortlichen Instanzen niemals das Recht haben, sich, bevor sie zu einer Beratung konkreter Fragen gehen, vorher informatorisch mit ihren Mitarbeitern zu besprechen?* Das sind wichtige Fragen! Ist nicht eher die Initiative zur gründlichen Vorbereitung solcher Beratungen, wenn man wirklich objektiv beurteilt, zu begrüßen? Zumal wenn alle Entwicklungs,- Veränderungs- und Entscheidungs-Möglichkeiten dabei ausdrücklich offen gelassen werden. – Wenn die einfache Tatsache, daß sich eine Reihe von Menschen zu gemeinsamer Arbeit zum Besten der Sache frei zusammentun, als negativ und ausschließend dargestellt wird, so gälte diese Bezeichnung für *jede* Arbeitsgruppe unserer Gesellschaft, an der nicht alle zirka 17.000 Mitglieder jedesmal beteiligt sind, was völlig widersinnig wäre und jede sachliche und fachliche Arbeit überhaupt unmöglich machen würde. Der gleiche Vorwurf könnte dann auch für alle solche Fälle gemacht werden, wo schon bei früheren Tagungen bestimmte Tage mit fachwissenschaftlichen Vorträgen bestimmter Sektionen ausgefüllt waren. – Negation, Ausschließung und Beeinträchtigung der Freiheit lag gerade nicht bei der Arbeit dieser Gruppe zum Besten der Tagung, sondern liegt dort, wo man diese Gruppe in ihrer sachlichen Arbeit verhindern will. *Diese Gruppe, die sich selbst nie als etwas Endgültiges, Unveränderliches betrachtet hat, aber durch Initiative Notwendiges anregen wollte, hat jede mögliche Redefreiheit gewahrt, sie kann erwarten, daß auch ihre Freiheit gewahrt werde.*

Was Fräulein Dr. Vreede in ihrem Briefe noch erwähnt, ist die kurze Frist, die zur Gestaltung des Tagungsprogrammes zur Verfügung stand. Hierfür könnte ein Vorwurf nur diejenigen treffen, die sich entweder überhaupt nicht oder nicht rechtzeitig um diese Frage gekümmert haben und ihrerseits nicht eher mit positiven Vorschlägen gekommen sind. In diesem, wie in vielen anderen Fällen bedeutet der von Fräulein Dr. Vreede zitierte Brief von Dr. Wachsmuth nichts anderes als die dringende Mahnung, daß es höchste Zeit ist, diese Frage zu regeln. Es wäre seltsam, wenn diejenigen, die eine rechtzeitige Initiative versäumen, noch außerdem denjenigen Vorwürfe machen könnten, die sie ergreifen. Dabei sind alle von allen Seiten vorgebrachten Wünsche trotzdem noch berücksichtigt und durchgeführt worden.

Fräulein Dr. Vreede gibt sich in der ganzen Art ihres Vorgehens wohl einem fundamentalen Mißverständnis hin. Sie handelt so, als ob man die Zusammenarbeit von Menschen durch formale Maßnahmen, Negation oder statutarische Vorschriften erreichen könne. Das ist aussichtslos, verkennt die geistigen und menschlichen Realitäten und liegt ganz gewiß nicht im Sinne der so viel zitierten Weihnachtstagung. Auch diejenigen, die einen anderen Weg als Fräulein Dr. Vreede manchmal für richtiger halten, lieben und ehren die Weihnachtstagung und ihre geistigen Impulse, und sie glauben, daß zum Beispiel die positive, sachliche Arbeit dieser Vortragsgruppe dem Geiste der Weihnachtstagung mindestens ebenso treu ist, als manche formale Auslegung und mancher Dokumentensturm. Nichts liegt und lag uns ferner, als Fräulein Dr. Vreede in ihrer sachlichen Arbeit nicht auch völlige Freiheit zu lassen; diese Freiheit ist nirgends angetastet worden, das läßt sich auch beweisen. Möchte auch Fräulein Dr. Vreede unsere Freiheit zu positiver Arbeit, auch wenn diese im ›Wie‹ manchmal von ihren Auffassungen etwas abweicht, im Sinne Rudolf Steiners und unserer Gesellschaft unangetastet lassen. Es sollte möglich sein, solche Arbeit zum Besten unserer Bewegung sachlich, ohne Nervosität, mit gegenseitiger Achtung vor jeder wirklich guten Leistung des anderen durchführen zu können. Dann wird durch alle diese offenbar notwendigen Geburtswehen hindurch in der Zukunft sehr viel Schönes und immer Besseres erreicht werden können.

Mit anthroposophischem Gruß
gez.: Dr. Guenther Wachsmuth.

BRIEF DR. ZEYLMANS AN DEN DORNACHER VORSTAND.

den Haag, 22. Oktober 1930.

Sehr geehrter Vorstand!

Nach langem Überlegen und mit schwerem Herzen fühle ich mich doch verpflichtet, einige Fragen an Sie zu richten. Die Antwort auf diese Fragen wird für die Art meiner weiteren Arbeit innerhalb der Gesellschaft von entscheidender Bedeutung sein.

Manche Geschehnisse, besonders in der letzten Zeit, machen es mir unmöglich, klar zu erkennen, in welcher Richtung oder in welchem Sinne die Allgemeine Anthroposophische Gesellschaft geleitet wird. Dadurch war es für mich auch nicht möglich zu verstehen, wie manches, was durch den Dornacher Vorstand getan wird, sich verhält zu dem, was mit der Weihnachtstagung 1923/24 von Dr. Rudolf Steiner eingerichtet wurde. – Wie Sie wissen, bin ich mit der Weihnachtstagung auf zweifache Weise ganz besonders verbunden. Erstens als Generalsekretär der Holländischen Landesgesellschaft, zweitens als Arzt, der in enger Verbindung steht mit der medizinischen Sektion.

Es ist mir wiederholt das Verhältnis des Dornacher Vorstandes, besonders das des ersten Vorsitzenden, weder zu den Landesgesellschaften, noch zu den Sektionen verständlich gewesen.

Ich weiß, daß ich mit diesen Problemen nicht allein dastehe. Eine Anzahl leitender Persönlichkeiten in verschiedenen Landesgesellschaften ist ebenfalls in schwerster Sorge wegen dieser Unklarheit.

Ich werde versuchen, dasjenige, was ich hier ausdrücken will, durch einige Beispiele deutlich zu machen. Dabei muß ich aber ausdrücklich betonen, daß es sich für mich nicht um diese Beispiele als solche handelt, sondern nur um dasjenige, was ich glaube, daraus lesen zu müssen.

Das erste Beispiel betrifft das Verhältnis zu der Holländischen Landesgesellschaft. Es sind da, vor allem im Zusammenhang mit dem Kamp de Stakenberg Dinge geschehen, die, wenn ich sie nach bestem Wissen versuche zu deuten, auf mich den Eindruck machen müssen, daß der Vorstand der Holländischen Landesgesellschaft, und besonders ich als Generalsekretär, in bestimmten Punkten nicht voll ernst genommen werden.

Hoffentlich irre ich mich da. Wenn ich mich aber irre, wird es doch auch möglich sein, mir folgende Sachen zu erklären.

Etwa Februar 1930 schrieb ich an den Dornacher Vorstand (p. Adr. Dr. Wachsmuth), daß der Holländische Vorstand sich entschlossen habe, die Initiative von Herrn Grelinger aufzunehmen. Der Holländische Vorstand sollte das Kamp organisieren und leiten. Ich sollte als Kampleiter fungieren. Eine Einladung an alle Vorstandsmitglieder in Dornach, dem Kamp beizuwohnen, war beigefügt. Auf diese Mitteilung und Einladung bekam ich keine Antwort, obwohl eine gleichzeitig in demselben Brief gestellte Frage wohl beantwortet wurde von Dr. Wachsmuth.

Bei der bald folgenden Generalversammlung stellte sich heraus, daß dieser Brief nicht, oder wenigstens zu flüchtig im Vorstand besprochen war. Herr Steffen und Frau Dr. Steiner wußten von diesem Brief nichts. Frau Dr. Wegman und Fräulein Dr. Vreede erinnerten sich nur unbestimmt daran.

Diese Kleinigkeit hätte mich nicht weiter veranlaßt, darüber zu schreiben, wenn nicht in der gleichen Generalversammlung Herr Steffen, über das Kamp sprechend, sagte, daß die Tatsache, daß Dr. Wachsmuth im Kamp sein wird, ihm wenigstens eine Garantie sei für das Niveau. Wo längere Zeit über die Niveau-Frage diskutiert wurde, war dieser Ausspruch von Wichtigkeit. Ich mußte also hören, daß die Tatsache, daß der Holländische Vorstand und ich als allgemeiner Leiter dahinterstehen, für Herrn Steffen keine, oder eine zu geringe Garantie für das Niveau war. (Wenn ich dieses erwähne, tue ich es nur, weil ich allen Schmerz, die dieser für mich so beleidigende Ausspruch mir gab, überwunden habe.) Irgend welche persönlichen Gefühle veranlassen mich nicht dazu.

Als ich dann im August Herrn Steffen über den Verlauf des Kamp berichtete, sagte er ungefähr: »er habe von Dr. Wachsmuth auch gute Berichte bekommen«, und »man brauche über das Kamp keine Sorge zu haben.«

Trotzdem wurde von den fünf Berichten und einigen Zeitungsnotizen [über das Kamp im Mitteilungsblatt nichts aufgenommen. In ein Nachrichtenblatt] mit der Aufschrift: »Was in der Anthroposophischen Gesellschaft vorgeht«, [wird] nichts aufgenommen über eine große öffentliche Jugendtagung, veranstaltet und organisiert von dem Vorstand einer Landesgesellschaft.

Nun wird man wahrscheinlich für alles, was ich hier angeführt habe, allerhand Erklärungen geben können. Diese Erklärungen werden aber sehr wesentliche sein müssen, um den Eindruck wegnehmen zu können, daß die Leitung der Holländischen Landesgesellschaft hier auf eine Weise behandelt worden ist, die sie unmöglich weiter akzeptieren kann.

Ich bin dann auch verpflichtet, aus einer für mich unbefriedigenden Antwort meine Konsequenzen zu ziehen. Von ganzem Herzen hoffe ich aber, daß es möglich sein wird, mir die genannten Tatsachen so zu erklären, daß ich die leitenden Gesichtspunkte darin erkennen und anerkennen kann.

Denn darum und nur darum handelt es sich schließlich. Nicht um einzelne Tatsachen. Ich könnte noch eine Anzahl ähnlicher Beispiele aus früheren Zeiten erwähnen. Daran liegt mir aber gar nichts. Ich halte es durchaus für möglich, daß der erste Vorsitzende zum Beispiel bei seinen Entscheidungen von Gesichtspunkten ausgeht, die ich vielleicht nur schwer verstehen kann. Ich muß dann aber wirklich um Hilfe bitten.

Das zweite Beispiel betrifft die Zusammenkünfte mit den Generalsekretären und Vorständen.

Es wurde einmal verabredet, daß man viermal im Jahr zusammenkommen sollte. Das letzte Mal war man an Ostern zusammen, das vorletzte Mal an Michaeli. Warum? Und warum wird es nicht vorher bekannt gegeben, wenn die Sitzungen nicht stattfinden? Warum muß man das zufällig hören? Es ist möglich, daß die Vorstandsmitglieder die Meinung haben, daß die Sitzungen ziemlich überflüssig sind. Oder daß andere und mehrere Persönlichkeiten noch dabei sein sollten. Herr Steffen hat das letzte Mal einige Persönlichkeiten vorgeschlagen mit der Begründung, es seien so wenig Persönlichkeiten aus Dornach dabei. Verschiedene haben dagegen gesprochen, weil sie meinten, wenn man den ganzen Charakter dieser Versammlung ändert, müßte man das erst besprechen. Auch jetzt noch muß ich dieser Meinung sein. Es ist vielleicht notwendig, diese Sitzungen ganz anders zu gestalten. Vielleicht müssen noch ganz andere Personen daran teilnehmen. Ich habe selber oft daran gedacht. Aber dann wird das doch auf irgend eine Art besprochen werden müssen. Man kann doch nicht teilausmachen [einen Teil ausmachen] von einem Kollegium und dann plötzlich sehen, daß man einem ganz anderen Kollegium angehört. Entweder ist es eine Versammlung von Generalsekretären und Vorständen der Landesgesellschaften mit dem Dornacher Vorstand im Sinne eines »erweiterten Vorstands«, wie es Dr. Rudolf Steiner einmal sagte, oder es ist etwas anderes. Ich werde auch das andere mit Freuden begrüßen, aber dafür muß ich erst sehen können, was es ist.*)

Das dritte Beispiel betrifft das Verhältnis des ersten Vorsitzenden zu den Sektionen, so wie sich das zeigte bei der letzten Michaelitagung in Dornach.

Sie werden sich erinnern, wie sehr ich bei der Generalsekretärsitzung Michaeli 1929 geeifert habe für eine andere Art, Tagungen zu gestalten, und wie sehr ich mich da ausgesprochen habe gegen die ›mosaikartigen‹ Programme. Deshalb muß ich jeden Versuch, eine mehr geschlossene Tagung zu machen, mit größter Freude begrüßen.

Dennoch machte das Programm der Michaelitagung auf mich einen sehr peinlichen Eindruck. Dieser Eindruck wurde noch verschlimmert durch die Art, wie Herr Steffen bei dem Aussprache-Abend sprach. Er erwähnte da ausführlich, was die zusammenarbeitende Gruppe wollte und geleistet hatte, erwähnte aber mit keinem Wort, was vorher gewesen war (Fräulein Dr. Vreedes Vortrag) und was nachher kommen sollte (die medizinische Sektion).

Wo Herr Steffen der erste Vorsitzende der Gesellschaft ist, bedeutet so etwas, daß die anderen, von ihm nicht erwähnten von der eigentlichen Michaelitagung ausgeschlossen werden.

Meinen Vortrag habe ich dann auch nur deshalb gehalten, weil ich glaubte, dieses den zuhörenden Mitgliedern gegenüber verpflichtet zu sein.

Wiederum muß ich die Möglichkeit offen lassen, daß ich die leitenden Gesichtspunkte von Herrn Steffen nicht verstehe. Er hat darüber gesprochen, daß das Streben nach Freiheit diese Rednergruppe zusammenführte. Es ist aber dann ganz merkwürdig, daß jemand, der seit Jahren anstrebt, wirklich frei innerhalb der Gesellschaft zu stehen, sich dadurch ausgeschlossen fühlen muß.

Irgendwo muß es dann doch nicht ganz stimmen mit der Freiheit. So wie die Tagung jetzt aufgebaut war, stand im Mittelpunkt eine Rednergruppe, worin eine Sektion (Dr. Wachsmuth und seine Mitarbeiter) und zwei Arbeitsgruppen vertreten waren. Weil der erste Vorsitzende sich nur mit dieser Rednergruppe ver-

*) Siehe oben Seite 70 und Seite 72 [S. 287 und 288].

band, waren dadurch zwei Sektionen (Dr. Vreede und Dr. Wegman) von vornherein ausgeschlossen. Auch wenn die Absicht besteht, wie mir inoffiziell erzählt wurde, die Gruppe zu erweitern (es sollten einige Ärzte hinzugenommen werden), ändert das an dieser Tatsache nichts. Ich muß dringend hoffen, daß das Programm für die Weihnachtstagung 1930 auf eine andere Art zustande kommt. Weihnachten 1930 wird von vielen Mitgliedern als ein bedeutender Zeitpunkt mit Erwartung entgegengesehen. Es wäre unendlich traurig, wenn dann eine Tagung zustandekäme, wobei sich eine Anzahl Mitglieder als ausgeschlossen betrachten müßten. Hoffentlich wird es nicht so sein. Zum Schluß muß ich noch die Bitte aussprechen, diesen Brief nicht falsch zu verstehen. Er ist wirklich nicht gemeint, um die Zahl der Schwierigkeiten noch größer zu machen, sondern gerade um zu helfen, daß die überall bestehenden Schwierigkeiten zur Klärung kommen. –

Es herrscht bei vielen in unserer Gesellschaft eine Krisisstimmung, bei vielen anderen eine Stimmung der Verzweiflung. Über diese Tatsachen können die schönsten Tagungen und die wichtigsten positiven Arbeiten nicht hinwegtäuschen. Vor allem aber herrscht bei sehr vielen eine große Unklarheit in bezug auf die Leitung unserer Gesellschaft. Es ist doch vielleicht bedeutsam, gerade in dieser Zeit zu versuchen, die Mitglieder aus dieser Unklarheit zu erlösen.

Mit der herzlichen Bitte um eine Antwort bleibe ich mit

vorzüglicher Hochachtung
gez.: Dr. W. Zeylmans v. Emmichoven.

ANTWORT VON HERRN ALBERT STEFFEN AN HERRN DR. ZEYLMANS.

Dornach, den 29. Oktober 1930.

Sehr geehrter Herr Dr. Zeylmans v. Emmichoven!

Ihr Brief an den Vorstand der Allgemeinen Anthroposophischen Gesellschaft ist mir nach Hamburg nachgeschickt worden. Da er nicht an mich persönlich, sondern an den ganzen Vorstand – laut Anrede – gerichtet ist, obliegt die Beantwortung nicht mir allein, vielmehr allen Vorstandsmitgliedern. Da einige von ihnen auf Reisen sind oder auf Reisen gehen, kann es vielleicht nicht so schnell geschehen. Deshalb möchte ich von meiner Seite aus, soweit es eben möglich ist, das meinige sagen. Die Antwort der anderen Vorstandsmitglieder wird dadurch keineswegs unnötig. Ich muß sie sogar dringlichst selbst verlangen. Sie wird nicht nur für Sie, sondern auch für mich eine große Bedeutung haben.

Indem ich auf Ihre Fragen zunächst im allgemeinen eingehe, darf ich sagen, daß es mein ununterbrochenes Bestreben ist, die Gesellschaft im Sinne der Weihnachtstagung zu leiten. Sie wissen aber, daß diese Leitung nicht mir allein, sondern auch den anderen Vorstandsmitgliedern obliegt, und daß die Verhältnisse, die herrschen, außerordentlich komplizierte sind. – Ich bin durch Ihre Fragen gezwungen, daran zu erinnern, daß sie so geworden sind, weil unmittelbar nach dem Hinscheiden Rudolf Steiners viele Dinge innerhalb der Gesellschaft gegen mein Wissen und gegen meinen Willen geschehen sind und daß ich in dem, was ich als das Richtige ansehen mußte und verwirklichen wollte (und jeweilen mit klaren Worten ausgesprochen habe) nicht unterstützt oder sogar gehindert worden bin. Ich verweise hier auf die Stenogramme der verschiedenen Generalversammlungen und Versammlungen der Generalsekretäre und Vorstände.

Sie schreiben: »Es ist mir jetzt wiederholt das Verhältnis des Dornacher Vorstandes, besonders das des ersten Vorsitzenden, weder zu den Landesgesellschaften, noch zu den Sektionen verständlich gewesen. Ich weiß, daß ich mit diesen Problemen nicht allein dastehe. Eine Anzahl leitende Persönlichkeiten in verschiedenen Landesgesellschaften ist ebenfalls in schwerster Sorge wegen dieser Unklarheit.«

Obschon es Pflicht des Gesamtvorstandes ist, an den Ihr Brief gerichtet ist, Sie über dieses Verhältnis zu unterrichten, so muß ich doch darauf aufmerksam machen, daß ich selber mich darüber schon ausgesprochen habe. Ich erinnere daran, daß ich seinerzeit (im Frühjahr 1928) die Gesamtverantwortung übernommen habe, um einen einheitlichen Duktus in die Führung der Gesellschaft zu bringen, daß ich in solchem Sinne zu Michaeli 1928 die Eröffnung des neuen Goetheanums vorbereitete, aber, als ich die Tagung einrichten wollte, von Fräulein Dr. Vreede gehindert wurde und infolgedessen, zu meinem großen Schmerze, veranlaßt wurde, diese Gesamtverantwortung wieder niederzulegen und sie den einzelnen Sektionen zu überlassen. – »Das Verhältnis des Dornacher Vorstandes, besonders das des ersten Vorsitzenden« zu den Landesgesellschaften, ist von mir aus nicht in Frage gestellt worden. Ich möchte aber die Vorwürfe, die mir gemacht werden, erfahren, und bitte deshalb mir diese »leitenden Persönlichkeiten in verschiedenen Landesgesellschaften« mit Namen zu nennen, damit ich weiß, woran ich mich zu halten habe. Vielleicht kann ich dann auch einiges vorbringen, das mir im Verhalten solcher Persönlichkeiten zu dem Dornacher Vorstand, besonders zum ersten Vorsitzenden, der Aufklärung bedürftig erscheint.

Ihr erstes Beispiel betrifft das Kamp von Stakenberg. – Hier kann ich losgelöst vom Vorstand als Redaktor des Nachrichtenblattes antworten. Als Herr Grelinger mich letzte Weihnachten in dieser Angelegenheit besuchte, fragte ich ihn sogleich, ob er sich mit dem Vorstand der Holländischen Gesellschaft und Ihnen verständigt hätte. Er antwortete Ja, und damit war für mich die Sache zunächst in Ordnung. Es wurde ja auch von mir aus gar nichts gegen den Kamp eingewendet.

Ich hatte keinen Anlaß zur Sorge, bis mir selber jene Vorwürfe entgegentraten, welche infolge des Erscheinens der Kamp-Zeitschrift laut wurden. Ich hatte diese überhaupt noch nicht gelesen, als ich von mehreren Seiten, schriftlich und mündlich aufgefordert wurde, Rechenschaft darüber abzulegen, wie überhaupt ein anthroposophisches Organ so geschrieben und propagiert werden könne. Ihr Inhalt erschien einem Teil der Gesellschaft oberflächlich und agitatorisch. Nun, ich hatte von ihrer Gründung nichts gewußt, geschweige denn von den Aufsätzen, die darin abgedruckt wurden. Man wies mich darauf hin, daß der Vorsitzende der Gesellschaft doch über solche Unternehmungen unterrichtet werden sollte. Es wurde die Frage gestellt, ob die Zeitschrift über den Kamp hinaus seine Fortsetzung finden würde. Der Umstand, daß Sie als Leiter des Kamp auf die Abfassung der betreffenden Nummer keinen Einfluß hatten, läßt doch wohl eine gewisse Vorsicht als berechtigt erscheinen. Dr. Wachsmuth hatte, als Vorstandsmitglied der Allgemeinen Anthroposophischen Gesellschaft, die Möglichkeit, sein Auge auch auf Gruppen zu richten, die nicht der Holländischen Gesellschaft angehörten.
Gewiß, ich sagte ungefähr, als Sie mir über den Verlauf des Kamp berichteten, »man brauche keine Sorge zu haben.« JETZT NÄMLICH, DA ES VORÜBER WAR. Ich will Ihnen aber gestehen, daß ich nachher manches vernahm, das ich gerne aus Ihrem eigenen Munde gehört hätte, zum Beispiel daß doch eine Fortsetzung der Kamp-Zeitschrift geplant und vorgeschlagen wurde, wiederum ohne daß ich davon wußte, und daß Dr. Wachsmuth dagegen aufgetreten ist.
Ich möchte die Frage an Sie stellen, ob Sie diesen Vorschlag nicht als einen Eingriff in die Wirkungssphäre des Vorsitzenden empfinden?
Die Kamp-Sache ist durch alle diese Dinge zu einer Vorstandsangelegenheit geworden. Es ist selbstverständlich, daß ich die Berichte darüber an den Vorstand gewiesen habe, mit Ausnahme einiger naiver Berichte und Briefe, bei denen der Abdruck ganz in mein Ermessen gestellt wurde, und die den Leser zum Lächeln gebracht hätten. – Fräulein Dr. Röschl hat darauf*) die Berichte, die sie mir zugeschickt hatte, von sich aus wiederum zurückgezogen. – Die Zeitungsnotizen waren, obschon sie von großen Erfolgen sprachen, substanzlos.
Ich bedauerte sehr, daß Sie selber als Kampleiter mir nicht einen offiziellen d.h. selbstverfaßten Bericht für das Nachrichtenblatt schickten, den ich hätte aufnehmen können, ohne ihn erst vorher dem Vorstand vorzulegen. (Was ich bei den Berichten von Dr. Röschl, Pache, Marti usw. nicht so ohne weiteres tun konnte. Diese mußte ich, wie gesagt, dem Vorstand vorlegen.)

*) Wie sich später zeigte, überhaupt von sich aus, ohne eine Beurteilung durch den Vorstand zu erwarten.

Das zweite Beispiel, das Sie erwähnen, betrifft die Zusammenkünfte mit den Generalsekretären und Vorständen. Hierauf ist zu sagen, daß die Würde des Vorsitzenden das letzte Mal zu sehr verletzt worden ist, als daß ich noch einmal die Initiative ergreifen könnte, die Generalsekretäre und Vorstände von mir aus zusammenzurufen. Ich stelle selbstverständlich gerne innerhalb des Dornacher Vorstandes die Frage, ob eine solche Zusammenkunft jeweilen stattfinden soll und nehme bereitwillig an dieser teil. Auch ist es mir recht, wenn der Vorschlag dazu von einem der bisherigen Teilnehmer gemacht wird. Ich selber jedoch kann ihn nicht mehr tun, denn ich glaube, dabei mit neuen Beleidigungen rechnen zu müssen. – Das letztemal machte ich einen Vorschlag. Das darf man doch wohl als erster Vorsitzender. Er fand Widerstand und ich ließ ihn fallen. Hiemit ist die Sache erledigt. Ich werde nicht mehr auf die Sache zurückkommen. – Also: Ich schlug etwas zu freier Entscheidung vor. Jedermann konnte sich äußern. Ich handelte absolut korrekt. Deshalb ist mir ein Satz wie der folgende, den Sie schreiben, völlig unverständlich:
»Man kann doch nicht teilausmachen von einem bestimmten Kollegium und dann plötzlich sehen, daß man einem ganz anderen Kollegium angehört.« –
Mein Vorschlag stand, im Dabeisein aller Vorstandsmitglieder der Allgemeinen Anthroposophischen Gesellschaft, aller Generalsekretäre oder ihrer Vertreter und Vorstände zu freier Diskussion. Er wurde von der Mehrheit sogar angenommen, aber da ich sah, daß Unfriede entstehen würde, habe ich ihn im Einverständnis mit den Künstlern, die draußen über eine Stunde warten mußten, wiederum zurückgezogen. Es muß mich nachträglich sehr befremden, daß Sie dem Vorsitzenden beim Gesamtvorstand diese Rüge erteilen.
Wie angebracht wären, im Gegensatze zu diesem Falle, solche Rügen dort, wo Vorschläge gemacht werden, bei denen der Vorsitzende der Allgemeinen Anthroposophischen Gesellschaft nicht dabei ist!
Das dritte Beispiel: Das Verhältnis des ersten Vorsitzenden zu den Sektionen, so wie es sich zeigte bei der Michaelitagung in Dornach. Die Antwort darauf kann ich erst geben, wenn sich die anderen Vorstandsmitglieder der Allgemeinen Anthroposophischen Gesellschaft ihrerseits geäußert haben, und ich diese Äußerungen gelesen habe. Die ganze Angelegenheit hat eine Vorgeschichte, die in Betracht kommt. Nachdem es mir durch Fräulein Vreedes Verhalten unmöglich gemacht worden war, die Tagungen einheitlich einzurichten, gab ich diese Aufgabe – es war die einzige Möglichkeit, – an den Gesamtvorstand ab. Sie nahmen, wie Sie selber sagen, mosaikartigen Charakter an. Und hätten ihn behalten, wenn sich nicht eine Arbeitsgemeinschaft, eben jene, welche zu Michaeli 1930 zum ersten Male auftrat, zu gemeinschaftlicher Arbeit zusammengeschlossen hätte. Es wäre wiederum, wenn dieses nicht geschehen wäre, nichts getan

worden, um ein einheitliches Programm zu gestalten. Diese drei Gruppen, die naturwissenschaftliche, die kulturwissenschaftliche und sozialwissenschaftliche, baten mich um ein Thema. Ich gab es in froher Hoffnung, und ich habe mich nicht getäuscht. Zum ersten Male seit langer Zeit herrschte wiederum eine zuversichtliche Stimmung.

Statt Dank kommt Tadel, trotzdem keine einzige Unkorrektheit begangen wurde. Niemand wurde in seiner Freiheit beeinträchtigt. Dieses wird auch künftig von meiner Seite nicht geschehen. Aber ich werde auch meine eigene Freiheit zu wahren wissen.

Wie gesagt, ich habe, was dieses Beispiel betrifft, noch nichts Abschließendes gesagt.

Mit vorzüglicher Hochachtung gez.: Albert Steffen.

*

Am 29. November fand eine Sitzung der Generalsekretäre statt. Von verschiedenen Teilnehmern wurden Berichte veröffentlicht. Die Darstellung durch Herrn Joseph Geith gibt ein so gutes Bild der Ereignisse, daß sie hier wiederholt werden möge. Sie hat sich nach einem genauen Vergleichen mit dem stenographischen Protokoll als vollkommen zuverlässig und genügend vollständig erwiesen, und wird nur mit einigen geringfügigen Änderungen und Ergänzungen wieder abgedruckt.

*

BERICHT DES HERRN GEITH ÜBER DIE SITZUNG VOM 29. NOVEMBER 1930

10 Uhr vormittags. Herr Steffen begrüßt die erschienenen Freunde und heißt sie in Dornach herzlich willkommen. Er betont, daß diese Versammlung auf Wunsch von Fräulein Dr. Vreede einberufen wurde. Er erwähnt, daß am Tag vorher, also am 28. November 1930 eine Vorbesprechung der Generalsekretäre stattgefunden hat, zu der der deutsche Landesvorstand am 17. November ohne sein Wissen eingeladen hat. Am 25. November kamen fünf Exemplare der Mitteilung, daß diese Vorbesprechung stattfindet, zu Händen des Dornacher Vorstandes, darin die Bitte, der Vorstand selbst möge an dieser Versammlung nicht teilnehmen, aber dafür sorgen, daß ein Saal zur Verfügung sei. Es war dies das erste Mal am Goetheanum, daß eine Besprechung von Mitgliedern stattgefunden hat, zu der der Vorstand nicht eingeladen war. Ebenso wurde Herr Steffen selbst nicht eingeladen, obwohl er Generalsekretär der Schweiz ist. Es erging wohl am 20. November eine Aufforderung an Herrn Dr. Grosheintz, er solle als Vertreter der Schweiz teilnehmen, dieser aber wies die Einladung zurück mit dem Bemerken, daß nicht er, sondern Herr Steffen der Generalsekretär der Schweiz ist.

Herr Steffen protestiert als Generalsekretär der Schweiz und als Mensch. Er frägt, ob er diese Versammlung leiten solle, da er nicht mehr als Vorsitzender anerkannt zu werden scheint.

Herr Leinhas erklärt, der Vorstand hätte ruhig bei dieser Vorbesprechung dabei sein können, es sei nichts besprochen worden, was er nicht hätte hören dürfen. Die Einberufer der Versammlung wollten nur nicht die vielen anderen Persönlichkeiten einladen, die gewöhnlich an diesen Versammlungen teilnehmen, aber nicht selbst Generalsekretäre sind.

Herr Dr. Wachsmuth legt dar, daß es jedenfalls das erste Mal war, daß im Goetheanum eine Sitzung stattfand, zu der er lediglich die Funktion hatte, den Saal reinigen und die Stühle stellen zu lassen.

Herr Leinhas stellt den Antrag, daß das Protokoll dieser jetzigen Sitzung im Schoße des Vorstandes bleibt. Herr Dr. Kolisko, Dr. Zeylmans und Frau Dr. Wegman mißbilligen, daß das Protokoll der letzten General-Sekretär-Sitzung an Mitglieder hinausgegeben wurde, da man damals in der Annahme gesprochen hatte, daß es im Kreise der Teilnehmer bleibt.

Herr Dr. Wachsmuth protestiert dagegen, daß seine Weitergabe des Protokolls von Dr. Kolisko als »groteske« Handlung bezeichnet wird, die zu »Unfug« geführt habe. Dr. Wachsmuth hat nur den Auftrag ausgeführt, die beschlossene Weitergabe des Protokolls zu ermöglichen.

Verschiedene Freunde erklären, daß sie heute nicht so sprechen könnten, wie sie sprechen wollen, wenn sie nicht bestimmt wissen, daß dieses Protokoll nicht in weitere Kreise hinausdringt. Herr Steffen erwidert, daß er für sich das Recht beansprucht, das, was er hier sagt, genau so jedem anderen Menschen sagen zu dürfen. Herr Rektor Bartsch schließt sich diesem Standpunkt an und schlägt vor, die Entscheidung dieser Frage auf den Schluß der Versammlung zu verschieben. Dieser Antrag wird mit Mehrheit angenommen.

3 Uhr nachmittags. – Herr Dr. Lauer äußert, daß die Aufforderung von Fräulein Dr. Vreede, Stellung zu den Vorfällen zu nehmen, wohl ein Symptom dafür sei, daß der Vorstand allein nicht mehr mit seinen Aufgaben fertig wird und die Generalsekretäre um Hilfe bittet. Er schlägt eine gründliche Umgestaltung des Vorstandes vor.

Herr Steffen verwahrt sich dagegen, daß der Vorstand mit seinen Aufgaben nicht mehr fertig würde und deshalb die Generalsekretäre gerufen habe. *Er* hat sich nicht an die Generalsekretäre gewandt, sondern Fräulein Dr. Vreede hat sie gerufen, ohne ihn zu fragen. Ebensowenig haben sie Frau Dr. Steiner oder Dr. Wachsmuth gerufen. Er bittet, daß man endlich zum Thema Stellung nehme, nämlich zu den Briefen von Dr. Vreede und Dr. Zeylmans, da er in diesen Briefen angegriffen wird. Er betont, daß der Brief von Dr. Zeylmans an den Vorstand und nicht an den Vorsitzenden gerichtet ist, er erwarte also auch die Antwort Frau Dr. Wegmans, die anderen Vorstandsmitglieder haben ihre Antwort Herrn Steffen schon bekannt gegeben.

Herr Dr. Zeylmans erklärt, daß er mit seinem Briefe Herrn Steffen nicht angreifen wollte, sondern nur um

Aufklärung gebeten habe, da er verschiedene Vorkommnisse sich nicht erklären kann. Er liest auf Wunsch von Herrn Steffen den Brief vor. Er sagt dann weiter, daß er Herrn Steffen keine Vorwürfe habe machen wollen, es handle sich nur um Sorgen der Mitglieder.

Herr Steffen erwidert, wenn Herr Zeylmans ihn auch bewußt nicht habe angreifen wollen, tatsächlich ist der Brief doch ein Angriff.

Frau Dr. Wegman sieht in dem Brief keinen Angriff, sondern nur eine Erklärung. Sie selber lehnt es ab, sich über das Kamp und die Michaelitagung zu äußern.

Herr Geith vertritt den Standpunkt, daß der Brief des Dr. Zeylmans ganz besonders dadurch zum Angriff wurde, daß Dr. Zeylmans nachträglich eine Abschrift dieses Briefes an alle Generalsekretäre sandte.

Herr Steffen fordert auf, Stellung zu nehmen zu seinem Verhalten an Michaeli.

Herr Geith erklärt, daß ein großer Teil der deutschen Mitglieder das Verhalten von Herrn Steffen voll und ganz gutheiße und es mit Freuden begrüßt, daß er die Initiative ergriffen hat.

Mehrere Redner bedauern die Haltung Herrn Steffens in der Kamp-Frage und in der Vorbereitung der Michaelistagung.

Herr Dr. Boos spricht von Tausenden von Mitgliedern in Deutschland, die volles Vertrauen zu Herrn Steffen haben.

Dr. Zeylmans erwidert darauf, daß es auch Tausende gibt, die mit größter Sorge darauf blicken, wie Herr Steffen die Gesellschaft führt.

Herr Gentilli spricht aus, daß die italienischen Freunde mit Bewunderung sehen, wie Herr Steffen Anthroposophie darlebt, das gibt ihnen das große Vertrauen zu ihm. Er betrachtet es als eine Verletzung der menschlichen Ehre, wenn man solch einer Persönlichkeit in die Freiheit ihres Handels eingreift.

Die Vertreter des Nordens wünschen unbedingte Freiheit und Unabhängigkeit für Herrn Steffen, er soll sich seine Mitarbeiter selbst wählen.

Fräulein Dr. Vreede sagt, daß der Vorsitzende nicht nur Rechte, sondern auch Pflichten hat. Die Gesellschaft hat eine Geschichte. Dr. Steiner hat selbst deutlich gezeigt, in welcher Richtung er die Dinge gehandhabt haben will. Jetzt werden ganze Landesgesellschaften negiert.

Frau Dr. Wegman führt aus, daß Herr Steffen als Vorsitzender die anderen Vorstandsmitglieder doch auch zur Beratung herbeiholen muß. Will man, daß zwei Vorstandsmitglieder nicht die Stelle bekommen, die sie haben müßten?

Mr. Dunlop vergleicht den Vorstand mit der menschlichen Hand, die eben fünf Finger hat, der Vorsitzende soll aber nicht herausragen.

Herr Steffen meint, daß der Vorsitzende doch eine hervorgehobene Stellung einzunehmen habe, sonst brauche man überhaupt keinen Vorsitzenden.

Herr Steffen und auch Dr. Wachsmuth fordern auf, die Teilnehmer der Versammlung sollen sich äußern, wie sie sich die Stellung des ersten Vorsitzenden vorstellen.

Frau Dr. Wegman protestiert, *wenn Herr Steffen jemals die Verantwortung für die Sektionen übernehmen würde.*

Herr Leinhas vertritt den Standpunkt, daß der erste Vorsitzende die Initiative ergreifen soll, daß er aber die anderen Vorstandsmitglieder in diese Initiative einzubeziehen hat.

Herr Steffen erzählt, daß er ja schon 1928 zur Eröffnung des Goetheanum die Initiative ergreifen und das Vortragswesen organisieren wollte. Damals habe ihm Fräulein Dr. Vreede vorgeworfen: Verleugnung der Weihnachtstagung; Verletzung des freien Geisteslebens; Absetzung des Vorstandes. *Dies sind drei objektive Unwahrheiten.* Jetzt greife Dr. Vreede wieder an. Wir nähern uns der Weihnachtstagung und es konnte noch nichts getan werden. Die Folge dieses Angriffs von Dr. Vreede sei, daß er an Weihnachten nicht sprechen kann, da er keine genügende Zeit zur Vorbereitung mehr hat.

Herr Dr. Wachsmuth schlägt vor, Herrn Steffen wenigstens einmal für eine bestimmte Zeit, für ein halbes Jahr, volle Freiheit zu geben. Je mehr Freiheit Herr Steffen selbst hat, um so mehr wird er die Rechte der anderen Vorstandsmitglieder wahren, und um so mehr Freiheit wird er anderen gewähren.

Herr Rektor Bartsch unterstützt diesen Vorschlag sehr lebhaft.

Herr Dr. Kolisko ist für Einheit im Vorstand. Er vertritt die Meinung, daß die Spaltung der Gesellschaft eintritt, wenn der Vorschlag der nordischen Freunde angenommen wird.

Fräulein Dr. Vreede kommt auf die Vorbereitung zur Michaelistagung zurück und beschwert sich, da sie erst so spät aufgefordert wurde, Vorschläge zu machen. Im übrigen sei das Programm schon fast fertig gewesen, als man sich an sie wandte.

Dr. Wachsmuth erklärt, daß er nicht verstehen könne, warum Dr. Vreede nicht schon vorher ihre Wünsche geäußert habe, *sie weiß doch seit Jahren, daß Ende September die Michaelistagung stattfindet.* Er erklärt, daß jene Gruppe von Rednern, die auf dieser Tagung geschlossen aufgetreten seien, sich selbst gebildet hat und dann an Herrn Steffen mit der Bitte herangetreten ist, ein gemeinsames Thema zu geben.

Um ein praktisches Beispiel zu geben, liest Herr Steffen das Protokoll der Vorstandssitzung vor, in der über die kommende Weihnachtstagung beraten werden sollte. Aus demselben geht hervor, daß Herr Steffen Vorschläge gemacht hat und die anderen Vorstandsmitglieder bat, ihre Vorschläge auch bekannt zu geben. Fräulein Dr. Vreede lehnte die Diskussion über diese Vorschläge damals ab auf Grund ihres Briefes vom 29. Oktober 1930. Darauf war Herr Steffen gezwungen, seinen Vorschlag zurückzuziehen.

Herr Dr. Grosheintz dankt Herrn Steffen für die Verlesung des Protokolls, da aus demselben hervorgeht, daß er in völlig korrekter und einwandfreier Form gehandelt hat.

Fräulein Dr. Vreede sagt, man könne über dieses Protokoll allein nicht sprechen, es gehöre die Beurteilung der Vorgeschichte dazu. Sie habe nicht den Vorschlag Herrn Steffens abgelehnt, sondern nur die Diskussion über diesen Vorschlag.

Dr. Boos beschuldigt Dr. Zeylmans, daß seine Worte, man dürfe an der Zusammensetzung des Vorstands nichts ändern und müsse den Keim, den Rudolf Steiner auf der Weihnachtstagung gelegt habe, erst wachsen lassen, eine glatte Fassade mit Hintergedanken sei. Dr. Boos nennt Dr. Kolisko einen Erpresser und Deserteur, weil er immer mit der Spaltung der Gesellschaft droht. Auch damals, als der heileurythmische Kurs erschienen ist, habe Dr. Kolisko gesagt, dies sei der Anfang der Spaltung. Das Grunddübel aller Schwierigkeiten im Vorstand sei der Raub der Esoterik, den Frau Dr. Wegman 1925 vollzogen habe. Dies sei auch Anthroposophie, aber eine negative Anthroposophie, die sich als Schicksal auswirkt und die wir durch gemeinsame Arbeit ins Positive umwandeln müßten.

Herr Dr. Zeylmans wehrt sich gegen Dr. Boos wegen dessen unmöglicher Art zu sprechen; er selber würde als Versammlungsleiter solche Ausdrücke rügen.

Dr. Wachsmuth, der auf Wunsch von Herrn Steffen die Leitung der Versammlung übernommen hatte, rügt die Ausdrucksweise von Dr. Boos.

Herr Leinhas fragt Herrn Steffen, ob er duldet, daß Teilnehmer dieser Versammlung als Erpresser und Deserteure bezeichnet werden.

Herr Steffen bedauert, daß er aufgefordert wird, rügen zu müssen, während niemand rügte, als er angegriffen und die Ehre des Vorsitzenden mehrere Male verletzt wurde. Er weist die Form und die Ausdrücke des Herrn Boos zurück, den Inhalt kann er nicht zurücknehmen.

Frau Dr. Wegman protestiert sofort und verlangt von Herrn Steffen Erklärung darüber.

Dr. Boos will Herrn Steffen nicht in die Lage versetzen, rügen zu müssen, nimmt seine Ausdrücke zurück und umschreibt dieselben.

Herr Steffen sagt dann auf weiteres Drängen verschiedener Teilnehmer, daß nach dem Tode Dr. Steiners die Leitsätze von Frau Dr. Wegman ohne sein Einverständnis erschienen sind. Es wurde sogar einmal ein solcher »Brief an die Mitglieder« direkt in die Druckerei nach Basel gesandt, ohne daß er ihn als Redaktor vorher zu Gesicht bekam. Herr Dr. Schickler habe ihm schwere Vorwürfe gemacht, daß er den Leitsätzen Frau Dr. Wegmans nicht beigefügt habe: »ausgehend vom Goetheanum«, wie es bei den Leitsätzen Dr. Steiners der Fall war.

Frau Dr. Wegman erwidert hierauf, daß Herr Steffen bei der Vorstandssitzung nach dem Tode Dr. Steiners auf ihre Frage, was er tun wolle, gesagt habe: er wolle nichts machen. Darum habe sie sich verpflichtet gefühlt, etwas zu tun. Sie wollte nur auf wichtige Punkte hinweisen.

Herr Steffen erklärt, daß man nur seine Aufsätze von damals zu lesen brauche, um zu wissen, daß es unsinnig sei, zu sagen, er habe nichts tun wollen. Aber er hatte die Ansicht, die Leitsätze Dr. Steiners, die eine so ungeheure Geistesfülle in sich bargen, reichten aus. Er wollte das Mitteilungsblatt so fortsetzen, wie er die ersten Nummern nach dem Tode Dr. Steiners gestaltet hatte. Ferner erklärt er, daß Frau Dr. Wegman kein Recht hatte, damals in Paris eine Klassenstunde zu halten. Eine weitere Begründung wolle er nicht geben, da er dann nicht mehr im Vorstand verbleiben kann. Er will andere Menschen nicht verletzen und TRITT DARUM LIEBER ZURÜCK. Er wird von jetzt ab keinen Vortrag im Goetheanum mehr halten, außer er wird dazu eingeladen. Er wird die Leitung seiner Sektion behalten und die Redaktion des ›Goetheanum‹. Er kann auch dann mit seiner ganzen Kraft tätig sein für die Gesellschaft.

Hierauf wird Herr Steffen von mehreren Mitgliedern gedrängt, sich auszusprechen, insbesondere auch von Frau Dr. Wegman. Er lehnt es ab, da er deshalb zurückgetreten sei, um dies nicht tun zu müssen. Die Freunde sollen keine Sorge haben für die Gesellschaft, er werde mit seiner ganzen Kraft arbeiten. Herr Steffen wird immer mehr bedrängt, so daß er schließlich *gezwungen* wird, zu *erklären, daß Frau Dr. Wegman als Esoterikerin versagt habe, daß sie eine gewisse Stufe nicht erreicht habe.* Frau Dr. Wegman habe keine andere Befugnis gehabt als die des Schriftführers, in Paris habe sie sich aber anders vorgestellt. Herr Dr. Stein und Dr. Kolisko haben ihm (Herrn Steffen) die schlimmsten Vorwürfe gemacht, daß er Frau Dr. Wegman als Schriftführerin und nicht als Leiterin der Hochschule vorgestellt habe. Obwohl Herr Steffen sagte, wenn man ihn noch zu weiteren Aussagen drängte, könnte es so weit kommen, *daß er noch aus der Gesellschaft austreten müßte,* forderte man von ihm noch weitere Erklärungen. Frau Dr. Wegman berief sich darauf, daß sie sich als von Dr. Steiner als Mitleiterin der Hochschule eingesetzt fühle.

Schließlich erklärt Herr Steffen, daß er selbstverständlich alles anerkenne, was Dr. Steiner über Frau Dr. Wegman gesagt habe, auch eine Tatsache, auf die sich Frau Dr. Wegman nun schon des öfteren berufen hat. Nach dem Tode Dr. Steiners habe es aber an der *spirituellen Sukzession* gefehlt und er könne nur eine solche anerkennen. Dies sei seine persönliche Meinung; er dränge sie niemand auf und bedauere, daß er dazu gedrängt wurde, es sagen zu müssen. Dies habe er nicht sagen wollen.

Hierauf wurde Herr Steffen von vielen Freunden gebeten, das Amt des Vorsitzenden wieder zu übernehmen. Er blieb auf seiner Demission bestehen. Hierauf erklärte Dr. Wachsmuth, daß er in einem Vorstand, in dem Herr Steffen nicht mehr ist, auch nicht bleiben könne. Er sprach auch die Befürchtung aus, daß Frau Dr. Steiner, die der Versammlung nicht hatte beiwohnen können, wohl auch zurücktreten werde. Er bat Herrn Steffen aus ehrlich besorgtem Herzen, doch zu bedenken, was aus dem Goetheanum wird, wenn die Gesellschaft zerbricht. Er wies besonders auf die schwere Lage hin, in die die Gesellschaft gegenüber der Öffentlichkeit kommen könnte, wenn er seinen Rücktritt aufrecht erhalten würde.

Herr Leinhas machte Herrn Steffen verantwortlich für alles, was mit der Gesellschaft geschehen wird, wenn er den Vorsitz nicht wieder annimmt.

Herr Steffen erklärte dann, daß er, nachdem Herr Leinhas ihm »die Pistole auf die Brust gesetzt« habe, den Vorsitz der Außenwelt und den Behörden gegenüber wieder annimmt unter der Bedingung, *daß er an keiner Vorstandssitzung mehr teilnehmen muß, keine Tagung mehr organisieren und keine Versammlung leiten muß.*

Er sagte noch, daß es besser gewesen wäre, wenn man ihn nicht wieder gezwungen hätte, aber man hatte eben wieder kein Vertrauen zu seiner Versicherung, daß es auch gut gehen würde, wenn er nicht im Vorstande wäre.

Herr Dr. Wachsmuth fragte noch Herrn Steffen, ob *er* ihn durch seine Worte seiner Freiheit beraubt habe. Darauf erwiderte ihm Herr Steffen, daß dies nicht der Fall ist, er hätte an seiner Stelle genau so gesprochen, er danke ihm.

Hierauf Schluß der Versammlung. Es war nachts drei Uhr.

*

Als Gegenbeispiel zu dem Bericht des Herrn Geith folge der Bericht des Vorstands der Anthroposophischen Gesellschaft in Groß-Britannien, unterschrieben von Mr. Dunlop, Mr. Kaufmann und sechs Anderen.

BERICHT (übersetzt).

Der folgende Bericht wird veröffentlicht zur Orientierung der Mitglieder der Anthroposophischen Gesellschaft in Groß-Britannien durch deren Vorstand. Er wird unterzeichnet von den Teilnehmern an der Versammlung vom 29. November.

Am 29. November fand die vorher im Mitteilungsblatt angekündigte Sitzung des Vorstands statt mit den Generalsekretären und Mitgliedern der Vorstände der Landesgesellschaften und Gruppen der Anthroposophischen Gesellschaft. Die Sitzung wurde veranlaßt durch ein Rundschreiben von Dr. Vreede an die Vorstände der Landesgesellschaften, dazu Dr. Wachsmuths Antwort, und durch einen Brief von Dr. Zeylmans als Generalsekretär der Holländischen Landesgesellschaft an den Vorstand. Dr. Vreede beklagt sich in ihrem Brief darüber, daß Herr Steffen und Dr. Wachsmuth Vorbereitungen für die Michaelis-Tagung am Goetheanum getroffen hätten, ohne genügende Beratung mit den anderen Vorstandsmitgliedern. Ebensowenig konnte sie einverstanden sein mit der Weise, in welcher diese angefangen hatten, die Weihnachtstagung vorzubereiten, welche sie (Dr. Vreede) als besonders bedeutsam betrachtete, weil es das siebente Weihnachtsfest nach der Grundsteinlegung war. In seiner Antwort betonte Dr. Wachsmuth, daß Dr. Vreede genau so frei wäre wie Herr Steffen, so viele Vorschläge zu machen, wie sie wünschte. Dr. Zeylmans bat in seinem Brief um Aufklärung über die einseitige Art und Weise, in welcher die Michaeli-Tagung durchgeführt worden war, und brachte zum Ausdruck, wie schwer es ihm falle, die Stellungnahme des Vorsitzenden zu der Tätigkeit der Holländischen Landesgesellschaft zu verstehen, besonders im Zusammenhang mit dem Kamp de Stakenberg, über das kein Bericht im Mitteilungsblatt der Gesellschaft erschienen war.

Eine vorbereitende Sitzung der verschiedenen Generalsekretäre und Landesvorstände wurde für den vorhergehenden Tag von Herrn Leinhas im Auftrag des Vorstandes der Deutschen Landesgesellschaft einberufen. Zu dieser Sitzung war Herr Steffen, der außer Vorsitzender der Allgemeinen Gesellschaft Generalsekretär der Schweizerischen Anthroposophischen Gesellschaft ist, nicht eingeladen worden, aber die Einladung war an ein anderes führendes Mitglied des schweizerischen Vorstandes versandt worden, das es jedoch abgelehnt hatte, die Einladung anzunehmen. Deshalb wurde die Schweizerische Gesellschaft bei jener vorbereitenden Sitzung nicht vertreten.

In der Sitzung mit dem Vorstand am Samstag, den 29. November, wurde es ersichtlich, daß die Fragen, die aufgeworfen werden sollten, umfassender waren als diejenigen, welche in den Rundschreiben behandelt wurden. Die Vertreter der Landesgesellschaften in Norwegen, Schweden und Dänemark beantragten, daß Herr Steffen Vorsitzender der Gesellschaft sein solle mit allen Vollmachten, und die Vorstandsmitglieder nur als Leiter ihrer Sektionen bleiben sollen; und es zeigte sich, daß der Meinungsunterschied hauptsächlich entstand zwischen denjenigen, die jenen Antrag unterstützten und anderen, die verlangten, daß der Vorstand als solcher die Leitung der Gesellschaft auch weiterhin bilden solle, so wie es von Dr. Steiner bestimmt wurde bei der Gründungsversammlung zu Weihnachten 1923. Die Meinungsverschiedenheit wurde kritisch, als Dr. Boos in einer heftigen und beleidigenden Rede (für welche er auf Veranlassung von Mr. Dunlop und anderen vom Vorsitzenden gerügt wurde) Frau Dr. Wegman beschuldigte, die eigentliche Ursache der Uneinigkeit in der Gesellschaft gewesen zu sein. Indem er Dr. Boos zur Ordnung rief, deutete jedoch Herr Steffen an, daß er mit dem Inhalt der Ausführungen von Dr. Boos einverstanden war und einige Augenblicke später legte er den Vorsitz nieder und sagte, daß, wenn er in diesem Amt verbliebe, er genötigt sein würde, gewisse

Dinge über Frau Dr. Wegman zu sagen, die er lieber nicht aussprechen möchte. Herr Steffen wurde darauf (besonders von den skandinavischen Vertretern) gedrängt, die Leitung der Gesellschaft zu übernehmen ohne den Vorstand, der von ihnen für nicht mehr bestehend erklärt wurde. Er erwiderte aber wiederholt, daß der Vorstand auch dann weiterbestehen würde, wenn er bei den Sitzungen abwesend wäre.

Als er von Frau Dr. Wegman und anderen gedrängt wurde, den genauen Charakter seiner Beschwerden über sie zu enthüllen, verwies Herr Steffen auf ihre Fortführung der Leitsätze nach Dr. Steiners Tod und auf ihr Verhalten gegenüber der ersten Klasse der Freien Hochschule für Geisteswissenschaft im Jahre 1925. Darauf erwiderte Dr. Wegman, daß ihr von Dr. Steiner eine besondere Verantwortung anvertraut worden sei und außerdem, daß sie diese Verantwortung mit dem Gesamtvorstand geteilt habe.

In der Diskussion, die folgte, warnten Herr Leinhas und Dr. Wachsmuth die anwesenden Mitglieder, daß es katastrophal für die Gesellschaft werden mußte, wenn kein Mittel gefunden würde, die drohende Spaltung zu verhindern. Mit großem Ernst hielt Dr. Wachsmuth den Mitgliedern das Bild vor Augen, das niemals nicht gegenwärtig gewesen ist in den Seelen Vieler ...das Goetheanum... die Bedürfnisse des Goetheanum auf dem physischen Plan und die Verpflichtung der Gesellschaft, es instandzuhalten. Zum Schluß sagte der Vorsitzende, daß er seine Demission zurückziehen werde, aber für die Zukunft nicht wünsche, sich aktiv an der Veranstaltung von Tagungen zu beteiligen und keine Vorstandssitzungen mitmachen werde.

Die Versammlung wurde beendet durch den Beschluß, eine außerordentliche Generalversammlung für alle Mitglieder der Gesellschaft einzuberufen für den 27. Dezember 1930.

(In einer Mitteilung, die Herr Steffen einige Tage später in einer Versammlung machte, bei welcher zwei der Unterzeichneten dieses Berichts anwesend waren, bestätigte er kurz den Entschluß, den er in der Versammlung vom 29. November in bezug auf seine künftige Tätigkeit gefaßt hatte.)

Unterschrieben von Mr. Dunlop,
Mr. Kaufmann und 6 anderen.

Es lohnt sich nicht, diesen Bericht heute Wort für Wort zu widerlegen. Er ist aber ein Dokument ersten Ranges, weil aus ihm hervorgeht, wie man, ohne direkte Unwahrheiten zu sagen, als verantwortlicher Leiter diejenigen irreführen kann, die auf eine solche Berichterstattung angewiesen sind. Man könnte es als eine Beleidigung der englischen Mitglieder empfinden, daß man sie nicht für erwachsen genug gehalten hat, die Wahrheit zu hören über einen Kampf schwerster Art, in dem nicht nur über das Schicksal der Gesellschaft Wichtiges entschieden wurde, sondern Menschen Dinge erlebt haben, die zu den erschütterndsten ihres Lebens zählen. Statt dessen wird ein Märchen für kleine Kinder erzählt.

Man kann auf zwei Druckseiten das Wesentliche immerhin andeuten. Wenn aber schon die Hälfte der Mitteilung auf sehr korrekte aber langatmige Benennungen und Formalien verschwendet wird, bleibt nicht viel Platz mehr für anderes übrig, obwohl man schließlich doch die Freiheit gehabt hätte, ein paar Seiten mehr zu schreiben. Was erfuhren also die englischen Mitglieder? Die Klagen von Fräulein Dr. Vreede und eine nebensächliche Bemerkung Dr. Wachsmuths, die durch die Art, wie sie wiedergegeben wird, sogar lächerlich wirkt. Die Klagen von Dr. Zeylmans, die als so vollberechtigt hingestellt werden, daß nicht einmal erwähnt wird, daß vor allem Herr Steffen sie zurückgewiesen hat. Dann die sonderbare Darstellung, daß die Schweizer Landesgesellschaft nicht vertreten wurde, »deshalb«, weil Dr. Grosheintz ablehnte. Dann eine unverhältnismäßige Ausführlichkeit über die Haltung von Dr. Boos, wobei Mr. Dunlop sich so tapfer bewährt hat. (Übrigens »veranlaßte« Herr Leinhas und Mr. Dunlop war nur einer der hinterher Protestierenden.) Dann Herrn Steffens Rücktritt und eine Darstellung, als ob die Wiederholung des Nordischen Antrags dann noch das einzig Wichtige gewesen wäre. Das Schlimmste folgte aber dann: Statt der Schilderung eines Erdbebens wird erzählt, als ob Herr Steffen zurückgetreten wäre, um ein paar längst bekannte, in der Wiedergabe kindisch anmutende Bemerkungen machen zu können, welche darauf Frau Dr. Wegman spielend widerlegt, und zwar durch eine Antwort, die offenbar unbezweifelbare Tatsachen feststellt. Dabei hatte Frau Dr. Wegman durchaus nicht nur von »Verantwortung« gesprochen, sondern einen hohen esoterischen Rang beansprucht und es hätte höchstens ihre persönliche Meinung sein können, daß sie die Verantwortung mit dem Gesamtvorstand teilen wollte. Sie machte aber gerade Anspruch auf alleinige Rechte, und behauptete nur, daß sie den Vorstand immer vorher verständigt habe, was dann von Herrn Steffen ausdrücklich bestritten wurde. – Und dann tritt in dem englischen Bericht Herr Leinhas auf, ohne »Pistole« und als Gesinnungsgenosse von Dr. Wachsmuth. Dann ein sonderbares Beispiel für den sentimentalen Stil des Mr. Kaufmann. Und zum Schluß wünscht Herr Steffen seine Ruhe zu haben, ohne daß seine Wünsche etwa Bedingungen wären. Zwei Engländer, einer davon Mr. Kaufmann, hören ein paar Tage darauf Herrn Steffen wenigstens von einem »Entschluß« sprechen. Was sie aber seltsamerweise nicht hören, ist, daß Herr Steffen einen Sitzungsbericht vorliest, aus dem hervorgeht, daß Frau Dr. Wegman am 18. Februar 1928 an einer wichtigen Vorstandssitzung teilgenommen hat, die nach ihrer Aussage vom 29. November 1930 nicht stattgefunden haben sollte, und aus dem hervorgeht, daß die schweren und in ihren Folgen für die Gesellschaft verheerend wirkenden Anklagen

Fräulein Dr. Vreedes durch einen Irrtum ihrerseits veranlaßt, wenn auch nicht verursacht worden waren (siehe oben Seite 63 [284 f.]).

Außerdem verlas Herr Steffen seine Antwort auf den Brief von Dr. Zeylmans und sagte, daß er dazu nur feststellen wolle, daß Dr. Zeylmans ohne Rücksicht auf die schwerwiegenden Einwände in Herrn Steffens Antwortschreiben, seinen eigenen Brief trotzdem an die Generalsekretäre herumgeschickt hat, daß dieser Brief dann zur Grundlage der Vorverhandlungen am 28. November gemacht wurde, ohne daß die Existenz von Herrn Steffens Antwort auch nur erwähnt wurde, daß dann in der Sitzung vom 29. November Dr. Zeylmans aufgetreten war, daß er von Herrn Steffen schließlich gefragt werden mußte, ob er die Antwort überhaupt bekommen habe. Und zum Schluß wiederholte Herr Steffen die schon den Generalsekretären gemachte Mitteilung, die im Hinblick auf spätere Vorwürfe nicht uninteressant ist. Herr Steffen sagte, daß er die ganzen Wochen *bis zur Generalversammlung mit keinem Menschen, weder mündlich, noch schriftlich sich über die Gesellschaftsangelegenheiten unterhalten werde.* –

Daß Mr. Kaufmann sich weder für die Worte, noch für die Seelenqualen Herrn Steffens interessierte, ist seine Sache. Daß er es für die englischen Mitglieder als überflüssig empfand, über Herrn Steffens Lage etwas Genaueres zu erfahren, darüber mögen die englischen Mitglieder urteilen. – Niemand konnte vielleicht von Mr. Kaufmann verlangen, daß er über so unwesentliche Details berichten würde, wie das folgende:

Die englischen Vertreter hatten es durchgesetzt, daß die Verhandlungen am 29. November übersetzt werden sollten, und Mr. Kaufmann wurde offiziell zum Übersetzer ernannt. Er übersetzte dann auch ausgezeichnet. Nun hielt aber Herr Gentilli seine Rede, in welcher er Herrn Steffen charakterisierte als einen freien Geist, der auch andere frei sein läßt, und für die Gesellschaft unentbehrlich ist als schöpferischer Mensch, der auch andere zur schöpferischen Tätigkeit anregt. Mr. Kaufmann *weigerte* sich, diese Rede zu übersetzen. Herr Steffen sagte, er lege auch keinen Wert darauf, daß dies übersetzt werde, aber die Weigerung sei doch sonderbar für einen Anthroposophen. Darauf erklärte Mr. Kaufmann sich bereit, doch zu übersetzen. Herr Steffen sagte aber, vielleicht habe Herr Gentilli durch seine Worte den Anschein erweckt, *nur* Herr Steffen sei frei und schöpferisch. Herr Gentilli erwidert, daß er das nicht habe sagen wollen. Herr Steffen bleibt aber dabei, daß nicht übersetzt werden soll, weil die englischen Vertreter es vielleicht doch mißverstehen könnten. Darauf will Mr. Kaufmann erst recht übersetzen. Herr Steffen besinnt sich dann, dankt zunächst Herrn Gentilli für sein Verständnis und führt nun aus, daß er zwar von vielen der auch jetzt Anwesenden im Dezember 1925 nur »aus behördlichen Gründen« zum 1. Vorsitzenden ernannt worden sei, daß er aber doch als ganzer Mensch sich eingesetzt habe und trotzdem kein Vorstandsmitglied jemals von ihm behindert worden sei, zu tun, was es für richtig hält: »man möge nur Beispiele für die Unrichtigkeit dieser Behauptung vorbringen, wenn man kann.« Herr Steffen betonte, daß er nie als der Erste habe gelten wollen, und erinnerte an das Wort, daß die Ersten die Letzten sein werden. Diese Rede von Herrn Steffen wurde dann übersetzt.

Als nach einiger Zeit Fräulein Dr. Vreede eine lange Anklagerede gegen Herrn Steffen hielt, bat Mr. Kaufmann sofort übersetzen zu dürfen. Später trat er nochmals auf, jetzt als Redner, und führte aus, daß es nicht angehe, von Herrn Steffen als freiem und schöpferischem Menschen zu reden, das sei beleidigend für Fräulein Dr. Vreede und die vielen schöpferischen Menschen, die doch überall in der Gesellschaft vorhanden sind. –

Der Leser möge bedenken, daß sich dies alles im Herbst 1930 abgespielt hat. Dieselben Generalsekretäre, die im April die Sitzung mitgemacht haben mit der ganzen Tragödie anläßlich der Klassenstunden von Frau Kolisko, und Fräulein Dr. Vreede, die damals auch nicht entzückt gewesen war über Frau Dr. Wegmans Haltung, alle noch dazu über die Kamp-Schwierigkeiten orientiert, wenn nicht sogar daran beteiligt, kommen nun im Herbst, als ob nie etwas geschehen wäre, und reden von »ungenügender Beratung im Vorstand«, vom »Negieren ganzer Landesgesellschaften« und von ähnlichen Dingen. Aber durch diese Kruste von Wahngebilden hat sich dann doch die Wirklichkeit Bahn gebrochen und es entstand eine eindeutige Situation: *die Trennung der Geister, die sich dann trotz aller Überkleisterungsversuche im Lauf der nächsten Jahre vollzieht.*

Wie beurteilte Herr Steffen selber seine Lage? Aus seinen Reden wird das folgende ersichtlich:

Erst kursieren in der Gesellschaft Briefe mit unberechtigten und zum Teil unwahren Behauptungen über ihn. Fräulein Dr. Vreede wendet sich, ohne den Vorstand überhaupt mehr zu berücksichtigen, an die Generalsekretäre. Die Funktionäre kommen im Goetheanum zusammen ohne Herrn Steffen und den Vorstand. Als Generalsekretär der Schweiz wird er ausgeschlossen und hat nicht die Möglichkeit, selber einen Vertreter zu schicken. Dr. Zeylmans, der selber die klagende Partei ist, wird sogar als Leiter der Versammlung vorgeschlagen. Es wird der Brief von Dr. Zeylmans als Diskussionsgrundlage gebraucht, ohne daß die Funktionäre erfahren, daß Herr Steffen sehr ernste Einwände gegen diesen Brief schon längst gemacht hat. Dann kommt die Sitzung vom 29. November. Herr Steffen bittet einen ganzen Vormittag umsonst, die Briefe zu besprechen und die kommende Weihnachtstagung. Als es geschieht, regnet es immer neue Anklagen. Besonders schmerzlich ist für ihn, daß wiederum scharf betont wird, *die Leitung der Gesellschaft sei nicht die Leitung der Hochschule.* Besonders Dr. Kolisko spricht aus diesem Grund immer wieder von dem Mißtrauen, das bei so sehr vielen Mitgliedern gegen Herrn Steffen vorhanden wäre. Herrn Steffens frühere Versuche, die Verantwortung für alles zu tragen und das Vortragswesen zu organisieren, werden als Eingriffe charakterisiert und auch im Hinblick auf die Zukunft abgewiesen. Er verliest das Protokoll einer Vorstandssitzung, in welcher Fräulein Dr. Vreede sogar die Diskussion über die vorzubereitende Weihnachtstagung ablehnt. Im Protokoll steht vermerkt, daß die Würde des Vorsitzenden verletzt wurde. Er wird von jüngeren Leuten wie Pache, Stibbe und Lehrs von oben herab abgekanzelt. Kein Mensch protestiert jemals. Herr Steffen muß schließlich dem Herrn Stibbe sagen:

»Man kann nicht, Herr Stibbe, Menschen, die doch immerhin – ich will nur mein Alter nennen – 45 bis 46 Jahre alt sind, und sich im Leben doch auch bewährt haben, einen gewissen Namen haben, so flüchtige Moralpredigten halten, wie Sie das tun, Herr Stibbe. Das ist nicht gut. Das ist etwas, wobei man sich für Sie wirklich in den Grund hinein schämt. Denken Sie doch darüber nach, wie die Sachen waren alle diese Jahre hindurch. Haben wir denn nicht auch ein Stück von unserem Blut, von unserem Herzen hingegeben! Die Sache muß mit Ernst behandelt werden und nicht mit Flüchtigkeit, Grobheit – so ›fein‹ Sie auch gesprochen haben.« –

Dann weigert sich Mr. Kaufmann die Rede von Herrn Gentilli zu übersetzen. Dann kommt Dr. Zeylmans und erläutert die Sorgen, die er schon in seinem Brief ausgesprochen hat über Herrn Steffens Gesellschaftsleitung, beklagt sich, daß die Holländische Landesgesellschaft keine wirkliche Verbindung finde mit dem »Gesamtvorstand«, und dadurch sei es möglich, denn es gebe »viele Beispiele« dafür, daß holländische Mitglieder, die begeistert nach Dornach kommen, dort von bestimmten Personen »vergiftet« werden, weil sie dort über die Gesellschaftslage so informiert werden, »daß sie glauben müssen, er (Dr. Zeylmans) habe immer ganz falsche Bilder gegeben.« – Auch Fräulein Dr. Vreede spricht von Negieren der Landesgesellschaften, besonders der holländischen. Als ob nie die holländischen Mitglieder, wenn auch selber schuldlos, sondern vertreten durch Dr. Zeylmans, Herrn de Haan und Herrn Stibbe, den Vorsitzenden negiert hätten, als ob es nie einen Weltschulverein, nie böswilliges Geschwätz über Frau Dr. Steiner gegeben hätte und als ob es keine Alexanderlegende gäbe und kein Mazedonien an der Nordsee*). – Dann liest Fräulein Dr. Vreede Herrn Steffen aus dem Mitteilungsblatt vor, um nachzuweisen, daß er eine Unwahrheit geschrieben hätte. Nach erneuten Angriffen von Dr. Zeylmans und Dr. Kolisko, der mit Spaltung droht, wenn Herr Steffen auf den Nordischen Antrag eingeht, steht Dr. Boos auf und weist zunächst sehr sachlich vieles zurück, steigert sich dann aber in eine verletzende Ausdrucksweise hinein. Das nun duldet die Versammlung nicht. Dr. Zeylmans, Dr. Kolisko und Frau Dr. Wegman kann man nicht beleidigen lassen. Dr. Zeylmans protestiert als erster und wagt es, dabei zu sagen: »die Tatsache besteht, daß vieles, vieles geschehen ist, wobei man nun wieder Herrn Steffen nicht gerecht geworden ist, und daß das vielleicht ganz gut ist, *daß es in die Diskussion geworfen ist. Das wird nicht von allen angenehm empfunden werden, aber es war vielleicht notwendig.«* Dann folgen die übrigen Proteste und Herr Steffen tritt zurück, weil er gewisse Dinge, die er andeutet als Fräulein Dr. Vreedes Bodhisattva-Vorträge und die Gründung einer holländischen Kommanditgesellschaft für die Einsinger Fabrik nicht besprechen will*). Man verdreht seine Worte, und stellt die Situation auf den Kopf: Er ist als Vorsitzender zurückgetreten, *damit* er über gewisse Dinge nicht zu sprechen braucht. Daraus macht man: Weil er ausgetreten ist, müsse er sprechen. Vergeblich wehrt er sich**) gegen Frau Dr. Wegman, die ihm unterschiebt von ihrer »Schuld« gesprochen und sie »verdächtigt« zu haben. Er will nicht sprechen und sogar auch aus der Gesellschaft austreten. Nein, Frau Dr. Wegman geht vor. Herr Steffen erwähnt zunächst die Leitsätze, dann erinnert er daran, daß Frau Dr. Wegman als Schriftführerin des Vorstands alle Rechte zum Lesen der Klasse eingeräumt worden waren. Andere Ansprüche könne er nicht anerkennen. Erst als Frau Dr. Wegman es schroff zurückweist, nur als Schriftführerin anerkannt zu werden, und sich nun auf ein Kreuz beruft, das Dr. Steiner ihr geschenkt hatte, und auf Dokumente, die ihre hohe esoterische Stellung angeblich bestätigen sollen, und auf Grund dieser Dinge sich anerkannt wissen will als Leiterin der Hochschule, als Nachfolgerin Dr. Steiners, da spricht es dann Herr Steffen – aber nicht als Vorsitzender, denn er war ja zurückgetreten – als seine Meinung aus, daß es nur eine spirituelle Sukzession gebe, die sich durch Leistungen ausweisen muß. Was immer Dr. Steiner einmal mit vollem Recht gesagt und getan hat, könne aber verloren gehen, wenn man selber eine bestimmte Stufe dann doch nicht erreicht, und Frau Dr. Wegman habe eben VERSAGT.

Frau Dr. Wegman antwortet dann, daß *niemand* darüber urteilen könne, nur Dr. Steiner!.

Da wurde die Trennung der Geister sichbar: Freies Urteil nach Leistungen oder Autoritätsglaube, mit Verzicht auf Urteil sogar über sich selbst. Dagegen beruft sie sich auf ein goldenes Kreuz, das sich jedoch bald als eine ärztliche Auszeichnung erweist, die Dr. Steiner auch sonst erteilt hat, und auf Papiere, aus denen die anderen Vorstandsmitglieder dasjenige nicht entnehmen

*) Herr Stibbe ist derselbe Mitbegründer des Weltschulvereins, der damals von Dr. Zeylmans so desavouiert wurde. Siehe oben Seite 32 [271].

*) Dieses wird weiter unten besprochen werden.

**) Gibt es schließlich als letztes Mittel ausdrücklich zu Protokoll.

konnten, was behauptet wurde. Aber es handelte sich in diesem Falle überhaupt nicht um Dokumente, sondern um Leistungen.

*

Die außerordentliche Generalversammlung fing am 27. Dezember 1930 an und dauerte drei ganze Tage. Im Mittelpunkt der Beratungen stand der sogenannte *Nordische Antrag,* der in verschiedenen Fassungen vorlag und immer wieder neu formuliert wurde, damit Herr Steffen ihn gutheißen würde. Dieser *lehnte ihn aber endgültig ab,* nachdem er schon die früheren Fassungen, die in den Sitzungen vom April und November vorgebracht wurden, abgelehnt hatte. Der Sinn der nordischen Anträge war, daß man Herrn Steffen die Entscheidung über die weitere Leitung der Gesellschaft überlassen wollte, weil man das Vertrauen hatte, daß er die Freiheit nicht mißbrauchen und auch andere in ihrer Freiheit und in ihren Rechten nicht antasten werde. Die Einzelheiten der Durchführung überließ man Herrn Steffen oder machte ihm die verschiedenartigsten Vorschläge, in der Hoffnung, daß er sie annehmen werde. Dieser Plan war auch von Dr. Wachsmuth für sich und im Auftrag von Frau Dr. Steiner, die krankheitshalber abwesend war, unterstützt worden.

Herr Steffen lehnte ab, weil er Änderungen im Vorstand nicht für möglich hielt, dann aber auch, weil es sich erwiesen hatte, daß er durch das Mißtrauen maßgebender Persönlichkeiten jeder auch noch so geringen Freiheit beraubt worden war und sich dies auch künftig nicht ändern könnte, wenn die Verhältnisse in der Gesellschaft sonst dieselben bleiben würden. Herr Steffen sah sich einer Gesellschaft gegenübergestellt, die zwar in der überwiegenden Mehrheit ihrer Mitglieder Vertrauen zu ihm hatte, dabei aber zum Teil von Funktionären vertreten wurde, die ihm mißtrauten und ihn schon Jahre lang, sowohl als Vorsitzenden, wie als Menschen schonungslos verletzt hatten. Anders als manche es zunächst erwarteten, zog Herr Steffen die Konsequenzen aus dem Nordischen Antrag: er tastete die Freiheit und die Rechte seiner Gegner nicht an. DURCH DIESE ENTSCHEIDUNG WURDE EINE GESUNDE WEITERENTWICKLUNG ERMÖGLICHT. Die meisten Mitglieder waren zunächst sehr enttäuscht, als Herr Steffen seinen Beschluß aufrecht erhielt, Vorsitzender nur unter den drei bekannten Bedingungen zu bleiben. (Keine Tagungen von sich aus zu veranstalten, nahm er auch nach Ostern 1934 nicht zurück.) – Durch diese Haltung Herrn Steffens war es aber den Mitgliedern möglich auch ihrerseits von ihrer Freiheit Gebrauch zu machen und ohne die Bevormundung gewisser Funktionäre ihre Beziehungen zu Dornach zu gestalten. Als diese Funktionäre auch dem deutlichst ausgesprochenen Mißtrauen der Mitglieder nicht weichen wollten und sich immer weiter auf Einsetzungen und Missionen beriefen, taten die Mitglieder das einzige, was noch übrig blieb: sie durchbrachen die Scheidewand, lösten sich von diesen ihren Vertretern und fanden den Weg nach Dornach. Schon kurz vor der Generalversammlung hatte sich der Stuttgarter Zweig I aus der deutschen Landesgesellschaft zurückgezogen und sich direkt an Dornach angeschlossen. Die weiteren Einzelheiten werden später erzählt werden.

Was es aber bedeutet, drei Tage lang bestürmt zu werden mit einer Bitte, die im Namen tausender von Mitgliedern gestellt wurde, und nicht nachzugeben, wo ein Wort genügt hätte, jede Freiheit aber auch Macht für sich zu erlangen, mögen diejenigen überdenken, die dann später mit ernsten Mienen von einer von Herrn Steffen angestrebten ›Diktatur‹ glaubten sprechen zu müssen.

Die Mitarbeiter am Goetheanum traten in dieser Generalversammlung zum ersten Mal zusammen auf und überreichten eine Erklärung, in welcher sie aussprachen, daß sie auf Grund der Geschehnisse der letzten Jahre zu dem Entschluß gekommen seien, für ihre Arbeit und bei der Vorbereitung von Tagungen, sich von Herrn Steffen, Frau Dr. Steiner und Herrn Dr. Wachsmuth führen zu lassen, ohne weitere Rücksicht auf unausbleibliche Einsprüche von seiten Frau Dr. Wegmans und Fräulein Dr. Vreedes. Die Mitarbeiter fanden damals mit ihrer Meinung nicht allgemein Anklang, sie sprachen aber aus, was in der Richtung der weiteren Entwickelung lag, und was im umfassenderen Sinn durch die Generalversammlung 1934 für die Gesellschaft anerkannt wurde.

In der Generalversammlung vom Dezember 1930 kamen nun alle Dinge zur Sprache, die schon seit Monaten neues Unheil angerichtet hatten, und auch schon den trüben Hintergrund abgegeben hatten für die letzten Versammlungen, die einen noch viel schlimmeren Charakter bekommen, wenn man die scheinheiligen Reden vergleicht mit den wirklichen, aber bewußt verschleierten Tatsachen.

Seit einiger Zeit war ein unerklärliches Interesse für die Bodhisattvas erwacht. Wiederum waren es die Kreise um Frau Dr. Wegman, von wo aus sich die unmöglichsten Aussprüche, in diesem Falle über einen bald zu erwartenden Bodhisattva verbreiteten. Um unsinnige Phantastereien, die er selber immer wieder anhören mußte, zurückzuweisen, sammelte Herr Arenson die verschiedenen Stellen aus Dr. Steiners Werken, wo dieser über das Wesen der Bodhisattvas gesprochen hatte, und aus welchen besonders hervorging, daß es auch für einen Geistesforscher keine Möglichkeit gibt, einen verkörperten Bodhisattva als einen solchen wiederzuerkennen, bevor der betreffende Mensch mindestens 33 Jahre alt geworden ist. Herr Arenson hielt über diese Fragen einen orientierenden Vortrag, den er auch als Nachschrift vervielfältigen ließ. Fräulein Dr. Vreede nahm in Vorträgen gegen Herrn Arensons Ausführungen Stellung, indem sie die Möglichkeit eines in nächster Zukunft zu erwartenden Bodhisattva zum mindesten offen ließ, daneben aber höchst sonderbare und kaum verständliche Urteile darüber glaubte abgeben zu können, daß Dr. Steiner durch bestimmte Umstände genötigt gewesen sei, bestimmte geistige Gesetze zu übertreten.

Jedenfalls wurde mit Entsetzen festgestellt, daß in denselben Kreisen, in welchen die Karmaforschungen so groteske Formen angenommen hatten, nun ein anderes Thema als Sensation beschwätzt wurde. Auf wen es zurückzuführen ist, daß überhaupt dieses Thema aktuell werden konnte, läßt sich nicht eindeutig feststellen. Frau Dr. Wegman verhinderte den Unfug in den ihr nahestehenden Kreisen nicht. In der Generalversammlung erklärte sie, selber nur von den »Kräften« des Bodhisattva gesprochen zu haben.

Mit diesen Dingen hing nun noch eine andere Persönlichkeit zusammen, die noch nicht lange Mitglied der Gesellschaft war. Abgesehen davon, daß dieses Fräulein Benthien für sich und andere Mitglieder allerlei wunderbare Inkarnationen anzugeben wußte, hatte sie auch schon herausgefunden, wo der Bodhisattva jetzt lebe. In der Generalversammlung wurden sogar Namen genannt von Mitgliedern, die aber selber nichts mit der Sache zu tun hatten. Das eine Mitglied bekam ein paar Tage später einen Brief von Fräulein Benthien. Sie sagte darin, daß sie seinen Namen nie in diesem Zusammenhang erwähnt hätte:

»Ich habe dies stets energisch verneint, denn ich wußte schon seit zirka 1922, daß dieser Bodhisattva damals noch jung und nicht Mitglied der Anthroposophischen Gesellschaft war.« – Dann spricht sie über die Zeit, während welcher sie in Arlesheim war und sagt: »Man suchte damals in der Klinik sehr nach dem Bodhisattva, mir ist es nie in den Sinn gekommen, Sie dafür zu halten, denn ich wußte das Andere.«

Das Traurige war, daß Fräulein Benthien einen beträchtlichen Einfluß erlangt hatte, und zwar in Kreisen, die zu den extremsten Anhängern Frau Dr. Wegmans gehörten, und auf jeden Wink von ihr reagierten. Trotzdem führende Mitglieder jener Kreise in Fräulein Benthien eine Eingeweihte sahen, und ihre Botschaften aus der geistigen Welt sogar von Dr. Steiner kommen sollten und als Richtlinien für die Gesellschaft angesehen wurden, so daß das Ganze allmählich eine sehr ernste Gesellschaftsangelegenheit geworden war, hatte Frau Dr. Wegman sich nicht verpflichtet gefühlt, weder als Vorstandsmitglied, noch als Leiterin der Esoterik, die sie sein wollte, dagegen etwas zu tun. In der Generalversammlung befragt, behandelte sie die ganze Angelegenheit als etwas, wozu sie nicht einmal Stellung nehmen wolle, da sie Fräulein Benthien nur als eine ihrer früheren Patienten betrachte. Darauf kam es aber wenig an, sondern auf die Gefahr für die Gesellschaft, da besonders in Jugendkreisen die Köpfe verwirrt wurden. Obwohl man natürlich in der Generalversammlung versuchte, alles zu leugnen und den Anschein zu erwecken, daß es sich nur um böswillige Erfindungen handle, ergab sich doch bald, wie sehr andere mit ihren Befürchtungen Recht gehabt hatten. Fräulein Benthien schrieb nicht nur den schon erwähnten Brief, sondern es war schon ein ganzer Stoß anderer von ihr verfaßter Briefe auf den Vorstandstisch deponiert worden, in welchen sie die phantastischsten Mitteilungen über von ihr erforschte Reinkarnationen und sonstige Sensationen vorbrachte.

Sobald Fräulein Benthien von den Besprechungen der Generalversammlung hörte, trat sie aus der Anthroposophischen Gesellschaft aus und einige prominente Mitglieder folgten ihr*). Zu diesen gehörte sogar einer der beiden Leiter der Freien Gesellschaft, Herr Wilhelm Rath. Sie schlossen sich ganz an Fräulein Benthien an. Von Herrn Rath war auch die Redensart in Umlauf gesetzt worden, daß das Goetheanum nur ein Betonklotz sei, für den man kein Geld verschwenden solle. Dieser Ausspruch, der ebenfalls die Meinung Fräulein Benthiens ausdrückte, wurde in Anwesenheit des betreffenden Herrn in der Generalversammlung besprochen und von ihm nicht widerrufen. Aber auch in anderen derartigen Kreisen wurde schon seit langer Zeit gemystelt, daß das »geistige Goetheanum« nicht mehr in Dornach sei.

Zum Verzweifeln war es, daß immer wieder die Anschauung auftrat, über diese Dinge soll nicht gesprochen, nicht geurteilt und nicht kritisiert werden. Das schlimmste Beispiel gab Frau Dr. Wegman selber. Sie schilderte, wie Fräulein Benthien früher einmal für längere Zeit ihre Patientin gewesen war, und ihr vieles erzählt hatte, was sie als ärztliches Geheimnis zu betrachten habe. Darum handelte es sich aber überhaupt nicht, sondern um alle die Dinge, die Fräulein Benthien schon damals und besonders später, als sie nicht mehr Patientin war, nicht zu Ärzten sagte, sondern in den Kreisen der Mitglieder erzählte und damit Anklang fand. Aber auch über diese Dinge sollte man nicht urteilen, nach der Meinung Frau Dr. Wegmans, sogar sie selber nicht. Sie sagte wörtlich: »Was ist noch mehr gesagt worden über Fräulein Benthien? Daß sie ein krankhaftes Hellsehen hat. Nun, was heißt das? Nicht wahr, ich kann darüber auch nicht urteilen so ohne weiteres, ob etwas krankhaft ist oder nicht krankhaft ist.« Und dann noch einmal: »Man kann nicht so ohne weiteres einen Menschen aburteilen in dieser Beziehung.« – Frau Dr. Wegman, die Ärztin, die dazu vor einigen Wochen verlangt hat, mit Dr. Steiner zusammen als die Leitung der Hochschule anerkannt zu werden, kann nicht »ohne weiteres« beurteilen, ob ein Hellsehen krankhaft ist, wenn sie einen Menschen lange und gut kennt und außerdem die »geistigen Forschungsresultate« der Betreffenden überall bekannt sind und besprochen werden. Was Dr. Steiner durch die Jahre hindurch immer

*) Noch heute aber, im Winter 1934, kursieren sogenannte ›Lehrstunden‹ in Briefform in Kreisen der Mitgliedschaft, zum Beispiel nachweislich in Holland, und werden dort ernst genommen.

wieder als Kriterien eines krankhaften Hellsehens ausführlich beschrieben hatte, weil er wollte, daß jedes Mitglied darüber urteilen lernt, was in seinen Büchern und Vorträgen gedruckt steht, was er selber rückhaltlos vor der ganzen Mitgliedschaft an konkreten Beispielen, zum Beispiel wenn es sich in der Malerei von Mitgliedern ausdrückte, als krankhaft und unheilvoll für die Gesellschaft charakterisiert hat, das alles sollte man nicht anwenden, sondern liebevoll NICHT urteilen. Und was jeder ernste Leser der Bücher Dr. Steiners nicht nur kann, sondern sogar soll, davon erklärte Frau Dr. Wegman es nicht zu können und nicht zu wollen.

Es sollte aber noch Schlimmeres kommen. Fräulein Benthien hatte auch Frau Dr. Wegman allerlei Reinkarnationsgeschichten erzählt.

> »Nun, ich bin niemals darauf eingegangen, überhaupt auf Inkarnations-Fragen, das kann man überhaupt gar nicht. Und was man auch über mich sagt, Fragen stellt zum Beispiel, »sind Sie diese oder eine andere Individualität gewesen«, darauf kann ich auch nicht antworten. Das müssen Sie doch verstehen, daß es unmöglich ist. Das sind doch tiefe Geheimnisse, die wir selber in uns bewahren. Ja, ich kann aber auch nicht dafür, daß andere Menschen es aussprechen; die haben doch die Freiheit bis zu einem gewissen Grade. Ich bin nicht der Hüter dieser Menschen, die nun dies oder jenes sagen. Schließlich habe ich damit auch nichts zu tun.« –

Was zunächst die von Frau Dr. Wegman erwähnte Frage betrifft, so wurde sie in der Generalversammlung vom April 1930 von einem Berliner Mitglied in sehr unpassender Weise gestellt. In einer früheren Generalversammlung hatte Herr Englert sie gestellt, um dadurch den unerträglichen Inkarnationsschwätzereien in der Gesellschaft ein Ende zu bereiten. Seine persönlich formulierte Frage wurde aber damals als solche von Frau Dr. Steiner abgelehnt, die sich sogar schützend vor Frau Dr. Wegman stellte und für diese die Frage abwies. – Von den »tiefen Geheimnissen, die wir selber in uns bewahren«, war aber in bezug auf Frau Dr. Wegman seit Jahren von denjenigen gesprochen worden, deren »Hüter« sie nicht sein wollte, die aber in ihr die Leiterin der »Michaelschule« sahen. Und sie hatte sehr viel zu tun mit »diesen Menschen«, die für sie die Welt erobern wollten mit Weltschulvereinen, Weltkonferenzen und Jugendkamps, und die seit Jahren als »Übervorstand« in Arlesheim zusammenkamen, um die Ziele der Gesellschaft zu bestimmen.

Die Menschen, die nach Frau Dr. Wegmans eigenen Worten über Dinge gesprochen hatten, die man in sich selber zu bewahren hat, und »dieses oder jenes gesagt« hatten, gaben aber die Hoffnung nicht auf, die Situation noch zu retten, und fingen an, alles zu leugnen, und behaupteten sogar, nie etwas über Alexander gesagt oder gehört zu haben. Um die Versammlung aus diesem Sumpf der Verlogenheit herauszuziehen, stand dann ein Mitglied der Norwegischen Landesgesellschaft auf, und erzählte, sich dabei zu Dr. Zeylmans wendend, in allen Einzelheiten, wo und wann und wie Dr. Zeylmans in Oslo über die Wiederverkörperung Alexanders und seiner Umgebung und die sich daraus ergebenden Richtlinien für die Gesellschaft als den eigentlichen Sinn der Weihnachtstagung von 1923 gesprochen hatte. Das norwegische Mitglied betonte dabei, nur aus Pflichtgefühl gegenüber der Wahrheit zu sprechen und nicht aus feindlichen Gefühlen, da es ja selber mit Dr. Zeylmans gut befreundet war und gerade längere Zeit sehr schön mit ihm in Holland, im Haag, zusammengearbeitet hatte. – Herr Englert erzählte einen anderen Fall und beschrieb, wie er in Wien von Mitgliedern, die später überall als ergebenste Freunde von Frau Dr. Wegman bekannt waren, dasselbe erzählt bekommen hatte. Er erinnerte Frau Dr. Wegman daran, daß er selber dann bei seiner Rückkehr sofort zu ihr gekommen war, um ihre Meinung über solches Gerede zu erfahren und sie darauf geantwortet hatte, daß es alles Erdichtungen wären, von ihren Gegnern verbreitet, um ihre Anhänger lächerlich zu machen. – Ihre Anhänger haben offenbar versucht, diese Haltung auch in der jetzt beschriebenen Generalversammlung nachzuahmen, und wären damit durchgekommen, wenn nicht ehrliche Mitglieder es auf sich genommen hätten, die Wahrheit auch dann zu sagen, wenn sie unbequem ist. Daß dabei auch nachgewiesen wurde, daß Frau Dr. Wegman auch *selber* nicht immer geschwiegen hatte, möge hier nur angedeutet werden.

Eine außerordentlich schwerwiegende Frage mußte in dieser Generalversammlung noch behandelt werden. Durch den Konkurs einer Fabrik in Einsingen hatten auch Mitglieder der Anthroposophischen Gesellschaft sehr schwere Verluste erlitten. Da die Anthroposophische Gesellschaft selber zu diesem Unternehmen keine irgendwie gearteten Beziehungen hatte, mußte die Tatsache, daß große Geldsummen von seiten einzelner Mitglieder in dieses Unternehmen hineingegeben worden waren, darauf zurückgeführt werden, daß bei den Geldgebern die irreführende Vorstellung erweckt worden war, als ob sie durch Unterstützung dieser Fabrik die anthroposophische Sache fördern würden. Schon bei einer ersten Prüfung ergab sich, daß der Name des Goetheanum und sogar Dr. Steiners von einzelnen Mitgliedern in Deutschland und Holland auf das Gröblichste mißbraucht worden war. Die Namen dieser Mitglieder machten es wahrscheinlich, daß diese in Verbindung mit Frau Dr. Wegman versucht hatten, für gewisse Sonderbestrebungen eine finanzielle Basis zu schaffen. Wäre dies der Fall gewesen, so hätte Frau Dr. Wegman als Vorstandsmitglied der Anthroposophischen Gesellschaft in unbegreiflicher Weise ihre Pflichten verkannt. Leider erwies sich diese Annahme als richtig. Als Frau Dr. Wegman in der Generalversammlung über ihre Beziehungen zu der Einsinger Fabrik befragt wurde, antwortete sie jedoch in dem Sinne, daß ihre ganzen Beziehungen zu Einsingen nur darin bestanden hätten, daß sie einmal in dieser Angelegenheit einen Rat oder eine Empfehlung erteilt habe. Diesen Rat hatte sie dem Fabrikbesitzer erteilt, als er sich an sie gewandt hatte.

»Und ich sagte ihm: Nun ja, vielleicht gibt es in Holland noch wohl Menschen, die sich dafür interessieren können, – sagte aber auch sehr deutlich zu ihm: Sie müssen auch versuchen, nicht bei Anthroposophen um Geld zu bitten, sondern Sie müssen versuchen, ganz andere Leute zu bekommen. Es kam dann dazu, daß von holländischer Seite aus Freunde kamen, zum Beispiel Herr T.[ymstra] zu Herrn v. L[eer], der sich dann bereit erklärte, sich mit dieser Fabrik zu verbinden, und es dann auch auf sich nahm, nicht bei Anthroposophen Geld für diese Fabrik zu erwerben, sondern Menschen zu finden, die für solche Dinge sich interessieren konnten, die aber mit Anthroposophie überhaupt keine Beziehung hatten. Und das war sehr stark auf meine Veranlassung hin, weil ich das sagte, und die Freunde dahin brachte, eigentlich das Geld nicht bei Anthroposophen zusammenzubringen, sondern ganz bei anderen Leuten. Es war wirklich als Rat, als guter Rat gemeint. Das haben sie auch getan. Wir haben sehr viele nicht-anthroposophische Freunde dazu gebracht und ich habe mich weiter gar nicht darum gekümmert.« – »Als ich aber hörte, daß es nicht gut ging, da habe ich mich energisch gewehrt.«

Damit die nachfolgende Schilderung nicht mißverstanden werde, muß hier ausdrücklich hervorgehoben werden, daß Frau Dr. Wegman für die kaufmännischen Fehler der Fabrikleiter nicht verantwortlich gemacht werden kann. Was man ihr vorwerfen kann, liegt auf einem ganz anderen Gebiet: ihre Haltung als Vorstandsmitglied, sowohl der Gesellschaft als einzelnen Mitgliedern gegenüber.

In jener Generalversammlung erklärte sie aber, immer nur als Privatperson in dieser Angelegenheit gehandelt zu haben und in keiner Weise als Vorstandsmitglied. Überdies wurde sie gefragt, ob es ihr gelungen sei, den privaten Charakter ihrer Beziehungen so deutlich zu machen, daß Institutionen, die sie unabhängig von der Anthroposophischen Gesellschaft leitete, ebenfalls nicht mit der Einsinger Fabrik in Zusammenhang gebracht worden waren, zum Beispiel als Empfänger der erwarteten Gewinne vorgesehen wurden.

Frau Dr. Wegman antwortete:

»Das will ich auch gern beantworten: Keinerlei Beziehungen bestehen zwischen der Klinik und Einsingen, keinerlei finanzielle Beziehungen, auch nicht geistige Beziehungen. Keinerlei Beziehungen bestehen zwischen den Instituten, den heil-pädagogischen Instituten und Einsingen. Und keinerlei Beziehungen bestehen zwischen Weleda und Einsingen. Alles ist vollständig in Ordnung. Nie sind da Beziehungen gewesen; von der Klinik auf keinen Fall. Immer habe ich das streng – ja, sie kamen gar nicht in Betracht. Sie kamen gar nicht in Betracht! Und ich habe gar keine Neigung gehabt, irgend jemals mich finanziell mit Einsingen zu beschäftigen. Ich habe nur einen Rat gegeben, einen Rat, von dem ich dachte, daß man es richtig ausführen könnte. Was die Menschen daraus gemacht haben, ja, dafür kann ich nichts.«

Die Generalversammlung beschloß, eine Kommission einzusetzen, die aus Sachverständigen bestehend, nachprüfen sollte, wie die immer noch undurchschaubaren Tatsachen hatten entstehen können.

Aus diesem Bericht, den diese Kommission*) später vorlegte, ergab sich nochmals die Bestätigung, daß die Anthroposophische Gesellschaft selber in keiner Weise an der Einsinger Fabrik und deren Konkurs beteiligt war. Es mußte aber festgestellt werden, daß die privaten Beziehungen Frau Dr. Wegmans von Anderen nicht als solche betrachtet worden waren und ihr Name genügt hatte, bei Geldgebern die Überzeugung hervorzurufen, daß es sich um ein anthroposophisches Interesse bei dieser Sache handle. Die Erklärungen, die Frau Dr. Wegman in der Generalversammlung abgegeben hatte, ERWIESEN SICH ALS IRREFÜHREND UND WIDERSPRACHEN GÄNZLICH DEM TATBESTAND, welchen die Kommission nach genauester Untersuchung eindeutig feststellen konnte. Unter Weglassung aller technischen Details mögen aus dem Bericht diejenigen Stellen angeführt werden, die den wesentlichen Punkt beleuchten, das heißt die phantastische Denkweise derjenigen Mitglieder, die so leichtsinnig den Namen des Goetheanum für ihre höchst persönlichen Machtbestrebungen mißbrauchten:

In dem Bericht wird gesagt:

»Frau Dr. Wegman steht auf dem Standpunkt, den sie schon in der Versammlung eingenommen hat, als sie sagte: »und ich spreche da nicht als Vorstandsmitglied, sondern ich spreche da als privater Mensch.« – Sie steht also auf dem Standpunkt, daß alle ihre ratgeberischen und finanziellen Bemühungen für Einsingen ihre Privatangelegenheiten gewesen seien. Auf der anderen Seite motiviert sie ihre Teilnahme

*) Sie bestand aus sechs Mitgliedern: es waren die Herren Dr. Grosheintz (als Vorsitzender), Dornach, – Herr Kreutzer, Industrieller (Nürnberg), – Dr. Fränkl, Jurist (Dornach), – Dr. A. Im Obersteg, Rechtsanwalt (Basel), – Herr Knopfli, Bankprokurist (St. Gallen) und Herr Aisenpreis (für die Goetheanum-Bau-Verwaltung), Dornach.

ausdrücklich mit dem Interesse Dr. Steiners an Einsingen.
Schon aus diesem Grunde kann die Kommission den Standpunkt von Frau Dr. Wegman nicht teilen, daß ein Vorstandsmitglied sich für eine Sache, die Dr. Steiner wichtig war*), nicht als Vorstandsmitglied, sondern als privater Mensch aktiv betätigen könne, obendrein, ohne dem Vorstand als solchem Mitteilung zu machen.
Darüberhinaus aber sieht die Kommission eine solche Teilung in Vorstandsmitglied und Privatmensch zum mindesten als etwas an, das unabsehbare Mißverständnisse hervorrufen kann, da von außen her niemand diese Teilung vornehmen und da hinter der Privatperson doch immer die Autorität des Vorstandsmitgliedes gesehen wird.« –
»Der Weg zu holländischen Geldgebern sollte dadurch erleichtert werden, daß Frau Dr. Wegman erklärte, sie wolle ihren holländischen Freunden schreiben, ob sie etwas in dieser Sache tun könnten. Herr K.[irchner], damals der leitende administrative Beamte der Klinik, reiste dann in dieser Angelegenheit nach Holland. Sie hatte Erfolg.« –
»Wieder wurde der Weg nach Holland gegangen und die Vermittlung von dortigen Funktionären der Anthroposophischen Gesellschaft in Anspruch genommen. Hierbei spielt der Traum eines dieser Funktionäre (Dr. Zeylmans) eine Rolle, den die Beteiligten dahin deuteten, daß die Unterstützung von Einsingen in Dr. Steiners Intention liege. Man beachte, daß wir im Januar 1926 stehen. Überhaupt kann man die Ereignisse nur dann recht einschätzen, wenn man sie auf dem Hintergrund der Vorgänge, Meinungen, Stimmungen und Kämpfe innerhalb der Anthroposophischen Gesellschaft in jener Zeit, also Ende 1925 bis Anfang 1926 sieht.« –
»In gröblichster Weise mißbraucht wurden der Name Dr. Steiners und des Goetheanum.« –
»Schließlich wurde noch Herr K.[irchner] nach Einsingen delegiert. Und, obwohl er mit seinem Wegzuge nach Einsingen formell aus der Klinik ausschied, hat er von Einsingen aus dauernden Einfluß auf deren finanzielle Gebarung behalten. Er hat die Bilanzen der Klinik gemacht, und, wenn die Klinik Geld brauchte, war der betreffende Angestellte angewiesen, sich an Herrn K. in Einsingen zu wenden, der dann disponierte. Herr. K. kehrte kurz vor dem Zusammenbruch in die Klinik zurück, hat dann allerdings nachher noch mit der Persönlichkeit verhandelt, die den Konkurs unmittelbar herbeiführte.« –

*) {Er hatte bestimmte Angaben für die technische Bearbeitung des Rohmaterials gemacht. Diese wurden kaum im Laboratorium geprüft, und hatten keinen wesentlichen Einfluß auf den Betrieb. Sie wurden aber zu Prapagandazwecken bei Geldgebern mißbraucht.}

»Die Weleda ist in Verbindung mit Einsingen durch Herrn v. L.[eer] gekommen, der in beiden Unternehmungen eine führende Position hatte.« –
»Finanziert werden sollten: »Waldorfschule, resp. Schulverein – (Wir stehen in der Zeit der Gründung des WELTSCHULVEREINS) – Arlesheim: die Kliniken und Laboratorien.«
»Da Herr v. L. sich doch nicht berechtigt fühlte, ganz allein über eventuell zur Verfügung stehende Summen zu disponieren, hat er Frau Dr. Wegman und Gr.[af] K.[eyserlingk] gebeten, ihre Namen zu erwähnen, damit diese drei Persönlichkeiten gemeinschaftlich über die Verteilung im Sinne Rudolf Steiners (!) entscheiden könnten.« –
»Über die Verwendung der zu erwartenden Gewinne wurde im Jahre 1926 in Sitzungen bereits so entschieden gesprochen, daß im Sommer desselben Jahres eine sehr angesehene Persönlichkeit des Wirtschaftslebens ausschließlich deswegen nach Dornach gereist kam, um Herrn Steffen und Frau Dr. Steiner warnend zu informieren, daß da mit großer Energie an der AUSBILDUNG EINES MACHTZENTRUMS auf finanzieller Grundlage gearbeitet werde, daß aber auf der anderen Seite diese finanzielle Grundlage für den kritischen Blick eine schwankende sei.«
»Trotzdem ist es weder dem Vorsitzenden der Gesellschaft, noch Frau Dr. Steiner, noch Herrn Dr. Wachsmuth möglich gewesen, von den an Einsingen Beteiligten verläßlich Auskünfte und Unterlagen zu erlangen oder ihren Wünschen und Warnungen Geltung zu verschaffen. Herr Steffen hat das zu Weihnachten ausführlich geschildert, namentlich wie er »aufs ganz bestimmteste«, aber vergeblich vor der Gründung der Kommanditgesellschaft gewarnt habe.«

Aus dem ganzen Bericht ergibt sich, daß dieselben Kreise, die für Frau Dr. Wegman eine Sonderstellung in der Führung der Anthroposophischen Gesellschaft schaffen wollten, dieses gleichzeitig durch äußere Machtmittel erreichen wollten, wobei sie sich allerdings selber am meisten geschadet haben. Dazu mißbrauchte man den Namen des Goetheanum und hinterging den Dornacher Vorstand, und das alles geschah unter Mitwissen von Persönlichkeiten, die sonst sich so sehr darauf beriefen, von Dr. Steiner einzigartige Verantwortungen übertragen bekommen zu haben. Bezeichnend ist die in dem Bericht erwähnte Tatsache, daß es sogar Funktionäre gegeben hat, die sich von der Erkenntnis wegwandten, und Träume als Impulse für ein freies Handeln gelten ließen. Dazu kommt, daß dem Hauptgeldgeber gegenüber das Mitteilen von angeblichen Reinkarnationen eine Rolle spielte. –

Die Kommission betonte vor allem, daß das größte Unrecht durch den Mißbrauch des Namens Dr. Steiners geschehen war. Statt sich auf mißverstandene und sogar sehr wenig authentische Äußerungen Rudolf Steiners zu berufen, hätte man sich lieber daran halten sollen, was er im Mitteilungsblatt vom 15. Juli 1924 selber geschrieben hatte:

»Es handelt sich für mich darum, daß ich in der Zukunft werde in der strengsten Weise mich dafür einsetzen müssen, daß keinerlei Anthroposophengelder in wirtschaftliche Unternehmungen hineinfließen, die nichts mit der Anthroposophischen Gesellschaft als solcher unmittelbar zu tun haben. In dieser Beziehung wurde einmal nachgegeben, aber heute ist die dringende Notwendigkeit vorhanden, daß fernerhin keine wirtschaflichen Unternehmungen mit Anthroposophengeldern gespeist werden.«

*

Es sei noch kurz erwähnt, daß auch die Prozesse der Mademoiselle Sauerwein zur Sprache kamen und die Generalversammlung eine Resolution faßte, in welcher ihre Mißbilligung über die Haltung der französischen Generalsekretärin ausgesprochen wurde. Als die Resolution *einstimmig* angenommen worden war, protestierte nur Dr. Kolisko und erklärte in beleidigender Weise die ganze Versammlung, mit Ausnahme von sich selbst natürlich, als beschlußunfähig wegen des Zustandes, in dem sie sich befinde. Als Dr. Wachsmuth im Namen der Versammlung die Haltung Dr. Koliskos rügte, milderte Dr. Kolisko seine Ausdrucksweise dahin ab, daß er auf die vorgerückte Stunde hindeutete. Dr. Wachsmuth stellte fest, daß es erst 7 Uhr 10 Minuten war, und die Versammlung erwies ihre Urteilsfähigkeit noch Stunden lang.

8. DIE JAHRE 1931 BIS 1933.

In der Generalversammlung vom 31. März 1931 wurde der Bericht über die Einsinger Fabrik von der Kommission den Mitgliedern vorgelegt. Im Zusammenhang damit wurde auch die im Jahre 1925 vollzogene Eingliederung des Klinisch-Therapeutischen Institutes in die Anthroposophische Gesellschaft wiederum rückgängig gemacht.

In der Zwischenzeit hatten immer mehr und mehr Mitglieder den Weg zum Goetheanum zurückgefunden, der ihnen von bestimmten Funktionären der Gesellschaft solange versperrt worden war.

Es kam dies nicht nur in einer äußerlichen Anschlußbewegung zum Ausdruck, sondern die Mitglieder entschieden sich für eine Vertretung der Anthroposophie, wie sie von Herrn Steffen immer schon ausgeübt wurde. Viele auch wurden aufgerüttelt durch die erschreckenden Beispiele, die gezeigt hatten, in welchen Abgrund die Gesellschaft stürzen würde, wenn weiterhin die anthroposophische Bewegung durch jene kleine Gruppe allerlei okkultistischem Unfug, zusammengekoppelt mit wirtschaftlichen Abenteuern, preisgegeben bliebe.

Wie sehr es sich darum handelte, die eigene Einstellung zur Anthroposophie zu klären, und welche inneren Kämpfe dabei durchgemacht wurden, zeigte der stürmische Beifall, der in der Generalversammlung durch eine Rede von Dr. von Baravalle ausgelöst wurde.

Dr. von Baravalle sagte:

»Ich habe mich zum Wort gemeldet, damit auch ein früher unabhängiges Mitglied, also nicht ein Zweigmitglied der deutschen Landesgesellschaft, das dann aber den Eintritt in diejenige Gruppe vollzogen hat, die eben den unmittelbaren Anschluß an das Goetheanum suchte, auch einiges beitragen kann zu den Motiven, aus denen im wirklichen, wahrsten Sinn eine EINTRITTSbewegung entstanden ist. Ich muß mich vor allen Dingen dagegen wehren, daß da Gedanken herumkreisen: da sind ein paar Leute, die vertragen sich nicht, die haben durch alle möglichen Verwicklungen Streitigkeiten miteinander gehabt; jetzt kommt eine günstige Gelegenheit, da hat man die ergriffen und macht sich unabhängig. Das erinnert mich immer an das Niveau, das einen so unglaublich schmerzen konnte, wenn die Streitigkeiten in Dornach zurückgeführt wurden auf den Hader von zwei Damen*). Und wenn man hört solche Berichte, die so glatt vor sich gehen, wie die von Seiten des deutschen Vorstandes, dann frägt man, was hast denn du getan, bis du soweit kamst? Jetzt wird es einem vorgetragen, als ob das alles so ölglatt gewesen wäre, und man frägt sich: habe ich denn geschlafen, war das ein Traum, was ich alles durchgekämpft habe? Ja, ich muß sagen, ich verdanke außerordentlich viel dem, daß ich eben durch die Jahre hindurch mit all den Persönlichkeiten an der Waldorfschule in Verbindung war, gearbeitet habe und mit Schmerzen die Dinge durchgemacht habe. Aber es war ein GEISTESKAMPF GRANDIOSESTER ART, ein Geisteskampf, woran derjenige, der vielleicht noch als junger Mann daran teilnehmen muß, fast zerbrechen kann, am Zerbrechen manchmal war. So sind die Dinge, die auf einen einwirkten, nicht subjektiv, sondern es war ein objektiver, großartiger Kampf, an dem man hat sehen können, wie sich ad absurdum führen Geistesströmungen, die auch sonst auf der Welt vorhanden sind, und sich ganz ad absurdum geführt haben, weithin sichtbar für diejenigen, die diese schweren Stunden haben mitmachen können. Alles mögliche ist da, was an ungesundem Geist einfach gewirkt hat und zu Ende gewirkt hat. Ich möchte besonders sprechen, weil ich einigen jüngeren Mitgliedern kurz damit etwas sagen möchte; denn diejenigen, die durch Dr. Steiners Arbeit selber mit allem verbunden waren, die älteren Mitglieder, die haben so viele Erfahrungen in ihrem eigenen Leben gehabt durch diese Zusammenarbeit, daß sie es jetzt viel leichter haben. Aber jüngere Menschen, wenn die solche Reden hören, die müssen sich sagen: ja, was wollen denn diese paar Krakehler, diese Individualisten, die die Gemeinschaft nicht haben wollen usw. usw., wie alle diese Reden sind. Ja, diese sind aber nicht herausgegangen, weil sie sich mit den andern nicht vertragen konnten, – bei mir

---

*) Siehe schon oben, Seite 46 [276].

wird niemand behaupten können, daß ich mich mit den andern nicht habe vertragen können –, sondern die sind herausgegangen wirklich dann, wo ein Augenblick da war, wo wirklich wieder einmal das Heiligste in uns also auf dem Spiele stand. Denn ich muß mir sagen, die Denkformen sind unmöglich, die da vielfach gebraucht wurden: diese »Gemeinschaft« und alle diese Dinge, die gesagt wurden: man müsse zusammenhalten um jeden Preis, diese Methode des »Gleich auf Gleich«; dieses Sagen: ihr seid so, ihr so; ihr hadert euch beide, also sind wir alle gleichberechtigt. Darüber kann man nicht diskutieren.

Würde diese Denkweise – das war mir dieses objektive Erlebnis – ganz in mich einziehen, dann wäre ich von dem Augenblick an nicht mehr Anthroposoph. Diese Denkweise, mir trat sie am deutlichsten hervor in dem jahrelangen Zusammenarbeiten mit *Dr. Kolisko als Urphänomen;* diese Denkweise, die er immer und immer brachte, in allen Verhandlungen, die wir seit zehn Jahre miteinander durchgemacht haben. Jedesmal, als ich eine Tat tat, eine entscheidende Tat, wo ich spürte: das war jetzt eine freie Tat, das war jetzt in diesem Augenblick vielleicht berechtigt, als anthroposophisch bezeichnet zu werden, da habe ich es jedesmal erlebt: da war es immer Dr. Kolisko, der buchstäblich wütend wurde darüber. Ich brauche keine Bestätigung, ich habe sie ja an der Waldorfschule. Ich habe gespürt, jedesmal, wenn ich innerlich freier wurde, wenn ich einen Akt tat – man spürt es ja nachher – kam Kolisko mit dieser Denkweise unfehlbar in Konflikt. Und am nächsten Tag, nach dem fürchterlichsten Kampf, der vorangegangen war, wenn dann die Dinge durchgingen, hieß es: das wollten wir ja alle! das war ja immer unsere Meinung! usw., usw. Man frug sich dann: Der gestrige Tag? War das alles nicht gewesen, was gestern war? – Wenn man das alles erleben konnte: man wurde ein Stückchen, ruckweise, Anthroposoph! Und dann frug man sich: wo stehen die Menschen, die so etwas doch auch miterleben, aber ganz systematisch dagegen sprechen, und sogar wütend werden, wenn man diese Dinge bespricht?

Und dann konnte ich wiederum erleben, als ich nach Stuttgart zurückkam, als ich die Menschen traf, die sich an das Goetheanum angeschlossen hatten: Wir sprachen mancherlei zusammen, und ich wußte, jetzt ist in ihnen etwas aufgeleuchtet, das war eine Tat, jetzt wird es hell, wenn man mittut, man wird ein Stückchen besser, wenn man mittut. Sie können das nehmen, wie Sie wollen, aber ich spürte: in der ganzen Luft Stuttgarts bis in die Schule hinein wurde es heller. Man spürte eben, jetzt ist ein Kanal offen, wo dieses Geistesleben, dieses Geistesglück ist, wo man wirklich so mitempfinden konnte diese Freude, die Herr Steffen heute wieder aussprach: es wird Tag. Die alten Denkweisen haben sich heute tot gelaufen, während man noch ganz allein stand vor ein paar Jahren. Man wurde erdrückt. Ich frug mich oft: habe ich noch gesunden Menschenverstand? Alle »gelehrten« Leute sagen etwas gegen meine Auffassung. Ich war oft daran, an meinem gesunden Menschenverstand zu zweifeln. Und wenn ich nicht da durchgehalten hätte,... ich hätte vielleicht die gleichen Vorträge gehalten, die gleichen Worte gesprochen, aber ich wäre nicht mehr Anthroposoph gewesen. Bitter war es mir gewesen, daß gesagt wurde: Ja, wenn du aber Anthroposoph sein willst, mußt du das und das haben. Es kam soweit heran, daß es mich innerlich zu einer Entscheidung drängte. Alles das, was mir da vorgeschrieben wurde als Anthroposoph, – ich habe es innerlich zerissen eines Tages und sagte: ich kehre zum gesunden Menschenverstand zurück. Ich habe tatsächlich davor gestanden; ich habe mir gesagt, vielleicht verlasse ich damit die Anthroposophie. Ich habe es aber dann gewagt, und habe sie gefunden. Wer das erlebt hat, der weiß, das ist kein Herumreden, es geht um das Menschentum, es geht um die tiefsten Kräfte. Aus denen heraus ist gearbeitet worden. Die werden heller; die erleben wir hier am Goetheanum. Und das ist etwas so Schönes, dieses Glücksgefühl, daß ich jetzt das Gefühl haben kann: ein neues Licht geht herauf durch die Art, wie jetzt Herr Steffen die Dinge aufbaut, wie eine ganz andere Denkweise ganz Anderes wirkt. Die geistige Welt, scheint mir fast, kommt uns ein bißchen näher in der nächsten Zeit. Im Anschluß daran habe ich aus diesem Grund diese »Eintrittsbewegung« mitgemacht und ein Stückchen der Freude miterlebt, die bis nach Deutschland herüber aus dem ganzen Akte strahlte.« –

*

Ostern 1931 kamen in Dornach die ganzen Schwierigkeiten der *Deutschen Landesgesellschaft* zur Sprache. Die Schicksale der Deutschen Landesgesellschaft entwickelten sich durch die Jahre hindurch in enger Wechselbeziehung mit denen der Allgemeinen Gesellschaft, da die Willenseinstellung bestimmter deutscher Vorstandsmitglieder, wie schon oft erwähnt wurde, zu den Schwierigkeiten des Dornacher Vorstandes wesentlich beigetragen hatte. Dr.Stein und Dr.Kolisko haben ja die Konflikte geradezu mitveranlaßt. Schwerlich hätte Frau Dr.Wegman ihre Stellung gegenüber den anderen Dornacher Vorstandsmitgliedern festgehalten, wenn sie nicht des ständigen Rückhalts an namhaften deutschen Mitgliedern sicher gewesen wäre und damit in jener Zeit einen beträchtlichen Teil der deutschen Mitgliedschaft hinter sich gehabt hätte. Im deutschen Landesvorstande war zunächst durch Jahre hindurch Dr. Unger fast der einzige, der diesen Machenschaften die Spitze bot und sich den Ansprüchen Dr. Wegmans und ihrer Parteigänger entgegenstellte. Seine Gegenspieler im Deutschen Vorstande waren naturgemäß Dr. Stein und Dr. Kolisko, deren Verhandlungsgeschick und Bemäntelungskünsten es gelang, eine wechselnde Anzahl der übrigen Vorstandsmitglieder auf ihre Seite zu ziehen oder – wenn dies nicht gelang – ihr Widerstreben wenigstens in der Auswirkung matt zu setzen. Bei der deutschen außerordentlichen

Generalversammlung vom 6. April 1927 war es Dr. Unger noch einmal gelungen, die in der deutschen Mitgliedschaft wachsende Unzufriedenheit zu beruhigen, indem er mit seiner Person die Freiheit der anthroposophischen Arbeit garantierte und sich daneben für eine völlig neutrale Geschäftsführung der Landesgesellschaft verbürgte. Im Laufe des Jahres 1928 wurde dieser Versuch als unwirksam erkannt, da die ständigen einseitigen Bestrebungen Dr. Steins und Dr. Koliskos nicht nachließen. Daß Dr. Stein zum Beispiel das Testament Dr. Steiners nicht anerkannte, offenbarte die ganze Unhaltbarkeit der Lage.

Nach Dr. Ungers Hinscheiden wuchs naturgemäß die Opposition gegen den deutschen Landesvorstand, obwohl dieser versuchte, durch Kooptation weiterer Mitglieder sich eine breitere Vertrauensgrundlage zu verschaffen. Mit Recht sagten sich viele deutsche Mitglieder, daß der Einfluß der Gegner Frau Dr. Steiners und Herrn Steffens im Landesvorstande durch diese Erweiterung nicht aufgehoben, sondern nur weniger augenfällig gemacht worden sei. Es dauerte denn auch nicht lange, bis dieser Landesvorstand auseinanderbrach. Im Dezember 1930 und im Januar 1931 traten Fräulein Mücke, Herr Stegemann und Dr. Piper zurück, um wenigstens auf diese Weise ihren Protest kundzugeben und eine Neuordnung herbeizuführen. In den gleichen Monaten faßten viele deutsche Gruppen den schwerwiegenden Entschluß (als erste die Rudolf Steiner-Arbeitsgruppe in Stuttgart am 7. Dezember 1930), sich aus dem Verband der Landesgesellschaft zu lösen und sich als freier Zweig unmittelbar an die Allgemeine Anthroposophische Gesellschaft in Dornach anzuschließen. In einem Brief an alle deutschen Zweige teilten die Mitglieder jener ersten Gruppe mit, sie seien »mit der Art und Weise nicht einverstanden, wie die führenden Persönlichkeiten des Deutschen Landesvorstandes im April 1930 in der Sitzung der Generalsekretäre und auf der Generalversammlung in Dornach auftraten. Die Art aber, wie diese Persönlichkeiten am 28. und 29. November 1930 Herrn Albert Steffen gegenüber sich verhalten haben, widerspricht allem, was wir in dieser Lage getan hätten und läßt uns nichts anderes übrig, als den unmittelbaren Anschluß in Dornach.« Dieser Einsicht, daß durch Verhandlung nicht mehr weiter zu kommen und eine positive Tat notwendig sei, schlossen sich in der Folge weitere Gruppen an. Der verkleinerte deutsche Landesvorstand versuchte durch eine auf den 30. Januar und 1. Februar einberufene außerordentliche deutsche Generalversammlung noch ein letztesmal sich gegenüber der anschwellenden »Austrittsbewegung« zu halten und den ausgetretenen Gruppen die Bildung einer Sondergesellschaft anzuempfehlen. Aber das offensichtliche Hinschwinden jeder Vertrauensgrundlage veranlaßte weitere deutsche Vorstandsmitglieder (Rektor Bartsch, Dr. Poppelbaum, Dr. Rittelmeyer) zum Austritt. Dadurch wurde das Wachstum der »Austrittsbewegung« noch beschleunigt. Bis zur Oster-Generalversammlung 1931 hatten bereits 76 deutsche Zweige die bisherige Deutsche Landesgesellschaft verlassen und sich an die Allgemeine Anthroposophische Gesellschaft direkt angeschlossen. Das Goetheanum konnte in dieser Lage zunächst nichts weiter tun, als diesen »Strom des Wollens entgegenzunehmen« (wie sich Dr. Wachsmuth ausdrückte). Es war jedoch klar, daß die große Arbeit der Verwaltung und Beratung so vieler deutscher Gruppen und Einzelmitglieder nicht auf die Dauer von Dornach aus geleitet werden konnte. Rudolf Steiner hatte ja auch die Landesgesellschaften unter anderem unter dem Gesichtspunkte eingerichtet, dem Goetheanum diese Arbeit abzunehmen. Man wandte sich nun an Herrn Steffen um einen Rat, wie die Verhältnisse in Deutschland wieder in Ordnung zu bringen seien. Herr Steffen gab diesen Rat bei der Generalversammlung Ostern 1931, *wobei der aber ausdrücklich jedes Mitglied des Vorstandes der Allgemeinen Anthroposophischen Gesellschaft einzeln um dessen Zustimmung bat und diese auch erhielt, und außerdem die Versammlung selbst ihre Einwilligung aussprechen ließ. Nur unter der Zustimmung dieser beiden Instanzen* schlug er sechs deutsche tätige Mitglieder vor, die seiner Meinung nach geeignet waren, den Neuaufbau einer EINHEITLICHEN deutschen Landesgesellschaft ins Werk zu setzen. Diese sechs Mitglieder (Initiativgruppe) nahmen den Auftrag an und begannen mit der Zusammenfassung der deutschen Gruppen und Mitglieder unter Zugrundelegung der von Herrn Steffen für die Arbeit innerhalb der ganzen Gesellschaft angegebenen Punkte: Überwindung alles Sektenhaften in der Gesellschaft durch methodische Strenge in der wissenschaftlichen Arbeit, Förderung der künstlerischen Aufführungen und des Goetheanums-Baues selbst. Im übrigen sollten die Gruppen, wie bisher, ganz frei ihre Arbeit gestalten.

Der weitaus überwiegende Teil der deutschen Gruppen und Einzelmitglieder erkannte an, daß mit dieser Besinnung auf die Notwendigkeiten der Gesamtbewegung auch eine gesunde Grundlage für die neue Deutsche Landesgesellschaft gegeben war, und fand sich zu einer reorganisierten Deutschen Landesgesellschaft zusammen. Der frühere Landesvorstand trat Ende April 1931 zurück, löste den kleinen Restbestand der alten Landesgesellschaft auf und nötigte dadurch die Gruppen und freistehenden Mitglieder, sich zu entscheiden, ob sie sich zu der neu zu bildenden Landesgesellschaft rechnen wollten oder nicht. (Die Freie Anthroposophische Gesellschaft in Deutschland löste sich ebenfalls im Frühjahr 1931 auf, nachdem sie zuletzt schon auf eine sehr geringe Mitgliederzahl zusammengeschrumpft war.)

Kaum war die »Initiativ-Gruppe« ans Werk gegangen, als – schon Ende April 1931 – sich eine Anzahl deutscher Arbeitsgruppen zu einer Sondergesellschaft auf deutschem Boden zusammenschlossen. Dies geschah ohne Rücksicht darauf, daß von der Initiativ-

Gruppe konkrete Vorschläge zu einer einheitlichen Landesgesellschaft gemacht worden waren und den Gruppen, die der Initiativgruppe kein Vertrauen entgegenbringen wollten, sogar wiederholt *selbständige Verwaltung der Beiträge, Führung eines eigenen Postscheckkontos durch eine von ihnen selbst zu bestimmende Persönlichkeit* und dergleichen ausdrücklich zugesichert worden war. Auch die selbstverständliche Gewährleistung freier Arbeit für alle Gruppen nützte nichts. Man gründete eine »Anthroposophische Arbeitsgemeinschaft in Deutschland«, ohne den Vorsitzenden der Gesellschaft, Herrn Steffen, zu benachrichtigen, und stellte ihn, wie in früheren Fällen, vor eine vollzogene Tatsache, deren Anerkennung man von ihm erwartete. Alle diese Gruppen kümmerten sich nicht um die Ratschläge Herrn Steffens, durch welche die fatalen Einschläge der letzten sechs Jahre überwunden werden sollten; sie handelten so, als ob seit dem Tode Rudolf Steiners die Gesellschaft ohne Störung sich weiter entwickelt hätte. Viele Mitglieder, die sich zu dieser »Anthroposophischen Arbeits-Gemeinschaft in Deutschland« zusammenfanden, wußten wohl in der Tat nicht, was vorausgegangen war oder meinten es seien bloße persönliche Streitigkeiten gewesen. Aber *die Führer* dieser Arbeitsgemeinschaft *mußten* Bescheid wissen, denn es waren ja zum Teil dieselben Persönlichkeiten, von denen die Schwierigkeiten der letzten Jahre ausgegangen waren. Sie zogen es aber vor, unter den Leitworten »Neutralität« und »gegenseitiges Verständnis« ihre gegen die Goetheanum-Leitung gerichteten Absichten zu verbergen. Für die Mitglieder, die das Werden der letzten Jahre verfolgt hatten, war es offensichtlich, daß man durch die Gründung dieser Arbeitsgemeinschaft die dringend notwendige Klärung hintan zu halten und all die Untugenden, deren Beseitigung die übrige Mitgliedschaft so dringend wünschte, in Schutz zu nehmen suchte.

Die Allgemeine Anthroposophische Gesellschaft kam aber in eine gänzlich unmögliche Lage hinein, als Frau Dr. Wegman und Fräulein Dr. Vreede diese »Arbeitsgemeinschaft« unterstützten, nachdem sie selber die Initiativ-Gruppe und deren Auftrag, eine einheitliche Landesgesellschaft neu zu gründen, anerkannt hatten. DURCH DIESE STELLUNGNAHME DER BEIDEN VORSTANDMITGLIEDER WURDE NICHT NUR DER VORSTAND ALS SOLCHER, SONDERN AUCH DIE GESELLSCHAFT IN IHRER VERTRETUNG DURCH DIE GENERALVERSAMMLUNG, MISSACHTET UND AD ABSURDUM GEFÜHRT. Auch die Haltung der »Arbeitsgemeinschaft« war von vornherein eine unmögliche, weil ihr Vertreter, Herr von Grone, zwar sogleich nach der Generalversammlung Bedenken geäußert hatte, diese aber dazu führten, daß Dr. Wachsmuth, der solche Schwierigkeiten schon erwartet hatte, Herrn von Grone ausdrücklich dazu aufforderte, keine eigenmächtigen Entscheidungen zu treffen, und erst die Verhandlungen abzuwarten. Trotzdem wurde aber sofort drauflos gegründet.

Als sich diese Sondergruppe dann ans Goetheanum wandte, um als »Anthroposophische Arbeitsgemeinschaft in Deutschland« anerkannt zu werden, mußte der Vorsitzende der Allgemeinen Anthroposophischen Gesellschaft diese Anerkennung verweigern, denn er hätte sonst eine *zweite* deutsche Landesgesellschaft legalisiert, während er sich vorher für das Zustandekommen einer einheitlichen Anthroposophischen Gesellschaft in Deutschland eingesetzt und durch die Zustimmung sowohl des Dornacher Vorstandes als auch der Generalversammlung verpflichtet hatte. Er konnte unmöglich dem kaum begonnenen Lösungsversuch in den Rücken fallen. Es mußte also dabei bleiben, daß er fortan alle Mitgliedskarten mit der Bezeichnung »Anthroposophische Arbeitsgemeinschaft *in Deutschland«* zurückwies und nur solche gegenzeichnete, die von einer örtlichen Arbeitsgruppe ausgestellt waren, also zum Beispiel »Anthroposophische Arbeitsgemeinschaft *in München«* usw. NIEMALS IST VON HERRN STEFFEN DIE ANERKENNUNG VON DIESEN ORTSGRUPPEN UND IHREN FUNKTIONÄREN VERWEIGERT WORDEN. Aber es gab wie von jeher und auch für deutsche Mitglieder nur drei Arten der Zugehörigkeit: entweder Mitglied der Anthroposophischen Gesellschaft in Deutschland oder Mitglied einer vom Goetheanum anerkannten einzelnen Ortsgruppe oder (in Ausnahmefällen) Einzelmitglied in Dornach zu sein. Herr von Grone erlaubte sich aber, Mitgliedskarten der Allgemeinen Gesellschaft, ohne Wissen und Genehmigung der verantwortlichen Leitung, in völlig widerrechtlicher Weise auf die Zugehörigkeit zur Arbeitsgemeinschaft abzuändern. Eine besondere Art der Irreführung kam durch das geschickt ausgeübte Jonglieren mit den Worten »Arbeitsgemeinschaft« und »Arbeitsgemeinschaften« zustande. Trotz allem wurde die vom Vorsitzenden nicht anerkannte »Arbeitsgemeinschaft in Deutschland« aber auch von den mit Frau Dr. Wegman in Verbindung stehenden Kreisen um Mr. Dunlop in England und Dr. Zeylmans in Holland unterstützt.

Die »Arbeitsgemeinschaften« stellten zweifellos den Rückhalt und Stützpunkt Frau Dr. Wegmans in einzelnen Orten Deutschlands dar. Sie setzten sich, bewußt oder ohne Wissen, über die Tatsache hinweg, daß die Gesellschaft in die Gefahr gebracht worden war, eine fragwürdige Sekte zu werden und daß es galt, diesen Krankheitseinschlag zu überwinden. Man kann nicht, wo es sich um die Wahrung der Substanz der Anthroposophie handelt, die Verfehlungen einzelner Persönlichkeiten mit angeblicher christlicher Liebe zudecken. Wenn solche Persönlichkeiten in den Auseinandersetzungen hart angegriffen wurden, so mußte man auf die sachliche Notwendigkeit blicken, die unerbittlich gewesen war. (Auch Rudolf Steiner hatte, als 1913 die Anthroposophische Gesellschaft gegründet wurde, mit sentimentalen und unaufrechten »Friedensstiftern« zu kämpfen, die ganz ähnliche, das heißt theosophische Absurditäten liebten.)

Die Initiativ-Gruppe ließ es nicht an Versuchen fehlen, durch Besprechungen mit maßgebenden Persönlichkeiten dieser Arbeitsgemeinschaft doch noch zu einer gemeinsamen Grundlage zu kommen. Diese Versuche scheiterten jedoch, weil Verhandlungen mehrfach abgelehnt wurden oder aber die entscheidenden Persönlichkeiten (zum Beispiel Dr. Kolisko, Dr. Lehrs) nicht erschienen. In einer Besprechung, die noch im Oktober 1931 in der Wohnung Herrn Stockmeyers zwischen etwa dreißig verantwortlichen deutschen Mitgliedern stattfand, machte Herr Rektor Bartsch einen Versuch zur Einigung, dessen Weitherzigkeit wohl nicht überboten werden konnte. Er fragte die erschienenen Vertreter der Arbeitsgemeinschaft: »Was verlangen Sie von uns, das wir tun sollen, um Ihren Forderungen gerecht zu werden; was erwarten Sie von uns?« Darauf antwortet Dr. Kolisko mit dem einzigen Wort: »Garnichts.«

Drei Jahre hindurch, bis Ostern 1934, hat sich dann unter den deutschen Zweigen immer deutlicher eine Sonderung vollzogen: die weitaus überwiegende Mehrzahl mit mehr als siebentausend Mitgliedern arbeitet in der Anthroposophischen Gesellschaft in Deutschland und stellt sich damit auf den Boden der vom Goetheanum ausgegangenen Vorschläge für die Gesundung der Gesellschaft; der aus weniger als tausend Mitgliedern (in ungefähr fünfundzwanzig Gruppen) bestehende Rest fand sich in den sogenannten »Arbeitsgemeinschaften« zusammen, welche die Geschehnisse der letzten Jahre ignorierten, und aus deren Mitte ein stillschweigender oder lauter Widerstand gegen die Absichten der Goetheanumleitung immer mehr bemerkbar wurde. Ähnlich ist das Verhältnis in einzelnen außerdeutschen Ländern und hiermit auch in der Allgemeinen Anthroposophischen Gesellschaft. Nur in Holland und England sind es vorläufig die Minoritäten, die zum Goetheanum halten, und sich daher von der Leitung des Mr. Dunlop und Dr. Zeylmans emanzipieren mußten. Dieses geschah in England schon im Winter 1929– 1930, in Holland erst später. In bezug auf die Anthroposophische Gesellschaft in England ist noch zu vermelden, daß als einzige Ausnahme die von Mr. Dunlop vorgelegten Mitgliedskarten erst dann nicht mehr vom Vorsitzenden unterzeichnet wurden, als Mr. Dunlop sich weigerte, die Adressen der aufzunehmenden Mitglieder dem Vorsitzenden der Gesellschaft bekannt zu geben. Man verweigerte ihm also die Kenntnis des Aufenthaltsortes von Menschen, die er in die Gesellschaft aufnehmen sollte. Für diese Weigerung berief man sich auf eine frühere Mitteilung des Dornacher Sekretariates, das sich einmal in einem Brief damit begnügt hatte, wenigstens Angabe über die Zugehörigkeit neuer Mitglieder zu den bestimmten Zweigen anzufordern, nachdem es vorher vergeblich um die genauen Adressen gebeten hatte. Dabei ignorierte der Londoner Vorstand einfach die Tatsache, daß sowohl zu Dr. Steiners Zeit wie später sogar im Mitteilungsblatt zur Einsendung der Adressen aufgefordert wurde. In keiner Weise wurde also die von Dr. Steiner selbst gegebene Vorschrift*) eingehalten. Neben der offiziellen Ablehnung wurde aber in einer Besprechung in London von Mr. Dunlop ausdrücklich betont, daß er eine eventuelle Orientierung der Mitglieder von Dornach aus nicht zulassen könne und deshalb die Adressen verweigere. Aus demselben Grunde protestierte der Londoner Vorstand so energisch gegen die auf dringende Bitte englisch-sprechender Mitglieder vom Dornacher Vorstand veranlaßte Übersetzung des Mitteilungsblattes. Diese Übersetzung war aber nicht nur für England, sondern auch für Amerika, Australien, Neuseeland usw. bestimmt, und daher keine interne Angelegenheit der englischen Landesgesellschaft. Diese selbst gibt aber ein eigenes Mitteilungsblatt heraus (»Anthroposophical Movement«), das ein ausgesprochenes Parteiblatt ist, schon lange wichtige Teile des Mitteilungsblattes des Goetheanum aus Partei-Rücksichten nicht brachte, dafür aber ganz offen Stellung nimmt gegen alles, was nicht von Frau Dr. Wegman oder Fräulein Dr. Vreede ausgeht, also die dortigen Mitglieder nur in einseitigster Weise orientiert.

In der Generalversammlung vom 31. März 1932 wurde von Herrn Steffen mit besonderem Nachdruck auf die Notwendigkeit eines vertieften anthroposophischen Arbeitens hingewiesen und im Zusammenhang damit an alle Mitglieder die Aufforderung gerichtet, sich auf die rechte *Methode* zu besinnen. Herr Steffen verwies die Mitglieder auf das Werk Rudolf Steiners und betonte, daß es sich nicht um etwas »Neues« handle, sondern um diejenige Methodik, die Dr. Steiner immer wieder als etwas Unerläßliches bezeichnet hatte. Sofort wurde gegen die Ausführungen Herrn Steffens von Fräulein Dr. Vreede und anderen angekämpft und deren Sinn so gedeutet, als wolle Herr Steffen für sich und seine Mitarbeiter eine bestimmte Methode als unfehlbar in Anspruch nehmen, unter Verketzerung jeder anderen möglichen und gleichberechtigten Methode. Dieses Nicht-verstehen-wollen bezeichnete sich in der Folgezeit als »alles verstehende Toleranz«, welche sich in die beschränkten Gesichtspunkte der Anderen hineindenken könne, und mit Bedauern hinnehme, daß diese Anderen eben nicht in der Lage seien, sich zu einer »allumfassenden Toleranz« aufzuschwingen. Dieser Einstellung gegenüber mußte bei späteren Gelegenheiten immer wieder die Frage gestellt werden, ob durch jene erhabene Toleranz nunmehr jeder Unterschied zwischen Wahrheit und Unwahrheit, Recht und Unrecht als aufgehoben zu betrachten sei.

Herr Steffen appellierte an das Unterscheidungsvermögen zwischen Wahrheit und Unwahrheit, zwischen Methode und Unmethode überhaupt. Er faßte seine An-

*) Unten abgedruckt, ebenso die Vorschrift über das Mitteilungsblatt, Seite 142 [321].

sichten bei einer anderen Generalversammlung in die Worte: »Meine Methode ist, die Wahrheit zu suchen.«

Die Anthroposophische Gesellschaft hatte im Lauf der Zeit vieles mit ihrem Namen decken müssen, was mit ihrem Wesen völlig unvereinbar war. Eine Empfindlichkeit, die jeden Hinweis auf methodische Fehler als persönlichen Angriff oder als inquisitorisches Verfahren verschrie, zeigte sich immer bei denjenigen, welche sich einer freien und offenen Kritik nicht aussetzen und auch in der Folgezeit ungestört alles das weiterpflegen wollten, was die Gesellschaft schon wiederholt hart an den Abgrund gebracht hatte.

Obgleich es schwer war, Kritik anzubringen, ohne dadurch als Parteigänger abgestempelt zu werden, hat es gelegentlich doch Auseinandersetzungen über wissenschaftliche Einzelleistungen gegeben. Reichliche Veranlassung, über methodische Fragen nachzudenken, hatten die Angehörigen der medizinischen Sektion. Heute noch liegt jedem zur Beurteilung ein genügendes Anschauungsmaterial in der Zeitschrift *Natura* vor. Es soll hier nur berichtet werden, wie Frau Dr. Wegman sich der berechtigten Kritik gegenüber verhielt. In einer Versammlung der medizinischen Sektion im Frühjahr 1932 wurden insbesondere einige Artikel Dr. Königs einer strengen Kritik seitens anderer Ärzte unterzogen. Es handelte sich da in der Tat um Schulbeispiele von hemmungsloser Kombinatorik, sich steigernd zu einer exaltierten Mystik, alles unter leichtfertiger Verwendung von Angaben Dr. Steiners. Dr. König hat später selber manche solcher Aufsätze als »jugendliche Verirrungen« bezeichnet. Damals aber handelte es sich um die Frage, ob die Schriftleitung gewillt sei, Berichtigungen und Einwände gegen diese Dinge aufzunehmen. Die Antwort Frau Dr. Wegmans war ein entschiedenes Nein. Dr. Kolisko fügte hinzu, daß der Ruf der Zeitschrift vielmehr durch eine solche Kritik gefährdet werden würde. Frau Dr. Wegman gab aber doch zu, daß sie selber mit vielem, was Dr. König geschrieben hatte, nicht einverstanden sei und sie wollte ihm empfehlen, vorläufig nicht mehr schriftstellerisch und als Redner hervorzutreten. Dieses geschah aber nicht. Bei jener Gelegenheit erklärte aber Dr. Husemann, daß ihn unter diesen Umständen die *Natura* nicht mehr interessiere, und er auf eine Mitarbeit dort verzichten müsse, wo wissenschaftliche Kritik nicht geduldet wird.

Das Bild vervollständigt sich durch ein Studium der Zeitschrift selbst, die wesentlich dazu beigetragen hat, Anthroposophie in ernst strebenden medizinischen Kreisen zu diskreditieren. Heute wird die Zeitschrift von den zahlreichen Ärzten in der Anthroposophischen Gesellschaft, die sich der pseudowissenschaftlichen Cliquenbildung entziehen, völlig abgelehnt.

Diese Dinge hatten sich aber nicht auf die Kreise der Mediziner beschränkt, sondern es hatte Dr. König in der damals erscheinenden Jugendzeitschrift ›Der Pfad‹ (Septemberheft 1930) einen Aufsatz veröffentlicht über »Geburtenregelung als Problem der Geburt« und darin die sonderbarsten Dinge gesagt. Im Januar 1931 veranstaltete Dr. König zusammen mit der Christengemeinschaft Hannover eine Tagung, in welcher ausschließlich über Themen wie Sexualleben, Verbrechen, Rauschgifte usw. Vorträge gehalten wurden. Das Programm dieser Tagung wurde überall in der Gesellschaft bekannt gegeben. Als Protest dagegen wurden im Mitteilungsblatt des Goetheanum, Nr. 4 vom 25. Januar 1931, die eindringlichen Warnungen und Verbote Dr. Steiners abgedruckt. Bezeichnenderweise wurde dann aber von der betreffenden Seite auch wiederum in diesem Falle nicht die Fehlleistung, sondern die Kritik, die dazu sich auf Dr. Steiners eigene Worte berief, scharf gerügt. Man wagte es sogar, Dr. Steiners Worte als »antiquiert« zu bezeichnen. Daraufhin mußte dann Frau Dr. Steiner eingreifen und sie schrieb im Mitteilungsblatt Nr. 7 vom 15. Februar 1931:

MEINE ERWIDERUNG

»In der September-Nummer der Zeitschrift ›Der Pfad‹, die sich vor allem an die Jugend wandte, erschien ein Aufsatz von Dr. med. König: »Geburtenregelung als Problem der Geburt«. Nach einer für den künstlerischen Sinn recht schmerzvollen Interpretation von Rafaels Sixtinischer Madonna und Michelangelos Pietà schließt dieser Aufsatz mit folgendem etwas sensationell wirkenden Bilde:
»Die Geistwelt schweigt. Sie beginnt erst zu sprechen, wenn die Einzelpersönlichkeit in aller Freiheit sich an sie wendet.
Dann beginnen aber auch die Ungeborenen zu sprechen und erzählen von ihren unnennbaren Leiden. Leid aber wird immer zur Tat. Wir wollen nicht warten, bis die Ungeborenen tätig werden aus tiefster Verzweiflung heraus. Können wir nicht und wenn wir auch wenige sind, die ihre Stimme hören wollen, ihnen den Weg in die Erde weisen?
Nicht nur die Verstorbenen, die Ungeborenen wachsen heute zu Heeren heran. Wer wird ihren Einbruch in die Erdenwelt hindern, wenn er geistgewollt sein wird?
Die Problematik der Geburtenregelung ist nur da zu lösen, wo die Geburt in ihrer Wahrheit erfaßt wird. Dies aber heißt:

Erkennt das Geheimnis der Geburt!
Hört endlich die Rufe der Ungeborenen.« –

Das oben geschilderte imaginative Erlebnis mag für den, der es hat, erschütternd wirken. Er sollte aber zunächst für sich allein damit fertig werden. Es mit einer gewissen autoritativen Geste hinzustellen und mit einem auf seelische Einwirkung hinzielendem Spruch zu versehen ist nicht tunlich.

In einem von mir selbst gehörten Vortrag des Verfassers dieses Aufsatzes wurden nicht nur das Johannes-Evangelium, sondern auch die Vorträge Rudolf Steiners über das Fünfte Evangelium, das von ihm übrigens *nicht* freigegeben worden ist zur Benutzung für Vorträge und Schriften, vielfach in Verbindung gebracht mit embryologischen Ausführungen. Wir erlebten es, daß die Berufung des einen Jüngerpaares mit der Allantois verglichen wurde, eines andern mit dem Eidotter usw.
Diese Offenbarungen wurden vorgebracht mit einer gewissen weihevollen Stimmung, mit dem Anspruch auf okkulte Eingebung; sie wirkten dadurch suggestiv und wurden von vielen mit andachtsvoller Ehrfurcht aufgenommen, von andern natürlich mit Entrüstung zurückgewiesen.
Sie haben in unserer Gesellschaft eine Art Strömung inauguriert. Deshalb ist es auch gut, daß die Mitglieder wissen, wie Rudolf Steiner sich zur Behandlung solcher Themen stellte.
Vor allem fand er es nötig, daß, wenn man als okkulter Lehrer wirken wolle, man nicht nur 35, sondern 42 Jahre alt geworden sei. Erst dann könne man sich der vollen Verantwortung bewußt sein, die beim Sprechen über okkulte Tatsachen notwendig ist.
Wahrheiten, die Rudolf Steiner über Menschheitstatsachen aussprach und nicht anläßlich einer momentanen Situation, verlieren nicht ihre Giltigkeit, denn sie sind uns als Erfahrungsweisheit um tausend Jahre voraus. Deshalb ist das Wort »antiquiert« in bezug auf solche Aussprüche, das auch schon gefallen ist, doch nur als nicht gereifte Jugendweisheit zu bewerten.
Die Anthroposophische Gesellschaft mag die Worte Rudolf Steiners als antiquiert zurückweisen, sie soll aber die Gelegenheit gehabt haben, sie kennen zu lernen.
Noch gibt, wenn die Welt Fragen stellt, die Anthroposophie durch Rudolf Steiner die reinste Antwort. Werden unsere jungen Leute so dringlich aufgefordert »nicht zu warten, bis die Ungeborenen tätig werden aus tiefster Verzweiflung heraus«, so sollte man auch verstehen, daß es Pflicht ist, daneben das Wort Rudolf Steiners zu stellen: »Es ist das gefährlichste Gebiet, das man berühren kann, aus dem Grunde, weil die Gedanken, wenn sie auf dieses Gebiet hingelenkt werden, immer in einer gewissen Beziehung VERFINSTERT werden.«

Auch jener von Frau Dr. Steiner erwähnte Vortrag wurde später von Dr. König selbst als »Jugendsünde« bezeichnet. Damals aber und immer wieder, wenn man angesichts solcher Tatsachen zu kritisieren oder auch nur zu fragen wagte, wurde man als böswillig und dogmatisch gebrandmarkt. (Die Kritik an der Tagung in Hannover wurde jedoch von Dr. Rittelmeyer als berechtigt gelten gelassen.)

Gegen ungesunde Tendenzen sich zu wehren wurde auch besonders dadurch erschwert, daß Persönlichkeiten wie Dr. Kolisko und Dr. Zeylmans sowohl als Ärzte in der medizinischen Sektion maßgebend waren, als auch in der Gesellschaft als Funktionäre einen großen Einfluß hatten. Hieraus ergab sich die Möglichkeit, einerseits von der Gesellschaft zu fordern, daß sie alles gutheiße, was von der medizinischen Sektion ausgehen würde, und andererseits von den medizinischen Mitarbeitern zu verlangen, daß sie die Bestrebungen Frau Dr. Wegmans in Angelegenheiten der Gesellschaft unterstützen. Sonst wurde man von der Arbeit in der medizinischen Sektion ferngehalten. So hatte die Sekte, die sich in einem Teil der Gesellschaft gebildet hatte, ihr Zentrum in der Gruppe der offiziellen Träger der medizinischen Sektion.

Im Lauf der Zeit kam aber doch eine wachsende Anzahl von Mitgliedern in Konflikt mit diesen Tendenzen zur Sektenbildung und zum Gegenteil eines freien Geisteslebens. In der medizinischen Sektion selber hatte im Jahre 1924 Dr. Steiner noch einen engeren Kreis von Mitarbeitern um sich gesammelt, dem außer Frau Dr. Wegman eine bestimmte, von Dr. Steiner angegebene Anzahl von Ärzten angehörte. Die Namen dieser Mitarbeiter wurden von Dr. Steiner vor der versammelten Sektion bekannt gegeben. Nach dem Tode Dr. Steiners wurde die Stellung dieses Kreises innerhalb der Sektion eine ganz andere, und zwar besonders durch die Art, wie Frau Dr. Wegman schon sehr bald eine Erweiterung dieses Kreises vornahm. Mehrere Neu-Aufzunehmende wurden zu einer Zusammenkunft eingeladen, ohne daß einem von ihnen gesagt wurde, was geplant war. Ohne jede Vorbereitung sahen sie sich plötzlich in eine Art Feier einbezogen, nach deren Beendigung sie sofort entlassen wurden. Sie waren nunmehr in den inneren Kreis aufgenommen. Eine freie Entscheidung darüber, ob sie von sich aus dem Kreis angehören wollten oder nicht, wurde ihnen ebensowenig gelassen wie die Möglichkeit, sich vorher die Bedeutung dieses Schrittes bewußt zu machen. So wurde in eine von Dr. Steiner gegründete Institution ein völlig fremder Geist hereingetragen. Dieses zeigte sich außerdem darin, daß, wie sich sogleich herausstellte, vorausgesetzt worden war, diese Erweiterung solle vor der übrigen Sektion geheim gehalten werden, wiederum im Gegensatz zu der Art, wie Dr. Steiner seine Mitarbeiter gewählt hatte. Als einer der Neu-Aufgenommenen es für selbstverständlich gehalten hatte, die vollzogene Tatsache auch anderen Mitgliedern der Sektion mitzuteilen, wurde dieses sofort als Verrat bezeichnet*). Dazu kommt noch die Tatsache, die Dr. Palmer, der damalige Leiter des Klinisch-Therapeutischen Institutes in Stuttgart, auf einer späteren Generalver-

*) In einer späteren Zeit hat Frau Dr. Wegman diesen Kreis für aufgehoben erklärt.

sammlung mitteilen mußte. Frau Dr. Wegman hatte ihm gegenüber, kurz vor der geschilderten Erweiterung, erklärt, eine Vergrößerung des Kreises komme nicht in Frage. Sie sollte eben *für ihn und andere* nicht in Betracht kommen.

Schon an diesen wenigen Beispielen charakterisiert sich eine Gesinnung, die zu den Mitteln der Verleugnung bestehender Absichten und der Geheimniskrämerei greifen mußte, um Menschen fernzuhalten, deren Einstellung zu den Ansprüchen Frau Dr. Wegmans, besonders auch in Gesellschaftsangelegenheiten, unbequem war. Dadurch wurde schon früh eine Anzahl Ärzte, wenn auch nicht formell, so doch in Wirklichkeit von der Sektionsarbeit ausgeschlossen. Aber auch solche, die eine Weile das Vertrauen bewahrten, daß die medizinische Sektion im Sinne Dr. Steiners weitergeführt werden konnte, mußten vielfach im Lauf der Zeit durch die Tatsachen überzeugt werden, daß eine sachliche Zusammenarbeit nicht möglich war, und so zogen sich immer mehr Mitarbeiter zurück. Es spielte sich hier im Kleinen der gleiche Vorgang ab wie im Ganzen der anthroposophischen Gesellschaft auch.

Weil es die Möglichkeit sachlicher Auseinandersetzungen innerhalb der medizinischen Sektion nicht gab, wurde es wiederholt notwendig, daß ärztliche Angelegenheiten anderswo zu Sprache gebracht wurden. Diejenigen, die selber diese Verhältnisse geschaffen hatten, waren dann aber am meisten entrüstet über die angeblichen Indiskretionen bei Generalversammlungen. Diese Entrüstung war aber schlecht angebracht, denn es handelte sich durchweg um Dinge, durch welche die medizinische Sektion selber in weiteren Kreisen das Ansehen der anthroposophischen Gesellschaft geschädigt hatte. Es war sogar Pflicht, solche Dinge zur Kenntnis der Mitgliedschaft zu bringen.

*

Ein weiteres Beispiel zur Frage der Methode, aber auf einem ganz anderen Arbeitsfeld, brachte die Generalversammlung 1932. Es wurde Dr. W. J. Stein anhand von Schulheften nachgewiesen, daß er sich erlaubt hatte, die Lehre von den geistigen Hierarchien im Schulunterricht der Waldorfschule in Stuttgart vorzutragen, wobei er einen Vergleich mit militärischen Rangordnungen in grotesker Weise durchgeführt hatte. Es hatte das strenge Verbot Rudolf Steiners, anthroposophische Weltanschauung, auch in richtiger Interpretation, in den Schulen den Kindern beizubringen, nicht genügt. Und was immer vertreten worden war: daß eben anthroposophisch orientierte Pädagogik ein Hereintragen anthroposophischer Lehrinhalte in den Unterricht nicht zuläßt, drohte zu einer leeren Phrase zu werden, besonders weil es sich nicht um einen vereinzelten Fall handelte. – Trotz alledem veranlaßte der englische Vorstand eine Vertrauenskundgebung für Dr. Stein und brachte diese Kundgebung als eine besondere Kränkung an den Dornacher Vorstand heran.

Dieselbe Gesinnung offenbarte sich auch, als Dr. Kolisko im Jahre 1934 eine Schrift ›Vom ersten Unterricht in der Chemie‹ verfaßt hatte, die wissenschaftlich unzulänglich und vom Gesichtspunkt anthroposophischer Pädagogik völlig unerlaubt war. Nach diesen beiden Seiten behandelte Dr. von Baravalle diese Schrift in einer ausführlichen Kritik vor dem versammelten Kollegium der Waldorflehrer und später vor der Generalversammlung. Dr. Kolisko hatte zwar bald die Schrift aus dem Buchhandel zurückgezogen, er ließ sie aber weiterhin als internes Arbeitsmaterial der Schulen dienen. Gegen Letzteres verwahrte sich dann ausdrücklich die Vertreter-Versammlung der Rudolf Steiner-Schulen in Deutschland am 22. April 1934, was in einer ›Erklärung‹ im Mitteilungsblatt zum Ausdruck kam.

Nachdem Im Jahre 1930 die Einstellung Fräulein Dr. Vreedes zu methodischen Fragen sowie solchen der Gesellschaftsleitung dazu geführt hatte, daß zur Feier der siebenjährigen Wiederkehr der Weihnachtstagung keine Vorträge stattfinden konnten, entstanden Schwierigkeiten dieser Art immer wieder. Im Jahre 1933 bei der zehnjährigen Wiederkehr der Weihnachtstagung griff nun wieder Fräulein Dr. Vreede ein. Es sollte diesmal Rudolf Steiner und sein Werk sowohl durch die künstlerischen Darstellungen wie auch durch das Vorlesen einer seiner erhabensten Vortragsreihen rein für sich dastehen. Dieses entsprach einem allgemeinen echten Bedürfnis. Auch wäre dadurch die gegenseitige Unzufriedenheit in bezug auf Vorträge von vornherein vermieden gewesen. Fräulein Dr. Vreede teilte jedoch in einem Brief an Herrn Steffen mit, daß sie selber und einige Andere – darunter Dr. Zeylmans und Mr. Kaufmann – zu Weihnachten eine Reihe von Vorträgen unter dem Gesamtthema »Alte und neue Mysterien« halten würden. Kurz darauf forderte sie den Abdruck ihres Programms im Mitteilungsblatt. Sowohl der Brief wie das Programm erschienen dann im Mitteilungsblatt Nr. 48 vom 26. November 1933 und diese Gegentagung fand tatsächlich in einem kleineren Saal des Goetheanum statt, wobei allerdings die Vorträge nur von etwa vierzig Hörern besucht wurden, während die gleichzeitige Tagung im großen Saal des Goetheanum über tausend Besucher hatte.

9. DAS JAHR 1934

Die ganzen Schwierigkeiten, die nun schon so lange und immer wieder aus denselben Gründen zu aussichtslosen Auseinandersetzungen geführt hatten, kamen zu einem vorläufigen Abschluß durch die wichtige Entscheidung der Generalversammlung vom 27. und 28. März 1934. Bei einem Stimmenverhältnis von 774 Ja, 94 Nein und 23 Stimmenthaltungen wurde beschlossen, daß Entscheidungen, die von Herrn Steffen,

Frau Dr. Steiner und Dr. Wachsmuth getroffen werden, für die Gesellschaft bindend sind.

Dieser Beschluß war die Antwort auf eine Frage, die Herr Steffen in folgender Erklärung an die Generalversammlung stellte:

»Der Vorsitzende der Allgemeinen Anthroposophischen Gesellschaft sah sich anläßlich der Generalversammlung nach vielem, was vorangegangen war, infolge ungerechtfertigter Vorwürfe Mr. Kaufmanns veranlaßt, den Vorsitz niederzulegen. Er übergab den ersten Vorsitz Frau Dr. Steiner und verließ die Versammlung. Frau Marie Steiner erklärte jedoch, daß sie nur dann im Vorstand weiter bleiben würde, wenn Herr Steffen den ersten Vorsitz behielte und verließ ebenfalls den Saal.
Herr Dr. Wachsmuth wurde hierauf von der Generalversammlung beauftragt, den durch Abstimmung mit überwiegender Stimmenmehrheit entstandenen Entschluß der Generalversammlung Frau Dr. Steiner und Herrn Steffen zu überbringen, nämlich, daß die Gesellschaft durch diese drei Persönlichkeiten, Frau Marie Steiner, Herrn Steffen und Herrn Dr. Wachsmuth neu konstituiert werde.
Die Konstitution der Gesellschaft ist in der Weihnachtstagung gegeben.
Für die Beauftragen, denen das Werk Rudolf Steiners am Herzen liegt, ergibt sich demgemäß die Frage, die sie der Generalversammlung vorlegen:
»Ist die Anthroposophische Gesellschaft gewillt, im Sinne der Weihnachtstagung diese drei Persönlichkeiten die Arbeit weiterführen zu lassen und Entscheidungen, welche sie treffen, für die Gesellschaft als bindend zu betrachten?«

Ein Bericht über diese Generalversammlung ist im Mitteilungsblatt Nr. 16 vom 22. April 1934 erschienen. Es sollen hier nur noch einige Punkte hervorgehoben werden, die noch immer nicht mit genügender Klarheit im Bewußtsein aller Mitglieder gegenwärtig sind.

Schon vor der Generalversammlung wurde die sogenannte »Willenserklärung« bei dem Vorstand in Dornach eingereicht, unter Voranmeldung der drei Redner, die in der Generalversammlung diese Willenserklärung vertreten sollten. Es waren dies Dr. Kolisko, Dr. Zeylmans und Mr. Kaufmann. In den langen Diskussionen, die durch diese Willenserklärung veranlaßt wurden, konnte nachgewiesen werden, daß in diesem Dokument grobe Unwahrheiten und zielbewußte Tatsachenfälschungen den wesentlichen Inhalt bilden. Der Wortlaut ist folgender:

WILLENSERKLÄRUNG

»Die unterzeichneten Gruppen und Mitglieder haben seit etwa acht Jahren erfahren müssen, wie sich in zunehmendem Maße innerhalb der Anthroposophischen Gesellschaft verschiedene Willensrichtungen entwickelt haben. Dadurch hat sich eine immer tiefere Kluft im Organismus der Gesellschaft gebildet.
Jetzt ist uns außerdem bekannt geworden, daß zur diesjährigen Generalversammlung Anträge zur Statutenänderung eingereicht worden sind, durch welche die grundlegende Verfassung der Anthroposophischen Gesellschaft aufs Einschneidendste verändert werden würde. Dagegen haben wir mitzuteilen, daß wir eine solche Änderung, welche den Vorsitzenden ermächtigen würde, die Ämter im Vorstande neu zu verteilen, das Recht der Unterschrift zu ändern, oder die Unterzeichnung der Mitgliedskarten allein und ausschließlich auszuüben, nicht anzuerkennen vermögen.
In diesem Antrag erblicken wir einen Versuch, auf dem Umwege über die »Statuten«, die lediglich für den Verkehr mit den Behörden aufgestellt worden sind, die Verfassung der Gesellschaft selbst, wie sie von Rudolf Steiner in den »Prinzipien« gegeben und von der Gründungsversammlung auf der Weihnachtstagung 1923 angenommen worden ist, zu ändern. Dieses Vorgehen würde die Legalisierung des in den letzten Jahren in der Gesellschaft eingetretenen Zustandes bedeuten.
Unabhängig aber von diesen Vorschlägen zur Statutenänderung sehen wir uns genötigt, aus der oben charakterisierten Gesamtsituation der Gesellschaft dem Vorstande und der Mitgliedschaft die folgende Willenserklärung zur Kenntnis zu bringen:
Wir halten an der zu Weihnachten 1923 geschaffenen Konstitution der Allgemeinen Anthroposophischen Gesellschaft fest.
Entscheidende Maßnahmen, welche nur von drei Mitgliedern des Vorstandes ausgehen, wie es in der letzten Zeit üblich geworden ist, können wir nicht als für die ganze Anthroposophische Gesellschaft bindend anerkennen.
Das Gleiche gilt gegenüber den Majoritäts-Beschlüssen in den General-Versammlungen, durch welche in den letzten acht Jahren die wichtigsten Entscheidungen in Gesellschafts-Angelegenheiten, ohne vorherige Beratung im Vorstand und mit den Funktionären und führenden Mitgliedern der Gesellschaft, gefaßt worden sind.
Es ist der Zustand eingetreten, daß zwei Mitglieder des Vorstandes ohne jede verantwortliche Beteiligung an der Führung der Gesellschaft sind, und daß ebenso einer großen Anzahl führender Mitglieder in den verschiedenen Ländern die Möglichkeit genommen ist, an der Gestaltung der Gesellschaft mitzuwirken und am Goetheanum selber anthroposophische Arbeit zu leisten. Seit der Zeit, in der drei Mitglieder des Vorstandes die gesamten Geschäfte allein geführt haben, ist viele wertvolle Arbeit bestehender Gruppen negiert worden. Man hat Landesgruppen von Dornach aus umorganisiert und die ganze Gesell-

schaft im Sinne dieses Teiles des Vorstandes umzubilden versucht.
Wir verschließen uns nicht der Einsicht, daß unter Umständen Änderungen in der Konstitution der Gesellschaft notwendig werden können, wenn die Verhältnisse es fordern, doch können solche Änderungen nur aus der Gesamtverantwortung des Gesellschafts-Organismus hervorgehen.
Gegenüber den erwähnten Eingriffen vertreten wir das Prinzip der *Autonomie der Gruppen* als eine der wesentlichsten Grundlagen des anthroposophischen Gesellschaftlebens. Dazu gehört auch insbesondere, daß die Gruppen sich ihre Mitarbeiter frei wählen können.
Wir weisen aufs schärfste das Urteil zurück, daß nur diejenigen Mitglieder dem Goetheanum treu seien, welche mit der bestimmt orientierten Führung der drei gegenwärtig allein leitenden Mitglieder des Vorstandes einverstanden sind und ihr daher bereitwillig Folge leisten können.
Das Goetheanum ist überall dort geistig wirksam, wo anthroposophische Arbeit geleistet wird. In dieser Arbeit wissen wir uns mit unseren besten Kräften darinnen, und wir haben – jeder nach seinen Fähigkeiten – auf den verschiedenen Wirkungsgebieten das Unsere dazu zu leisten versucht. Diese Tätigkeit wollen wir auch am Goetheanum in Dornach entfalten. Denn diese Stätte ist für *alle* Mitglieder da.
Wir betrachten es als unsere Aufgabe, den mit uns zusammenhängenden Menschen den Weg zu dem *gesamten* geistigen Leben am Goetheanum zu vermitteln.
Die Geschichte der Gesellschaft zeigt deutlich, daß in ihr Menschen tätig sein wollen, die zwar dieselbe Anthroposophie suchen, die sie aber in verschiedener Art pflegen möchten. Diese Tatsache hat Rudolf Steiner stets anerkannt und sie auch bei Abfassung der »Prinzipien« und bei der Berufung des Gründungsvorstandes berücksichtigt. Wir sind infolgedessen der Überzeugung, daß die Gesellschaft ihre Aufgabe nur erfüllen kann, wenn der Tendenz zur Zentralisierung, die gegenwärtig in der Verwaltung Platz gegriffen hat, ein Element der Differenzierung gegenübergestellt wird. Wir finden diese Notwendigkeit ausgedrückt in dem Worte Rudolf Steiners:
»Auf geisteswissenschaftlichem Boden vereinigt man sich dadurch, daß man differenziert, individualisiert, nicht daß man zentralisiert.«
Mit diesen Worten aus dem Jahre 1923 hat Rudolf Steiner, über den damaligen Anlaß hinaus, einen Leitsatz anthroposophischer Gesellschaftsbildung überhaupt ausgesprochen. Eine solche lebendige Differenzierung ist einer formalen Einheitlichkeit vorzuziehen.
Sie ist gerade das wirksame Mittel zu vereinigen und für einen großen Teil der Mitgliedschaft Lebenselement. Eine sinnvolle Gliederung sollte daher innerhalb der Anthroposophischen Gesellschaft geschaffen werden. Wir sind aber auch davon überzeugt, daß weite Teile der gegenwärtigen Menschheit nur durch die Verwirklichung dieser Grundsätze einen rechten Lebensboden in der Gesellschaft werden finden können.
Auf solchen Grundlagen werden wir innerhalb der Allgemeinen Anthroposophischen Gesellschaft als freie, unabhängige Gruppen und Mitglieder unsere Arbeit fortsetzen. Als solche werden wir auch am besten den Forderungen der gegenwärtigen Zeit genügen können. Die Welt verlangt heute mehr denn je die Vermittlung geistiger Einsichten, den Willen zur sozialen Zusammenarbeit, und ein offenes Herz für die Bedürfnisse der Menschen.«

Sogleich der erste Satz ist charakteristisch für die Gesinnung der Verfasser. Es wird gesagt: »Die unterzeichneten Gruppen und Mitglieder haben seit etwa acht Jahren erfahren müssen, wie sich in zunehmendem Maße innerhalb der Anthroposophischen Gesellschaft verschiedene Willensrichtungen entwickelt haben.« Merkwürdig ist es, von »erfahren müssen« zu sprechen, wenn man selber seit Jahren gewaltsam danach gestrebt hat, der Gesellschaft seinen Willen aufzuzwingen. Dazu dann die merkwürdige Art, von »acht« Jahren anstatt von neun zu sprechen, was wohl notwendig ist, um dadurch das Jahr 1925 auszulöschen, das für eine wirkliche Beurteilung der ganzen Geschehnisse unentbehrlich ist.

Dann wird die angekündigte Statutenänderung wiedergegeben als eine Änderung, »welche den Vorsitzenden ermächtigen würde, die Ämter im Vorstande neu zu verteilen, das Recht der Unterschrift zu ändern.« – Als Dr. Kolisko aufgefordert wurde, diese Fälschung des Wortlautes der Statutenänderung zu erklären, wußte er nichts anderes zu erwidern, als daß er eben in dem Wortlaut der Statutenänderung dasjenige »erblicke«, was in der Willenserklärung als Inhalt wiedergegeben wird.

Der ordnungsgemäß seit vier Wochen ausliegende Antrag zur Statutenänderung lautete:

Dornach, 19. Februar 1934.

An den
Vorstand der Allgemeinen Anthroposophischen Gesellschaft
z. Hd. des Vorsitzenden, Herrn Albert Steffen
Dornach.
Die Unterzeichneten stellen hiemit der nächsten Generalversammlung den Antrag, den §§ 6 und 13 der handelsgerichtlich eingetragenen Statuten folgenden Wortlaut zu geben:

§ 6.

Die Mitgliedschaft wird erworben gestützt auf eine schriftliche Anmeldung durch die Aufnahme seitens des Vorstandes durch Unterzeichnung der Mitgliedskarte durch den Vorsitzenden.

§ 13.

Der Vorstand vertritt den Verein nach außen. Die rechtsverbindliche Unterschrift namens der Vereins führen: der Vorsitzende allein, der Schriftführer und der Sekretär-Schatzmeister je kollektiv mit dem Vorsitzenden. Der Vorsitzende kann Vorstandsmitgliedern generell oder für bestimmte Arbeitsbereiche Handlungsvollmacht mit Einzelunterschrift erteilen.

gez: Paul Bühler
Dr. E. O. Eckstein
Dr. Otto Fränkl
Ehrenfried Pfeiffer
Paul Eugen Schiller
Günther Schubert
Dr. Richard Schubert

So hatten Dr. Kolisko, Dr. Zeylmans und Mr. Kaufmann als verantwortliche Funktionäre der Gesellschaft die Mitglieder deutscher Gruppen und der holländischen und britischen Landesgesellschaften seit Wochen irregeführt durch die planmäßige Entstellung eines wichtigen Wortlauts.

Von einer »einschneidenden Veränderung der Verfassung« konnte nicht die Rede sein. Ebensowenig war es möglich, von einem Verstoß gegen die ›Prinzipien‹ zu sprechen. In bezug auf den wichtigen Punkt der Unterzeichnung der Mitgliedskarten hatte Dr. Steiner selber die Verfügung getroffen:

Zur Verwaltung der Anthroposophischen Gesellschaft.

Der Vorstand möchte das Folgende zur Ausführung der Statuten vorbringen:

1. Man ist Mitglied geworden in dem Augenblicke, in dem der Leiter der Anthroposophischen Gesellschaft die von den Gruppenfunktionären vorgelegte Mitgliedskarte unterzeichnet hat...

2. Die Gruppenfunktionäre werden gebeten, ein ständiges Namen- und Adressenverzeichnis der zu ihren Gruppen gehörigen Mitglieder zu führen und dem Sekretariat in Dornach eine Abschrift zu übersenden...*)

3. ...Die Benachrichtigung der Mitglieder wird im allgemeinen durch das Mitteilungsblatt erfolgen. In besonderen Fällen werden die Gruppenfunktionäre die Nachrichten erhalten mit der Bitte um Weiterbeförderung an die einzelnen Mitglieder.**)

Der Vorstand der Anthroposophischen Gesellschaft. (Aus dem ›Nachrichtenblatt‹ vom 20. Januar 1924).

Dann wird gesagt: »Dieses Vorgehen würde die Legalisierung des in den letzten Jahren in der Gesellschaft eingetretenen Zustands bedeuten.«

Die Behauptung, daß der Zustand der letzten Jahre ein illegaler gewesen wäre, ist nicht nur absurd, sondern auch Dr. Kolisko, der im Namen der Verfasser der Willenserklärung sprach, konnte, so sehr man ihn dazu aufforderte, dafür keine Beispiele anführen.

Dann folgen die Sätze, in welchen Majoritätsbeschlüsse des Vorstands und der Generalversammlung abgelehnt werden.

Hierzu ist zweierlei zu bemerken. Erstens: Wie sollen Beschlüsse für die Gesellschaft gefaßt werden, wenn nicht durch die rechtmäßigen Instanzen der Generalversammlung und des Vorstands? Und wie könnte man erwarten, daß solche Beschlüsse einstimmig gefaßt werden? Besonders grotesk wird die ganze Behauptung, wenn man bedenkt, daß bei der Ernennung der deutschen Initiativgruppe sogar ein einstimmiger Vorstandsbeschluß vorlag, dessen Ausführung jedoch durch die beiden Vorstandsmitglieder Frau Dr. Wegman und Fräulein Dr. Vreede mit allen Mitteln verhindert wurde. Zweitens: In bezug auf die in der Vergangenheit gefaßten Beschlüsse steht die Behauptung, besonders wenn sie wiederum für »acht Jahre« aufgestellt wird, in gar keinem Zusammenhang mit den Tatsachen. Die ganze Behauptung hat nur einen Sinn als Ausdruck für den Willen, jede weitere Leitung der Gesellschaft unmöglich zu machen. Unter der Maske formeller Beschwerden bringt man Dinge vor, in der Hoffnung, damit bei ahnungslosen Mitgliedern einen Eindruck zu machen. Die wirklichen Gründe, weshalb Beratungen im Vorstand und mit den Funktionären unmöglich geworden waren, sind in dieser Denkschrift genügend behandelt worden. Ebenso die Tatsache, daß trotz allem eine Befragung aller Vorstandsmitglieder in wichtigen Angelegenheiten wie Tagungen am Goetheanum und Neuordnung der Deutschen Landesgesellschaft immer durchgeführt wurde.

Der Satz: »Man hat Landesgruppen von Dornach aus umorganisiert und die ganze Gesellschaft im Sinne dieses Teiles des Vorstands umzubilden versucht« – enthüllte sich in seiner ganzen Unwahrheit, als von Dr. Kolisko diese Worte erläutert wurden, und er als Beispiel wiederum die Neuordnung der deutschen Landesgesellschaft erwähnte und diesen Vorgang als einen Eingriff Herrn Steffens bezeichnete. Diese Vorgänge sind schon genügend geschildert worden und gehen in Wirklichkeit darauf zurück, daß von den mehr als achttausend Mitgliedern in Deutschland sich über siebentau-

*) Dieses ist die Stelle, auf die oben hingewiesen wurde im Zusammenhang mit der Weigerung des Mr. Dunlop, die Adressen der neuen Mitglieder bekannt zu geben. (Siehe oben Seite 130 [315]).

**) Dieses ist von Mr. Dunlop auch nur ausgeführt worden, soweit er glaubte, daß seine Parteiinteressen dadurch nicht beeinträchtigt würden. (Oben Seite 130 [315]).

send von Dr. Kolisko und seinen Gesinnungsgenossen abwandten.

Es wird dann gesagt: »Wir verschließen uns nicht der Einsicht, daß unter Umständen Änderungen in der Konstitution der Gesellschaft notwendig werden können, wenn die Verhältnisse es fordern, doch können solche Änderungen nur aus der Gesamtverantwortung des Gesellschafts-Organismus hervorgehen.« Dieses Wortgestrüpp bekommt immerhin einen Sinn, wenn man diese »Einsicht« an den Auswirkungen prüft, welche sie schon seit Jahren in der Gesellschaft gezeitigt hat. Da wurden durchaus Veränderungen angestrebt ohne Rücksicht auf Generalversammlung und Vorstand und die »Gesamtverantwortung des Gesellschaftsorganismus« wurde dabei von dem treuen Alexandergefolge übernommen, das sich als Übervorstand schon wiederholt durch unrechtmäßige Gründungen ausgezeichnet hatte.

Die Forderung, alle fünf Vorstandsmitglieder nach allem, was sich ereignet hat, als gleichberechtigt anzuerkennen, ist der Ausdruck jener Gesinnung, die in den letzten Jahren die *schlimmsten* Schwierigkeiten hervorrief. »Einsetzungen« und »höhere Gesichtspunkte« sollen dazu dienen sich über unbequeme Tatsachen hinwegzutäuschen und jede Unwahrheit annehmbar zu machen.

Die »Willenserklärung« war die würdige Fortsetzung der »Kundgebung« des Jahres 1926. Beide gingen von denselben Kreisen aus und verfolgten dasselbe Ziel, durch Agitationen in schlecht informierten und ahnungslosen Mitgliederkreisen eine Stimmung zu erzeugen, die für das Machtstreben einer kleinen Führerclique ausgenützt werden sollte. Durch geschickt verschwiegene oder entstellte oder frei erfundene Tatsachen sollte der Blick von der wirklichen Lage der Dinge abgelenkt und jede Urteilsgrundlage den Mitgliedern entzogen werden, und diese sollten nicht orientiert, sondern irregeführt werden, sie sollten keine Möglichkeit haben, selber zu erkennen, sondern »kundgeben« und als »Willen erklären«, was ihnen von Dr. Kolisko, Dr. Zeylmans, Mr. Kaufmann und wenigen anderen vorgeschrieben wurde.

Einige Mitarbeiter am Goetheanum und die Deutsche Initiativgruppe richteten die folgenden Fragen an die Vertreter der »Willenserklärung«:

1. Wieso können Sie behaupten, daß ein Antrag vorliegt, der die Verfassung der Anthroposophischen Gesellschaft in einschneidendster Weise verändert?
2. Wieso können Sie behaupten, daß ein Antrag vorhanden sei, der den Vorsitzenden ermächtigt, die Ämter im Vorstand neu zu verteilen und das Recht der Unterschrift zu ändern?
3. Woher nehmen Sie das Recht, Mitglieder in Deutschland, England und Holland durch derartige falsche Angaben irrezuführen?
4. Wieso können Sie unterstellen, daß der Zustand in der Gesellschaft in den letzten Jahren illegal war? Nennen Sie Beispiele dafür.
5. Bitte, geben Sie Beispiele von wertvoller Arbeit, die angeblich negiert worden ist.
6. Wer hat je verhindert, daß Gruppen sich ihre Mitarbeiter frei wählen?
7. Wer hat Landesgruppen von Dornach aus umorganisiert?

Als diese Fragen nicht beantwortet, sondern durch allgemeine Redensarten zugedeckt wurden, antworteten die Fragesteller selbst durch folgenden Antrag nebst schriftlich formulierter Begründung:

ANTRAG

»Die Generalversammlung vom 27. März 1934 weist die sogenannte ›Willenserklärung‹ der Herren Kolisko, Zeylmans, Dunlop und Kaufmann zurück als eine Kundgebung, die durch Unwahrheit, durch Entstellung historischer Tatsachen und durch Verleumdungen eine Zwangssituation herbeiführen will, in der jede Arbeit in der Anthroposophischen Gesellschaft lahmgelegt werden soll. Die Generalversammlung bittet diejenigen Mitglieder, die ahnungslos diese Sache unterstützt haben, sich selbständig über die Tatsachen zu orientieren.«

Zur Begründung.

»Wir stellen fest, daß in dem Antrag zur Statutenänderung *nirgendwo* die Rede ist von einer »Änderung, welche den Vorsitzenden ermächtigen würde, die Ämter im Vorstande neu zu verteilen«, und das »Recht der Unterschrift zu ändern«. Es ist dies eine unwahre Darstellung.

Wir stellen fest, daß nach dem Wortlaut der Prinzipien und des Mitteilungsblattes Nr. 2 von 1924 ein Verstoß gegen die Prinzipien oder die Weihnachtstagung nicht vorliegt, sondern daß im Gegenteil die Verfasser der sogenannten ›Willenserklärung‹ nach zehn Jahren die diesbezüglichen Ausführungen Rudolf Steiners nicht kennen. Wiederum ist die Darstellung unwahr, wie sie in der sogenannten ›Willenserklärung‹ steht.

Wir stellen fest, daß der wirkliche Antrag ordnungsgemäß seit vier Wochen eingereicht worden und jedem zugänglich ist. Statt dessen hat man in England, Holland und Deutschland von einem Antrag geredet, den es überhaupt nicht gibt. Das nennen wir Entstellung der Tatsachen.

Der Satz »Man hat Landesgruppen von Dornach aus umorganisiert usw.« ist eine Verleumdung, für die nicht die geringste Unterlage vorliegt und für die ein konkretes Beispiel nicht nachgewiesen werden konnte. Die anonym eingekleidete Anklage wurde in der Diskussion auf Herrn Steffen hingeschleudert. So

wünscht man einen Vorstand, dessen Vorsitzenden man immer wieder auf das Gröblichste beleidigt.
Als wichtigstes Beispiel einer wertvollen Arbeit, die am Goetheanum negiert wird, erwiesen sich in der Generalversammlung diejenigen großangelegten Arbeiten Herrn Steffens, die immer wieder von Fräulein Dr. Vreede nicht nur negiert, sondern verunmöglicht worden sind und der Gesellschaft tatsächlich verloren gingen.
Die Forderung, daß die fünf Mitglieder des Vorstandes zusammenarbeiten sollen, empfinden wir dann als unwahrhaftig, wenn sie von solchen Mitgliedern aufgestellt wird, die seit dem Tode Rudolf Steiners alles dazu getan haben, daß heute die Tatsache besteht, daß eine solche Forderung nicht mehr erfüllt werden kann. Ihre zwangsmäßige Erfüllung wäre die Lahmlegung aller Arbeit in der Gesellschaft, besonders wenn dazu weder Beschlüsse der Generalversammlung noch der Mehrheit des Vorstandes anerkannt werden.«

*

Der Antrag mit der schriftlichen Begründung wurde eingereicht von den Mitarbeitern am Goetheanum:

Dr. Roman Boos	Ehrenfried Pfeiffer
Paul Bühler	Paul Eugen Schiller
Dr. E. O. Eckstein	Dr. W. Schornstein
Curt Englert-Faye	Guenther Schubert
Dr. Otto Fränkl	Dr. Richard Schubert
Wilhelm Lewerenz	Jan Stuten

und den Mitgliedern der deutschen Initiativ-Gruppe:
Dr. Hermann Poppelbaum
Dr. Hans Büchenbacher
Ernst Stegemann
Martin Münch
Dr. Hermann v. Baravalle.

Hätte es noch eine letzte Möglichkeit der Verständigung gegeben, so ging auch diese verloren durch die Stellungnahme Frau Dr. Wegmans und Fräulein Dr. Vreedes, die sich offiziell zu dem Inhalt der ›Willenserklärung‹ bekannten. Fräulein Dr. Vreedes Auftreten charakterisierte sich wiederum durch Versuche, die Versammlung durch unwahre Behauptungen zu überrumpeln. So behauptete sie, daß der Schlußteil ihres Briefes über die Weihnachtstagung 1933 im Mitteilungsblatt weggelassen worden sei. Es mußte ihr die Nummer des Mitteilungsblattes vorgehalten werden, bevor sie diesen Versuch der Irreführung aufgab. Auch behauptete sie, als Vortragende abgesetzt worden zu sein, mußte aber widerwillig diese Behauptung zurückziehen, als sie dafür keinen Beweis erbringen konnte. Im Gegenteil, sie, die seit Jahren systematisch verhindert hatte, daß Herr Steffen als Vorsitzender irgendeine Tagung oder sonstige Veranstaltung einrichten konnte, sie wurde nicht daran verhindert, zu Weihnachten 1933 während der Weihnachtstagung zusammen mit anderen eine Gegentagung im Goetheanum abzuhalten. Ihr Auftreten wurde schließlich so, daß die Versammlung sie nicht mehr anhören wollte.

Durch eine ähnliche Taktik charakterisierte sich Dr. Zeylmans, indem er Herrn Steffen in der Generalversammlung in ein schiefes Licht zu setzen versuchte durch die Behauptung, dieser habe in einem Brief an den Zweig in Bandung (Java), durch Erwähnung der Gesellschaftsangelegenheiten, eine ahnungslose Gruppe in ihrer friedlichen Arbeit gestört. Erst nach der Generalversammlung stellte sich heraus, daß Dr. Zeylmans selber diese Gruppe schon lange vorher informiert hatte, und zwar in seiner Weise. Ist es schon überhaupt nicht einzusehen, weshalb der Vorsitzende der Gesellschaft nicht das Recht haben sollte, sich über alle Angelegenheiten dieser Gesellschaft zu äußern, so kommt noch dazu, daß ein himmelweiter Unterschied besteht zwischen der Art und Weise, wie Herr Steffen in solchen Fällen zu den Mitgliedern spricht, und der höchst fragwürdigen Berichterstattung des holländischen Generalsekretärs, durch welche überhaupt seit Jahren die holländischen Mitglieder dem Goetheanum entfremdet wurden.

Frau Dr. Wegman unterstützte die »Willenserklärung« durch einen Brief an Herrn Steffen, der in ihrem Auftrag der Generalversammlung vorgelesen wurde. Dieser Brief lautete:

Arlesheim, den 24. März 1934.

Sehr geehrter Herr Steffen!
Wieder naht eine Generalversammlung, wieder werden die Emotionen der Mitglieder hoch aufgepeitscht, wieder werden sicher anständige Leute, die Dr. Steiner geschätzt und geliebt hat, mit Hilfe dieser aufgepeitschten Emotionen angegriffen, deren Prestige unterminiert und die Menschen systematisch kaputt gemacht. Und Sie als Vorsitzender der Anthroposophischen Gesellschaft lassen das zu. Sie denken, es ist gut, daß die Menschen einander korrigieren. Was dabei aber zu Trümmern geschlagen wird, das beachten Sie nicht.
Nun bringt eine Gruppe von sieben Menschen einen Antrag. Sie wollen mit diesem Antrag Ihnen, Herr Steffen, außer den Rechten des Vorsitzenden noch andere Rechte einräumen, die weit darüber hinausgehen. Ich sehe darin nichts Gutes. Es ist ein noch mehr Sich-Entfernen von den Prinzipien Dr. Steiners und ein Tendieren danach, das Goetheanum nur für eine bestimmte Gruppe von Menschen zugänglich zu machen, die Anderen werden ausgeschlossen. Dieses ist schon viele Jahre mehr oder weniger der Fall, und ich kann als Vorstandsmitglied nicht zustimmen, daß dieser Zustand, der von drei Vorstandsmitgliedern konsequent durchgeführt wurde, jetzt legalisiert wird.
Ich unterstütze die Willenserklärung der Gruppe der Arbeitsgemeinschaft, der Landes-Gesellschaften

Holland und England, weil sie da mit Recht sich wehren gegen die einseitige Lenkung des Goetheanums. Was meine Arbeit im Goetheanum betrifft, die speziell auch mit der Heilkunst in Zusammenhang steht, so teile ich hiermit dem Vorstand und der Mitgliedschaft mit, daß ich gar nicht gewillt bin, Veränderungen, die in den Sektionen vorgenommen werden könnten, gelten zu lassen. Dieser den Sektionen von Rudolf Steiner erteilten Aufgabe werde ich mich widmen mit all denjenigen, die mit mir arbeiten wollen und den Heiler-Willen in sich erweckt fühlen. Da werden wir schon Möglichkeiten haben, unter dem Schutz des Geistes Rudolf Steiners uns diesem Heiler-Beruf zu widmen, fern von Streit und Uneinigkeiten, die in der Gesellschaft jetzt wüten. Aus diesem Heiler-Willen heraus heben wir uns jetzt bewußt aus allen Streitigkeiten, bleiben auch bewußt im Goetheanum, dem Ort, den Rudolf Steiner nicht nur für eine bevorzugte kleine Gruppe von Menschen, sondern für uns alle geschaffen hat. Und wollen versuchen, mit denjenigen, die für diese Art der Arbeit Sinn haben, in Eintracht und eingedenk der christlichen Liebe dasjenige Wissen, das Rudolf Steiner uns so reichlich geschenkt hat, zu vertiefen, fortzusetzen und zu verbreiten, unbekümmert um die Wirrnisse innerhalb der Anthroposophischen Gesellschaft.

gez. Dr. J. [sic]. Wegman.

P. S. : Ich hatte dieses auf der Generalversammlung persönlich vorbringen wollen, da ich aber schon vierzehn Tage mit Fieber zu Bett liege, tue ich es auf diesem Wege.

Daß die Anthroposophische Gesellschaft diesen Brief unter ihre Dokumente aufnehmen mußte, das allein schon ist tief beschämend. Der Brief kann nur als eine Selbstcharakterisierung genommen werden und wirkt dann als eine Demaskierung, durch welche auch die letzten Illusionen zerstört werden. Denn so schreibt Frau Dr. Wegman, die den ganzen Winter 1926 auf 1927 nicht verhinderte, daß die Leidenschaften der sturmläutenden »Kundgeber« sich austoben konnten, sie, die jede böswillige Behauptung über Frau Dr. Steiner und Herrn Steffen erlaubt und in schweren Fällen selber verschuldet hat. Sie wagt es, von Zurücksetzung als Vorstandsmitglied zu sprechen, und den Vorsitzenden verantwortlich zu machen für die Kritik an ihrer Tätigkeit, nachdem sie in der Sitzung vom 29. November 1930 die Verantwortungsübernahme durch Herrn Steffen sowohl für die Vergangenheit wie für die Zukunft als etwas Unmögliches bezeichnet und abgelehnt hatte. Sie schließt sich den Absurditäten der »Willenserklärung« an, nachdem gerade durch ihr Verhalten Vorstandssitzungen unmöglich gemacht und Mitgliederversammlungen irregeführt worden waren. Sie war es, die im Februar 1926 durch Versprechungen und Beteuerungen die Gesellschaft täuschte, in der Hoffnung, damit Zeit zu gewinnen und allmählich ihre Alleinherrschaft errichten zu können. Und sie war es, die im Frühjahr 1930 den Vorstand so sonderbar behandelte, daß durch ihre Angaben erst falsche Voraussetzungen für einen Vorstandsbeschluß in Klassenangelegenheiten geschaffen wurden, und hinterher ver- schlimmerte sie die Sache noch dadurch, daß sie den Wortlaut des Vorstandsbriefs eigenmächtig abänderte. Abgesehen von der unwahren Behauptung, die sie am 29. November 1930 tat, indem sie sagte, von der Übernahme der Verantwortung durch Herrn Steffen im Jahre 1928 im Vorstand nichts erfahren zu haben, trat sie dann in der Versammlung vom Dezember 1930 mit Äußerungen hervor, die eine ganze Reihe von nachweislichen objektiven Unwahrheiten enthielten.

Eigentümlich wirkt es, wenn man von einem »Heilerwillen« spricht und dieser sich in Wirklichkeit abwendet von Wunden, die man selbst geschlagen hat, und wenn man glaubt, sich dadurch »bewußt aus allen Streitigkeiten herausheben« zu können. Und wer »eingedenk der christlichen Liebe« zu sein behauptet, und sich auf Rudolf Steiner berufen will ... er möge selber prüfen, ob er dazu berechtigt ist. Und wenn das Goetheanum »für alle« da ist, so müssen eben alle dafür sorgen, daß dieser Name und der Name Dr. Steiners nicht so mißbraucht werden, wie dies durch Frau Dr. Wegman geschehen ist, nicht nur im Falle Einsingen, sondern jedesmal, da sie als Vorstandsmitglied und als die Leiterin der Hochschule, die sie sein wollte, sich in Widerspruch zur Wahrheit setzte. –

Es genügt die kurze Erwähnung, daß durch die unberechtigten Vorwürfe von Mr. Kaufmann gegen Herrn Steffen die Wendung herbeigeführt wurde, die eine Änderung in der Leitung der Gesellschaft unvermeidlich machte. Mr. Kaufmann wiederholte aber nur Frau Dr. Wegmans Brief, indem er, ebenfalls unter Berufung auf die christliche Liebe, Herrn Steffen für Dinge verantwortlich machte, für die er durch den Widerstand derjenigen, unter welchen Mr. Kaufmann selber nicht fehlte, eine Verantwortung zu tragen verhindert wurde, die er einmal opferwillig auf sich genommen hatte.*)

*

Der durch die ›Willenserklärung‹ eingeleitete Selbstausschluß des »Übervorstands« und der beiden Vorstandsmitglieder nahm eine endgültige Form an, als im Laufe des Sommers 1934 die sogenannten »Vereinigten Freien Anthroposophischen Gruppen« gegründet wurden, die in so flagrantem Widerspruch zu der Konstitution der Gesellschaft stehen und aus so of-

*) Nach diesen Vorkommnissen ist auch der Brief Dr. Königs, der während der Drucklegung dieser Seiten herauskam, nicht unerklärlich. Erstaunlich ist nur, daß letzte Tiefpunkte immer noch scheinen überschritten werden zu können.

fener Feindschaft gegen die rechtmäßige Leitung der Gesellschaft hervorgegangen sind, daß an eine Verständigung mit den verantwortlichen Gründern nicht mehr gedacht werden kann. Abgesehen davon, daß ihre Gründung vom Vorstand nicht anerkannt werden kann, nehmen sie das Recht für sich in Anspruch, in ihre Reihen Menschen aufzunehmen, die nicht anerkannte Mitglieder der Allgemeinen Anthroposophischen Gesellschaft sind, aber von den Gründern als Anthroposophen betrachtet werden mit allen Rechten, die sonst nur den ordnungsmäßig aufgenommenen Mitgliedern zukommen. Fräulein Dr. Vreede beteiligte sich aber an der Gründung und fungiert seitdem als Vermittlerin der Korrespondenz für diese Gruppen, wie dies von Mr. Kaufmann in einem Rundbrief bekannt gegeben worden ist. Auch Frau Dr. Wegman anerkennt und unterstützt diesen widerrechtlichen Zusammenschluß. Hiermit haben sich Frau Dr. Wegman und Fräulein Dr. Vreede in Wirklichkeit selber aus dem Vorstand der Anthroposophischen Gesellschaft ausgeschaltet.

10. SCHLUSSBETRACHTUNG

Wer beim Lesen dieses Überblicks über die letzten zehn Jahre sich bedrückt fühlt durch die vielen unerfreulichen Ereignisse, die erzählt werden mußten, wird am ehesten ermessen können, welche Selbstüberwindung es die Verfasser dieser Denkschrift gekostet hat, sich noch einmal Monate hindurch mit allen jenen Ereignissen zu beschäftigen, die für sie im Erleben schon schmerzlich genug gewesen waren. Hierin liegt einer der Gründe, weshalb die Veröffentlichung der Denkschrift, die schon für den Herbst geplant war, sich bis heute verzögert hat. Ein anderer Grund ist aber der wichtigere: es war außerordentlich schwer, sich zu entscheiden, ob man eine solche überhaupt herausgeben solle oder nicht. Leichtfertig oder auch nur gerne wurde der Entschluß, einen solchen Bericht herauszugeben, wahrhaftig nicht gefaßt.

Zunächst sah sich schon im vergangenen Sommer Herr Dr. Poppelbaum gezwungen, auf Angriffe und Agitationen einiges zu erwidern, und verfaßte für solche Anlässe ein Referat, das er später als einen vorläufigen Bericht über die Geschichte der letzten Jahre vervielfältigen und verbreiten ließ. Erwägungen mehr prinzipieller Art kamen hinzu und ließen die Notwendigkeit einer ausführlichen Darstellung immer mehr ersichtlich werden. Es war vor allem die Tatsache zu berücksichtigen, daß die schwierigen Verhältnisse in der Gesellschaft seit Jahren wesentlich mitbedingt wurden durch eine ungenügende Information der Mitglieder. Nach den Absichten mancher Funktionäre hatte in gewissen Kreisen eine Orientierung nur in beschränktem Umfang und unter bestimmten Voraussetzungen stattgefunden.

Es war aber auch durch Andere vieles unausgesprochen geblieben; dieses geschah jedoch, weil sie immer noch mit der Möglichkeit rechnen wollten, daß sich auch ohne Erörterung allzu trüber Tatsachen die Lage bessern und eine Besinnung eintreten würde. Erwartungen in dieser Richtung haben sich zwar zum Teil erfüllt, aber die Zurückhaltung verlor, wenigstens in dem Umfang, in welchem sie so lange ausgeübt wurde, an Berechtigung, als durch sie eine Besserung nicht mehr erreicht werden konnte, wohl aber Angriffe, die mit falschen Darstellungen agitieren, sich weiterhin ungestört auswirken würden. Der ›Willenserklärung‹ und den ihr nachgefolgten Rundbriefen kann nur durch eine Darstellung der wirklichen Tatsachen entgegengetreten werden, wenn auch nicht gerade dort, wo man statt mit Tatsachen lieber mit demjenigen rechnet, was man eben zu »erblicken« wünscht.

Leser, die mit den Tatsachen wenig oder nicht bekannt gewesen sind, werden wahrscheinlich über manche Mitteilung in der Denkschrift entsetzt sein. Andere dagegen, die selber die Dinge miterlebt haben, werden erstaunt sein über die milde Ausdrucksweise und die Zurückhaltung, die sie in vielen Fällen werden feststellen können. Da wird es sehr verschiedene und sehr persönliche Urteile geben.

Abgesehen von solchen Geschmacksurteilen, die mit dem Wesen der Sache nur indirekt zusammenhängen, kann aber die scheinbar berechtigte Frage entstehen, ob Milde und Zurückhaltung im Handeln immer das Richtige gewesen sei, oder ob man dadurch ungesunde Zustände länger habe fortbestehen lassen als vielleicht notwendig war? Für eine nachträgliche und abstrakte Betrachtung mag sich dies vielleicht so ausnehmen. Wie wenig man aber durch ein solches Urteil dem wirklichen Verlauf der Ereignisse gerecht werden könnte, zeigt sich schon, wenn man bedenkt, daß im Anfang etwa ein Drittel oder gar die Hälfte aller Mitglieder die Ansprüche und Bestrebungen Frau Dr. Wegmans unterstützte, und daß man es zum Schluß mit einer Minorität zu tun hat, die kaum ein Zehntel der Mitgliedschaft umfaßt. Hierin zeigen sich die heilsamen Folgen eines Prozesses, der nur durch freies Urteilen über die Wirklichkeiten des Lebens vor sich gehen konnte. Nur so konnten *Autoritätsglauben* und *Esoterik-Spielen* abgelehnt werden, und darum handelte es sich im wesentlichen. Nichts Gutes wäre entstanden, wenn zum Beispiel durch einen Machtspruch von oben her die deutsche Landesgesellschaft umgestaltet worden wäre und nicht die Tausende von Mitgliedern selber sich losgesagt hätten von jener kleinen aber gewaltsam herrschenden Führergruppe. Es ist merkwürdig genug, daß es gerade die starren Dogmatiker waren, die sich über diesen Vorgang entrüsteten, und die ihnen noch gebliebene Autorität dazu mißbrauchten, über Herrn Steffens Haltung in dieser Angelegenheit die unsinnigsten und böswilligsten Darstellungen zu verbreiten. Man kann Herrn Steffen nur verstehen oder nicht verstehen. Böswillige zu überzeugen ist nicht möglich.

Unwahre Behauptungen sind aber nicht unwirksam, besonders, wenn sie so energisch und planmäßig verbreitet werden, wie dies durch Rundbriefe von Mr. Kaufmann und Dr. Lehrs geschieht. Herr von Grone verbreitet diese Aufsätze und befürwortet sie »im Vertrauen auf die gemeinschaftsbildende Kraft des dargebotenen Inhalts«. Sie bringen aber nur die als Unwahrheiten nachgewiesenen Punkte der ›Willenserklärung‹ in neuer Auflage und wollen verhindern, daß die Geschehnisse der letzten Jahre der Wahrheit gemäß bekannt werden. Unorientierte und ahnungslose Mitglieder können dadurch verwirrt und, ohne daß sie es wissen, auf einen Weg geführt werden, den sie von sich aus nie betreten würden. Daß die Vergangenheit eben Vergangenheit ist, diese Wahrheit ist einfach und vor allem bequem. Daß Ursachen ihren Wirkungen vorangehen und daher in der Vergangenheit liegen, diese Wahrheit ist ebenfalls einfach, aber sie ist nicht bequem. Für denjenigen unbequem, der Vergangenes verschweigen möchte, und für denjenigen, der eine bestimmte Vergangenheit nicht kennt und sie erst kennen lernen müßte, wenn er über ihre Folgen in der Gegenwart vernünftig urteilen will. Eine solche Bequemlichkeit gehört aber zu den Gefahren, die nicht ernst genug genommen werden können, weil es so leicht ist, mit Erfolg an diese Art menschlicher Schwäche zu appellieren.

Im Hinblick auf diese Gefahr entschlossen sich die Verfasser dieser Denkschrift, wenigstens einiges Wichtige zur Kenntnis weiterer Kreise zu bringen. Auch glaubten sie dazu verpflichtet zu sein, weil ihnen sonst einmal Vorwürfe darüber gemacht werden könnten, daß sie durch ihr Schweigen Dinge mitverschuldet hätten, deren unheilvolle Folgen sie voraussehen mußten.

Würde man sich überhaupt etwas mehr um die Geschichte der Anthroposophischen Gesellschaft kümmern, so könnte man auch die ganze Unsinnigkeit der in weiten Kreisen herrschenden Ansicht einsehen: das Leben in der Gesellschaft müsse und könne sich friedlich und harmonisch abspielen, dies wäre früher auch immer so gewesen, und erst nach Dr. Steiners Tod seien die schrecklichen Versammlungen entstanden, weil gewisse Leute ihr Wohlgefallen daran haben, Lärm zu schlagen. Ach, man solle doch die Tatsachen auf sich beruhen lassen und sich »menschlich verständigen«!

Es gibt aber auch heute noch die umfangreichen gedruckten Berichte, die als offizielle »Mitteilungen« über die Versammlungen der früheren Jahre veröffentlicht wurden. Da kann man nachlesen, wie Dr. Steiner, der selber die Versammlungen leitete, mit aller Energie immer wieder aufgetreten ist gegen die sentimentale Friedenstifterei und angebliche Toleranz. Sogar nach schon angenommenen Beschlüssen, die Debatte über unerfreuliche Themen abzubrechen, bestand er darauf, daß alles bis zur völligen Klärung durchgesprochen werden sollte. Darunter gab es Themen, die manchmal noch unerquicklicher waren als die der letzten Jahre. Und wer sich noch an die Delegierten-Versammlungen des Jahres 1923 (erst in Stuttgart und nachher in Dornach) erinnern kann, weiß, wie wenig Dr. Steiner »Toleranz« und »menschlich sich verständigen« als berechtigt gelten ließ, wenn dadurch unbequeme Tatsachen und Unwahrhaftigkeiten zugedeckt werden sollten.

Auch die Lage der unmittelbaren Gegenwart kann nicht besser charakterisiert werden als durch die Worte, wie sie Dr. Steiner selber einmal am Schluß der Vorträge über »Weltwesen und Ichheit« ausgesprochen hat:

»Partei wird genommen für denjenigen, der Unrecht hat. Und Briefe werden geschrieben, dahingehend, daß diejenigen, die angegriffen sind, daß diese doch etwas tun sollten, damit Freundschaft gehalten werden kann, damit die Sache wiederum ins Gleiche kommt. Man müsse doch Liebe entwickeln! – Wenn einer so recht eine lieblose Handlung begeht gegen einen anderen, so schreibt man nicht dem, der sie begangen hat, sondern demjenigen, den sie betroffen hat: Entfalte doch Liebe! Es ist doch so lieblos, wenn du nicht irgend etwas tust, daß die Sache wieder in Ordnung kommt. – Es fällt einem gar nicht ein, vom Anderen, der Unrecht hat, die Sache zu verlangen! Das sind solche Eigentümlichkeiten, die gerade bei uns auftreten, die wirklich gerade bei uns auftreten!« – [Berlin, 18. Juli 1916; heute in GA 169, Seite 174.]

Ist nicht die Anthroposophische Gesellschaft im Jahre 1913 aus einem ungeheuren Konflikt hervorgegangen? Und wogegen hatte man damals zu kämpfen? Gegen den Unfug, der getrieben wurde mit Reinkarnationen, gegen »Einsetzungen«, »Missionen«, gegen falsche Esoterik usw., kurz gesagt, gegen Machtgelüste.

In der Abwehr ähnlicher Tendenzen sind im Jahre 1934 Entscheidungen notwendig geworden, die neben dem Negativen, das sie enthalten, in der Hauptsache das Positive ergeben, *daß die Mitglieder in der Führung der Gesellschaft durch die drei jetzt leitenden Vorstandsmitglieder die Gewährleistung sehen für eine gesunde Weiterentwickelung und eine ernste Arbeit.*

*

DOKUMENT NR. 6

Vorbereitungen zur Generalversammlung 1935

Im Nachrichtenblatt Was in der Anthroposophischen Gesellschaft vorgeht *vom 17. März 1935 (12. Jg. Nr. 11–12, Seite 43–45) wurde die Generalversammlung vom 14. April 1935 in Dornach angekündigt mit Bekanntgabe der Tagesordnung, die unter Punkt 3 und 4 die Anträge I, II und III enthielt, über welche abgestimmt werden sollte. Der Wortlaut der Veröffentlichung wird unten ungekürzt wiedergegeben. Sie formuliert die Anträge zum Ausschluß einer Anzahl Mitglieder aus der Anthroposophischen Gesellschaft; diese wurden am 14. April 1935 von der Generalversammlung mit 1691 Stimmen unverändert angenommen (dies entspricht ca. 93% der anwesenden Mitglieder, das waren damals etwa 8,5% der gesamten Mitgliedschaft). Entscheidend für diese Entschlüsse ist der Text* Zur Erläuterung und Begründung, *in dem festgestellt wird, daß Ita Wegman* »jede sachliche und menschliche Berechtigung verloren hat, als Vorstandsmitglied zu fungieren.« *Obwohl durch die Annahme dieser Anträge I, II und III Ita Wegman aufgehört hatte, als Vorstandsmitglied wirken zu können und damit ihr Ausschluß aus der Anthroposophischen Gesellschaft formal dokumentiert scheint, wird im folgenden doch Punkt 5 der Tagesordnung – die Statutenänderung – sowie der Text zur Begründung dieses Antrages abgedruckt. Die durch die Annahme der Anträge I, II und III Ausgeschlossenen konnten, durch die bemerkenswerte Reihenfolge der Tagesordnung, auf die Annahme der Statutenänderung keinen Einfluß mehr nehmen. Die Formulierung dieser Statutenänderung und ihre Begründung gehören zu den entscheidenden Dokumenten in der Geschichte der Anthroposophischen Gesellschaft.*

Da die damit zusammenhängenden Fragen äußerst komplex sind, kommt man nicht umhin, sich den Ursprung der im oben erwähnten Nachrichtenblatt *abgedruckten ›Statuten‹ klarzumachen. Der Ursprung dieses Textes kann nicht verifiziert werden, wahrscheinlich stammt er von Guenther Wachsmuth. Er wurde am 8. Februar 1925, einem Sonntag, auf der außerordentlichen Generalversammlung des ›Vereins des Goetheanum, der Freien Hochschule für Geisteswissenschaft‹ von den dort anwesenden neun stimmberechtigten Mitgliedern dieses Vereins beschlossen. Zwar waren diese sämtlich auch Mitglieder der Anthroposophischen Gesellschaft, doch hatte diese Versammlung weder die Aufgabe noch die Absicht, der Anthroposophischen Gesellschaft von 1923 Statuten zu geben – diese waren längst durch die Teilnehmer der Weihnachtstagung verabschiedet. Noch undurchsichtiger wird die Angelegenheit, wenn man zur Kenntnis nimmt, daß der erwähnte Text zwar am 8. Februar 1925 – ohne die Anwesenheit Rudolf*

Steiners – beschlossen wurde, die rechtsverbindliche Anmeldung an das Handelsregister – die vom gleichen Datum stammt und auch von Rudolf Steiner unterschrieben ist – jedoch einen völlig anderen Wortlaut hat. Was den Mitgliedern der Anthroposophischen Gesellschaft also im Nachrichtenblatt vom 17. März 1935 als ›Statuten‹ ihrer Gesellschaft präsentiert wurde, ist eine nie rechtsverbindlich gewordene Verfassung des ›Vereins des Goetheanum, der Freien Hochschule für Geisteswissenschaft‹. In der im Wortlaut wesentlich abweichenden ›Anmeldung‹ dieser Beschlüsse ans Handelsregister heißt es: Der Verein meldet »folgende Änderungen und Ergänzungen« *zu den bisher publizierten Tatsachen an. Daraus ergibt sich zwangsläufig, daß die angemeldeten Änderungen und Ergänzungen mit den bisherigen Statuten (wohlgemerkt: nicht der Anthroposophischen Gesellschaft der Weihnachtstagung, sondern des sogenannten Bauvereins) zu kumulieren sind, um zum nun geltenden Wortlaut zu kommen. Es bleibt ein Rätsel, weshalb dieser Text für eine Generalversammlung der Anthroposophischen Gesellschaft (von Weihnachten 1923) der Mitgliedschaft als Grundlage präsentiert wurde, um so mehr, als Guenther Wachsmuth im März 1926 mitgeteilt hatte, Rudolf Steiner habe ihre Bekanntgabe* »nicht gewünscht«. *(Vgl. Anmerkung zu Seite 21 auf Seite 150). Dieser Text war niemals rechtskräftig geworden und niemals für die Anthroposophische Gesellschaft der Weihnachtstagung bestimmt gewesen – das dort einstimmig angenommene und auf Anregung Guenther Wachsmuths bis heute ›Prinzipien‹ genannte Statut hat einen vollkommen abweichenden Wortlaut. Es scheint den Mitgliedern der Anthroposophischen Gesellschaft bis heute nicht zum Bewußtsein gekommen zu sein, daß sie durch die Annahme dieser Statutenänderungen das Statut der Weihnachtstagung außer Kraft setzten und die Gesellschaft der Weihnachtstagung sowie die Freie Hochschule für Geisteswissenschaft Regeln unterstellten, die Rudolf Steiner – wie die von ihm unterschriebene, in jedem Satz von den Beschlüssen des 8. Februar abweichende Anmeldung ans Handelsregister unter gleichem Datum zeigt – noch nicht einmal als Verfassung eines reinen Verwaltungsvereines für geeignet ansah. Am 14. April 1935 wurden die* Gesellschaft der Weihnachtstagung von 1923, *die* Freie Hochschule für Geisteswissenschaft *und der* Verwaltungsverein *zu einem einheitlichen im Handelsregister des Kantons Solothurn eingetragenen* Verein, *dessen Statuten von Steiner schon 1925 abgelehnt und von der damaligen Mitgliedschaft auch nicht beschlossen worden waren, und der seitdem nach den in diesem Statut festgelegten Regeln zu verwalten war. Wer die Begründungen zur Änderung der Paragraphen 3, 6, 10, 11 und 13 in allen ihren Folgen durchdenkt, wird feststellen müssen, daß nicht die Statuten den sogenannten ›Prinzipien‹ (den Statuten vom 28. Dezember 1923) angepaßt wurden, sondern vielmehr dieses Statut in den Vereinsstatuten aufging. Damit war die Grundstruktur der Weihnachtstagung von 1923 – sowie das ›Herz‹ dieser Gesellschaft, die Freie Hochschule für Geistes-*

wissenschaft –, ihrem Wesen nach an ihr Ende gekommen. So erhielt dasjenige, was im Nachrichtenblatt *vom 22. März 1925 – noch zu Lebzeiten Rudolf Steiners – in irrtümlicher Weise der Mitgliedschaft bekanntgegeben worden war, nachträglich eine juristisch einwandfreie Rechtsgrundlage.* E. Zeylmans

GENERALVERSAMMLUNG

Sonntag, den 14. April 1935, vormittags 10 Uhr.

Die ordnungsgemäße Generalversammlung der Allgemeinen Anthroposophischen Gesellschaft wird dieses Jahr am Sonntag, den 14. April, vorm. 10 Uhr, in Dornach stattfinden.

Agenda:

1. Eröffnung durch den Vorsitzenden.
2. Bericht über die Bilanz und den Goetheanum-Bau, sowie Décharge-Erteilung.
3. Antrag betreffs Veränderungen in der Zusammensetzung des Vorstandes.
4. Anträge bezüglich der Zugehörigkeit zur Allgemeinen Anthroposophischen Gesellschaft.
5. Antrag zur Änderung der §§ 3, 6, 10, 11, 13 der Statuten.
6. Diversa.

ANTRÄGE ZUR GENERALVERSAMMLUNG
PUNKT 3 UND 4 DER TAGESORDNUNG

Antrag I.

Die ordentliche Generalversammlung der Allgemeinen Anthroposophischen Gesellschaft vom 14. April 1935 spricht aus:

Die beiden Vorstandsmitglieder Frau Dr. Ita Wegman und Frl. Dr. Elisabeth Vreede, welche ihre Mißachtung des Gesellschaftswillens durch Handlungen zum Ausdruck gebracht haben, die den Charakter eines Selbstausschlusses tragen, werden nicht mehr als Mitglieder des Vorstandes anerkannt.

Um auch den juristischen Erfordernissen genügen zu können, beschließt die Generalversammlung:

»Frau Dr. Ita Wegman und Frl. Dr. Elisabeth Vreede werden als Vorstandsmitglieder der Allgemeinen Anthroposophischen Gesellschaft abberufen«

Eine weitere Tätigkeit der beiden genannten Persönlichkeiten im Namen der Allgemeinen Anthroposophischen Gesellschaft erscheint der Generalversammlung als unmöglich.

Antrag II.

Die Generalversammlung möge beschließen: Die Gründer und Vertreter der sogenannten »Vereinigten Freien Anthroposophischen Gruppen«, die Herren D. N. Dunlop, George Kaufmann, Dr. F. W. Zeylmans, P. J. de Haan, Jürgen von Grone, Dr. E. Kolisko, haben aufgehört Mitglieder der Allgemeinen Anthroposophischen Gesellschaft zu sein.

Antrag III.

Die Generalversammlung bittet den Vorstand, Landesgesellschaften und Gruppen, die sich zu den sogenannten Vereinigten Freien Gruppen zusammengeschlossen haben, nicht mehr als Teile der Allgemeinen Anthroposophischen Gesellschaft anzuerkennen, ohne dadurch den einzelnen Angehörigen einer solchen Gruppe die Mitgliedschaft zu entziehen.

Ernst Aisenpreis, Dornach, Rektor M. Bartsch, Bad Saarow, Dr. Carl Bessenich, Dornach, Dr. Emil Brestowsky, Sibiu (Rumänien), Dr. Hans Büchenbacher, Stuttgart, Paul Bühler, Dornach, Lucie Bürgi-Bandi, Bern, Harry Collison, London, Dr. E. O. Eckstein, Dornach, Hermann Eichenberger, Zürich, Dr. Hans Eiselt, Prag, Esper Eising, Kopenhagen, C. Englert-Faye, Zürich, C. A. Feldmann, Den Haag, Dr. Otto Fränkl, Dornach, Helga Scheel Geelmuyden, Oslo, Rudolf Geering-Christ, Basel, Paolo Gentilli, Triest, Dr. Emil Grosheintz, Dornach, Anna Wager Gunnarsson, Stockholm, Maria Kassapian-Gentilli, Triest, Dr. Hans Erhard Lauer, Wien, Wilhelm Lewerenz, Dornach, Henry B. Monges, New York, Martin Münch, Berlin, Dr. Maria von Nagy, Budapest, Dorothy Pethick, London, Ehrenfried Pfeiffer, Dornach, Dr. Hermann Poppelbaum, Hamburg, Dr. Maria Przyborowska, Warschau, Alfred Reebstein, Karlsruhe, Paul Eugen Schiller, Dornach, Dr. Waldemar Schornstein, Arlesheim, Günther Schubert, Dornach, Dr. Richard Schubert, Dornach, Lina Schwarz, Mailand, Jan A. Stuten, Dornach.

ZUR ERLÄUTERUNG UND BEGRÜNDUNG:

Seit Jahren hat sich die Unmöglichkeit eines Zusammenwirkens im Vorstande an der tatsächlichen und offenkundigen Opposition zweier Vorstandsmitglieder erwiesen. Diese Opposition führte zu unlösbaren Problemen der Gesellschaft, weil es sich nicht nur um Meinungsverschiedenheiten handelte, sondern darum, daß Mitglieder des Vorstandes durch ihr unaufrichtiges Verhalten, bzw. dauernde Obstruktion, den Vorstand als Leitung der Gesellschaft ad absurdum führten. Dieses zeigte sich am deutlichsten in der wichtigen Angelegenheit der Neu-Ordnung der deutschen Landesgesellschaft. Es kam ein Beschluß des Vorstandes zustande, an dem jedes einzelne Vorstandsmitglied durch seine persönliche Zustimmung mitgewirkt hatte. Dieser Beschluß wurde aber sofort darauf in der Durchführung von zwei Vorstandsmitgliedern mit allen Mitteln bekämpft. Diese beiden Vorstandsmitglieder, Frau Dr. Wegman und Frl. Dr. Vreede gingen sogar soweit, die völlig widerrechtlich gegründete »Arbeitsgemeinschaft in Deutschland« zu unterstützen.

Als aus jenen Mitgliederkreisen, die den Vorsitzenden der Gesellschaft und die Mehrheit des Vorstandes nicht gelten lassen wollten, im Jahre 1934 die sogenannte »Willenserklärung« abgegeben wurde, haben sich Frau Dr. Wegman und Frl. Dr. Vreede damit identifiziert, trotzdem diese Erklärung auf Unwahrheiten und Entstellungen von Tatsachen aufbaute, die ihnen als solche bekannt waren. Abgesehen davon, daß es widersinnig ist, daß Vorstandsmitglieder der Allgemeinen Anthroposophischen Gesellschaft sich auf den Inhalt der sogenannten »Willenserklärung« überhaupt einlassen, brachten Frau Dr. Wegman und Frl. Dr. Vreede ihre Zustimmung in einer Weise zum Ausdruck, die mit der Würde der Allgemeinen Anthroposophischen Gesellschaft nicht vereinbar ist. Über die in Betracht kommenden Einzelheiten ist ja schon im Mitteilungsblatt eine genügende Berichterstattung erfolgt. Es soll nur daran erinnert werden, daß die Art des Vorgehens von Frl. Dr. Vreede von der Generalversammlung auf das entschiedenste abgelehnt wurde. Frau Dr. Wegman gab ihre Stellungnahme durch den bekannten Brief kund, der an Herrn Steffen als Vorsitzenden gerichtet und zur Vorlesung in der Generalversammlung bestimmt war. Das Vorhandensein dieses Briefes ist der endgültige Beweis dafür, daß die Verfasserin jede sachliche und menschliche Berechtigung verloren hat, als Vorstandsmitglied zu fungieren.

Als im weiteren Verlauf des Jahres 1934 durch die Gründung der sogenannten »Vereinigten Freien Anthroposophischen Gruppen« der Boden der Prinzipien und einer einheitlichen Anthroposophischen Gesellschaft verlassen wurde, schlossen sich wiederum Frau Dr. Wegman und Frl. Dr. Vreede denjenigen an, die seitdem in offenem Kampf gegen die rechtmäßige Leitung der Gesellschaft stehen. Die »Vereinigten Freien Anthroposophischen Gruppen« haben für sich das Recht in Anspruch genommen, in ihre Reihen Menschen aufzunehmen, die, ohne rechtmäßige Mitglieder der Allgemeinen Anthroposophischen Gesellschaft zu sein, doch als solche behandelt werden.

Wenn die Allgemeine Anthroposophische Gesellschaft durch Stillschweigen diesen Vorgängen zustimmt, so gibt sie selber ihre Daseinsberechtigung auf. Es ist daher eine tragische, aber doch unabwendbare Notwendigkeit, die drei vorliegenden Anträge zu stellen.

Durch Antrag II und III sollen nur die wirklich verantwortlichen Urheber einer widerrechtlichen Gründung getroffen werden. Es wird nicht daran gedacht, ganze Mitgliedergruppen der Allgemeinen Anthroposophischen Gesellschaft verantwortlich zu machen für Vorgänge, die sie unter dem Einfluß von solchen bisherigen Funktionären mitgemacht haben, die seit Jahren für ihre Sonderziele und Machtbestrebungen mit allen Mitteln gekämpft haben.

Antrag I zerfällt in zwei Teile. Es wird in dem ersten Teil durch den Ausdruck »nicht anerkennen« dasjenige ausgesprochen, was Mitglieder der Allgemeinen Anthroposophischen Gesellschaft unter Berücksichtigung der Weihnachtstagung 1923 aussprechen können. Nachdem sie im Jahre 1923 ihr Vertrauen zu den Vorstandsmitgliedern kundgetan haben, kommt ihnen nunmehr das Recht zu, auf Grund langjähriger Enttäuschungen dieses Vertrauen in bezug auf Frau Dr. Wegman und Frl. Dr. Vreede als nicht mehr vorhanden zu erklären. Daher kann von einer Anerkennung von Frau Dr. Wegman und Frl. Dr. Vreede seitens der Mitgliedschaft nicht mehr die Rede sein.

Der zweite Teil mit dem Ausdruck »abberufen« enthält die im juristischen Sinne notwendige Formel, durch welche im Handelsregister die Namen dieser beiden Vorstandsmitglieder gestrichen werden können.

Punkt 5 der Tagesordnung

Die Unterzeichneten stellen hiemit der Generalversammlung den Antrag, den §§ 3, 6, 10, 11 und 13 der handelsregisterlich eingetragenen Statuten des Vereins »Allgemeine Anthroposophische Gesellschaft«, mit Sitz in Dornach, folgenden Wortlaut zu geben:

§ 3: Zweck des Vereins ist die Pflege künstlerischer, wissenschaftlicher und erzieherischer Bestrebungen, insbesondere die Erhaltung des Goetheanum als Freie Hochschule für Geisteswissenschaft. Er lehnt jedes sektiererische Bestreben ab. Die Politik betrachtet er als nicht in seiner Aufgabe liegend.

§ 6: Die Mitgliedschaft wird erworben, gestützt auf eine schriftliche Anmeldung, durch die Aufnahme seitens des Vorstandes durch Unterzeichnung der Mitgliedskarte durch den Vorsitzenden.

§ 10: Die Mitgliederversammlung wird von dem Vorsitzenden oder einem von ihm bestimmten Leiter präsidiert. Dem Vorsitzenden, bzw. bei dessen Abwesenheit, dem Versammlungsleiter, steht bei Stimmengleichheit der Stichentscheid zu.

§ 11: Der Vorstand besteht aus mindestens drei Mitgliedern. Die Wahl des Vorsitzenden und Veränderungen in der Besetzung des Vorstandes geschehen auf Vorschlag des Vorstandes durch Zustimmung der Generalversammlung.

§ 13: Der Vorstand vertritt den Verein nach außen. Die rechtsverbindliche Einzelunterschrift namens des Vereins führt der Vorsitzende allein. Er ist berechtigt, anderen Vorstandsmitgliedern generell oder für bestimmte Arbeitsbereiche Handlungsvollmacht mit Einzelunterschrift zu erteilen.

Carl Bessenich
Paul Bühler
Dr. E. O. Eckstein
C. Englert-Faye
Dr. Otto Fränkl
E. Pfeiffer
Günther Schubert
Dr. Richard Schubert
J. A. Stuten
Paul Eugen Schiller

ZUR BEGRÜNDUNG DES ANTRAGES:

Die Eintragung der im Vorjahre von der Generalversammlung beschlossenen neuen Fassung der §§ 6 und 13 (siehe Mitteilungsblatt Jahrg. 1934 Nr. 16) ist auf formelle Schwierigkeiten beim Handelsregister gestoßen. Es wurde dort darauf aufmerksam gemacht, daß in der bisherigen Fassung der Statuten von einem 1. und 2. Vorsitzenden gesprochen werde, die beschlossene Änderung jedoch nur einen Vorsitzenden vorsehe. Weiterhin stellte die Behörde fest, daß die bisherigen Statuten von 6 Vorstandsmitgliedern sprechen, der Verein jedoch nur 5 habe, und verlangte, daß die nächste Generalversammlung eine diesbezügliche Regelung vornehme. Diese Einwendungen sind rein formeller Natur, die beschlossenen Statuten sind selbstverständlich für die Gesellschaft rechtsverbindlich.

In dem oben stehenden Antrag sind die Forderungen der Behörde berücksichtigt. Darüber hinaus haben die Antragsteller weitere Änderungen vorgesehen, um die Statuten den Prinzipien weitgehend anzugleichen. Um eine umfassende Beurteilung der vorgeschlagenen Änderungen zu ermöglichen, soll der Text der Statuten, wie er bis jetzt im Handelsregister eingetragen ist, wiedergegeben werden:

§ 1.

Unter dem Namen »Allgemeine Anthroposophische Gesellschaft« besteht als Rechtsnachfolgerin des Vereins des Goetheanums der Freien Hochschule für Geisteswissenschaft in Dornach ein Verein im Sinne des Art. 60 ff. des Schweiz. Z. G. B. Sitz des Vereins ist Dornach, Kanton Solothurn, Schweiz.

§ 2.

Die Allgemeine Anthroposophische Gesellschaft umfaßt drei Unterabteilungen, und zwar:

a) die Administration der Anthroposophischen Gesellschaft,

b) den Philosophisch-Anthroposophischen Verlag,

c) die Administration des Goetheanum-Baues.

§ 3.

Zweck des Vereins ist die Pflege künstlerischer und wissenschaftlicher Bestrebungen.

§ 4.

Organe des Vereins sind:

a) die Mitglieder- oder Generalversammlung,

b) der Vorstand,

c) die Rechnungsrevisoren.

§ 5.

Mitglieder des Vereins sind:

a) die ordentlichen,

b) die beitragenden.

§ 6.

Die Mitgliedschaft wird erworben gestützt auf eine schriftliche Anmeldung durch die Aufnahme seitens des Vorstandes.

§ 7.

Der Austritt eines Mitgliedes erfolgt durch eine schriftliche, dem Vorstand einzureichende Austrittserklärung. Durch Beschluß des Vorstandes kann ein Mitglied ohne Angaben von Gründen ausgeschlossen werden.

§ 8.

Die ordentlichen und die beitragenden Mitglieder haben jährlich einen Beitrag von mindestens 15 Schweizerfranken zu leisten. Die beitragenden Mitglieder haben zudem per Jahr noch einen Beitrag von mindestens 50 Schweizerfranken zu bezahlen.

§ 9.

Der Verein hält jedes Jahr eine ordentliche Generalversammlung ab, und zwar innert sechs Monaten nach Ablauf des Rechnungsjahres. Die Tagesordnung zu dieser Versammlung wird mit der Einladung allen Mitgliedern mindestens vier Wochen vor der Abhaltung der Versammlung vom Vorstand im Mitteilungsblatt oder auf andere Art bekanntgegeben.

Außerordentliche Versammlungen werden durch den Vorstand einberufen oder durch denselben auf Begehren eines Fünftels der Mitglieder angeordnet. Die Einladungen sind vierzehn Tage vor der Abhaltung zu erlassen. Anträge von einzelnen Mitgliedern oder Gruppen von solchen sind acht Tage vor der Tagung dem Vorstand einzureichen.

§ 10.

In der Mitgliederversammlung führt einer der beiden Vorsitzenden den Vorsitz. Diesem steht bei Stimmengleichheit der Stichentscheid zu.

§ 11.

Der Vorstand besteht aus dem 1. und 2. Vorsitzenden, dem Schriftführer, dem Sekretär-Schatzmeister und zwei Beisitzern. Derselbe wird von der Generalversammlung aus der Zahl der Mitglieder gewählt.

§ 12.

Zur Prüfung der Rechnungs- und Kassaführung wählt die Generalversammlung zwei Rechnungsrevisoren.

§ 13.

Der Vorstand vertritt den Verein nach außen. Die rechtsverbindliche Unterschrift namens des Vereins führen der erste und der zweite Vorsitzende, der Schriftführer, der Sekretär-Schatzmeister; jeder durch Einzelunterschrift.

§ 14.

Die Geschäftsführung des Vorstandes wird durch diesen selbst geregelt.

§ 15.

In der ordentlichen Generalversammlung legt der Vorstand über die abgelaufene Verwaltungsperiode Bericht und Rechnung ab. Dem Bericht und den Rechnungen ist der Befund der Rechnungsrevisoren beizufügen.

Die Verwaltungsperiode des Vereins wird je auf ein Jahr festgesetzt. Sie dauert vom 1. Januar bis 31. Dezember.

§ 16

Für die Verbindlichkeiten des Vereins haftet nur das Vereinsvermögen. Eine persönliche Haftung der Mitglieder ist ausgeschlossen. Ausgetretene und ausgeschlossene Mitglieder verlieren jeden Anspruch am Vereinsvermögen.

§ 17.

Der Verein ist im Sinne des Art. 61 des Schweiz. Z. G. B. im Handelsregister einzutragen.

§ 18.

Im Falle der Auflösung des Vereins hat die Mitgliederversammlung über die Verwendung des Vereinsvermögens und die Art der Liquidation zu beschließen. Das Vereinsvermögen ist im Sinne des Vereinszweckes zu verwenden.

*

Zur Änderung des § 3: Die neue Fassung übernimmt dem Sinne und teilweise dem Wortlaute nach aus den Punkten 4 und 9 der Prinzipien Bestimmungen, die den Zweck der Allgemeinen Anthroposophischen Gesellschaft vor der Öffentlichkeit hinlänglich charakterisieren sollen. Es sprechen hier Erfahrungen mit, die im Laufe eines Jahrzehntes im Verkehr mit Publikum und in- und ausländischen Behörden gesammelt wurden.

Zur Änderung des § 6: Dieser behält den von der vorjährigen Generalversammlung beschlossenen Wortlaut bei. Durch ihn wird die bisherige Fassung in Einklang mit den Bestimmungen gebracht, die Rudolf Steiner im Jahrgang 1 Nr. 2 des Mitteilungsblattes gegeben hat.

Zur Änderung des § 10: Die Neufassung gibt den tatsächlichen Vorgang bei den Generalversammlungen wieder.

Zur Änderung des § 11: Absatz 1 hebt die feststehende Zahl der Vorstandsmitglieder auf und verzichtet auf die Bezeichnung von deren Ämtern mit Ausnahme des Vorsitzenden. Der Gedanke ist, daß nicht bestimmte Ämter zu besetzen sind, sondern daß sich die Zahl der Vorstandsmitglieder nach derjenigen der Persönlichkeiten, die zur Erfüllung der Vorstandsfunktionen qualifiziert sind, und nach den Notwendigkeiten der Gesellschaft zu richten hat.

Absatz 2 ersetzt die alte Fassung im Sinne des tatsächlichen Zustandeskommens des Vorstandes an der Weihnachtstagung 1923.

Zur Änderung des § 13: Die neue Fassung ergibt sich aus der veränderten des § 11, in dem nur mehr ein Mitglied des Vorstandes, nämlich der Vorsitzende, mit einer besonderen Funktion bezeichnet ist. Es bleibt also nur die Möglichkeit, daß er allein, oder aber, was nie beabsichtigt war, daß überhaupt jedes Vorstandsmitglied Einzelunterschrift führt. Die praktisch einzig mögliche Lösung ist die erstere, daß der Vorsitzende zunächst allein Einzelunterschrift führt, aber anderen Vorstandsmitgliedern im notwendigen Umfange Unterschrift erteilt.

Die Antragsteller sind der Ansicht, daß in den vorliegenden Änderungen eine weitgehende Angleichung der Statuten an die Prinzipien erreicht ist. Damit sind auch die Gründe, warum dieser Antrag vorgelegt wird, ausgesprochen. Seine Annahme wird ein weiterer Schritt dazu sein, das Leben in der Allgemeinen Anthroposophischen Gesellschaft immer mehr an den Geist der von Rudolf Steiner gegebenen Prinzipien anzugleichen.

DOKUMENT NR. 7

Rede von Ludwig Graf Polzer-Hoditz vom 14. April 1935

Wie aus dem Nachrichtenblatt *vom 19. Mai 1935 hervorgeht, hielt Ludwig Graf Polzer-Hoditz (1869–1945) auf der Generalversammlung der Allgemeinen Anthroposophischen Gesellschaft am 14. April 1935 eine Rede zur Verteidigung Ita Wegmans. Wie er den Entschluß dazu faßte, beschrieb er selbst in seinem* ›In memoriam Frau Dr. Ita Wegman‹ *(Dokument Nr. 10, März 1943). Er hatte diese Ansprache schriftlich vorbereitet und dem Vorstand vorher eine Abschrift überreicht. Später sandte er Ita Wegman und anderen Mitgliedern Abschriften. Der Text erschien 1988 in der Zeitschrift* ›Erde und Kosmos‹ *(Hg. Hellmut Finsterlin).*

E. Zeylmans

Wenn ich in den Streit und in die Ereignisse in der Gesellschaft zu diesem Zeitpunkt aktiv eingreife, so geschieht dieses, weil ich mich auf Grund meiner langjährigen Erfahrungen und Beobachtungen dazu nicht nur berechtigt, sondern auch verpflichtet fühle. Ich weiß, daß ich einer Majorität gegenüberstehe, die sich besonders in Dornach nach einer bestimmten Richtung durch Jahre hindurch ein Urteil gebildet hat, das in der *Denkschrift* zum Ausdruck kommt. So bin ich mir der Schwierigkeiten bewußt, die ich auf mich nehme, wenn ich dieser Urteilsbildung meine Urteilsbildung gegenüberstelle, und aus diesem Grunde »Nein« sagen muß zu dem, was jetzt in Dornach eine Majorität der Gesellschaft tun will. Ich vertraue aber der Kraft der mich bestimmenden Tatsachen, die mir seit vielen Jahren zur Kenntnis kamen, weil ich mich ihnen immer ohne Sympathie und Antipathie gegenüberstellte, und beiden streitenden Seiten gegenüber offen und aufrichtig blieb.

So will ich auf einer aktiv-neutralen Basis einiges von demjenigen sagen, wozu ich mich gerade in diesem Zeitpunkte und in dieser Situation es zu sagen verpflichtet fühle. Zunächst muß ich dasjenige ablehnen, was immer wieder vorgebracht wird: man müsse sich eben für eine Seite entscheiden. Deswegen verwahre ich mich auch dagegen, auf irgendeine Seite eingeteilt zu werden. Ich muß mich sowohl gegen den frivolen, in der *Denkschrift* gebrauchten Ausdruck »Geschmacksurteil« und weiter dagegen wenden, daß gesagt werde, man wolle aus »Böswilligkeit« sich von vielem, von den Verfassern in der *Denkschrift* Vorgebrachtem nicht überzeugen lassen. So muß ich meinerseits erklären, daß es von mir aus nicht Böswilligkeit ist, meine Methode ist *auch,* die Wahrheit zu suchen.

Da ein so voluminöses Buch wie die *Denkschrift* willensvorbereitend vorliegt und wirkt, so ist für diejenigen, welche diese Denkschrift ablehnen, die Notwendigkeit gegeben, etwas ausführlicher zu sprechen, als es in Generalversammlungen üblich ist.

Meine im allgemeinen neutrale Stellungnahme kann mich aber deswegen doch nicht hindern, dort zu helfen und zu stützen, wo ich es für notwendig und menschlich gerecht halte und wo ich glaube, im Sinne Rudolf Steiners zu handeln.

Für mich sind die Persönlichkeiten, die Rudolf Steiner in den Vorstand und in die Leitung der Sektionen einsetzte, jede in ihrer Art, auch heute noch durchaus dort am Platz, wo sie Dr. Steiner hinstellte. Daß sie alle neben Vorzügen auch Fehler haben und Fehler begangen haben, kann meine Anschauung nicht ändern. Daß Fehler auf der einen wie auf der anderen Seite begangen wurden, zeigt sich an den Ereignissen, die sich in den letzten zehn Jahren abspielten. Daß sich diese Persönlichkeiten zur gemeinsamen Arbeit nicht zusammenfinden konnten, zeigte mir weiter, daß nach dem Tode Rudolf Steiners die esoterische Kraft des ganzen Vorstandes nicht genügend stark war, um einerseits auswärtige, störende Einflüsse in richtiger Art zu überwinden, andererseits, daß keine Persönlichkeit im Vorstande war, welche die Überbrückung der Gegensätze vollziehen konnte. Es wurde aus dem Tode Rudolf Steiners wenig Konsequenz gezogen, die erkenntnismäßig hätte einigen können. Vielmehr traten unmögliche Prätentionen zuerst von der einen, und dann, etwas weniger betont, von der anderen Seite auf, besonders was die Leitung der Hochschule betrifft. So konnte aus der Vernunft heraus eine neue, das Fehlen eines universellen geistigen Führers berücksichtigende, freiere und großzügigere Gesellschaftsbasis nicht gefunden werden. Wenn aber eine Forderung, die der Tod Rudolf Steiners stellte, aus der Vernunft nicht erfüllt werden konnte, dann kann sie sich nur durch gewaltsame Katastrophen vollziehen. Katastrophen, durch welche die nur unter Rudolf Steiner mögliche Gesellschaftsbasis, nicht aber das Wesen der Anthroposophie zerstört werden kann. Was immer geschieht, es enthebt aber keine der Persönlichkeiten von der Verpflichtung, auf ihrem Posten auszuharren.

Schon bald nach dem Tode Rudolf Steiners erkannte ich aus unmittelbarer Anschauung, daß ein wirklicher Verständigungswille, mit Frau Dr. Wegman zu arbeiten, nicht vorhanden war, daß weder von Frau Dr. Steiner noch von Herrn Steffen eine solche Zusammenarbeit ernstlich für möglich gehalten wurde. Als ich noch im Jahre 1925 Herrn Steffen bat, doch den ersten Vorsitz zu übernehmen, sagte er mir darauf: Ich könnte nur mit Frau Dr. Steiner, niemals aber mit Frau Dr. Wegman arbeiten. So sah ich, daß von Anfang an kein aufrichtiger Verständigungswille, sondern nur ein Absetzungswille herrschte, und dieses zeigte sich auch besonders dann in der Einstellung und in dem Verhalten vieler Persönlichkeiten in Dornach. Diese nicht offen ausgesprochene, aber doch die Menschen beherrschende Stimmung mußte notwendigerweise alle die Konflikte und Mißverständnisse, zunächst im Vorstande und in Dornach auslösen, die dann eintraten. Und das übertrug sich auch sehr bald, von Dornach ausgehend, auf die Peripherie und störte überall die Arbeit.

Es liegen viele tiefe Gründe für die Schwierigkeiten einer Verständigung vor, die gar nicht allein auf Frau Dr. Wegman und Dr. Vreede geschoben werden können. Die Gesellschaft, welche in den Dienst der Esoterik gestellt wurde, verlor durch den Streit immer mehr ihren esoterischen Charakter. Es drohte die Gefahr, daß sie immer mehr zu einer ganz äußerlichen wurde, trotz Betonung und Formung eines ganz neuen dogmatischen Begriffes über Esoterik.

Da die *Denkschrift* ganz richtig betont, daß man in die Vergangenheit zurückgehen müsse, wenn man die Zerwürfnisse verstehen will, so will auch ich zurückgehen, nur noch etwas weiter, nicht nur bis zum Tode Rudolf Steiners, weil gerade der Groll und die Feindschaft gegen Frau Dr. Wegman eben weiter zurückgehen, als nur bis zum Tode Rudolf Steiners. Schon vor der Weihnachtstagung bestand diese Gegnerschaft, sie lebte mehr im Verborgenen. Ich habe dieses persönlich erlebt und vieles darauf Bezügliche beobachten können, weil ich damals sehr viel, oft dauernd, in Dornach war, weil Rudolf Steiner damals mit mir über alle Persönlichkeiten, die später in den Vorstand kamen, und über viele andere sprach. Manche werden vielleicht noch hier sein, die gehört haben, wie Rudolf Steiner von einem Kesseltreiben gegen Frau Dr. Wegman und ihre Tätigkeit als Ärztin schon damals sprach, und dann sagte, daß dieses noch die Gesellschaft zerstören würde. Dennoch zeichnete er sie immer wieder aus und betonte die Notwendigkeit ihrer Mitarbeit. Ich konnte auch feststellen, daß gerade Persönlichkeiten (ich will keine Namen nennen), welche er ganz bestimmt ablehnte, in den letzten Jahren dann nach seinem Tode heraufstiegen und solche verdrängten, oder zu verdrängen suchten, die er für manche Arbeitsgebiete bevorzugt hatte.

Weil ich zu den Anträgen ablehnend stehe, muß ich zur Begründung dieser Ablehnung besonders auf die tieferen Ursachen dieser Schwierigkeiten kommen und auf das Gebiet der Esoterik übergehen. Die Denkschrift behandelt dieses Gebiet, wenn auch in etwas primitiver Art, so doch ganz offen. So darf wohl auch ich ganz offen sprechen. Ich halte dieses Sprechen darüber sogar für sehr notwendig, weil vieles in der *Denkschrift* sehr ungenau und unklar zum Ausdrucke kommt, und ich gerade auf diesem Gebiete von Rudolf Steiner vieles hörte und erfuhr, und mir daher seit seinem Tode in meinem Tun immer konsequent und sicher blieb.

Zunächst über die Auffassung, welche ich mir in den Jahren über die Leitung der Hochschule machen mußte. Für mich ist Rudolf Steiner auch heute noch der einzige Leiter der Hochschule, wenn diese ihren esoterischen Charakter noch hat. Die Sektion für allgemeine Anthroposophie kann doch durch niemanden besetzt und aus ernster, wirklicher Verantwortung übernommen werden. Die Möglichkeit des esoterischen Zusammenfindens der Sektionsleiter scheint mir aber deswegen heute noch keine Illusion zu sein, wenn nicht eine dieser Persönlichkeiten die Leitung durch irgendeine Sukzession, die in diesem Falle gar nicht besteht, in Anspruch nimmt. Daß dieses nach dem Tode Rudolf Steiners doch geschah, habe ich immer als einen Fehler angesehen und damals auch zum Ausdrucke gebracht.

Eine Regelung der Klassenangelegenheiten halte ich nach dem Tode Rudolf Steiners nur so für möglich, daß die Persönlichkeit, welche die Verantwortung der geistigen Welt und Rudolf Steiner gegenüber übernehmen will, und die durch den Willen einer Anzahl von Persönlichkeiten getragen ist, dieses den Leitern der Sektionen mitteilt und sich mit ihnen darüber bespricht. Dadurch glaube ich, daß dann die Kontinuität mit Rudolf Steiner, welche Bedingung ist, gewahrt wäre. Diesen Standpunkt teilte ich in ähnlicher Art auch viel später einmal Herrn Steffen mit, als es sich um die Erlaubnis für Herrn Arenson handelte. Eine solche Übernahme bleibt aber immer eine Handlung, die eine geistige Schicksalsangelegenheit ist. Eine Verleihung der Befugnisse für fleißige ›Leistungen‹, Vielwisserei wäre für mich unannehmbar, dadurch würden wir sehr bald auf eine ganz nur äußerliche autoritäre Bahn kommen.

Nun muß ich darüber sprechen, was es für mein Verständnis für eine Bewandtnis hat mit Frau Dr. Wegman als Mitarbeiterin Rudolf Steiners in der Klasse. Denn Rudolf Steiner bezeichnete sie ganz deutlich als solche. Ich halte es für unrichtig, die Mitarbeiterin in der Klasse einfach zu identifizieren mit der Schriftführerin im Vorstand. Eine solche Identifizierung scheint mir doch in diesem Falle eine Kränkung zu sein. An solchen hat es ja nicht gefehlt. Es ist mir nicht unklar, wie Rudolf Steiner das mit der ›Mitarbeiterin‹ verstand. Die Einsetzung der Mitarbeiterin, also Gehilfin für die Gründung und Mitarbeit eines Mysterienwesens wie in dem vorliegenden Falle der Michaelschule, konnte nur auf einem tiefen, von Rudolf Steiner ganz bewußt erkannten, von ihm betonten Schicksalszusammenhange, dem er gerecht werden wollte, beruhen. Darüber habe ich gar keinen Zweifel, daß es so war. Rudolf Steiner hat Frau Dr. Wegman damit tatsächlich gesagt, daß sie in einem großen Schicksale steht. Nicht nur Frau Dr. Steiner, sondern auch Frau Dr. Wegman steht mit Rudolf Steiner in einem großen Schicksale, welches mit allen Lasten und Leiden getragen werden muß. Nun ist aber die Mitarbeiterin und Gehilfin niemals auch stellvertretende Nachfolgerin, kann es als Frau nicht sein. Es ist aber menschlich verständlich, daß nach dem Tode Rudolf Steiners Frau Dr. Wegman die Aufgabe verkannte. Ich kann nicht finden, daß man deshalb Verdammungsurteile und Verfolgungen einleiten und von einem alles Frühere auslöschenden Versagen sprechen darf, und diesen Irrtum dazu benützt, das verborgene frühere Kesseltreiben nun zu einer förmlichen Hinrichtung, ja moralischen Zerstückelung zu machen. Ich muß betonen, daß ich niemals mit Frau Dr. Wegman über ihre Inkarnationen sprach und daß mir auch niemand direkt etwas sagte. Über die Alexander-Sache hörte man ja genügend offen, besonders von ihren Gegnern sprechen. Ich hatte auch einmal mit Rudolf Steiner ein Gespräch, unter welchen Umständen und Bedingungen man Persönliches über Inkarnationen besprechen dürfe. Es war das in Berlin, im Jahre 1917.

Die Initiative zur esoterischen Michaelschule kam, wie Rudolf Steiner sagte, von Frau Dr. Wegman. Mit der Aufnahme dieser Initiative war dann zwischen ihm und ihr die notwendige esoterische Schicksalseinheit geschaffen, welche die Mysterienbedingung der neueren Zeit ist.

Vor dem Kriege war Frau Dr. Steiner Mitarbeiterin bei allen esoterisch-kultischen Veranstaltungen. Das eine war so notwendig wie das andere, wie *alles* im Leben Rudolf Steiners.

Als Rudolf Steiner 1924 von England zurückkam, deutete er durch verschiedene Hinweise an, wie er allmählich der Klasse einen kultischen Rahmen geben wolle. Es war aus dem im Michaelmysterium werdenden Kultischen, daß er dann bei Aufnahmen, die im September geschahen, von dem Handschlage und dem Versprechen sprach, welches auch Frau Dr. Wegman gegeben werden sollte. Dieses war ein Hinweis, daß eben für das Michael-Mysterium diese Schicksalseinheit Bedeutung habe. Wenn in der *Denkschrift* gesagt wird, daß Frau Dr. Steiner nicht nur eine Stellung von symbolischer Bedeutung, sondern von einer wirklichen inne hatte, – es war mir das ja bekannt – so ist dieses ja selbstverständlich, weil dieses bei einer Mitarbeiterin Rudolf Steiners innerhalb des Mysterienwesens eben gar nicht anders sein konnte. Die gemeinsame Gründung eines Mysterienanfanges erfordert eben die Wirklichkeit der Bedeutung der Mitarbeiterin, und dieses dokumentierte Rudolf Steiner durch die Tat. Sowohl bei Frau Dr. Steiner, als auch bei Frau Dr. Wegman. Nun muß ich mich auch gegen das Gerede von der alten und neuen Esoterik wenden. Immer war in den Mysterien dargestellt auf verschiedene Art das Todeserlebnis. Tod – Grablegung – Auferstehung – Verkehr mit den göttlichen Wesenheiten. Von der zunächst primitivsten Art bis zu der großartigsten, welche uns in der Klasse gegeben wurde. Rudolf Steiner hat niemals etwas mit einer Esoterik zu tun gehabt, die sich in eine neue und alte teilt. Im Gegenteil, er hat von Anfang an, auch vor dem Kriege, den notwendig wiederkommenden Mysterien, wie sie in der Gegenwart und Zukunft sein müssen, seine Kräfte gewidmet. Er hat ihnen dadurch einen geistigen Bewußtseinsinhalt und für die Gegenwart notwendige Prägung gegeben, daß er die für männlichen und weiblichen Geist gleichbedeutende Weisheit der Anthroposophie der Menschheit brachte. Damit war aber auch die Notwendigkeit verbunden, bei der kultischen Darstellung der Anthroposophie diese Zweiheit zum Ausdruck zu bringen, daher war die Mitarbeiterin auch eine solche vermöge ihrer Weiblichkeit. Wir stehen ja während der Klassenstunde nicht nur in einer lehrhaften Vortragsvorlesung, sondern in einer Handlung, die uns in Verbindung setzen kann mit dem Mysterienstrom aller Zeiten. Wenn wir dieses Bewußtsein aufgeben und nicht immer wieder wachrufen, verlassen wir das, was Rudolf Steiners als Himmelseinrichtung auf die Erde brachte.

Ich weiß, daß Fehler geschahen, sie sind auf beiden Seiten geschehen. Jeder ist ihnen unterworfen. Sie sind aber für mich kein Grund, das nicht anzuerkennen, was niemals ausgelöscht werden kann und weiter bestehen wird. Ganz abgesehen von äußeren ›Leistungen‹, die für mich in den einzelnen Sektionen gar nicht so verschieden in ihrer Bedeutung für die Menschheit sind, deren tendenziöse Kritik ich ablehnen muß. Die durch Jahre gehenden unerhörten moralischen Verleumdungen, die besonders gegen Frau Dr. Wegman in öffentlichen Versammlungen und gedruckten Broschüren geschehen sind, muß ich als gegen Rudolf Steiners Willen gerichtet [gegen Rudolf Steiner gerichtet] zurückweisen. Es scheint zuweilen fast so, wenn man eben manches erlebt hat, was noch vor der Weihnachtstagung geschehen ist, und es weiter wirken fühlt, als wenn sich ein versteckter, meist wohl unbewußter Groll gegen die letzten Jahre Rudolf Steiners selbst bemerkbar mache, dessen Opfer besonders Frau Dr. Wegman ist. Ein solcher Groll gegen Dr. Steiner hat sich auch schon früher gezeigt.

Es ist mir durchaus klar, daß Frau Dr. Steiner, die so lange mit Rudolf Steiner arbeitete, die geistig Vorgeschrittene ist. Der aufrichtige, freundliche Verständigungswille fehlte doch. Das hat gar nichts mit äußeren

›Leistungen‹ zu tun, wie der Ausdruck ›Leistungen‹ überhaupt ein etwas philiströser, sehr ungeeigneter für innere seelische Angelegenheiten, für *innere* Leistungen ist. Diese spielen aber in der Esoterik eine sehr große Rolle, damit *nicht der Kopf allein Esoterik* treibe. Durch immerwährendes kritisches Gerede und Untersuchungen über Methoden könnte es geschehen, daß man intellektualistisch bei den Methoden stehen bleibt, sich fürchtet vor ihren Resultaten und sich vor Leben und Schicksal wehleidig oder philiströs vorbeidrückt.

Ich will noch eine Tatsache erwähnen, die zeigt, wie vieles sich abspielte auf diesem Gebiete. Als ich bei der Rudolf Steiner-Hall-Eröffnung in London öfter mit Dr. Unger zusammenkam, forderte mich dieser auf, mitzuhelfen, daß die Mysterienveranstaltungen, welche Rudolf Steiner vor dem Kriege neu gestaltete, fortgesetzt werden könnten. Er besprach das sogar im einzelnen mit mir und hielt das für eine absolute Notwendigkeit für die Gesellschaft. Ich habe dazumal ausweichend antworten müssen, weil mir Frau Dr. Steiner kurz vorher, bei einer Besprechung, sagte, daß besonders in Dornach dafür große Schwierigkeiten vorliegen.

Aus dem bisher Gesagten ergibt sich für mich die Notwendigkeit, die Anträge der Arbeitsgemeinschaft der Mitarbeiter am Goetheanum abzulehnen. Es ist mir eine Unmöglichkeit, einem Teil des zerfallenen Vorstandes das Recht einzuräumen, alle Schuld auf den anderen Teil zu schieben und immer wieder auf Grund von schon lange zu Schlagworten gewordenen Begriffen wie: Methode – Unmethode – Urteilsbildung – Leistungen – hochmütig zum Ausdruck zu bringen: »Wir sind die einzigen Berechtigten und Fähigen, das Werk Rudolf Steiners fortzuführen, wir sind diejenigen, welche die richtige Methode haben, die anderen haben eine Unmethode; wer nicht mit uns ist, ist gegen uns; Ihr müßt Euch entscheiden, ob Ihr mit uns gehen oder mit den anderen zugrundegehen wollt.« So tönt es fortwährend an einen heran. Es ist nicht möglich, Anthroposophen autoritativ in Weiße und Schwarze einzuteilen und dann den angeblich Schwarzen das Goetheanum, wie Dr. Vreede sagt, mit Schlüsselgewalt zu entziehen. Damit müßte aus dem zweiten Bau des Goetheanums die Mysterienstimmung immer mehr verdrängt werden und wegziehen. Dann würde auch den Vorstand die Verantwortung für so viele, durch den Vorstandsstreit veranlaßte und aus ihm hervorgegangene Schädigungen an Gesundheit, an Seele und Körper bei alten, treuen Anthroposophen immer schwerer treffen, aber nicht nur den Teil, den die *Denkschrift* allein belastet.

Seitdem am 1. Januar 1927 Herr Dr. Boos in einer gewaltsamen Art die Klassenstunde störte, ja, Frau Dr. Wegman fast vom Podium verdrängte, wußte ich, daß, wenn das nicht in einträchtiger Weise auf dem Boden der Klasse selbst vom ganzen Vorstand wieder gutgemacht werden kann, die Allgemeine Anthroposophische Gesellschaft in Verfall kommen, sich intellektualistisch verflachen muß, trotz des steigenden guten Besuches bei Tagungen; daß sie immer mehr ihren ursprünglichen Charakter verlieren wird.

Die *Denkschrift* sollte ja für die Entscheidungen bei der Generalversammlung richtunggebend sein für eine Urteilsbildung, das war ja der eigentliche Grund, weshalb sie geschrieben wurde. Dadurch, daß sie aber doch eine Kampfschrift ist, sie sagt ja in der Einleitung selbst, daß sie nicht unparteiisch sein wolle, wirkt sie zerstörend, fanatisierend und willensvorbereitend. Im besten Fall kann ich sagen, daß sie eine ›Fable convenue‹ ist. Sie zeigt auch, wie seit dem Tode Rudolf Steiners dasjenige gerade mangelt und systematisch ignoriert wird, auf das er uns gerade in den letzten Jahren hinwies: die Geschichte nicht allein aus Quellen zu erforschen, sondern eine Geschichte zu pflegen, die im Geiste gelesen werden kann auf Grund wiederholter Erdenleben. Trotz Gefahren und Fehlern, durch die jeder von uns wird durchgehen müssen und die heute sich noch niemand erlauben darf autoritär zu verdammen, wird diese Geschichte doch geschrieben werden.

Sehen wir hin auf dasjenige, was seit zehn Jahren sich in der Geschichte der Gesellschaft abspielte. Es begann mit einem Briefkrieg, dann wurden die Briefe immer voluminöser, sie wuchsen zu Broschüren und schließlich zu Büchern an. Wenn dies auf beiden Seiten auf äußerlich rechthaberische Art fortgesetzt werden würde, dann müßten sich Bibliotheken und Archive füllen. Das wäre aber nur der Beweis, daß Rudolf Steiner nicht verstanden wurde, die Gesellschaft auf Irrwege geraten ist, die Mitte leer blieb und sich die Menschen mit solcher Literatur gegenseitig krank machen. Glaubt man denn wirklich, daß wir auf dem rechten Wege sind, wenn solche Kampfschriften immer mehr anwachsen; glaubt man, daß wir auf diese Art richtig in das nächste Jahrhundert hineinkommen können, wenn wir so Archive füllen; glaubt man denn wirklich, daß um die Jahrhundertwende das Gedruckte noch eine so große Rolle spielen wird? Glaubt man, daß man sich mit solchen Kampfschriften, mit Kampfabstimmungen für die wirkliche Arbeit Ruhe schaffen kann? Das ist gerade die große Illusion. Die Abstimmung, welche bei der Weihnachtstagung 1923 geschah, war nur zum Scheine eine solche, sie war in Wirklichkeit eine einstimmige Willenskundgebung. Rudolf Steiner sagte aber *vorher,* was mit den Sektionen geschehen wird, von wem diese geführt werden sollen, und aus welchen Persönlichkeiten der Vorstand zusammengesetzt sein wird. Heute scheint es, als wenn man das Vertrauen vorher beanspruchte, ohne vorher Wichtigstes zu sagen, was dann geschehen wird.

Das erste Goetheanum wurde als Mysterienstätte gebaut, es wurde uns genommen, weil von uns rein intellektualistisch darinnen gesprochen wurde. Es war niemand da, der es hätte schützen können. Rudolf Steiner durfte es nicht schützen, denn er schenkte es der Menschheit als Prüfstein ihrer Reife. Dann hat Rudolf Steiner den Grundstein in die Herzen gelegt. Die

Grundsteine, die in starken Herzen ruhen, sind nicht mehr an einen Ort und an einen einzigen Bau gebunden. Sie müssen die Grundsteine für die Mysterienstätten der Zukunft an verschiedenen Orten werden. Diejenigen, welche die Keime zu diesen Mysterienstätten legen werden, können nur unmittelbar von der geistigen Welt durch ihr Schicksal dazu berufen werden. Dazu gehört aber vor allem esoterischer Mut, nicht Bevormundung und Einengung.

Das zweite Goetheanum ist ganz für die Öffentlichkeit errichtet, für die Wirksamkeit des ›Büchleins‹ von außen, wie es im vierten apokalyptischen Siegel heißt [Offenbarung des Johannes, 5; 1,7,9 und 10; 9–10]. Die Fortführung der Mysterien aber wird von dem ›Büchlein‹ kommen, das von innen wirkt. Die wichtigste Forderung der anthroposophischen Bewegung und Gesellschaft ist deshalb Vertrauen zu den Menschen, nicht Groll auf sie. Vertrauen, das von Dornnach zuerst gegeben werden müßte, nicht Vertrauen, welches zuerst von Dornach beansprucht wird. Es wird antworten, wenn es zuerst gegeben wird und wenn Rudolf Steiner durch die fünf Sektionsleiter sprechen kann, nicht aber, wenn man fast in jedem Mitteilungsblatt, ohne Berücksichtigung der ganz geänderten Situation, Moralpredigten zu lesen bekommt und zwischen den Zeilen Führerprätentionen erhoben werden, was viele mit Rudolf Steiner eng verbundene Seelen verletzen muß. Rudolf Steiner wird nicht sprechen, wenn Frau Dr. Wegman und Dr. Vreede ausgeschaltet werden.

Rudolf Steiner allein kann alle Anthroposophen der Vergangenheit, Gegenwart und Zukunft verbinden, nicht eine Statutenverschärfung und Anathema gegen selbständiges Handeln, wenn Schicksale sich stoßen und man sich schwer verständigen kann. Die Anträge und die *Denkschrift* sind ein Schwächezeugnis, welche Gewaltsames auslösen werden.

Wenn aber eine Einigung im Vorstand nicht erzielt werden kann, dann bleibt nur noch die Möglichkeit, daß die Sektionen am Goetheanum allen offen bleiben und die Allgemeine Anthroposophische Gesellschaft auf einer ganz freien Grundlage, ohne zentrale Mitglieder-Aufnahmestelle sich konstituiert. Nach zehnjährigem Streit im Vorstand und in der Gesellschaft kann niemals durch Ausschaltung eines so großen Teiles von Mitgliedern, unter denen alte, von Rudolf Steiner geschätzte Mitglieder sind, der Anthroposophie genützt werden.

Das Vertrauen, welches dem geistig-universellen Führer und Lehrer freiwillig und selbstverständlich geschenkt wurde, müßte jetzt in der führerlosen Zeit der Kraft der Anthroposophie selbst und den von ihr Erfaßten und noch zu erfassenden Menschen entgegengebracht werden. Das müßte in Statuten dadurch zum Ausdruck kommen, daß die Gruppenbildung und Mitgliederaufnahme in entsprechender Art den Gruppenführern vertrauensvoll überlassen werden. Nicht nur denjenigen, die zu allem »Ja« sagen und Bedingungen unterschreiben.

Durch juristische Geschicklichkeiten kann formal eine andere Entscheidung erreicht werden; diese ist aber dann nicht mehr im Sinne Rudolf Steiners. Esoterische Prätentionen wie zum Beispiel die Absetzung und Einsetzung von Sektionsleitern können, gedeckt durch die Majorität einer Kampfabstimmung, nicht erhoben werden.

Ich denke, daß auch die finanzielle Katastrophe des Goetheanums nicht abzuwenden ist, wenn der Forderung nach größerer Freiheit aus der Vernunft heraus nicht entsprochen wird.

Dokument Nr. 8

Generalversammlung der Allgemeinen Anthroposophischen Gesellschaft 1935 (2)

Im Nachrichtenblatt Was in der Anthroposophischen Gesellschaft vorgeht *(12. Jg. Nr. 19 und 20 vom 12. und 19. Mai 1935) erschienen die nachfolgenden Berichte über die Generalversammlung vom 14. April 1935. Hier wurden die Anträge angenommen, die im* Nachrichtenblatt *vom 17. März 1935 bekanntgegeben und deren Begründung der Mitgliedschaft mitgeteilt worden war (Dokument Nr. 6). Auf dem Hintergrund standen die drei Wochen vorher veröffentlichten* Denkschrift*darstellungen (Dokument Nr. 5).* E. Zeylmans

General-Versammlung der Allgemeinen Anthroposophischen Gesellschaft, Dornach, 14. April 1935, vormittags 10 Uhr

Eröffnungsansprache des Vorsitzenden, Herrn Albert Steffen

Meine sehr verehrten Anwesenden!

Hiermit eröffne ich die diesjährige ordnungsmäßige Generalversammlung der Allgemeinen Anthroposophischen Gesellschaft. Ich heiße Sie willkommen. Es sind sehr viele Menschen, mehr wie jemals, zu diesem ernsten Ereignis hieher gekommen, aber wir glauben auch annehmen zu dürfen, daß diese Menschen nicht nur gekommen sind, um dasjenige zu vernehmen, was für uns alle schmerzlich sein wird, sondern auch dasjenige, was beglückend sein kann, und was sich dann nach der Generalversammlung in der Ostertagung darstellen darf.

Es obliegt mir nun zunächst, wie das immer der Fall war, über das vergangene Jahr zu sprechen. Dieses Jahr als Arbeitsjahr begann mit einer Ostertagung, die den Titel trug »Rudolf Steiners Werk 33 Jahre nach der Jahrhundertwende«. Und die letzte große Tagung der Gesellschaft (ich spreche jetzt nicht von den einzelnen Unternehmen), war dann die Weihnachtstagung, welche den Titel trug: »Die Aufgabe der Individualität in der Geschichte«. Das war der Rahmen, der einschloß dieses Arbeitsjahr, insofern es die Allgemeine Anthroposophische Gesellschaft betraf. In der Mitte lag die Sommertagung, an die sich auch die musikalische anschloß, Tagungen unserer französischen und englischen Freunde usw., pädagogische Unternehmen und anderes. Ich kann nicht im Einzelnen darüber sprechen, aber ich möchte auf Eines hinweisen, was sich als eine innere Tatsache bei diesen Tagungen ergab, und zwar zunächst in bezug auf das Geisteswissenschaftliche, auf dasjenige, was vom Goetheanum aus als anthroposophische Bestrebung im Sinne des Erkenntnisweges ausgeht. Sie wissen ja, daß sich viele Mitarbeiter innerhalb der anthroposophischen Bewegung zur Aufgabe gemacht haben, dasjenige zu berücksichtigen, was Rudolf Steiner als Motto der Philosophie der Freiheit vorangesetzt hat, nämlich seelische Beobachtungsresultate nach naturwissenschaftlicher Methode zu finden und darzustellen. Also die Exaktheit der Naturwissenschaft zu übernehmen und mit dieser Exaktheit, die das Denken erzieht, nun Anthroposophie zu betreiben. Es handelt sich, verstehen Sie recht, nicht darum, Naturwissenschaft als solche, Physik, Chemie oder Psychologie zu treiben, sondern Geisteswissenschaft, aber eben mit der Exaktheit, die man schon durch die Naturwissenschaft lernen kann, wozu man sich erziehen kann. Ich habe früher schon darauf hingewiesen: Es hat sich in eindeutiger Weise gezeigt, daß es den Mitarbeitern, die sich nicht nur auf das Goetheanum erstrecken, sondern auch in anderen Städten und Ländern da sind, daß es diesen Mitarbeitern möglich war, dasjenige, was in der gewöhnlichen Wissenschaft toter Gedanke ist, zum Leben zu bringen. In der Tat durften wir hier bei diesen Tagungen *die Auferstehung des Begriffes* erleben am Goetheanum. Es gelang an Weihnachten Individualitäten so dazustellen, daß sie nicht nur von dem heute in der Naturwissenschaft üblichen, psychologischen oder sonstigen Sinn erfaßt wurden, sondern daß der Weg zu diesen Persönlichkeiten gefunden wurde, insofern sie ewige Entelechie sind. Man hatte schon das Erlebnis einer neuen Menschendarstellung, und damit dürfen wir, wenn auch mit der allergrößten Bescheidenheit, sagen, daß wir hier mit der geisteswissenschaftlichen Arbeit durchaus auf dem Boden der Weihnachtstagung stehen, daß in dieser geisteswissenschaftlichen Arbeit wirklich ein esoterischer Zug darinnen ist. Ich muß mir versagen auf Einzelheiten einzugehen.

Ich möchte das vorhin Gesagte ergänzen, indem ich darauf hinweise, daß diese Arbeit der Tagungen auf das Intensivste unterstützt worden ist durch allerlei Seminare, Kolloquien, durch dasjenige was im Mitteilungsblatt z. B. unter dem Titel Wintersemester gestanden hat und ähnliches. Es fand da eine Unterstützung statt, die sehr schön ins Intime ging innerhalb der Gesprächsabende, wo von Mensch zu Mensch die Verbindung angeknüpft werden konnte.

Was nun als Zweites das Künstlerische betrifft, so haben wir ja das Glück, von vornherein sagen zu können, daß es esoterisch ist durch die Tat von Frau Marie Steiner. Denn ohne diese Persönlichkeit, das muß man immer wieder sagen, damit es die Menschen nie vergessen, würden die Mysterienspiele Rudolf Steiners hier am Goetheanum nicht in auf Esoterik begründeter Art wie es Frau Marie Steiner tut, aufgeführt. Und auf die Mysterienspiele kommt ungeheuer viel an. Hat doch Rudolf Steiner selbst gesagt, vor dem Kriege und später, daß diese Mysterienspiele, wenn man sie richtig in sich aufnimmt, alles enthalten, was er damals schon in Zyklen niedergelegt hat. Hinzuweisen ist dann auf die Reise der Eurythmie in dieser schweren Zeit, wodurch der Name des Goetheanum überall hingetragen wurde, denn vielleicht kann er vergessen werden in den gegenwärtigen wühlenden Leidenschaften, welche die Welt durchzittern.

Und nun muß ich auch ein Wort sprechen, das aber nicht persönlich aufgefaßt werden darf, ein Wort des Dankes an Frau Dr. Steiner, daß sie es unternommen hat, mein Drama, »Das Todeserlebnis des Manes«, am Goetheanum aufzuführen und daß sie ihre gesamte Kraft schon vom letzten Sommer dieser Unternehmung gewidmet hat. Es ist dies ein außerordentlich schweres Unternehmen und würde gewiß nicht gut herauskommen, wenn nicht eine solche Persönlichkeit wie Frau Dr. Steiner mit ihren Schauspielern es in die Hände nähme und wenn dabei nicht mitwirken würden die Künstler, die Musiker, die Kostümverfertiger, die Dekorationsmaler, die ja auch alle Mitglieder sind, wenn z. B. nicht Herr Stuten seine Kraft dazu gäbe. Es mußten ja allein 42 Kostümskizzen, im ganzen über 100 Kostüme gemacht werden, unzählige Bühnenentwürfe, Gehäuse, wo diese ins Kubische, ins Räumliche übersetzt wurden. Ich will nicht darüber sprechen, ob alles gelungen ist oder nicht, Sie werden morgen selbst sehen und urteilen können, ob vielleicht in diese Aufführung nicht, durch die Hilfe so vieler Freunde, etwas hinein gekommen ist, wovon man sagen kann, es ist im Sinne der Weihnachtstagung. Darüber darf ich nichts sagen, aber vielleicht werden Sie es morgen prüfen wollen. Es ist das Drama, das den Sieg des Geistes trotz des physischen Unterganges darstellt. Gerade zu diesem Drama sind auch beträchtliche persönliche Spenden hier am Goetheanum eingelaufen, besonders von Schweizerfreunden, und von italienischen, und dafür möchte ich an dieser Stelle, weil ich Namen nicht sagen darf, danken und so allen zum Bewußtsein bringen, daß gerade durch dieses Stück der Opfersinn der Mitglieder besonders erwacht ist.

Es folgte dann im Herbst, wie Sie wissen, die Reise von Dr. Wachsmuth, Dr. von Baravalle und Herrn Pfeiffer nach Amerika. Diese Reise hat ja wirklich die drei verehrten Freunde in Anspruch genommen vom Haupt bis zu den Füßen, es war schon eine heroische Leistung von diesen Persönlichkeiten. Es ging da weit hinaus nach dem Westen, so daß man uns gewiß in keiner Weise den Vorwurf machen kann, daß wir uns in die Enge begeben hätten. Man darf mit gutem Gewissen sagen, das alte Jahr war nicht eine Verarmung und Verengerung unserer Gesellschaft, was die Leistungen betrifft, sondern eine Bereicherung und Erweiterung.

Nun bin ich schon beim Wirtschaftlichen angelangt. Dieses Gebiet möchte ich Herrn Dr. Wachsmuth überlassen zu behandeln. Aber eines möchte ich betonen, daß man auch in bezug auf das Wirtschaftliche sagen darf, daß dieses Jahr mehr Mitgliederbeiträge oder Spenden eingelaufen sind als sonst, und daß, obschon auch Beiträge weggefallen sind von gewisser Seite, im Gesamten die wirtschaftliche Opferfreude größer gewesen ist als in sonstigen Jahren, was sich eben in den Mitgliederbeiträgen und Spenden zeigt.

Nun habe ich also, obschon nur andeutungsweise, über das Positive gesprochen. Ich möchte natürlich, wenn ich nur die Zeit dazu hätte, vieles andere erwähnen, erwähnen zum Beispiel was innerhalb der Landesgruppen geleistet worden ist, welche Kräfte da in aufopfernder Art sich am Werke gezeigt haben. Ferner möchte ich darauf hinweisen, daß Mitglieder in die Öffentlichkeit getreten sind, daß Herr Stuten z. B. ein Stück in Musik setzte, das aufgeführt wurde am Stadttheater in Basel, dann musikalische Aufführungen von Wilhelm Petersen, aber da würde ich ins Weite kommen. Es soll deshalb nur diese Andeutung gemacht werden um zu zeigen, daß Anthroposophen wirklich in der Öffentlichkeit doch immer mehr Anerkennung finden.

Nun komme ich auf dasjenige, was uns allen Leid und Bitterkeit bereiten muß, denn daran ist nur mit dem allergrößten Miterleben heranzugehen, man soll sich auch Schmerzen bereiten lassen von dem was zur Behandlung kommen muß. Sie wissen, daß die letztjährige Generalversammlung eingeleitet wurde dadurch, daß von Mitgliedern eine »Willenserklärung« verschickt worden war und daß dann diese Willenserklärung, nachdem sie vorher verschickt worden war, innerhalb der Generalversammlung zur Verlesung kam. Diese Willenserklärung begann mit diesem Satze, ich will ihn vorlesen: »Die unterzeichneten Gruppen und Mitglieder haben seit etwa acht Jahren erfahren müssen, wie sich in zunehmendem Maße innerhalb der Anthroposophischen Gesellschaft verschiedene Willensrichtungen entwickelt haben. Dadurch hat sich eine immer tiefere Kluft im Organismus der Gesellschaft gebildet.« Es wurde nun in der »Willenserklärung« nicht darauf hingewiesen, *inwiefern* sich innerhalb dieser 8 Jahre diese zwei Willensrichtungen entwickelt haben, sondern es wurde das einfach hingestellt als eine Tatsache, eine Tatsache, die in dieser Darstellung so wirkt, daß die Schuld, daß sich diese Willensrichtungen gebildet haben, auf gewisse Gruppen oder Persönlichkeiten innerhalb der Gesellschaft fällt. Es wurde damit von Anfang an in dieser »Willenserklärung« ein *Urteil* ausgesprochen, und dieses Urteil wurde verbreitet noch vor der Generalversammlung. Man kann und muß sogar, wenn man das richtig betrachtet, sagen, daß im ersten Satz eine Anklage steht. – Nun möchte ich Sie aber doch bitten, auch auf das Wort »Willenserklärung« an und für sich einmal hinzuschauen und darüber nachzudenken, was das eigentlich ist – eine Willenserklärung. Eine Willenserklärung, worin es heißt, daß sich verschiedene Willensrichtungen entwickelt haben, es sind in der Hauptsache zwei. Aber Willensrichtungen gibt es, wenn man sie anthroposophisch betrachtet, nicht 2, 3 oder 4 usw., sondern im Grunde so viele als es Persönlichkeiten gibt. Im Willen drückt sich das Ich aus, und ein freier Mensch hat immer eine andere Willensrichtung als ein anderer, wenn man das genau betrachtet. Menschen, die sich zu einer Willenserklärung zusammenschließen, wollen den Willen auf einen gemeinsamen Nenner bringen, was nicht möglich ist, ohne daß man das Ich in seiner Freiheit beschneidet. Das sind Sachen, die ich rein erkenntnismäßig vorzubringen habe, die Sie natürlich nicht glauben oder annehmen brauchen, aber ich bitte Sie doch, in den nächsten Jahren darüber nachzudenken, daß es nicht so ohne weiteres als selbstverständlich hingenommen werden darf, wenn von Willensrichtungen geredet wird. Es kommt hier bei uns nicht darauf an, daß man sich einheitlich in Willensrichtungen zusammenschließt, sondern – hier will ich ein schönes Wort von Frau Dr. Steiner brauchen – es kommt auf die Gewissensrichtung an, auf die *Erkenntnis* kommt es an und erst aus dieser soll man zur Tat schreiten. Das sind Bemerkungen, die eigentlich alle selbst durchdenken könnten.

Also, infolge dieser »verschiedenen Willensrichtungen«, die sich, wie es heißt, da auslebten in der Gesellschaft, kam es dazu, daß die Vertreter dieser Willenserklärung glaubten, sagen zu sollen, daß der Vorsitzende u. a. nicht berechtigt sei, allein und ausschließlich die Mitgliedschaftskarten zu unterzeichnen, d. h. die Aufnahme in die Allgemeine Anthroposophische Gesellschaft zu vollziehen. Das steht also in dieser »Willenserklärung« darinnen. Um es wörtlich zu sagen, es ist darin dem Vorsitzenden das Recht nicht anerkannt, »die Unterzeichnung der Mitgliedskarten allein und ausschließlich auszuüben«. Dadurch ist der Vorsitzende in eine ganz merkwürdige Lage geraten. Er las ja damals im Mitteilungsblatt unmittelbar nach der Weihnachtstagung, als Rudolf Steiner selbst noch lebte und diese Bemerkung im Mitteilungsblatt veröffentlicht hat, er las die Bemerkung wohl, daß es dem Vorsitzenden obliegt, die Mitgliedskarten zu unterzeichnen. Wie ist nun das aufzufassen? Ich bitte wirklich nicht zu denken, ich sage hier irgend etwas Persönliches, ich spreche lediglich aus der Pflicht und Situation eines Vorsitzenden heraus und bin überzeugt, daß jeder Vorsitzende, der die Weihnachtstagung inne halten will, so sprechen muß.

Da tritt eine Gruppe von Persönlichkeiten auf, Generalsekretäre, sogar zwei Vorstandsmitglieder; die erklären sich einverstanden mit der »Willenserklärung«, und diese Gruppe sagt also – zuerst *sagte* sie es nur – daß der Vorsitzende nicht das ausschließliche Recht habe, die Mitglieder in die Allgemeine Anthroposopische Gesellschaft aufzunehmen. Was ist damit geschehen? Damit ist, zunächst im Wort, ein Urteil gefällt über den Vorsitzenden, es wird damit gesagt, dieser Vorsitzende hat irgend etwas getan in seinen Funktionen, was ihm dieses Recht nimmt. Eine Anklage ist gestellt und der Versuch, ihm eine Funktion, die er als seine Pflicht, nicht nur als sein Recht ansieht, zu entziehen. Es ist damit etwas ausgesprochen, das ich zunächst in der Benennung Ihnen anheim stellen will, ob es ein richterliches Urteil ist oder nicht. Dieses hauptsächlich hat nun dazu geführt, daß die letztjährige Generalversammlung einen bestimmten Verlauf nahm. Und nun kam am Schlusse dieser Generalversammlung der Vorsitzende in eine ganz besondere Lage durch Herrn Kaufmann. Diese Dinge stehen im Mitteilungsblatt, Sie brauchen sie nur nachzulesen. Es mußte schließlich damals an die Gesellschaft eine Erklärung vorgelesen und eine Frage gestellt werden:

»Der Vorsitzende der Allg. Anthroposophischen Gesellschaft sah sich anläßlich der Generalversammlung nach vielem, was vorangegangen war, infolge ungerechtfertigter Vorwürfe Mr. Kaufmanns veranlaßt, den Vorsitz niederzulegen. Er übergab den ersten Vorsitz Frau Dr. Steiner und verließ die Versammlung. Frau Marie Steiner erklärte jedoch, daß sie nur dann im Vorstande weiter bleiben würde, wenn Herr Steffen den ersten Vorsitz behielte und verließ ebenfalls den Saal.

Herr Dr. Wachsmuth wurde hierauf von der Generalversammlung beauftragt, den durch Abstimmung mit überwiegender Stimmenmehrheit entstandenen Entschluß der Generalversammlung Frau Dr. Steiner und Herrn Steffen zu überbringen, nämlich, daß die Gesellschaft durch diese drei Persönlichkeiten, Frau Marie Steiner, Herrn Steffen und Herrn Dr. Wachsmuth neu konstituiert werde.«

Das habe ich also damals alles vorgelesen und auch das folgende:

»Die Konstitution der Gesellschaft ist in der Weihnachtstagung gegeben. Für die Beauftragten, denen das Werk Rudolf Steiners am Herzen liegt, ergibt sich demgemäß die Frage, die sie der Generalversammlung vorlegen: »Ist die Anthroposophische Gesellschaft gewillt, im Sinne der Weihnachtstagung diese drei Persönlichkeiten die Arbeit weiterführen zu lassen und Entscheidungen, welche sie treffen, für die Gesellschaft als bindend zu betrachten?«

Nun, diese Frage wurde mit überwiegendem Ja beantwortet. Nun nahm das Jahr seinen Verlauf. Der Vorstand, also die Goetheanumleitung, wie sie jetzt bestand aus diesen drei Persönlichkeiten, sie hatte ja nun auch Verpflichtungen gegenüber der Gesellschaft, gegenüber dieser Generalversammlung. Es kam nun der 30. Juni 1934, wo die Gründung der Vereinigung freier Anthroposophischer Gruppen in Deutschland stattfand. Diese Gründung hatte, wie aus einem Briefe von Dr. Lehrs bekannt wurde – erst später natürlich –, sie hatte gewisse Vorstadien. Dr. Lehrs sagte in seinem Rundbrief wörtlich, daß der Weg so verlief, »ganz schicksalsgemäß«, (ich zitiere): »daß nach einer Vorbesprechung Anfang Juni in Arlesheim ein erster Schritt auf der Generalversammlung in England erfolgt ist, an den sich ein zweiter Johanni in Holland anschloß, bis dann in einem dritten in Stuttgart das Ganze zu einer Art Begründung gekommen ist.«

Über diese Begründung ist nun das Folgende zu sagen: Bevor sie erfolgte, wurde natürlich keine Nachricht nach Dornach gebracht. Wir erfuhren das, was geschehen ist, eben erst nachher, und auch, wie gesagt, was als Vorbesprechungen usw. vorhergegangen war. In Stuttgart wurde damals nach den Berichten, die dann hierher kamen, gesagt, daß Dornach eine »Bekenntnisgesellschaft« geworden sei, daß sich die Bewegung von der Gesellschaft gelöst hätte und daß deshalb eben in Stuttgart diese Gründung vorgenommen worden sei. Nach den Berichten, die ich bekam, sagte Herr Dr. Kolisko (dem Sinne nach), wir in Dornach hier verträten nicht mehr die Weihnachtstagung, und sie würden infolgedessen Karten drucken lassen und ausstellen. Also, nun ist etwas, was vorher *Wort* war, doch in die *Tat* übergegangen. Es wird also der Vorsitzende ausgeschaltet in gewisser Beziehung. Er soll nicht mehr alle Mitglieder in die Allgemeine Anthroposophische Gesellschaft aufnehmen dürfen und zwar deshalb, weil, wie gesagt wird, er nicht mehr die Weihnachtstagung vertrete. Der Vorsitzende ist hiemit also ausgeschlossen von seiner Funktion, die ihm seiner Überzeugung nach durch jene Bemerkung im Mitteilungsblatt (vom 20. Januar 1924) zugeschrieben wurde. Das ist etwas, was nun doch tief bedacht werden sollte, was hier geschehen ist. Es mußte daraufhin der Brief im Mitteilungsblatt erscheinen, der von Frau Marie Steiner, Dr. Wachsmuth und mir an alle Mitglieder ergangen ist, wobei wir einen Protest dagegen eingelegt haben, daß so etwas geschehen kann, und besonders diese zwei Punkte hervorgehoben haben. Sie können das nachlesen; aber ich will es der Kontinuität dieser Ausführungen wegen doch Ihnen in Erinnerung rufen. Wir schrieben damals: »Es ist selbstverständlich, daß erstens solche (von diesen Persönlichkeiten, die sich für die sogenannten »Vereinigten Freien anthroposophischen Gruppen« verantwortlich erklärten) unterzeichnete Mitgliedskarten für die Zugehörigkeit zur Allgemeinen Anthroposophischen Gesellschaft keinerlei Gültigkeit haben, und zweitens, daß es mit den geistigen und sachlichen Grundlagen unserer Gesellschaft unvereinbar ist, sowohl der Allgemeinen Anthroposophischen Gesellschaft anzugehören, als auch gleichzeitig einer mit dem anthroposophischen Namen bezeichneten Gruppe, deren Mitgliederaufnahmen und Statuten der Allgemeinen Anthroposophischen Gesellschaft widersprechen.«

Daß es sich hier um eine Enthebung der Funktionen des Vorsitzenden handelte von Seiten derjenigen, die als Verantwortliche diese Gründung der sogenannten freien anthroposophischen Gruppen unterschrieben haben, ging dann später noch aus dem Briefe von Dr. Lehrs mit besonderer Deutlichkeit hervor. Dieser Brief von Dr. Lehrs wurde verschickt von Herrn von Grone, der mitunterzeichnet hat, mit einem Begleitwort, worin stand, daß er den Brief begrüße »im Vertrauen auf die gemeinschaftsbildende Kraft des dargebotenen Inhaltes.« Ich will mir versagen, diesen Brief in allen Einzelheiten zu behandeln, muß aber doch auf einiges hinweisen. Der Zweck dieses Briefes war nach Dr. Lehrs: »die inneren Gründe«, ich zitiere jetzt, »die inneren Gründe, ja Notwendigkeiten der sich jetzt vollziehenden Gesellschaftsgliederung in zwei Hauptgruppen zum Bewußtsein zu bringen.« Und ferner wurde gesagt: Es sei ein »feierlicher Protest vor der Weltgeschichte.« Nämlich ein Protest gegen das, was wir in der Generalversammlung von 1934 beschlossen haben, gegen diesen Beschluß der Generalversammlung, daß die drei Persönlichkeiten Frau Marie Steiner, Dr. Wachsmuth und ich die Fortführung im Sinne der Weihnachtstagung vollziehen. Denn das, behauptet Dr. Lehrs, täten wir eben nicht mehr hier, und er sagt weiter: »wo es durch das wirksame Wort nicht mehr möglich ist« (zu protestieren), ist es »durch die Tat nötig«. Und diese Tat, so meint er, sei eben die Vereinigung Freier anthroposophischer Gruppen. Der Name der Dornacher Gesellschaft sei (ein Wort von Lehrs) – »Maja«.

Nun – »vor der Weltgeschichte«. Es ist zunächst eine Anklage vor der Weltgeschichte. Was ich hier sage, dies soll keine Anklage sein, sondern eine Verteidigung, und das Recht jedes dieser Worte, das ich gesagt habe, ist dasjenige Recht, das derjenige hat, der sich verteidigen darf. In der Tat ist es so, daß diejenigen, welche sagen, sie glauben die Weihnachtstagung im Sinne Rudolf Steiners weiterzuführen, besonders der Vorsitzende, wie ich noch zeigen werde, daß die vor das Forum der Weltgeschichte gerufen werden durch Dr. Lehrs. Dr. Lehrs wendet sich nämlich besonders gegen den Vorsitzenden, indem er zurückgreift auf die Gesellschaftsführung und sagt, daß der erste autoritative Eingriff eben durch den Vorsitzenden erfolgt sei, und dieser autoritative Eingriff wäre »die Namhaftmachung des deutschen Initiativ-Komitees durch den ersten Vorsitzenden zu Ostern 1931« gewesen. Wörtlich sagt er: »Damit war der erste autoritative Eingriff der Goetheanumleitung in das Gruppenleben der Gesellschaft erfolgt.« Er verschweigt dabei, daß ich, bevor ich diese Namhaftmachung vornahm, ausdrücklich sowohl die Generalversammlung gefragt habe, als auch jedes einzelne Vorstandsmitglied. Alle 5 Vorstandsmitglieder habe ich gefragt, ob sie einverstanden sind, daß ich diesen Vorschlag mache. Also das verschweigt Dr. Lehrs. Dadurch muß ihm hier gesagt werden, daß er eine objektive Unwahrheit getan hat und auf diese eben alles das aufgebaut hat. Und er fährt dann wörtlich weiter in seinem Rundbrief und sagt: »Somit stellt sich der ganze Vorgang in Wahrheit dar als eine Usurpierung der Prinzipien einer vom Geistesführer – gemeint ist Rudolf Steiner – selber esoterisch begründeten Gesellschaft für eine exoterische Teilgruppe derselben.« Das ist ein Urteil, das zu Unrecht gefällt wird, ein richterliches Urteil. Ich glaube, in den Bemerkungen, die ich machte über den Verlauf des Arbeitsjahres, gezeigt zu haben, daß die Arbeit hier von Esoterik durchdrungen ist.

Nach diesen Vorbemerkungen darf ich nun sagen, wie ich die Lage auffasse: *Es ist am 30. Juni 1934 eine Spaltung vollzogen worden in der Allgemeinen Anthroposophischen Gesellschaft,* eine Spaltung, die von jener Seite infolge mangelnder Erkenntnis nicht aufgehoben worden ist. *Gegen diese Spaltung müssen wir uns zur Wehr setzen.* Denn stellen Sie sich vor, was geschieht, wenn diese Spaltung wirklich anerkannt würde. Und bei der Willenserklärung stehen ja die Persönlichkeiten von jener Seite – oder die Gruppen, deren Angehörige sich Mitglieder nennen – immer noch. Es geht dies aus dem englischen offenen Brief hervor, daß sie die Willenserklärung auch jetzt noch als notwendig betrachten. Also eine Spaltung ist da. Wenn diese Spaltung nun von uns anerkannt würde, was ja gar nicht geschehen kann, aber was würde geschehen: dann hätten wir zwei Gesellschaften. Und dort könnte eine Gesellschaft Mitglieder aufnehmen, ohne daß der Vorsitzende gegenzeichnet. Es würde sich ganz sicher im Osten bald auch eine solche Gesellschaft bilden, und auch dort würden dann Mitglieder aufgenommen werden ohne Gegenzeichnung des Vorsitzenden und anderswo auch. Es ist also die Möglichkeit da, daß viele Gesellschaften entstünden. Ja, das wäre dann durchaus so, daß es dazu führen würde, daß wir das Goetheanum hier nicht mehr halten könnten. Denn alle diese Gesellschaften würden nicht mehr das Goetheanum in dem Maße unterstützen wollen wie vorher. Das Goetheanum, verehrte Freunde, wurde errichtet durch den Willen der Gesellschaft. Die Gesellschaft hat Rudolf Steiner gebeten, das Goetheanum aufzubauen und hat ihm diese Pflicht auferlegt. Sie hat nun die Pflicht, das Goetheanum weiterzuführen und nicht im Stich zu lassen. Es wäre unmöglich, dieser Pflicht nachzukommen, wenn man *viele* verschiedene Gesellschaften hätte. Rudolf Steiner hat früher selbst darauf hingewiesen, wie schwer es würde, wenn andere Gemeinschaften aus Anthroposophen sich bilden, die ihre Mittel und Kräfte nicht mehr dem Goetheanum deswegen zuwenden würden.

Als Rudolf Steiner schon krank lag, schrieb er einen Brief, worin er sagte: »Es ist eine eiserne Notwendigkeit, das Goetheanum zu bauen.« Er war dazu aufgefordert worden von der Gesellschaft. Wenn dieses Goetheanum nicht weitergeführt werden kann infolge der Bildung von so viel Gesellschaften – ja dann entsteht die große geistige Katastrophe, daß die Mysterienspiele von Rudolf Steiner nicht mehr weiter aufgeführt werden können hier am Goetheanum ... Das bitte ich doch sehr zu bedenken.

Nun, die Spaltung ist da. Folgendes ist nun – und darüber muß sich eben die Gesellschaft ihre Überlegungen machen – folgendes ist meiner Ansicht nach der Tatbestand:

Die Gründung der Freien Anthroposophischen Gruppen, sie beruht darauf, daß diese glauben, sagen zu können, daß wir hier die Weihnachtstagung nicht mehr innehalten wollen, uns vergehen gegen die Prinzipien der Weihnachtstagung. Und der Vorsitzende, er wird ja von diesen Persönlichkeiten nicht mehr als berechtigt angesehen, seine Funktionen zu erfüllen. Es ist hier gewissermaßen ein Ausschluß mindestens des Vorsitzenden vorhanden von seinen Funktionen. Wenn nun die Generalversammlung der Meinung ist, daß dieser Ausschluß, die Entziehung der Funktionen, zu Recht besteht, dann wird natürlich der Vorsitzende diese Meinung als ein Mißtrauensvotum betrachten. Er wird die entsprechende Frage an die Generalversammlung stellen, und er wird dann den Vorsitz niederlegen. Er muß sagen, daß dieses Hinlegen des Vorsitzes gegen seinen Willen wäre, und daß er aus dem Innersten überzeugt ist, daß es zu Unrecht geschehen würde. Trotzdem würde er das von der Gesellschaft annehmen. Das ist das eine. Das andere ist, was eben in diesem Briefe, den wir damals an die Mitglieder schreiben mußten, der im Mitteilungsblatt vom 22. Juli 1934 erschienen ist, von Frau Marie Steiner, Dr. Wachsmuth und mir ausgesprochen wird, daß die Gründung der Freien Anthroposophischen Gruppen etwas ist, was sich gegen die Weihnachtstagung vergeht, und daß dadurch ein *Selbstausschluß* von diesen betreffenden Menschen geschehen ist. Das ist unsere Meinung. Also das ist die Alternative. Und ich bitte wirklich, das nicht persönlich aufzufassen, sondern einfach aus der Pflicht und Situation heraus begreiflich zu finden, daß ich sagen muß: entweder betrachten Sie mich ausgeschlossen als Vorsitzenden, oder Sie betrachten eben dasjenige, was damals geschehen ist, als einen Selbstausschluß jener Persönlichkeiten. Damit habe ich gar nichts weiteres gesagt, als was in diesem Briefe steht. Es ist also dasjenige, was sich aus inneren und äußeren Gründen einfach ergibt, und wenn mir selbst dabei schmerzlich zumute ist, es ist doch meine Pflicht, das eben auszusprechen.

Und ich möchte betonen, daß da gar keine Antipathie mitspricht. Es handelt sich hier nicht darum, daß ein Urteil gefüllt wird oder dergleichen. Es wird auch in keiner Weise dasjenige, was man die Liebe nennt usw. da berührt, sondern es ergibt sich alles einfach aus der Pflicht und der Situation, diese Worte zu Ihnen zu sprechen. Aber diese Pflicht, die ergibt sich allerdings aus einer *Liebe heraus,* nämlich *aus der Liebe zur Anthroposophie selbst und zu demjenigen, was die Weihnachtstagung ist.* Ich weiß sehr wohl, daß mir vorgeworfen wird, dasjenige, was ich als Dichter tue und was ich als Vorsitzender tue, widerspräche sich. Ich bekomme Briefe, worin steht: »Wo bleiben die manichäischen Impulse!« Oder ich bekomme Briefe: »Richtet nicht!« Es wird mir vorgeworfen, daß dasjenige, was ich als Vorsitzender darzuleben suche, dem widerspreche, was ich auf die Bühne bringe.

Und dennoch muß ich sagen, die Handlung oder die Worte, die ich jetzt sagte, sie sollen kein richterliches Urteil sein, und sie wären mir nicht möglich gewesen, wenn ich nicht doch hinschauen dürfte auf das Wesen Anthroposophie und aus Liebe zu diesem Wesen dasjenige sage, was ich eben sagte. Denn ich sehe das: Wenn das nicht gesagt würde, wenn dieser Brief (vom 22. Juli 1934) von uns damals nicht geschrieben worden wäre, dann wäre eben der Protest von uns nicht ergangen gegen die Spaltung. Diese Spaltung hätte von der anderen Seite aufgehoben werden können, wenn man ganz genau durchdacht hätte die Lage.

Nun also, ich will schließen, indem ich nun das Weitere Ihrer Diskussion überlasse. Nun wird Herr Dr. Wachsmuth berichten über das vergangene Rechnungsjahr, und ich darf ihn jetzt in aller Form beauftragen, daß er die Handhabung der Versammlungsleitung übernimmt.

Bericht über den weiteren Verlauf der Generalversammlung

Nach der vorstehenden Eröffnungsansprache durch den Vorsitzenden verliest Dr. Wachsmuth die Bilanz per 31. Dezember 1934. Er verweist auf den im Mitteilungsblatt veröffentlichten Schatzmeisterbericht. Er verdankt die Bemühungen aller, die an dem befriedigenden Ergebnis mitwirkten und bittet ganz besonders, Spenden und Beiträge in möglichst gleichmäßigen Rhythmen dem Goetheanum zuzuweisen, um so zu verhindern, daß der Vorstand in den geschäftsstilleren Sommermonaten jedes Jahr in Sorge gerät, wie es weitergehen soll, damit nicht neuerdings Notrufe erlassen werden müssen. Den Revisionsbericht erstattet Hr. *Day*. Die Ursachen der befriedigenden Jahresrechnung können nicht etwa in einer verbesserten Weltwirtschaftslage gesucht werden. Die Bilanzpositionen »Beiträge und Spenden« sind vielmehr der Ausdruck des Vertrauens zur Goetheanum-Leitung. Früher war es der Goetheanum-Bau, für den gespendet wurde, heute spendet man für das Leben in diesem Bau, für die wissenschaftlichen und künstlerischen Leistungen, die durch anthroposophische Arbeit zu einer Synthese von Kunst, Wissenschaft und Religion vereinigt werden. Auch die Opposition zu dieser Goetheanum-Leitung kommt in der Bilanz zum Ausdruck, indem gewisse Gruppen ihre Beitragspflicht nur zum geringen Teil erfüllten. Trotzdem hat sich die Gesamtbilanz verbessert und der Abschluß ist eine gewaltige Manifestation des Vertrauens zur Goetheanum-Leitung. Im Hinblick auf die fortschreitende Wertminderung von Vermögensobjekten richtet Hr. Day an die Mitglieder die Bitte, dem Goetheanum Zuwendungen zu machen, solange solche Vermögensobjekte nicht notleidend oder wertlos geworden sind.

Nach einem Hinweis auf die große Mehrarbeit, die durch die bekannten valutarischen Schwierigkeiten von den Verwaltungen am Goetheanum bewältigt werden mußten, wogegen die allgemeinen Unkosten trotzdem eine Senkung erfahren haben, beantragt Hr. Day namens der Revisoren der Generalversammlung Genehmigung der Jahresrechnung und Déchargeerteilung unter Verdankung der außerordentlichen Arbeit.

Die Generalversammlung beschließt diesen Antrag und erteilt dem Vorstand Décharge.

Antrag betr. Veränderungen in der Zusammensetzung des Vorstandes
und
Anträge bezügl. der Zugehörigkeit zur Allg. Anthroposophischen Gesellschaft.

Im Auftrag der Unterzeichner der Anträge zu Punkt 3 und 4 der Tagesordnung bringt Hr. E. Pfeiffer Antrag I, II und III zur Verlesung im Anschluß daran deren Begründung (abgedruckt im Mitteilungsblatt Nr. 11/12 vom 17. März 1935).

Der Verlesung der Anträge schickt Hr. Pfeiffer voraus, daß die Anträge nicht aus Leidenschaft, Haß oder irgend einer Antipathie verfaßt worden sind. Die Verfasser seien der Ansicht, daß eine andere Lösung der Probleme nicht möglich ist. Die Anträge seien das bewußte Aussprechen eines Zustandes, der seit einiger Zeit in der Gesellschaft bereits bestehe.

Dr. *Wachsmuth* bringt, bevor in die Diskussion eingetreten wird, einige Anträge zur Kenntnis, die als Geschäftsordnungsanträge zu behandeln sind. Es wird diesen Anträgen die Priorität zugebilligt, weil sie darauf abzielen, daß die Versammlung bezeugen möge, sie selbst sei in diesen Dingen nicht zuständig.

Es gelangt zur Verlesung der Antrag Dr. Ritter Malsch. (Inhaltsangabe des Berichterstatters: die Generalversammlung erklärt sich nicht für zuständig zur Ausschließung von Mitgliedern; sie legt die Entscheidung in die Hände des Vorstandes.)

Dr. Wachsmuth gibt als Versammlungsleiter die Rechtsbelehrung, daß der Antrag Dr. Ritter auf einem

Rechtsirrtum beruhe. Die Generalversammlung hat von Gesetzes wegen das Recht, das ihr sogar durch etwaige Statutenbestimmungen nicht abgesprochen werden könnte, über Mitgliederausschlüsse zu entscheiden. Es gelangt der Antrag Goyert, Köln, zur Verlesung (der Antrag wünscht keine Abstimmung, Entscheidungen soll der Vorstand treffen. Der Berichterstatter). Weiterhin wird ein Antrag von Frau Kalbfuss verlesen (die Versammlung soll nach Anhörung des Jahresberichtes einstweilen schweigend auseinandergehen).

Dr. *Eckstein,* Dornach, stellt den Antrag, über die Anträge Ritter, Goyert und Kalbfuss zur Tagesordnung überzugehen und begründet den Antrag: Im Jahre 1931 ist von Seiten Dr. Koliskos nach einer Abstimmung ausgesprochen worden, daß die Generalversammlung sich in einem Zustand befinde, in dem sie nicht beschlußfähig sei. 1934 ist in einem Briefe von Frau Dr. Wegman die Generalversammlung als eine Anzahl von Emotionen aufgepeitschter Mitglieder bezeichnet worden. In diesem Jahre werden Anträge gestellt, die, bevor überhaupt etwas verhandelt worden ist, die Generalversammlung auffordern, sich selbst als unmündig und unzuständig für ihre eigensten Angelegenheiten zu erklären. Meinungsäußerungen können in der Diskussion jederzeit zu Worte kommen, derart als Anträge vorgebracht, können sie nur bewirken, die Bewußtseinssphäre zu verschleiern.

Bollig, Malsch, entschuldigt den abwesenden Hr. Dr. Ritter. Dr. Ritter sei wohl der Ansicht gewesen, daß manche Mitglieder die Tatsachen nicht so weit überschauen, daß sie die Verantwortung für den Entschluß fassen möchten.

Dr. *Fränkl,* Dornach, hält das Problem der Zuständigkeit für genügend abgeklärt und unterstützt den Antrag Dr. Eckstein.

Die Generalversammlung beschließt mit überwiegender Mehrheit Übergang zur Tagesordnung.

Dr. *Wachsmuth* gibt bekannt, daß Frl. Dr. Vreede Herrn Dr. Krück mit der Verlesung eines Briefes beauftragt habe.

Dr. *Krück* verliest einen Brief von Frl. Dr. Vreede.

Graf Polzer will dem Urteil, das in der Denkschrift zum Ausdruck kommt, sein eigenes Urteil entgegensetzen. Für ihn sind die Persönlichkeiten, die Rudolf Steiner in den Vorstand eingesetzt hat, auch heute noch dort am Platze. Die Ereignisse hätten gezeigt, daß die esoterische Kraft im Vorstand nicht groß genug war, zu assimilieren, daß auch keine Persönlichkeit da war, die die Brücke hätte schlagen können. Die Hauptschwierigkeit habe darin gelegen, daß die Führung der Hochschule von der einen Seite beansprucht worden ist und dann später in etwas weniger ungeschickter Form von der anderen Seite. Gleich nach dem Tode Rudolf Steiners zeigte sich, daß ein Verständigungswille nicht dagewesen sei, die esoterische Einheit des Vorstandes sei gleich zerfallen. Anläßlich eines Gespräches mit Herrn Steffen im Jahre 1925 hätte dieser erklärt, niemals mit Frau Dr. Wegman arbeiten zu wollen, nur mit Frau Dr. Steiner, was nicht gleichzusetzen sei damit, daß sich Herr Steffen nicht bemüht habe, die Einigkeit aufrecht zu erhalten. Es sei ein Absetzungswille und kein Verständigungswille vorhanden gewesen. Dies hätte Stimmung und Schwierigkeiten in den letzten 10 Jahren nach sich gezogen. (Herr Steffen bittet Graf Polzer um Angabe des Datums, wo er diese Äußerung getan haben soll. Graf Polzer erklärt, das nicht mehr genau sagen zu können.)

Graf Polzer fährt weiter: Rudolf Steiner soll schon vor der Weihnachtstagung zu Freunden, die sich gegen Frau Dr. Wegman wandten, erklärt haben, daß das Kesseltreiben gegen Frau Dr. Wegman die Gesellschaft noch zerstöre. Es sei nötig, die tieferen esoterischen Gründe zu untersuchen, die zur Ablehnung der Anträge führten. Die Regelung der Klassenangelegenheiten sei nur so möglich, daß die Persönlichkeiten, welche die Verantwortung Rudolf Steiner und der geistigen Welt gegenüber übernehmen wollen und sofern sie von einer Anzahl von Personen getragen werden, dieses den fünf Leitern der Sektionen mitteilen und besprechen. In der Berufung Frau Dr. Wegmans durch Rudolf Steiner als Mitarbeiterin der Klasse erkenne man die tiefen Schicksalszusammenhänge. Nachfolgerin könne sie zwar als Frau nicht werden. Es sei menschlich verständlich, daß sie nach dem Tode Rudolf Steiners ihre Aufgabe verkannte, was jedoch nicht zu ihrer Verdammung berechtige, ja zu einer moralischen Zerstückelung. Es machte sich ein versteckter unbewußter Groll gegen Rudolf Steiner selbst bemerkbar, dessen Opfer besonders Frau Dr. Wegman sei. Es sei klar, daß Frau Dr. Steiner, die so lange mit Dr. Steiner arbeitete, die geistig Fortgeschrittenere sei, aber der aufrichtige Verständigungswille hätte bei Frau Dr. Steiner gefehlt. Die Schuld sei auf beiden Seiten zu suchen, man könne nicht in Schwarze und Weiße einteilen, sonst ziehe die Mysterienstimmung aus und den Vorstand treffe die Verantwortung für die durch ihn veranlaßte Schädigung an Seele und Körper von alten und treuen Anthroposophen. Die Denkschrift sie eine Kampfschrift, zerstörend und fanatisierend. Die Grundsteine, die von Rudolf Steiner in die Herzen gelegt wurden, seien nicht mehr an einen Ort und an einen einzigen Bau gebunden. Rudolf Steiner werde nicht sprechen, wenn Frau Dr. Wegman und Dr. Vreede ausgeschlossen werden. Wenn eine Einigung nicht erzielt werden kann, bleibe nur die Möglichkeit einer freien Gruppenbildung ohne zentrale Mitgliederaufnahmestelle.

Hr. *Conrad,* Köln. Die Anträge Goyert und Polzer führen vom Kernpunkt ab. Wir haben darüber zu entscheiden, ob wir Mitglieder berechtigt sind, Erkenntnis zu üben an den Tatsachen, die sich in den letzten 10 Jahren abgespielt haben. Die Forderungen nach Einheit im esoterischen Vorstand ist eine Utopie, nachdem die Tatsache, die wir selbst prüfen können, vorliegt, daß der Vorsitzende, Frau Dr. Steiner und Dr. Wachsmuth dauernd sabotiert wurden. Die Diskussion wird fruchtlos sein, weshalb Schluß der Diskussion beantragt wird.

Dr. *Wachsmuth* ist gegen sofortige Abbrechung der Diskussion, da Angriffe erfolgt seien. Den scharf Angegriffenen muß Gelegenheit zur Äußerung gegeben werden.

Herr Konrad erklärt sich mit der Aussetzung seines Antrages einverstanden.

Albert Steffen erklärt, er habe nicht in die Diskussion eingreifen wollen, halte es doch für seine Pflicht, Notwendiges zu sagen und Graf Polzer entgegen zu halten. Graf Polzer erklärte, ich hätte im Jahre 1925 gesagt, ich wolle nur mit Frau Dr. Steiner esoterisch zusammen arbeiten. Graf Polzer konnte auf meine Frage mir das Datum nicht nennen. Hr. Steffen bemerkt, er wolle nicht sagen, daß das eine objektive Unwahrheit sei, aber er erinnere sich nicht, eine solche Äußerung getan zu haben. Es ist aber dagegen an folgendes zu erinnern: im Jahre 1925, vermutlich im Juni, habe er Frau Dr. Wegman vor der Klassenstunde eingeführt, daß sie als Schriftführerin nun die Klassenvorträge liest. Damit wurde ein Zeugnis abgegeben, daß er durchaus mit Frau Dr. Wegman esoterisch zusammen arbeiten wollte. Von einem Absetzungswillen kann keine Rede sein. Sie erinnern sich, daß noch Ende des Jahres 1926 gesagt wurde, diejenigen, die ihre Klassenstunden hören wollten, könnten dies tun. Damit ist die Äußerung von Graf Polzer ad absurdum geführt. Es war wahrscheinlich ein persönliches Gespräch mit Graf Polzer, wobei solche Dinge verhandelt wurden. Es ist durchaus möglich, daß gesagt wurde, es wird schwer, mit Frau Dr. Wegman esoterisch zu arbeiten, wenn man nicht weiß, was sie von sich aus unternimmt, ohne die andern zu benachrichtigen. Das ist durchaus möglich.

Ein Zweites sei aus den Worten Graf Polzers zu erwähnen – wegen anderem wolle er sich nicht verteidigen –: Die Behauptung, bei Frau Dr. Steiner sei kein aufrichter Verständigungswille vorhanden gewesen. Das weist Hr. Steffen als eine objektive Verleumdung zurück. Denn er selbst könne bezeugen, daß bei Frau Dr. Steiner dieser Wille vorhanden gewesen sei, sie habe sich oft genug hierüber mit ihm ausgesprochen. Es wäre noch vieles zu erwähnen nötig, er wolle jedoch einzig noch auf die Schlußbemerkung Graf Polzers eingehen: es sei in Zukunft keine zentrale Mitgliederaufnahmestelle nötig.

Das ist eben das, was den Zerfall der Allgemeinen Anthroposophischen Gesellschaft bewirken müßte. Wenn Mitglieder nicht von der Zentrale, also durch den Vorsitzenden aufgenommen werden, dann *können* sie eben von besonderen Gruppen aufgenommen werden. Da über die Klasse gesprochen wurde, müsse er das sagen: dann wird der Fall eintreten, wenn Mitglieder ohne Gegenzeichnung durch den Vorsitzenden von Gruppen aufgenommen werden können, daß nach zwei Jahren Klassenmitglieder da sind, ohne daß die Allgemeine Anthroposophische Gesellschaft es weiß.

(Graf Polzer ruft dazwischen, daß er gesagt habe, Klassenmitglieder sollen durch Vertrauenspersonen aufgenommen werden.)

Hr. Steffen führt darauf aus, daß dies nur geschehen könne, wenn zu diesen Persönlichkeiten das Vertrauen wieder vorhanden sei. Dieses könne aber nicht vorhanden sein, wenn dieses Vertrauen uns selbst nicht entgegengebracht wird, wenn z. B. eine solche Gruppe gebildet wird, ohne daß es drei Vorstandsmitglieder wissen. Wenn eine Gruppe so gebildet wird, ist es ein Vertrauensbruch und es kann solchen Persönlichkeiten nach dem gebrochenen Vertrauen dieses Vertrauen unsererseits nicht mehr entgegengebracht werden.

Hr. Steffen stellt fest, daß Graf Polzer in seinen Ausführungen nicht auf die Tatsache zu sprechen kam, daß dem Vorsitzenden das Recht, Mitglieder aufzunehmen, bestritten wird, ebensowenig hat er die Tatsache berücksichtigt, daß die Spaltung schon stattgefunden hat. Er hat alles, was seitens des Vorsitzenden vorgebracht wurde, als Luft behandelt.

Dr. *Wachsmuth:* Es liegt ein Antrag vor, zur Abstimmung zu schreiten. Wohl wäre es notwendig, die Äußerungen Graf Polzers Wort für Wort zu widerlegen. Es haben jedoch verschiedene Zweige die Bitte ausgesprochen, daß auf jeden Fall heute die Entscheidung und Abstimmung erfolgen soll, weil viele nicht länger hier sein können.

Zur Geschäftsordnung melden sich Dr. Santos und Dr. Hörler. Hr. Steffen gibt die Erklärung ab, daß er nach nochmaliger Überlegung den Ausdruck »objektive Verleumdung« gegen Graf Polzer in aller Form zurücknehme, er sage dafür »objektive Unwahrheit«. Obwohl er »objektive« Verleumdung sagte, könnte es subjektiv aufgefaßt werden. Man möge den Ausdruck verzeihen. (Schluß folgt)

Der Berichterstatter: *Karl Day* (*Nachrichtenblatt*, 12. Jg. Nr. 19, 12. Mai 1935, Seite 73 ff.)

Bericht über den weiteren Verlauf der General-Versammlung

(Schluß)

Dr. *Hörler, Dornach* stellt den Antrag, die Versammlung möge über Punkt 3 und 4 der Tagesordnung nicht abstimmen, sondern die Entscheidungen einem Ehrengericht übertragen. Der Antrag sei von 87 Mitgliedern unterschrieben. Diese seien der Meinung, das Plenum der Versammlung sei ungenügend unterrichtet. Auch müßten die umstrittenen Persönlichkeiten vor der Entscheidung gehört werden.

Dr. *Wachsmuth:* Die Versammlung habe zwar bereits durch Ablehnung der Anträge Goyert, Ritter und Kalbtuss entschieden, daß sie selbst zu den Angelegenheiten Stellung zu nehmen wünscht. Doch wird der Antrag Dr. Hörler zur Abstimmung gebracht.

Der Antrag wird mit großer Mehrheit abgelehnt.

Es steht nunmehr der Antrag Conrad auf Schluß der Debatte zur Diskussion.

K. Englert, Zürich stellt fest, daß Graf Polzers Ausführungen infolge zeitlicher Beschränkung nicht eingehend berichtigt werden konnten. Um möglichst alle zu Wort kommen zu lassen, wird vorgeschlagen, eine Zeit zu bestimmen, zu der spätestens abgestimmt werden soll, daß aber bis zu diesem Zeitpunkt die Diskussion offen sein soll.

Der Antrag Conrad wird zu Gunsten des Antrages Englert abgeändert. Die Versammlung beschließt Diskussion bis 16 Uhr. Hierauf sei zur Abstimmung zu schreiten.

Dr. *Husemann, Freiburg* beantragt Beschränkung der Rededauer auf 10 Minuten. Die Versammlung stimmt zu.

Dr. *Santos Lissabon* bringt seinen Antrag und eine mehrseitige Begründung zur Verlesung. (Die Versammlung möge sich einer friedlichen Einheit befleißen, die Gesellschaft müsse sonst für die eintretenden Katastrophen in der Welt verantwortlich gemacht werden.)

Auf Antrag des Versammlungsleiters wird eine Mittagspause eingelegt. Wiederbeginn 15 Uhr.

Dr. *Wachsmuth* bittet als Versammlungsleiter die Anwesenden, über die Angelegenheiten der Gesellschaft nicht auf Straßen, in Bahnen und Speiselokalen sich zu unterhalten.

Die Diskussion wird fortgesetzt.

Dr. *Lauer, Wien* tritt im Namen vieler österreichischer Freunde den Ausführungen Graf Polzers entgegen. Angesichts der beschränkten Redezeit sei es unmöglich, auf alle Schiefheiten, Unwahrheiten und Unmöglichkeiten, die Graf Polzer vorgebracht hat, einzugehen. Da Graf Polzer auf die Bedeutung der an der Generalversammlung nicht anwesenden Mitglieder hingewiesen habe, berichtet Dr. Lauer über das Ergebnis einer Rundfrage bei den österreichischen Zweigen. Danach ist die überwiegende Mehrzahl der Zweige und Mitglieder für die Anträge.

Obwohl sich Graf Polzer andauernd auf Rudolf Steiner beruft, hält er eine zentrale Mitgliederaufnahmestelle nicht für nötig. Diese Einrichtung aber ist ein Grundprinzip der Weihnachtstagung. Graf Polzer habe somit kein Recht mehr, sich auf Rudolf Steiner zu berufen. Durch die Art, wie Graf Polzer jahrelang auf esoterischem Gebiet sich betätigt habe, habe er auch das Recht verloren, sich als Richter aufzuspielen über esoterische Angelegenheiten. Die Behauptung Graf Polzers, Frau Dr. Steiner habe keinen aufrichtigen Verständigungswillen gehabt, ist bereits als Unwahrheit zurückgewiesen worden. In dieselbe Kategorie gehört das von Graf Polzer Gesagte über einen angeblichen Groll gegen Dr. Steiner selbst, der bei Mitgliedern und auch einem Teil des Vorstandes vorhanden gewesen sei. Man wird in Wien genötigt sein, aus dem Verhalten Graf Polzers die Konsequenzen zu ziehen, wobei es ausgeschlossen sei, daß Graf Polzer weiterhin Funktionen ausübt in einer Gesellschaft, von deren Leitung er die Meinung hat, daß bei ihr die Absichten Dr. Steiners keine Gültigkeit hätten. Man wird auch Graf Polzer nicht das Vertrauen entgegenbringen können, das man einer Persönlichkeit entgegenbringen möchte, von der man die Klassenstunden entgegennehmen soll.

Zu den Anträgen selbst: die Spaltung ist am 30. Juni 1934 vollzogen worden, heute soll die Gesellschaft zu einer einheitlichen werden. Es hätte in der Hand der Freien Gruppen gelegen, durch Auflösung die heutigen Anträge unnötig zu machen. Diese Einsicht ist nicht erfolgt, so daß der Gesellschaft nichts anderes übrig bleibt, als durch diese Anträge die Einheit wieder herzustellen. Der weitaus größte Teil der österreichischen Mitglieder stimme voll und ganz diesen Anträgen zu.

Dr. *Wachsmuth* verliest folgende Erklärung von Frau Dr. *Steiner:*

»Aus den Worten Graf Polzers könnte leicht der Eindruck entstanden sein, daß aus den Reihen derer, die die Willenserklärung zurückwiesen, schon zu Dr. Steiners Lebzeiten ein Kesseltreiben gegen Frau Dr. Wegmann [sic!] entstanden wäre. Das war nicht der Fall, auch nicht in leisester Andeutung. Frau Dr. Wegmann beklagte sich bei Dr. Steiner über Schwierigkeiten, die ihr in der Klinik von einigen Ärzten gemacht würden – darunter auch Frl. Dr. Bockholt – und das ist, was Dr. Steiner getadelt und zurechtgewiesen hat.«

Dr. *Wachsmuth* bemerkt dazu, daß, falls man weiterhin die Dinge herumdrehe, indem man z.B. sagt, das Kesseltreiben sei von unserer Seite ausgegangen, man dann eingehend auf diese Dinge eintreten müßte, um nachzuweisen, daß dies nicht der Fall ist.

Von der Peripherie seien eine große Zahl von Zuschriften eingegangen. So wünsche z.B. die Finnische Landesgesellschaft, daß ihre zustimmende Erklärung vorgelesen werde. Es liegen gerade aus der Peripherie viele zustimmende Äußerungen von ganzen Gruppen und Landesgesellschaften vor.

Im Interesse des zu-Worte-kommens der Anwesenden wird auf Verlesung verzichtet.

Dr. *Schornstein, Arlesheim* ist der Ansicht, daß ein Urteil sich jetzt gebildet haben müßte. Der Vorsitzende hätte endlich ein Recht zu hören, wie die Mitglieder zu den von ihm aufgeworfenen Fragen stehen. Wie es mit einem Ausschluß steht, können Sie entnehmen aus folgenden Worten Dr. Steiners: »Es handelt sich darum, daß wir eine Gesellschaft sind, die Majoritätsbeschlüsse fassen kann und daß eine Gesellschaft, die Leute aufnimmt, auch Leute heraussetzen kann, und nicht, daß Jeder der »will«, sich als ihr Mitglied betrachten kann; sonst könnte jeder der will und nicht der, welchen die anderen wollen, zur Gesellschaft gehören wollen.«

Eine weitere Diskussion ist zwecklos, sie führt lediglich dazu, daß absichtlich oder unabsichtlich Beleidigungen ausgesprochen werden wie diejenige vom Absetzungswillen.

Frl. *Roelvink, Arlesheim* ergreift mehrfach das Wort. Sie erzählt die Geschichte eines Rubins. Der Berichterstatter konnte teilweise die Äußerungen nicht verstehen, teilweise kam er nicht hinter deren Sinn und Bedeutung.

Dr. *Eiselt, Prag* spricht im Namen des Vorstandes der Tschechischen Landesgesellschaft und der Mehrzahl der dortigen Mitglieder. In der Annahme der vorliegenden Anträge erachten diese Mitglieder das einzige Mittel, die eigene Existenz der Gesellschaft zu behaupten. Die Gesellschaft sei in der Lage der Notwehr.

Dr. *Wachsmuth:* Es liegt ein Antrag Surkamp, Stuttgart vor, der Ablehnung der Anträge fordert. Herr Surkamp wird erfolglos zur Vertretung seines Antrages aufgerufen.

K. Englert, Zürich: Man sei weithin der Meinung, es handle sich bei diesen Dingen, die uns 10 Jahre gepeinigt haben, um etwas Einzigartiges. Aber die Gestalten, um die es sich handelt, seien nicht neu in der Geschichte der Gesellschaft, es habe schon früher Mitglieder gegeben, die in einer bestimmten Weise versucht hätten, eine besondere Rolle zu spielen und es wird noch zahllose andere geben. Hr. Englert zitiert Äußerungen Dr. Steiners vom Jahre 1921: »Mein erster Rat geht dahin, dafür zu sorgen, daß die Reste des theosophischen Empfindens endlich aus unserer Gesellschaft herausgesetzt werden mögen. Und das ist der zweite Rat, den ich geben möchte, daß in unserer Gesellschaft Institutionen Platz greifen, die so geartet sind, daß nicht bloß ideales Vertrauen, das im Höchsten zu schätzen ist, unter uns Mitgliedern herrsche, sondern daß ein niemals und nirgends unterbrochener lebendiger Verkehr möglich sein möge. Und das ist der dritte Rat, von dem ich sprechen möchte, daß wir uns aneignen müssen die Fähigkeit, die Dinge ernst genug zu nehmen, nicht mit der heute in der Welt vorhandenen Oberflächlichkeit.

Frl. *Roll, Norwegen* spricht von ihren Schwierigkeiten, aus Denkschrift und den Anträgen ein sicheres Urteil zu gewinnen. Durch die freie Art der Orientierung durch Herrn Steffen sei sie jedoch vom Gefühl des Richtertums und des Ausschließens befreit. Graf Polzer hat seine Rede darin ausklingen lassen, daß wir eine Auflösung vollziehen sollen. Wir haben damit die Frage zu entscheiden: Wollen wir einen ersten Vorsitzenden oder nicht. Die Spaltung ist bereits vorhanden, es gilt jetzt innerhalb dieser eingetretenen Spaltung die Verhältnisse zu ordnen und der Anthroposophie und der Allgemeinen Gesellschaft den Vorsitzenden zu bewahren.

Antrag zur Änderung der Paragraphen 3, 6, 10, 11 und 13 der Statuten.

Dr. *Fränkl, Dornach* verliest die Anträge zu Punkt 5 der Tagesordnung. (Siehe Mitteilungsblatt 11/12 vom 17. März 1935.)

Dr. *Wachsmuth:* mit Bezug auf die Statuten hört man immer wieder folgende zwei Versionen: Dr. Steiner sei mit diesen Statuten nicht einverstanden gewesen, sie seien gegen seinen Willen zustande gekommen. Dann aber auch: es sei nicht berechtigt, irgendwelche Änderungen vorzunehmen.

Zunächst waren Statuten von Dr. Steiner gegeben, diese Statuten erhielten auf ausdrückliche Angabe Dr. Steiners die Bezeichnung »Prinzipien«. Als die Statuten eingetragen werden sollten, war Dr. Steiner bereits krank. Er beauftragte Dr. Wachsmuth, die Verhandlungen mit dem Registerbeamten zu führen. Dr. Wachsmuth legte Änderungs-Vorschläge des Registerbeamten Dr. Steiner vor. Mit einigen Punkten in der Art der Formulierung war Dr. Steiner noch nicht einverstanden. Er veranlaßte aber dennoch die Eintragung mit der Bemerkung, daß man von Zeit zu Zeit die Möglichkeit habe, Änderungen vorzunehmen. Die Statuten sind somit zu Dr. Steiners Lebzeiten angenommen worden. Sowohl die Eintragung der Statuten in dieser Form, wie auch die Möglichkeit, weiterhin Änderungen im Sinne der Prinzipien vorzunehmen, entsprach dem Sinn Dr. Steiners. Der Versammlungsleiter schreitet zur Abstimmung.

Dr. *Simonis, Hamburg* beantragt namentliche Abstimmung. Die Versammlung lehnt den Antrag ab und beschließt offene Abstimmung.

Der Versammlungsleiter ernennt 20 Stimmenzähler. Die Abstimmung ergab folgende Resultate:

für den Antrag I, II und III stimmten 1691 Mitglieder
gegen den Antrag I, II und III stimmten 76 "
der Stimme enthielten sich . . . . . . 53 "

*

für den Antrag auf Statutenänderung
stimmten . . . . 1692 Mitglieder
gegen den Antrag auf Statutenänderung
stimmten . . . . 34 "
der Stimme enthielten sich . . . . . . 51 "

*

Die Abstimmung wird in Anwesenheit des Handelsregisterführers, Herrn Notar Furrer, nochmals wiederholt.

Die Generalversammlung ermächtigt weiterhin den Vorstand, allfällige vom Handelsregister verlangte Änderungen für die Gesellschaft verbindlich vorzunehmen.

Dr. *Wachsmuth:* Der Vorstand hat in den letzten Wochen von über 250 Gruppen und Zweigen Briefe erhalten, die den Ausschluß von Dr. König fordern. Ca. 10 dieser Briefe sind ausdrückliche Anträge, so daß der Vorstand zur Vorlage der Angelegenheit verpflichtet ist. Außerdem ist ein Antrag eingegangen von 61 Funktionären und Mitarbeitern.

Dr. *von Baravalle* bringt den Antrag zur Verlesung und begründet diesen: die Grenzen im Verkehr mit dem Vorsitzenden unserer Gesellschaft sind von Dr. König überschritten worden, wer den im Mitteilungsblatt veröffentlichten Brief Dr. Königs kennt, wird auf nochmalige Verlesung desselben oder auf Diskussion hierüber verzichten. Als zusammenfassende Formulierung der verschiedenen Anträge auf Ausschluß Dr. Königs beantragen 61 Funktionäre und Mitarbeiter:

»Die Generalversammlung möge beschließen: Herr Dr. König, der Schreiber des im Mitteilungsblatt veröffentlichten Briefes wird durch Beschluß der Mitgliederversammlung aus der Allgemeinen Anthroposophischen Gesellschaft ausgeschlossen.«

Albert Steffen führt aus: er müsse sich zunächst rechtfertigen, weshalb dieser Brief von Dr. König abgedruckt wurde. Man habe ihm vorgeworfen, dadurch das Mitteilungsblatt entwürdigt zu haben. Der Abdruck wurde aber notwendig durch den Satz im Briefe Dr. Königs: »Wenn Sie mutig und aufrecht sind, werden Sie auch diesen Brief veröffentlichen.« Den Brief habe er als seine persönliche Sache betrachtet und versucht, mit den Kränkungen, wie dies in solchen Fällen notwendig sei, innerlich fertig zu werden. Herrn Boy gegenüber sei er aber verpflichtet, auf die Angelegenheit einzugehen. Er sei mit Herrn Boy freundschaftlich verbunden gewesen, obwohl er ihn nicht oft gesehen habe, er habe Herrn Boy verehrt wegen seines geraden Wesens. Herr Boy richtete an Hernn Steffen einen Brief. Diesen Brief kannten auch andere Persönlichkeiten und auch mündlich hat sich Herr Boy anderen Menschen gegenüber über diesen Brief geäußert. Herr Steffen erachtete die Veröffentlichung als im Sinne des Herrn Boy. Später wurde dann sogar behauptet, Herr Boy hätte diesen Brief nicht mehr bei vollem Bewußtsein geschrieben. Dies läßt sich dokumentarisch widerlegen. Es geht auch aus dem Brief selbst hervor. Schreibt Herr Boy doch u. a.: »Die Räume der Arbeitsgemeinschaft habe ich nie betreten,« ...»Ich möchte Ihnen darüber hinaus gerne sagen, wie dankbar ich besonders Ihnen und Frau Dr. Steiner bin über die Haltung gegenüber der Arbeitsgemeinschaft.«

Herr Steffen führt aus, er sei dazu gekommen, den Brief Dr. Königs ganz zu verdauen. Infolgedessen habe er seinen Freunden und Bekannten gesagt, von ihm aus soll Dr. König nicht ausgeschlossen werden aus der Gesellschaft. Diese Meinung habe er auch heute noch, weil er selbst diese Sache völlig in sich erledigt habe. Es wäre eine paradoxe Erscheinung, wenn der Vorsitzende selbst den Vorsitzenden zu schützen hätte. Er habe noch weitere Gründe für seine Einstellung: als Künstler müsse er die Dinge rein künstlerisch anschauen. Wenn er einen Menschen anschaue, der ihm eine Ohrfeige gebe – wie das seelisch so vorkomme – müsse er die Möglichkeit haben, diesem völlig objektiv gegenüber zu stehen, um es dann objektiv darstellen zu können. Man habe ihn nach den inneren Gründen dieser Stellungnahme gefragt. Ein solcher Grund sei z. B., daß er vollkommen frei sein müsse, wenn er über gewisse Dinge in der Anthroposophischen Gesellschaft sprechen will. Wenn er nicht sagen könnte, für ihn persönlich, seinetwegen brauche Dr. König nicht ausgeschlossen werden, so könnte er z. B. seinen Ostervortrag nicht halten. Er müsse sein persönliches Recht auch haben. Er sei nicht für die Ausschließung des Dr. König.

Dr. *Schwebsch, Stuttgart* bezeugt, daß kurz vor dem Schreiben des Herrn Boy an Herrn Steffen ihn Herr Boy gebeten habe, zu ihm zu kommen und Zeuge zu sein, daß er diesen Brief an Herrn Steffen zu richten wünsche und dieses Schreiben für die Öffentlichkeit bestimmt gewesen sei. Im Sommer vorigen Jahres habe er mit Herrn Boy ein mehrstündiges Gespräch geführt und könne feierlich bezugen, daß Herr Boy von einer absoluten Klarheit in der Behandlung der Probleme wr.

Frl. *Roelvink, Arlesheim* erzählt, eine Herrn Boy nahegestandene Dame hätte ihr im Hause Dr. Vreedes erklärt, daß Herr Boy diesen Brief nie geschrieben hätte, wenn er gesund gewesen wäre.

Dr. *Wachsmuth* bringt einen Brief zur Verlesung von Herrn und Frau Schmidt-Michaelis, Kassel, an Herrn Steffen: »...als er (Hr. Boy) uns am 5. VIII. 1934 den fertigen Brief noch zu lesen gab, bemerkte er, jetzt sei es an der Zeit, daß man in Dornach wisse, wie er als Verwaltungsrat der Schule zu den Gesellschaftsfragen stehe. Er habe sich bis jetzt in der Beziehung stark zurückgehalten, aber seine, in dem Brief zum Ausdruck gebrachte Meinung von jeher gehabt und nie geändert. Das können wir bestätigen für die Jahre, die wir ihn kennen. Er bemerkte dazu eindrücklich: »Ich möchte, daß Ihr Beide den Inhalt des Briefes kennt.« Dieses widerlegt wohl auch am einfachsten die aufgetauchten Gerüchte, daß Christof Boy nicht mehr zurechnungsfähig gewesen sei oder der Brief gar von uns stamme. Uns scheint aus diesen Äußerungen klar hervorzugehen, was Christof Boy mit diesem Brief bezweckt hat, und daß auch die Veröffentlichung sein Einverständnis gehabt hätte.«

Frau *Mahn, Göttingen* erklärt, Frau Boy habe ihr selbst bestätigt, daß Herr Boy immer so gedacht hat.

Dr. *Poppelbaum, Hamburg* ersucht die Versammlung, sorgfältig zu unterscheiden, was persönliche Angelegenheit des Herrn Steffen sei. Herr Steffen könne selbstverständlich als Vorsitzender nicht daran beteiligt sein, den Vorsitzenden zu schützen. Den Vorsitzenden zu schützen ist Aufgabe der Gesellschaft. Dr. Poppelbaum schildert einen früheren Fall von Ausschließung. Dr. Steiner habe die Entscheidung dem damaligen Vorstand überlassen und sich selbst von jeglicher Äußerung dazu zurückgehalten, so daß der damalige Vorstand in großer Verlegenheit war und schließlich doch sich für den Ausschluß aussprach. Nach dieser Entscheidung erklärte Dr. Steiner, wenn der Ausschluß nicht beschlossen worden wäre, hätte er sich zurückziehen müssen. Wir haben die Stellungnahme des Herrn Steffen gehört, das ändere nach Ansicht Dr. Poppelbaums nichts an der Stellung, welche die Gesellschaft einzunehmen habe. Er beantragt Zustimmung zum verlesenen Antrag auf Ausschluß des Dr. König.

Brabinek, Prag möchte nicht den Brief Dr. Königs decken, hält aber aus menschlichen Erwägungen einen

Ausschluß nicht für gut. Dr. König sei intensiv tätig unter Ärzten in Prag und gebe ehrlich zu, seine Erfolge Dr. Steiner und der Anthroposophie zu verdanken. Es sei leicht, über einen Menschen den Stab zu brechen, aber nicht leicht, eine so intensive Tätigkeit, wie sie Dr. König ausübt, zu erwecken. Der Ausschluß sei abzulehnen.

Dr. *Thieben, Wien:* Der Hinweis auf die ärztliche Tätigkeit des Herrn Dr. König lenkt nur ab von der Tatsache auf die es ankommt. Als Generalversammlung haben wir zur ärztlichen Tätigkeit keine Stellung einzunehmen, das ist Sache der Patienten Dr. Königs. Auch diese Tätigkeit wird verschieden beurteilt, sie geht uns aber nichts an. Wer den Brief kennt, weiß, daß Herr Steffen gerade als Vorsitzender, man kann nicht mehr sagen angegriffen, verleumdet wurde auf eine ganz niederträchtige Art. Die Haltung des Herrn Steffen ist wunderbar, im tiefsten Sinne manichäisch. Die Generalversammlung würde sich aber gegen ihren Vorsitzenden und sich selbst versündigen, wenn sie die Stellungnahme, die Herr Steffen für seine Person beansprucht, auch ihrerseits annehmen würde.

Dr. *Husemann* weist darauf hin, daß sich ein Mensch einmal irren könne. Während 10 Jahren seien jedoch genügend Möglichkeiten bestanden, Irrtümer zu korrigieren. Wenn Dr. König nicht ausgeschlossen wird, trotzdem die Angelegenheit eingehend zu Sprache kam, kann Dr. König seine Äußerungen wiederholen und behaupten, er sei deswegen nicht ausgeschlossen worden.

Nachdem Schluß der Debatte beantragt wurde, stimmt die Generalversammlung mit überwiegender Mehrheit gegen einige wenige Stimmen dem Ausschluß des Dr. König aus der Allgemeinen Anthroposophischen Gesellschaft zu.

Dr. *Wachsmuth:* Es liegen noch Wortmeldungen vor, von denen er nicht wisse, ob darauf noch reflektiert wird. Nachdem sich niemand mehr zum Wort meldet, schließt der Versammlungsleiter die Generalversammlung ca. 18 Uhr.

Der Berichterstatter: *Karl Day* (*Nachrichtenblatt,* 12. Jg. Nr. 20, 19. Mai 1935, Seite 81 ff.)

DOKUMENT NR. 9

WILLEM ZEYLMANS VAN EMMICHOVEN
Entwickelung und Geisteskampf (1935)

Von den circa zweitausend Mitgliedern der Anthroposophischen Gesellschaft, die von dem Ausschluß am 14. April 1935 betroffen waren, hat nur ein einziger sich die Mühe gemacht, die historischen Zusammenhänge, die zu diesem Ausschluß führten, dokumentiert aufzuklären und zu veröffentlichen. Es ist F. W. Zeylmans van Emmichoven (1893–1961), der Generalsekretär der ›Anthroposofische Vereeniging in Nederland‹. Seine Schrift Ontwikkeling en Geestesstrijd *erschien im Juli 1935 in den Niederlanden und wenige Wochen danach auch in einer deutschen Übersetzung von Elisabeth Vreede in Stuttgart. Erst acht Jahre später unternahmen Ludwig von Polzer-Hoditz und Oskar Schmiedel in ihrer Weise eine Klarstellung, nachdem Ita Wegmans unerwarteter Tod bekanntgeworden war. Sie gehen auf W. Zeylmans' Schilderung von 1935 nicht ein, wahrscheinlich war sie ihnen nicht bekannt. Erst Lilly Kolisko nimmt 1961 auf W. Zeylmans' Schrift Bezug.* E. Zeylmans

ENTWICKELUNG UND GEISTESKAMPF

der

Anthroposophischen Gesellschaft in Holland und der befreundeten Gruppen, in ihrem Verhältnis zur Allgemeinen Anthroposophischen Gesellschaft
1923–1935

Mit einem Anhang »Fable convenue oder Geschichte?«
Einige notwendige Bemerkungen zur »Denkschrift 1925–1935«
von

DR. F. W. ZEYLMANS VAN EMMICHOVEN

Übersetzung aus dem Holländischen durch E. Vreede

Herausgegeben von der Anthroposophischen Gesellschaft in Holland

Zu beziehen durch »Anthroposophische Arbeitsgemeinschaften in Deutschland«, Stuttgart 13, Albert Schäfflestraße 107.

VORWORT

Ein Geisteskampf, der mehr als zehn Jahre in der Allgemeinen Anthroposophischen Gesellschaft gewaltet hat, wurde durch den Ausschluß einzelner Mitglieder und Landesgruppen, wenigstens äußerlich, zu einem Ende geführt.

In der hier folgenden Schrift soll versucht werden, das Wesen dieses Geisteskampfes zu charakterisieren. Es wird dabei nur eine sehr kurz zusammengefaßte Schilderung der Probleme und Ereignisse dem Leser vorgelegt werden können. Eine bis in die Tiefe gehende Beschreibung würde einen viel größeren Umfang erfordern.

Es sollen hier insbesondere diejenigen Probleme hervorgehoben werden, die mit der Anthroposophischen Gesellschaft in Holland zusammenhängen. Sie sind aber als *Beispiele* gemeint, welche geeignet sind, das *Wesen* dieser Probleme zu illustrieren, die ja auch in den anderen Gruppen in ähnlicher Art vorhanden waren.

Der Verfasser hätte von sich aus den polemischen ›Anhang‹ zu dieser Schrift gerne fortgelassen. Wer nach dem Lesen des vorliegenden kleinen Werkes kein Verhältnis zu den dargestellten Problemen gewinnen kann, wird durch den ›Anhang‹ wohl ebenso wenig dazu geführt werden. Dieser ist ja nur angefügt worden im Hinblick auf diejenigen Leser, die nach der Lektüre der ›Denkschrift 1925–1935‹ geneigt sein sollten, die dort vorgebrachten willkürlichen Tatsachen- und Gedankenkonstruktionen als Wahrheit anzusehen.

Dr. F. W. Zeylmans v. Emmichoven

Haag, Juli 1935

Am 18. November 1923 wurde die Anthroposophische Gesellschaft in Holland begründet. Da diese Gründung sich in Zusammenhang mit einem viel größeren, umfassenderen Ereignis vollzog, nämlich der Gründung der Allgemeinen Anthroposophischen Gesellschaft in der darauffolgenden Weihnachtszeit, ist es nötig von dieser zuerst zu sprechen.

In der Erinnerung sehr vieler Mitglieder lebt dieses Ereignis als die sogenannte ›Weihnachtstagung 1923‹. Ein Ereignis, das nicht nur für die Gesellschaft – also für eine bestimmte Menschengruppe – von Bedeutung war, sondern das zu einer für die ganze Menschheit vollzogenen Tat wurde. Ein neuer Einschlag war für das Geistesleben der suchenden Menschheit damit gegeben, der eine völlige Wandlung bedeutete in dem Verhältnis der nach dem Geist dürstenden Menschenseelen zu der Welt, in der sie leben.

Die Schilderung dieses Geschehens kann in einer kleinen Schrift wie der vorliegenden nur eine kurze sein. Nur auf einige der Hauptmomente wird hingewiesen werden können. Was sich in Wirklichkeit vollzogen hat, ist so bedeutsam, daß es keinem Menschen gegeben sein kann, es ganz zu umfassen. Hoffentlich werden in den kommenden Jahren sich immer mehr Menschen gedrängt fühlen, sich mit dieser spirituellen Tat auseinanderzusetzen. Vielleicht wird in ferner Zukunft einmal eine Charakterisierung entstehen können, die sowohl der inneren Tiefe wie der weltumfassenden Weite dieses Geschehens gerecht zu werden vermag.

Die Weihnachtstagung 1923 war die Krönung von Rudolf Steiners Lebenswerk. Es kann ja *eine* ununterbrochene Linie durch dieses Werk – von seinen ersten Ergebnissen bis zu den letzten Worten, die Rudolf Steiner geschrieben oder gesprochen hat – verfolgt werden. Eine zunächst langsam ansteigende Linie, die sich in den letzten Jahren plötzlich zu einer schwindelerregenden Höhe erhebt.

Rudolf Steiners Tätigkeit im Dienste der Menschheit beginnt schon sehr früh. Schon in den achtziger Jahren des vorigen Jahrhunderts erschienen seine philosophisch-erkenntnistheoretischen Schriften, die sich zu einem großen Teil auch mit Goethe und dessen Weltanschauung befassen. In diesen Werken lebt schon der Keim alles dessen, was sich später entwickelte. In der von Rudolf Steiner dargestellten Philosophie der Freiheit wird ein gerader Weg gezeigt, der mittels des reinen Denkens in die geistige Welt führt.

Um die Jahrhundertwende wurde auf Einladung von Mitgliedern der damaligen Theosophischen Gesellschaft in Deutschland durch Rudolf Steiner vorgetragen über das Christusmysterium, über das Verhältnis des Buddha zum Christus und Anderes. Wie diese Tätigkeit dann zu seiner Ernennung als Generalsekretär der Deutschen Sektion der Theosophischen Gesellschaft führte, kann man an anderer Stelle nachlesen.*) Auch auf die Schwierigkeiten, die zu schweren Konflikten führten und die Veranlassung gaben, daß die Deutsche Sektion aus der Theosophischen Gesellschaft ausgeschlossen wurde, braucht hier nicht näher eingegangen zu werden.**)

---

*) ›Mein Lebensgang‹, Dr. Rudolf Steiner

**) ›Rudolf Steiner‹, Dr. F. W. Zeylmans v. Emmichoven

Von 1913 an war die Anthroposophische Gesellschaft ein selbständiges Gebilde. Für Rudolf Steiner bedeutete dies jedoch keine Wandlung in der Art seiner Arbeit; sowohl dem Inhalte wie dem Geiste nach blieb alles für ihn unverändert. In der neuen Gesellschaft war Rudolf Steiner aber kein Vorstandsmitglied, nicht einmal deren Mitglied. Er wirkte nur als der Geisteslehrer und als der spirituelle Ratgeber für diejenigen, die solchen Rat wünschten. Dieses Verhältnis währte bis zum Jahre 1923. In den einundzwanzig Jahren (1902–1923), in welchen in Verbindung mit einer Gesellschaft gearbeitet wurde, sind verschiedene Perioden zu unterscheiden, im wesentlichen drei, die man wiederum an anderer Stelle geschildert finden kann.*)

Eine ungeheure Arbeit wurde in diesen Jahren geleistet; tausende von Menschen waren in fast allen Ländern Europas und auch weit darüber hinaus hinzugekommen. Rudolf Steiner hielt unzählige Vorträge, öfter in Zyklenform, in denen ungefähr alle Angelegenheiten berührt werden, für welche die heutige Menschheit ein Interesse haben kann.

In den späteren Jahren zeigte es sich aber, daß die damalige Gesellschaft nicht fähig war, Trägerin alles desjenigen zu sein, was in der Bewegung lebte. Bedeutende Schwierigkeiten erhoben sich aus verschiedenen Umständen, die gerade mit dem schnellen Wachstum und der Ausbreitung der Bewegung als Ganzem zusammenhingen. Es zeigte sich in verschiedenen Instituten, Gründungen, ökonomischen Einrichtungen, die sich unter anderem auf Grund von Rudolf Steiners sozialen Ideen gebildet hatten, eine Schwierigkeit, der Welt gegenüber den eigentlichen anthroposophischen Charakter völlig zu vertreten. Dazu kam, daß der Weltkrieg mit den nachfolgenden Krisenjahren die vorhandenen Probleme noch viel komplizierter gestaltete, als es sonst der Fall gewesen wäre. Rudolf Steiner charakterisierte später (24. Dezember 1923) die so entstandene Lage mit den Worten:

»Dann kam ja dasjenige, was Sie in seinen verheerenden Wirkungen alle kennen, der sogenannte Weltkrieg. Alle Bemühungen gingen dahin, in jener schwierigen Zeit die anthroposophische Sache so zu führen, daß sie durch alle Hindernisse und Hemmnisse, die sich ja notwendigerweise während dieses Weltkrieges ergeben mußten, hindurchfahren konnte. Nun kann ja nicht geleugnet werden, daß manches, was aus der Notwendigkeit der Zeitverhältnisse damals getan worden ist, mißverstanden worden ist, auch in den Kreisen der anthroposophischen Freunde. Über jene Stimmungen, die die Menschheit so zerklüftet haben in alle möglichen Menschengruppen im letzten Jahrzehnt, über diese Stimmungen, die dieser Weltkrieg herausgebracht hat, wird ja erst in der Zukunft in entsprechender Weise von einer größeren Anzahl von Menschen ein Urteil zu gewinnen sein. Heute beurteilt man ja das Ungeheuerliche, das gerade als die Folge dieses Weltkrieges unter uns allen lebt, noch durchaus nicht in der richtigen Art. Und so darf man schon sagen: in einer gewissen Weise zerklüftet ist schon die Anthroposophische Gesellschaft, nicht die Bewegung, aus dem Weltenkriege hervorgegangen.«

In diese für die Gesellschaft so schwere Zeit fiel dann noch die Katastrophe des Goetheanumbrandes. Das Goetheanum, eine Schöpfung Rudolf Steiners, an der er fast zehn Jahre mit einer Anzahl von Mitarbeitern, Künstlern und Technikern gearbeitet hatte, wurde in der Silvesternacht 1922/1923 durch die Flammen zerstört.

Wie schwierig auch das Verhältnis der verschiedenen Mitgliedergruppen zueinander geworden war, wurde offenbar bei dem Konflikt, der Februar 1923 in Stuttgart zum Vorschein kam. Es zeigte sich, daß kein Vertrauen mehr vorhanden war zwischen denjenigen, die die alte Anthroposophische Gesellschaft vertraten und einer Reihe von jüngeren Menschen, die sich durch die Formen des damaligen Gesellschaftslebens nicht mehr befriedigt fühlen konnten. In der alten Gesellschaft war eine größere Anzahl von Mitgliedern, die sich hauptsächlich versammelten, entweder um Rudolf Steiner selber zu hören oder um seine Zyklen und Vorträge zu lesen. Für manche der Jüngeren lag dagegen der Schwerpunkt ihres Seins in der Gesellschaft in dem Suchen nach einer neuen Art des Zusammenlebens, nach einer neuen Gemeinschaftsbildung, wobei ihnen die Persönlichkeit Rudolf Steiners zu einem Vorbilde war.

In Stuttgart stellte sich damals die Unmöglichkeit heraus, auf der Grundlage eines gegenseitigen Vertrauens weiter zusammen zu arbeiten.

Eine drohende Spaltung wurde von Rudolf Steiner so geleitet, daß eine neue Ordnung entstand, wodurch die Arbeit weitergeführt werden konnte.

»Ich möchte, daß eine Form gefunden wird, unter der das wirkliche Interesse vorhanden sein kann.« So sprach Rudolf Steiner am 28. Februar 1923. »Das ist es, meine lieben Freunde, um was es sich handelt; nicht um eine Scheidung in zwei Gruppen, sondern um eine Einordnung, so, daß diejenigen, die vertraut sind mit den Dingen, die vorhanden sein müssen, tatsächlich in ihrer Art weiterwalten können, daß sie die andern nicht stören, sondern einträchtig zusammenwirken können. Man darf sie nicht zusammen bringen. Zusammenreden werden sie sich nie, aber zusammenwirken werden sie prachtvoll. Es muß jeder dasjenige tun, was ihm liegt und so wie er veranlagt ist. Also dadurch kommen wir dazu, tatsäch-

*) ›Die Geschichte und die Bedingungen der anthroposophischen Bewegung im Verhältnlis zur Anthroposophischen Gesellschaft‹, Dr. Rudolf Steiner.

lich einen Modus zu finden, wie die Gesellschaft weiterbestehen kann.«

In jenen Tagen wurde die ›Freie Anthroposophische Gesellschaft‹ gebildet. Es war für Rudolf Steiner ein schwerer Entschluß, den Rat dazu zu geben. Dadurch aber, daß er in zwei Abendvorträgen über wirkliche Gemeinschaftsbildung sprach, eröffnete sich für die Zukunft eine Möglichkeit, daß diejenigen, die äußerlich in einem gewissen Getrenntsein zu arbeiten hatten, auf geistigem Gebiete zu einem tieferen Zusammenhang kommen könnten. Da in den hier gemeinten Vorträgen manches durch Rudolf Steiner ausgesprochen wurde, was als eine Art Auftakt zu der späteren Weihnachtstagung betrachtet werden kann, sollen einige der dort berührten Probleme hier kurz wiedergegeben werden.

Diese Vorträge, die zum Thema hatten: »Die Bedingungen einer Gemeinschaftsbildung in einer Anthroposophischen Gesellschaft«*) behandelten im wesentlichen zwei Probleme. Als erstes die drängende Sehnsucht nach Gemeinschaftsbildung, wie sie sich in der Anthroposophischen Gesellschaft seit einigen Jahren zeigte; als zweites das Eintreten in die Gesellschaft einer größeren Anzahl von jungen Leuten, – von Rudolf Steiner charakterisiert als »die außerordentlich befriedigende Jugendbewegung«. Es wird nun durch Rudolf Steiner der Gedanke entwickelt, daß eine wirkliche Gemeinschaftsbildung nicht aus den üblichen in der Gegenwart wirkenden Kräften aufgebaut werden könne. Die heutige Verstandeskultur führt den Menschen als Einzelwesen auf sich selbst zurück. Ein Zusammenhang zwischen Menschen entsteht zum Beispiel im religiösen Leben, also da, wo Menschen durch ein übersinnliches, kultisches Element verbunden werden. Der wahre Kultus stellt nämlich dasjenige im Bilde dar, was alle Menschenseelen in der Zeit zwischen Tod und neuer Geburt erlebt haben, was also im Vorgeburtlichen geistiges Erlebnis war.

Sucht man aber im anthroposophischen Leben nach Menschengemeinschaft, so genügt das äußere Kultusbild dazu nicht. Sondern es müssen die einzelnen Menschen sich erheben zu dem Geist-Seelenwesen des anderen Menschen. Sie werden erwachen müssen an demjenigen, was der andere Mensch ihnen von der geistigen Welt aus entgegenträgt. Dieses Aufwachen an dem Seelen-Geistesleben des Andern ist die eigentliche Kraft, von der ausgehend eine menschliche Gemeinschaft sich bilden kann. Eine Sehnsucht nach einer solchen Gemeinschaft war sehr stark, wenn auch vielfach unbewußt in der anthroposophischen Jugendbewegung vorhanden.

Rudolf Steiner charakterisiert diese Gemeinschaftsbildung als eine recht schwere Aufgabe. Des öfteren sprach er von Kräften, die unmittelbar zerstörend auf jede Gemeinschaft einwirken, wie zum Beispiel einer Neigung zum Dogmatismus oder einem immer wieder auftauchenden Sektencharakter in einer Gesellschaft. In einem Gespräch, das im November 1923 im Haag stattfand, wurde von Rudolf Steiner auf den ganz neuen Stil hingewiesen, der auf diesem Gebiet für die Zukunft notwendig sei. Aus der früheren Entwicklung der Gesellschaft ließe sich manches erklären; aus verhältnismäßig kleinen, von der Welt mehr oder weniger abgeschlossenen Kreisen habe sich ja alles entwickelt. Man könne nur dankbar sein für die Treue und Hingabe, die in solchen Kreisen lebt. Seitdem die Gesellschaft aber einen stark öffentlichen Charakter angenommen hatte, war die Notwendigkeit gegeben, nun auch zur Welt ein Verhältnis zu bekommen. »Versuchen Sie, mit der Welt zusammenzuwachsen, das wird das beste Programm sein«, so ungefähr sprach Rudolf Steiner wiederum ein Jahr später im Haag. Im oben erwähnten Gespräch beschrieb er ausführlich die noch immer vorhandene Neigung, sich von der Welt abzukehren, oder – was noch viel schlimmer sei – sich an diese Welt zu wenden mit dem Gefühl, daß man allerhand wisse von übersinnlichen Zusammenhängen, was die anderen Menschen nicht wissen. Er sprach von dem Sektengeist als von etwas, das fast unausrottbar zu sein schien, sogar in unserer Gesellschaft. Der gemeinte neue Stil wurde von ihm immer wieder mit dem Wort »weltmännisch« angedeutet.

Wie schwer diese Sorgen auf Rudolf Steiners Seele lasteten, ging hervor aus einem Gespräch am 17. November 1923, am Vorabend der Bildung der Anthroposophischen Gesellschaft in Holland, als er seine Zweifel darüber äußerte, ob ein Weitergehen mit der Gesellschaft als solcher überhaupt noch möglich sei. Er beklagte sich darüber, daß man nirgends zu verstehen scheine, was er überhaupt wolle und daß es vielleicht nötig sein würde, mit nur ganz wenigen Menschen innerhalb eines strengen Zusammenschlusses weiter zu arbeiten. Auf die Wenigen, die bei diesem Gespräch anwesend waren, machte es einen fast schmerzlichen Eindruck. Man erlebte, ohne alles im Einzelnen durchschauen zu können, wie man an einem Punkte in der geistigen Menschheitsentwicklung gekommen war, wo frühere Gemeinschaftsformen nicht mehr fähig sind, spirituelle Inhalte zu tragen, wo nur ein völlig neuer Impuls ein Weitergehen ermöglichen kann. Und dieser neue Impuls kam.

Nach einer Vorbereitung während eines ganzen Jahres, einem Suchen und Ringen in verschiedenen Ländern, kam die Weihnachtstagung als die große befreiende Tat. Rudolf Steiner trat selber als Vorsitzender mit fünf von ihm bezeichneten Vorstandsmitgliedern auf und gab der Gesellschaft eine Form, durch welche es in der Zukunft möglich sein würde, daß Gesellschaft und Bewegung als ein Ganzes zusammenwirkten.

*) Sie wurden gedruckt unter dem Titel: ›Zwei Vorträge zur Delegiertenversammlung‹, Berlin 1923

»Der anthroposophischen Gesellschaft eine Form zu geben, wie sie die anthroposophische Bewegung zu ihrer Pflege braucht, das war mit der eben beendeten Weihnachtstagung am Goetheanum beabsichtigt. Eine solche Gesellschaft kann nicht abstrakte Richtlinien oder Statuten haben. Denn ihre Grundlage ist gegeben in den Einsichten in die geistige Welt, die als Anthroposophie vorliegen. In diesen findet schon bis heute eine große Zahl von Menschen eine sie befriedigende Anregung für ihre geistigen Ideale. Und in dem Gesellschaftszusammenhange mit anderen in dieser Richtung gleichgesinnten Menschen liegt, was die Seelen brauchen. Denn im gegenseitigen Geben und Nehmen auf geistigem Gebiete entwickelt sich das wahre Wesen des Menschenlebens. Deshalb ist es naturgemäß, daß Menschen, die Anthroposophie als Lebensinhalt aufnehmen wollen, sie durch eine Gesellschaft pflegen möchten.« (Mitteilungsblatt 13. Januar 1924).

In Arnheim (Juli 1924) sprach Rudolf Steiner davon, daß diese Weihnachtstagung »eine Begründung der Anthroposophischen Gesellschaft darstellt«.

»Bis zu dieser Weihnachtstagung konnte ich immer unterscheiden zwischen der anthroposophischen Bewegung und der anthroposophischen Gesellschaft. Die letztere sollte gleichsam darstellen die irdische Projektion von etwas, das in den geistigen Welten in einer gewissen Strömung des geistigen Lebens vorhanden ist. Was hier auf der Erde gelehrt wird, was hier als anthroposophische Weisheit mitgeteilt wird, das sollte eben der Abglanz dessen sein, was in geistigen Welten gemäß der Entwicklungsphase der Menschheit in den gegenwärtigen Zeiten erfließt. Dann war die Anthroposophische Gesellschaft gewissermaßen die ›Verwalterin‹ desjenigen, was da als anthroposophisches Lehrgut durch die Anthroposophische Gesellschaft floß.«

»Das hat sich im Laufe der Zeit nicht als dasjenige herausgestellt, was mit einer echten, wahren Pflege des Anthroposophischen zusammenhängen kann. Deshalb trat die Notwendigkeit ein, daß ich selbst, der ich bis dahin ohne alle offizielle Verbindung mit der Anthroposophischen Gesellschaft Lehrer des Anthroposophischen war, daß ich selbst mit dem Dornacher Vorstand zusammen die Führung in der Anthroposophischen Gesellschaft als solcher übernehmen mußte.

Damit aber ist anthroposophische Bewegung und Anthroposophische Gesellschaft eins geworden. Und seit jener Dornacher Weihnachtstagung muß gerade das Entgegengesetzte gelten: man muß nicht mehr unterscheiden zwischen anthroposophischer Bewegung und Anthroposophischer Gesellschaft, sondern beide sollen eins sein. Und diejenigen, die mir zur Seite stehen als der Vorstand am Goetheanum, sollen angesehen werden als eine Art esoterischer Vorstand; so daß das, was durch diesen Vorstand geschieht, so charakterisiert werden kann, daß es ist: Anthroposophie-Tun, während früher nur verwaltet werden konnte, was in Anthroposophie gelehrt wurde.«

Während der Weihnachtstagung wurde durch Rudolf Steiner eine Reihe von ›Prinzipien‹ oder Richtlinien gegeben, die in einer lebendigen Weise zum Ausdruck brachten, was eigentlich in einer solch neuartigen Gesellschaft angestrebt werden soll. Sowohl der Gesichtspunkt einer Gemeinschaftsbildung auf Grundlage eines Strebens nach der Realisierung geistiger Zusammenhänge wie auch der durchaus öffentliche Charakter dieser Gesellschaft kamen darin zum Ausdruck. Der erste Paragraph der ›Prinzipien‹ spricht aus, daß die Anthroposophische Gesellschaft eine Vereinigung von Menschen sein soll, »die das seelische Leben im einzelnen Menschen und in der menschlichen Gesellschaft auf der Grundlage einer wahren Erkenntnis der geistigen Welt pflegen wollen«. Der zweite und dritte Paragraph bringen zum Ausdruck, daß es eine Anzahl Menschen gibt, die eine Geisteswissenschaft, so wie sie unter der Leitung von Rudolf Steiner am Goetheanum in Dornach lebte, als notwendig erachten. Der vierte Paragraph sagt: »Die Anthroposophische Gesellschaft ist keine Geheimgesellschaft, sondern eine durchaus öffentliche.« Der undogmatische Charakter spricht klar aus dem folgenden Satz, daß jedermann ohne Unterschied der Nation, des Standes, der Religion, der wissenschaftlichen oder künstlerischen Überzeugung Mitglied werden kann, vorausgesetzt, daß er in dem Bestande einer solchen Institution, wie sie das Goetheanum in Dornach als freie Hochschule für Geisteswissenschaft ist, etwas Berechtigtes sieht. Die Ablehnung jedes sektiererischen Bestrebens wird ausdrücklich erwähnt.

In dem dieser Weihnachtstagung vorangehenden Jahre waren in verschiedenen Ländern schon bestimmte Gruppen, sogenannte Landesgesellschaften, gebildet worden. Das Verhältnis solcher Landesgruppen zu dem Ganzen der Allgemeinen Anthroposophischen Gesellschaft wurde im § 11 der Prinzipien charakterisiert. Dieser lautet:

»Die Mitglieder können sich auf jedem örtlichen oder sachlichen Felde zu kleineren oder größeren Gruppen zusammenschließen. Die Anthroposophische Gesellschaft hat ihren Sitz am Goetheanum. Der Vorstand hat von da aus an die Mitgliedergruppen das zu bringen, was er als die Aufgabe der Gesellschaft ansieht. Er tritt in Verkehr mit den Funktionären, die von den einzelnen Gruppen gewählt oder ernannt werden. Die einzelnen Gruppen besorgen die Aufnahme der Mitglieder; doch sollen die Aufnahme-Bestätigungen dem Vorstand in Dornach vorgelegt und von diesem in Vertrauen zu den Gruppen-Funktionären unterzeichnet werden. Im Allgemeinen soll sich jedes Mitglied einer Gruppe anschließen. Nur wem es ganz unmöglich ist, die Aufnahme bei einer Gruppe zu finden, sollte sich in Dornach selbst als Mitglied aufnehmen lassen.«

Dieser Paragraph entspricht ganz und gar der Absicht, die allgemeine Gesellschaft ausschließlich auf menschliche Zusammenhänge zu bauen. Eine solche Landesgruppe war als eine autonome Institution zu betrachten, nach örtlichen Bedürfnissen und Verhältnissen gebildet. Der Zusammenhang mit der allgemeinen Gesellschaft – insbesondere mit dem Vorsitzenden und den Mitgliedern des Vorstandes – wurde vermittelt durch die Person des Funktionärs (Generalsekretär oder Vorsitzender einer Landesgruppe). Rudolf Steiner sprach es im Haag klar aus, als der Verfasser dieser Schrift zum Generalsekretär gewählt wurde, daß er es am liebsten in jedem Lande mit *einem* Menschen zu tun haben würde, dem er sein volles Vertrauen schenken konnte. Es war in gewissem Sinne die Aufgabe einer jeden Landesgruppe, Rudolf Steiner einen Funktionär darzubieten, mit dem er in vollem Vertrauen zusammenarbeiten konnte.

Von großer Bedeutung für das Verständnis der Aufgaben der allgemeinen Gesellschaft ist das Verhältnis, das diese zu der Freien Hochschule für Geisteswissenschaft hat. § 5 der Prinzipien bringt zum Ausdruck, daß die Gesellschaft ein Zentrum ihres Wirkens in der bestehenden Hochschule in Dornach sieht. Die Einrichtung und die Leitung dieser Schule betrachtete Rudolf Steiner mit Recht als seine Angelegenheit. Beabsichtigt war, allmählich drei Klassen einzurichten, in welche die Mitglieder der Gesellschaft auf ihre Bewerbung hin aufgenommen werden konnten, wobei aber der Leitung der Hochschule selbstverständlich freistehen sollte, der Bitte um Aufnahme entweder zu entsprechen oder sie abzulehnen. Ursprünglich wurden sieben Sektionsleiter durch Rudolf Steiner ernannt. Drei Sektionen sollten den mehr künstlerischen Gebieten gewidmet sein (musikalischen Künsten und Sprachgestaltung, plastischer Kunst und schönen Wissenschaften). Drei andere den mehr wissenschaftlichen Gebieten (Medizin, Naturwissenschaften, Mathematik und Astronomie). Die siebente Sektion hatte einen allgemeinen Charakter: Anthroposophie selber und auch die Pädagogik wurden dazu gerechnet.

Man könnte auch eine andere Gruppierung sehen. Man könnte nebeneinander stellen: zwei wissenschaftliche Gebiete (Naturwissenschaften auf der einen, Mathematik und Astronomie auf der andern Seite), zwei künstlerische (plastische Kunst, redende und musikalische Künste), ein Gebiet dazwischen, das die beiden Gruppen verbinden und befruchten kann, das Gebiet der schönen Wissenschaften. Dann ein drittes Gebiet, das mehr auf das Soziale eingestellt ist, des Pädagogischen und Medizinischen. Sowohl bei der Erziehungs- wie bei der Heilkunst hat man es nämlich nicht mit einer eigentlichen Wissenschaft, sondern mit einem Handeln im Dienste des sozialen Lebens zu tun, was aber erst auf dem Boden einer Anzahl von Hilfswissenschaften zu verwirklichen ist. Die Natur dieses Handelns wird aus dem Künstlerischen heraus mit bestimmt. Die Gebiete des Pädagogischen und des Medizinischen hängen ja eng zusammen mit dem sozialen Leben überhaupt. Rudolf Steiner hat sie auch in diesen Zusammenhang hineingestellt, zum Beispiel da, wo er von der sozialen Hygiene redend sagte: »Denn die soziale Frage ist im wesentlichen eine Erziehungsfrage, und die Erziehungsfrage ist im wesentlichen eine medizinische Frage.«

Alle diese Sektionen sind unmittelbar aus der Anthroposophie als der allumfassenden, alles durchdringenden Geisteswissenschaft heraus geboren. *Eine* Sektion für sich ist etwas Unvollständiges. Sie hängen alle miteinander zusammen und bilden erst untereinander ein Ganzes. Eine geisteswissenschaftliche Ausübung der Heilkunst ist ja nur möglich, wenn man sowohl die Naturwissenschaften als auch Mathematik und Astronomie damit in Zusammenhang sieht. Auch die künstlerischen Gebiete bilden einen integrierenden Bestandteil des Medizinischen. Dasselbe gilt für die Erziehungskunst und für alle weiteren Gebiete. Zum ersten Mal seit Jahrhunderten wurde mit einer solchen Arbeitsweise die Möglichkeit wiederum eröffnet für ein Zusammenströmen all derjenigen Kräfte, die auf den Gebieten der Kunst, Wissenschaft und Religion tätig sind. Eine seit den letzten Jahrhunderten immer weitergehende Spaltung dieser drei Gebiete könnte so überwunden werden.

Dazu wäre aber vor allem eine gründliche Abrechnung nötig mit den Begriffen, die noch aus der Vergangenheit in unsere Gegenwart hineinragen. In unserer heutigen Kultur spricht man ja immer von dem Gegensatz zwischen Kunst und Wissenschaft. Es stehen sich gegenüber der künstlerische und der wissenschaftliche Mensch. Jeder von ihnen hat seine eigene Art, die Probleme zu betrachten und zu bearbeiten. Der Gegensatz wird von beiden Seiten, unter stillschweigender Anerkennung der bestehenden Kluft, akzeptiert. Solches ist bei einer Geisteswissenschaft, wie sie Rudolf Steiner meinte, für die Zukunft nicht mehr möglich. Ein wirklicher Fortschritt wird erst da entstehen, wo man sich aufschwingen kann zu dem neuen Begriff eines *aus der Geisteswissenschaft heraus lebenden, wirkenden, schaffenden Menschen*, der durch seinen äußeren Beruf zwar in diese oder jene Richtung gewiesen werden wird, der aber diesem Beruf gerade dadurch einen neuen Sinn gibt, daß er für ihn nicht entweder ›Kunst‹ oder ›Wissenschaft‹ ist, sondern daß er erst aus dem allgemein Geisteswissenschaftlichen heraus Inhalt und Gestalt erhält. Der Geistsuchende, aus dem Geiste lebende Mensch ist nicht länger in einer bestimmten Kategorie unterzubringen. Indem man ihn als ›Künstler‹ oder ›Wissenschaftler‹ bezeichnet, bindet man ihn an seine Vergangenheit.

Dieses Problem wird hier nur deshalb berührt, weil verhältnismäßig bald nach Rudolf Steiners Hingang eine Tendenz in der Gesellschaft aufgekommen ist, den alten Gegensatz wieder zu betonen.

Wie schon bemerkt, wollte Rudolf Steiner die ›Freie Hochschule für Geisteswissenschaft‹ mit drei Klassen einrichten. Das Verhältnis zwischen den Mitgliedern der Gesellschaft und denjenigen der Klasse war ein solches, daß ein jedes Mitglied sich an allem Anthroposophischen beteiligen konnte, sowohl Vorträgen und Kursen, wie künstlerischen Veranstaltungen, während diejenigen, die das Bedürfnis empfanden, selber den Weg zu gehen, der in die geistige Welt hineinführt, die Mitgliedschaft der Klasse erwerben konnten.

In einer Reihe von Aufsätzen für die Mitglieder hat Rudolf Steiner das Wesen der Klasse geschildert. Daraus geht ebenfalls hervor, daß all dasjenige, was in der Klasse leben würde, bestimmt war, in die verschiedenen Arbeitsgebiete durchzudringen, während auch umgekehrt eine weitere, mehr esoterische Entwicklung dieser Arbeitsgebiete wiederum in einem Zusammenhang mit der Klasse überhaupt stehen würde.

Die Leitung der allgemeinen anthroposophischen Sektion, zu der auch die pädagogische gehörte, nahm Rudolf Steiner selber auf sich. Als Leiterin der medizinischen Sektion wurde Dr. Ita Wegman ernannt. »Die Heilkunde stand von altersher in innigem geistigen Zusammenhang mit den Zentralaufgaben der Menschenerkenntnis. Anthroposophie soll ihre Lebenskraft dadurch erweisen, daß sie diesen Zusammenhang wieder herstellt«, schrieb Rudolf Steiner. Als Leiterin der redenden und musikalischen Künste wurde Frau Marie Steiner ernannt, die seit vielen Jahren sich mit diesen Gebieten praktisch verbunden hatte. Leiterin der bildenden Kunst wurde Miss E. Maryon, die aber schon während der Weihnachtstagung krank war und bald darauf die Erde verließ. Albert Steffen, der Schweizer Dichter und Philosoph, wurde der Leiter der Sektion für schöne Wissenschaften. Für die mathematisch-astronomische Sektion wurde Dr. Elisabeth Vreede, für die naturwissenschaftliche Dr. Guenther Wachsmuth ernannt.

Diese Sektionsleiter waren, mit Ausnahme von Miss Maryon, bei der Gründungsversammlung durch Rudolf Steiner zugleich als Vorstandsmitglieder vorgeschlagen und von der ganzen Versammlung einstimmig angenommen. Aus der Charakteristik, die Rudolf Steiner von den fünf übrigen Mitgliedern des Vorstandes gab, geht hervor, daß er sie alle als innig verbunden mit dem Wesen der Anthroposophie ansah. Die Worte, die er bei dieser Ernennung gesprochen hat, mögen hier vollständig folgen:

> »Nun müssen die Vorstandsmitglieder selbstverständlich solche sein, welche ihr Leben in restloser Weise der anthroposophischen Sache gewidmet haben, äußerlich und innerlich. Und aus langen Überlegungen der letzten Wochen erlaube ich mir, Ihnen als den Vorstand die folgenden Persönlichkeiten vorzuschlagen:
>
> Ich glaube, es wird sich nirgends so etwas wie auch nur ein leiser Widerspruch erheben, sondern es wird sich in allen Herzen die ungetrennteste vollste Zustimmung erheben, wenn ich Ihnen vorschlage zum Stellvertreter des Vorsitzenden Herrn Albert Steffen zu haben. (Lebhafter Beifall.)
>
> Damit ist zu gleicher Zeit in dem Vorstande selbst dasjenige ausgedrückt, auf was ich heute schon hingewiesen habe, unsere Verbindung als Anthroposophische Gesellschaft in der Schweiz. Und ich spreche vor Ihnen meine Überzeugung – ich möchte sagen – mit dezidierten Worten aus, indem ich Ihnen sage: wenn es sich darum handelt, einen Schweizer hier mit aller Kraft in der Anthroposophischen Gesellschaft als Vorstandsmitglied und als Stellvertreter des Vorsitzenden zu haben, einen besseren Schweizer findet man nicht.
>
> Dann wird es sich darum handeln, in dem Vorstand diejenige Persönlichkeit zu haben, die von allem Anfange an mit der Anthroposophischen Gesellschaft verknüpft ist, die Anthroposophische Gesellschaft zum großen Teil aufgebaut hat, heute in einem der allerwichtigsten Gebiete gerade auf anthroposophische Art innerhalb der Anthroposophischen Gesellschaft wirkt, Frau Dr. Steiner. (Lebhafter Beifall.)
>
> Sie haben durch Ihren Beifall alles gesagt und damit deutlich zum Ausdruck gebracht, daß wir ja gar keine Furcht zu haben brauchen, daß unsere Wahl irgendwie nach dieser Richtung hin nicht das Richtige treffen wird.
>
> Als weiteres Vorstandsmitglied muß ich Ihnen vorschlagen, aus namentlich den Tatsachen der letzten Wochen, hier diejenige Persönlichkeit, mit der ich in der Gegenwart so recht die Möglichkeit habe, anthroposophischen Enthusiasmus in der richtigen Weise auszuprüfen dadurch, daß ich mit ihr zusammen das medizinische System der Anthroposophie ausarbeite, Frau Dr. Ita Wegman. (Lebhafter Beifall.)
>
> Sie hat ja durch ihre Arbeit und durch die Auffassung ihrer Arbeit namentlich gezeigt, daß sie auf diesem Spezialgebiete die Anthroposophie in rechter Weise zur Geltung bringen kann. Und ich weiß, daß das segenbringend wirken wird. Deshalb habe ich es auch unternommen, für die nächste Zeit schon das Anthroposophische System der Medizin gemeinschaftlich mit Frau Dr. Wegman auszuarbeiten. Es wird der Welt vor Augen treten, und dann werden wir ja sehen, daß wir gerade an in solcher Art arbeitenden Mitgliedern die richtigen Freunde der Anthroposophischen Gesellschaft haben.
>
> Fernerhin habe ich Ihnen vorzuschlagen ein Mitglied, das nun wirklich für die Dornacher Arbeiten im Großen und in allen Einzelheiten bis ins i-Tüpfelchen hinein ausprobiert ist und sich immer erwiesen hat als

getreuestes Mitglied. Die Mitglieder des Vorstandes sind ja wirklich eigentlich, wie ich glaube – es soll keine Selbstbespiegelung sein – richtig ausgewählt. Albert Steffen ist schon Anthroposoph gewesen, bevor er geboren worden ist; das muß man ihm anerkennen. Frau Dr. Steiner ist selbstverständlich Anthroposophin immer gewesen, während es eine Anthroposophische Gesellschaft gibt. Eines der allerersten Mitglieder, das nach uns eingetreten ist in der allerersten Zeit, ist Frau Dr. Wegman: sie ist ja mehr als zweiundzwanzig Jahre Mitglied der anthroposophischen Bewegung. Ebenso ist ein sehr altes Mitglied diejenige Persönlichkeit, die ich nun meine, und die nun wirklich bis ins i-Tüpfelchen hinein als getreueste Mitarbeiterin hier ausgeprobt worden ist, mit der Sie wirklich auch bis ins i-Tüpfelchen hinein einverstanden sein können, Fräulein Dr. Lili Vreede. (Lebhafter Beifall.)

Und nun brauchen wir im anthroposophischen Vorstand noch eine Persönlichkeit, die uns viele Sorgen abnehmen wird, die wir nicht selber aufnehmen können, weil ja die Initiativen getrennt sein müssen, aber einer, der denken muß für alle, das muß auch dann sein, wenn die andern – es soll auch keine Selbstbespiegelung sein – sich schon bemühen werden, ein bißchen erleuchtete Köpfe zu haben in anthroposophischen Angelegenheiten; aber man braucht einen, der sozusagen die Köpfe nicht zusammenschlägt, aber zusammenhält. Das wird eine Persönlichkeit sein, die ja in vieler Beziehung erst zu erproben sein wird für viele andere, aber von der ich glaube, daß sie jede Probe aushalten wird. Das wird unser lieber Dr. Guenther Wachsmuth sein, der ja wirklich in allem, was er hier für uns zu leisten hat, eine ganze Summe von Proben schon gezeigt hat, und gezeigt hat, daß er in der harmonischsten Weise zusammenwirken kann. Mit ihm wird man also mit der Zeit recht zufrieden sein. Ich bitte, auch mit Dr. Guenther Wachsmuth, – Kassierer will er nicht sein – aber der als Sekretär und Schatzmeister bei uns funktionieren soll, einverstanden zu sein. (Lebhafter Beifall.)

Bald nach der Weihnachtstagung wurde noch eine weitere Sektion gegründet, die sogenannte ›Sektion für das Geistesstreben der Jugend‹. Diese Initiative fand einen kräftigen Widerhall bei den Vertretern der ›Freien Anthroposophischen Gesellschaft‹ und den jungen Mitgliedern überhaupt in Dornach und außerhalb. Aus den verschiedenen Aufsätzen, die Rudolf Steiner diesem Gebiet gewidmet hat, kann man ersehen, mit wieviel Wärme und Hingabe er diese ganze Angelegenheit betrachtete.

Wie schon früher gesagt, brachte die Weihnachtstagung einen neuen Einschlag in das Geistesleben der Menschheit. Die Anthroposophische Gesellschaft erhielt von dem Augenblick an die Möglichkeit, Trägerin jenes mächtigen geistigen Stromes zu werden, der in der neueren Zeit in die Menschheit eintreten will. Die Gesellschaft sollte nicht mehr eine solche sein, in der nur eine bestimmte Gruppe von Menschen Befriedigung ihrer eigenen Wünsche und Ideale sucht, sondern sie sollte so werden, daß sie für die ganze Menschheit, für die ganze Welt offen ist. Auf solche Weise brauchte die Gesellschaft nicht länger für manche eine Behinderung sein, wie es früher wohl öfter der Fall war. Alles, was noch an Resten des alten Gesellschaftsbewußtseins bestand, sollte in diesem Sinne verwandelt werden. Es ist klar, daß man sich eine solche Wandlung nur denken kann als einen allmählichen Prozeß, als eine Aufgabe, die auf Jahrzehnte, wenn nicht noch auf länger hinaus, gestellt wird.

Die Gründungsversammlung brachte für viele, insbesondere für viele jüngere Menschen, die Möglichkeit, sich jetzt erst wirklich mit der Gesellschaft zu verbinden. Vordem waren sie Mitglied geworden, sei es aus einem unbewußten Drange nach Anthroposophie, sei es aus einer ebenfalls unbewußten Sehnsucht, Rudolf Steiner als ihren Führer zu erkennen. Aber in sehr vielen Fällen war es für sie schwer, die Gesellschaft, auf die sie damals trafen, zu bejahen.

Nun aber öffneten sich gewaltige Perspektiven. Eine Gesellschaft die weltenweit offen war, eine weltumspannende Weisheit in sich trug, und die zugleich aus tiefen esoterischen Impulsen geführt wurde! Eine neue Periode in der Entwicklung der Menschheit konnte damit einen Anfang nehmen.

In uralten Zeiten war stets das esoterische Leben in der Verborgenheit der Mysterien behütet gewesen. Demjenigen, der außerhalb der Mysterien lebte, wurden nur die Ergebnisse derselben, in der Gestalt einer ihm unbewußt bleibenden Führung bemerkbar. Nachdem die eigentlichen Mysterien ihre Bedeutung verloren hatten, wurden in traditioneller Weise die aus dem Esoterischen hervorgehenden Impulse in geschlossenen Orden und Vereinigungen weitergetragen, bis in unsere Gegenwart. Zum ersten Male stellte sich jetzt eine esoterisch geleitete Institution wie die Freie Hochschule in das öffentliche Leben. Die innere Zurückhaltung, die notwendigerweise walten mußte in bezug auf den Inhalt der Klasse, ging nicht hervor aus dem Drang, etwas geheim zu halten, sondern sie entsprang ausschließlich der Einsicht, daß nur bei einer fortschreitenden inneren Entwicklung der Schüler es dem Leiter möglich sein wird, immer tiefere Anschauungen zu entwickeln.

Über den völlig öffentlichen Charakter *aller Publikationen* sprach Rudolf Steiner bei der Weihnachtstagung wie folgt:

»Die Zyklen sollen nun in der Zukunft alle ausnahmslos öffentlich verkauft werden, gerade so wie andere Bücher.

Wir verkaufen die Zyklen an alle, die sie haben wollen, erklären aber von vorneherein, wer uns so kompetent erscheint für die Beurteilung der Zyklen, daß wir auf sein Urteil etwas geben.« (Mitteilungsblatt 10. Oktober 1926.)

Bei der Behandlung der Prinzipien wurde von ihm über dieses Thema das folgende gesagt:

»8. Alle Publikationen der Gesellschaft werden öffentlich in der Art wie diejenigen anderer öffentlichen Gesellschaften sein. Von dieser Öffentlichkeit werden auch die Publikationen der Freien Hochschule für Geisteswissenschaft keine Ausnahme machen...
Kaufen kann *jeder;* urteilen kann nur derjenige, der der betreffenden Klasse angehört, die da steht, wo dieser Vermerk aufgedruckt ist: ›Als Manuskript für die Angehörigen der Freien Hochschule, Goetheanum, Klasse... gedruckt.‹« (Mitteilungsblatt 17. Oktober 1926.)

Mit einer großen Begeisterung wurde der Impuls der Weihnachtstagung aufgenommen. Manche haben diesen Moment erlebt wie den eigentlichen Anfang ihres Seins auf Erden. Sie empfanden, wie eine große Verantwortung gegenüber der ganzen suchenden Menschheit mit diesem Erlebnis verknüpft war. Gleichzeitig aber wurde ihnen bewußt, daß eine neue Arbeitsmethode, ein ganz neuer Stil entwickelt werden müsse, wobei man aus der Anthroposophie selber die Kräfte zu schöpfen habe, um jedes Lebens- und Arbeitsgebiet im geistigen Sinne umzugestalten.

An einem Beispiel soll dieses verdeutlicht werden. Schon früher waren einige Ärzte an Rudolf Steiner herangetreten mit der Frage, wie das Gebiet des Medizinischen von der Anthroposophie aus zu befruchten wäre. Rudolf Steiner hat die Antwort auf diese Frage gegeben, indem er mehrere Kurse für Ärzte gehalten hat. Der Inhalt dieser Kurse ist ein ungeheuer umfassender, und die Befruchtung des medizinischen Denkens war zweifellos eine sehr große. Trotzdem war bei den Medizinern immer die Neigung vorhanden, eine Brücke zu suchen von den gewohnten naturwissenschaftlichen Vorstellungen zur Anthroposophie und umgekehrt. In der Zeit der Weihnachtstagung aber wurde zum ersten Mal ein Kursus gehalten für eine Anzahl jüngerer Ärzte und Medizin-Studierenden, die nicht länger eine solche Brücke suchen wollten, sondern unmittelbar aus ihrem innerlich erlebten Verhältnis zu der Anthroposophie und aus ihrem Willen zu esoterischer Vertiefung heraus zu einer neuen Heilkunst gelangen wollten. Am Schlusse der Vortragsreihe, die Rudolf Steiner an den Abenden der Weihnachtstagung hielt, sprach er klar aus, daß er dieses Streben als das richtige betrachte. Er wies darauf hin, daß von jetzt ab nicht mehr bloß Brücken gebaut werden sollten von der gewöhnlichen Wissenschaft zu demjenigen hin, was hier gewollte wurde. »...Wenn wir dasjenige, was auf unserem Boden medizinisch erwächst, wenn wir das so beschreiben, daß wir den Ehrgeiz haben, unsere Abhandlungen können bestehen vor den gegenwärtigen klinischen Anforderungen, dann werden wir niemals mit den Dingen, die wir eigentlich als Aufgabe haben, zu einem bestimmten Ziele kommen, denn dann werden die anderen Menschen sagen: Nun ja, das ist ein neues Mittel; wir haben auch schon neue Mittel gemacht. Dasjenige, um was es sich handelt, ist, daß tatsächlich hereingenommen werde in das anthroposophische Leben solch ein Zweig der Lebenspraxis, wie es die Medizin ist.«

Dasselbe galt natürlich für jede Sektion und für jedes Arbeitsgebiet.

Wie schwierig es auch sein mag, die tiefsten Empfindungen, die man bei der Weihnachtstagung erlebte, in Worte auszudrücken, so soll doch versucht werden, noch etwas zu schildern von der großen Dankbarkeit, die man Rudolf Steiner gegenüber empfand bei dem Miterleben dieser befreienden Tat. Man wußte, wie schmerzlich für Rudolf Steiner der Verlust des ersten Goetheanums war. Aber dieser Schmerz war nicht von persönlichen Gesichtspunkten aus zu verstehen. Im ersten Goetheanum war das innerste Streben der Anthroposophie in künstlerischer Art zum Ausdruck gekommen. Es war nicht ein Bau im gewöhnlichen Sinne des Wortes. In jeder Einzelheit der Architektur, der Skulpturen, der Malereien und Glasfenster lebte Anthroposophie selber. Der Brand des Goetheanums war wie die Zerstörung eines Lebewesens.

An dem tiefsten Inhalt der Weihnachtstagung konnte erlebt werden, wie aus der Welt des Geistes zur Erde zurückströmten Kräfte, die in dem Feuer des Brandes geläutert waren. Es war der Wille des führenden Zeitgeistes, daß diese Kräfte jetzt in der ganzen Menschheit leben sollten. Rudolf Steiner war der Träger und Vollstrecker dieses Willens. Er konnte es sein, weil er seine freie Persönlichkeit der Gesellschaft hinopferte, deren Vorsitzender er jetzt wurde. Anstelle des nur geistigen Leiters, der außerhalb der Gesellschaft stand, wurde er jetzt zu demjenigen, der sich bis in jede Einzelheit hinein mitverantwortlich erklärte für die weitere Entwicklung. Man findet diese Opfertat am unmittelbarsten in seinem Verhältnis zum Vorstand ausgedrückt. Mit den fünf, durch das Karma dazu vorbestimmten Menschen, bildete er eine kleine Menschengemeinschaft, die zusammen die Verantwortung tragen sollte. Seine persönliche Führerschaft wurde in einer Menschengemeinschaft neu geboren. Wiederholt hörte man seitdem von ihm Worte wie: »Der Vorstand wird... dies oder jenes tun.«

In unmittelbarem Zusammenhang mit diesem tief esoterischen Impuls steht die ganze Organisation der Gesellschaft. Überall sollte nach menschlichem Kontakt gestrebt werden, nach menschlichen Zusammenhängen. Keine anderen Gesichtspunkte als diejenigen, die aus menschlichen Verbindungen entstehen können, sollten im Organismus der Gesellschaft leitend sein. Die Gruppen – an erster Stelle die Landesgruppen – standen durch ihre Funktionäre mit dem Vorstand in Verbindung. Ein sogenannter ›erweiterter Vorstand‹ war durch Rudolf Steiner in Aussicht gestellt worden, in dem Besprechungen des Vorstandes mit den verschiedenen Funktionären, wenn diese in Dornach anwesend waren, stattfinden würden.

Wie Rudolf Steiner sich das Verhältnis zwischen Vorstand und Landesfunktionären dachte, geht aus den folgenden, von ihm bei der Weihnachtstagung gesprochenen Worten hervor:

»Vorstandsmitglieder müssen für die wirkliche tatsächliche Führung der anthroposophischen Sache solche Persönlichkeiten sein, die hier in Dornach sind. So wie ich mir die Gesellschaft denke, kann nicht der Vorstand überall in der Welt zusammengesucht werden. Das wird nicht hindern, daß die einzelnen Gruppen sich ihre Funktionäre in ihrer Autonomie wählen. Und wenn diese Funktionäre herkommen hier nach Dornach, werden sie während ihrer Anwesenheit als beratende Mitglieder bei den Vorstandssitzungen aufgenommen werden. Also in die ganze Sache soll Leben hineinkommen, nicht bürokratisch ein in aller Welt zerstreuter Vorstand, sondern für die einzelnen Gruppen verantwortliche Funktionäre, die aus den Gruppen selbst hervorgehen, die aber jederzeit Gelegenheit haben werden, sich in vollstem Maße als *gleichberechtigte Mitglieder des Vorstandes,* der aber in Dornach lokalisiert ist, zu fühlen.« (Mitteilungsblatt 24. Oktober 1926. – Durch den Verfasser gesperrt [hervorgehoben].)

Es sollte mit zu den größten Aufgaben dieses Vorstandes gehören, in fortwährender Berührung mit den Impulsen und Initiativen der Mitglieder und Gruppen außerhalb von Dornach zu sein. Während umgekehrt es für diese Mitglieder und Gruppen von der allergrößten Bedeutung sein sollte, kennenzulernen, was von dem Vorstand ausging. Rudolf Steiner charakterisierte dieses Verhältnis mit den Worten:

»Diesem Vorstand soll es ferne liegen, die Initiative in den einzelnen Teilen der Gesellschaft zu dem oder jenem in irgend einer Art beschränken zu wollen. Aber man sollte es immer mehr als eine Notwendigkeit ansehen, daß alles, was in der Gesellschaft auftaucht, zum Wissen dieses Vorstandes gebracht werde. Er kann dann, was an dem einen Orte, oder von einer Menschengruppe gewollt ist, in Einklang bringen mit dem, was von anderer Seite beabsichtigt wird. Dieser Vorstand wird nicht in einseitiger Art wie eine Behörde ›von oben‹ wirken wollen; er wird es sich zur Aufgabe machen, offenes Herz und verständnisvollen Sinn zu haben für alles, was aus der Mitgliedschaft heraus nach Verwirklichung strebt. Er möchte in dieser Beziehung nur auch auf Verständnis nach der Richtung hin rechnen dürfen, daß man ihm entgegenkommt, tätig entgegenkommt, wo er aus seiner Initiative, aus den Zielen der anthroposophischen Bewegung heraus, etwas durchführen möchte. In diesem Sinne habe ich bei der Weihnachtstagung gesagt: dieser Vorstand soll ein Initiativ-Vorstand sein.
Wenn man immer mehr diesen Vorstand in solcher Art wird ansehen wollen, dann wird er in rechter Art der Berater werden können in allen Angelegenheiten der Gesellschaft. Und ein ›Berater‹ möchte er sein: da er wohl weiß, daß es dem Geiste der anthroposophischen Gesellschaft gründlich widerspräche, wenn er ein ›Verfüger‹ sein wollte. Er wird bei seinen Ratschlägen an nichts anderes appellieren als an die freie Einsicht der Mitglieder; aber er wird auch nur rechter ›Berater‹ sein können, wenn in rechter Gesinnung an seinen Platz gebracht wird, was in den Absichten, in den Bestrebungen der Mitglieder liegt.
Der Vorstand am Goetheanum möchte, daß so ferne wie möglich läge in Paragraphen und Programmen eine Verbindung mit dem Wirken in der Gesellschaft herzustellen; er möchte, daß das unmittelbar Menschliche, das in jeder Einzelheit auch individuell wirken kann, zur ganz allgemeinen Geltung innerhalb der Gesellschaft komme. Und er möchte das vor allem bei alledem erreichen, was für die Freie Hochschule für Geisteswissenschaft getan werden soll.«

Die Anthroposophische Gesellschaft in Holland zählte bei ihrer Gründung 1923 circa zweihundert Mitglieder, die in verschiedenen Gruppen arbeiteten. Diese Gruppen waren vor der Weihnachtstagung mit der Anthroposophischen Gesellschaft direkt verbunden gewesen, ohne einen organisatorischen Zusammenschluß untereinander zu haben.

In den letzten Jahren vor der Weihnachtstagung war eine größere Aktivität bemerkbar gewesen. In Zusammenhang mit den sozialen Ideen Rudolf Steiners war auch in Holland eine Bewegung für die Dreigliederung des sozialen Organismus entstanden, die ein eigenes Organ hatte. Rudolf Steiner besuchte in jener Zeit Holland einige Male und hielt Vorträge über die soziale Frage, insbesondere in Verbindung mit der Erziehungskunst. Im April 1922 fand ein anthroposophisch-wissenschaftlicher Kurs im Haag statt, bei dem mehrere Redner über verschiedene Gebiete sprachen, während Rudolf Steiner eine Reihe von Abendvorträgen über das Verhältnis der Anthroposophie zu Künsten und Wissenschaften gab.*)

*) Vergleiche ›Das Goetheanum‹ 7. Mai 1922. – Die Wiedergabe eines Vortrages von Rudolf Steiner über diesen Kurs im Mitteilungsblatt vom 13. und 20. Januar 1935 ist durch Auslassungen entstellt. (Anmerkung des Übesetzers.)

Bei diesen Veranstaltungen war es das tief Befriedigende, daß zum ersten Male in Holland eine größere Anzahl jüngerer Menschen – Studenten und andere – sich zusammenfand.

Im Herbst 1923 erhob sich der Plan einer Schulgründung im Geiste der seit 1919 bestehenden Freien Waldorfschule. Es war zunächst ein bescheidener Anfang, aber man erlebte die Freude, daß Rudolf Steiner einige Monate später die kleine Schule besuchte und viele Ratschläge für den Unterricht und für die ärztliche Behandlung der Kinder gab.

In diese Zeit fiel auch die Eröffnung einer Klinik im Haag, ebenfalls zunächst auf äußerst bescheidenem Fuße, aber mit der Absicht, einem medizinischen Streben zum Ausdruck zu verhelfen, das demjenigen der späteren medizinischen Sektion am Goetheanum entsprach. Rudolf Steiner gab der Eröffnung dieser Klinik einen ganz besonderen Charakter, indem er vor einer Reihe von Ärzten und Medizin-Studierenden – im ganzen etwa vierzig – zwei Vorträge über diese neue Heilkunst gab.

Wie sehr die beiden genannten Institute von Rudolf Steiner geschätzt wurden, geht aus der Tatsache hervor, daß er bei seiner Ansprache an die holländischen Mitglieder am Tage der Gründung der Landesgesellschaft diese beiden als Vorbild hinstellte. Er wies darauf hin, daß, wenn man sich in der Gesellschaft in Holland oder sonstwo umschaute, einem immer noch viel von demjenigen begegnete, was einen ausgesprochen sektiererischen Charakter habe. In den Instituten, die er hier besucht habe, sei ihm nichts dergleichen entgegengetreten.

Die Gründungsversammlung im Haag gab das Bild einer ›schwierigen Geburt‹; es handelte sich für Rudolf Steiner offenbar darum, dem Geist der nun bald folgenden Weihnachtstagung schon jetzt zum Durchbruch zu verhelfen. Bei den Besprechungen über die Statuten der Landesgesellschaft gab er manche Formulierung [heute in GA 259, Seite 677 ff.], die man später in noch vollendeterer Form in den schon genannten ›Prinzipien‹ wiederfinden kann. Für die Mitglieder, die überhaupt noch wenig Bewußtsein von diesem neuen Stil hatten, war es zunächst recht schwierig, das Wesentliche von Rudolf Steiners Intentionen in diesem Augenblick zu erfassen.

Daß der Verfasser der vorliegenden Schrift zum Generalsekretär gewählt wurde, geschah deshalb, weil Rudolf Steiner mit Nachdruck das Erwünschte dieser Wahl ausgesprochen hatte. Andererseits aber machte er die Mitglieder darauf aufmerksam, daß sie es ja waren, die ihren Generalsekretär *gewählt* hatten.

Es war beabsichtigt, daß der Generalsekretär zusammen mit einem Vorstand die holländische Gesellschaft führen sollte.

Einen ganz besonderen Charakter erhielt diese Gründungsversammlung durch fünf Abendvorträge, die Rudolf Steiner hielt über das Thema: »Der übersinnliche Mensch, anthroposophisch erfaßt«. Es war einer der tiefsten und schönsten Zyklen; in einer Reihe von mächtigen Bildern wurde das Leben des Menschen zwischen Tod und neuer Geburt geschildert.

Der Generalsekretär und die Vorstandsmitglieder der holländischen Landesgesellschaft betrachteten es als ihre eigentliche Aufgabe, in der Gesellschaft so viel wie möglich die Impulse, die mit der Weihnachtstagung zusammenhingen, zu verwirklichen. Mit großer Begeisterung und mit einem Verantwortungsgefühl sowohl der Gesellschaft wie der Welt gegenüber, wurde begonnen an dieser Aufgabe zu arbeiten. Viele Mitglieder fühlten sich mit dieser Arbeit intensiv verbunden und wirkten durch ihre innere Einstellung sowohl wie durch ihre äußeren Taten in kräftiger Weise mit. Für manche anderen war all dieses nicht so selbstverständlich. Sie zeigten sich besorgt über die impulsive Kraft, mit der versucht wurde, nach den zwei charakterisierten Seiten hin zu wirken. Nach der Meinung dieser Mitglieder sollte man ein langsameres Tempo wählen und lieber warten, bis genügend innere Reife da sein würde, um die Dinge, die man ins Leben rief, auch ganz tragen zu können. Dieser Gegensatz hat in den Jahren nach Rudolf Steiners Hingang immer größere Dimensionen angenommen. Aus diesem Grunde sollen ihm hier noch einige Worte gewidmet werden.

Die Situation in Holland und in verschiedenen anderen Ländern und Gruppen war nun einmal eine solche, daß eine größere Anzahl von jüngeren Menschen mit den wichtigsten Arbeitsgebieten verbunden war. Im Alter von dreißig Jahren oder noch früher standen sie plötzlich vor der schweren Aufgabe, über geisteswissenschaftliche Themen sprechen oder Institutionen vertreten zu müssen.

Für solche Aufgaben wäre eine sehr weitgehende Seelenreife eigentlich unerläßlich gewesen. Man möge nicht glauben, daß die betreffenden Persönlichkeiten sich nicht selber dessen bewußt waren. Manche von ihnen haben darüber mit Rudolf Steiner ausführlich gesprochen und ihn in dieser Angelegenheit um seinen Rat gebeten.

In seinen Vorträgen hatte Rudolf Steiner bisweilen darauf hingewiesen, daß ein Mensch, der das fünfunddreißigste Lebensjahr noch nicht überschritten hat, im Grunde nicht über esoterische Angelegenheiten sprechen dürfe, weil er noch nicht die genügende Reife dazu hat. Nach der Weihnachtstagung sahen sich nun plötzlich eine Reihe von solchen jüngeren Leuten trotzdem vor diese Aufgabe gestellt. In den Gesprächen über diese Frage machte Rudolf Steiner dann die Bemerkung, es sei ja nun einmal Tatsache, daß es andere nicht gäbe.

Man war sich sehr deutlich bewußt, damit in einem besonders schwierigen Verhältnis zu der Welt überhaupt zu stehen, aber man versuchte den Mangel an Lebensreife durch einen ernsten Willen zu esoterischer Vertiefung und eine warme Begeisterung für die heilige

Sache, in deren Dienst man sich ganz und gar gestellt hatte, zu ersetzen.

Die Arbeit, die aus diesen starken Impulsen heraus verrichtet wurde, blieb nicht ohne Wirkung. In dem Gruppenleben fanden immer mehr Menschen, besonders auch jüngere, Befriedigung. Tagungen wurden des öfteren veranstaltet und brachten die Mitglieder miteinander in Berührung. Öffentliche Vorträge und Einführungskurse zogen allmählich ein ganz neues Publikum heran. Die Anthroposophische Gesellschaft in Holland fing an, sich einer gewissen Bekanntheit zu erfreuen; im öffentlichen Leben wurde sie immer mehr in günstigem Sinne erwähnt. Wiederholt wurde mit einem gewissen Staunen festgestellt, daß die Gesellschaft nur eine kleine wäre. Da so viel von ihr in Erscheinung trat, konnte man sich nur vorstellen, daß ein größerer Verein der Träger all dieser Impulse sein müsse.

Wie schwierig es aber war, ganz im Sinne der Weihnachtstagung zu wirken, zeigte sich schon bald, als in Arnheim eine pädagogische Sommertagung veranstaltet werden sollte. Rudolf Steiner hatte sich bei der Weihnachtstagung bereit erklärt, eine Reihe pädagogischer Vorträge zu halten. Eine ziemlich große Anzahl von Interessenten aus verschiedenen Ländern war in Arnheim zusammengeströmt. Mit Rudolf Steiner waren auch die anderen Vorstandsmitglieder (mit Ausnahme von Albert Steffen) herübergekommen. Rudolf Steiner ging von der Auffassung aus, daß derjenige, der eine solche Tagung veranstaltet, auch für alles die volle Verantwortung zu tragen habe. Mit Nachdruck fragte er zu verschiedenen Malen den Leiter der Veranstaltung, wie dieser das eine oder andere gerne haben möchte und wies dann energisch die Auffassung zurück, als ob er, Rudolf Steiner, darüber zu entscheiden habe. Wenn dann aber Dinge so verlaufen waren, wie sie der Leiter der Veranstaltung eingerichtet hatte, wurde ihm nachträglich die Kritik oft nicht erspart. Man akzeptierte das als eine harte, aber zugleich äußerst wichtige, ja im Grunde unentbehrliche Schule. Man gewöhnte sich daran, stark aus dem eigenen Verantwortungsgefühl zu handeln und zu gleicher Zeit für berechtigte Einwände offen zu sein.

Während der Tagung in Arnheim kam ein bestimmtes Verhältnis zwischen der ›Freien Schule‹ im Haag und der holländischen Gesellschaft zustande. Während der Weihnachtstagung hatte Rudolf Steiner auf die Frage eines Mitgliedes geantwortet, daß im Grunde der wünschenswerteste Zustand derjenige wäre, wenn die Institute in die betreffenden Landesgruppen organisch eingegliedert wären. Er fügte aber hinzu, daß eine solche Verbindung manchmal infolge schon bestehender Komplikationen nicht möglich sein würde.

In Holland lagen die Verhältnisse so, daß die Verbindung von Anfang an bestanden hatte. Ungefähr dieselben Mitglieder und Mitgliedergruppen, die in der Gesellschaft eine führende Rolle spielten, gehörten auch zu denjenigen, die die Schule gegründet hatten oder sie weiter unterstützten. Dieser schon bestehende Zusammenhang wurde durch Rudolf Steiner in dem Sinne gestaltet, daß er den Generalsekretär einerseits und Dr. E. Vreede andererseits als Verbindungsglieder zwischen der Schule und dem Vorstand in Dornach bestimmte.

Am Vorabend des Michaelitages 1924 sprach Rudolf Steiner zum letzten Mal für die Mitglieder. Eine Erkrankung, die schon seit längerer Zeit drohend im Anzuge war, fesselte ihn seitdem an das Krankenlager. Bis zum Augenblicke seines Hinscheidens am 30. März 1925 blieb er in einem regelmäßigen schriftlichen Verkehr mit den Mitgliedern und der Gesellschaft.

Nur neun Monate waren es also, daß sich Rudolf Steiner dem Aufbau und der Fortentwicklung der Hochschule und der Gesellschaft voll hatte widmen können. Immer wieder wies er in diesen neun Monaten darauf hin, wie all dasjenige, was mit der Weihnachtstagung begonnen war, nur langsam und allmählich entwickelt werden könne und wie die Mitglieder sich würden gedulden müssen.

Während der ganzen Zeit wurde die Erkrankung hierzulande wie anderswo mit der größten Innigkeit miterlebt und mit durchlitten. Man war fortwährend in einem Zustande der Spannung und Sorge, die von Stunde zu Stunde währte und oft fast unerträglich war.

Als Rudolf Steiner dann nicht mehr auf dieser Erde weilte, wandte man sich mit ganzem Vertrauen zu den übriggebliebenen Vorstandsmitgliedern, von denen man erhoffte und zugleich erwartete, daß sie die von Rudolf Steiner begonnene Aufgabe in einer höheren Gemeinsamkeit fortsetzen würden. Jeder Gedanke an eventuelle Schwierigkeiten, die zu einer Spaltung führen könnten, wurde in diesen Monaten als eine Absurdität zurückgewiesen. Bei einer Gedächtnisfeier zum Beispiel, die im Haag einige Wochen nach Rudolf Steiners Hingang stattfand, wies ein älteres ausländisches Mitglied auf eine solche Gefahr hin und rief die Mitglieder zu einem starken Zusammengehörigkeitsgefühl auf. Es war damals gewiß kein Mensch in dem Saale, der auch nur an die Möglichkeit eines Auseinanderfallens dachte.

Da verhältnismäßig bald darauf schon an diesem Einheitswillen gezweifelt und namentlich dem Verfasser dieser Schrift der Vorwurf gemacht wurde, schon bei Lebzeiten Rudolf Steiners zu einer Spaltung beigetragen zu haben, möge hier der Schlußpassus eines Aufsatzes zitiert werden, der von ihm für das Mitteilungsblatt des *Goetheanums* (19. April 1925) nach Rudolf Steiners Hinscheiden geschrieben wurde:

»Wir wissen, es werden schwere Zeiten kommen.
Aber uns führen die Fünf von ihm erwählten und wir wissen, daß sein Geist bei Diesen sich offenbaren kann.
Und wenn die schweren Zeiten kommen: für jeden, der miterlebt hat in seinem trauernden Herzen das Fest der Auferstehung, werden die schweren Zeiten

nur Prüfungen sein. Seelenprüfungen, die er bestehen wird.«

Notwendig ist aber, auf einen Gegensatz hinzuweisen, der schon bald überall und auch in Holland zu Tage trat. Wie es sich zeigte, war bei vielen Mitgliedern die Auffassung vorhanden – die auch aus dem obenstehenden Aufsatz spricht –, daß zwar Rudolf Steiner nicht mehr als ein im Irdischen verkörperter Mensch die Gesellschaft führen könne, daß aber seine Verbindung mit den Vorstandsmitgliedern infolge der Weihnachtstagung eine solche geworden war, daß sein Weiterwirken mit dem Ganzen des Vorstandes möglich wäre, wenn der Wille dazu vorhanden war. Man wollte sich also im Grunde an den im Geist weiter wirkenden, weiterlebenden Lehrer und Führer wenden. Von anderer Seite wurde diese Auffassung entgegengestellt: Rudolf Steiner sei nun einmal nicht mehr im Irdischen und dadurch sei eben alles anders geworden. Man solle nun der Realität des heutigen Zustandes völlig Rechnung tragen, ohne sich immer wieder die Frage vorzulegen, wie Rudolf Steiner bei der Weihnachtstagung die Dinge beabsichtigt habe.

Diese beiden Anschauungen fanden, neben vielen gemäßigten Vertretern, selbstverständlich auch einige extreme Verteidiger. Es versteht sich von selbst, daß ein Übertreiben der ersten Anschauung leicht zu einem irreellen, mystischen Verhältnis in bezug auf den Vorstand führen konnte, während das Übertreiben der letztern zu einem unspirituellen Realismus den Anlaß geben konnte. Daß aber auch beide Übertreibungen stattfanden, ist ebenfalls leicht zu verstehen.

Viele Schwierigkeiten wären in der Gesellschaft vermieden worden, wenn man beide Anschauungen als berechtigt hätte akzeptieren und einsehen können, daß solche Probleme für verschiedene Menschengruppen nun einmal verschieden liegen. Das ist eben nicht geschehen. Die extremen Äußerungen wurden aufgegriffen und heftigst bekämpft, während das eigentliche Hauptproblem, nämlich dasjenige einer möglichen Zusammenarbeit solcher verschiedenen Menschengruppen, immer wieder in den Hintergrund gedrängt wurde. Unlöslich wurden die Schwierigkeiten schon bald dadurch, daß sich herausstellte, daß auch bei den fünf Vorstandsmitgliedern ein gegenseitiges Sich-Verstehen sehr erschwert, wenn nicht überhaupt unmöglich wurde.

Mit dem allergrößten Nachdruck muß hier betont werden, daß der überall hervortretende Gegensatz in bezug auf diesen Punkt eben das überaus Wichtige war, womit man sich hätte auseinandersetzen sollen. Es waren die verschiedenen Symptome dieses Gegensatzes, die in der praktischen Zusammenarbeit zu Konflikten führten, eben doch nur Einzelheiten, Details, oft durch bestimmte menschliche Unvollkommenheiten hervorgerufen, die es nun einmal in jeder Menschenseele gibt. Man sollte gerade bei einer spirituellen Gesellschaft erwarten, daß vor allem die spirituellen Gesichtspunkte als bedeutend in Betracht gezogen werden.

Daß der hier gemeinte Gegensatz im Vorstande selber in sehr ausgesprochenem Maße waltete, geht hervor aus der Tatsache, daß Frau Dr. Steiner schon sogleich nach den ersten auftretenden Differenzen von sich aus den Entschluß gefaßt hatte, den Vorstand umzubilden. Schon am 4. April, *einen* Tag nach der Bestattung Rudolf Steiners, schrieb sie einen Brief an Dr. Kolisko, ein sehr hervortretendes Stuttgarter Mitglied, und an Fräulein Dr. Röschl, die Leiterin der Jugendsektion, wobei sie beide Persönlichkeiten einlud, in den Vorstand einzutreten, aus dem sie sich selbst zurückziehen wollte. Als diese Tatsache durch Herrn Steffen den drei übrigen Vorstandsmitgliedern mitgeteilt wurde, sprachen sie sich alle dagegen aus; keines von ihnen billigte, daß Frau Dr. Steiner den Vorstand verlassen würde oder daß an dem Vorstand auch nur irgend etwas geändert werden sollte. Da sowohl Dr. Kolisko wie Fräulein Dr. Röschl gerade zu denjenigen gehörten, die felsenfest auf die höhere Einheit im Vorstand vertrauten, versteht es sich von selbst, daß sie sogleich Frau Dr. Steiner mitgeteilt haben, daß für sie eine solche Absicht nicht in Betracht käme. Es liegt nicht auf dem Wege des Verfassers dieser Schrift, auf die Angelegenheit dieser Briefe tiefer einzugehen; das muß den beiden betreffenden Persönlichkeiten selber überlassen werden; hier sollte nur die Tatsache hervorgehoben werden, daß bei einem der Vorstandsmitglieder schon unmittelbar nach Dr. Steiners Tod der Gedanke aufkam, dem Vorstand einen ganz anderen Charakter zu geben.

Frau Dr. Wegman hatte sich schon am 26. April 1925 ganz anders über dieses Problem geäußert. Sie schrieb in einem Aufsatz: ›In Erinnerung an die Weihnachtstagung‹ in einer schönen, klaren Art über die Bedeutung dieser Weihnachtstagung, über die Opfertat Rudolf Steiners und über die schwierige Lage, die sogleich nach seinem Hinscheiden entstand. Sie schrieb dort:

»Alles dasjenige, was er vorhatte, zu regeln und was er nach der Weihnachtstagung in verschiedenen Konferenzen ausgesprochen hatte, konnte noch in den letzten zwei Monaten seines Lebens erledigt werden, so daß durch eine Fügung des Schicksals noch die Erledigung alles Geschäftlichen möglich war, kurz vor seinem Tode. Und so konnte er seinen physischen Körper verlassen, ohne es für nötig zu halten, noch weitere Anweisungen zur Führung der Anthroposophischen Gesellschaft zu hinterlassen.
Uns, die er als Vorstand gewählt hatte, war es klar, daß wir unseren durch ihn bestimmten Posten nicht verlassen durften; uns war es klar, daß es heilige Pflicht ist, wollten wir ernst nehmen dasjenige, was der Meister aus der geistigen Welt uns übermittelt hatte, um ihn gruppiert zu bleiben, damit er, obgleich nicht mehr physisch unter uns, doch unter uns und in uns wirken kann. Diese Stimmung waltete in uns.

Und so betrachten wir Rudolf Steiner noch als ersten Vorsitzenden inmitten unseres Vorstandes und alle Vorstandsmitglieder in den Funktionen, in welche Rudolf Steiner sie eingesetzt hat.
Möchten die Mitglieder uns entgegentreten mit den gleichen Gefühlen, die wir hegen für die Gesellschaft, und nach den Intentionen unseres Führers, Rudolf Steiner, weiterzuwirken und weiter zu arbeiten, um das Vermächtnis, die Weihnachtstagung, zur Wirkung zu bringen.«

Bei späteren Aussprachen über dieses Problem trat immer die Neigung hervor, bestimmte Äußerungen zu kritisieren, die von dem oder jenem gemacht sein sollten, woraus sich dann auf eine gewisse »unwahrhaftige Gesinnung« schließen ließe. Man vergaß dabei, daß in der Zeit und auch noch später wohl kein einziges Mitglied imstande war, die ganze Situation zu überschauen und zu erfassen, so daß in zahllosen Gesprächen, die geführt wurden, selbstverständlich Äußerungen fielen, die zu früheren oder späteren Äußerungen in einem scheinbaren Widerspruch standen. Indem weder in erster Linie das eigentliche Problem gesucht, noch die Lösung desselben als das Wichtigste gefordert wurde, kam es dazu, daß aus dem Bewußtsein der meisten Mitglieder allmählich das eigentliche Problem verschwand und nur noch persönliche Differenzen als das scheinbar Bedeutende bestehen blieben.

Denkt man an diese Tage zurück, so kann man bei denjenigen, die so tief-ernst an der Einheit des Vorstandes trotz der persönlichen Gegensätze glaubten, höchstens eine gewisse Naivität feststellen, die vielleicht gerade zusammenhängt mit dem bei diesen Mitgliedern so starken Willen, das große Ideal der Weihnachtstagung in der Welt zu verwirklichen. Der Vorwurf der »Unwahrhaftigkeit« konnte nur von denjenigen erhoben werden, die diesen Willen nicht verstanden.

Wie tief die Schwierigkeiten schon durchgedrungen waren, kam Ende des Jahres 1925 und Anfang 1926 ans Licht, als eine große Krisis ausbrach. Da diese durch mehrere Ereignisse veranlaßt wurde, ist es notwendig, wenigstens die wichtigsten zu schildern.

Die unmittelbare Veranlassung wurde durch den Plan zur Gründung eines Weltschulvereins gegeben. Die Geschichte desselben läßt deutlich erblicken, wie verschieden die Gruppen und Strömungen in der Gesellschaft einander gegenüberstanden.

Am 27. Februar 1921 hatte Rudolf Steiner im Haag einen Vortrag gehalten über ›Erziehungs-, Unterrichts- und praktische Lebensfragen vom Gesichtspunkte anthroposophischer Geisteswissenschaft‹. In diesem Vortrag spricht Rudolf Steiner über die Pädagogik im Zusammenhang mit dem ganzen sozialen Problem. Die Pädagogik wird dort charakterisiert als eine Menschheitsangelegenheit, die einen jeden Menschen ausnahmslos angeht. Im Anschluß daran wird der Gedanke von einem Weltschulverein ausgesprochen.

Der Verfasser der vorliegenden Schrift war bei diesem Vortrag anwesend und hatte einen tiefen Eindruck von ihm empfangen. Er war aber zu der Zeit noch nicht mit der Anthroposophie in einer solchen Weise verbunden, daß die Möglichkeit einer Aktion seinerseits schon bestanden hätte. Er mußte es aber miterleben, wie eine Erwartung, die Rudolf Steiner gehegt und ein Plan, der ihm dabei vorgeschwebt hatte, durch Mangel an Initiativkraft nicht in Erfüllung gingen.

Seit jener Zeit war die Schule in Holland gegründet worden, in Arnheim hatte eine wichtige pädagogische Tagung stattgefunden und der pädagogische Gedanke lebte in immer größeren Kreisen. Auch war ein intimer Kontakt entstanden zwischen mehreren der in Holland tätigen Pädagogen und führenden Persönlichkeiten an der Waldorfschule und einigen anderen ausländischen Schulen. Nimmt man dazu, daß die ganze anthroposophische Bewegung in Holland in einem starken Aufblühen war, so liegt es nahe, daß der Augenblick für reif erachtet wurde, das Ideal eines Weltschulvereins zu verwirklichen. Andere Motive als Enthusiasmus für die Erziehungskunst und einen Glauben an die Richtigkeit von Dr. Steiners Intentionen gab es dabei nicht. Eine ausführliche Schilderung der Ereignisse findet man bei Dr. Vreede in ihrer Veröffentlichung *Zur Geschichte der Anthroposophischen Gesellschaft seit der Weihnachtstagung 1923*.

Hier soll nur in großen Zügen der Gang der Ereignisse wiedergegeben werden.

Wie schon oben erwähnt, war im Verlaufe des Jahres 1925 ein Plan gereift, durch die Gründung eines Weltschulvereins zu versuchen, der Pädagogik eine breitere spirituelle und ökonomische Grundlage zu verschaffen. Mit einigen Lehrern in Holland und England war über diesen Plan gesprochen worden. Später zeigte sich, daß auch eine Reihe von Lehrern der Waldorfschule in Stuttgart mit großer Sympathie diesem Gedanken gegenüberstand.

Ende 1925 stellte sich heraus, daß ungefähr gleichzeitig ein zweiter Plan entstanden war, der von einigen Lehrern der Waldorfschule und von Mitgliedern des Vorstandes des Waldorfschulvereins ausging.

Der Verfasser dieser Schrift hatte am 1. Januar 1926 mit Albert Steffen, der seit Weihnachten 1925 erster Vorsitzender der Gesellschaft war, über diesen Plan gesprochen und ihn gefragt, ob er bereit wäre, den Vorsitz eines solchen Weltschulvereins zu übernehmen. Albert Steffen wies dieses Ansinnen zunächst zurück, aber er äußerte sich bei dieser Besprechung in entgegenkommender Weise über die Idee der Gründung als solche.

An demselben Tage wurde mit Dr. Vreede gesprochen und ihr die Frage vorgelegt, ob sie als Schriftführerin des geplanten Vereins amtieren wolle. Sie machte ihre Antwort von derjenigen Albert Steffens abhängig; nur wenn er den Vorsitz übernehmen wolle, könne sie Schriftführerin werden.

Bald darauf fand eine erste gemeinsame Besprechung statt, bei der der ganze Dornacher Vorstand anwesend war. Bei dieser Besprechung stellte sich schon bald heraus, daß die beiden vorliegenden Pläne unvereinbar waren, ja daß das gegenseitige Verständnis der beiden Initiativgruppen überhaupt ein so schwieriges war, daß das ganze Projekt in Gefahr geriet. Der Verfasser dieser Schrift vertrat die mehr spirituelle Seite eines solchen Weltschulvereins, der nach seiner Meinung der Träger eines großen pädagogischen Impulses in der Welt werden sollte. Der andere Plan beschränkte sich im wesentlichen auf finanzielle und organisatorische Einzelheiten. Ein starkes Mißtrauen zeigte sich aber hüben und drüben.

Bei dieser im übrigen fruchtlosen Besprechung wurde auf Vorschlag des Verfassers Dr. Vreede gebeten, als Vermittlerin zwischen den Initianten einerseits und dem Vorstand in Dornach andererseits tätig zu sein.

Man beschloß nun, weitere Versuche zu einer Lösung zu machen und diese dann in einer bestimmteren Form dem Vorstand vorzulegen. Diejenigen, die sich mit der Initiative des Verfassers dieser Schrift verbunden fühlten, erwiesen sich fähig zum Schaffen eines positiven Vorschlages. In einer Zusammenkunft, bei der Dr. Vreede anwesend war, wurde ein konkreter Plan aufgestellt.

Im Zusammenhang mit dem dort Verhandelten wurde am 13. Januar 1926 ein Rundschreiben an eine Reihe von Lehrern und anderen Beteiligten geschickt, in welchem unter anderem über den Zweck des Weltschulvereins das Folgende gesagt wird:

»a. Verbreitung der anthroposophisch-pädagogischen Gedanken, so wie diese ausgegangen sind von Dr. R. Steiner, jetzt vertreten werden von der Freien Hochschule für Geisteswissenschaft und in der Praxis realisiert werden durch die Freie Waldorfschule in Stuttgart und andere Schulen.
b. Förderung dieser anthroposophischen Pädagogik.
c. Das Schaffen einer finanziellen Grundlage sämtlicher Schulen.«

Über den geplanten Sitz des Vereins findet man den folgenden Satz:

»Der Weltschulverein hat seinen Sitz in Dornach. Er ist dem Vorstand der Allgemeinen Anthroposophischen Gesellschaft, respektive der Leitung der Freien Hochschule für Geisteswissenschaft untergeordnet. Vom Vorstand wurde Fräulein Dr. Vreede als Vertreterin für diese Angelegenheit ernannt.«

Daraus geht klar hervor, daß man das Ganze im engsten Zusammenhang mit dem Vorstand in Dornach einrichten wollte.

Dr. Vreede hatte über diese Zusammenkunft Albert Steffen das Entsprechende mitgeteilt. Das oben erwähnte Schreiben gab aber zu den größten Mißverständnissen Anlaß. Diese wurden in erster Linie dadurch hervorgerufen, daß in dem Schreiben von einer »Gründung« die Rede ist. Außerdem wird gesagt, daß Dr. Vreede bei dieser Gründung als »Vertreterin des Vorstandes« anwesend war. Für den Verfasser der vorliegenden Schrift, der auch das Rundschreiben verfaßt hatte, entsprach das tatsächlich seiner Auffassung. Er hatte die vollkommene Hilflosigkeit der ersten Besprechungen mit den verschiedenen Initianten erlebt und lebte nun in der Erwartung, daß, auch von der Seite des Vorstandes, eine positive Tat erfolgen würde. Man nehme dazu die nicht bloß eingebildete Gefahr, daß durch die immer komplizierter werdenden Besprechungen der ganze Plan zuletzt ins Wasser fallen könnte, – dann wird man auch verstehen können, daß er beschloß, zu einer sei es auch provisorischen Gründung zu kommen. Dr. Vreede hatte sich selbst niemals als »Vertreterin« in dieser Angelegenheit betrachtet, sondern nur als »Vermittlerin«. Sie hat den betreffenden Fehler auch sofort berichtigt.

Inzwischen hatte eine größere Reihe der Waldorflehrer sich auch mit dem Plan verbinden können, so daß nach Ansicht des Verfassers dieser Schrift die ganze Angelegenheit im besten Werden war.

Über die weitere Entwicklung der Ereignisse ist das Folgende zu sagen: In den darauf folgenden Tagen fand eine längere Aussprache von dem Verfasser dieser Schrift mit dem ganzen Lehrerkollegium der Waldorfschule statt. Ihr Verlauf konnte nur als ein günstiger bezeichnet werden. Die überwiegende Mehrzahl der Lehrer stand dem Plan im Grunde sehr sympathisch gegenüber und war bereit, sich mit ihm zu verbinden. Beschlossen wurde, erneut mit dem Vorstande in Dornach in Verbindung zu treten und Herrn Steffen zu bitten, den Vorsitz zu übernehmen. Man hatte sich eine festliche Gründungsversammlung vorgestellt, die gewissermaßen den schon vollzogenen Schritt zurücktreten lassen würde. Dazu ist es aber überhaupt nicht gekommen, weil Herr Steffen das ganze Problem unerwarteterweise vor die in Dornach anwesenden Mitglieder brachte. Eine Reihe von mehr oder wenig zufällig zustande gekommenen Versammlungen und dementsprechenden Aussprachen fanden statt, wobei der Kampf zwischen den verschiedenen Gruppen in der Gesellschaft in vollem Umfang sichtbar wurde.

Es ist hier nicht beabsichtigt, auf Einzelheiten einzugehen. In Momenten eines mühsamen Geisteskampfes werden oft Worte gebraucht, die nur aus einer bestimmten Situation heraus verständlich sind. Solche Worte, die herüber und hinüber fallen, der Vergessenheit zu entreißen und als »wichtige Symptome einer unaufrichtigen Gesinnung« hinzustellen, führt unwiderruflich die Aufmerksamkeit von den eigentlichen Problemen ab. Das Wesentliche war, daß bei jenen Versammlungen deutlich die Tendenz hervortrat, zusammen mit den Problemen auch *die Idee eines Weltschulvereins überhaupt verschwinden zu lassen.*

Von den Initianten des Weltschulvereinsplans sind zweifellos verschiedene Dinge nicht richtig behandelt worden; so war es gewiß nicht recht, die andere, gleichgerichtete Initiative (von der oben die Rede war) beiseite zu schieben, ohne den Versuch gemacht zu haben, die Träger jener anderen Initiative in den viel weiter führenden und größer konzipierten ersten Plan mit einzubeziehen. Die Ursache muß aber in dem schon bestehenden Mangel an Vertrauen gesucht werden, der mit dem Gegensatz zwischen den beiden Strömungen zusammenhing.

Der große Vorwurf, der bei den genannten Aussprachen den Initianten des Weltschulvereins und im besonderen Dr. Wegman als Vorstandsmitglied gemacht wurde, war der, daß seit Monaten durch sie und ihre Freunde eine besondere Machtstellung, sowohl im Vorstand wie in der Gesellschaft überhaupt angestrebt wurde.

Für diejenigen Mitglieder, die Rudolf Steiners Vorträge vor und nach der Weihnachtstagung verfolgt und sich außerdem in den intimeren Entwicklungsgang der Gesellschaft vertieft hatten, war es klar, daß bei allem, was während und nach der Weihnachtstagung gebildet worden war, die Persönlichkeit von Frau Dr. Wegman eine besondere Rolle spielte. Damit soll nicht gesagt werden, daß nicht der Vorstand als Ganzes das Wesentliche war; das geht aus der vorangehenden Schilderung ja zur Genüge hervor. Aber es wurde durch Rudolf Steiner in subtiler Weise öfter darauf hingedeutet, sowohl in Vorträgen wie bei Privatgesprächen, daß von einem bestimmten Momente an, der kurz vor der Weihnachtstagung liegt, die Stellung von Frau Dr. Wegman in der Anthroposophischen Gesellschaft für ihn eine sehr besondere war.

Bei der Entfaltung einer auf spirituellen Grundlagen gebauten Gesellschaft spielen *menschliche Zusammenhänge* ein große Rolle. Ja, man darf wohl sagen: *die entscheidende Rolle.* Ebenso klar wie es war, daß Frau Dr. Steiner in der Gesellschaft zu der Zeit, als diese noch ›Deutsche Sektion der Theosophischen Gesellschaft‹ war, eine höchst wichtige Rolle gespielt hatte bei der Bildung desjenigen, was dann seit 1913 ›Anthroposophische Gesellschaft‹ wurde, ebenso verstand man jetzt aus Rudolf Steiners Worten, daß im Ganzen des Vorstandes die Stellung von Frau Dr. Wegman eine besondere war. Auch in bezug auf die von Rudolf Steiner eingerichtete erste Klasse wurde ein besonderer Zusammenhang zum Ausdruck gebracht.

So jedenfalls lebten diese Dinge im Bewußtsein sehr vieler Mitglieder, von denen allerdings nur ein geringer Teil zu den Initianten des Weltschulvereins gehörte. Ihre Überzeugung war auf nichts anderem gegründet als auf Worten, die Rudolf Steiner selber gesprochen hatte. Für diese Mitglieder war allerdings diese Überzeugung eine so selbstverständliche, daß sie später nur mit großem Erstaunen bemerkten, daß Andere diese Überzeugung nicht teilten.

Nach dem Hinscheiden Rudolf Steiners bestand bei diesen Mitgliedern die Erwartung, daß Frau Dr. Wegman, soweit es ihr möglich sein würde, insbesondere diejenigen Impulse weiter tragen würde, mit denen sie persönlich verbunden war. Es kann gar keine Rede davon sein, daß sie Frau Dr. Wegman als die eigentliche Nachfolgerin Rudolf Steiner betrachtet haben. Nur auf die Verbindung, auf den Zusammenhang mit bestimmten Impulsen kam es für sie an. Vom Monat Mai 1925 ab erschienen von Frau Dr. Wegmans Hand Aufsätze, die an die Mitglieder gerichtet und am Schluß in »Leitgedanken« zusammengefaßt waren in der Art, wie sie Rudolf Steiner gegeben hatte. Dieses wurde von jenen Mitgliedern als ein *Versuch* betrachtet, etwas weiterzuführen, was nach der Weihnachtstagung fast anderthalb Jahre lang durch Rudolf Steiner für die Mitglieder getan worden war. Wer diese Aufsätze ohne irgendein Vorurteil liest, kann keinen anderen Eindruck bekommen als den eines ausgesprochen *spirituellen* Charakters, trotz gewisser Mängel in der äußeren Form. Es mag sein, daß es Mitglieder gab, die diese Aufsätze in eine Linie stellten mit den Briefen und Leitsätzen Rudolf Steiners; in den Kreisen, mit denen der Verfasser dieser Schrift regelmäßig verkehrte, sowohl im In- wie im Auslande, war das ganz gewiß nicht der Fall. Man fühlte sich aber verpflichtet, eine wichtige Initiative, bei der spirituelle Anschauungen zum Ausdruck kamen, zu unterstützen.

Einer anderen Tat Frau Dr. Wegmans gegenüber nahm man dieselbe Haltung ein.

Sie war Ende Mai 1925 nach Paris gegangen, um dort die Klassenstunden, die Rudolf Steiner selber gegeben hatte, für die dazu in Betracht kommenden Mitglieder zu lesen. Dr. Wegman hat deutlich mitgeteilt, was damit beabsichtigt war. Sie schrieb im Mitteilungsblatt vom 14. Juni 1925: »Es war uns klar, daß es vorläufig darum zu tun war, die Esoterik, die gegeben war, zu hüten und durch die Wiederholung Kräfte, die in dieser Esoterik liegen, lebendig in den Mitgliedern zur Wirkung zu bringen.« Daß Dr. Wegman in erster Linie in Betracht kam, diese Aufgabe auf sich zu nehmen, daß sie auch in der Ausführung dieser Absicht ganz frei sein sollte, auch da, wo einige Vorstandsmitglieder eine andere Auffassung hatten, (nämlich diejenige, mit der esoterischen Arbeit längere Zeit zu warten), das schien wiederum für sehr viele eine Selbstverständlichkeit. Man empfand es als glücklich, daß dem bestehenden Bedürfnis nach weiterer esoterischer Entwicklung in einer solchen Weise entgegengekommen werden konnte. In Dornach, London, Haag und vielen anderen Orten wurden seitdem durch Dr. Wegman regelmäßig Klassenstunden gelesen. Wer sie mitmachte, konnte erleben, wie der reine Wille vorhanden war, die Worte Rudolf Steiners selber für die Mitglieder erklingen zu lassen, ohne daß in solchen

Stunden das persönliche Element auch nur irgendwie in den Vordergrund gestellt wurde.

Ein sehr schwer zu behandelndes Problem, das aber hier doch nicht fehlen darf, ist das folgende. Schon vor der Weihnachtstagung hatte Rudolf Steiner des öfteren über Karma und Reinkarnation gesprochen auf eine Art und Weise, die für die moderne Kultur eine ganz neue war. Er stellte gewissermaßen der heutigen Menschheit die Aufgabe, den Reinkarnationsgedanken aus der Sphäre des Glaubens in das Gebiet der Geisteswissenschaft hinüberzuführen. In verschiedenen Büchern und Vorträgen wurde dieser Gedanke in dem Sinne betrachtet, daß er bei einer spirituellen Weiterbildung des naturwissenschaftlichen Denkens auf dem Gebiet der Menschheitsentwicklung sich von selbst ergeben müsse. Seit der Weihnachtstagung wurde in vielen Vorträgen dieser Reinkarnationsgedanke immer mehr vertieft. Sowohl über die karmischen Zusammenhänge der in der Gesellschaft vorhandenen Menschengruppen wie über das Karma einer Reihe von historischen Persönlichkeiten wurde durch Rudolf Steiner auf ebenso intime wie eindringliche Art gesprochen. Die vorher mehr im allgemeinen gestellte Aufgabe wurde nun zu einer sehr speziellen für alle diejenigen, die sich mit der Anthroposophie innig verbunden fühlten. Bestimmte Übungen, die zu der Erforschung des Karma hinführen können, wurden durch ihn in den Mitgliedervorträgen angegeben.

Es ist selbstverständlich, daß diejenigen, die mit einem so starken Willensimpuls die Weihnachtstagung in sich trugen, sich in ihrem Herzen sehr viel mit dem ganzen Problem beschäftigten. Dieser Versuch, zu einer größeren Klarheit über das eigentliche tiefere Wesen der anthroposophischen Bewegung und den darin auftretenden Strömungen und Persönlichkeiten zu gelangen, hatte einen sehr ernsten und intimen Charakter.

In dem Vortragszyklus, den Rudolf Steiner während der Weihnachtstagung gehalten hatte, wurde insbesondere über zwei Persönlichkeiten gesprochen, die in früheren Kulturperioden die eigentlichen Träger einer Hauptströmung der Geistesentwicklung der Menschheit waren und zwar gerade derjenigen Hauptströmung, auf die es für die Gegenwart ankommt. Ein weiteres Suchen in der angegebenen Richtung anzustreben, lag auf der Hand. Und so geschah es, daß schon vor der Erkrankung Rudolf Steiner bei einer ganz kleinen Ärztegruppe Anschauungen sich gebildet hatten über diese beiden Persönlichkeiten in ihrer heutigen Inkarnation. Bis dahin war alles ganz in Ordnung, auch drohte überhaupt keine Gefahr einer falschen Interpretierung dieser Zusammenhänge. Die Ärzte sprachen damals von sich aus darüber mit Frau Dr. Wegman, die ihrerseits Rudolf Steiner davon Mitteilung machte. Rudolf Steiner stellte in Aussicht, mit den betreffenden Persönlichkeiten über all dieses sprechen zu wollen und zwar mit jedem einzeln. Die sogleich darauf folgende Erkrankung verhinderte dies aber. Was nun zuerst in einem sehr kleinen Kreise gehütet worden war, drang im folgenden Jahre langsam in weitere Kreise durch. Obwohl der eigentliche Charakter der Gespräche noch immer ein sehr ernster war, wurden doch die Gesetze der esoterischen Zurückhaltung in bezug auf diese Dinge nicht genügend beachtet. Das führte dazu, daß zuletzt in immer weiteren Kreisen über diese Angelegenheit gesprochen wurde und zwar bisweilen in einer Art und Weise, die nicht mehr dem tiefen Ernst entsprach, der mit solchen Fragen immer verknüpft sein soll.

Man hat also das volle Recht, auf einen gemachten Fehler hinzuweisen. Unendlich viel ernster und direkt katastrophal in seiner Auswirkung aber war all dasjenige, was nachher geschah, als diese Dinge bei den oben erwähnten Versammlungen zur Sprache kamen. Die ganze Angelegenheit wurde charakterisiert als ein bewußter Versuch, mit unerlaubten, falsch angewendeten esoterischen Mitteln sich eine Machtposition in der Gesellschaft zu erobern. Was im Grunde einem reinen Streben nach tieferer Einsicht in die eigentliche Natur der spirituellen Strömungen, die in der Gesellschaft wirksam sind, entsprang, wurde so in ein falsches Licht gebracht und zwar auf höchst sensationelle Weise. Für die vielen Mitglieder, die sich mit diesen Problemen kaum oder überhaupt nicht beschäftigt hatten, trat in jämmerlicher Karikatur eine Geisteshaltung zutage, die doch durchaus in der Linie des Werkes Rudolf Steiners lag. Man denke im besonderen an das Werk der letzten Jahre, insofern dieses seinen Höhepunkt in den Karmavorträgen hatte.

Auch hier spielte sich das Gleiche ab wie beim Weltschulverein: anstatt auf das eigentliche Problem einzugehen, wurden die betroffenen Menschen als moralisch minderwertig charakterisiert, während das Problem und alles, was damit überhaupt zusammenhing, ins Lächerliche gezogen wurde.

Ganz in den Hintergrund wurde auch die Tatsache gedrängt, daß es sich bei denjenigen Mitgliedern, die sich mit den Karmaproblemen beschäftigt hatten, gerade um *den Zusammenhang zweier Persönlichkeiten und deren Verbundensein mit einem in die Zukunft weisenden Geistimpuls* gehandelt hatte. Es wurde alles in einer einseitig kleinlich-persönlichen Weise gedeutet.

Wenn es auch hart sein mag, dergleichen auszusprechen: man bekam den Eindruck, daß mit einer gewissen Wollust all dasjenige, was auf diesem Gebiete an Impulsen gelebt hatte, den Versammungsleidenschaften preisgegeben wurde. Daß man sich nicht Rechenschaft gab, daß viele Mitglieder anwesend waren, die sich niemals mit diesen Dingen beschäftigt hatten, auch jüngere Leute, die oft nur seit kurzer Zeit mit der Anthroposophie bekannt waren, ist geradezu unbegreiflich.

Diejenigen Mitglieder, die sich zuerst mit diesen Problemen beschäftigt hatten, waren der Situation gegenüber machtlos. Sie konnten keine einzige Verteidigung dieser Art von Anschuldigungen entgegenstellen. Eine sinnvolle Behandlung in einem kleineren Kreise wäre in diesem ersten Stadium noch durchaus möglich gewesen. Aber derjenige, der die Versammlungen in Dornach leitete, vertrat das Prinzip, daß ein jeder sich in der Versammlung vor einem jeden sollte aussprechen können. Das wurde mit dem Worte »Redefreiheit« angedeutet. Damit war von vornherein ein Zustand geschaffen, bei dem eine sachgemäße Behandlung der Probleme unmöglich wurde und ein Vernichtungsprozeß nicht mehr aufzuhalten war. Die Vernichtungstendenz waltete jahrelang weiter. In der Generalversammlung 1930 wurde noch einmal alles hervorgeholt, um zahllose Einzelheiten, Gesprächsfragmente und dergleichen bereichert. Es erregte damals erneut, für eine noch größere Mitgliederzahl, die erwartete Sensation. Noch 1934 kamen dieselben Probleme auf der Generalversammlung zur Sprache.

Wie all dies erlebt wurde von den meist Betroffenen, läßt sich schwer in Worten ausdrücken. Für einige war es gewiß so, daß sie sich durch die Art der Behandlung schon damals aus der Gesellschaft ausgeschlossen fühlten. Wo, wie es sich hier zeigte, jeder Wille vollkommen fehlte, auf die ursprünglichen, rein-geistigen Impulse einzugehen, – wo ausschließlich über gemachte Fehler, die oft einer zu großen Aktivität entsprungen waren, der Stab gebrochen wurde, da konnte kein anderes Gefühl aufkommen, als daß der Mensch mit seinem tiefsten Wesen ausgeschlossen wurde.

Was konnte auf diese Weise aus einer Gesellschaft werden, die Rudolf Steiner als eine »Gesinnungsgesellschaft« charakterisiert hatte, bei der alles auf »eine Pflege des seelischen Lebens auf Grundlage einer wahren Erkenntnis der geistigen Welt« gebaut sein sollte?

Daß man dennoch hoffte, daß es einmal anders werden könne, hing unter anderem mit der Tatsache zusammen, daß der Vorsitzende Albert Steffen in einem Schlußwort am Ende der katastrophalen Tage des Februar 1926 in einer schönen Weise von zwei Strömungen sprach, die hier zusammengeprallt seien. Man konnte, obwohl im Tiefsten erschüttert, dennoch heimkehren mit der Hoffnung, daß einmal diese verschiedenen Strömungen aus eigener Kraft den Zusammenhang, der letzten Endes doch zwischen ihnen besteht, würden finden können.

Es muß hier ein kurzes Wort gesagt werden über das Verhältnis zum ersten Vorsitzenden von denjenigen Mitgliedern, die durch die geschilderten Ereignisse in einen gewissen Gegensatz zu ihm kamen. Über dieses Verhältnis hatten sich bald allerlei Märchen herumgesprochen. Die Wahrheit ist, daß er als Persönlichkeit von all diesen Mitgliedern sehr geschätzt wurde. Man beobachtete bei ihm aber zu deutlich eine gewisse Ohnmacht in bezug auf die Behandlung der Probleme im allgemeinen und insbesondere darauf, einer Versammlung, die sich mit diesen Problemen beschäftigte, eine aufbauende Führung zu geben, als daß man ihm als dem alleinigen Leiter der Gesellschaft das genügende Vertrauen entgegenbringen konnte. Jahrelang behielt man die Hoffnung, daß es einmal anders werden würde. Immer mehr aber trat hervor, daß durch ihn als Vorsitzenden eine Haltung eingenommen wurde, die man nicht in Übereinstimmung finden konnte mit den Auffassungen, die Rudolf Steiner über einen Vorsitz, einen Vorstand und über die Leitung der Freien Hochschule gehabt hatte.

Dies kam am unmittelbarsten zum Ausdruck in den verschiedenen Anschauungen, die in Mitgliederkreisen über die Stellung des Goetheanums in der Gesamtbewegung allmählich entstanden.

Im wesentlichen kamen zwei entgegengesetzte Auffassungen zum Vorschein, die man als eine zentralistische und eine universelle charakterisieren könnte.

Für diejenigen, welche die letztere Auffassung, die universelle, vertraten, war das neue Goetheanum als Freie Hochschule für Geisteswissenschaft das Vorbild einer Institution, die zwar auf dem physischen Plan in Dornach steht, in Wirklichkeit aber überall vorhanden ist, wo in der richtigen Art Anthroposophie und Geisteswissenschaft vertreten werden. Für sie gab es einen wesentlichen Unterschied zwischen dem alten Goetheanum, das, wie schon früher bemerkt, in seinen Formen und Farben Anthroposophie unmittelbar darstellte, und dem neuen, das viel mehr den äußeren Charakter einer Freien Hochschule erhalten hatte. Für das alte Goetheanum hatte eine Grundsteinlegung stattgefunden, bei der nur eine verhältnismäßig kleine Mitgliedergruppe anwesend war; für das neue Goetheanum war die Grundsteinlegung eine spirituelle und zugleich universelle Tat gewesen. In der Gestalt eines tiefen, esoterischen Spruches war ein spiritueller Grundstein in die Herzen der etwa achthundert Anwesenden, Vertreter der gesamten anthroposophischen Bewegung, versenkt worden. Damit war angedeutet, daß das Goetheanum von jetzt ab überall lebendig sein könne, auch dort, wo man räumlich durch große Entfernungen von ihm getrennt war. Es war für diejenigen, die diese Überzeugung hatten, etwas Selbstverständliches, daß sie *für* das, ja sogar *an* dem Goetheanum sprachen und wirkten, ganz gleichgültig, in welchem Lande der Welt sie ihre Arbeit verrichteten.

Dem gegenüber stand die Auffassung derjenigen Mitglieder, die, wenn sie vom Goetheanum sprachen, ausschließlich die Institution meinten, so wie diese in Dornach vorhanden ist. Man hörte aus ihrem Munde wiederholt Ausdrücke wie: »Hier am Goetheanum…«, oder: »Wir am Goetheanum…«, was für die Vertreter der anderen Auffassung einen exklusiven Klang haben mußte. Wie Rudolf Steiner über diese Angelegenheit dachte, zeigt sich an dem Namen, den er dem Institut von Frau L. Kolisko, das seinen Sitz in Stuttgart hat, gab; dieser Name lautet: ›Biologisches Forschungsinstitut am Goetheanum‹. Auch an der Tatsache, daß eine Anzahl von Rednern, außerhalb von Dornach, als ›Goetheanum-Redner‹ autorisiert war.

Die Vertreter der zentralistischen Auffassung gebrauchten dies Wort im *räumlichen* Sinne. So konnte auch eine Gruppe, deren Gründung die Mehrheit im Dornacher Vorstand nicht eben mit Freude begrüßte, den Namen erhalten: ›Sozial-wissenschaftliche Arbeitsgruppe am Goetheanum‹.

Albert Steffen vertrat diese zentralistische Auffassung in der ausgesprochensten Weise. Bei einer Generalversammlung Ostern 1931 sprach er zum Beispiel das Folgende aus:

»Wir können hier am Goetheanum nichts Weiteres mehr tun, als die Frage an Sie richten: Wollen Sie mit uns arbeiten? Gut, dann wollen wir zusammen arbeiten. Wollen Sie aber nicht, dann arbeiten wir eben mit denjenigen, die wollen und die anderen werden anderswo arbeiten.«

Damit war also klar gesagt, daß diejenigen, die »anderswo arbeiten«, *nicht* als Mitarbeiter am Goetheanum zu betrachten sind.*) Diese Aussage wurde gemacht, nachdem Albert Steffen eine kleine Mitarbeiter-Gruppe gebildet hatte, die sich in der Folge im wesentlichen für die Tagungen am Goetheanum verantwortlich fühlte. Man vergleiche damit den ganz anderen Geist, der durch die von Rudolf Steiner gegebenen ›Prinzipien‹ atmet! Dort wird ja zum Ausdruck gebracht, da jedermann Mitglied der Gesellschaft sein kann, der in dem Bestande »einer solchen Institution, wie sie das Goetheanum in Dornach als Freie Hochschule für Geisteswissenschaft ist, etwas berechtigtes sieht.« Auf die wissenschaftliche oder künstlerische Überzeugung kommt es dabei nicht an. Es liegt auf der Hand, daß bei einer solchen Grundlage der Gesellschaft die Goetheanum-Leitung sich mit großer Offenheit an alle diejenigen zu richten hat, die in die Gesellschaft eingetreten sind oder noch bestimmt sind einzutreten, und daß sie sich immer die Frage vorzulegen hat, wie alle Kräfte, alle Impulse, insofern diese aus einem spirituellen Willen geboren sind, in das Ganze werden zusammenströmen können.

Diese weite, offene Auffassung eines Goetheanum hatten aber weder der Vorsitzende noch seine unmittelbaren Mitarbeiter. Die notwendige Folge war, daß ein Teil der Mitglieder immer mehr ausgeschaltet wurde. Man wurde vor die Wahl gestellt, entweder die Dinge mitzumachen, so wie sie aus den hier charakterisierten Anschauungen heraus in Dornach gestaltet wurden, oder »anderswo« zu arbeiten.

Der Gegensatz zwischen dieser zentralistischen und der universellen Tendenz tritt auch in dem Verhältnis der verschiedenen Landesgruppen zur Allgemeinen Anthroposophischen Gesellschaft – und umgekehrt – hervor. Für die Vertreter der zentralistischen Auffassung bestand jede Landesgruppe nur insofern zurecht, als sie sich betrachtete als ein Teil, eine Abteilung der allgemeinen Gesellschaft. Die eigentlichen Leitimpulse seien ausschließlich vom Zentrum zu erhalten und die Frage sollte immer sein: Wie will man in Dornach, daß die Dinge *hier* geschehen?

Für die anderen waren die Landesgruppen ganz autonome Institutionen, die sich aus ihrem freien Willen heraus an der allgemeinen Gesellschaft beteiligten. So wie Einzelpersonen sich zu einer Gemeinschaft zusammenschließen und innerhalb dieser Gemeinschaft etwas zu verwirklichen suchen, was über die Summe der Individualitäten hinausgeht, so war es auch hier gemeint. Dr. Steiner charakterisierte dieses Verhältnis sehr treffend bei der Gründungsversammlung im Haag 1923, wo er in dem ersten der Abendvorträge sagt:

»Die Formung dieser einzelnen anthroposophischen Landesgesellschaften ist ja gegenüber den gegenwärtigen Verhältnissen notwendig, wenn wir eine möglichst individuelle, gute gediegene Grundlage schaffen wollen für das, was wir in der Gegenwart brauchen. Die allgemeine anthroposophische Gesellschaft, die dann zu Weihnachten in Dornach ihre Begründung finden soll, wird ja nur begründet werden können, wenn die einzelnen Landesgesellschaften dann in einer solchen Weise vertreten sein werden, daß ihre Vertreter wirklich – ich möchte sagen – das innerlich Substantielle der einzelnen anthroposophischen Individualitäten zum Ausdruck bringen können.«

Bei einem derartigen Zusammenschluß freier individueller Landesgruppen ist das Verhältnis von Zentrum und Peripherie ein solches des fortwährenden Austausches der Initiativen: »...in dem Gesellschaftszusammenhange mit anderen in dieser Richtung gleich gesinnten Menschen liegt, was die Seelen brauchen. Denn im gegenseitigen Geben und Nehmen auf geistigem Gebiete entwickelt sich das wahre Wesen des Menschenlebens...« So schrieb Rudolf Steiner kurz nach der Weihnachtstagung, und während der so kurzen Zeit, in der er selber die Bewegung leiten konnte, wurde dieses Ideal in der Praxis auch so gehandhabt.

Bis in die Namensgebung der Landesgruppen kam dieses Verhältnis zum Ausdruck. Die Gesellschaft hierzulande erhielt bei der Gründung den Namen ›Anthroposophische Gesellschaft in Holland‹, das heißt, daß sie derjenige Teil der Allgemeinen Anthroposophischen Gesellschaft war, der sich in Holland entwickelt hatte. Derjenige Teil der Holländischen Gesellschaft, der sich 1934 von ihr abspaltete, wählte den, der dort herrschenden Auffassung entsprechenden Namen ›Niederländische Abteilung der Allgemeinen Anthroposophischen Gesellschaft, Goetheanum, Dornach‹. Daß Albert Steffen die zentralistische Auffassung vertrat, zeigt sich auch

*) Gemeint ist: Wenn sie nicht in dem Sinne arbeiten, wie das »am Goetheanum« für das einzig Richtige gehalten wurde. Anmerkung der Übersetzerin.

klar an der Tatsache, daß er neun Jahre lang trotz wiederholter Einladungen nicht nach Holland gekommen ist, solange diese Einladungen von der selbständigen Holländischen Gesellschaft ausgingen. Unmittelbar aber, nachdem die ›Niederländische Abteilung‹ sich abgespalten hatte, kam er hin und sprach für die Mitglieder.

Über die Gründe, die ihn zu einer solchen Haltung veranlaßten, wurde in den ersten sieben Jahren in den Gesprächen, die wiederholt darüber gewechselt wurden, durch ihn niemals etwas verlautbart. Erst im Januar 1933 erzählte er, nicht nach Holland kommen zu können, weil der Generalsekretär sich im Auslande – nämlich in Deutschland – an einer öffentlichen Tagung beteiligt hatte, die von einer Mitgliedergruppe veranstaltet war, mit der er als Vorsitzender in einem gewissen Konflikt stand.

Der Einfluß all dieses Geschehens auf die Entwicklung der Gesellschaft in Holland war im Anfang nicht sehr bedeutend. Zwar lösten die Berichte, die darüber gegeben werden mußten, bei den Mitgliedern eine große Beunruhigung aus, aber man war im allgemeinen mehr getroffen durch die Tatsache überhaupt, daß solche scharfen Konflikte auftraten und insbesondere durch die Art, wie sie in Dornach behandelt wurden, als durch die Ereignisse selber, die zu den Konflikten geführt hatten. Man fühlte sich zu stark und einmütig verbunden, um nicht vor allem in dem Vertrauen zu leben, daß die Gegensätze einmal wieder überbrückt werden könnten.

Von alldem, was auf den obengenannten Versammlungen und Generalversammlungen geschehen war, wurde den Mitgliedern ausführlich berichtet; außerdem stand für jeden die Gelegenheit offen, eventuell Fehlendes zu ergänzen oder Unrichtiges zu korrigieren.

Immer wieder kam auf den holländischen Versammlungen die Stimmung zum Ausdruck, daß, wie tragisch all diese Ereignisse auch wären, die größte Gefahr doch darin liegen würde, wenn der Enthusiasmus für eine positive Arbeit verloren würde, so daß vor allem immer wieder zu dieser Arbeit angeregt wurde. Man hoffte, indem diese Arbeit immer wieder aus dem Ganzen der Anthroposophie heraus geleistet wurde und man sich immer wieder auf seine Verbundenheit mit der Weihnachtstagung besann, zu einer wenigstens ideellen Überbrückung der vorhandenen Gegensätze zu gelangen.

Für das Goetheanum, sowohl für das erste wie für das zweite, war in Holland immer ein großes Interesse. Große Beträge waren immer wieder zur Verfügung gestellt worden. Man blieb bei dieser Opfergesinnung auch, nachdem die Konflikte ausgebrochen waren. Insbesondere wurden durch ein Mitglied, das der zentralistischen Tendenz ganz ablehnend gegenüberstand, bis inklusive 1930 jährlich außerordentlich große Spenden an das Goetheanum geschickt. Daß dieses nachher nicht mehr möglich war, lag an persönlichen Verhältnissen, nicht an einem mangelnden Willen, das Goetheanum weiter zu unterstützen.

So wie vorhin schon bemerkt, wurde bei der Vertretung der Anthroposophie sowohl nach innen wie nach außen immer der größte Wert darauf gelegt, das Ganze der Bewegung darzustellen. So fanden in Holland immer wieder Tagungen und kleinere Zusammenkünfte statt, bei denen versucht wurde, von allen Sektionen der Hochschule das Beste vorzubringen. Daß man dazu besonders diejenigen Mitglieder einlud, die zumindest dem, was in diesem Lande geschah, nicht apathisch gegenüberstanden, mag als selbstverständlich gelten.

Auch da, wo sich Gelegenheit bot, im Auslande die Anthroposophie zu vertreten, waren die gleichen Gesichtspunkte maßgebend. Der Verfasser dieser Schrift ist des öfteren zu ausländischen Vortragsreisen eingeladen worden. Im November 1925 zum Beispiel zu einer solchen Reise durch die skandinavischen Länder und Finnland, wo er in den verschiedenen Gruppen außer über allgemeine anthroposophische und medizinische Themen auch immer wieder über das neue Goetheanum anhand von Bildern gesprochen und die Mitglieder zu finanzieller Unterstützung angeregt hat. Auch bei zahlreichen späteren Reisen fehlte bei den Vorträgen niemals eine Schilderung von der Stellung des Goetheanums im heutigen Kulturleben. Diese Dinge werden hier lediglich aus dem Grunde erwähnt, weil später immer wieder dem Verfasser und seinen Freunden der Vorwurf gemacht wurde, kein wirkliches Interesse für das Goetheanum zu haben. Die Wahrheit war, daß man nicht über das Goetheanum in der Weise sprechen konnte, wie es die Vertreter der zentralistischen Idee für richtig ansahen. Man tat es nun einmal anders als diese, aber ebenso aus einer aufrichtigen inneren Verbundenheit mit dem Goetheanum und man meinte, daß auch dafür in der Gesellschaft Platz sein sollte.

Diese Haltung konnte man bis 1933 weiter einnehmen. Und zwar trotz der Tatsache, daß Besucher des Goetheanums, – die oft durch solche Vorträge wie die geschilderten zu ihrem Besuch angeregt waren – dort über die »Einseitigkeit« der Arbeit in Holland »aufgeklärt« wurden in einer Weise, die nicht immer von einer objektiven Haltung zeugte.

Dadurch entstand allmählich eine Schwierigkeit, die man in den ersten Jahren wie ein notwendiges Übel hinnahm, die aber später solche Dimensionen annahm, daß die Arbeit dadurch ernsthaft gefährdet wurde. Man war ja der Vertreter einer spirituellen Institution und wurde von einem Teil der Leitung dieser Institution – und zwar insbesondere von demjenigen Teil, der in der Praxis die Leitung immer mehr in die Hände nahm – abgelehnt. Ein typisches Beispiel dafür findet man in der schon erwähnten Weigerung Albert Steffens, nach Holland zu kommen ohne Angabe der Gründe, was bei einem Teil der Mitglieder Veranlassung war zu dem Aufstellen von allerlei Vermutungen. Diese bewegten sich zwischen der Annahme, daß der Generalsekretär zwar erzähle, Albert Steffen eingeladen, aber es in Wirklichkeit niemals getan zu haben, und allerlei phantastischen Betrachtungen über die tiefen, unaussprechbaren Gründe, die es Albert Steffen unmöglich machten, nach Holland zu kommen.

Solange noch eine Hoffnung bestehen konnte, daß die vorhandenen Schwierigkeiten in einem Zusammenhang gesehen würden mit verschiedenen in der Bewegung wirkenden Strömungen, konnte man manches ertragen. Von dem Moment aber, als sich klar zeigte, daß dies nicht der Fall war bei denjenigen, die die zentralistische Auffassung vertraten, war die Kluft nicht mehr zu überbrücken.

Ein Versuch, die gemeinten Strömungen näher zu charakterisieren, möge hier folgen, wenn auch sogleich bemerkt werden muß, daß man dabei großen Schwierigkeiten gegenübersteht, weil es sich nun einmal um lebende Menschen handelt, deren Leben und Arbeit nicht nach einem bestimmten Schema betrachtet werden können.

Bei der Weihnachtstagung und insbesondere bei den nachher gehaltenen Vorträgen über die karmischen Zusammenhänge der Anthroposophischen Gesellschaft hat Rudolf Steiner des öfteren über eine tiefe geistige Verbundenheit gesprochen, die aus dem vorgeburtlichen Leben stammt. Diese Verbundenheit faßt Menschengruppen und Geistesrichtungen zusammen, die sich in früheren Entwicklungsphasen verschiedenen Aufgaben widmen mußten. Im heutigen Kulturzeitalter werden sie zusammengeführt in eine Anthroposophische Gesellschaft. Diese sollte Trägerin eines Zeitgeistes sein, so wie dieser jetzt zur Wirkung kommen will. Innerhalb dieser Gesellschaft können sich alle solche Menschen als tätige Mitarbeiter oder sonst die Arbeit tragende Persönlichkeiten betrachten.

Schon zu Lebzeiten Rudolf Steiners traten Gegensätze hervor. Man denke nur an die früher geschilderten Schwierigkeiten im Februar 1923. Rudolf Steiner konnte aber immer eine Lösung bringen, die von allen, jedenfalls äußerlich, als die richtige erkannt wurde.

Nach seinem Tode konnte die Hoffnung auf eine weitere Zusammenarbeit fortbestehen, solange die Möglichkeit anerkannt wurde, daß es sich um verschiedene zurecht bestehende Gruppierungen handelt, deren jede Trägerin verschiedener Willensimpulse und Geistesrichtungen ist.

Verhältnismäßig bald aber zeigte es sich, daß durch die eine Gruppe, die hier einfachheitshalber als Minoritätsgruppe bezeichnet werden soll, immer die Aufmerksamkeit auf das Dasein verschiedener Strömungen innerhalb der Gesellschaft gelenkt wurde, während die Majoritätsgruppe, zugleich Anhängerin der zentralistischen Tendenz, die Anschauung vertrat, daß die Minoritätsgruppe sich nicht mehr auf rein-anthroposophische Grundlage stellte, ja sogar eigentlich unanthroposophisch eingestellt sei. Worte wie »Antisophie« wurden dabei zur Charakteristik verwendet.

Da nun einmal in der Minoritätsgruppe auch eine andere Anschauung herrschte in bezug auf die Stellung, die die Gesellschaft in der Welt einnehmen sollte, konnte man sich nicht zufrieden geben mit dem Gedanken, der von dem Vorsitzenden und seinen Mitarbeitern vertreten wurde, daß nur diejenigen, welche die von ihm angegebene Methode als richtig erkannten, als tätige Mitglieder betrachtet werden können.

Wie Rudolf Steiner über dieses Problem dachte, geht aus einem Vortrag hervor, gehalten Juni 1923*), wo er sagt, daß es notwendig sei, zu einer Gesellschaftsbildung zu kommen, bei der sich ein jeder, »der sich eben nicht einer Meinung verschreiben will, sondern der Interesse hat für die Pflege geistigen Wesens«, innerhalb der Gesellschaft heimisch fühlen kann. Er sagt dann weiter:

»Ich bin oftmals gefragt worden von diesem oder jenem, ob er denn der Anthroposophischen Gesellschaft beitreten kann oder nicht, da er sich noch nicht bekennen kann zu dem, was die Anthroposophie vorschreibt. Ich habe gesagt, das wäre eine traurige Gesellschaft im heutigen Sinne, die ihre Mitglieder rekrutieren wollte aus denjenigen, die sich bekennen zu dem, was nun da vorgeschrieben wird. Es wäre ja etwas Entsetzliches. Ich sagte immer: es kann sich bei der ehrlichen Mitgliedschaft um nichts anderes handeln, als daß man dadurch ausdrückt: man hat ein Interesse daran, daß es eine Gesellschaft gibt, die überhaupt den Weg zur geistigen Welt hin sucht. Ein Interesse hat man daran. Wie das dann gemacht wird, das ist Angelegenheit derjenigen, die in der Gesellschaft drinnen sind. Dazu trägt der eine dies, der andere jenes bei.
Ich kann ja durchaus verstehen, daß jemand nicht einer Gesellschaft angehören will, bei der er sich zu Glaubensartikeln verpflichten muß. Aber dann, wenn man sagt: wer Interesse hat für die Pflege des geistigen Lebens, kann in dieser Gesellschaft sein, dann werden sich diejenigen finden, die ein solches Interesse haben. Und die anderen, nun, die werden draußen bleiben: aber die werden immer mehr und mehr in die Absurdität des Lebens hineingeführt werden.
Wenn man anfängt, über solche Bedingungen des Lebens der Anthroposophischen Gesellschaft nachzudenken, wenn man nicht will im alten Trott immer fort vegetieren, dann erfüllt man ja wirklich erst die Lebensbedingungen der Gesellschaft. Also erst wenn diese Gesellschaft tatsächlich darauf kommt, die Dinge in vollständig freier Weise zu behandeln ohne Engherzigkeit, nur mit Weitherzigkeit, dann ist es möglich, daß diese Gesellschaft tatsächlich das wird, was sie werden soll dadurch, daß sie die anthroposo-

*) In dem Zyklus ›Die Geschichte und die Bedingungen der anthroposophischen Bewegung im Verhältnis zur Anthroposophischen Gesellschaft‹.

phische Bewegung in sich hat. Denn die anthroposophische Bewegung, die knüpft überall in positiver Weise, ohne Kompromiß, aber in positiver Weise an dasjenige an, was in der Gegenwart vorhanden ist und was irgend welche Fruchtbarkeit in die Zukunft hinein haben kann.«

Es wurde von Albert Steffen seit 1930 auf den Generalsversammlungen öfter über die Entwicklung einer richtigen Methode bei der anthroposophischen Arbeit gesprochen. Das wurde die Veranlassung zu einem tiefgehenden Streit über das Problem der »richtigen Methode«. So wie Albert Steffen dazumal darüber sprach, konnte man es im Großen und Ganzen wohl akzeptieren. Er wies hin auf die Bedeutung eines solchen Werkes wie: ›Wie erlangt man Erkenntnisse der höheren Welten?‹, auf die Notwendigkeit, einen inneren Schulungsweg zu gehen, die zu einer Umgestaltung des eigenen inneren Lebens führt. Aber aus den Kreisen der von ihm erwählten Mitarbeiter und deren Anhänger ertönte bald etwas ganz anderes. Sie griffen *scheinbar* das Wort Albert Steffens über die »richtige Methode« auf, gebrauchten es aber in Wirklichkeit, um *ihre Auffassung* von der wahren anthroposophischen Methode zu charakterisieren. Für sie wurde die »richtige Methode« zu einem Leitspruch, womit ein jeder, der in anderer Art als sie einen Entwicklungsweg gehen wollte, abgewiesen wurde. Unter der »richtigen Methode« verstanden sie eine gewisse philosophisch-exakte Denkungsart, die einzig und allein zur Erkenntnis führen sollte. Im besonderen wurden Werke wie ›Die Philosophie der Freiheit‹ und ›Goethes Weltanschauung‹ immer in einseitiger Weise hervorgehoben. Sie vergaßen offenbar zu sehr, daß die menschliche Seele nicht nur aus den Kräften besteht, die im Kopfe ihren Angriffspunkt finden, sondern daß auch das Herz Träger von Impulsen ist, die im Zusammenarbeiten mit den Kräften des Hauptes zu einem wirklichen Verbundensein mit dem Geistigen führen können. Dieser Gegensatz war schon früher zutage getreten bei dem Konflikt zwischen der anthroposophischen Jugendbewegung und den Repräsentanten der alten Anthroposophischen Gesellschaft. Letztere fanden insbesondere in Dr. Carl Unger ihren Vertreter, einem ausgezeichneten philosophischen Kopf, der mit großer Klarheit und Schärfe den von Rudolf Steiner aufgebauten anthroposophischen Entwicklungsweg auf erkenntnistheoretischem Gebiete ausgearbeitet hatte. Demgegenüber stand die anthroposophische Jugend, in der starke Willensimpulse lebten und bei der die Kräfte des Herzens nach einer tieferen Gemeinschaftsbildung strebten. Ebenso wie 1923 sich eine Sondergruppierung als notwendig erwies, so hätte auch bei den späteren Schwierigkeiten das Eingehen auf eine ähnliche, wenn auch andersgeartete Gruppierung unendlich viele weitere Schwierigkeiten verhüten können.

Das Problem bestand gewiß nicht darin, daß die Vertreter der Minoritätsgruppe den erkenntnistheoretischen Weg nicht als einen richtigen erkannten. Manche von ihnen waren ebensogut in der ›Philosophie der Freiheit‹ bewandert wie diejenigen, die sich immerfort auf dieses Werk beriefen. Daß sie weniger stark das Bedürfnis empfanden, immer wieder davon zu reden, hatte eben andere Gründe. Für sie war die Anthroposophie ein so weites, weltumfassendes Gebiet, daß sie eine *große Anzahl von Wegen* sahen, die zu einer innigen Verbindung mit der Anthroposophie führen können. Es wurde ihnen aber unmöglich, den Repräsentanten der »richtigen Methode« noch zustimmend gegenüberzustehen, als sich zeigte, daß diese sich berufen fühlten, eine Art oberste Gerichtsbehörde darzustellen, die nun definitiv festzustellen habe, was richtige und was nicht richtige Anthroposophie sei. Diese Haltung war in einem so offenkundigen Widerspruch zu demjenigen, was ursprünglich durch Albert Steffen gesagt worden war, daß man sich mit dem größten Staunen fragte, weshalb er selber nicht irgendwo zum Ausdruck brachte, daß er *diese* Art überhaupt nicht gemeint habe. Da eine solche Aussage aber nirgends erfolgte, konnte man schwerlich anderes annehmen, als daß er sich im wesentlichen doch mit der Interpretation seiner Freunde identifizierte.

Diejenigen, die die Anthroposophie im öffentlichen Leben und in Mitgliederkreisen zu vertreten hatten, standen oft vor schweren Problemen. Sie konnten teilweise aus ihrem eigenen Erleben und aus ihrer inneren Verbundenheit mit der Anthroposophie heraus reden. Schwierig wurde es aber, wenn sie über geistige Tatsachen oder Zusammenhänge sprechen mußten, die ihnen nicht aus eigenem Erleben bekannt waren, von denen sie sich aber doch durch ihr jahrelanges Studium der Anthroposophie sehr reale Vorstellungen erworben hatten.

Der Verfasser dieser Schrift hatte über diese Angelegenheit einmal ein Gespräch mit Rudolf Steiner, veranlaßt durch die Frage, die er stellte: »Wie kann man zum Beispiel über die höheren Hierarchien sprechen, die in der Weltentwicklung wirken, wie über die höheren Wesensglieder des Menschen und ähnliche Themen, wenn man zu all diesen Dingen ein zwar innerlich tiefes, aber doch nicht auf geistigem Wahrnehmen beruhendes Verhältnis hat?« Rudolf Steiner antwortete, daß es durchaus möglich sei, in solchem Falle über alles, was in den Zyklen und Vorträgen steht, zu sprechen, wenn ungefähr ein Jahr liegt zwischen dem Studium und dem Zeitpunkt des Vortragens. Diese Antwort wird hier angeführt, weil zu wiederholten Malen den Repräsentanten der Minoritätsgruppe vorgeworfen wurde, daß sie über solche geistigen Zusammenhänge sprachen, was als der »richtigen Methode« zuwiderlaufend betrachtet wurde.

Bei manchen Vertretern dieser »richtigen Methode« konnte man deutlich eine gewisse Furcht vor dem unmittelbar Geistigen erleben. Und zu gleicher Zeit einen gewissen Mangel an Vertrauen in die geistig-intuitive Fähigkeit des Menschen. Man bemerkte auch überhaupt die Neigung, Brücken schlagen zu wollen zu den heute gangbaren Begriffen und Ausdrucksweisen der modernen Naturwissenschaft. Der Verfasser dieser Schrift hat bisweilen Vorträge von den hervorragendsten Repräsentanten der Majoritätsgruppe gehört, bei denen er sich wie zurückversetzt fühlte auf die Universität, wo ein Dozent oder Professor seine ›exakten naturwissenschaftlichen Forschungen‹ tradiert. Er konnte das nur betrachten als ein Zurückfallen in einen Zustand, der gerade durch die Weihnachtstagung hätte überwunden werden sollen.

Auch auf dem Gebiete der Medizin trat dieser Gegensatz bald hervor. Dr. Steiner hatte, von der Sektionsleiterin Dr. Ita Wegman sprechend, öfter hingewiesen auf den bei ihr vorhandenen »Mut des Heilens«, auf ihre Fähigkeit zu spiritueller Intuition. Bei den jüngeren Ärzten und Studenten begrüßte er mit Freude die esoterische Tendenz, die sich in ihrem Willen ausdrückte, aus dem Wesen der Anthroposophie selber eine Heilkunst erblühen zu lassen. Eine Reihe von Ärzten konnte sich aber schon bald mit dem durch Dr. Wegman eingeschlagenen Wege nicht mehr verbinden und kam zu der Bildung einer eigenen Arbeitsgruppe.

Es versteht sich von selbst, daß beide Wege sowohl zu bestimmten Entwicklungsmöglichkeiten führen als auch ihre Gefahren in sich bergen. Indem man aber all dasjenige ablehnte, was durch die Minoritätsgruppe zum Ausdruck kam, wurde diese immer mehr auf sich zurückgewiesen, statt daß man versucht hätte, durch eine liebevolle Verbindung für beide Seiten das Beste zu erreichen.

Noch ein anderes Kennzeichen der verschiedenen Strömungen trat hervor. Nachdem Albert Steffen auf der Generalversammlung 1933 über die Leistungen des Goetheanum im abgelaufenen Jahre berichtet hatte, sprach Dr. Wegman einige Worte, indem sie darauf hinwies, daß, wie schön und bedeutsam dies alles auch wäre, was am Goetheanum geschehen war (was sie eine goetheanistische Arbeit nannte), es doch noch ein anderes Element gäbe, nämlich dasjenige, was aus einem mehr christlichen Impuls heraus geschieht. Diese Worte erregten große Mißstimmung bei den Vertretern der Majoritätsgruppe; sie bestritten diese Bemerkung, indem sie sagten, daß ein Weg, wie er in der ›Philosophie der Freiheit‹ oder in ›Goethes Weltanschauung‹ gegeben ist, dem Wesen nach auch ein christlicher Weg sei, so daß diese Worte offensichtlich bewiesen, daß Dr. Wegman die eigentliche Bedeutung dieser Werke nicht verstehe. Man sah ganz an der Tatsache vorbei, daß *nicht der Inhalt dieser Werke gemeint war, sondern die Art, wie sie vertreten wurden.* Was dabei seit Jahren hervorgetreten war, hatte das Fehlen eines tieferen christlichen Impulses gezeigt.

Derselbe Gegensatz wurde auch wiederum da sichtbar, wo sich Mitglieder der Minoritätsgruppe, insbesondere jüngere Mitglieder, mit großer Hingabe zu einer gemeinsamen Arbeit zusammentaten. Die zahlreichen heilpädagogischen Institute, die in Verbindung mit der medizinischen Sektion entstanden, sind dafür ein Beweis. In der Schweiz, Deutschland, England, auch in Holland (Zeist) und anderen Ländern wurden diese Institute mit großem Enthusiasmus und zugleich mit tiefem Ernst und Verantwortungsgefühl gegenüber der leidenden Menschheit gegründet. Es ist schwer, sich einen größeren Kontrast vorzustellen als den zwischen demjenigen, was in diesen Instituten an Gesinnung lebte und demjenigen, was durch die Majoritätsgruppe vertreten wird. In diesen Instituten lebt in erster Linie das Streben nach einer neuen Menschengemeinschaft, das Streben nach einer intensiven Pflege des Seelenlebens sowohl des Einzelmenschen wie der Gemeinschaft überhaupt. Eine ausgesprochen soziale menschenverbindende Kraft ist dort vorhanden und hat als höchstes Ziel, Anthroposophie zur unmittelbaren Lebenspraxis zu erheben. Demgegenüber besteht bei den Vertretern der Majoritätsgruppe mehr die Neigung, abgetrennt von der sozialen Gemeinschaft zu Leistungen zu gelangen, wobei eine gewisse Zuspitzung zu Glanzleistungen hervortritt. Eine gewisse Größe wurde dabei zweifellos erreicht; man denke zum Beispiel an die Mysterienspiele und die Eurythmieaufführungen, wie sie auf der Bühne des Goetheanum dargestellt werden.

Überall wurde der Gegensatz in der Praxis bemerkbar. So war zum Beispiel bis zum Jahre 1930 in Holland noch die Neigung vorhanden, die Eurythmie als eine allgemeine Menschheitsangelegenheit, die sich auf den drei Gebieten der Kunst, Erziehung und Heilkunst betätigt, zu betrachten. Eine Gruppe von auf diesen Gebieten arbeitenden Damen hatte das Bedürfnis nach einem regelmäßigen inneren Kontakt. 1930 aber spaltete sich die Kunstabteilung ab, wollte nur noch mit der Sektionsleitung in Dornach zu tun haben. Das allgemein verbindende soziale Element wurde nicht mehr von ihr gesucht.

Als 1933 Albert Steffen, über die Goethefeiern des Vorjahres am Goetheanum sprechend, sagte, es habe sich deutlich gezeigt, daß man »an der Spitze der Kultur« stehe, wurde diese Aussage von der Majoritätsgruppe gern gehört. Die Vertreter der Minoritätsgruppe interessierten sich allerdings mehr für eine andere Frage, nämlich, ob es bei den Goethefeiern gelungen sei, das tiefere Geisteswesen Goethes, das in der Welt noch allzu unbekannt ist, für die heutige Kultur wirklich fruchtbar zu machen. Wer mit einer solchen Frage in dem Gedächtnisjahr 1932 wirklich *lebte,* wurde durch den oben erwähnten Ausspruch schmerzlich berührt.

Der hier gemeinte Kontrast hatte sich sehr deutlich offenbart in einem Rundschreiben, das im Oktober 1926 von Herrn Arenson, einem der ältesten Stuttgarter

Mitglieder, verfaßt war, auf der einen Seite, und der ›Kundgebung‹, die als Antwort folgte, auf der anderen. Beide Schreiben werden hier nacheinander abgedruckt. Der Brief des Herrn Arenson lautet:

»Ein und ein halbes Jahr sind verflossen, seit unser Lehrer und Führer, Rudolf Steiner, von uns gegangen ist. Mehr und mehr bricht sich die Erkenntnis Bahn, wie durch seinen Tod sich mit einem Schlage für uns, denen die Aufgabe obliegt, sein Werk in Reinheit zu erhalten und fortzuführen, die Lage vom Grunde aus geändert hat. Was man in der ersten Zeit vielfach noch zu hören bekam, »daß ja alles beim Alten bleibe, weil Er doch auch jetzt noch unter uns weile«, ist allmählich verstummt. Tatsachen sind unbarmherzig – es ist eben nicht mehr wie vordem: der reiche Strom der Offenbarungen aus geistigen Welten fließt nicht mehr; der weise Rat, die glättende Hand, die alle Unzuträglichkeiten unter den Mitgliedern immer wieder zum Ausgleich brachten, sind uns entschwunden; die Hochschularbeit, die mit den Klassenstunden ihren Anfang nahm und mit der Errichtung der zweiten Klasse ihren Fortgang nehmen sollte, ist jäh abgebrochen.

Rauh und nackt ist diese Erkenntnis, aber sie ist heilsam, denn sie kann uns dahin führen, unsere Aufgabe in die Zukunft hinein in festen Konturen vor uns hinzuzeichnen. Diese Aufgabe kann ihren Sinn nur darin haben, die Keimpunkte, die in jedem seiner Worte, in jeder seiner Taten enthalten sind, zum Aufblühen in uns zu bringen. Nur so können wir in bescheidener Weise den Dank für das uns Gegebene abtragen, nur so können wir die Weisheitsgüter, die er uns anvertraut hat, der Welt übermitteln, damit sie Allgemeingut der Menschheit werden.

Als ein kostbares Vermächtnis hinterließ er uns die Leitsätze, die allwöchentlich in dem Nachrichtenblatt erschienen. Sie dürfen nicht brach liegen; das in ihnen quellende Leben darf nicht erstarren, es muß in ernster Arbeit erfaßt werden: die Saat muß zur Blüte, zur Frucht für uns getrieben werden. Wie Rudolf Steiner selbst über diese Abeit denkt, hat er deutlich ausgesprochen in seiner Ansprache an die Mitglieder in Nr. 31 des Nachrichtenblattes vom Jahre 1924:

»Aus dem Zusammenleben dessen, was in den einzelnen Zyklen getrennt steht, können die Gesichtspunkte gefunden werden, von denen aus in Anlehnung an die Leitsätze gesprochen werden kann...

Und ein weiterer Gesichtspunkt ist ja wohl der allerwichtigste. Es handelt sich ja nicht darum, daß der anthroposophische Inhalt nur äußerlich angehört oder gelesen werde, sondern daß er in das lebendige Seelenwesen aufgenommen werde. Im Fortdenken und Fortfühlen des Aufgenommenen liegt ein Wesentliches. Das aber soll mit Bezug auf die schon vorliegenden gedruckten Zyklen gerade durch die Leitsätze angeregt werden.«

Und so auch ist es mit der Weisheit, die in den Offenbarungen der Klassenstunden gegeben wurde. Sie werden den Zugehörigen der Hochschule übermittelt, indem man ihren Wortlaut verliest; dadurch wird jedem – früher oder später – die Gelegenheit gegeben, sich mit ihrem Inhalt vertraut zu machen. Aber für die Zukunft darf sich unsere Arbeit ihnen gegenüber damit nicht erschöpfen. Auch sie müssen eine Saat des Geistes sein, die wir durch eigene schöpferische Arbeit beseelen. Die Worte, die der Geist des Benediktus in der ›Prüfung der Seele‹ zum Mönche spricht, gelten im eminentesten Sinne auch für uns:

Es halten unsere Brüder sich verpflichtet,
Den Untergang der Geistessünde zu befördern.
Sie können sich dabei auf jene Worte stützen,
Die ich im Erdensein gesprochen.
Sie ahnen nicht, daß diese Worte
Sich lebend nur erzeugen können,
Wenn sie im rechten Sinne fortgebildet werden
Von jenen, welche meiner Arbeit Folger sind.

Ob die Zeit für diese Arbeit heute schon reif ist, lasse ich unerörtert. Wichtig ist, schon jetzt darauf hinzuweisen, um die Initiative in uns zu erstarken, damit der lebendige Strom nicht allmählich stagniere.

Notwendig dafür ist, daß wir unsere Lage heute klar ins Auge fassen, daß wir mit Vorurteilen aufräumen, daß wir irrige Meinungen berichtigen, mit einem Wort, daß wir versuchen, in der Wahrheit und Wirklichkeit zu leben, »ohne die eine gesunde Esoterik nicht gedeihen kann.«

Bis zur Weihnachtstagung war die Anthroposophische Gesellschaft der Rahmen für die anthroposophische Bewegung – das war das Gewaltige der Weihnachtstagung, daß beide von jetzt an eine Einheit bilden sollten. Um es zu ermöglichen, stellte Rudolf Steiner sich selbst an die Spitze der Gesellschaft: Nun floß unmittelbar durch ihn echte Esoterik in die Gesellschaft, nun war die Gewähr gegeben, daß die Handlungen des Vorstandes stets im Einklag stehen würden mit den Zielen der geistigen Welt, deren irdischer Vertreter Rudolf Steiner war.

Heute sind wir allein, einsam geworden; heute gilt es, in geduldiger hingebender Arbeit zu erwerben, was er uns geschenkt. Wie ist der Weg dahin?

Er selbst zeigt uns den Weg: Um das Letzte, was er uns gab – die Leitsätze – richtig zu erfassen, sie richtig fortzubilden, weist er uns selbst auf das Geistesgut hin, das in den Zyklen von 1906 bis 1920 niedergelegt ist. Die Verbindung des vor der Weihnachtstagung Gegebenen mit dem Neuen: das ist die Lösung. Man lese sorgfältig die schon erwähnte Ansprache in Nr. 31 des Nachrichtenblattes durch; man wird sich nicht der Erkenntnis verschließen können, daß ohne das früher gegebene Geistesgut ein volles Ausschöpfen der Leitsätze unmöglich ist.

Sollte auf dem Gebiet der Esoterik nicht ein Ähnliches zu finden sein?
Hier allerdings herrscht eine große Unkenntnis der Tatsachen. Als Beispiel dafür sei ein Passus angeführt, der in der Weihnachts-Nummer der ›Österreichischen Blätter für freies Geistesleben‹ erschien und soweit mir bekannt ist, bis heute unwidersprochen blieb. Es ist eine Betrachtung über die Einrichtung der Klassenstunden; und da heißt es (Seite 9): Und das macht den Charakter jenes ›Lehrganges‹ aus, den Rudolf Steiner für diese Schule ausgearbeitet hat, daß er in ihm dasjenige, was er bis dahin nur in persönlicher Unterweisung hatte geben können, von seiner Person gänzlich losgelöst und zu einem objektiven, systematischen Schulungsweg gestaltet hat, den die Schule nun jedem vermitteln kann, der ihr Mitglied wird.
Es wird hier also gesagt, daß bis zur Weihnachtstagung die einzelnen Persönlichkeiten nur in persönlichem Verkehr mit Rudolf Steiner esoterische Unterweisung erhalten konnten. Das ist aber durchaus den Tatsachen widersprechend. Es hat vielmehr seit 1904 immer Gruppen gegeben, die durch Rudolf Steiner zielbewußt zur Esoterik erzogen wurden, die also einen solchen »systematischen Schulungsweg« darstellten. Darauf hat Rudolf Steiner bei verschiedenen Gelegenheiten hingewiesen, es geht ja auch deutlich aus dem Ausspruche hervor, den Rudolf Steiner bei einer Besprechung der Klassenstunden tat: »Die drei Klassen waren ursprünglich schon da, nur in einer anderen Form, bis zum Jahre 1914 in der Anthroposophischen Gesellschaft.« Ganz klar wird auch auf eine dieser ›Schulen‹ hingewiesen im sechsunddreißigsten Kapitel des Buches ›Mein Lebensgang‹....
An der Spitze, als Haupt der Schule und als Vermittler der geistigen Wirklichkeiten stand Rudolf Steiner; ihm zur Seite als Genosse und Mitarbeiter Marie von Sivers.
Und hier sei andeutungsweise auf ein Erlebnis hingewiesen, das mit Rücksicht auf mein vorgerücktes Alter – ich auszusprechen als meine Pflicht erachte; sind es doch heute schon nur wenige Überlebende, die Zeuge dieser Szene waren.
Bei einer Handlung in einem höheren Grade, bei der nur eine geringe Anzahl von Teilnehmern zugegen sein durften, wurde uns durch Rudolf Steiner selbst kundgegeben, daß die Mitarbeit Marie von Sivers in einem vollberechtigten Sinne zu nehmen sei – nicht symbolisch, wie bei uns anderen allen. Und zwar so, *daß auf eine Wirklichkeit hingewiesen wurde, die über Tod und Geburt hinausgeht.*
Es ist leicht einzusehen, daß im Aufsteigen zu höheren Graden die esoterischen Impulse immer reicher flossen, und daß in den nahezu zehn Jahren der Veranstaltungen – eben bis zum Kriegsausbruch – für manche der Teilnehmer die Erlebnisse dieser Stunden etwas ungeheuer Tiefgehendes für die Entwicklung ihres Seelenlebens bedeuteten.
Das ist, was in diesem Rahmen über eine Institution gesagt werden kann, die unter der Führung Rudolf Steiners den Zugehörigen die Möglichkeit bot, zu immer höheren Stufen des esoterischen Lebens aufzusteigen. Diese Gemeinschaften bestehen heute nicht mehr, mit dem Kriegsausbruch mußten sie aufhören. Aber was die einzelnen Seelen an Inhalt und Vertiefung gewonnen haben während einer zehnjährigen ernsten esoterischen Arbeit, das gehört zum geistigen Bestand unserer Gesellschaft.
Zu allen Zeiten hat es gegeben, was Rudolf Steiner »Proben auf die Reife der Menschheit« genannt hat. Eine solche Prüfung war diejenige Strömung, die Ende des 18. Jahrhunderts über die europäische Menschheit kam. Sie artete aus in der französischen Revolution mit ihrer grotesken Anbetung der ›Göttin der Vernunft‹, eine weitere Prüfung ist das Heraufkommen der Geisteswissenschaft. Die zukünftige Entwicklung wird lehren, wie die Menschheit sich zu ihr stellen wird.
Aber auch innerhalb der Anthroposophischen Gesellschaft selbst fanden solche Proben auf die Reife der Gesellschaft statt. So die ersten Versuche, Karma in realer Gestalt darzustellen, die bis ins Jahr 1904 zurückreichen. Heute erst kann »unverhohlen« über Karma gesprochen werden.
Eine ernste Prüfung war die Gründung der selbständigen Anthroposophischen Gesellschaft 1912. Dann der Versuch, die Dreigliederung des sozialen Organismus in die Menschheit einzuführen; es war eine Probe auf die Reife der Gesellschaft *und* der Menschheit. Und dann die große Prüfung der Weihnachtstagung, die schier ins Unendliche verschärft wurde durch den physischen Tod unseres Lehrers und Führers.
In dieser Prüfung stehen wir mitten drinnen, und von unserer Einstellung auf sie wird es abhängen, ob wir zu der größten und ausschlaggebenden Prüfung, die mit dem Ende des Jahrhunderts ihren Anfang nehmen wird, die Kräfte erlangen werden, um dem Wirken Michaels helfend und fördernd zur Seite zu stehen.
Michael erwartet diese Hilfe von uns. Möge es uns gelingen, ihn nicht zu enttäuschen.«

Als Antwort folgte die ›Kundgebung‹:

Kundgebung

»In letzter Zeit sind in den Kreisen der Gesellschaft Meinungen über das Fortleben und Fortwirken Dr. Steiners zur Aussprache gebracht worden, die von vielen Gliedern der Gesellschaft nicht geteilt werden können. Um zur Klärung dieser Lage beizutragen, möchten wir unserer Auffassung vom Fortwirken Dr. Steiners in der Gesellschaft Ausdruck geben.

1. Dr. Rudolf Steiner hat uns bei seinem Scheiden einen Vorstand hinterlassen, den er wiederholt mit Nachdruck im Zusammenwirken mit ihm als einen esoterischen Vorstand bezeichnet hat. Wir sind der Überzeugung, daß dem lebendigen Weiterwirken Dr. Steiners in der Gesellschaft eine Möglichkeit gegeben ist, wenn dieser Vorstand in seiner Ganzheit die Gesellschaft führt. Auch sind wir der Meinung, daß man in einem solchen Zusammenwirken mit Dr. Steiner den Vorstand noch heute als einen esoterischen betrachten muß: mögen in diesem Vorstand auch größte Gegensätze vereinigt sein. Wir können uns nicht denken, daß dem lebendigen Werk Dr. Steiners gedient ist, wenn irgend etwas, was nach Parteiungen aussehen könnte, das einheitliche Zusammenwirken dieses Vorstandes stört. Wir bejahen den Vorstand in seiner Gesamtheit und bekennen uns zu ihm in allen Kompetenzen, die ihm Dr. Steiner verliehen hat. Auch wenn von uns selbst etwas ausgegangen ist, was gegen diese hier vorgetragene Auffassung wäre, müssen wir es verurteilen. Wir bitten alle Mitglieder der Gesellschaft im vollen Bewußtsein des Ernstes der Lage der Anthroposophischen Gesellschaft und auch der Lage der ganzen Zeit, sich über diese erste Bedingung des wirksamsten Fortwirkens Dr. Steiners klar zu sein und alles zu vermeiden, was sie zerstören könnte.

2. Dr. Rudolf Steiner hat uns einen Organismus des gesellschaftlichen Lebens hinterlassen, von dem er hoffte, daß er der Träger des lebendigen Geistes werden könnte. Wir sind der Überzeugung, daß die Gesellschaft am besten der Zukunft entgegengeht und das lebendige Fortwirken Dr. Steiners sich erschließt, wenn sie an diesen Institutionen in Freiheit festhält und in ihnen die weitere Führung Dr. Steiners zu empfangen sucht. Wir verschließen uns dem nicht, daß das vorwärtsschreitende Leben Änderungen fordern kann, aber nur eine wirklich überzeugende Widerlegung des jetzt bestehenden durch das weiterschreitende Leben und der Wille des Gesamtvorstandes könnte uns zu solchen Änderungen das gute Gewissen geben.

3. Wir sehen die Lage der Anthroposophischen Gesellschaft nach dem Hinscheiden Dr. Steiners vom physischen Plan inmitten der Überzahl ihrer entschlossenen Gegner als außerordentlich ernst an. Nur das größte Verantwortungsbewußtsein aller Mitglieder, ganz besonders in dem Sinne, daß Parteiungen vermieden, persönliches Mißtrauen überwunden und überall das Gemeinsame gesucht wird, kann nach unserer Überzeugung die Gesellschaft erhalten, dem Geisteswerk Dr. Steiners ein menschheitliches Organ geben und ihm selbst die Möglichkeit verschaffen, uns kraftvoll weiterzuführen.

Aber wir sind uns auch dessen bewußt, daß ein solches Wort seine volle Gültigkeit und Realität hat, wie es Dr. Steiner einmal gesagt hat: »Wenn nach meinem Tode auch nur zwei ganz selbstlos und rein das Wohl der Sache suchen, dann habe ich die Möglichkeit hereinzuwirken.««

Wer aufmerksam beide Schreiben liest, wird bemerken, wie aus demjenigen Herrn Arensons das Unvermögen spricht, in dem Sein eines Vorstandes, wie er bei der Weihnachtstagung durch Dr. Steiner gebildet war, etwas wirklich Neues zu erkennen. Die darauf erfolgende ›Kundgebung‹ dagegen bringt klar zum Ausdruck, daß man trotz aller Probleme und Schwierigkeiten immer weiter danach streben wollte, den tieferen Charakter eines solchen Vorstandes zu erkennen.

Bei der Behandlung dieser beiden Schreiben auf einer Generalversammlung trat wiederum dieselbe Erscheinung hervor wie auch sonst immer: das Kernproblem wurde ignoriert; sogenannte »Fehler«, die bei dem Zustandekommen der ›Kundgebung‹ gemacht sein sollten, wurden breit getreten, um dann den Inhalt selber als eine Äußerung der »Unwahrhaftigkeit« kennzeichnen zu können.

Bei allem, was durch die Anthroposophische Gesellschaft in Holland unternommen wurde, trat der Drang hervor, einen neuen Stil in der Arbeit geboren werden zu lassen. Rudolf Steiner hatte einmal als eine Art Leitspruch für die Haltung derjenigen, die Anthroposophie zu vertreten haben, gegeben: »Strenge in bezug auf die Wahrheit der Anthroposophie, größte Toleranz gegenüber Andersdenkenden.« Besonders gegen das letztere war manchmal, sei es auch aus den besten Absichten heraus, gesündigt worden. Bei der Arbeit in den Instituten aber, in Schule und Klinik, im Eurythmieunterricht usw. wurde immer wieder versucht, alles im Zusammenhang mit der nicht-anthroposophischen Welt aufzubauen

Im November 1926 fand im Haag ein Anthroposophisch-Pädagogischer Kongreß statt. In einem umfassenden Sinne wurde gezeigt, was die anthroposophische Erziehungskunst schon erreicht hatte. Mehrere Vorträge wurden insbesondere von den führenden Lehrern der Stuttgarter Waldorfschule gehalten; eine Ausstellung von Bildern aus dem Mal- und Zeichenunterricht, von plastischen und anderen Arbeiten der Schüler, Vorführungen von Eurythmie und Turnen bildeten das Programm.

Der ganze Vorstand von Dornach war eingeladen; Albert Steffen war gebeten worden, die Eröffnungsrede zu halten. Nach anfänglicher Zusage teilte er später mit, nicht kommen zu können.

Die ganze Tagung hatte einen großen sozialen Stil, der von manchen Freunden aus dem Auslande sehr geschätzt und auch als neuartig erlebt wurde.

Es ist hier von Bedeutung zu bemerken, daß Dr. I. Wegman und Dr. E. Vreede und in den ersten Jahren auch Dr. Guenther Wachsmuth sich des öfteren an unseren Versammlungen beteiligten. Insbesondere die beiden ersteren zeigten das größte Interesse für alles, was in Holland vor sich ging. Aus der Natur der Sache heraus entstanden so viele menschliche Zusammenhänge und Freundschaftsbande.

In den letzten Tagen des Pädagogischen Kongresses wurde in einem kleineren Kreise Interessierter der Plan mitgeteilt, in London eine anthroposophische Weltkonferenz zu halten. Es war das eine Idee von Mr. D. N. Dunlop, über die er mit Dr. Steiner schon vor einigen Jahren gesprochen hatte. Dr. Steiner hatte den Gedanken sehr positiv aufgenommen, die Zeit aber damals noch nicht als ganz reif erachtet. Die Absicht war nämlich, daß diese Konferenz nicht den Charakter einer gewöhnlichen anthroposophischen Tagung haben sollte, sondern daß hier zum ersten Mal versucht werden sollte, ein Podium zu schaffen, auf dem neben den Vertretern der Anthroposophie auch interessierte Nichtmitglieder aus den verschiedenen Gebieten der Wissenschaft und Kunst zu Worte kommen sollten. Außerdem sollte angestrebt werden, auf dieser Konferenz ein möglichst vollständiges Bild von allem, was die Anthroposophie zu bringen hat, zu geben.

Auch hierüber entstand Streit. Auf der Generalversammlung in Dornach wurde eine Reife von Einwänden gegen den Plan geäußert. Man hielt den Moment für schlecht gewählt, weil die Konferenz wenige Monate vor der Eröffnung des neuen Goetheanums in Dornach fallen würde. Die Initianten der Weltkonferenz aber hatten die Meinung, daß man auch umgekehrt sagen könne, daß eine große Tagung außerhalb von Dornach, bei der fortgesetzt das Goetheanum in dem Mittelpunkt der Betrachtungen stehen würde, für die Eröffnungsfeier nur Gutes bedeuten könne. Der stärkste Einwand, der vorgebracht wurde, war zweifellos der, daß die Vertreter der zentralistischen Strömung die Überzeugung hatten, daß solch weit ausholende Pläne am Goetheanum selber zur Ausführung gelangen sollten. Wie auch bei früheren Gelegenheiten, ging schon bald in dem Sprechen über die vielen Einzelheiten das eigentliche Hauptproblem unter. Unter dem Druck der Verhältnisse wurde der Konferenzcharakter einigermaßen geändert, so daß man sich mit einer, wenn auch groß angelegten, anthroposophischen Tagung zufrieden geben mußte.

November 1927 fand die Grundsteinlegung für den Neubau der Rudolf Steiner-Klinik im Haag statt. Sie wurde von Dr. Wegman vollzogen. Juli 1928 folgte die Eröffnung, die einen ganz öffentlichen Charakter hatte und unter Beteiligung verschiedener Gemeindebehörden vor sich ging.

Ein Jahr später konnte der Neubau der Freien Schule im Haag eröffnet werden. Für die Grundsteinlegung war Albert Steffen eingeladen worden, der zwar nicht selber kam, aber doch einen Grundsteinspruch schickte. Auch diese Eröffnung wurde ganz im Stile der Öffentlichkeit in Anwesenheit mehrerer Behörden gehalten.

Michaeli 1928 fand die Eröffnung des zweiten Goetheanums statt. Eine große Schwierigkeit, die zu einem scharfen Konflikt führte, erhob sich durch die Tatsache, daß Albert Steffen im vorangehenden Monat Juli im Mitteilungsblatt des Goetheanums einen Aufruf an alle diejenigen gerichtet hatte, die bei der Eröffnung zu sprechen wünschten. Da dergleichen bis zu dem Moment niemals stattgefunden hatte und bei früheren Tagungen bestimmte Redner immer durch den Vorstand in Dornach eingeladen waren, konnte man mit Recht in einem solchen Vorgehen das Einschlagen eines neuen Kurses sehen. Vorstandsmitglieder wie Dr. Wegman und Dr. Vreede waren aber darüber nicht informiert worden. Sie lasen den Aufruf im Mitteilungsblatt so wie die übrigen Mitglieder auch. Dr. Vreede protestierte sogleich in einem scharf formulierten Brief an den Vorsitzenden, in dem sie ihre Einwände vorbrachte. Sie betrachtete diese Art des Vorgehens von Albert Steffen als gegen die Intentionen der Weihnachtstagung gerichtet. Dieser Brief hatte zur Folge, daß Albert Steffen seinen Aufruf zurückzog, so daß sich jetzt die Möglichkeit zur Mitwirkung für eine Reihe von Vortragenden öffnete, die sich sonst gewiß nicht zu den Mitwirkenden hätten zählen können. Eine Reihe derjenigen, die nicht der zentralistischen Strömung angehörten, waren nämlich der Meinung, daß *bei einer so bedeutsamen Feier* wie der Eröffnung des neuen Goetheanums die Verantwortung durch den Gesamtvorstand in Dornach getragen werden sollte. Sie meinten, daß der Vorstand von sich aus die Redner einladen sollte und hätten sich selber niemals für einen Vortrag angemeldet. In der Versammlung der Vorstandsmitglieder der Landesgruppen, die sich unmittelbar an die Eröffnungstagung anschloß, wurde dies auch deutlich zum Ausdruck gebracht.

Die Eröffnung des neuen Goetheanums war, äußerlich betrachtet, ein großer Erfolg. Ungefähr zweitausendsechshundert Mitglieder nahmen, in zwei Gruppen geteilt, an den Veranstaltungen teil. Was an Vorträgen geboten wurde, gehörte gewiß zu dem Allerbesten, was seit Dr. Steiners Hinscheiden am Goetheanum überhaupt gegeben worden war.

Auf manche machte es dennoch, trotz dieses großen Erfolges, einen eigentümlichen Eindruck, daß die ganze Eröffnungsfeier nur eine Angelegenheit für die Mitglieder blieb. Acht Jahre vorher hatte Rudolf Steiner das erste Goetheanum mit einem sogenannten ›Hochschulkurs‹ eröffnet, der schon damals einen ganz öffentlichen Charakter hatte und bei dem viele Studierende und andere interessierte Persönlichkeiten anwesend waren. Auch hier sah man wiederum den Unterschied in der Auffassung über die Stellung der Anthroposophie und des Goetheanums in der Welt hervortreten.

In Holland fuhr man fort zu versuchen, die wichtigen anthroposophischen Ergebnisse der letzten Jahre sowie die anthroposophische Denkungsart überhaupt in der Welt Eingang finden zu lassen. Da verschiedene jüngere Mitglieder in Studentenkreisen mit der Bewegung den Kontakt gefunden hatten und es sich auch zeigte, daß eine wirkliche Sehnsucht da war, auf naturwissenschaftlichem Gebiete neue Wege zu finden, wurde eine naturwissenschaftliche Tagung in Amsterdam beschlossen. Diese fand im November 1929 im Kolonialinstitut daselbst statt. Ein Blick auf das Programm zeigt, daß als Vortragende diejenigen eingeladen waren, die auf diesem Gebiete das Wichtigste zu sagen hatten, während im Einladungsausschuß alle Mitglieder vertreten waren, die sich für diese Gelegenheit interessierten, gleichgültig, welcher Strömung sie angehörten.

Eine große Anzahl von Interessenten besuchte diese Tagung; viele bleibende Verbindungen wurden dabei geknüpft.

Schon während dieser Tagung war ersichtlich, wie im besonderen bei den jüngeren Menschen das Aufnehmen einer neuen Geistesrichtung fast ausnahmslos geknüpft ist an das Finden eines menschlichen Kontaktes mit demjenigen, der ihnen die neuen Erkenntnisse bringt. Da man dieses seit Jahren erleben und es auch in einem Zusammenhang sehen konnte mit dem starken Drang nach Gemeinschaftsbildung, der bei den jüngeren Menschen vielfach lebt, wurde beschlossen, diesem Drang entgegenzukommen. Der Plan entstand, ein großes Jugendkamp zu veranstalten, das die Möglichkeit bieten würde, während etwa zehn Tagen *zusammen zu arbeiten* und zu gleicher Zeit in einem gemeinschaftlichen *Zusammenleben* verbunden zu sein.

Der Initiant dieses Planes, ein holländischer Student, fand beim Reden über diesen Plan eine begeisterte Zustimmung, sowohl im Lande selbst wie auch in Deutschland und England. Dr. Wachsmuth, Dr. Wegman und Dr. Vreede waren alle voller Interesse. Albert Steffen äußerte sich der Idee gegenüber wohlwollend. Frau Dr. Steiner erhob keine Einwände.

Es wurde eine verhältnismäßig breit angelegte Vorbereitung geplant. Zu dem Zweck erschien ein Blättchen, das in verschiedenen Nummern allgemeine Aufsätze über Anthroposophie enthielt und zugleich Einzelheiten über das Kamp brachte. Dieses Blättchen erschien in der holländischen, deutschen und englischen Sprache. Wie groß der Widerhall aus den verschiedenen Ländern war, zeigte sich darin, daß die Zahl der Teilnehmer an dem Kamp, das ursprünglich für etwa fünfhundert junge Menschen vorgesehen war, bald auf tausend stieg.

In dem Programm war wieder größtmögliche Vielseitigkeit angestrebt. Alle Vorstandsmitglieder aus Dornach waren eingeladen worden. Von allen Sektionen waren Repräsentanten vorhanden.

Für die Teilnehmer, von denen etwa sechshundert Nichtmitglieder der Gesellschaft waren, brachte dieses Kamp ›de Stakenberg‹ einen gewaltigen Impuls. Von morgens bis abends wurde auf das Intensivste gearbeitet. Einführungskurse und Vortragsreihen über verschiedene Themen wurden eifrig besucht. Der Beweis war geliefert, daß man in einer schönen Naturumgebung doch auch sehr intensiv geistig arbeiten kann.

An einem der letzten Tage dieser Kampveranstaltung wurde Dr. Wachsmuth von dem Kampleiter gefragt, ob er nicht bereit wäre, für das Mitteilungsblatt des Goetheanums einen Bericht über das Kamp zu schreiben. Dr. Wachsmuth, der mit Dr. Wegman und Dr. Vreede das Kamp mitmachte, hatte sich nämlich sehr begeistert darüber geäußert. Dem stand gegenüber, daß in Mitgliederkreisen, insbesondere auf der vorangegangenen Generalversammlung in Dornach, das Kamp schon zum Gegenstand heftiger Diskussionen geworden war. Es schien dem Kampleiter jetzt naheliegend, daß Dr. Wachsmuth durch einen objektiven Bericht den Mitgliedern zeigen würde, wie das Kamp in Wirklichkeit gewesen war. Dr. Wachsmuth fand sich dazu leider nicht bereit, gab aber den Rat, daß einer oder mehrere der jüngeren Kampteilnehmer ihre Eindrücke schildern und diese Ausführungen an das Mitteilungsblatt schicken sollten. Als dann aber dieser Rat befolgt wurde, stellte es sich heraus, daß im Mitteilungsblatt kein Platz dafür war.*) *Daß weder solche Berichte, noch auch – entgegen der sonstigen Gepflogenheit – einzelne Zeitungsnotizen aufgenommen wurden,* diese Tatsache zeigt klar, daß für die Tätigkeit einer Reihe von Menschen mit bestimmten Initiativen und Impulsen kein Platz mehr in der Gesellschaft war.

Da man vor allen Dingen in Holland fortfahren wollte, die Arbeit in positivem Sinne weiter zu handhaben, wurde beschlossen, am 18. November 1930 in einer einfachen, aber ernsten Feier der Gründung der holländischen Gesellschaft zu gedenken. In drei Abendvorträgen wurde von dem Generalsekretär über ›Drei anthroposophische Aufgaben‹ gesprochen. Als solche wurden insbesondere behandelt: die Aufgabe, zu einer goetheanistischen Denkungsart zu kommen, die sich sowohl auf den Gebieten der Kunst und Wissenschaft wie auch des sozialen Lebens auswirkt; die Aufgabe, eine neue Grundlage schaffen zu helfen zum Verstehen der Gesetze von Karma und Reinkarnation; die Aufgabe, ein neues spirituelles Christentum, als unentbehrliche Grundlage unserer Kultur, mit zur Entfaltung zu bringen.

Die Nachmittage waren verschiedenen Referaten über die Arbeit in der Gesellschaft gewidmet, während auch aus der Natur der Sache heraus viel Zeit für die Behandlung der verschiedenen Probleme gegeben werden mußte.

Das Festhalten einer solchen positiven Linie wurde aber immer schwieriger gemacht durch die fast unerträglichen Spannungen, die infolge der Gesellschaftskonflikte immer wieder entstanden. Diese führten den Verfasser dieser Schrift zu dem Entschluß, zu versuchen, durch ein an den Vorstand in Dornach gerichtetes

*) Man vergleiche dazu die hier folgende Korrespondenz mit Albert Steffen.

Schreiben mehr Klarheit in der ganzen Situation entstehen zu lassen.

Dieses Schreiben sei hier vollständig abgedruckt:

Den Haag, 21. Oktober 1930.

»Sehr geehrter Vorstand,
nach langem Überlegen und mit schwerem Herzen fühle ich mich doch verpflichtet, einige Fragen an Sie zu richten. *Die Antwort auf diese Fragen wird für die Art meiner weiteren Arbeit innerhalb der Gesellschaft von entscheidender Bedeutung sein.*

Manche Geschehnisse, besonders in der letzten Zeit, machen es mir unmöglich, klar zu erkennen, in welcher Richtung oder in welchem Sinne die allgemeine Anthroposophische Gesellschaft geleitet wird. Dadurch war es für mich auch nicht möglich zu verstehen, wie manches, was durch den Dornacher Vorstand getan wird, sich verhält zu dem, was mit der Weihnachtstagung 1923/24 von Dr. Rudolf Steiner eingerichtet wurde.

Wie Sie wissen, bin ich mit der Weihnachtstagung auf zweifache Weise ganz besonders verbunden. Erstens als Generalsekretär der holländischen Landesgesellschaft, zweitens als Arzt, der in enger Verbindung steht mit der medizinischen Sektion.

Es ist mir jetzt wiederholt das Verhältnis des Dornacher Vorstandes, besonders das des ersten Vorsitzenden, weder zu den Landesgesellschaften, noch zu den Sektionen verständlich gewesen.

Ich weiß, daß ich mit diesen Problemen nicht allein dastehe. Eine Anzahl leitender Persönlichkeiten in verschiedenen Landesgesellschaften ist ebenfalls in schwerster Sorge wegen dieser Unklarheit.

Ich werde versuchen, dasjenige, was ich hier ausdrücken will, durch einige Beispiele deutlich zu machen. Dabei muß ich aber ausdrücklich betonen, daß es sich für mich nicht um diese Beispiele als solche handelt, sondern nur um dasjenige, was ich glaube, daraus lesen zu müssen.

Das erste Beispiel betrifft das Verhältnis zu der holländischen Landesgesellschaft.

Es sind da, vor allem im Zusammenhang mit dem Kamp de Stakenberg, Dinge geschehen, die, wenn ich sie nach bestem Wissen versuche zu deuten, auf mich den Eindruck machen müssen, daß der Vorstand der holländischen Landesgesellschaft und besonders ich selber als Generalsekretär in bestimmten Punkten nicht voll ernstgenommen werden.

Hoffentlich irre ich mich da. Wenn ich mich aber irre, wird es doch auch möglich sein, mir folgende Sachen zu erklären.

Etwa Februar 1930 schrieb ich an den Dornacher Vorstand (zu Händen Dr. Wachsmuth), daß der holländische Vorstand sich entschlossen habe, die Initiative des Herrn Grelinger aufzunehmen. Der holländische Vorstand sollte das Kamp organisieren und leiten. Ich sollte als Kampleiter fungieren. Eine Einladung an alle Vorstandsmitglieder in Dornach, dem Kamp beizuwohnen, war beigefügt.

Auf diese Mitteilung und Einladung bekam ich keine Antwort, obwohl eine gleichzeitig in demselben Brief gestellte Frage wohl von Dr. Wachsmuth beantwortet wurde.

Bei der bald folgenden Generalversammlung stellte sich heraus, daß dieser Brief nicht, oder wenigstens zu flüchtig, im Vorstand besprochen war. Herr *Steffen* und Frau Dr. *Steiner* wußten von diesem Brief nichts; Frau Dr. *Wegman* und Fräulein Dr. *Vreede* erinnerten sich nur unbestimmt daran.

Diese Kleinigkeit hätte mich nicht weiter veranlaßt, darüber zu schreiben, wenn nicht in der gleichen Generalversammlung Herr Steffen, über das Kamp sprechend, sagte, daß die Tatsache, daß Dr. Wachsmuth im Kamp sein wird, ihm wenigstens eine Garantie sei für das Niveau. Wo längere Zeit über die Niveaufrage diskutiert wurde, war dieser Ausspruch von Wichtigkeit. Ich mußte da also hören, daß die Tatsache, daß der holländische Vorstand und ich als allgemeiner Leiter dahinter stehen, für Herrn Steffen keine oder eine zu geringe Garantie für das Niveau war. (Wenn ich dieses erwähne, tue ich es nur, weil ich allen Schmerz, den dieser für mich so beleidigende Ausspruch mir gab, überwunden habe. Irgendwelche ›persönlichen Gefühle‹ veranlassen mich nicht dazu.)

Als ich dann im August Herrn Steffen über den Verlauf des Kamps berichtete, sagte er ungefähr: »er habe von Dr. Wachsmuth auch gute Berichte bekommen« und »man brauche über das Kamp keine Sorgen zu haben.«

Trotzdem wurde von den fünf Berichten und einigen Zeitungs-Notizen über das Kamp im Mitteilungsblatt nichts aufgenommen. In ein Nachrichtenblatt mit der Überschrift »Was in der Anthroposophischen Gesellschaft vorgeht« wird nichts aufgenommen über eine große öffentliche Jugendtagung, veranstaltet und organisiert von dem Vorstand einer Landesgesellschaft.

Nun wird man wahrscheinlich wohl für alles, was ich hier angeführt habe, allerhand Erklärungen geben können. Diese Erklärungen werden aber sehr wesentliche sein müssen, um den Eindruck wegnehmen zu können, daß die Leitung der holländischen Landesgesellschaft hier auf eine Weise behandelt worden ist, die sie unmöglich weiter akzeptieren kann.

Ich bin dann auch verpflichtet, aus einer für mich unbefriedigenden Antwort meine Konsequenzen zu ziehen.

Von ganzem Herzen hoffe ich aber, daß es möglich sein wird, mir die genannten Tatsachen so zu erklären, daß ich die leitenden Gesichtspunkte darin erkennen kann.

Denn darum und nur darum handelt es sich schließlich. Nicht um einzelne Tatsachen. Ich könnte noch eine Anzahl ähnlicher Beispiele aus früheren Zeiten erwähnen. Daran liegt mir aber gar nichts. Ich halte es

durchaus für möglich, daß der erste Vorsitzende zum Beispiel bei seinen Entscheidungen von Gesichtspunkten ausgeht, die ich vielleicht nur schwer verstehen kann. Ich muß dann aber wirklich um Hilfe bitten.
Das zweite Beispiel betrifft die Zusammenkünfte mit den Generalsekretären und Vorständen.
Es wurde einmal verabredet, daß man viermal im Jahre zusammenkommen sollte. Das letzte Mal war man zu Ostern zusammen, das vorletzte Mal zu Michaeli. Warum? Und warum wird es nicht vorher bekannt gegeben, wenn die Sitzungen nicht stattfinden? Warum muß man das zufällig hören?
Es ist möglich, daß die Vorstandsmitglieder die Meinung haben, daß die Sitzungen ziemlich überflüssig sind. Oder daß andere und mehrere Persönlichkeiten noch dabei sein sollten.
Herr Steffen hat das letzte Mal einige Persönlichkeiten vorgeschlagen, mit der Begründung, es seien so wenig Personen aus Dornach dabei.
Verschiedene haben dagegen gesprochen, weil sie meinten, wenn man den ganzen Charakter dieser Versammlung ändert, müßte man das erst besprechen.
Auch jetzt noch muß ich dieser Meinung sein. Es ist vielleicht notwendig, diese Sitzungen ganz anders zu gestalten. Vielleicht müssen noch ganz andere Personen daran teilnehmen. Ich habe selber oft daran gedacht, aber dann wird das doch auf irgend eine Art besprochen werden müssen. Man kann doch nicht teilausmachen von einem bestimmten Kollegium*) und dann plötzlich sehen, daß man einem ganz anderen Kollegium angehört. Entweder ist es eine Versammlung von General-Sekretären und Vorständen der Landesgesellschaften mit dem Dornacher Vorstand im Sinne eines »erweiterten Vorstands«, wie es Dr. *Rudolf Steiner* einmal nannte, oder es ist etwas anderes. Ich werde auch das andere mit Freude begrüßen, aber dafür muß ich erst sehen können, was es ist.
Das dritte Beispiel betrifft das Verhältnis des ersten Vorsitzenden zu den Sektionen, so wie sich das zeigte bei der letzten Michaeli-Tagung in Dornach.
Sie werden sich erinnern, wie sehr ich bei der General-Sekretär-Sitzung *Michaeli* 1929 geeifert habe, eine andere Art Tagungen zu gestalten, und wie sehr ich mich da ausgesprochen habe gegen die ›mosaikartigen‹ Programme. Deshalb muß ich jeden Versuch, eine mehr geschlossene Tagung zu machen, mit größter Freude begrüßen.
Dennoch machte das Programm der Michaeli-Tagung auf mich einen sehr peinlichen Eindruck. Dieser Eindruck wurde noch verschlimmert durch die Art, wie Herr Steffen bei dem Aussprache-Abend sprach. Er erwähnte das ausführlich, was die zusammenarbeitende Gruppe wollte – und geleistet hatte, erwähnte aber mit keinem Wort, was vorher gewesen war (Fräulein Dr. Vreedes Vortrag) und was nachher kommen sollte (die medizinischen Vorträge).
Wo Herr Steffen der erste Vorsitzende der Gesellschaft ist, bedeutet so etwas, daß die anderen, von ihm nicht Erwähnten, von der eigentlichen Michaeli-Tagung ausgeschlossen werden.
Meinen Vortrag habe ich gehalten nur deshalb, weil ich glaubte, dieses [dazu] den zuhörenden Mitgliedern [gegenüber] verpflichtet zu sein.
Wiederum muß ich die Möglichkeit offen lassen, daß ich die leitenden Gesichtspunkte von Herrn Steffen nicht verstehe. Er hat darüber gesprochen, daß das Streben nach Freiheit diese Redner-Gruppe zusammenführte. Es ist aber dann ganz merkwürdig, daß jemand, der seit Jahren anstrebt, wirklich frei innerhalb der Gesellschaft zu stehen, sich dadurch ausgeschlossen fühlen muß.
Irgendwo muß es dann doch nicht ganz stimmen mit der Freiheit. So wie die Tagung jetzt aufgebaut war, stand im Mittelpunkt eine Redner-Gruppe, worin eine Sektion (Dr. Wachsmuth und seine Mitarbeiter) und zwei Arbeitsgruppen vertreten waren. Weil der erste Vorsitzende sich nur mit dieser Redner-Gruppe verband, waren dadurch zwei Sektionen (Dr. Vreede und Dr. Wegman) von vornherein ausgeschlossen.
Auch wenn die Absicht besteht, wie mir inoffiziell erzählt wurde, die Gruppe zu erweitern, (es sollten einige Ärzte hinzugenommen werden) ändert das an dieser Tatsache nichts.
Ich muß dringend hoffen, daß das Programm für die Weihnachtstagung 1930 auf eine andere Art zustande kommt.
Weihnachten 1930 wird von vielen Mitgliedern als einem bedeutenden Zeitpunkt mit Erwartung entgegen gesehen. Es wäre unendlich traurig, wenn dann eine Tagung zustande käme, wobei sich eine Anzahl Mitglieder als ausgeschlossen betrachten müßten. Hoffentlich wird es nicht so sein.
Zum Schluß muß ich noch die Bitte aussprechen, diesen Brief nicht falsch zu verstehen. Er ist wirklich nicht gemeint, um die Zahl der Schwierigkeiten noch größer zu machen, sondern gerade um zu helfen, daß die überall bestehenden Schwierigkeiten zur Klärung kommen.
Es herrscht bei vielen in unserer Gesellschaft eine Krisisstimmung, bei vielen anderen eine Stimmung der Verzweiflung. Über diese Tatsache können die schönsten Tagungen und die wichtigsten, positiven Arbeiten nicht hinwegtäuschen.
Vor allem aber herrscht bei sehr vielen eine große Unklarheit in bezug auf die Leitung unserer Gesellschaft. Es ist doch vielleicht bedeutsam, gerade in dieser Zeit zu versuchen, die Mitglieder aus dieser Unklarheit zu erlösen.
Mit der herzlichen Bitte um eine Antwort bleibe ich mit vorzüglicher Hochachtung

F. W. Zeylmans van Emmichoven.«

*) Gemeint ist: Mitglied sein eines Kollegiums.
Anmerkung der Übersetzerin.

Zur Erläuterung dieses Schreibens möge das Folgende dienen.

Das zweite in dem Schreiben behandelte Beispiel betrifft die Zusammenkünfte der Generalsekretäre und Vorstände der Landesgruppen. Diese Zusammenkünfte waren ursprünglich durch Rudolf Steiner als diejenigen eines »erweiterten Vorstandes«*) gedacht. Der Vorschlag, sich regelmäßig und zwar vier Mal jährlich in Dornach zu versammeln, war von dem Verfasser dieser Schrift ausgegangen. Er erhoffte, daß von solchen regelmäßigen Zusammenkünften allmählich eine heilende Wirkung auf die ganze Gesellschaft ausgehen könnte. Gegenüber der seit Januar 1926 bemerkbar gewordenen Neigung, Gesellschaftsschwierigkeiten sogleich vor voller Gesellschaftsöffentlichkeit zu behandeln, konnte ein solches Streben als ein gesundes betrachtet werden. Bei der oben gemeinten Versammlung wurde gleich am Beginn durch Albert Steffen ein Schreiben von fünf Mitarbeitern des Goetheanums in Dornach vorgelesen, die darum baten, an der Versammlung teilnehmen zu dürfen. Albert Steffen machte diesen Vorschlag zu dem seinigen mit der Begründung, daß bei diesen Zusammenkünften so wenig Mitglieder von Dornach anwesend seien. Es stellte sich heraus, daß die Betreffenden schon vor der Tür warteten. Wie peinlich die Situation durch diese Taktlosigkeit auch geworden war, so sprach man sich doch sehr unbefangen über die ganze Frage aus. Durch einige Mitglieder, darunter auch den Verfasser dieser Schrift, wurde darauf hingewiesen, daß ein Unterschied besteht zwischen einer Zusammenkunft von Generalsekretären und Vorständen der Gesellschaft und einer allgemeinen Mitarbeiterzusammenkunft.

Aus der darauffolgenden Diskussion ging hervor, daß dieser prinzipielle Unterschied von der anderen Seite nicht verstanden wurde. Nach einer längeren Diskussion wurde über diese Frage abgestimmt. Das Ergebnis war: 24 Stimmen für, 11 Stimmen gegen den Vorschlag. 12 enthielten sich der Stimme. Die wartenden Dornacher beschlossen darauf, sich an der Versammlung nicht zu beteiligen. Albert Steffen teilte in ihrem Namen mit, »daß sie trotzdem ihrer Arbeit am Goetheanum treu bleiben würden« (!). Wie aus der hier unten abgedruckten Antwort Albert Steffens auf das obige Schreiben hervorgeht, fühlte er sich durch dieses Ereignis in der Würde des Vorsitzenden zu sehr angetastet, als daß er noch einmal die Initiative ergreifen könnte, die Generalsekretäre und Vorstände von sich aus zusammenzurufen.

Obwohl das oben abgedruckte Schreiben an den Vorstand in Dornach gerichtet war, wurde von dieser Seite *keine* Antwort erteilt.

Allerdings erfolgte bald eine Antwort von Albert Steffen, die hier abgedruckt wird:

*) Vergleiche Seite 23 [359].

Dornach, den 29. Oktober 1930.

»Sehr geehrter Herr Dr. Zeylmans van Emmichoven, Ihr Brief an den Vorstand der Allgemeinen Anthroposophischen Gesellschaft ist mir nach Hamburg nachgeschickt worden. Da er nicht an mich persönlich, sondern an den ganzen Vorstand – laut Anrede – gerichtet ist, obliegt die Beantwortung nicht mir allein, vielmehr allen Vorstandsmitgliedern. Ich werde an diese die Bitte richten, Ihnen sobald wie möglich zu antworten. Da einige von ihnen auf Reisen sind oder auf Reisen gehen, kann es vielleicht nicht so schnell geschehen. Deshalb möchte ich von meiner Seite aus, so weit es eben möglich ist, das meinige sagen. Die Antwort der anderen Vorstandsmitglieder wird dadurch keineswegs unnötig, ich muß sie sogar dringlichst selbst verlangen. Sie wird nicht nur für Sie, sondern auch für mich eine große Bedeutung haben.

Indem ich auf Ihre Fragen zunächst im Allgemeinen eingehe, darf ich sagen, daß es mein ununterbrochenes Bestreben ist, die Gesellschaft im Sinne der Weihnachtstagung zu leiten. Sie wissen aber, daß diese Leitung nicht mir allein, sondern auch den anderen Vorstandsmitgliedern obliegt, und daß die Verhältnisse, die herrschen, außerordentlich kompliziert sind.

Ich bin durch Ihre Fragen gezwungen, daran zu erinnern, daß sie so geworden sind, weil unmittelbar nach dem Hinscheiden Rudolf Steiners viele Dinge innerhalb der Gesellschaft gegen mein Wissen und gegen meinen Willen geschehen sind und daß ich in dem, was ich als das Richtige ansehen mußte und verwirklichen wollte (und jeweilen mit klaren Worten ausgesprochen habe) nicht unterstützt oder sogar gehindert worden bin. Ich verweise hier auf die Stenogramme der verschiedenen Generalversammlungen und Versammlungen der Generalsekretäre und Vorstände.

Sie schreiben: »Es ist mir jetzt wiederholt das Verhältnis des Dornacher Vorstandes, besonders das des ersten Vorsitzenden, weder zu den Landesgesellschaften, noch zu den Sektionen verständlich gewesen. Ich weiß, daß ich mit diesen Problemen nicht allein dastehe. Eine Anzahl leitender Persönlichkeiten in verschiedenen Landesgesellschaften ist ebenfalls in schwerster Sorge wegen dieser Unklarheit.«

Obschon es Pflicht des Gesamtvorstandes ist, an den Ihr Brief gerichtet ist, Sie über dieses Verhältnis zu unterrichten, so muß ich doch darauf aufmerksam machen, daß ich selber mich darüber schon ausgesprochen habe. Ich erinnere daran, daß ich seinerzeit (im Frühjahr 1928) die Gesamtverantwortung übernommen habe, um einen einheitlichen Duktus in die Führung der Gesellschaft zu bringen, daß ich in solchem Sinne zu Michaeli 1928 die Eröffnung des neuen Goetheanum vorbereitete, aber, als ich die Tagung einrichten wollte, von Fräulein Dr. Vreede ge-

hindert wurde und infolgedessen, zu meinem großen Schmerze, veranlaßt wurde, diese Gesamtverantwortung wieder niederzulegen und sie den einzelnen Sektionen zu überlassen.
Das Verhältnis des Dornacher Vorstandes, besonders das des ersten Vorsitzenden zu den Landesgesellschaften, ist von mir aus nicht in Frage gestellt worden. Ich möchte aber die Vorwürfe, die mir gemacht werden, erfahren, und bitte deshalb, mir diese »leitenden Persönlichkeiten in verschiedenen Landesgesellschaften« mit Namen zu nennen, damit ich weiß, woran ich mich zu halten habe. Vielleicht kann ich dann auch einiges vorbringen, das mir im Verhalten solcher Persönlichkeiten zu dem Dornacher Vorstande, besonders zum ersten Vorsitzenden, der Aufklärung bedürftig erscheint.
Ihr erstes Beispiel betrifft den Kamp de Stakenberg. Hier kann ich losgelöst vom Vorstand als Redaktor des Nachrichtenblattes antworten. Als Herr Grelinger mich letzte Weihnachten in dieser Angelegenheit besuchte, fragte ich ihn sogleich, ob er sich mit dem Vorstand der holländischen Gesellschaft und Ihnen verständigt hätte. Er antwortete ja und damit war für mich die Sache zunächst in Ordnung. Es wurde ja auch von mir aus gar nichts gegen den Kamp eingewendet. Ich hatte keinen Anlaß zur Sorge, bis mir selber jene Vorwürfe entgegentraten, welche infolge des Erscheinens der Kamp-Zeitschrift laut wurden. Ich hatte diese überhaupt noch nicht gelesen, als ich von mehreren Seiten, schriftlich und mündlich, aufgefordert wurde, Rechenschaft darüber abzulegen, wie überhaupt ein anthroposophisches Organ so geschrieben und propagiert werden könne. Ihr Inhalt erschien einem Teil der Gesellschaft oberflächlich und agitatorisch.
Nun, ich hatte von ihrer Gründung nichts gewußt, geschweige denn von Aufsätzen, die darin abgedruckt wurden. Man wies mich darauf hin, daß der Vorsitzende der Gesellschaft doch über solche Unternehmungen unterrichtet werden sollte. Es wurde die Frage gestellt, ob die Zeitschrift über den Kamp hinaus seine Fortsetzung finden würde. Der Umstand, daß Sie als Leiter des Kamp auf die Abfassung der betreffenden Nummer keinen Einfluß hatten, läßt doch wohl eine gewisse Vorsicht als berechtigt erscheinen.
Dr. Wachsmuth hatte, als Vorstandsmitglied der Allgemeinen Anthroposophischen Gesellschaft, die Möglichkeit, sein Auge auch auf Gruppen zu richten, die nicht der holländischen Gesellschaft angehörten.
Gewiß, ich sagte ungefähr, als Sie mir über den Verlauf des Kamp berichteten, »man brauche keine Sorge zu haben«. Jetzt nämlich, da es vorüber war. Ich will Ihnen aber gestehen, daß ich nachher manches vernahm, das ich gerne aus Ihrem eigenen Munde gehört hätte. Zum Beispiel, daß doch eine Fortsetzung der Kamp-Zeitschrift geplant und vorgeschlagen wurde, wiederum ohne daß ich davon wußte, und daß Dr. Wachsmuth dagegen aufgetreten ist.
Ich möchte die Frage an Sie stellen, ob Sie diesen Vorschlag nicht als einen Eingriff in die Wirkungssphäre des Vorsitzenden empfinden?
Die Kamp-Sache ist durch alle diese Dinge zu einer Vorstandsangelegenheit geworden. Es ist selbstverständlich, daß ich die Berichte darüber an den Vorstand gewiesen habe. Mit Ausnahme einiger naiver Berichte und Briefe, bei denen der Abdruck ganz in mein eigenes Ermessen gestellt wurde und die den Leser zum Lächeln gebracht hätten.
Fräulein Dr. Röschl hat darauf die Berichte, die sie mir zugeschickt hatte, von sich aus wiederum zurückgezogen.
Die Zeitungsnotizen waren, obschon sie von den großen Erfolgen sprachen, zu substanzlos.
Ich bedauerte sehr, daß Sie selber als Kamp-Leiter mir nicht einen offiziellen, das heißt selbst verfaßten Bericht für das Nachrichtenblatt schickten, den ich hätte aufnehmen können, ohne ihn erst vorher dem Vorstand vorzulegen. (Was ich bei den anderen Berichten von Dr. Röschl, Pache, Marti usw. nicht so ohne weiteres tun konnte. Diese mußte ich, wie gesagt, dem Vorstand vorlegen).
Das zweite Beispiel, das Sie erwähnen, betrifft die Zusammenkünfte mit den Generalsekretären und Vorständen.
Hierauf ist zu sagen, daß die Würde des Vorsitzenden das letzte Mal zu sehr verletzt worden ist, als daß ich noch einmal die Initiative ergreifen könnte, die Generalsekretäre und Vorstände von mir aus zusammenzurufen. Ich stelle selbstverständlich gerne innerhalb des Dornacher Vorstandes die Frage, ob eine solche Zusammenkunft jeweilen stattfinden soll und nehme bereitwillig an dieser teil. Auch ist es mir recht, wenn der Vorschlag dazu von einem der bisherigen Teilnehmer gemacht wird. Ich selber jedoch kann ihn nicht mehr tun, denn ich glaube dabei mit neuen Beleidigungen rechnen zu müssen.
Das letzte Mal machte ich einen Vorschlag. Das darf man doch wohl als erster Vorsitzender. Er fand Widerstand, und ich ließ ihn fallen. Hiermit ist die Sache erledigt. Ich werde nicht mehr darauf zurückkommen.
Also: Ich schlug etwas zu freier Entscheidung vor. Jedermann konnte sich äußern. Ich handelte absolut korrekt. Deshalb ist mir ein Satz, wie der folgende, den Sie schreiben, völlig unverständlich: »Man kann doch nicht teilausmachen von einem bestimmten Kollegium und dann plötzlich sehen, daß man einem ganz anderen Kollegium angehört.«
Mein Vorschlag stand, im Dabeisein aller Vorstandsmitglieder der Allgemeinen Anthroposophischen Gesellschaft, aller Generalsekretäre oder ihrer Vertreter und Vorstände, zu freier Diskussion. Er wurde von der Mehrheit sogar angenommen, aber da ich sah, daß

Unfriede entstehen würde, habe ich ihn im Einverständnis mit den Künstlern, die draußen über eine Stunde warten mußten, wiederum zurückgezogen.*)
Es muß mich nachträglich sehr befremden, daß Sie dem Vorsitzenden beim Gesamtvorstand diese Rüge erteilen.
Wie angebracht wären, im Gegensatze zu diesem Falle, solche Rügen dort, wo Vorschläge gemacht werden, bei denen der Vorsitzende der Allgemeinen Anthroposophischen Gesellschaft nicht dabei ist!
Das dritte Beispiel: Das Verhältnis des ersten Vorsitzenden zu den Sektionen, so wie es sich zeigte bei der letzten Michaeli-Tagung in Dornach.
Die Antwort darauf kann ich erst geben, wenn sich die anderen Vorstandsmitglieder der Allgemeinen Anthroposophischen Gesellschaft ihrerseits geäußert haben, und ich diese Äußerungen gelesen habe. Die ganze Angelegenheit hat eine Vorgeschichte, die in Betracht kommt. Nachdem es mir durch Fräulein Vreedes Verhalten unmöglich gemacht worden war, die Tagungen einheitlich einzurichten, gab ich diese Aufgabe – es war die einzige Möglichkeit – an den Gesamtvorstand ab. Sie nahmen, wie Sie selber sagen, mosaikartigen Charakter an. Und hätten ihn behalten, wenn sich nicht eine Arbeitsgemeinschaft, eben jene, welche zu Michaeli 1930 zum ersten Male auftrat, zu gemeinschaftlicher Arbeit zusammengeschlossen hätte. Es wäre wiederum, wenn dieses nicht geschehen wäre, nichts getan worden, um ein einheitliches Programm zu gestalten. Diese drei Gruppen, die naturwissenschaftliche Arbeitsgruppe, die kulturwissenschaftliche und sozialwissenschaftliche Gruppe baten mich um ein Thema. Ich gab es in froher Hoffnung, und ich habe mich nicht getäuscht. Zum ersten Male seit langer Zeit herrschte wiederum eine zuversichtliche Stimmung.
Statt Dank kommt Tadel, trotzdem keine einzige Inkorrektheit begangen wurde. Niemand wurde in seiner Freiheit beeinträchtigt. Dieses wird auch künftig, von meiner Seite, nicht geschehen. Aber ich werde auch meine eigene Freiheit zu wahren wissen.
Wie gesagt, ich habe, was dieses Beispiel betrifft, noch nichts Abschließendes gesagt.
Mit vorzüglicher Hochachtung,

Albert Steffen.

Zu der großen allgemeinen Versammlung der holländischen Gesellschaft, zu der Herr de Haan einlädt, kann ich persönlich leider nicht erscheinen.«

*) Der Verlauf war so, daß nach der Abstimmung Herr Steffen selber den Saal verließ, um den vor der Türe Wartenden das Ergebnis mitzuteilen. Nach einiger Zeit kam er wieder herein und sagte, die Künstler erklären, daß sie unter diesen Umständen auf die Teilnahme an der Versammlung verzichten (und den weiteren, schon oben Seite 74 [Seite 380] angeführten Satz. Anmerkung der Übersetzerin.

Man sieht aus dieser Antwort, daß Albert Steffen auch die Auffassung vertrat, daß *alle* Vorstandsmitglieder diesen Brief würden zu beantworten haben. Das ist aber nicht geschehen. Dr. Wachsmuth schrieb einen persönlichen Brief, in welchem er den Rat gab, das vorhin abgedruckte Schreiben zurückzunehmen, um Schwierigkeiten zu vermeiden. Auf die drei Punkte des Schreibens ging er überhaupt nicht ein. Eine Antwort auf das Schreiben war sein Brief jedenfalls nicht. Von Frau Dr. Steiner kam keine Antwort. Dr. Vreede und Dr. Wegman teilten jede für sich mit, mit dem Inhalt ganz einverstanden zu sein. Merkwürdig ist nun, daß bei der Sitzung der Generalsekretäre und Vorstände vom 29. November 1930 Albert Steffen erwähnte, daß alle Vorstandsmitglieder außer Frau Dr. Wegman ihm ihre Antwort bekannt gegeben hätten. Daß dem Verfasser des Schreibens die Antwort zumindest von zwei Vorstandsmitgliedern nicht bekannt geworden ist, scheint nicht wichtig gefunden zu sein.

Es sind übrigens in Albert Steffens Brief noch verschiedene Punkte, die der Erläuterung bedürfen. Die Bemerkung wird gemacht, daß im Kamp ›de Stakenberg‹ der Plan entstand, eine Kampzeitung herauszugeben, »wiederum ohne daß ich davon wußte«, wie Albert Steffen schreibt. – Er wirft dann die Frage auf, ob ein solcher Vorschlag nicht als ein Eingriff in die Wirkungssphäre des Vorsitzenden empfunden werden müsse. Das muß auf das Bestimmteste verneint werden. Das Besprechen eines solchen Planes und sogar das Gestalten von konkreten Vorschlägen liegt ganz in der Freiheit der Mitglieder. Erst wenn es wirklich zu endgültigen Plänen kommt, würde eine Beratung mit dem Vorsitzenden eine Selbstverständlichkeit sein. Zu solchen endgültigen Plänen ist es aber niemals gekommen. Schon bevor Dr. Wachsmuth bei der stattgehabten Besprechung meinte, auf Grund eines gänzlich unmotivierten Ausspruches von einem der Anwesenden energisch auftreten zu müssen, war schon ziemlich allgemein die Einsicht entstanden, daß diese Besprechungen nur einen sehr vorläufigen Charakter haben könnten, während die Anschauung des Kampleiters und einiger seiner Freunde dahin ging, daß man zunächst nichts anderes tun könne, als von Zeit zu Zeit den Kampteilnehmern einen längeren Rundbrief zu schicken. Es ist überhaupt nicht einzusehen, weshalb bei einer solchen Lage der Dinge der Vorsitzende von vorneherein über all das hätte informiert werden sollen.

Der Satz in Albert Steffens Brief, daß er die Berichte über das Kamp, die für das Nachrichtenblatt des Goetheanums bestimmt waren, »an den Vorstand gewiesen habe«, ist auch durchaus rätselhaft, wenn man bedenkt, daß verschiedene Vorstandsmitglieder sie niemals gesehen haben und daß auch später nie mehr etwas darüber verlautete. Die Bemerkung, daß die Zeitungsnotizen, die ebenfalls zur Aufnahme in das Mitteilungsblatt beigelegt waren, »substanzlos« wären, wirkt einigermaßen humoristisch für denjenigen, der während zehn Jahren fast wöchentlich die zahllosen Zeitungsnotizen über Eurythmie, Sprechchor-Aufführungen und dergleichen in demselben Mitteilungsblatte gelesen hat.

Kurz nach der Absendung des Schreibens des holländischen Generalsekretärs an den Vorstand war durch Dr. Vreede ein Rundschreiben an die Generalsekretäre und Vorstände gerichtet, in dem sie sich beschwert über die Art, wie Albert Steffen zusammen mit einer kleinen Rednergruppe beschlossen hatte, zu einem einheitlichen Programm zu gelangen, wobei für Dr. Wegman und Dr. Vreede noch einige Stunden freigehalten waren, die dann aber *außerhalb der eigentlichen Tagung* fielen. Das Programm war so abgefaßt, daß Dr. Vreede *vor* und die medizinische Sektion *nach* der zusammenarbeitenden Gruppe vortragen sollten. Albert Steffen unterstrich dies noch besonders dadurch, daß er am letzten Abend der zusammenarbeitenden Gruppe ausführlich erwähnte, was diese Gruppe geleistet habe und ihr dafür dankte, ohne auch nur mit einem Wort auf die Vorträge von Dr. Vreede und der medizinischen Sektion hinzuweisen.

Zum richtigen Verständnis der Schwierigkeiten, die auf der nun bald folgenden außerordentlichen Generalversammlung zu Sprache kamen, ist es notwendig, hier noch über ein Ereignis zu sprechen, das, obwohl im wesentlichen außerhalb des Gebietes der Anthroposophischen Gesellschaft gelegen, trotzdem einen katastrophalen Einfluß auf die Weiterentwicklung der Gesellschaft gehabt hat. Es betrifft den finanziellen Zusammenbruch einer Fabrik für Hornprodukte in Einsingen. Kurz gefaßt, handelte es sich um folgendes: Ende Dezember 1925 kamen einige Leute nach Holland mit der Frage, ob nicht in diesem Lande ein Betrag zusammenzubringen wäre, um die Fabrik in Einsingen zu unterstützen. Diese Menschen waren durch Dr. Wegman geschickt worden, an die sie sich zuerst um Rat und Hilfe gewandt hatten. Dr. Wegman meinte, daß es vielleicht in Holland Möglichkeiten gäbe. Sie hatte dabei den Rat gegeben, zu versuchen, die Mittel möglichst in nichtanthroposophischen Kreisen zu suchen. Zwei junge Menschen, Freunde von Dr. Wegman, hatten schon vorher einen bedeutenden Betrag in das Geschäft hinein gegeben. Da beide eine gewisse Stellung im öffentlichen Leben innehatten, war man besorgt, daß ein öffentlicher Skandal entstehe, falls jener Betrag verloren gehen würde.

Diese Situation wurde dem Verfasser dieser Schrift und zwei seiner Vorstandskollegen vorgelegt. Man sah darauf, daß schon einige Mitglieder der Gesellschaft an dem Unternehmen beteiligt waren, so daß ein eventueller Konkurs auch aus diesem Grunde zu vermeiden versucht werden sollte. Da der ursprünglich genannte Betrag verhältnismäßig klein und die Sache eilig war, wandte man sich an ein Mitglied in Holland, das sehr vermögend war. Es wurde aber sogleich darauf hingewiesen, daß nicht in dieser Art fortgefahren werden dürfe, sondern daß mit aller Kraft danach gestrebt werden müsse, das benötigte Kapital bei solchen Menschen zu finden, die ausschließlich geschäftlich interessiert seien. Die ganze Angelegenheit wurde dadurch undurchsichtig gemacht, daß im Anfang von denjenigen, die für Einsingen auftraten, immer die Tatsache hervorgehoben wurde, daß Rudolf Steiner eine bestimmte Erfindung gemacht habe, wodurch die minderwertige Hornsubstanz der Klauen umgewandelt werden könne in ein edleres Produkt, das der Substanz der Kopfhörner nahekommt, und daß diese Erfindung in der Einsinger Fabrik zur Anwendung komme. Diese Mitteilung erregte begreiflicherweise bei den Mitgliedern der Gesellschaft ein gewisses Interesse, das sonst gewiß nicht vorhanden gewesen wäre. Erst später stellte sich heraus, daß die Schwierigkeiten in der Fabrik überhaupt nicht zusammenhingen mit dem Versuch, diese Erfindung produktiv zu machen, da nur ein sehr geringer Prozentsatz der produzierten Waren auf diese Weise verfertigt wurde.

Im Verlaufe der Zeit stellte sich heraus, daß immer mehr Geld benötigt wurde. Da der Verfasser dieser Schrift in den ersten Monaten immer wieder um Rat gefragt wurde hinsichtlich der Aufnahme von Geld aus Mitgliederkreisen, fühlte er sich verpflichtet, sich näher mit der Angelegenheit zu befassen. Verhältnismäßig bald hat er dann klar ausgesprochen, daß es seiner Ansicht nach absolut nicht mehr erlaubt sein könne, die Mitglieder noch weiter mit dieser Sache zu belästigen. Es wurde dann doch immer weiter um Geld gebeten, aber jetzt ohne daß ihm davon Kenntnis gegeben wurde.

Nun hatte Dr. Steiner bei der Weihnachtstagung ausdrücklich gesagt, daß es nicht angängig sei, Gelder der Anthroposophen in ökonomische Unternehmungen hineinzubringen, die nicht mit der Anthroposophischen Gesellschaft als solcher unmittelbar zusammenhängen. Dem stand die Tatsache entgegen, daß Dr. Steiner später selber einen bedeutenden Geschäftsmann in Wien gebeten hatte, der Fabrik in Einsingen einen größeren Betrag zu geben. Damit soll selbstverständlich nicht entschuldigt werden, daß später immer weiter in derselben Art fortgefahren wurde, aber es ist doch nötig dieses zu erwähnen, weil die Wahrheit nun einmal kompliziert ist. Es gelang, in Holland und auch im Ausland verschiedene Geschäftsleute für die Fabrik zu interessieren. Diese handelten selbstverständlich nur aus rein geschäftlichen Erwägungen heraus. Zumeist erst, nachdem sie sich ausführlich hatten informieren lassen oder gar einen eigenen Revisor hingeschickt hatten. Man muß dabei bedenken, daß der ökonomische Zustand in der ganzen Welt in jenen Jahren immer komplizierter wurde und daß es außerordentlich schwierig war, sich von dem wirklichen Zustand eines Großbetriebes ein klares Bild zu machen. Mehrere bekannte Geschäftsleute waren längere Zeit der Meinung, daß hier ein Betrieb wäre, der nach durchgeführter Sanierung große Gewinne erzielen würde. Die ganze Haltung der Fabrikdirektion, vor der Krisis, rechtfertigte außerdem die Erwartung, daß sie einen eventuellen Gewinn den Instituten der Anthroposophischen Gesellschaft zu Verfügung stellen würde.

Als im Sommer 1930 die Katastrophe kam, erregte sie selbstverständlich eine große Sensation in der Anthroposophischen Gesellschaft. Daß auf der außerordentlichen Generalversammlung Weihnachten 1930 in Dornach an dem einen oder anderen eine scharfe Kritik ausgeübt wurde, ist ja selbstverständlich. Die zahlreichen Anschuldigungen aber, gegen diejenigen gerichtet, die sich für die Einsinger Sache eingesetzt hatten, sie hätten dies aus einer unlauteren Gesinnung, mit selbstsüchtigen Nebenabsichten getan, müssen unbedingt zurückgewiesen werden. *Es ist gewiß, daß kein einziger der Betroffenen dabei jemals nach irgendeinem finanziellen Vorteil gestrebt, noch auch irgendeinen Vorteil gehabt hat;* im Gegenteil, sie haben alle dieser Sache viel Zeit und Mühe geopfert und im Laufe der Jahre unendlich viel darunter gelitten.

Die außerordentliche Generalversammlung in Dornach, Weihnachten 1930, die drei Tage dauerte, wurde zu einem großen Teil dieser Angelegenheit gewidmet. Überdies schienen einige Mitglieder sich vorgenommen zu haben, jetzt zu einer Art Generalabrechnung zu schreiten. Zu diesem Zweck wurde die ganze Reinkarnationsgeschichte noch einmal aufgefrischt, von einigen neuen Greuelmärchen begleitet, von denen das meiste zu lächerlich ist, um es hier zu erwähnen. Bezeichnend für die Stimmung in der Versammlung war die Tatsache, daß der sogenannte ›Nordische Antrag‹, durch den man Albert Steffen die weitere Führung der Gesellschaft überlassen wollte, von fast allen Mitgliedern mit Begeisterung aufgenommen wurde. Nur diejenigen, die später als Minoritätsgruppe ausgeschlossen werden sollten, erklärten sich dagegen. Auch Albert Steffen wies schließlich diesen Antrag zurück.

Nach dieser Versammlung bestand noch eine schwache Hoffnung, daß man auch als Minderheit in der Gesellschaft würde wirken können, eben weil Albert Steffen den Antrag zurückgewiesen hatte. Es sollte sich als eine Illusion herausstellen. In Deutschland entstand unter den Mitgliedern eine starke Austrittsbewegung aus der Landesgesellschaft, veranlaßt durch die Tatsache, daß einige der führenden Mitglieder aus dem deutschen Vorstand (Dr. Kolisko, E. Leinhas, K. Stockmeyer) sich nicht auf den Majoritätsstandpunkt stellen konnten und noch immer an der Realität der fünf Vorstandsmitglieder festhielten, während für die Majorität Dr. Wegman und Dr. Vreede in Wirklichkeit nicht mehr als Vorstandsmitglieder galten. Eine Schilderung zu geben von der Art und Weise, wie die Austrittsbewegung in Deutschland behandelt und ein Initiativkomitee eingesetzt wurde, um die deutschen Angelegenheiten zu ordnen, ist mehr die Aufgabe derjenigen, die dabei selbst die Betroffenen waren. Es kann hier die Erwähnung genügen, daß es seitdem eine neue ›Anthroposophische Gesellschaft in Deutschland‹ gibt, die Mehrzahl der deutschen Mitglieder umfassend, während die Minderheit sich unter dem Namen der ›Anthroposophischen Arbeitsgemeinschaften‹ vereinigte. Insofern diese letztere örtliche Gruppen waren, wurden sie von Albert Steffen anerkannt; insofern sie sich aber als ›Anthroposophische Arbeitsgemeinschaften in Deutschland‹ zusammenschlossen, wurde ihnen das Recht darauf verweigert.

In der holländischen Gesellschaft trat nur eine kleinere Gruppe von Mitgliedern aus diesem Gesellschaftsverbande aus.

Durch den holländischen Generalsekretär wurde der Vorschlag gemacht, zu versuchen die verschiedenen Strömungen, die in dem übrigen Teil dieser Gesellschaft vorhanden waren, in gemeinsamer Arbeit zu vereinigen. Zu diesem Zweck sollte die Führung der Gesellschaft zukünftig von dem Generalsekretär und einer Reihe von Vertretern der einzelnen Gruppen ausgehen. Das wurde während zwei Jahren angestrebt. Das Ergebnis war aber, daß jede Zusammenkunft der Gruppenvertreter zu einer Diskussionsversammlung wurde, wodurch eine fruchtbare Arbeit allmählich immer unmöglicher wurde.

Im Jahre 1931 wurde demzufolge wenig unternommen. Durch die ganzen Schwierigkeiten hatten das Interesse und die Initiativkraft der Mitglieder sehr nachgelassen. Diejenigen, die am meisten positiv eingestellt waren, verlegten den Schwerpunkt ihrer Aktivität auf die innere Arbeit, um sich für bessere Zeiten vorzubereiten.

1932, im Goethejahr, wurde wiederum die Möglichkeit zu der Entwicklung einer schönen Initiative gefunden. Zu einer würdigen Goethegedenkfeier in Holland wurde die Mitarbeit aller derjenigen aufgerufen, die sich auf rein objektiver Grundlage für eine solche Feier interessieren konnten. Für denjenigen, der mit einiger Unbefangenheit die Geschichte dieser Dinge studiert, ist ein schroffer Gegensatz bemerkbar zwischen der Art, wie vom Goetheanum aus immer mehr in exklusiver Weise gearbeitet wurde und den Versuchen, die in Holland immer wieder angestellt wurden, die Vertreter der verschiedenen Strömungen in der Arbeit zu vereinigen.

Für die Goethetagung wurde ein Komitee gebildet, in das all diese Vertreter aufgenommen waren. Vier Kurse über Goethes Bedeutung für die Naturwissenschaft und die Kunst wurden gehalten. Eine Eurythmieaufführung im Theatergebäude und drei öffentliche Vorträge fanden statt, in Verbindung mit einem Festabend mit Rezitation.

Der Generalsekretär hatte vorher mit Albert Steffen über diese Feier gesprochen und ihn eingeladen, nicht nur den ersten Vortrag zu halten, sondern auch Anweisungen für die Gestaltung des Programms überhaupt zu geben. Albert Steffen hatte aber alles dem Generalsekretär überlassen.

In demselben Jahr wurde von dem Generalsekretär und der Sekretärin der Anthroposophischen Gesellschaft in Holland eine größere Vortragsreise durch Niederländisch-Indien unternommen, die der Initiative einiger Mitglieder in Bandung auf Java zu verdanken war. In Indien hatte unter den wenigen Mitgliedern, die dort seit einigen Jahren zusammenkamen, bis 1931 ein gutes Verhältnis bestanden. Die nachher heraufgekommenen Konflikte kamen in einem Rundschreiben an die Mitglieder zum Ausdruck, das von einem der Mitglieder in Bandung herrührte, worin der Betreffende behauptete, eine solche Vortragsreise ablehnen zu müssen. Sowohl die öffentlichen wie auch die Mitgliedervorträge in Bandung wurden aber von allen Mitgliedern der Gesellschaft, auch von dem Verfasser des Rundschreibens, besucht und nach ihren eigenen Aussagen sehr geschätzt.

Es ist leicht einzusehen, daß es immer schwieriger wurde, die Einheitlichkeit des Goetheanums zu vertreten. Trotzdem wurde auch auf dieser indischen Reise in derselben Art wie früher über das Goetheanum gesprochen und es wurde versucht, ein vollständiges Bild von allem, was dort vorging, in positivem Sinne vor die Zuhörer hinzustellen.

Die Gegensätze in der Anthroposophischen Gesellschaft in Holland hatten sich in jenem Jahr so verschärft, daß eine Anzahl Mitglieder im Haag beschloß, eine eigene Gruppe, die sogenannte ›Freie Gruppe‹, zu bilden. Diese Freie Gruppe sah ihren Zusammenhang mit der Anthroposophischen Gesellschaft in Holland in erster Linie gegeben durch ihr Verhältnis zum Generalsekretär. Das Initiativkomitee, das die Gruppe gründete, brachte zugleich zum Ausdruck, daß es bestrebt sein würde, sich so intensiv wie möglich mit den Grundimpulsen der Weihnachtstagung zu verbinden. Man beschloß, zunächst in den Gruppenabenden jede Diskussion über Gesellschaftsprobleme abzulehnen. Für manche Mitglieder brachte dieser Beschluß ein unmittelbares Gefühl der Befreiung. Man lebte schon zu lange unter einem Druck, der bei vielen die Arbeit, besonders innerhalb der Gesellschaft selber, aufs Äußerste behinderte.

Obwohl im Jahr 1933 noch verschiedene wichtige Initiativen zur Ausführung kamen, soll deren Schilderung übergangen werden, um zu den Ereignissen des Jahres 1934 überzugehen, die eine entscheidende Bedeutung für den ganzen Verlauf der Dinge gehabt haben. Es ist notwendig, dabei einige Punkte, die vielleicht nebensächlich erscheinen, etwas ausführlicher zu behandeln, weil sonst die ganze Aktion, die von der Minoritätsgruppe ausging, weniger verständlich sein würde.

Am 5. Februar 1934 erhielt Dr. Vreede, die gerade im Haag war, aus Dornach die Agenda für die auf den 27. März anberaumte Generalversammlung zugeschickt. Hier fand sich, außer den üblichen Punkten, als Punkt 4 eine »Neu-Regelung der Verantwortlichkeit und Funktionen«. Da Dr. Vreede nicht vermuten konnte, worauf sich diese »Neu-Regelung« bezog, sandte sie sofort eine Depesche an Albert Steffen, des Inhalts: »Kann Punkt 4 Agenda 27. März nicht akzeptieren ohne vorherige Verständigung.« Darauf kam folgende Antwort von Albert Steffen in eingeschriebenem Brief:

»Es soll unter anderem der zweite Vorsitzende der Allgemeinen Anthroposophischen Gesellschaft ordnungsgemäß bestimmt werden was längst hätte geschehen sollen. Ich halte es nicht für ausgeschlossen, daß sich noch anderes anschließt, aber ich weiß nichts Bestimmtes. Jedenfalls ist es aber gut, den betreffenden Punkt in der Ankündigung der Generalversammlung zu bezeichnen, weil die Möglichkeit besteht, daß ich als 1. Vorsitzender zurücktreten und ein anderer gewählt werden muß. Dann kann alles gleich geordnet werden.«

Dr. Vreede antwortete darauf:

»Bei der Heimkehr von meiner Reise, gestern abend, fand ich Ihren Brief vom 8. II. und muß dabei bleiben, daß der Punkt 4 nicht in dieser Weise auf die Tagesordnung gesetzt werden kann. Er ist im Vorstand überhaupt nicht behandelt worden und als eine Verständigung kann ich Ihre Mitteilung nicht ansehen. Es geht aus ihr nicht einmal hervor, wen Sie als 2. Vorsitzenden vorschlagen wollen, noch auch von welcher Seite die Besetzung dieser Stelle gefordert würde. Bis jetzt war sie nicht notwendig und ich kann nicht sehen, daß durch eine Besetzung der Stelle irgendeine von den bestehenden Schwierigkeiten aufgehoben würde. Auch kann die Entscheidung über die Einrichtung des Vorstandes nicht in dieser unbestimmten Weise – so daß man nicht einmal weiß, um welche »Verantwortlichkeiten und Funktionen« es sich handelt – den Mitgliedern vorgelegt werden, wenn man sich an die Weihnachtstagung halten und nicht dem Chaos zusteuern will. Die Mitglieder haben ein Recht darauf, zu wissen, was man ihnen vorschlagen will und werden das sicher vor der Generalversammlung von dem Vorstand zu erfahren fordern.

Meine Forderung geht dahin: Entweder der Punkt 4 verschwindet von der Tagesordnung, oder aber er wird vorher ordnungsgemäß im Vorstand behandelt und dann, wenn es noch nötig sein sollte, in einer klaren Weise auf die Tagesordnung gesetzt. In jedem Falle werde ich meine Haltung zu diesem Punkt ganz frei von mir aus bestimmen.«

Ungefähr zur selben Zeit hatten in England Ereignisse stattgefunden, die deutlich ans Licht brachten, in welcher Art die drei Vorstandsmitglieder, die in Dornach immer mehr in Wirklichkeit die Führung ergriffen hatten, ihren Einfluß in der Gesellschaft durchdringen lassen wollten. Durch das Sekretariat in Dornach wurde nämlich um Angabe der Adressen von allen Mitgliedern der englischen Gesellschaft gebeten. Im allgemeinen war es üblich gewesen, diese Adressen an das Sekretariat zu schicken; in England jedoch war dies niemals geschehen. Das hing damit zusammen, daß Herr Kaufmann, der in früheren Jahren das Sekretariat der englischen Gesellschaft führte, bei der Weihnachtstagung über diese Frage mit Dr. Steiner selber gesprochen und von ihm erfahren hatte, daß es genüge, wenn man in Dornach die Namen der Mitglieder und ihre Wohnorte wissen würde, daß die genaue Adresse nur bei dem Sekretariat einer Landesgruppe zu sein brauche. Das entspricht auch ganz dem Gedanken der »autonomen Landesgruppen«, die ihre eigenen Angelegenheiten ganz von sich aus regeln sollen. Man berief sich in Dornach auf die Mitteilung, die Rudolf Steiner am 20. Januar im Nachrichtenblatt geschrieben hatte, in der unter anderem steht: »die Gruppenfunktionäre werden gebeten, ein ständiges Namen- und Adressenverzeichnis der zu ihren Gruppen gehörigen Mitglieder zu führen und dem Sekretariat in Dornach eine Abschrift zu übersenden.« Es stellte sich nun heraus, daß andere Landesgruppen, zum Beispiel auch die holländische, das immer so aufgefaßt hatten, daß das vollständige Adressenmaterial an das Sekretariat in Dornach geschickt worden war. In England aber war dies während neun Jahren anders gehandhabt worden. Daß gerade in einer Zeit, wo die Gegensätze in der Gesellschaft anfingen so scharf zu werden, die Frage nach diesen Adressen auftauchte, rechtfertigte die Vermutung, daß Absichten bestanden, sich von Dornach aus an die Mitglieder direkt zu richten. Eine vollständige Schilderung von alledem, was mit diesem Problem zusammenhängt, muß der Leitung der Anthroposophischen Gesellschaft in Großbritannien überlassen bleiben. Hier wird es nur berührt, weil im Verlaufe der diesbezüglichen Korrespondenz Albert Steffen erklärte, die ihm von dem englischen Generalsekretär zugeschickten Karten für neue Mitglieder nicht zu unterschreiben, solange man nicht die verlangten Adressen schickte.

Diese Ankündigung rief eine ganz neue Situation hervor. Bis dahin konnte jemand Mitglied werden aufgrund des § 11 der von Rudolf Steiner gegebenen ›Prinzipien‹, in dem steht: »Die einzelnen Gruppen besorgen die Aufnahme der Mitglieder; doch sollen die Aufnahme-Bestätigungen dem Vorstand in Dornach vorgelegt und von diesem, im Vertrauen zu den Gruppenfunktionären unterzeichnet werden.« Durch die Weigerung Albert Steffens wurde nun eine Differenz zwischen dem Generalsekretär einer Landesgruppe und dem Vorsitzenden der allgemeinen Gesellschaft zu einem Hindernis für Menschen, die Mitgliedschaft zu erwerben.

Die beiden hier geschilderten Tatsachen waren es, die die unmittelbare Veranlassung gaben zu einigen Besprechungen, die zwischen Vertretern der englischen und holländischen Gesellschaft und der Arbeitsgemeinschaft stattfanden. Dr. Vreede machte diese Besprechungen von Anfang an mit. Diese beschäftigten sich im wesentlichen mit der Frage, inwieweit man durch eine klare positive Tat, zum Beispiel eine bestimmte Erklärung, auf der kommenden Generalversammlung bemerkbar machen könne, daß es in der Gesellschaft eine Anzahl von Gruppen und Mitgliedern gibt, die, trotzdem sie immer mehr und mehr als nicht-daseiend behandelt werden, doch den ausgesprochenen Willen haben, in der Gesellschaft zu arbeiten, aber in freier, selbständiger Art. Eine solche Erklärung kam in der Tat zustande und wurde unter dem Namen ›Willenserklärung‹ vor der Generalversammlung an den Vorstand in Dornach geschickt.

Der erste Teil dieser Willenserklärung beschäftigt sich mit den Anträgen zur Statutenänderung, die durch einige Mitglieder (aus dem Kreise der Mitarbeiter Albert Steffens) eingebracht waren.

Sie betrafen die sogenannten handelsgerichtlich eingetragenen Statuten, also nicht die ›Prinzipien‹:

§ 6 dieser Statuten enthielt:

»Die Mitgliedschaft wird erworben gestützt auf eine schriftliche Anmeldung durch die Aufnahme seitens des Vorstandes.«

Die vorgeschlagene Änderung war:

»Die Mitgliedschaft wird erworben, gestützt auf eine schriftliche Anmeldung durch die Aufnahme seitens des Vorstandes, durch Unterzeichnung der Mitgliedskarte durch den Vorsitzenden.«

§ 13 lautete:

»Der Vorstand vertritt den Verein nach außen. Die rechtsverbindliche Unterschrift namens des Vereins führen der erste und zweite Vorsitzende, der Schriftführer, der Sekretär-Schatzmeister; jeder durch Einzelunterschrift.«

Statt dessen sollte dieser lauten:

»Der Vorstand vertritt den Verein nach außen; die rechtsverbindliche Unterschrift namens des Vereins führen: der Vorsitzende allein; der Schriftführer und der Sekretär-Schatzmeister je kollektiv mit dem Vorsitzenden. Der Vorsitzende kann Vorstandsmitgliedern generell oder für bestimmte Arbeitsbereiche Handlungsvollmacht mit Einzelunterschrift erteilen.«

Durch eine solche Statutenänderung würde die Position des Vorsitzenden eine völlig zentrale werden. Die Möglichkeit wurde dadurch eröffnet, die anderen Vorstandsmitglieder in ihrer Wirkungssphäre einzuschränken. Da dieses in bezug auf Dr. Wegman und Dr. Vreede schon seit Jahren geschehen war, konnte man in dem Antrag nur den Versuch erblicken, *auf einem äußeren, gesetzlichen Wege den Geist, der aus Dr. Steiners Prinzipien spricht, unwirksam zu machen.*

Man bedenke dabei noch, daß die legalen Statuten den Mitgliedern gänzlich unbekannt waren. Sie waren ausschließlich gemeint als notwendige juristische Formulierungen, wie diese nun einmal für das Verhältnis eines Vereins zu den Behörden gefordert werden. Dr. Vreede richtete über diesen Punkt ein Schreiben an Albert Steffen, datiert 10. März 1934, in dem sie unter anderem schreibt:

»Ich betrachte den Antrag als einen Versuch, die uns von Dr. Steiner gegebenen Statuten auf dem Umweg über die legalen Statuten aufzuheben, dem Geiste und auch dem Wortlaute nach.«
Und weiter: »Ich finde es sehr verderblich, daß auf diese Weise ein Antrag vor die Generalversammlung gebracht werden soll, über den dann die Mitglieder entscheiden sollen, die bis jetzt weder den Inhalt, noch im Allgemeinen die gesetzlichen Statuten kennen, noch auch – was viel schwerer ins Gewicht fällt – das Verhältnis dieser für die eigentliche Gesellschaftsführung belanglosen Statuten zu den Prinzipien durchschauen können.«

Der Text der ›Willenserklärung‹ lautet wie folgt:

Willenserklärung

»Die unterzeichneten Gruppen und Mitglieder haben seit etwa acht Jahren erfahren müssen, wie sich in zunehmendem Maße innerhalb der Anthroposophischen Gesellschaft verschiedene Willensrichtungen entwickelt haben. Dadurch hat sich eine immer tiefere Kluft im Organismus der Gesellschaft gebildet.

Jetzt ist uns außerdem bekannt geworden, daß zur diesjährigen Generalversammlung Anträge zur Statutenänderung eingereicht worden sind, durch welche die grundlegende Verfassung der Anthroposophischen Gesellschaft aufs Einschneidendste verändert würde. Dagegen haben wir mitzuteilen, daß wir eine solche Änderung, welche den Vorsitzenden ermächtigen würde, die Ämter im Vorstande neu zu verteilen, das Recht der Unterschrift zu ändern, oder die Unterzeichnung der Mitgliedskarten allein und ausschließlich auszuüben, nicht anzuerkennen vermögen.

In diesem Antrag erblicken wir einen Versuch, auf dem Umwege über die ›Statuten‹, die lediglich für den Verkehr mit den Behörden aufgestellt worden sind, die Verfassung der Gesellschaft, wie sie von Rudolf Steiner in den ›Prinzipien‹ gegeben und von der Gründungsversammlung auf der Weihnachtstagung 1923 angenommen worden ist, zu ändern. Dieses Vorgehen würde die Legalisierung des in den letzten Jahren in der Gesellschaft eingetretenen Zustandes bedeuten.

Unabhängig aber von diesen Vorschlägen zur Statutenänderung sehen wir uns genötigt, aus der oben charakterisierten Gesamtsituation der Gesellschaft dem Vorstande und der Mitgliedschaft die folgende Willenserklärung zur Kenntnis zu bringen:

Wir halten an der zu Weihnachten 1923 geschaffenen Konstitution der Allgemeinen Anthroposophischen Gesellschaft fest.

Entscheidende Maßnahmen, welche nur von drei Mitgliedern des Vorstandes ausgehen, wie es in der letzten Zeit üblich geworden ist, können wir nicht als für die ganze Anthroposophische Gesellschaft bindend anerkennen.

Das Gleiche gilt gegenüber den Majoritatsbeschlüssen in den Generalversammlungen, durch welche in den letzten acht Jahren die wichtigsten Entscheidungen in Gesellschaftsangelegenheiten, ohne vorherige Beratung im Vorstand und mit den Funktionären und führenden Mitgliedern der Gesellschaft, gefaßt worden sind.

Es ist der Zustand eingetreten, daß zwei Mitglieder des Vorstandes ohne jede verantwortliche Beteiligung an der Führung der Gesellschaft sind, und daß ebenso einer großen Anzahl führender Mitglieder in den verschiedenen Ländern die Möglichkeit genommen ist, an der Gestaltung der Gesellschaft mitzuwirken und am Goetheanum selber anthroposophische Arbeit zu leisten. Seit der Zeit, in der drei Mitglieder des Vorstandes die gesamten Geschäfte allein geführt haben, ist *viele wertvolle Arbeit bestehender Gruppen* negiert worden. *Man hat Landesgruppen von Dornach aus umorganisiert**) und die ganze Gesellschaft im Sinne dieses Teiles des Vorstandes umzubilden versucht.

Wir verschließen uns nicht der Einsicht, daß unter Umständen Änderungen in der Konstitution der Gesellschaft notwendig werden können, wenn die Verhältnisse es fordern, doch können solche Änderungen nur aus der Gesamtverantwortung des Gesellschaftsorganismus hervorgehen.

Gegenüber den erwähnten Eingriffen vertreten wir das Prinzip der *Autonomie der Gruppen* als eine der wesentlichen Grundlagen des anthroposophischen Gesellschaftslebens. Dazu gehört auch insbesondere, daß die Gruppen sich ihre Mitarbeiter frei wählen können.

Wir weisen aufs schärfste das Urteil zurück, daß nur diejenigen Mitglieder dem Goetheanum treu seien, welche mit der bestimmt orientierten Führung der drei gegenwärtig allein leitenden Mitglieder des Vorstandes einverstanden sind und ihr daher bereitwillig Folge leisten können.

*) Sperrungen [Hervorhebungen] vom Verfasser dieser Schrift.

Das Goetheanum ist überall dort geistig wirksam, wo anthroposophische Arbeit geleistet wird. In dieser Arbeit wissen wir uns mit unseren besten Kräften darinnen, und wir haben – jeder nach seinen Fähigkeiten – auf den verschiedenen Wirkungsgebieten das unsere dazu zu leisten versucht. Diese Tätigkeit wollen wir auch am Goetheanum in Dornach entfalten. Denn diese Stätte ist für *alle* Mitglieder da.

Wir betrachten es als unsere Aufgabe, den mit uns zusammenhängenden Menschen den Weg zu dem *gesamten* geistigen Leben am Goetheanum zu vermitteln.

Die Geschichte der Gesellschaft zeigt deutlich, daß in ihr Menschen tätig sein wollen, die zwar dieselbe Anthroposophie suchen, die sie aber in verschiedener Art pflegen möchten. Diese Tatsache hat Rudolf Steiner stets anerkannt und sie auch bei Abfassung der ›Prinzipien‹ und bei der Berufung des Gründungsvorstandes berücksichtigt. Wir sind infolgedessen der Überzeugung, daß die Gesellschaft ihre Aufgabe nur erfüllen kann, wenn der Tendenz zur Zentralisierung, die gegenwärtig in der Verwaltung Platz gegriffen hat, ein Element der Differenzierung gegenübergestellt wird. Wir finden diese Notwendigkeit ausgedrückt in dem Worte Rudolf Steiners:

»Auf geisteswissenschaftlichem Boden vereinigt man sich dadurch, daß man differenziert, individualisiert, nicht daß man zentralisiert.«

Mit diesen Worten aus dem Jahre 1923 hat Rudolf Steiner, über den damaligen Anlaß hinaus, einen Leitsatz anthroposophischer Gesellschaftsbildung überhaupt ausgesprochen. Eine solche lebendige Differenzierung ist einer formalen Einheitlichkeit vorzuziehen. Sie ist gerade das wirksame Mittel zu vereinigen und für einen großen Teil der Mitgliedschaft Lebenselement. Eine sinnvolle Gliederung sollte daher innerhalb der Anthroposophischen Gesellschaft geschaffen werden. Wir sind aber auch davon überzeugt, daß weite Teile der gegenwärtigen Menschheit nur durch die Verwirklichung dieser Grundsätze einen rechten Lebensboden in der Gesellschaft werden finden können.

Auf solchen Grundlagen werden wir innerhalb der Allgemeinen Anthroposophischen Gesellschaft als freie, unabhängige Gruppen und Mitglieder unsere Arbeit fortsetzen. Als solche werden wir auch am besten den Forderungen der gegenwärtigen Zeit genügen können. Die Welt verlangt heute mehr denn je die Vermittlung geistiger Einsichten, den Willen zur sozialen Zusammenarbeit und ein offenes Herz für die Bedürfnisse der Menschen.

Anthroposophische Gesellschaft in Großbritannien (Anthroposophical Society in Great Britain)
Executive Council:
Gez. D. N. Dunlop, General Secretary, M. Wheeler, Treasurer, Owen Barfield, Andrew Curtis, G. S. Francis, E. S. Francis. A. C. Harwood, George Kaufmann, Mary Kaufmann, A. R. Sheen, Theodora M. Wilson, Michael Wilson.

Für den Vorstand [1] und eine beträchtliche Anzahl [2] der Mitgliedschaft der Anthroposophischen Gesellschaft in Holland
Gez. Dr. F. W. Zeylmans van Emmichoven.

[1] Mit Ausnahme von Dr. R. van Houten.

[2] Es wurde in der Versammlung vom 18. März 1934 im Haag das Verhältnis festgestellt von 76 Stimmen für die Willenserklärung, 33 Stimmen dagegen, 22 Stimmenthaltungen. Es schickten nach der Versammlung noch eine Reihe von Mitgliedern ihre Zustimmung.

Anthroposophische Arbeitsgemeinschaften in Deutschland:
Stuttgart: Gez. Dr. Eugen Kolisko, München 1930: Gregor Hurst, Nürnberg: Grete Brüll, Max Herberg, Magdeburg: Heinrich von Borstel, Mannheim: K. Ch. Wölfling, Mainz: Eduard Kuhl, Bielefeld: Max Westhäuser, Liegnitz: Dr. Karl König, Tübingen: E. Gildemeister.
Arbeitskreise Hirschberg, Schweidnitz, Prilgramshain: Gez. Dr. Karl König.
Freistehende Mitglieder und Arbeitskreise: Gez. Jürgen von Grone.

Für einen Menschen, der mit einiger Unbefangenheit die Ereignisse der letzten Jahre verfolgt hatte, ließ die Formulierung an Deutlichkeit nichts zu wünschen übrig. Daß durch eine eventuelle Annahme der Statutenänderung zum Beispiel Dr. Wegman praktisch ihrer Funktion als Schriftführerin enthoben sein würde, daß sie jedenfalls ihr Amt nicht mehr selbständig würde ausüben können, und daß der Vorsitzende ermächtigt sein sollte, die Funktionen dieses Amtes an andere Vorstandsmitglieder zu übertragen, rechtfertigt vollkommen den Passus: »Eine solche Änderung, welche den Vorsitzenden ermächtigen würde, die Ämter im Vorstande neu zu verteilen, das Recht der Unterschrift zu ändern...«

An Stelle der nach den Prinzipien selbstverständlichen Auffassung, daß der Dornacher Vorstand im Vertrauen zu den Gruppenfunktionären die Mitgliedskarten unterschreiben soll – was laut der Mitteilung Dr. Steiners ebenso selbstverständlich immer durch den Leiter der Gesellschaft geschehen würde –, kam jetzt die Formulierung zustande, daß die Unterschrift *durch den Vorsitzenden und durch ihn allein derjenige Punkt sei, von dem die Aufnahme als Mitglied abhängig sein sollte. Von keinem der Entwerfer oder Unterzeichner der Willenserklärung ist jemals dieses Recht als solches angezweifelt oder in der Praxis abgeleugnet worden, so daß auch in dieser vorgeschlagenen Änderung eine Maßnahme gesehen werden mußte, die beabsichtigte, das Unterschreiben der Mitgliedskarten zu einem Machtmittel zu machen.* Damit ist die Stelle in der Willenserklärung begründet, daß man ein Recht des Vorsitzenden, allein und ausschließlich zu unterschreiben, nicht anerkennen könne.

Der Schwerpunkt der Willenserklärung liegt aber da, wo darauf hingewiesen wird, daß der Zustand eingetreten sei, daß zwei Mitglieder des Vorstandes und eine Anzahl leitender Funktionäre immer mehr und mehr von der eigentlichen Führung der Gesellschaft ausgeschlossen sind, und daß durch die drei anderen Vorstandsmitglieder in Zusammenwirkung mit der Majorität der Mitglieder nach einer völligen Umbildung des ganzen Gesellschaftsorganismus, unter Ausschaltung der Minoritätsgruppen, gestrebt worden ist. Obwohl in der Willenserklärung dieses Streben scharf zurückgewiesen wird, wird zu gleicher Zeit zum Ausdruck gebracht, daß man sich innerlich mit dem Goetheanum verbunden fühlt und im Zusammenhang mit dem Ganzen der Gesellschaft weiter arbeiten will. Es wird gesprochen von der Notwendigkeit einer sinnvollen Gliederung.

Auf der Generalversammlung 27./28. März 1934, wurde durch Dr. Kolisko, Herrn Kaufmann und dem Verfasser dieser Schrift die Willenserklärung erläutert. Die Betonung wurde dabei auf dasjenige gelegt, was für sie die Hauptsache war, nämlich die zukünftige Zusammenarbeit. Der Verfasser dieser Schrift sagte unter anderem das Folgende:

»Es ist in der Willenserklärung gesprochen worden, wie Sie gehört haben, von verschiedenen Willensrichtungen. Ich glaube, man kann, wenn man die Geschichte unserer Gesellschaft verfolgt, diese Verschiedenheit der Willensrichtungen nicht leugnen. Man hat schon im Anfang, als Schwierigkeiten aufgetreten sind, durch alle Unvollkommenheiten, die sich zeigten hindurch, es immer wieder konstatieren können, *wie bestimmte Tatsachen von verschiedenen Menschen ganz anders gewürdigt und beurteilt worden sind.* Und man hat da erleben müssen, *wie zum Beispiel Menschen, die vorher einander ganz gut verstanden haben, plötzlich, wenn auf bestimmte Dinge die Rede kam, einander nicht mehr verstehen konnten, weil sie aneinander vorbei redeten.* Es war schon damals für viele in der Gesellschaft die Frage, ob man auf diese Art weiter innerhalb der Gesellschaft arbeiten könnte. Es war für viele Menschen etwas außerordentlich Schmerzvolles, zu erleben, wie Dinge, die man innerlich als gut empfand, ganz abgelehnt und nicht anerkannt werden konnten. Es zeigte sich darin eine gewisse Tragik, die hier sehr viele empfunden haben. Und die Frage, die man sich immer wieder stellen mußte: Ob es möglich sei, hier in der Gesellschaft zu arbeiten, hat man dann doch nach schwerem Ringen immer wieder mit einem Ja beantworten müssen, weil man sich sagen mußte: Man ist nicht innerhalb der Gesellschaft, um Anerkennung zu finden, sondern weil man sich mit der Anthroposophie und weil man sich mit Rudolf Steiner innig verbunden weiß. Und auf dieser Grundlage steht man berechtigt innerhalb der Allgemeinen Anthroposophischen Gesellschaft. Und für alle diejenigen, die dieses empfinden, auch wenn sie in bezug auf Einzelheiten, auch in der ganzen Richtung der Arbeit, uns bekämpfen müssen, ist doch die Allgemeine Gesellschaft da, ist auch das Goetheanum da. Man kann das doch empfinden als ein Ziel, was gerade damals mit der eigentlichen Gründung der Gesellschaft 1923 angestrebt wurde, ein Ziel, das in der Zukunft vielleicht erst erreicht werden kann: daß man in einer Zusammenarbeit einander oft schwer versteht und doch zur Einheit kommt.

Ich bitte mir zu verzeihen, wenn ich einiges vorbringe, was für mich persönlich charakteristisch ist. Ich möchte jetzt schildern, wie ungeheuer schwer die Arbeit ist, wenn man als Vertreter einer Landesgesellschaft, als Generalsekretär, immer bestrebt ist, das Ganze der anthroposophischen Arbeit darzustellen und zu vertreten. In Vorträgen und Tagungen ist es immer versucht worden, so gut als möglich die Ganzheit der Arbeit darzustellen. Und nun muß man erleben, wie dann im Laufe der Jahre neue Mitglieder hinzukommen, größtenteils auf Grundlage dieser Arbeit, und wir mußten dann erleben, daß gefragt wurde: Warum ist das Verhältnis so, warum kommt Herr Steffen nicht nach Holland, trotzdem man ihn seit neun Jahren regelmäßig dazu eingeladen hat? Dann kommen die Schwierigkeiten. Selber vertritt man immer die Totalität, so gut man es kann. Auf der anderen Seite wird man von der Totalität nicht aufgenommen. Ich habe mit Herrn Steffen eingehend darüber gesprochen. Einmal hat Herr Steffen mir dann eine Antwort gegeben, warum er nicht kommen könnte. Er sagte: wegen eines Vortrages, den ich bei einer öffentlichen Tagung in der Stuttgarter Arbeitsgemeinschaft gehalten habe, anfangs Januar vorigen Jahres. Diesen Grund kann man von Herrn Steffens Seite aus anerkennen, man muß aber auf der anderen Seite sehen, daß in bezug auf die Arbeit innerhalb einer Landesgesellschaft dieses zu Situationen führt, die nicht bestehen können, ohne daß die Gefahr einer Spaltung innerhalb der Gesellschaft auftritt… Ich könnte noch ganz andere Dinge in der gleichen Richtung erzählen. Um es aber kurz zu machen, möchte ich nur eines noch erwähnen, und zwar dieses, daß es zum Beispiel nicht möglich war, daß ein Bericht, der von Indien aus geschrieben wurde über meine Reise nach Indien, im Mitteilungsblatt aufgenommen wurde. Herr Steffen hat das begründet damals, daß er mir sagte, dieser Bericht sei in so schlechtem Deutsch geschrieben. Ich habe den Vorschlag gemacht, daß vielleicht einer der Mitarbeiter das schlechte Deutsch ein bißchen korrigieren könnte. Man kann nicht von

einem Ausländer erwarten, wenn er einen Tatsachenbericht schreibt über eine Reise, daß er das vollkommen sagt. Wichtiger ist, daß der Bericht gegeben wird, als daß man es tut in gutem Deutsch.
Nun noch ein anderes Problem. Es ist drüben in Bandung eine Gruppe entstanden mit fünfzehn Mitgliedern, die Herrn Steffen oder dem Vorstand hier geschrieben haben, und auch nach Holland geschrieben haben, daß sie sich jetzt als Gruppe konstituieren wollen, und man hat um den Namen ›Rudolf Steiner-Gruppe‹ gebeten. Dann ist ein Brief gekommen, von drei Vorstandsmitgliedern unterzeichnet. Die ganze Arbeit dort in Bandung steht in engstem Zusammenhang mit dem, was auf meiner Reise geschehen ist. Die Mitglieder haben ein selbstverständlich gutes Verhältnis zu mir. Und nun bekommen sie einen Brief. Herr Poeppig schreibt folgendes: »Ich erhielt einen Brief von Herrn Steffen, Frau Dr. Steiner, Dr. Wachsmuth. Sie drückten ihre Freude aus und sagten dann, daß der Name Rudolf Steiners gewisse Verantwortungen und Verpflichtungen auferlegt. *Sie müßten dieses erwähnen mit Rücksicht auf manche Schwierigkeiten, die zwischen dem Goetheanum und der holländischen Gesellschaft stattgefunden haben.«*
Durch diesen letzten Satz ist jetzt ein Zustand da, daß eine vollkommene Verwirrung eingetreten ist, und daß die Menschen zum ersten Mal *ein Problem sehen, das sie bis jetzt gar nicht kannten. Diese Menschen haben sich immer mit dem Goetheanum und mit der ganzen Arbeit verbunden gefühlt.* Sie haben es als selbstverständlich gefunden, so die Dinge anzuschauen, wie es aus diesem Brief als Forderung hervorgeht. Eines aber ist zerstört: Die normale, sachliche Verbindung mit der holländischen Gesellschaft, wo sie organisch hingehören. Ich muß es aussprechen: Ich kann so etwas nicht gut finden. Es ist schwer zu sagen, aber ich muß es sagen: ich stehe in Opposition zu diesen Dingen. Auf diese Art wird es unmöglich zu arbeiten; dadurch werden Verwirrung und Schwierigkeiten gebracht zu den Menschen, die nicht in der Lage sind, die Dinge auf zehntausend Kilometer Entfernung zu beurteilen.
Man müßte eine ganze Reihe solcher Dinge anführen. Diese Dinge fragen dringend nach einer Lösung. Und im Sinne der eben vorgelesenen Willenserklärung kann man sagen, daß wir glauben, eine solche Lösung werde möglich dadurch, *daß eine sinnvolle Gliederung auf Grundlage der verschiedenen Willensrichtungen innerhalb der Gesellschaft ermöglicht wird.*
Ich möchte da hinweisen auf einen Satz, den man findet in Goethes Einleitung zur Farbenlehre, wo er sagt: *»Wir sind genötigt zu sondern, zu unterscheiden, und wieder zusammenzustellen.«* Nun, diese *Sonderung,* die hat sich durch das Schicksal innerhalb der Gesellschaft schon vollzogen. Das *Unterscheiden,* das heißt *Erkennen,* was da eigentlich als verschiedene Teile da ist, damit hat man noch nicht angefangen. Das sollte eigentlich *jetzt* geschehen. Das *Zusammenstellen,* das könnte dann für die Zukunft aufbewahrt bleiben.«

Die eigentümliche und für die Verfasser der Willenserklärung erschütternde Tatsache, die sich auf der Generalversammlung zeigte, war die, daß mit keinem einzigen Wort auf den positiven Arbeitswillen und Gemeinschaftswillen der Betreffenden eingegangen wurde, sondern daß ausschließlich versucht wurde zu zeigen, daß all dasjenige, was so großer und bitterer Not entsprossen war, nicht anders sei als »Unwahrheit«, »Entstellung historischer Tatsachen«, »Verleumdung« usw. Man war auf der Majoritätsseite ebenso wie bei früheren Gelegenheiten nur imstande, die niedrigsten Motive bei denjenigen vorauszusetzen, die man bekämpfte.

Die Willenserklärung wurde durch Dr. Vreede unterstützt, während Dr. Wegman, die krankheitshalber abwesend war, einen Brief geschickt hatte, in dem sie erklärte, ebenfalls die Willenserklärung zu unterstützen, weil diese sich mit Recht gegen eine einseitige Goetheanumleitung wehrte. Außerdem bejahten elf mit der Klinik in Arlesheim verbundene Ärzte die in dem Briefe Dr. Wegmans charakterisierten Aufgaben der medizinischen Sektion am Goetheanum.

Während der ganzen Versammlung waren zwei durchaus verschiedene Haltungen bemerkbar. Von der Seite der Majorität wurde möglichst viel Material zusammengetragen zum Beweise dafür, daß die beiden Vorstandsmitglieder Dr. Wegman und Dr. Vreede und die übrigen Repräsentanten der Minoritätsgruppe nicht nur zahllose Fehler gemacht, sondern auch in ihrem ganzen Benehmen fortwährend eine unanthroposophische Einstellung gezeigt hätten, die mit Worten wie »mystisch«, »theosophisch«, »nebelhaft« und dergleichen charakterisiert wurde. Von der Minoritätsseite her konnte nur wenig dem gegenübergestellt werden. Denn in einer Versammlung, wo in solcher Art der moralische Wert einer bestimmten Menschengruppe angegriffen und von der Versammlungsleitung ein derartiges Niveau nicht nur toleriert, sondern sogar gefördert wird, ist jedes fruchtbare Gespräch von vorneherein unmöglich. Was soll zum Beispiel einer der bekanntesten Redner aus der ganzen Gesellschaft, der seit 1919 hunderte und aberhunderte von Vorträgen gehalten hat und der von Dr. Steiner dem Verfasser dieser Schrift gegenüber als einer seiner allergenialsten Mitarbeiter charakterisiert wurde – was soll ein solcher Mensch tun, wenn ihm durch einen sehr jungen Arzt mit sehr lauter Stimme vorgeworfen wird, ein von ihm gehaltener Vortrag habe wissenschaftlich nicht das genügende Niveau gehabt und seine »Methode« sei nicht die richtige? In diese Situation geriet Dr. Kolisko, der sich in bezug auf einen Vortrag über Ernst Haeckel vor der Versammlung verantworten sollte über einzelne Ungenauigkeiten, die er sich bei jenem Vortrag hätte zuschulden kommen lassen. Für die Majorität schien eine derartige ›kritische‹ Behandlung den Charakter einer ›endgültigen Entlarvung‹ zu haben. Aus diesem und anderen Beispielen zeige sich nun einmal überdeutlich, was für Menschen die Repräsentanten der Minorität eigentlich seien!

Man könnte sich allerdings sehr gut vorstellen, daß bei einer Versammlung von Mitgliedern einer Anthroposophischen Gesellschaft auch im kritischen Sinne über die Leistungen führender Persönlichkeiten gesprochen würde. So etwas wäre möglich, wenn durch den Versammlungsleiter darüber gewacht würde, daß zumindest die elementarsten Begriffe von Recht und Menschlichkeit bei der Kritik nicht aus dem Auge verloren werden.

In diesem Falle aber hatte man mit einer Art von Einheitsfront zu tun, die von *allen* Vertretern der Majoritätsgruppe zum Zwecke einer allgemeinen Abrechnung gebildet war.

In einer sehr heftigen und völlig unzulässigen Weise wurde auch die Arbeit in der Klinik von Dr. Wegman angegriffen; auch die Stelle in Dr. Wegmans Brief, wo sie von dem Heilerberuf sprach, dem man sich »fern von Streit und Uneinigkeiten weiter widmen wolle«, mußte eine heftige Kritik erfahren.

Die Versammlung nahm unerwartet einen eigenartigen Verlauf, als der Vorsitzende, Albert Steffen, auf Grund eines Ausspruches von Herrn Kaufmann erklärte, den Vorsitz niederzulegen. Herr Kaufmann hatte, veranlaßt durch die Kritik an Dr. Wegman und ihrer Klinik, das Folgende gesagt:

»Nun mit Bezug auf das, was über Frau Dr. Wegman gesagt wurde heute und gestern, – ich finde, Sie verfehlen sich gegen anthroposophische Methodik ganz tief, indem Sie nicht auf die Realität dessen eingehen, was in den Menschen lebt. Ich sage: Frau Dr. Wegman hat das Recht, als Heiler in dieser Weise vom Christusimpuls zu sprechen. Es liegt in ihrem Wesen. Hören Sie es aus dem Wesen heraus – es ist berechtigt! Und wenn Sie wirklich anthroposophische Methodik hätten, dann würden Sie es nicht so äußerlich abkanzeln. – Dem gegenüber, was gestern wieder als Angriffe gegen die Klinik gesagt worden ist, – ich kann es nur als tief beschämend für unsere Gesellschaft empfinden. Ich weiß, was an vielen Orten in Heilstätten und dergleichen geleistet wird, also an Orten, wo Frau Dr. Wegman hinkommt und hingebungsvoll von morgens früh bis abends spät bei den Patienten ist und Beratungen gibt. Ich weiß, was da als Christusimpuls lebt in diesem Heilerwillen. Und viele Menschen sind hier unter uns – darunter bedeutende Menschen, Weltmenschen, die verantwortlich im Leben drinnenstehen – die gerade hierdurch zur Anthroposophie gekommen sind.

Nun aber habe ich sagen hören durch Herrn Steffen: *Der Vorsitzende ist nicht verantwortlich und dadurch ist auch die Gesellschaft nicht verantwortlich, insofern ich Vorsitzender bin, für das, was von den Sektionen ausgeht.* Das ist es gerade, was uns zu unserer Haltung nötigt. Das ist, was ich meinte, als ich gestern abend sagte: es ist die medizinische Sektion negiert. Es werden die Dinge mit Bezug auf die medizinische Sektion so gehandhabt, daß sie dadurch preisgegeben wird einer solchen Behandlung, wie sie [sie] gestern von hier aus erfahren hat. Und das ist das, wohinter wir uns nie stellen werden. – *Wir stehen auch für die Leitung der Gesellschaft ein,* die von Rudolf Steiner mit dieser Führung betraut wurde. Wir treten für sie ein nach unserer Einsicht und rechnen uns in diesem Sinne zur Allgemeinen Anthroposophischen Gesellschaft.«

Albert Steffen legte, wie gesagt, darauf den Vorsitz nieder, was eines der Schweizer Mitglieder veranlaßte, der Versammlung vorzuschlagen, Albert Steffen, Frau Dr. Steiner und Dr. Wachsmuth zu beauftragen, die Anthroposophische Gesellschaft neu zu konstituieren. Dr. Wachsmuth ließ über diesen Antrag abstimmen; die anwesende Majorität nahm ihn an. Nach einer Pause wurde durch Albert Steffen die folgende Erklärung vorgelesen:

»Der Vorsitzende der Allgemeinen Anthroposophischen Gesellschaft sah sich anläßlich der Generalversammlung nach vielem, was vorangegangen war, infolge ungerechtfertigter Vorwürfe Mr. Kaufmanns veranlaßt, den Vorsitz niederzulegen. Er übergab den ersten Vorsitz Frau Dr. Steiner und verließ die Versammlung. Frau Marie Steiner erklärte jedoch, daß sie nur dann im Vorstand weiter bleiben würde, wenn Herr Steffen den ersten Vorsitz behielte und verließ ebenfalls den Saal.

Herr Dr. Wachsmuth wurde hierauf von der Generalversammlung beauftragt, den durch Abstimmung mit überwiegender Stimmenmehrheit entstandenen Entschluß der Generalversammlung Frau Dr. Steiner und Herrn Steffen zu überbringen, nämlich, daß die Gesellschaft durch diese drei Persönlichkeiten Frau Marie Steiner, Herrn Steffen und Herrn Dr. Wachsmuth neu konstituiert werde.

Die Konstitution der Gesellschaft ist in der Weihnachtstagung gegeben. Für die Beauftragten, denen das Werk Rudolf Steiners am Herzen liegt, ergibt sich demgemäß die Frage, die sie der Generalversammlung vorlegen: Ist die Anthroposophische Gesellschaft gewillt, im Sinne der Weihnachtstagung diese drei Persönlichkeiten die Arbeit weiter führen zu lassen und Entscheidungen, welche sie treffen, für die Gesellschaft als bindend zu betrachten?«

Diese Frage des Vorsitzenden wurde durch 774 der Anwesenden mit »ja«, durch 94 mit »nein« beantwortet, während 23 sich der Stimmen enthielten.

Durch Dr. Kolisko wurde daraufhin die folgende Erklärung der Minorität vorgelesen:

»Im Namen derjenigen Gruppen, die die Willenserklärung unterzeichnet haben, erkläre ich: Wir können die neue ausschließliche Leitung der drei Persönlichkeiten für unsere Gruppen und Mitglieder, deren Zahl sich auf etwa zweitausend belaufen wird, nicht als bindend anerkennen. Wir betrachten uns weiterhin als Mitglieder der Allgemeinen Anthroposophischen Gesellschaft und behalten uns alle Mitgliedschaftsrechte am Goetheanum und an der Sektionstätigkeit vor. Wir werden unsere Arbeit fortsetzen als freie Arbeitsgruppen am Goetheanum.«

Aus dieser Erklärung spricht erneut mit aller Deutlichkeit der Wille der Minorität, trotz allem mit dem Goetheanum verbunden zu bleiben.

Auf der bald darauf folgenden Generalversammlung der Anthroposophischen Gesellschaft in Holland wurde ein Antrag des Generalsekretärs und dreier Mitglieder des Vorstandes der Versammlung vorgelegt. Dieser Antrag lautete:

»Die in der Versammlung vom 22. April 1934 anwesenden Mitglieder der Anthroposophischen Gesellschaft in Holland sprechen als ihre Überzeugung aus, daß sie *keinen Grund haben,* den Boden der von Rudolf Steiner zu Weihnachten 1923 gegebenen Prinzipien für die Begründung der Anthroposophischen Gesellschaft zu verlassen.
Sie betrachten es als ihre Aufgabe, jetzt wie für die Zukunft, der Verwirklichung dieser Prinzipien nachzustreben.
Sie wollen deshalb, *trotz aller bestehenden Schwierigkeiten, die damals von Rudolf Steiner ernannten fünf Persönlichkeiten als den für sie in Betracht kommenden Vorstand ansehen.*
Sie können deshalb den Majoritätsbeschluß der Generalversammlung vom 27./28. März 1934 in Dornach nicht als für sie bindend betrachten.
Damit geben sie ihrem aufrichtigen Willen Ausdruck, mit allen Vorstandsmitgliedern, die solches wünschen, zur Verwirklichung der Ideale und Aufgaben, die von Rudolf Steiner gegeben worden sind, zusammen zu arbeiten.«

Die Versammlung nahm diesen Antrag an, indem 104 dafür, 46 dagegen stimmten, mit 13 Stimmenthaltungen. Es versteht sich wohl von selbst, daß eine größere Anzahl von Mitgliedern, zu der ›Majoritätsgruppe‹ gehörend, die in Holland aber eine Minorität darstellte, aus der Anthroposophischen Gesellschaft in Holland austrat. Sie vereinigten sich in der schon früher erwähnten ›Niederländischen Abteilung der Allgemeinen Anthroposophischen Gesellschaft, Goetheanum, Dornach‹.

Die Gruppen in England, Holland und Deutschland, die den Majoritätsbeschluß nicht anerkennen konnten, suchten, wie es wohl naheliegend ist, unter sich zu einem näheren Kontakt zu kommen. Sie beschlossen einen freien, in organisatorischem Sinne losen Zusammenschluß. Von diesem Beschluß wurde am 4. Juli 1934 Herrn Steffen durch das folgende Schreiben Mitteilung gemacht:

»Sehr geehrter Herr Steffen!
Die Unterzeichneten teilen Ihnen hierdurch mit, daß sich nach erfolgten Aussprachen und Zusammenkünften zunächst die folgenden Gruppen als ›Vereinigte Freie Anthroposophische Gruppen‹ zusammengeschlossen haben:
›Anthroposophical Society in Great Britain‹.
›Anthroposophische Vereeniging in Nederland‹ (vorbehaltlich Zustimmung der Generalversammlung der Anthroposophischen Vereeniging in Nederland).
›Anthroposophische Arbeitsgemeinschaft in Deutschland‹.
Da bereits, wie wir wissen, die Meinung verbreitet wird, es handle sich bei diesem Zusammenschluß um eine Sezessionsbewegung, erklären die Unterzeichneten, die die Verantwortung für diesen Zusammenschluß übernommen haben, daß sowohl die Gruppen, wie die Mitglieder dieses Zusammenschlusses sich als Gruppen und Mitglieder innerhalb der Anthroposophischen Gesellschaft betrachten.
Ferner teilen wir mit: Wenn wir uns in den einzelnen Ländern in nächster Zeit veranlaßt sehen werden, neue Mitglieder aufzunehmen, so haben wir vor, auf die einzelnen Gruppen lautende Mitgliedskarten auszustellen. Wir sehen uns zu einer solchen Maßnahme solange genötigt, als die im Sinne des § 11 der Prinzipien erforderliche Gegenzeichnung unserer Aufnahmeanträge nicht erfolgt. Es handelt sich also unserem Willen nach um ein Provisorium, das uns die gegenwärtige anormale gesellschaftliche Lage aufdrängt. Eine Aufnahme neuer durch unsere Gruppen in die Gesellschaft eintretender Mitglieder durch Vertrauenspersönlichkeiten anderer Gruppen erwirken zu lassen, ist für uns unmöglich.
Für eine wirkliche, auf gegenseitiger Anerkennung beruhende Verständigung sind wir auch heute jederzeit offen.
Mit freundlichem Gruß,
(gez.) D. N. Dunlop, George Kaufmann, Dr. F. W. Zeylmans, P. J. de Haan, Jürgen von Grone, Dr. E. Kolisko, E. Vreede phil. doct.«

Dieses Schreiben wurde mit einer Nachschrift, unterzeichnet von den drei Vorstandsmitgliedern, im Mitteilungsblatt vom 22. Juli 1934 abgedruckt. Darin wird zunächst den Briefschreibern der Vorwurf gemacht, daß die Leitung der Gesellschaft »wieder einmal vor eine vollendete Tatsache gestellt« wurde. Diese Bemerkung ist einigermaßen sonderbar, wenn man bedenkt, daß schon im Januar, also *vor* der Generalversammlung, der Verfasser dieser Schrift Albert Steffen um eine Unterredung über die Gesellschaftsschwierigkeiten gebeten und darauf als Antwort ein Telegramm erhalten hatte, des Inhalts: »Besuch wäre mir zu schmerzlich. Steffen.« (!)

Sogleich nach der oben genannten Generalversammlung war eine Anzahl Karten für neue Mitglieder aus Holland an Albert Steffen geschickt worden, mit der Bitte, diese zu unterschreiben. Es bestand, wie schon früher gesagt, von der Seite der Leiter der Minoritätsgruppen kein einziger Einwand gegen die Unterschrift durch Albert Steffen. Als diese Unterschrift nun auch hier verweigert wurde (vorher war es ja schon in England geschehen), ersuchte der Verfasser dieser Schrift dringend um eine Unterredung mit Albert Steffen. Er wollte nämlich besprechen, in welcher Weise die Aufnahme der neuen Mitglieder zu regeln wäre, damit diese nicht beeinträchtigt werden durch die vorhandenen Schwierigkeiten, mit denen sie selber nichts zu tun gehabt hatten. Auf dieses dringende Gesuch kam als Antwort eine Depesche, lautend: »Unterredung leider nicht möglich. Steffen.« Etwas Ähnliches hatte sich in Stuttgart abgespielt.

Es ist also einigermaßen sonderbar, wenn die drei Vorstandsmitglieder in Dornach sich nachher beklagen über die Tatsache, daß sie durch die Unterzeichner des Briefes nicht vorher orientiert waren. Worüber hatten sie eigentlich eine Orientierung erwartet?

Klar tritt auch in dem Schreiben hervor, daß das Ausstellen von Mitgliederkarten für die Landesgruppen von den Schreibern des Briefes nicht anders betrachtet wurde als eine provisorische Maßnahme, die ihnen durch die abnormen Gesellschaftsverhältnisse aufgezwungen war.

Aus der erwähnten Nachschrift zu dem Schreiben geht weiter hervor, daß die drei Vorstandsmitglieder von der Anschauung ausgehen, daß die Verfassung der Gesellschaft noch dieselbe sei wie diejenige, welche ihr bei der Weihnachtstagung 1923 gegeben wurde. Diese Auffassung wurde aber von den Leitern der Minoritätsgruppe nicht geteilt. Nach ihrer Anschauung war durch den Beschluß der Dornacher Generalversammlung 1934 eine neue Verfassung entstanden. Drei von den fünf Mitgliedern des ›Gründungsvorstandes‹ hatten doch gegen den Willen der zwei übrigen die Führung an sich gerissen und hatten sich diese Tatsache durch eine Mehrheit bestätigen lassen. In Wirklichkeit waren damit also zwei Mitglieder des Vorstandes von der Führung ausgeschlossen. Auch die Vertreter der Landesgruppen, die diesen Beschluß nicht gutheißen konnten, waren beiseite geschoben; die von ihnen eingeschickten Mitgliedskarten wurden nicht unterschrieben, Gespräche über damit zusammenhängende Fragen ihnen verweigert.

Anstatt eine Gesellschaft zu sein, gegründet auf einem freien Geistesleben, in der verschiedene Richtungen und Strömungen Platz finden könnten, vorausgesetzt nur, daß sie sich auf die von Dr. Steiner gegebene Geisteswissenschaft gründen, war jetzt ein Verein entstanden, in dem Majoritätsgesichtspunkte herrschten und für die Minorität kein Raum mehr war.

Welchen Lauf die Ereignisse weiter nehmen würden, war für die Repräsentanten der Minorität jetzt ganz klar. – Am 29. Dezember fand in Dornach eine Besprechung der Generalsekretäre und Landesvorstände der Majoritätsgruppe statt, im Beisein von Herrn Steffen und Dr. Wachsmuth, wo der Vorschlag gemacht wurde, die beiden Vorstandsmitglieder Dr. Wegman und Dr. Vreede abzusetzen, und außerdem Dr. Kolisko, J. von Grone, D. N. Dunlop, G. A. Kaufmann, Dr. F. W. Zeylmans van Emmichoven und P. J. de Haan auszuschließen. Dr. Wachsmuth machte dabei die Mitteilung, daß die Vorstandsmitglieder keine Mitgliedskarten besitzen und daß daher Dr. Wegman und Dr. Vreede, wenn sie als Vorstandsmitglieder abgesetzt werden, zu gleicher Zeit aufhören, Mitglied der Gesellschaft zu sein. (Es stellte sich heraus, daß das letztere nicht ganz richtig war, da Dr. Vreede tatsächlich eine Mitgliedskarte hat, Dr. Wegman aber nicht.) Als aber bei der Generalversammlung 1935 die erwähnten Vorschläge vorgebracht wurden, hat man es anscheinend nicht für nötig befunden, den Mitgliedern mitzuteilen, daß, wenn sie Dr. Wegman als Vorstandsmitglied absetzen, diese damit auch aus der Gesellschaft ausgeschlossen sein würde.

Im Mitteilungsblatt wurden diese Vorschläge später in der Form von drei Anträgen gebracht. Die Anträge 1 und 2 betrafen die beiden Vorstandsmitglieder und die sechs Repräsentanten der Minoritätsgruppe; Antrag 3 schlägt vor, Landesgruppen und sonstige Gruppen, die sich zu den Vereinigten Freien Anthroposophischen Gruppen zusammengeschlossen hatten, nicht mehr als Teile der Allgemeinen Anthroposophischen Gesellschaft anzuerkennen, ohne dadurch den einzelnen Angehörigen einer solchen Gruppe die Mitgliedskarte zu entziehen.

In der Erläuterung wird in bezug auf diesen Punkt gesagt, daß nur »die wirklich verantwortlichen Urheber einer widerrechtlichen Gründung« getroffen werden sollen. »Es wird nicht daran gedacht, ganze Mitgliedergruppen der Allgemeinen Anthroposophischen Gesellschaft verantwortlich zu machen für Vorgänge, die sie unter dem Einfluß von solchen bisherigen Funktionären mitgemacht haben, die seit Jahren für ihre Sonderziele und Machtbestrebungen mit allen Mitteln gekämpft haben.« (!)

Einige Zeit darauf, circa drei Wochen vor der Generalversammlung, erschien ein ausführliches Dokument, die sogenannte ›Denkschrift 1925–1935‹ zur Vorbereitung der Ausschließungs- und Absetzungsanträge. Die Schrift wurde in Tausenden von Exemplaren verbreitet und auch ungebeten solchen Mitgliedern ins Haus geschickt, die an sich nicht die geringste Neigung verspürten, sich auf eine derartige Behandlung der Probleme einzulassen.

Über den Verlauf der Generalversammlung, die am 14. April in Dornach stattfand, kann mit wenigen Worten hier berichtet werden. Die zwei Vorstandsmitglieder und die sechs betreffenden Persönlichkeiten, über deren Ausschluß entschieden werden sollte, waren nicht mehr erschienen, ebenso wie die meisten Vertreter der Minoritätsgruppe. Eine Anzahl Mitglieder – eine so große war noch bei keiner Generalversammlung jemals gesehen – war in Dornach zusammengeströmt, um mit einer jetzt überwältigenden Mehrheit die vorgeschlagenen Anträge anzunehmen.*)

Am 4. Mai erhielt der Verfasser dieser Schrift das folgende Schreiben vom Sekretariat, durch das ihm der Beschluß mitgeteilt wurde:

»Sehr geehrter Herr Dr. Zeylmans,
Wir teilen Ihnen hierdurch mit, daß die Generalversammlung der Allgemeinen Anthroposophischen Gesellschaft vom 14. April 1935 Ihren Ausschluß aus der Anthroposophischen Gesellschaft beschlossen hat.
Mit vorzüglicher Hochachtung,
Allgemeine Anthroposophische Gesellschaft
für das Sekretariat
i. A. M. Metzner.«

Das war der erste und letzte Bericht, der über diese Angelegenheit überhaupt direkt empfangen wurde. Die anderen ›Ausgeschlossenen‹ erhielten eine ähnliche Mitteilung.

Dr. Vreede charakterisierte die Situation, wie sie jetzt geworden war, in dem folgenden Brief:

»... Durch die Dornacher Ereignisse sind wir nach einer langen schicksalhaften Entwicklung jetzt sehr stark auf uns selber und die mit uns verbundenen Gruppen angewiesen. Es sind durch die Beschlüsse auf der letzten Generalversammlung nicht bloß zwei Mitglieder des von Dr. Steiner eingesetzten Vorstandes abberufen, weitere Mitglieder aus der Gesellschaft ausgeschlossen, – es sind auch ganze Gruppen von der Gesellschaft abgetrennt worden, wenn auch zunächst den einzelnen Mitgliedern dieser Gruppen ihre Mitgliedschaft noch nicht abgesprochen worden ist. – Wie diese Entwicklung auch weiter gehen mag, sie ruft uns zu starker Besinnung auf unsere Aufgaben und zur Bekräftigung unseres Strebens auf.
In der ›*Willenserklärung*‹*) haben wir unseren *Willen kundgetan,* weiter im *Goetheanum zu verbleiben, unsere Arbeit innerhalb der Anthroposophischen Gesellschaft fortzusetzen.* ABGELEHNT haben wir bloß den damaligen ANTRAG, der dem Vorsitzenden unserer Gesellschaft *Sonderrechte einräumte,* wie sie nicht einmal Dr. Steiner für sich beansprucht hat, wie das gesetzliche Recht der Alleinunterschrift *in allen juristischen Angelegenheiten,* worin man auch die Mitgliedsaufnahme mit einbezog. Da der Vorsitzende schon vor dem Einreichen des Antrages am 19. Februar 1934, einer ganzen Landesgesellschaft – nämlich der englischen – die Mitgliederaufnahme im Sinne der ›Prinzipien‹ Rudolf Steiners durch Verweigerung der Gegenzeichnung verunmöglicht hatte, war es schon damals ganz klar, worauf die vorgeschlagene Erweiterung seiner Rechte hinauslaufen würde. Die Folgen waren auch genau dementsprechend. Nach der letztjährigen Generalversammlung wurde durch Herrn Steffen die Unterschriften der Mitgliedskarten für alle Gruppen verweigert, die sich an der ›Willenserklärung‹ beteiligt hatten.
Wenn auf der diesjährigen Generalversammlung von Herrn Steffen gesagt wurde, *daß wir seine Unterschrift nicht anerkannt oder gar verweigert hätten,* daß darin eine *Anklage* oder ein *Urteil* gegen den 1. Vorsitzenden läge, usw., so ist das im Grunde genommen *eine völlige Umkehrung der wirklichen Ereignisse,* die wohl nur aus der Empfindlichkeit gegenüber dem von uns abgewiesenen letztjährigen Antrag zu erklären ist. Denn nicht wir haben Herrn Steffens Unterschrift nicht anerkannt oder zurückgewiesen, sondern sie ist uns durch ihn, teils vor, teil nach der letztjährigen Generalversammlung, wie Ihnen bekannt ist, auch schriftlich verweigert worden.
Erst als diese Tatsache eingetreten war, entschlossen wir uns zu der notgedrungenen Maßnahme, Freunde unserer Bewegung, die in die Gesellschaft einzutreten wünschten, vorläufig in die Einzelgruppen aufzunehmen, und wir schlossen uns mit den anderen gleichermaßen behandelten Freunden zu den Vereinigten Freien Anthroposophischen Gruppen zusammen.
Nicht irgendwie aus verwaltungsmäßigen Gründen geschah dieses, denn organisatorisch waren und sind unsere Gruppen untereinander vollständig autonom, sondern aus einer geistigen Übereinstimmung, wie sie sich schon durch die Willenserklärung kundgetan hatte. Es handelte sich vor allem um die *Bekräftigung unseres Willens, gemeinsam weiter zu arbeiten.* Das ist in dem abgelaufenen Jahr auch in schöner Weise geschehen. Ein reger Verkehr von Gruppe zu Gruppe

*) Von der großen Zahl der eingesandten Protestschreiben wurde nur ein Teil verlesen. Die übrigen wurden nicht einmal erwähnt. So zum Beispiel das Protestschreiben, von über zweihundert Mitgliedern der Anthroposophischen Gesellschaft von Holland unterzeichnet, das nicht einmal genannt wurde.

*) Alle Sperrungen [Hervorhebungen] sind vom Verfasser dieser Schrift.

hat stattgefunden. Die *»für den Zusammenschluß verantwortliche Gruppe«* hat in öfter stattgefundener Zusammenarbeit versucht, diejenigen Probleme zu lösen, die sich im Laufe dieses letzten Jahres, – das, unserem Willen gemäß, ganz im Zeichen des Provisoriums stand – ergaben.

Es kann jetzt noch nicht im einzelnen auf die geistige Bedeutung des auf der letzten Generalversammlung Geschehenen eingegangen werden. Dasjenige, was als umfassende Zusammenarbeit auf der Weihnachtstagung 1923 gegründet worden war, ist zunächst zerschlagen worden. Der Wille aber, im Sinne der geistigen Intentionen der Weihnachtstagung weiter zu arbeiten, kann und soll uns alle beseelen. Wir hoffen, mit der Zeit auf diese Probleme immer tiefer eingehen zu können, so wie im vergangenen Jahr einige unserer Mitarbeiter über die Grundlagen von Rudolf Steiners Gesellschaftswirken wertvolle Aufsätze geschrieben haben, die vielen unserer Freunde bekannt geworden sind. Wir müssen uns von solcher Einstellung mehr versprechen als von der leider doch notwendigen Abwehrstellung, die wir gegenüber der ›Denkschrift‹ usw. einzunehmen gezwungen sind. Welche Notwendigkeiten da auch vorliegen mögen, – für uns möge das Licht der Weihnachtstagung trotz allem über dasjenige leuchten, was wir an wirklich spiritueller Arbeit auf irgendeinem Gebiete des anthroposophischen Lebens vorzunehmen haben. –«

Aus all dem Vorangehenden geht genügend hervor, wie der Ausschluß und dessen Vorgeschichte von den Vertretern der Minoritätsgruppe betrachtet wurde. Man erblickte darin eine tiefgehende Vergewaltigung der großen Impulse, die die Weihnachtstagung gebracht hatte. Diese Weihnachtstagung war für sie immer gewesen: *eine Grundlage für Geistesfreiheit und für Gemeinschaftsbildung eben aufgrund dieser Freiheit.* Seit Jahren schon war diese Freiheit nicht mehr berücksichtigt, obwohl das in der Theorie immer abgeleugnet wurde. Der Ausschluß machte mit einem Schlag sichtbar, was in all den Jahren unter der Oberfläche gewirkt hatte.

Durch den Ausschlußakt wurde in Wirklichkeit die Mitgliedschaft [in] der Gesellschaft davon abhängig gemacht, ob man den Mehrheitsbeschluß der Versammlung anerkenne oder nicht. So üblich dergleichen in einem gewöhnlichen Verein sein mag, in einer spirituellen Gesellschaft ist es eine Absurdität. Es ist in einer versteckten Form dasselbe, wie wenn man die Mitgliedschaft von einem bestimmten Dogma abhängig machen würde.

Daß so ungeheuer viele Mitglieder dieses nicht bemerkt haben, ist nur aus der Tatsache zu erklären, daß das Verlassen der eigentlichen Grundlagen der Weihnachtstagung sich im Laufe so vieler Jahre allmählich vollzogen hatte.

Man könnte dies noch an vielen Symptomen erläutern. Auf eines sei nur noch hingewiesen.

Verhältnismäßig kurz nach den ersten Schwierigkeiten 1926 wurde die Frage nach »den Rechten des ersten Vorsitzenden« aufgeworfen. Diese Frage spielte im Lauf der Jahre eine immer größere Rolle. Für die Majoritätsgruppe schien sie sogar die alles beherrschende Frage zu werden. Für die Vertreter der Minorität rief schon allein *das Aufwerfen dieser Frage eine Umkehrung der wirklichen Verhältnisse* hervor. Für sie war nämlich die alles beherrschende Frage diese: Wie ist eine Gesellschaftsführung möglich, bei der alle Mitglieder, die mit Recht der Gesellschaft angehören, auch als solche anerkannt werden? Wenn eine solche Führung besteht, ist die Frage nach »den Rechten des ersten Vorsitzenden« zu gleicher Zeit beantwortet. Ein jeder wird ihm dann von Herzen gern alle diese Rechte und noch manches mehr zubilligen.

Wie schon früher geschildert wurde, sprach Rudolf Steiner von dem Augenblick an, da er den Vorstand gebildet hatte, immer wieder in unpersönlicher Art über all dasjenige, was diesem Vorstand obliegen würde. Er verzichtete auf einen Teil seiner Führerschaft zugunsten der neuen Gemeinschaft, die in dem Vorstand anfangen sollte zu leben. Für diejenigen, die gerade in dieser Haltung Rudolf Steiners einen der wichtigsten Zukunftsimpulse sahen, klang es daher recht sonderbar, wenn nach 1926 immerfort die Frage nach »den Rechten des ersten Vorsitzenden« gestellt wurde.

Ungeachtet der Tatsache, daß man fast zehn Jahre in den größten Schwierigkeiten gelebt hatte, der schärfsten Kritik, oft in minderwertiger Form geäußert, ausgesetzt gewesen war, wollte man doch die Verbindung mit der Gesellschaft aufrecht erhalten. Bis zum letzten Augenblick wurde die Bereitschaft zum Zusammenarbeiten ausgedrückt.

Es hat nicht sollen sein. Die Mehrheit hat gesprochen. Ja, man darf in diesem Falle sagen: die Masse hat gesprochen und hat geurteilt in einer Weise, wie es im politischen Leben üblich ist, ganz ›demokratisch‹.

Das Urteil der Masse war eine Verurteilung. Ist es in der Geschichte je anders gewesen?

Es waren im wesentlichen drei Landesgruppen, die durch den Ausschluß getroffen waren: die Anthroposophische Gesellschaft in Großbritannien, die Anthroposophischen Arbeitsgemeinschaften in Deutschland und die Anthroposophische Gesellschaft in Holland. Die Zahl der Mitglieder, die diese Gesellschaften umfassen, beträgt schätzungsweise tausendsiebenhundert bis zweitausend, inklusive kleinerer Gruppen und freistehender Mitglieder aus verschiedenen Ländern (Tschechoslowakei, Frankreich und anderen).

Diese Gruppen arbeiten jetzt als völlig selbständige, autonome Gruppen, die miteinander durch die gleichen Ideale verbunden sind. Bei allen ist ein starker Wille vorhanden, eine neue Menschengemeinschaft aufzubauen, auf Grundlage von Rudolf Steiners Lebenswerk.

Bei allen ist auch der bestimmte Wille vorhanden, die geistige Freiheit anderer zu achten.

Die Anthroposophische Gesellschaft in Holland hielt am 4. und 5. Mai diesen Jahres eine Generalversammlung ab. Der erste Tag war einem Rückblick gewidmet auf die zwölf Jahre des Bestehens dieser Gesellschaft seit der Weihnachtstagung. Dieser Rückblick hatte einen positiv-kritischen Charakter. Das Bedürfnis war bei allen Anwesenden vorhanden, die Haltung, die man in bezug auf die Schwierigkeiten eingenommen hatte, in kritischer Art zu beleuchten, um mit desto größerer Klarheit der Zukunft entgegenleben zu können. Es wurde angestrebt, ein richtiges Bild von den beiden Strömungen, die in der Gesellschaft waren, zu gewinnen.

Der zweite Tag war der Besprechung der Frage gewidmet, was die Bedeutung einer Gesellschaft wie die Anthroposophische Gesellschaft in Holland für die nächste Zukunft sein könne. Die überaus ernste Frage, ob eine solche Gesellschaft als eine sinnvolle zu betrachten sei, wurde durchaus bejaht. Wie klein auch die verschiedenen Menschengruppen, um die es sich hier handelt, sein mögen, sie sind doch Mitträger der großen Impulse, die Rudolf Steiner für die Erneuerung unserer Kultur brachte.

Diese kleinen Gruppen stehen inmitten eines sozialen Lebens, in dem manche Kräfte tätig sind, die nicht im Dienste eines geistigen Aufbaues wirken, sondern im Gegenteil einem Niedergang der Kultur engegenarbeiten.

Diejenigen, die durch anthroposophische Geisteswissenschaft etwas mehr wissen können über das wahre Wesen des Menschen, über die Ewigkeit des menschlichen Geisteskernes, über die wiederholten Erdenleben usw., haben die Verpflichtung, ihre moralischen und spirituellen Kräfte überall dort einzusetzen, wo ein wirkliches Bedürfnis nach solcher Hilfe besteht.

Der einzelne Mensch kann in einer Zeit, in der die sozialen Verhältnisse so komplizierte geworden sind, wenig erreichen. Wenn aber die Einzelmenschen sich freiwillig in eine auf Spirituellem gegründete Gemeinschaft hineinstellen, wenn sie in dieser Gemeinschaft danach streben, die Seelenkräfte zu entwickeln und zu stärken, dann kann eine solche Gemeinschaft ein tragender und helfender Bestandteil im Kulturleben der Menschheit werden.

Der Beschluß wurde gefaßt, selbständig in der gegenseitigen Verbundenheit einer Gemeinschaft darinnen zu stehen.

Dreiunddreißig Jahre vorher, 1902 hatte Rudolf Steiner seine Arbeit in der Gesellschaft angefangen. Das Jahr 1935 brachte auf der einen Seite die Selbständigkeitserklärung einer Anzahl von freien anthroposophischen Arbeitsgemeinschaften, auf der anderen als trauriges Gegenbild deren Ausschluß auf der Generalversammlung in Dornach.

ANHANG

»Fable convenue« oder Geschichte?

Einige notwendige Bemerkungen zur ›Denkschrift 1925–1935‹

Die von zwölf Mitgliedern »der Gesellschaft vorgelegte« ›Denkschrift 1925–1935‹ trägt alle Kennzeichen der fable convenue in ihrer primitivsten Form an sich.

Die Verfasser dieses niveaulosen Werkes scheinen nur zwei Menschengruppen unterscheiden zu können: die eine scheint mit den schlechtesten Eigenschaften behaftet, die beim Menschengeschlecht überhaupt vorkommen. Ihre Repräsentanten werden durch Machtwollust und Ehrgeiz getrieben; ihre Motive sind ausschließlich egoistischer Natur; sie schrecken nicht vor Lug und Betrug zurück, ja sogar weit schlimmerer Dinge zeigen sie sich fähig.

Die andere Gruppe dagegen scheint mit einer Anzahl vortrefflicher Tugenden ausgerüstet zu sein. Ihre Vertreter sind ebenso wahrhaft wie ihre Gegner lügenhaft sind. Ihre Motive sind von der allerunegoistischsten Natur; ihre endlose Geduld und fast übertriebene Langmut stehen in schroffem Gegensatz zu dem groben, taktlosen Benehmen der anderen. Wenn die Repräsentanten der ersten Gruppe sich äußern, geschieht dies immer in der Form einer Beleidigung, Beschimpfung, zumindest genommen eines Angriffes. Die anderen antworten darauf immer ruhig und sachlich, immer von der Hoffnung erfüllt, die Gegenpartei noch zu besseren Gedanken zu bringen.

Der arglose Leser, der nicht mit der wahren Geschichte vertraut ist, könnte vielleicht geneigt sein, die Charakterisierungen der ›Denkschrift‹ als wahr anzusehen, weil in scheinbar-logischer Art das Ganze sich zusammenschließt. Zum Glück gibt es noch einen gesunden Instinkt, ein normales Gefühlsleben und einen klaren Verstand, die einen warnen können. Trotzdem wird oft auch dann noch etwas von dem beabsichtigten Zweck erreicht sein. Es bleibt immer *etwas* hängen, und eine fable convenue hat nun einmal größere Aussichten auf Leben, als eine wahre Geschichte.

Die fable convenue kommt immer reich dokumentiert zur Welt. *Jedes* Dokument ist nämlich für sie ein Beweisakt, falls es nur, richtig angewendet, in eine bestimmte Gedankenkonstruktion aufgenommen oder auf eine bestimmte Art eingegliedert und erläutert wird. Man kann zum Beispiel jeden Brief als Beweis für die verlogene Gesinnung seines Verfassers abdrucken, wenn man vorher ausgeführt hat, daß die eigentlichen Intentionen des Briefschreibers gerade die entgegengesetzten seien als die in seinem Brief genannten.

Die wahre Geschichte hat daher weniger Interesse für das Dokument als für die Menschen selber, die in der Geschichte lebend und kämpfend auftreten. Es ist möglich, daß etwas von ihrem äußeren und inneren Kampf in bestimmten Dokumenten wiederzufinden ist; das Gegenteil ist aber ebenso gut möglich.

Um die wahren Intentionen der Menschen kennenzulernen, muß man sich in ihr inneres Wesen vertiefen. Dazu ist eine positive Einstellung erforderlich. Diese aber fehlt in der ›Denkschrift‹ ganz und gar.

Es offenbart sich außerdem der eigentümliche Fall, daß die in der ›Denkschrift‹ angegriffenen Menschen fast alle solche sind, die mit Dr. Steiner kürzere oder längere Zeit, einige sogar sehr lange, zusammengearbeitet haben. Diese Menschen wurden von Dr. Steiner sehr geschätzt und bis ans Ende seines Lebens von ihm mit seinem vollen Vertrauen beschenkt.

Nach der Tatsachenkonstruktion der ›Denkschrift‹ aber stellten all diese Menschen unmittelbar nach Rudolf Steiners Hingang, ja im Grunde schon vorher, eine bestimmte Gruppe dar, die fest entschlossen war, die Führung der Gesellschaft mit Gewalt an sich zu reißen. Sehr geistreich sprach daher ein Repräsentant dieser Gruppe auf der Generalversammlung 1934 in Dornach von dem »rapiden Sturz« all dieser Menschen.

Diese vollkommen absurde Idee annehmbar zu machen – dazu wurde die ›Denkschrift‹ konstruiert. Eine wunderliche Gedankenakrobatik muß dabei öfter ausgeführt werden. Einer der akrobatischen Höhepunkte ist die Art, wie man auf Seite 18 und 19 [Seite 265 und 266] versucht, die Tatsache plausibel zu machen, daß Frau Dr. Steiner am 4. April 1925, also am Tage nach der Bestattung Rudolf Steiners, Dr. Kolisko und Dr. Röschl aufgefordert hat, an Stelle von Dr. Steiner und ihr selbst in den Vorstand einzutreten.

Es paßt des weiteren ganz in die Tatsachenkonstruktionen, daß von den Angegriffenen nur Negatives mitgeteilt wird, während mit keinem einzigen Wort desjenigen Erwähnung getan wird, was durch sie während jener zehn Jahre und weit darüber hinaus an fruchtbarer Arbeit verrichtet wurde. Daß durch sie eine Reihe blühender Institute gegründet und geleitet wurde; daß hunderte und aberhunderte von Vorträgen gehalten, wodurch Tausende von Zuhörern erreicht wurden und zahllose neue Mitglieder ihren Weg zum Goetheanum fanden; daß Tagungen gehalten wurden, worüber noch nach fünf Jahren die Besucher mit Begeisterung sprachen – das alles und noch unendlich viel mehr wird vollkommen ignoriert. Es liegt nicht in der Linie der Angegriffenen, diesem Mangel abzuhelfen. Sie wissen, daß Rudolf Steiner dazumal anders über ihr Werk urteilte. Das ist ihnen auch jetzt noch mehr als genügend.

Die erwähnte ›Denkschrift‹ wird von zwölf Mitarbeitern des Goetheanum »den Mitgliedern der Gesellschaft vorgelegt.« Wer der eigentliche Verfasser ist, wird nirgends erwähnt, wenn es auch für den ›Insider‹ leicht ist, ihn fast überall wiederzuerkennen.

In der ›Vorbemerkung‹ trifft man auf ein Goethewort, das gewissermaßen als Motto für das Ganze gelten soll: »Aufrichtig zu sein kann ich versprechen, unparteiisch zu sein aber nicht.« Was die Zusammensteller sich unter diesem »aufrichtig« vorstellen, zeigt sich mit einer peinlichen Deutlichkeit. Daß das Werk durch und durch parteiisch ist, ist ebensowenig zweifelhaft. Ob aber Goethe etwas dergleichen gemeint hat?

Von den zwölf Kompilatoren der Denkschrift ist der Verfasser der vorliegenden Schrift *einem* niemals begegnet. Mit einigen anderen war er mehr oder weniger intim befreundet. Nur mit zweien hat er nach 1926 hie und da über Gesellschaftsprobleme gesprochen. Solche Gespräche hatten immer einen positiven und höchst freundschaftlichen Charakter.

Kein einziger der Kompilatoren hat es für nötig gehalten, mit dem Verfasser dieser Schrift oder mit einem der anderen Angegriffenen über die dort genannten Tatsachen zu sprechen, bevor das Werk mit seinen schwerwiegenden, ehrenrührigen Anschuldigungen in die Welt hinausging. Keiner hat sie gefragt, ob ihrerseits vielleicht Gesichtspunkte bestünden, wodurch das Ganze vielleicht einen anderen Charakter erhalten würde.

In bezug auf die Angegriffenen wird eine bestimmte Methode befolgt, dahingehend, daß man sie von Anfang an in einer Gruppenformation auftreten läßt. Vor allem muß der Eindruck erweckt werden, daß man es mit einer bestimmten, verhältnismäßig kleinen Gruppe von Menschen zu tun habe, die niemals oder nur selten allein auftreten, sondern eben immer als Gruppenverband. Es ist mit dieser Konstruktion beabsichtigt, die Ausschließung jener Gruppe, zehn Jahre nach dem Anfang ihrer »Verschwörungen«, zu motivieren. Es versteht sich, daß man die Tatsachen in sehr realer Weise vergewaltigen muß, wenn man diese Konstruktion aufrechterhalten will. So zum Beispiel sollen die beiden Repräsentanten der englischen Gesellschaft in der gemeinten Gruppe schon eine Rolle spielen bei der Gründung des Weltschulvereins, Januar 1926. Derjenige aber, von dem die Initiative zu dieser Gründung ausging, kannte in jener Zeit den einen englischen Repräsentanten kaum, den anderen nur oberflächlich, und er hatte niemals mit ihnen über diese Angelegenheit gesprochen. Auch bei der Schilderung der anderen größeren Veranstaltungen wie der Weltkonferenz und dem Kamp ›de Stakenberg‹ findet man erwähnt: »Die Hauptredner waren...« und dann folgen wiederum die bekannten Namen. Ein Vergleich mit dem offiziellen Programm, das auf Seite 121 [Seite 400] zu lesen ist, enthüllt mit einem Blick, wie es in Wirklichkeit bestellt war.

Ganz entsprechend dieser Methode ist die Gewohnheit, die in der ›Denkschrift‹ befolgt wird, eine bestimmte Äußerung von irgend einem der Angegriffenen, die dieser in einem sehr bestimmten Fall getan hat, geltend zu machen für *alle* Angegriffenen, in *allen* Fällen. Man nennt eine solche Äußerung dann eine »symptomatische«, was in diesem Fall soviel bedeutet, daß sie als Symptom für die vorausgesetzte Konstruktion eben brauchbar ist.

War bei einem der führenden Persönlichkeiten eine solche Äußerung nicht zu entdecken, so fand sich schließlich irgend ein Ausspruch, den einer der »Anhänger« getan hatte, und dann heißt es, daß »in den Kreisen um den oder jenen, dies oder das gesagt wurde.« Und wenn sogar das nicht aufrecht zu erhalten ist, gebraucht man die noch unbestimmtere Andeutung: »in den Stuttgarter Kreisen« oder »in Holland«.

Auf den Versammlungen in Dornach wurde es seit 1926 üblich, auch Privatgespräche, die zum Beispiel in vertraulicher Stimmung geführt waren, heranzuziehen. Da so etwas natürlich nur durch diejenigen geschah, die zu so etwas fähig sind, entstand ein höchst eigenartiges einseitiges Bild. Auch die ›Denkschrift‹ zeigt sich ganz durchtränkt von Mitteilungen, die mittelbar oder unmittelbar auf solche vertraulichen Gespräche zurückzuführen sind.

Wäre über das Werk nichts anderes zu sagen als das obige, man hätte es auch ruhig unausgesprochen lassen können. Der Gang der Weltentwicklung wird überhaupt nicht beeinflußt durch die An- oder Abwesenheit eines Werkes, das aus solchen Anschauungen entstanden ist.

Außerordentlich schwerwiegend aber ist die Tatsache, daß den tiefsten Intentionen Rudolf Steiners, die er bei der Weihnachtstagung und nachher in einer klaren unzweideutigen Art ausgesprochen hat, nicht Rechnung getragen wird. Man hätte doch zumindest zu der Einsicht kommen können, daß jedenfalls für manche Menschen diese Intentionen so bedeutsam waren, daß sie dafür und nur dafür, bereit waren, während zehn Jahren die schwersten Angriffe – um kein schlimmeres Wort zu gebrauchen – zu ertragen. Man hätte doch zumindest einmal sich vergegenwärtigen können, daß es anscheinend Menschen gibt, für die Dr. *Steiners Vertrauen* in bestimmte Menschen eine unendlich viel größere Realität darstellt als das *Mißtrauen anderer* in dieselben Menschen.

Da in der ›Denkschrift‹ weder tiefere Gesichtspunkte angeführt, noch wirklich spirituelle Probleme zugrunde gelegt werden, ist es gerechtfertigt, sie als ein geistloses Pamphlet zu charakterisieren, in jenem Stil geschrieben, dessen man sich bei einer etwas banalen Wahlkampagne bedient.

Der Gedanke, daß die zwölf Verfasser in der Mehrheit Kämpfer waren für die »richtige Methode« in der anthroposophischen Arbeit, könnte einen humoristisch berühren, wenn das Ganze nicht einen so tragischen Charakter hätte.

Was es mit der »richtigen Methode« in Wirklichkeit auf sich hat, wird nämlich in der ›Denkschrift‹ offenkundig. Die dort befolgte Methode steht in einem völligen Widerspruch zu jedem Grundgedanken des Anthroposophischen. Das Buch ›Wie erlangt man Erkenntnisse der höheren Welten?‹, eines der Handbücher für richtige anthroposophische Methoden, stellt dem Schüler als erste Aufgabe: danach zu streben, das Wesentliche vom Unwesentlichen zu unterscheiden. Nirgends wurde in unseren Kreisen so schwer gegen diese Regel gesündigt als in der ›Denkschrift‹. Ferner kann hingewiesen werden auf den wirklich erschreckenden Mangel an Achtung vor den Persönlichkeiten, gegen die man den Kampf führt.

Auch wenn man nachforscht, welche Art des Denkens der ›Denkschrift‹ zugrunde liegt, muß man feststellen, daß diese ganz entgegengesetzt ist jener Denkungsart, die in einer Anthroposophischen Gesellschaft leben sollte. Man findet hier ausschließlich das starre, unbewegliche, tote Denken, das den Naturwissenschaften in ihrer schlechtesten Periode eigen war.

Aus keiner einzigen Stelle des Werkes geht hervor, daß man es mit lebenden Menschen zu tun habe, die sich in den zehn Jahren weiterentwickelt haben. Das einzige Streben geht dahin, nachzuweisen, daß diese Menschen die sogenannten Fehler, die sie 1925 und 1926 gemacht haben sollen, immerfort beibehalten haben.

Der Verfasser der vorliegenden Schrift wird nicht versuchen, das Werk wirklich zu widerlegen. Es gehört nun einmal zu einer Kategorie von Schriften, die nicht zu widerlegen sind, weil der zugrundeliegende Wille, den Gegner zu vernichten, nur allzudeutlich aus ihnen spricht.

Es ist aber trotzdem notwendig, einige Ungenauigkeiten, Unwahrheiten oder Verstümmelungen der Wahrheit zu charakterisieren, weil sonst vielleicht bei einigen Lesern unter dem suggestiven Einfluß der ›Denkschrift‹ die Meinung sich bilden könnte, daß »was drin steht, doch wohl richtig sein müsse.«

Die eigentliche Widerlegung ist für einen jeden, der sich denkend mit den Problemen beschäftigen will, auf den vorangegangen Seiten des ›Anhangs‹ zu finden. In dem jetzt folgenden Abschnitt wird nur versucht werden, etwas die *Arbeitsmethode* der Verfasser der ›Denkschrift‹ zu beleuchten. Wer diese Arbeitsmethode dann trotzdem nicht erkennen sollte, dem kann durch den Verfasser dieser Schrift nicht weiter geholfen werden.

1. Der unwahre Ausgangspunkt.

Auf Seite 9, 10, 11, 13 [Seiten 261–263] findet man Ausdrücke wie: »Mitgliederkreise, die die Anerkennung Frau Dr. Wegmans als Leiterin forderten«, »Frau Dr. Wegman« als »die eigentliche Leiterin der Gesellschaft«, »die Nachfolgerin Rudolf Steiners«, »die eigentliche Nachfolgerin«, »eine Unfehlbarkeit in allen Taten und Worten«, »es galt ihnen als selbstverständlich, daß Frau Dr. Wegman die Fähigkeit haben würde, Rudolf Steiner in seiner Tätigkeit zu ersetzen« usw.

Die Erwähnung der Tatsache, daß es einzelne Mitglieder gab, die solche Anschauungen vertraten, wäre nur dann begründet, wenn zu gleicher Zeit erwähnt würde, daß es mindestens ebenso viele, wenn nicht mehr Mitglieder gab, die genau derselben Meinung waren in bezug auf Frau Dr. Steiner und später auch in bezug auf Albert Steffen. Frau Dr. Wegman, Frau Dr. Steiner und Albert Steffen haben aber mehrmals ausgesprochen, daß *sie* nicht solche Anschauungen über sich selber hätten.

Die Absicht der Verfasser der ›Denkschrift‹ geht aber dahin, zu zeigen, daß die später ausgeschlossenen sechs Mitglieder diese Anschauung in bezug auf Frau Dr. Wegman nicht nur selber hatten, sondern auch für deren Verbreitung verantwortlich waren. Dieser Gedanke bildet im gewissen Sinne die Grundlage der ganzen Tatsachenkonstruktion.

Mit Nachdruck muß hier betont werden, daß bei den gemeinten sechs Mitgliedern diese oder ähnliche Anschauungen niemals bestanden haben. Im Gegenteil, wo sie solche Anschauungen ausnahmsweise aussprechen hörten, sind sie ihnen immer kräftig entgegengetreten. Wohl hatten die sechs jetzt ausgeschlossenen und sehr viele andere Mitglieder eine ganz andere Auffassung von der Stellung Frau Dr. Wegmans im Vorstand. Die Verfasser der ›Denkschrift‹ geben ihre Auffassung darüber auf Seite 14 [Seite 263] wieder, wo gesagt wird: »Bei der Gründung der ersten Klasse aber wurde Frau Dr. Wegman in keinem anderen Sinne als Mitarbeiter Rudolf Steiners bezeichnet als die anderen Vorstandsmitglieder...« Zwar wird dann gleich nachher (Seite 15, oben [Seite 264]) erwähnt, daß Rudolf Steiner in einigen Fällen neu aufgenommene Klassenmitglieder, sowohl ihm selber wie der neben ihm stehenden Frau Dr. Wegman zur Bekräftigung des Treuegelöbnisses gegenüber der Klasse die Hand geben ließ. Das Wichtigste aber wird dabei verschwiegen, nämlich die Worte, die Rudolf Steiner dabei in bezug auf Frau Dr. Wegman sprach, die Worte »... die mit mir die Klasse leiten wird.«

Für die betreffenden sechs Mitglieder und für sehr viele andere, war ein solcher Ausspruch aus dem Munde Rudolf Steiners ein Faktum von so großer Bedeutung, daß sie nach seinem Hingange immer nach Möglichkeiten für die Verwirklichung von Dr. Wegmans Aufgaben suchten. Für die Verfasser der ›Denkschrift‹ wird es allerdings erscheinen, als ob diese Erklärung in einem direkten Widerspruch zu der vorhin gegebenen Verneinung von Frau Dr. Wegmans Sonderstellung stehe. Das ist nun einmal nicht zu vermeiden. Diejenigen, die nur in dem Gegensatz entweder – oder zu denken vermögen, werden immer Widersprüche finden bei denjenigen, die wissen, daß in spirituellen Angelegenheiten die eine Anschauung wahr sein kann und zugleich eine andere auch.

2. Die willkürliche Annahme der Existenz einer kleinen Mitgliedergruppe, genannt »Übervorstand«.

Aus Seite 9, 10, 18, 19, 35 usw. [Seite 261, 265, 272] werden Ausdrücke gebraucht wie: »bestimmte Mitgliederkreise«, »einige Mitglieder«, »in dem Kreis, der zunächst noch verborgen hinter vielen Dingen stand«. Dann später, bei der Besprechung des Weltschulvereins: »Wer waren nun die Gründer des Weltschulvereins und ihre Helfer?« Darauf werden dann die sechs später ausgeschlossenen Mitglieder genannt und als »Übervorstand« bezeichnet. Es werden dann auch noch einige Ärzte und andere führende Persönlichkeiten in der Gesellschaft dazu gerechnet.

Nach der Tatsachenkonstruktion der ›Denkschrift‹ hätte dieser »Übervorstand« schon vor dem Hinscheiden Rudolf Steiners einen sehr ausgesprochenen Plan gehabt, bei dem »mystische Absichten« und dergleichen eine Rolle gespielt hätten. Unmittelbar nach dem Tode Rudolf Steiners hätten sie mit ihrer finsteren Arbeit begonnen.

Hier muß nachdrücklich bemerkt werden, daß der Verfasser dieser Schrift in jener Zeit eines dieser sechs Mitglieder, Mr. Dunlop, überhaupt nicht kannte. Er begegnete ihm zum ersten Mal über ein halbes Jahr später und sprach mit ihm damals ausschließlich über medizinische Angelegenheiten. Auch Herrn Kaufmann kannte der Verfasser kaum. Er hatte niemals mit ihm über Gesellschaftsangelegenheiten gesprochen, außer vielleicht ein einziges Mal auf mehr äußerliche Art. Auch Herrn von Grone kannte der Verfasser in dieser Zeit nur dem Namen und dem Äußeren nach. So stellt sich also heraus, daß *ein* bestimmtes Mitglied dieser im wesentlichen sechsköpfigen Gruppe drei andere zunächst kaum gekannt hat. Die anderen Mitglieder könnten Ähnliches aussagen. Dr. Kolisko zum Beispiel lernte Mr. Dunlop auch erst November 1925 kennen, Herrn von Grone erst viele Jahre später. Die Lächerlichkeit der Konstruktion wird dadurch wohl deutlich genug.

Die Wahrheit ist eine ganz andere, nämlich diese, daß nach der großen Krisis Februar 1926 eine Reihe von Mitgliedern, die sich vorher kaum oder überhaupt nicht kannten, bemerkten, dieselben oder verwandte Anschauungen über die Ursachen der Schwierigkeiten zu haben. Sie wurden durch die Ereignisse selber zusammengeführt und konnten sich, wie es sich in den mancherlei Gesprächen zeigte, die nun über diese Dinge geführt wurden, gegenseitig leicht verstehen. Gerade diese Tatsache beweist die Anwesenheit verschiedener ›Strömungen‹ oder Geistesrichtungen in unserer Gesellschaft.

Die Verfasser der ›Denkschrift‹, die diesen Gesichtspunkt der verschiedenen Strömungen vollkommen ignorieren, müssen die krummsten Sprünge machen, um ihre Gruppen-These aufrecht zu erhalten. Auf Seite 59 [Seite 283], bei der Besprechung der Weltkonferenz in London, muß wiederum der ›Übervorstand‹ herhalten, um die gegen sie bestehende Antipathie erklärlich zu machen. In Wirklichkeit hatte man es mit einer Initiative von Mr. Dunlop und Mrs. E. Merry zu tun. In der ›Denkschrift‹ findet man den kleinen Satz: »Die Hauptredner waren Dr. Stein..., Dr. Kolisko und Dr. Zeylmans.« Zwar wird vorher mitgeteilt, daß Herr Steffen eine offizielle Begrüßungsansprache schickte, daß Frau Dr. Steiner die Eurythmiegruppe mitwirken ließ und daß Dr. Wachsmuth ebenso wie Dr. Unger Vorträge hielten. Den Verfassern der ›Denkschrift‹ scheinen diese Tatsachen aber weniger schwerwiegend zu sein als dasjenige, was durch die drei sogenannten »Hauptredner« geleistet wurde.

> Laut offiziellem Programm traten als Redner auf: Mrs. E. Merry, Dr. F. Rittelmeyer, M. Wolffhügel, Dr. C. Unger, Mrs. V. Plincke, Dr. I. Wegman, Dr. E. Schickler, Dr. K. König, Dr. E. Kolisko, Dr. Zeylmans v. Emmichoven, Baron A. Rosenkrantz, Mr. M. Wheeler, Dr. G. Wachsmuth, Dr. E. Vreede, E. Pfeiffer, Frau L. Kolisko, Dr. W. J. Stein, Owen Barfield, Frau E. Dank, Graf Polzer-Hoditz, Dr. C. v. Heydebrand, Cecil Harwood, Lic. E. Bock, Dr. K. Schubert, George Kaufmann, Dr. J. Mellinger, E. Leinhas, G. S. Francis, Graf K. Keyserlingk, Dr. Mirbt, Dr. Maria Röschl, E. Trummler.

Aus Seite 79 [soll heißen: 77; Seite 290], wo in abfälliger Art über das Kamp ›de Stakenberg‹ gesprochen wird, findet sich ein ähnlicher Satz: »Dr. Stein war der Hauptredner, Dr. Zeylmans, Dr. Kolisko, Mr. Kaufmann vertraten in ihrer Weise die Anthroposophie. Das Ganze hatte einen vollkommen parteimäßigen Charakter.«

> Das offizielle Kamp-Programm erwähnt dagegen eine Anzahl von Studiengruppen unter der Leitung der nachfolgenden Redner: E. Pfeiffer, Dr. O. Eckstein, Dr. E. Vreede, Dr. W. J. Stein, H. Zagwijn, Dr. I. Wegman, Dr. E. Kolisko, Dr. K. König, Dr. G. Suchantke, Dr. C. v. Heydebrand, Dr. E. Lehrs, D. J. van Bemmelen, M. Stibbe, Capt. Field, E. Leinhas, Dr. J. Mellinger; eine Anzahl Kurse unter Leitung der Damen W. Stigter, E. Klink, L. Emner, A. Dunlop und F. Leinhas-von Sonklar, der Herren O. Wiemer, F. Copijn; Miss G. Mayer, Frl. A. Cerri, F. Dewald und Dr. E. Schickler.

Die großen Abendvorträge wurden gehalten durch Dr. Zeylmans van Emmichoven, Dr. G. Wachsmuth, Dr. H. Hahn, Mr. M. Stibbe, Werner Pache, Mrs. E. Merry, Dr. E. Vreede, Dr. W. J. Stein; die Morgenvorträge durch Dr. E. Kolisko, Dr. C. v. Heydebrand, Dr. M. Röschl, E. Pfeiffer, Dr. K. Schubert. Einführungskurse über Anthroposophie in drei Sprachen wurden gegeben durch Dr. M. Röschl, G. Kaufmann und Dr. Zeylmans van Emmichoven. Graf F. Bothmer leitete einen Kurs in Gymnastik, Jan van 't Hoff in Chorsingen. Einige Dichter wie Paul Bühler und Oscar Franz Wienert lasen aus eigenen Werken vor.

Es ist überhaupt die Art, wie über das Kamp ›de Stakenberg‹ berichtet wird, der Höhepunkt einer insinuierenden, durch und durch parteiischen Beschreibung.*)

3. Eine Reihe Insinuationen, gegen den gemäß 1. und 2. konstruierten ›Übervorstand‹ gerichtet.

Seite 11, 19 [Seite 263, 265] usw. finden sich Ausdrücke wie »Geheimniskrämerei und zielbewußte Verschleierung der Tatsachen«, »dort gehegte mystische Absichten«, »zielbewußtes Arbeiten« usw.

Es ist selbstverständlich, daß Freunde in immerfort wechselnden Gruppierungen sich über die Gesellschaftsprobleme aussprachen und sich immer wieder die Frage vorlegten, was eigentlich geschehen solle, um die Situation zu retten. Solche Gespräche fanden wahrlich nicht nur um und mit Frau Dr. Wegman statt. Dr. Wachsmuth, Frau Dr. Steiner und die anderen Vorstandsmitglieder hatten auch ihre Freunde, mit denen die Schwierigkeiten besprochen wurden.

4. Eine Reihe grober Unwahrheiten

Auf Seite 241 [soll heißen: 24; Seite 265 f.] liest man, im Zusammenhang mit dem Buch ›Grundlegendes für eine Erweiterung der Heilkunst‹ von Dr. R. Steiner und Dr. I. Wegman: »...Dr. Kolisko und Dr. Zeylmans, (die) es sich zur Gewohnheit machten, von dem ›medizinischen Buch von Frau Dr. Wegman‹ zu sprechen.«

Der Verfasser dieser Schrift hat in wenigstens hundert Vorträgen über das gemeinte medizinische Buch gesprochen und dabei immer beide Namen genannt.

Aus der Art, wie die Verfasser der ›Denkschrift‹ darüber schreiben, zeigt sich klar, daß für *sie* die Tatsache der Mitarbeit Frau Dr. Wegmans *keine* Rolle spielt. Daß Dr. Steiner anders darüber dachte und mehrmals auf diese Mitarbeit hingewiesen hat, scheint sie nicht zu interessieren. Die Vertreter der Minoritätsgruppe aber betrachten diese Tatsache durchaus als wichtig

*) Wie durch gewisse ›Kämpen‹ der Majoritätsgruppe vorher gegen das Kamp agitiert worden war, soll hier aus Pietät verschwiegen werden.

Seite 30 [Seite 270] wird die Rolle geschildert, die Herr G. Schubert bei der Krisis 1926 gespielt hat. Dieser hätte, nach der ›Denkschrift‹, »ganz im Allgemeinen« angedeutet, daß er aus Gesprächen mit holländischen Mitgliedern entnehmen mußte, daß diese gegen Frau Dr. Steiner Stimmung machten.

Die Wahrheit ist, daß Herr Schubert im November 1925 während einer Tournee der Dornacher Eurythmistengruppe nach Holland kam und dort aufgrund alter Freundschaftsverhältnisse mit verschiedenen Mitgliedern sprach. In diesen Gesprächen wurde durch einige holländische Mitglieder sehr offen über die bestehenden Probleme, wie den Unterschied in der Auffassung über die Weihnachtstagung gesprochen, ohne daß sie auch nur ein einziges Mal von Herrn G. Schubert den Eindruck bekommen hatten, daß er über diese Fragen anders denke. Sehr zu Recht wurde dieses Auftreten von Herrn G. Schubert durch ein ihm nahestehendes älteres Mitglied, Frau P. K.-M., als Spionage bezeichnet. Auf der Versammlung in Dornach teilte G. Schubert in sensationeller Art einiges aus dem Inhalt dieser Gespräche mit, wodurch für die betreffenden holländischen Mitglieder zum ersten Mal bemerkbar wurde, daß er anders über diese Dinge dachte. Die Empörung über ein derartiges Auftreten war eine begreifliche.

Später schickte G. Schubert auf die Bitte von einigen Mitgliedern einen Bericht über die Dornacher Ereignisse an verschiedene Mitglieder in Holland. In dem Begleitschreiben wurde gesagt, daß der Bericht ein nichtoffizieller sei, »aber durch Herrn Steffen und Frau Dr. Steiner durchgesehen und hie und da ergänzt.« Da in dem Bericht eine ganze Anzahl Unwahrheiten vorkamen, wandte sich der Verfasser der vorliegenden Schrift an den Vorstand in Dornach mit der Bitte um nähere Auskunft. Aus der Antwort des Herrn Steffen zeigte sich, daß G. Schubert diesen Bericht ganz auf eigene Verantwortung geschickt und daß Herr Steffen und Frau Dr. Steiner nichts weiteres getan hatten, als ihre eigenen Äußerungen korrigiert. Die Unwahrheiten selber und ihre Widerlegung findet man in den folgenden Zeilen, die damals sogleich an den Vorstand in Dornach geschickt wurden.

»Einige der in dem Bericht von G. Schubert enthaltenen Unwahrheiten:

Seite 1, Zeile 10 von oben steht: »Es wurde nun behauptet und verbreitet, daß Frau Dr. Steiner von der Statutenänderung vorher informiert worden sei *und nur vorgegeben habe,* davon nichts zu wissen.« »Der nordische Generalsekretar wurde von Dr. Zeylmans *in dieser Weise informiert.«*

Dies ist eine Unwahrheit. Dr. Z. hat dem nordischen Generalsekretär nie gesagt, »daß Frau Dr. Steiner *nur vorgegeben habe* usw.« Dies wäre eine Insinuation gewesen. Er hat davon gesprochen, daß Frau Dr. Steiner sich nach seiner Ansicht geirrt habe und daß dies auch von Herrn Steffen nach der Sitzung gesagt worden sei. Es hat sich später gezeigt, daß seine Ansicht irrtümlich war und er hat dann in Dornach sowohl wie in Holland ausgesprochen, daß er es bedauerte, diese irrtümliche Ansicht weitererzählt zu haben.

Seite 2, Zeile 7 von oben steht: »Es wurde dann von Herrn Schubert darauf hingewiesen, daß gerade in den Kreisen der Gründer des Weltschulvereins die Verleumdung Frau Dr. Steiners betrieben wurde und daß auch sonst, so viel ihm bekannt war, von einigen Gründern wenigstens, merkwürdige Ziele mit diesem Weltschulverein verbunden wurden. Er führte dabei die Namen einiger holländischer Mitglieder an.«

Dieser Teil des Berichtes gibt die Tatsachen entstellt wieder, da Herr Schubert hier über die Verleumdung Frau Dr. Steiners spricht, ohne zu berichten, daß bei den genannten holländischen Mitgliedern (Dr. Zeylmans und Herr Stibbe), *nicht eine einzige Spur davon nachweisbar* ist (wenigstens nicht *ohne Geklatsch* aus der so und sovielten Hand zu Hilfe zu ziehen). Auch über die »merkwürdigen Ziele« folgt keine nähere Erklärung, so daß dadurch diese lächerliche Legende als Wahrheit weiter verbreitet wird.

Seite 3, Zeile 9 von oben steht: »Dr. Zeylmans *brachte ein Protestschreiben der holländischen Mitglieder vor, daß er verfaßt hatte,* aufgrund der angeblichen Beleidigungen Herrn Schuberts.«

Weiter: »Dr. Zeylmans hatte außerdem jede persönliche Verständigung von vornherein abgelehnt *und es vorgezogen,* trotzdem er selbst schlecht informiert war, *die von ihm ungenügend informierten Mitglieder Petitionen* schreiben zu lassen.«

Dies sind Unwahrheiten und Insinuationen in gröbster Form.

Das Protestschreiben wurde auf eine Privatinitiative von Herrn G. Gerretsen veranlaßt und von der holländischen Generalversammlung an die Dornacher Versammlung geschickt. Dr. Zeylmans hatte damit gar nichts zu tun. Außerdem hat nicht er, sondern Herr Steffen es vorgebracht.

Seite 3, Zeile 14 von oben steht: »Von Dr. Zeylmans wurde noch das Recht auf Redefreiheit bestritten.«

Dies ist eine Unwahrheit. Dr. Zeylmans hat in der Versammlung damals ungefähr gesagt, daß man nicht von Redefreiheit sprechen könne, wenn Menschen aus ihren subjektiven Empfindungen heraus andere für Lügner und Verleumder usw. ausmachen. Wenn ein solches niederes Niveau herrscht, müsse man eher von Rede-Unfreiheit sprechen. (Und in diesem Sinne weiter.)«

Diese Angelegenheit wird hier etwas ausführlicher wiedergegeben, *weil die Unwahrheiten, die schon März 1926 wiederlegt wurden, neun Jahre später unverändert in der ›Denkschrift‹ wieder auftauchen. Es zeigt sich also deutlichst, daß es die Verfasser der ›Denkschrift‹ überhaupt nicht interessiert, ob etwas wahr oder unwahr ist, sondern daß für sie nur die Frage von Bedeutung scheint, inwiefern dies oder jenes in ihre Konstruktion hineinpaßt.*

Derselbe Mangel an Interesse für die Wahrheit zeigt sich auch an dem Folgenden. Auf Seite 117 [Seite 309 f.] wird ein Teil des Berichtes von der Untersuchungskommission in der Einsinger Angelegenheit abgedruckt. In diesem Bericht befindet sich der Satz: »Wieder wurde der Weg nach Holland gegangen und die Vermittlung von dortigen Funktionären der Anthroposophischen Gesellschaft in Anspruch genommen. Hierbei spielt der Traum eines dieser Funktionäre (Dr. Zeylmans) eine Rolle, den die Beteiligten dahin deuteten, daß die Unterstützung von Einsingen in Dr. Steiners Intentionen liege.« Derselbe Passus befand sich in dem Bericht, so wie er den Mitgliedern vorgelesen wurde, *jedoch ohne den in Klammern eingefügten Namen.* Im Jahre 1931 hatte Dr. Zeylmans eine Unterredung mit einigen Mitgliedern dieser Kommission, wobei sie ihm verschiedene Fragen stellten, mit keinem Wort aber mit ihm über einen Traum gesprochen haben. Plötzlich stellt sich nun heraus, daß die Kommission immer der Meinung gewesen ist, daß ein Traum von Dr. Zeylmans in dieser Angelegenheit eine Rolle gespielt hat. *Sie haben sich aber nicht die Mühe genommen, sich bei dem einzigen Menschen zu erkundigen, der ihnen darüber hätte Auskunft geben können. Jener Traum hatte nämlich nichts mit der Einsinger Sache zu tun.* Nur eine grobe Indiskretion ist die Ursache, daß man überhaupt davon weiß und zwar, wie es sich jetzt herausstellt, in einer ganz entstellten Art. Wie leicht hätte man, so man wollte, eine unrichtige Darstellung vermeiden können!

Auch das Folgende liegt ganz in der Linie einer willkürlichen Konstruktion, indem versäumt wurde, sich bei den Betreffenden zu erkundigen, ob dasjenige, was ihnen zur Last gelegt wird, auch wirklich begründet ist. Es handelt sich um die Schilderung des Ereignisses auf Seite 45 [Seite 276], wo Frau Dr. Wegman und Fräulein Dr. Vreede vorgeworfen wird, Frau Dr. Steiner »mit einem heftigen und beleidigenden Wortschwall« geantwortet zu haben. Kein einziger der zwölf Verfasser der ›Denkschrift‹ war Zeuge bei diesem Vorfall. Dr. Vreede, die wohl dabei war, teilt mit, während des ganzen Geschehens nichts anderes gesagt zu haben als: »sie sehe auch die andere Seite der Sache.«

Man könnte in dieser Weise endlos weitergehen; jede Seite der ›Denkschrift‹ liefert Material im Überfluß. Nur auf einige Absurditäten soll noch hingedeutet werden.

Die ›Kundgebung‹, die auf Seite 61 [Seite 374] der vorliegenden Schrift abgedruckt worden ist, wurde von 98 Mitgliedern unterschrieben. Auf Seite 54 [Seite 280] der ›Denkschrift‹ wird erwähnt, daß Dr. Kolisko, Herr von Grone, Dr. Zeylmans, Mr. Kaufmann usw. die *nicht-ahnungslos* Unterschreibenden waren. Die mehr als 90 übrigen haben also nach dieser Anschauung die

Kundgebung *ahnungslos* unterzeichnet.*) Wir drucken hier alle Namen ab, um die Absurdität dieser Behauptung sogleich sichtbar zu machen.

Es waren: Lina Arnold, Michael Bauer, D. v. Bemmelen, Clarita Berger, Z. v. Beuge-Balsen, Theodor Binder, Dr. Margarete Blaß, Hellmut Blume, Lic. Emil Bock, Dr. Grete Bockholt, Nina Beverley, Louise Cayard, Elisabeth Christern, Elisabeth Maria Dank, H. von Dechend, H. Droogleever Fortuyn-Bruinier, D. N. Dunlop, Francis D. Dunsmuir, Carl Ege, August Ewerbeck, Dr. Norbert Glas, Dr. Maria Glas, Fried Geuter, Johannes Geyer, Sigismund von Gleich, W. R. Goyert, Jürgen von Grone, Irene Groves, Dr. A. von Grunelius, P. J. de Haan, Dr. H. Hahn, Dr. Caroline von Heydebrand, Dr. Wilhelm Jäger, Prof. Dr. Karutz, George A. Kaufmann, Dr. Fritz Kempter, Graf Karl von Keyserlingk, Gräfin Johanna von Keyserlingk, Erich Kirchner, Johannes Werner Klein, Dr. E. Kolisko, Lili Kolisko, Dr. Emil Kühn, Martha Kühn, Hans Kühn, J. van Leer, Auguste van Leer, Dr. Ernst Lehrs, Juliette Leroi, Franz Löffler, Alfred Maier, Dr. Rudolf Maier, Francis Melland, Bettina Mellinger, Dr. Julia Mellinger, Eleonor Merry, Eliza von Moltke, Margarete Morgenstern, Marna Pease, Ehrenfried Pfeiffer, C. S. Picht, S. Pickert, Violet Plincke, Dr. Hermann Poppelbaum, Elza Prozor-Auzimour, Wilhelm Rath, Dr. Friedrich Rittelmeyer, Elmer Roberts, Dr. Maria Röschl, Dr. W. Rudolf, Georg Moritz Erbprinz von Sachsen-Altenburg, Alice Sauerwein, Jules Sauerwein, Dr. E. Schickler, Frau Dr. Schickler, Dr. O. Schmiedel, Dr. K. Schubert, Gertrud Spörri, Dr. W. J. Stein, Nora Stein, A. Strohschein, Mr. M. Stibbe, Maria Tak van Poortvliet, Dr. H. Theberath, Lore Theberath, Dr. V. Thylmann, W. Trommsdorff, Theresia Trommsdorff, F. Tymstra, Toni Völker, Wolfgang Wachsmuth, L. M. Werbeck, Valborg Svårdström-Werbeck, M. Wheeler, Elly Wilke, H. Zagwijn, F. W. Zeylmans van Emmichoven.

Auf Seite 135 [Seite 317] der ›Denkschrift‹ wird gesprochen von einer Erweiterung, die Dr. Wegman mit einer durch Rudolf Steiner gebildeten Ärztegruppe vorgenommen hat. Man liest da: »Ohne jede Vorbereitung sahen sie sich« – nämlich die Neuaufzunehmenden »plötzlich in eine Art Feier einbezogen, nach deren Beendigung sie sofort entlassen wurden.«

Wiederum eine grobe Unwahrheit, eine um so schlimmere, als einer der Verfasser der ›Denkschrift‹ anwesend war und daher weiß, daß es anders vor sich gegangen ist. *Mit allen neu aufzunehmenden Mitgliedern dieses Kreises wurde nämlich zuerst ausführlich gesprochen durch diejenigen, die schon dem Kreise angehörten.*

Auf Seite 146 [Seite 323] der ›Denkschrift‹ liest man, daß Dr. Zeylmans Herrn Steffen in der Generalversammlung »in ein schiefes Licht zu setzen versuchte durch die Behauptung, dieser habe in einem Brief an den Zweig Bandung (Java) durch Erwähnung der Gesellschaftsangelegenheiten, eine ahnungslose Gruppe in ihrer friedlichen Arbeit gestört. Erst nach der Generalversammlung stellte sich heraus, daß Dr. Zeylmans selber diese Gruppe schon lange vorher informiert hatte und zwar in seiner Weise.«

Die Wahrheit darüber ist diese, daß die Mitglieder in Bandung bis zum Jahre 1931 gut miteinander gearbeitet haben, obwohl sie über die Gesellschaftsprobleme informiert waren und auch zum Teil verschiedene Meinungen darüber hatten. 1931 aber kam ein Mitglied des aus der holländischen Gesellschaft ausgetretenen ›Goethe-Zweiges‹, Rotterdam, Prof. S. nach Bandung und wollte sogleich das ganze Rundschreiben- und Dokumentenmaterial der Dornacher Angelegenheiten den Mitgliedern zur Kenntnis bringen. Ein Teil der Mitglieder hielt es, da sie ja Mitglieder der Anthroposophischen Gesellschaft in Holland waren, für richtiger, zuerst den Bericht des Generalsekretärs dieser Gesellschaft abzuwarten. Über diese Frage entstanden die ersten ernsthaften Schwierigkeiten. Als im Jahre 1932 der holländische Generalsekretär eine Vortragsreise durch Niederländisch-Indien machte, zirkulierte bei den dortigen Mitgliedern und sogar auch bei einigen Mitgliedern in Holland ein Schreiben des Prof. S. In diesem brachte er eine Anzahl unhaltbarer Behauptungen vor, die beweisen sollten, daß eine solche Vortragsreise abzulehnen wäre.*) Nach der Ankunft in Bandung wurde eine Reihe von öffentlichen und Mitgliedervorträgen veranstaltet, zu denen ausdrücklich *alle* in Bandung wohnhaften Mitglieder eingeladen waren. Prof. S. war bei jedem Vortrag anwesend und äußerte sich in sehr anerkennender Weise über alles, was er gehört hatte. Am letzten Abend fand auf die Bitte des Generalsekretärs eine allgemeine Aussprache statt, die in erster Linie dem Schreiben des Prof. S. gewidmet war. Die Unhaltbarkeit der Behauptungen wurde nachgewiesen und Satz für Satz durch Prof. S. zurückgenommen. Der Rest des Abends wurde dazu verwendet, in sehr positivem, aufbauenden Sinne über die Gesellschaftslage zu sprechen, und zuletzt wurde ein *Plan zum Zusammenarbeiten aller in Bandung wohnhaften Mitglieder zur allgemeinen Befriedigung angenommen.*

*) Hier muß allerdings bemerkt werden, daß unbekannt bleibt, wie viele der nicht-ahnungslos Unterschreibenden in das obige »usw.« inbegriffen sind. Vielleicht nur wiederum D. N. Dunlop und P. J. de Haan? Oder sollten es vielleicht so viele sein, daß schließlich nur die zwei Mitverfasser der ›Denkschrift‹ zu den völlig Ahnungslosen gehörten?

Anmerkung der Übersetzerin.

*) Der Generalsekretät, gegen den das Schreiben gerichtet war, hatte wie üblich kein Exemplar erhalten.

Als dann ein Jahr später die Mehrheit der Mitglieder das Bedürfnis empfand, eine feste Gruppe zu bilden, die der Anthroposophischen Gesellschaft in Holland angehören würde, wandten sie sich dazu an den Vorsitzenden in Dornach und erhielten von ihm und den zwei anderen Vorstandsmitgliedern eine schriftliche Antwort, in der sich der früher angeführte Satz befindet (vergleiche Seite 96 [Seite 390]. Dieser Satz hatte prompt die von dem Generalsekretär vorausgesehene Wirkung, nämlich die Gruppe in solche Schwierigkeiten zu bringen, *daß eine Spaltung in zwei Gruppen unvermeidlich wurde.* Vollkommen zu Recht konnte daher der Generalsekretär auf der Versammlung in Dornach 1934 den Vorgang schildern, wie er es eben getan hat, wenn auch vielleicht zugegeben werden mag, daß eine ausführlichere Darstellung ein deutlicheres Bild der Tatsachen ergeben hätte.

Durch die ganze ›Denkschrift‹ hindurch geht der Vorwurf der einseitigen Berichterstattung, der sogenannten Irreführung der Mitglieder, die sich die Führer der Minoritätsgruppe seit Jahren hatten zuschulden kommen lassen.

Die Wahrheit ist diese, daß bei jeder Versammlung in Holland durch den Generalsekretär eine eingehende Darstellung der Ereignisse gegeben wurde in der Art, die er als die beste ansah; auch wurden anschließend die Mitglieder, die ebenfalls in Dornach gewesen waren, gebeten, eventuell Fehlendes zu ergänzen oder andere Anschauungen zu äußern. Da immer mehrere Mitglieder der ›anderen Seite‹ bei diesen Versammlungen anwesend waren, müssen eventuelle Vorwürfe über ungenügende Berichterstattung diesen zur Last gelegt werden. Irgend etwas von wirklicher Bedeutung ist niemals unerwähnt geblieben, doch wurde von dem Generalsekretär und den anderen Vorstandsmitgliedern immer darüber gewacht, daß keine sensationellen, insinuierenden oder verleumderischen Angriffe vorkamen.

5. *Eine Anzahl Geschichten, die man am besten mit dem Wort ›Kaffeeklatsch‹ bezeichnet.*

Auf Seite 32 [Seite 271] taucht mit jener Hartnäckigkeit, die jedem Kaffeeklatsch eigen ist, wiederum das Märchen von der Urgründung des Weltschulvereins auf. Auf derselben Seite wird erzählt, daß ein Mitglied aus Holland, Herr Stibbe, gesagt hätte, »daß Holland als das gleichsam wiederverkörperte Mazedonien anzusehen sei...« Nun kann man aber im Mitteilungsblatt vom 13. Dezember 1925, aus derselben Zeit also, in der die Äußerung gefallen sein soll, in einem Referat des Herrn Stibbe über einen Vortrag von Dr. Kolisko lesen, daß er schreibt: »Wir lernten in hübscher Weise das moderne Mazedonien kennen – wie Schröer es selber nennt – in Österreich, im Milieu Schröers, das Rudolf Steiner auch so bekannt gewesen ist...« So sieht man, wie Wahrheit und Kaffeeklatsch sich verhalten!

Auch all dasjenige was (Seite 66, 67 [286]) »möglich war«, daß es in Mitgliederkreisen »gesagt werden konnte« im Zusammenhang mit dem Tode Dr. Ungers, gehört ganz in diese Rubrik. Die durchaus tiefen und ernsten Empfindungen, die durch das tragische Ereignis bei den Führern der Minoritätsgruppe ausgelöst wurden, werden zum Glück durch solche Insinuationen nicht im geringsten berührt.

Seite 111 [Seite 307], wo über den Einfluß von Fräulein Benthien gesprochen wird, werden »sogenannte Lehrstunden in Briefform« erwähnt, die in Mitgliederkreisen kursieren, »zum Beispiel nachweislich in Holland«, wo sie »ernst genommen werden.« *Mit Nachdruck sei hier festgestellt,* daß der Verfasser der vorliegenden Schrift niemals einen dieser Briefe gesehen, ja sogar niemals darüber hat sprechen hören.

Ganz zum Schluß sei hier noch bemerkt, daß in der ›Denkschrift‹ gewisse Dinge stehen, über die hier geschwiegen werden wird. Es sind Dinge, die das moralische Empfinden des Lesers in der gröbsten, schamlosesten Weise verletzen. Die Hoffnung wird hier ausgesprochen, daß die Verfasser der ›Denkschrift‹ noch fähig sein werden zu verstehen, worauf hier gedeutet wird.

Dolument Nr. 10

Ludwig von Polzer-Hoditz
In memoriam Frau Dr. Ita Wegman (1943)

Der nachfolgende Aufsatz von Ludwig von Polzer-Hoditz wurde mitten im Zweiten Weltkrieg verfaßt. Polzer veröffentlichte oder verbreitete ihn jedoch nicht, sondern übergab diesen Text, zusammen mit anderen Papieren, an Paul Michaelis, der ihn 1950 in maschinengeschriebenen Kopien in Umlauf brachte. Aus einer Originalniederschrift im Nachlaß Erich Kirchners, die einige handschriftliche Korrekturen Polzers enthält, ist zu sehen, daß Michaelis den Text geändert und gekürzt hat. Er schmückte ihn 1950 mit einem Ritualtext Rudolf Steiners (den er wohl von Polzer bekommen hatte), einem Zitat Goethes unter Hinzufügung der Rede Polzers vom 14. April 1935 sowie Auszügen aus einem seitdem verschwundenen Tagebuch Polzers zu einem angeblichen Dokument aus. Sein fünfzehn Seiten umfassendes Rundschreiben von 1950 enthält folgende Einleitung (auch der Titel stammt von Michaelis):

Die geistigen Hintergründe der Rede des Grafen Ludwig Polzer-Hoditz zur Generalversammlung vom 14. April 1935

Diese Mitteilung ist wie ein Klassentext zu behandeln und *nur* für die namentlich genannten Persönlichkeiten bestimmt. An die Herren: A. Steffen, Dr. H. Poppelbaum, Dr. F. Husemann, Lic. E. Bock, Dr. R. Boos, W. R. Goyert, F. Götte, Hendewerk, Dr. K. Heyer, E. Leinhas, G. Schubert, Dr. Zeylmans van Emmichoven.

Ende März 1943, umittelbar nach dem Tode von Frau Dr. Ita Wegman, diktierte mir Graf Ludwig Polzer als eine erste Fassung der ›Geistigen Hintergründe‹ sein ›In memoriam Ita Wegman‹. Diese Fassung war, der Situation jener Zeit entsprechend, nur in einer verschlüsselten Form gegeben und nur für drei Freunde. Die ›Geistigen Hintergründe‹ nun habe ich, den Intentionen des Grafen entsprechend, durch einige Tagebuchnotizen ergänzt und zwar so, wie es in der Absicht des Grafen gelegen war. Persönliche Bemerkungen des Grafen, soweit diese nicht Angelegenheiten der Gesellschaft betreffen, habe ich mir zu streichen gestattet, da sie ohnehin auch in seinem Buch der Erinnerungen eingetragen sind.

Beim Abschied, am 20. XII. 1944, übergab mir Graf Polzer seine Tagebücher, Aufzeichnungen und einen Teil seiner Klassentexte. Die Kontinuität der geistigen Arbeit des Grafen Polzer fortzuführen, fühlte ich mich nicht berechtigt und übergab im Einverständnis von Frau Marie Steiner, bis zu einer endgültigen Lösung, die mir überantworteten Klassentexte Herrn Dr. Friedrich Husemann. Der Impuls zur Veröffentlichung des vorliegenden Textes war im März 1943 durch den Grafen selber gegeben. Nun, nach sieben Jahren absoluten Schweigens, ist es wohl an der Zeit, dieses Manuskript einem Kreis von Persönlichkeiten zugänglich zu machen, der mir die Gewähr zu bieten scheint, diese Mitteilungen in jenem Geiste aufzunehmen, in dem sie gegeben worden sind.

Die in Klammern gesetzten Stellen sind dem ›In memoriam‹ und die in doppelte Klammern gesetzten den Tagebuchaufzeichnungen entnommen; das heißt, jene Ausführungen sind rückblickend und diese aus der Situation heraus niedergeschrieben.

Mit diesen einleitenden Worten von Paul Michaelis und in der von diesem geänderten Form sind Polzers Texte später bekanntgeworden, so, als ob dies alles von Polzer niedergeschrieben worden sei. Schon der erste Satz: »[. . .] diktierte mir

Graf Ludwig Polzer [. . .] sein ›In memoriam‹« *steht im Gegensatz zu Polzers Eröffnungsworten:* »[. . .] ergreife ich die Feder«. *Das ganze Schriftstück ist von Michaelis 1950 mit unlauteren Absichten in Umlauf gebracht worden. Weil Polzer selbst seine Rede vom 14. April 1935 in Abschriften verbreitet hat (Dokument Nr. 7) und aus E. Kirchners Nachlaß der Text seines ›In memoriam‹ in Originalfassung zum Vorschein kam, können Michaelis' Abschriften einwandfrei als unzuverlässige Schriftstücke erkannt werden.* E. Zeylmans

Ludwig von Polzer-Hoditz

In memoriam Frau Dr. Ita Wegman 1943

Wiesneck, Ende März 1943

Erschüttert durch den unerwartet raschen Tod von Frau Dr. Ita Wegman ergreife ich die Feder.

In einigen Tagen trete ich in mein 75. Lebensjahr, jeder weitere Lebensmonat ist eine Gnade des Schicksals. Bevor ich dieses Erdenleben verlasse, fühle ich mich verpflichtet, der Wahrheit gemäß ein Wichtigstes meines esoterischen Werdeganges niederzuschreiben. Es war als ich im Jahre 1935 in das Schicksal der Gesellschaft eingriff, um zu versuchen, die Einheit des Vorstandes zu erhalten. Es ist dieses Ereignis so tief mit dem Schicksal von Frau Dr. Wegman verbunden, daß ich es jetzt aus der Erinnerung etwas ausführlicher niederschreiben will. Es soll nicht eine Rechtfertigung sein, sondern ein Beitrag zur Geschichte der anthroposophischen Gesellschaft. In so heiliger Sache schreibt man nicht eine Streitschrift. Ich muß aber einiges sagen, durch das man ein Licht werfen kann auf Ereignisse, die noch für das Bewußtsein der meisten Freunde im Dunkel liegen, die Ursache vieler Mißverständnisse waren und das Werk Rudolf Steiners schädigten.

Nach dem Brande des ersten Goetheanumbaues in der Silvesternacht 1922/23 sah Rudolf Steiner keine andere Möglichkeit, sein Werk weiterzuführen, als das Opfer zu bringen, selbst die Führung der Gesellschaft, die sich für sein Lebenswerk gebildet hatte, zu übernehmen. Diese neue Gesellschaftsbildung vollzog sich in der Tagung zu Weihnachten 1923/24. Rudolf Steiner setzte einen Vorstand ein, der durch diese Einsetzung zum esoterischen Vorstande wurde, weil er die einzelnen Persönlichkeiten in Schicksal und Fähigkeiten durchschauen konnte. Er selbst bezeichnete sich als ersten Vorsitzenden, Albert Steffen wurde zweiter Vorsitzender, Frau Ita Wegman Schriftführerin, Marie Steiner und Fräulein Dr. Vreede wurden Beisitzer, Dr. Guenther Wachsmuth Sekretär und Schatzmeister. Vorzüge und Fehler dieser Persönlichkeiten kannte Dr. Rudolf Steiner genau und betonte bei der Einsetzung, daß er solche Persönlichkeiten wählen mußte, die in Dornach ihren ständigen Wohnsitz hatten, also ihm jederzeit zur Hand wären, er hätte auch andere Persönlichkeiten aus der Peripherie wählen können. Der Vorstand bekam durch seine Einsetzung und durch seinen Vorsitz den esoterischen Charakter.

Für die verschiedenen Arbeitsgebiete wurden Sektionen geschaffen. Die Sektion für allgemeine Anthroposophie und Pädagogik übernahm Dr. Steiner selbst. Die Sektion für Eurythmie und Sprachgestaltung erhielt Frau Marie Steiner, die für Schöne Literatur Herr Albert Steffen, die Medizinische Sektion übernahm Frau Dr. med. Ita Wegman, die für Astronomie Frl. Dr. Vreede. Herr Dr. Guenther Wachsmuth erhielt die Sektion für Naturwissenschaft. Es wurde auch noch für Miss Maryon eine Sektion für plastische Kunst geschaffen, obwohl Miss Maryon schwer krank war, sie starb schon am 2. Mai 1924. Diese Sektion hat Rudolf Steiner nicht wieder besetzt.

Die prinzipielle Änderung lag nach dem Willen Rudolf Steiners darin, daß von nun an nur noch so gesprochen werden sollte, wie es die geistige Welt verlangt, ohne Kompromisse. Bisher war das nicht geschehen. Wiederholt sagte Rudolf Steiner, daß nun ein neuer Zug, eine neue Gesinnung und stärkerer geistiger Mut in die Gesellschaft einziehen müßten. Die große bedeutungsvolle Tagung wurde mit einem geselligen Abend im Vortragsraume der Schreinerei beschlossen.

Nun trat als erste Auswirkung dieser Neugründung schon Anfang Februar etwas außerordentlich Bedeutungsvolles ein. Frau Dr. Wegman ergriff die Initiative und bat Rudolf Steiner, doch wieder etwas Esoterisches einzurichten. Rudolf Steiner nahm diese Initiative gleich bereitwillig auf, und gründete die Michaelschule auf Erden, von der er sagte, sie sei eine Himmelseinrichtung, gewollt von der geistigen Welt. »Es sei an der Zeit«. Er bezeichnete Frau Wegman als seine Mitarbeiterin und Stellvertreterin auf diesem esoterischen Gebiet. Damit begannen gleich anfänglich noch unausgesprochene Schwierigkeiten im Vorstande. Äußerlich merkte man noch nichts. Am 15. Februar wurde in Dornach in der Schreinerei von Dr. Steiner die erste Stunde im Rahmen der Michaelschule gehalten. Vorher hatten sich einige Mitglieder, wie es notwendig war, schriftlich um die Aufnahme in die Schule beworben, sie erhielten eigens dazu auf Namen lautende Karten.

Eine gehobene esoterische Stimmung und Freude ging durch die ganze Gesellschaft. Auch an anderen Orten begann[en] neues Leben und neue Hoffnungen. Landesgesellschaften, neue selbständige Zweige bildeten sich. Rudolf Steiner arbeitete rastlos und machte Reisen nach verschiedenen Städten. In England reagierte man besonders stark auf den von Dornach ergangenen Aufruf an die Seelen der Menschen. Nun rüstete man sich in Dornach für die Michaeltagung im September, welche ein besonders reichhaltiges Programm aufweisen sollte. Auch ich war zu dieser Tagung gereist, obwohl ich schon in den früheren Monaten viel in Dornach war und auch in Koberwitz die landwirtschaftliche Tagung mitgemacht hatte.

Am [...] September erhielt ich von meinem Bruder ein Telegramm, daß meine Mutter im Sterben lag. Vor meiner Abreise empfing mich Rudolf Steiner in seinem Atelier. Er schien mir mit der Entwicklung der Verhältnisse in Dornach und Stuttgart unzufrieden zu sein. Als ich ihm meine Freude über das Wachsen der Tätigkeit innerhalb der Gesellschaft ausdrückte, machte er eine abwehrende Bewegung mit der Hand, die mich damals erstaunte, mir aber unvergeßlich blieb. Er erlaubte mir damals, die Klassenstunden in Wien zu halten, am Michaeltage hielt ich die erste.

Am 11. November war ich wieder in Dornach, Rudolf Steiner war krank. Er ließ mich rufen, saß in einem Lehnstuhl, sah sehr schlecht aus und schien ganz erschöpft. Damals frug ich ihn, wie ich die Klassenstunden weiterhalten sollte und erhielt die Antwort: »Machen Sie es, wie Sie wollen«.

Meine beiden Söhne, die seit 1920 ständig in Dornach arbeiteten und seit dem Brande am Gelände und in der Schreinerei Wache hielten, erzählten mir später, daß sie ohne horchen zu wollen durch die Bretterwand hörten, wie innerhalb von Proben und auch bei Vorstandssitzungen das eine oder andere Vorstandsmitglied [gegen] Rudolf Steiner opponierte. Das tat Frau Dr. Wegman niemals. Als ich damals im November in Dornach war, merkte ich ganz deutlich, wie durch einige Mitglieder gegen Frau Dr. Wegman Stimmung gemacht wurde, obwohl ihr Dr. Steiner immer die Beweise seines größten Vertrauens gab, das auch offen aussprach und in verschiedenen Aufsätzen niederschrieb. Man fühlte schon während der Krankheit verschiedenste Intrigen umgehen, die sich gegen Frau Dr. Wegman richteten. Ich konnte jedoch anfänglich nicht recht unterscheiden, was dieses bedeute. Wir rechneten doch alle auf Rudolf Steiners Genesung und dachten, er würde dann alles wieder in Ordnung bringen, wie es auch früher immer geschah.

Herr Dr. Roman Boos war schon einige Jahre vor allen diesen Ereignissen in einen unnormalen geistigen Zustand geraten, und stand seither ganz außerhalb der Geschehnisse in Dornach. Er suchte Rudolf Steiner nicht mehr auf, obwohl er wiederholt am Goetheanumgelände gesehen wurde. Rudolf Steiner übergab ihn damals Dr. Kolisko zur Pflege, Roman Boos entzog sich dieser. Kaum war Rudolf Steiner gestorben, trat Roman Boos wieder auf und griff sehr aktiv in die Bewegung ein.

Schon während der Trauerfeierlichkeiten brach der offene Kampf zwischen Marie Steiner und Frau Dr. Wegman auf. Der aggressive Teil war Frau Marie Steiner, während Frau Wegman sich versöhnlich verhielt, ihre Berichtigungen ruhig vertrat.

Nun bildeten sich innerhalb der Dornacher Mitgliedschaft zwei sehr aktive Parteien. Diese Spaltung drang nur langsam in die Peripherie. Dort brachte man überall dem gesamten Vorstand aufrichtiges Vertrauen entgegen. Ich fühlte mich anfänglich mehr zu Marie Steiner, der Frau des Doktors, hingezogen, da ich Frau Wegman damals noch wenig kannte, und freundschaftlich mit Frau Marie Steiner verkehrte. Am 3. März war ich wieder bei Dr. Steiner, in seinem zum Krankenzimmer eingerichteten Atelier der Schreinerei. Er ließ mich rufen, lag zu Bette und sprach schwer. Er wollte mit mir eine Angelegenheit meiner Söhne besprechen. Auch Fragen der Arbeit besprach er immer mit mir direkt. An seinem Todestage, vormittags 10 Uhr dem 30. März, erhielt ich in Prag einen von ihm am 13. März geschriebenen Brief. Einige Stunden später kam die telegrafische Todesnachricht an Herrn Dr. Eiselt.

Das schreibe ich, weil es notwendig ist um zu verstehen, warum ich mich verpflichtet fühlte, nach Rudolf Steiners Tode Versuche zu machen, eine drohende Spaltung des von ihm eingesetzten Vorstandes und dadurch auch der anthroposophischen Gesellschaft zu verhindern.

Ich kam dann wiederholt nach Dornach und sprach mit den einzelnen Vorstandsmitgliedern. Der Vorstand als ganzer ignorierte mich. Ich hoffte, er würde mich einmal rufen lassen um zu hören, was Rudolf Steiner in der letzten Zeit mit mir sprach und welche Befugnisse er mir gab. Es zeigte sich später deutlich, daß alle Vorstandsmitglieder darüber ganz uninformiert waren. Man hatte eine Art Scheu vor mir, weil man ahnte, daß Rudolf Steiner mit mir viel besprach, auch über einzelne Vorstandsmitglieder gesprochen hatte. Man meinte vielleicht auch, ich würde die Prätention haben, in den Vorstand aufgenommen zu werden. Ich dachte nicht daran, weil Rudolf Steiner im Jahre 1915, als er mir die durch den Tod Fräulein Stindes vakante Stelle im Goetheanumbauverein antrug, doch dann mit mir einer Meinung war, ich sei für die Bewegung in den österreichisch-ungarischen Ländern wichtiger. Diese Scheu, welche der Vorstand vor dem Tode Rudolf Steiners vor mir hatte, kam mir an einem Symptom ganz deutlich zum Bewußtsein. In das Krankenzimmer Rudolf Steiners wurde außer den Vorstandsmitgliedern und den Bauleitern des zweiten Goetheanums niemand eingelassen als ich. Als ich am 3. März gerufen wurde, kam mir Herr Dr. Noll vorher entgegen und bat mich etwas erregt, doch nicht beizutragen, daß die Verordnungen und Veranstaltungen, welche die Ärzte gaben, durchkreuzt würden! Ich war über diese Zumutung wirklich ganz überrascht, daß man an eine Art Komplott zwischen Dr. Steiner und mir zu glauben schien. Da Frau Wegman als behandelnder Arzt immer um Dr. Steiner war, so vermutete ich, daß im Vorstande meine Person überschätzt wurde. Weil sonst niemand als die vorher Bezeichneten den Krankenraum betraten, schätzte man mein Eingelassenwerden zu hoch ein und wollte mich dem ganzen Vorstand nicht gegenüberstellen.

Es war noch im Jahre 1925, daß mir Herr Albert Steffen sagte, er könne nur mit Frau Marie Steiner und nicht mit Frau Dr. Wegman richtig arbeiten. Ich hatte mit Frau Marie Steiner öfters wegen der Verlassenschaft Rudolf Steiners zu verhandeln, hatte mich als Österreicher angeboten, diese abzuwickeln, stand also mit ihr auf gutem Fuße, fühlte aber immer etwas, das mich von ihr distanzierte, besonders wegen der oft großen Unfreundlichkeit gegen meine Frau.

Es war wahrscheinlich unrichtig, daß ich mich anfänglich denen anschloß, welche gegen die Fortführung der Leitsätze in der Zeitschrift *Goetheanum* durch Frau Wegman auftraten. Ich wußte, daß diese Leitsätze doch von anderen würden geschrieben werden, weil Frau Wegman nicht genügend sprachgewandt war. Wahrscheinlich wäre es besser gewesen, ihr Zeit zu lassen und sie durch Vertrauen zu stützen.

Beide Frauen wollten sich aber doch einzeln mit mir aussprechen, um mir ihre Berechtigung zu beweisen, mit der sie sich des Vertrauens Rudolf Steiners für die Fortsetzung seiner Arbeit bewußt waren. Ich bezweifelte diese Berechtigung auf ihrem Sektionsgebiete keineswegs. Frau Marie Steiner zeigte mir eines Tages den letzten Brief, den ihr Rudolf Steiner schrieb. Ich las ihn vor ihr ganz durch. Dann rief mich Frau Dr. Wegman. Sie hatte eine ganze Anzahl von Schriftstücken vor sich, vielleicht waren auch alte Dokumente dabei. Ich war etwas befangen. Sie nahm zwei Blätter heraus und gab sie mir.Es war die Schrift Rudolf Steiners, der Inhalt war großartig, etwas schwer, um schnell verstanden zu werden, ich könnte ihn nicht wiedergeben. Eine schöne, vielfach verschlungene Zeichnung als Kopf über den geschriebenen Zeilen. Ich war in einer Art erschüttert, es blieb mir ein großer Eindruck zurück. Der Brief, den mir Frau Marie Steiner vorlas, war sehr lieb verfaßt, enthielt aber keinerlei esoterische Wendungen. Es kam in ihm zum Ausdruck, wie Rudolf Steiner liebevoll gerungen hat ihr etwas zu sagen, von dem er doch wußte, daß sie es nicht verstehen könne. »Du hast mich immer verstanden.« Er bat gleichsam zwischen den Zeilen, auch das zu verstehen, daß seine Aufgabe auf Erden zu vielseitig sei, um sich esoterisch nur mit ihr zu verbinden. Eine solche Exklusivität war für ihn nicht möglich. Er konnte sich in seiner Erdenmission nicht ›bürgerlich‹ binden. Sein Schicksal stand über dem gewöhnlichen ›bürgerlichen‹.

Eine Ursache des Streites – vielleicht die bedeutendste – war, daß verschiedene Schriften und Dokumente aus Dr. Steiners Aufschreibungen und seinem Besitz von Frau Dr. Wegman in Verwahrung genommen wurden. Frau Marie Steiner betrachtete alles als ihren Nachlaß, sie meinte, allein darüber verfügen zu dürfen. Es ist aber sicher, daß Frau Dr. Wegman nur das zu sich nahm, was ihr Dr. Steiner persönlich übergab. So wie er es auch mit seinem Brustkreuz tat, wird es auch mit noch anderem gewesen sein. Rudolf Steiner ließ sich gewiß sein Recht nicht nehmen, aus seinem Besitz gewisse Dinge herauszusondern und seiner treuen Mitarbeiterin zu schenken.

Es geschah eines Tages, daß Dr. Roman Boos bei Frau Dr. Wegman gewaltsam eindrang, um sich gewisser Dokumente zu bemächtigen. Er konnte jedoch nichts erbeuten. Frau Dr. Wegman hatte, wie ich später hörte, rechtzeitig gesorgt, das Wichtigste in Sicherheit zu bringen.

Nun muß ich noch über eine Mitteilung sprechen, die mir Frau Wegman persönlich machte. Bald nach dem Tode Rudolf Steiners kam Frau Marie Steiner zu ihr und wollte wissen, ob Rudolf Steiner ihr etwas über Inkarnationen sagte, die Frau Ita Wegman betreffen. Sie zögerte etwas, da meinte Marie Steiner, daß dieses doch unter Esoterikern möglich sein müsse, sich darüber zu verständigen. Als Frau Wegman dann sprach, erhob sich Marie Steiner und entfernte sich ohne Gruß.

Meine Frau erzählte mir, daß sie eines Tages nach dem Tode Rudolf Steiners Frau Marie Steiner besuchte. Es fiel ihr etwas schwer, sie wollte zeigen, wie schmerzlich sie mit den anderen den Verlust des Doktors empfand und wollte ihr so ihre Teilnahme bezeigen. Der Verlauf des Besuches erschütterte sie, da sie Marie Steiner in einem von Groll und Beschwerden erfüllten Seelenzustand fand. Sie machte auch aufgeregte Ausfälle gegen Rudolf Steiners Geschwister. Als meine Frau auf dem Rückwege war und Frau Dr. Wegman begegnete, kamen ihr von dieser nur warme, liebevolle Worte zu. So verschieden war die Seelenverfassung der beiden Frauen.

Viel später, es war vielleicht 1937, hatte ich ein Traumerlebnis. Es schien mir dieses in irgendeinem Zusammenhang mit dem tragischen Kampfe im Vorstande zu stehen. Nur langsam in stetem Bemühen um die Wirklichkeit, kommt man zu tieferen Einsichten in die historischen Schicksalsfragen. Ich befand mich in der Sakristei einer Kirche oder Kapelle. Ein sehr freundlicher Kardinal kam mir entgegen, mit dem ich mich angenehm und friedlich durch Augen und Antlitz verständigen konnte. Dann fühlte ich, wie von rückwärts ein anderer Geistlicher vorstürzte und sich in Wut auf den Kardinal warf, letzteren sah ich überhaupt nicht. Es entspann sich dann ein furchtbarer Streit zwischen den beiden. Ich hörte, wie eine Stimme zu mir sagte: »Dieser zweite ist aus dem Kloster Sankt Jago de Compostella.« Ich fühlte mich innerlich ruhig über diesem Streit stehend. Es wurde mir einst erzählt, daß dem Kloster Sankt Jago wichtige Dokumente von den Arabern entwendet wurden, die ihnen nach der Schlacht von Granada wieder entrissen werden konnten, sie kamen aber nicht in das Kloster zurück. Die esoterische Lage verlangte, daß sie in andere Verwahrung kommen sollten. Es soll sich um Schriften des Aristoteles gehandelt haben. Dieses schreibe ich mit allem Vorbehalt nieder, will es aber doch erwähnen, weil es von außen und innen an mich herantrat.

Die Mißverständnisse wurden nun immer größer, die Kampfformen immer unmöglicher für einen esoterischen Vorstand.

Bisher hatte Rudolf Steiner seine Frau als Gehilfin bei esoterischen Handlungen. Seit der Einrichtung der Michaelschule wurde Frau Dr. Ita Wegman seine Gehilfin. Die Zeit erforderte, daß die Frau zu den Mysterien zugelassen werden mußte. Das war in der okkulten Entwicklung die große Schwierigkeit, die überwunden werden mußte. Das forderte Opfer und Schmerzen. In diesen stehen wir gegenwärtig.

Der Kampf gegen Frau Dr. Wegman nahm Formen an, die an das Dämonische grenzten. Der Sturmbock dafür wurde Herr Dr. Roman Boos. Er brachte es zum Höhepunkt. Ich war dabei anwesend.

Frau Dr. Ita Wegman hielt Klassenstunde. Wie durch Zufall saß ich an diesem Tage ganz vorne und konnte alles gut beobachten. Frau Wegman hatte eben begonnen. Da kam Dr. Boos von rückwärts auf das Podium gestürzt mit blassem, verstörtem Antlitz und begann in beleidigenden Worten auf Frau Dr. Wegman loszureden. Es war ein Überfall in übelstem Sinne, die Störung einer kultischen Handlung.

Von diesem Ereignisse an, bei dem sich andere Vorstandsmitglieder schwächlich benahmen, wußte ich, wo mein Platz war. Trotz dieses Vorfalles nahm die Verfolgung zu, und Dr. Roman Boos wurde weiter als Sturmbock benützt.

In den folgenden Jahren waren die Generalversammlungen immer der Anlaß, Frau Dr. Wegman in der schlimmsten Weise anzugreifen. In Wien und Prag gelang es bis zum Jahre 1935, das Gleichgewicht und die friedliche Arbeit zu erhalten. Der Landesvorstand in Wien, der im Beisein Dr. Steiners zu Michaeli 1923 eingesetzt wurde, erhielt sich bis zur Generalversammlung in Dornach 1935.

Für die Generalversammlung 1929 hatte ich einen Vorschlag ausgearbeitet, den ich vorbringen wollte. Bevor ich darüber schreibe, will ich eine Episode erzählen, die ich bald nach dem Tode Rudolf Steiners erlebte. Ich wohnte damals im Hause des Grafen Lerchenfeld, welches Frau von Vacano bewohnte. Dort spielte sich immer viel Gesellschaftspolitik ab. Frau v. Vacano war fanatisch gegen Frau Wegman eingestellt, obwohl sie vor Rudolf Steiners Tode Frau Wegman in ihre Kreise zu ziehen versuchte. Eines Abends merkte ich gesellschafts-politische Bewegung im Hause umgehen. Herr Dr. Unger war aus Stuttgart gekommen. So nahm ich mir vor, noch am Abend zu Herrn Steffen zu gehen. Bis 1935 verkehrte ich ja immer in Freundschaft mit ihm. Er öffnete mir die Tür und war etwas erstaunt, daß ich zu so später Stunde komme. Die Türe des Vorzimmers in sein Arbeitszimmer war offen geblieben, er rief hinein: »Herr Dr. Unger, stört es Sie, wenn ich Graf Polzer hereinführe?«, wartete die Antwort nicht ab, und ich trat ein, begrüßte Dr. Unger, der ein etwas betroffenes Gesicht machte. Ich war eben in dem Augenblick gekommen, als Dr. Unger an Herrn Steffen eine Frage richtete und dieser noch nicht geantwortet hatte. Nun sagte Steffen zu Dr. Unger: »Ich werde über diesen Vorschlag, den Sie mir überbrachten, nachdenken und Ihnen dann Antwort geben.« Dr. Unger entfernte sich dann bald. Steffen sagte mir dann, daß Dr. Unger den Wunsch einiger Damen überbrachte, Frau Marie Steiner die Sektion für allgemeine Anthroposophie und damit auch die Esoterik zu übergeben. »Was sagen Sie dazu?« Da ich wußte, daß Herr Steffen als eingesetzter zweiter Vorsitzender nach dem Tode Rudolf Steiners doch die Prätention hatte, nun erster Vorsitzender zu sein, so antwortete ich, daß mit dem ersten Vorsitzenden doch jedenfalls die anthroposophische Sektion verbunden sei, daß auch Frau Marie Steiner wiederholt erklärte, den ersten Vorsitz nicht zu übernehmen. Es zeigte sich also immer wieder, daß auf beiden Seiten – von Frau Marie Steiner wie von Steffen – erklärt wurde, nicht zu wollen und doch zu prätendieren. Bei Albert Steffen kam noch dazu, daß er bei jeder Gelegenheit drohte, sich ganz zurückzuziehen. Für mich war das ein Symbol der Unentschlossenheit, dieses fortwährende Nein- und doch Ja-Sagen. Albert Steffen sagte mir auch, daß oft ältere Mitglieder zu ihm kommen und ihm sagen, daß er als jüngeres Mitglied nichts davon wisse, was Rudolf Steiner vor dem Kriege esoterisch gegeben und veranstaltet habe, und daher Frau Marie Steiner allein die Möglichkeit habe, im Zentrum der Bewegung esoterisch weiterzuarbeiten.

Später empfand ich darin doch eine Ablehnung dessen, was mit der Neugründung der Gesellschaft zu Weihnachten 1923/24 Rudolf Steiner tat. Man brachte es sogar in Zusammenhang mit der bald darauf sich zeigenden Krankheit.

Auf Steffens Klage, daß man ihm die Unkenntnis der esoterischen Arbeit Rudolf Steiners vor dem Kriege vorwarf, sagte ich nur, ich würde gern für ihn zu Frau Marie Steiner gehen und sie bitten, ihm alles darüber zu sagen und ihm die notwendigen Dokumente und Aufschreibungen zu geben. Darauf meinte Steffen nur, Frau Marie Steiner sei diesbezüglich sehr verschlossen und mißtrauisch.

Am nächsten Tage ließ ich mich bei Frau Marie Steiner anmelden. Ich erzählte ihr, warum Steffen so unsicher sei, und daß er von älteren Mitgliedern immer wieder wegen der Esoterik bestürmt würde, es wäre doch notwendig, ihn dadurch sicher zu machen, daß sie ihm das mitteile und gebe, was er äußerlich wenigstens esoterisch brauchte, um diese Anstürme zurückweisen zu können. Frau Marie Steiner antwortete mir darauf, daß sie Albert Steffens Freiheit damit nicht belasten wolle. So sah ich, daß zwischen Frau Marie Steiner und Albert Steffen doch kein solches Vertrauen herrschte, wie es zwischen Esoterikern, den Mitgliedern eines esoterischen Vorstandes in einer so schwierigen Situation doch notwendig sei. Ich war sehr deprimiert und habe keine weiteren Versuche gemacht auszugleichen. Der Kampf ging weiter von Generalversammlung zu Generalversammlung. Nun komme ich auf den Vorschlag zurück, den ich für die Generalversammlung 1929 vorbereitet hatte. Ich hatte diesen in zwei Exemplaren niedergeschrieben, sagte darin, daß die einzelnen Leiter der Sektionen sich ganz auf ihre Sektionen beschränken und vorläufig die Sektion für Allgemeine Anthroposophie unbesetzt lassen sollten. Die allgemeinen Angelegenheiten der Gesellschaft sollten in einer Kanzlei nur verwaltungsmäßig erledigt werden. Kein Sektionsleiter dürfe sich über andere Sektionen stellen wollen. Kein autoritärer Ton dürfe zwischen den einzelnen Sektionsleitern herrschen. Wenn so gearbeitet werden könnte, dann würde gewiß aus der geistigen Welt in absehbarer Zeit Hilfe kommen. Die Prätention, die Arbeit so weiterzuführen, daß sich der erste Vorsitzende oder ein anderes Vorstandsmitglied als Stellvertreter Rudolf Steiners betrachten würde, mußte beiseitegelassen werden. Sie wäre eine Anmaßung, weil doch niemand aus einer solchen Universalität der Erkenntnisse handeln könne. Das war ungefähr der Inhalt meines Vorschlages. Ich wollte mit diesem Vorschlag jedoch nicht überraschend in der Generalversammlung auftreten, bevor ich nicht mit Frau Marie Steiner und Herrn Steffen persönlich darüber gesprochen hätte. Sowohl Albert Steffen wie Frau Marie Steiner waren sehr zurückhaltend, Albert Steffen tief beleidigt. So erkannte ich, daß Albert Steffen wirklich meinte, als erster Vorsitzender für eine früher so bedeutend geführte Gesellschaft repräsentativ sein zu können. Die beiden Exemplare des Vorschlages ließ ich in den Händen der genannten Persönlichkeiten zurück und trat in der mehr als 12stündigen Generalversammlung nicht auf. Seit dieser Zeit nahm ich bis 1935 an Generalversammlungen nicht mehr teil.

Anfang März 1935 traf in Wien ein vertraulicher Brief des Vorstandes in Dornach an Dr. Lauer ein. Er sollte die Stimmung prüfen für einen Antrag der Arbeitsgemeinschaft, die sich in Dornach gebildet hatte, dahingehend, Frau Dr. Wegman und Frl. Dr. Vreede aus dem Vorstand auszuschließen. Er sollte Stimmen sammeln für diesen Antrag. Dr. Lauer las diesen Brief im Vorstand der Landesgesellschaft vor. Die Wirkung war erschütternd. Wie ein Blitz einen Baum spaltet, so geschah es mit dem Vorstand, der bis dahin stets freundlich und einig gearbeitet hatte. Ich hatte seelisch den Eindruck einer Elementarkatastrophe durch die ungeheure Aufregung, die sich zeigte. Man war bisher in ›Österreich‹ gewesen, und nun wurde man von Gewalten ergriffen, die zerstörten. Für den Antrag äußerten sich Dr. Lauer, Dr. Thieben und Herr Breitenstein, gegen den Antrag der Vorsitzende Herr Alfred Zeissig, Prof. Dr. Halla und ich. Nun entschloß ich mich, gleich nach Dornach zu fahren, um Herrn Steffen zu bitten, den Antrag nicht, wie es die Absicht war, schon vor der Generalversammlung in das Mitteilungsblatt des Goetheanum aufzunehmen. Die Zeit drängte, ich fuhr schon am nächsten Tage. Herr Steffen war sehr erstaunt, als ich bei ihm eintraf. Ich warnte gleich und sagte, daß dieser Ausschluß aus dem Vorstande das Ende der Gesellschaft sein wird, und der Kampf im Vorstande weitergreifen würde. Albert Steffen war außerordentlich verlegen und unschlüssig, sagte mir nur, ich möge doch mit den Herren der Arbeitsgemeinschaft sprechen, schob es also auf diese, sagte mir auch, daß er selbst in seinen Entschlüssen nicht frei sei. Ich lehnte das innerlich entrüstet energisch ab. Diese sehr verschiedentlich zusammengewürfelte Arbeitsgemeinschaft hatte mit der Einrichtung Dr. Steiners gar nichts mehr zu tun. Sie war ganz parteimäßig nur aus jüngeren Mitgliedern zusammengesetzt. Bei einigen waren wirtschaftliche Gesichtspunkte Ursache ihrer Mandate. Ich empfand diese Zumutung als beleidigend und sagte ihm, daß ich nur gekommen sei, um mit ihm als Vorsitzenden zu sprechen. Albert Steffen hatte also in den letzten 10 Jahren nicht die Möglichkeit gefunden, sich in seiner Stellung durch geistiges Geben und durch zielsicheres Verhalten so zu sichern, daß ihm Freiheit und Vertrauen entgegengebracht wurden. Am nächsten Tage reiste ich wieder ab, ging vorher noch zu Frau Dr. Wegman und sagte ihr, daß ich in der Generalversammlung gegen die Anträge sprechen werde.

In Wien wurde eine Generalversammlung der österreichischen Landesgesellschaft einberufen, in dieser ging es toll zu. Dr. Thomsche zeigte sich als Jesuit, Herr Baltz als böswilliger Fanatiker. Ich bekam dann doch eine Schrift mit einigen 50 Unterschriften gegen die Anträge, um sie in Dornach zu übergeben. Vom Wiener Vorstand reiste zu meiner Unterstützung Prof. Halla nach Dornach. Aus Prag reisten einige Freunde mit mir. Zu meinem großen Schmerz stand mein lieber Freund Dr. Hans Eiselt ganz unter dem Einfluß von Herrn Steffen und stimmte für die Anträge. Wir blieben aber doch Freunde, er nahm auch nicht teil an den persönlichen Angriffen gegen mich.

Vor der Abreise verbrachte ich fast drei Wochen in Mariensee auf dem Gute der Frau Dora Schenker, fuhr nur wenn es notwendig war auf kurz nach Wien. Ich wollte mich in der dortigen ländlichen Waldruhe vorbereiten und verfaßte die Rede, welche ich dann frei sprechend in Dornach hielt. Sie sollte jedoch für die Zukunft festgelegt werden, [und so] übergab [ich] den Text Dr. Wachsmuth in dem Augenblick, als ich auf das Rednerpult stieg.

Im Mitteilungsblatt der Zeitschrift *Goetheanum* wurden die Anträge doch noch vor der Generalversammlung abgedruckt, es wurde auch mitgeteilt, daß sich die Redner vorher zum Wort melden sollten. Schon 14 Tage vor meiner Abreise nach Dornach hatte ich in der Nacht ein Erlebnis und hörte eine Stimme sagen: »Melde Dich gleich zum Wort, sonst wird keine Zeit sein für Dich, zu sprechen.« So telegraphierte ich meine Wortmeldung gegen die Anträge. Die Wortmeldungen sollten nach dem Datum ihres Eintreffens berücksichtigt werden. Noch durch ein anderes Nachterlebnis mit Dr. Steiner wurde mein Entschluß, einzugreifen gegen die Anträge, befestigt. In diesem stellte Er mir die Frage, ob ich den Jesuiten in der Gesellschaft kenne, der in zerstörerischer Weise arbeite. Jesuitischer Geist war es also! Dieser Hinweis wurde mir zum Leitfaden meiner späteren Beobachtungen innerhalb und außerhalb der anthroposophischen Ereignisse. Bekämpfung der anthroposophischen Gesellschaft, Kampf gegen den Geist lag immer und liegt weiter im Hintergrunde alles äußeren und inneren Geschehens, besonders seit dem 30jährigen Kriege. Dieses im Einzelnen zu durchschauen, war seither mein Bemühen. Das Nachterlebnis vor der Generalversammlung zeigte mir den Weg, wie ich arbeiten sollte, um die Verbindung mit dem großen Lehrer nicht zu verlieren. Daß der ›Demetrius‹ von Schiller unvollendet blieb, bedrückte mich und ließ meine Sehnsucht nicht schweigen, daß er aus anthroposophischen Kenntnissen neugeschrieben werden sollte. Die letzte Ansprache, die Rudolf Steiner hielt, in welcher er das große esoterische Problem der beiden Johannes' anregte, war auch eine Aufgabe, die er uns zurückließ. Sie beschäftigte mich immer wieder. Die dritte Aufgabe schien mir das Verhältnis des Jesus-Ich zu Christian Rosenkreutz zu sein. Alles Aufgaben, die uns Rudolf Steiner vor seinem Weggang stellte. Bei allen hatte man die Gegnerschaft der S. J. zu überwinden.

Ostern 1935! Zweimal 33 Jahre seit meiner Geburt und seit dem letzten vatikanischen Konzil in Rom!

Als ich nach Dornach kam, sagte mir Frau Dr. Wegman, daß die Engländer und Holländer nicht kommen würden. Sie waren in den früheren Generalversammlungen so sehr angegriffen worden trotz ihrer treuen und opfervollen Veranstaltungen, welche sie auf Initiative Rudolf Steiners und seiner Arbeit dort taten. In Dornach wurden diese Unternehmungen als Konkurrenz des Goetheanum empfunden und bekämpft. So wußte ich, daß ich gegen eine sehr große Majorität würde sprechen müssen. Niemals sah ich das Goetheanum so überfüllt als damals. Zuschauerraum und Bühnenraum waren überfüllt, der kleinste Raum dazwischen war ausgenützt und mit Stühlen besetzt. Es dürften 1500 Mitglieder gewesen sein. Ein großer Teil aus der nächsten Umgebung und aus Dornach und Arlesheim selbst. Am Vorstandstisch saßen nur Albert Steffen und Dr. Wachsmuth. Frau Marie Steiner hörte auf einem Liegestuhl hinter den Kulissen zu. Die Tagesordnung war auf eine kurze Zeit beschränkt. Wäre meine Wortmeldung nicht so früh eingetroffen, hätte ich das nicht sagen können, was ich sagen wollte. Nach wirtschaftlicher Einleitung sprach Steffen und stellte die Vertrauensfrage. Die Anträge wurden vorgebracht, und einige Redner sprachen kurz dazu. Nach 11 Uhr bestieg ich das Rednerpult. Ich war ganz ruhig und wurde im Sprechen von der Zuhörerschaft doch getragen. Ich empfand eine innere Befriedigung darüber, trotz der großen Pro-Majorität trat wiederholt Applaus ein. Nach der ersten Viertelstunde wurde es mir im Munde so trocken, daß ich um ein Glas Wasser bat, die Unterbrechung war ganz kurz. Dr. Wachsmuth, der mir das Glas reichte, leistete sich einen unpassenden Scherz, indem er lächelnd zu den Umstehenden die Flasche unter das Rednerpult stellte. An der Stelle, an der ich sagte, daß Steffen mir bald nach dem Tode Rudolf Steiners andeutete, er könne doch nur mit Marie Steiner arbeiten, sprang er auf und wollte das Datum dieses Tages wissen. Ich konnte nur sagen, daß ich den Tag mir nicht notiert hatte, es sei auch ganz unwichtig, da sich die Tatsache doch gleich deutlich nach dem Tode Rudolf Steiners zeigte. Sprach dann ruhig weiter und konnte in fast 40 Minuten alles sagen, was ich mir vornahm. Dann sprachen kurz noch einige, die sich nur ganz persönlich gegen mich wandten. Bald nach 12 Uhr wurde die Generalversammlung bis nachmittags 3 Uhr unterbrochen. Während der Mittagspause rüstete man sich und besprach, was gegen mich unternommen werden sollte. Als Hauptredner trat dann Dr. Erhard Lauer auf und fühlte sich bemüßigt, in einer verleumderischen Weise gegen mich ein hölzernes Michaelschwert zu schwingen. Dann wurde die geschlossene Generalversammlung beendet, und die Ortsbehörde zur Abstimmung eingelassen. Die Majorität für die Anträge war sehr groß, gegen die Anträge stimmten nur etwas mehr als hundert Menschen. Um 5 Uhr nachmittags wurde die Generalversammlung schon geschlossen.

33 Jahre seit dem Beginn der anthroposophischen Tätigkeit Rudolf Steiners wurde die letzte Einrichtung seines Lebens, auf die er so große Hoffnungen setzte, begraben.

Ich verbrachte dann den Abend sehr angenehm in der Klinik in Arlesheim bei Frau Dr. Wegman mit einigen Freunden und dachte an den Satz aus dem Vortrage vom

20. 2. 1920 in Dornach, in welchem Rudolf Steiner sagte: »Aus den Majoritätsbeschlüssen wird selbstverständlich nichts Wirkliches, sondern nur eine herrschende Phrase.« Der esoterische Charakter des Vorstandes war verwirkt. Damit endete die Zeit meiner Arbeit am Goetheanum in Dornach. Eine neue sehr reiche Arbeitszeit begann, in welcher ich mich ganz frei fühlte. Ich trat aus der österreichischen Landesgesellschaft aus, besaß ja alle auch esoterischen Befugnisse direkt von Dr. Steiner.

In der ersten Nacht nach diesem für mich so bedeutungsvollen Tag hatte ich ein Erlebnis, welches mich sehr erschütterte. Ein ungeheurer Sturm ging durch das Land, und ein hoher mächtiger eiserner Turm wankte. Ich fürchtete, daß er jeden Augenblick stürzen könnte. Dann hörte ich eine donnerähnliche Stimme, welche mir eine Botschaft zurief, die mich eigentümlich befriedigend stimmte. Es war mir so zu Mute, als wenn mein Tun von der anderen Seite der Welt bejaht worden wäre. Lebens- und Arbeitsmut wurden mir dadurch geschenkt.

Bald darauf forderte mich der Vorstand in Dornach schriftlich auf, die Texte der Klassenstunden zurückzugeben und das Lesen der Klasse einzustellen. Ich antwortete nur kurz, daß ich dem gegenwärtigen dreigliedrigen Vorstande den esoterischen Charakter nicht zubilligen könne und daß er nicht berechtigt sei, mir ein Befugnis zu nehmen, welches nicht von ihm, sondern von Dr. Steiner direkt stammte. Ich verständigte mich mit Frau Dr. Wegman, daß ich ihr die Aufnahmegesuche zur Kenntnisnahme zusenden würde. Die Hoffnung, mit diesem Ausschluß der zwei Vorstandsmitglieder der anthroposophischen Gesellschaft gedient zu haben, erfüllte sich nicht. Der Kampf in Dornach kam nicht zur Ruhe, die Gesellschaft war in zwei Teile geteilt, man konnte wohl noch von einer anthroposophischen Bewegung, aber nicht mehr von einer Gesellschaft sprechen.

Nach diesen Ereignissen trat ich Frau Dr. Wegman erst richtig nahe und erfreute mich an ihrer liebevollen, ruhigen Art. Man fühlte in ihrer Nähe eine Beziehung zum esoterisch-kultischen Sein. Anfänglich gab es oft Gelegenheit, mich mit ihr zu begegnen, entweder in Arlesheim oder bei den Summer-Schools in England, [ich] erinnere mich auch an schöne Tage mit ihr in Paris. Eine Erinnerung stieg in mir auf. Es war nach dem Attentat gegen Rudolf Steiner in München. Da sagte er mir, wenn die Deutschen mich nicht mehr wollen, werde ich zu den anderen gehen.

Nun nahm Rudolf Steiner seine liebe Mitarbeiterin mit zu sich in die geistige Welt. In treuer, hingebungsvoller Arbeit verbrachte sie die Jahre nach seinem Tode unermüdlich im Dienste ihrer medizinischen Sektion und der von ihr ins Leben gerufenen Anstalten und Einrichtungen, verehrt von ihren Mitarbeitern. Mutig ist sie trotz aller ungerechten Verfolgungen durch das Leben geschritten. Die tiefe und nahe Schicksalsverbindung mit Rudolf Steiner ist für Menschen, die esoterisch guten Willens sind, eine Gewißheit.

Dokument Nr. 11

Oskar Schmiedel
Aufzeichnungen (1943 und 1957)

Oskar Schmiedels Aufzeichnungen *sind als einer der gewichtigsten Quellentexte für die Dokumentation des Lebens Ita Wegmans anzusehen. Sie wurden mir 1981 von den Nachfahren O. Schmiedels zur Verfügung gestellt. Es ist verständlich, daß man die Aufzeichnungen auf Schmiedels eigenen Wunsch hin bisher sekretiert hat. Als er diese Erinnerungen 1943 und 1957 niederschrieb, lebten noch viele derjenigen Persönlichkeiten, die er in seinem Text erwähnt. Seine Gewissenhaftigkeit zwang ihn aber, die Geschehnisse, welche er selbst miterlebt hatte, niederzuschreiben, damit einer späteren Geschichtsschreibung diese Aspekte auch bekannt würden.*

Die Aufzeichnungen wurden verfaßt aus einer Empfindung für historische Gerechtigkeit Rudolf Steiner und Ita Wegman gegenüber. Weil er dabei angesehene Persönlichkeiten der anthroposophischen Bewegung, wie Ludwig Noll, Marie Steiner, Roman Boos, Emil Leinhas und andere auch kritisch bespricht, wollte er seine Aufzeichnungen zu seinen Lebzeiten nur engsten Freunden zugänglich machen; er hätte sich mit seinem Zeugnis sonst in die damals heillos verfahrenen Angelegenheiten der Anthroposophischen Gesellschaft hineingemischt. Er war klug genug zu sehen, daß er damit nichts Gutes angerichtet hätte.

Da nun alle diese Persönlichkeiten längst nicht mehr am Leben sind und die Zeit für eine objektive historische Erfassung der Geschehnisse um Ita Wegman und Rudolf Steiner begonnen hat, ist es berechtigt, Schmiedels Aufzeichnungen *in dem beschränkten Rahmen eines Manuskriptdruckes aufzunehmen. So danke ich seinen Nachfahren, daß sie mir diesen Text damals im Vertrauen auf strengste Diskretion zur Verfügung gestellt haben, und übernehme hiermit die alleinige Verantwortung für seine Bekanntgabe. Daß eine solche im Rahmen einer umfassenden Dokumentation der Biographie Ita Wegmans heute an der Zeit ist, geht aus Schmiedels eigenen Äußerungen hervor. Der Text ist wörtlich und ohne Auslassungen nach Schmiedels Manuskript wiedergegeben. Auf eine Wiedergabe der letzten vierzehn Seiten wird hier verzichtet, da Ita Wegman in ihnen nicht mehr erwähnt wird.*

E. Zeylmans

Oskar Schmiedel

Aufzeichnungen

Ich, Oskar Schmiedel, wurde am 30. Oktober 1887 in Wien geboren. Es war dieser Tag ein Sonntag und soviel ich weiß, war die Stunde etwa zehn Uhr abends. Mein Vater, Hermann, war Reichsdeutscher – wurde erst später Österreicher und wurde 1855 in Dresden geboren und starb 1928 in Luzern. Seine Familie stammte aus dem Erzgebirge. Meine Mutter, Mary, geborene Kaiser, wurde 1859 in Wien geboren und starb 1919 in der Nähe von Linz. Mütterlicherseits stammte sie aus Wien, väterlicherseits aus Siebenbürgen. Mein Vater war zuerst Buntpapierfabrikant und später Abteilungsvorstand bei der Österreichischen Länderbank, mußte jedoch diese Funktion mit der Leitung einer Papierfabrik in Obermühl (Oberösterreich) verbinden. Mein Großvater väterlicherseits war Gefängnisdirektor in Bautzen (Sachsen). Mein Großvater mütterlicherseits war Buchdruckereibesitzer, starb aber sehr früh, so daß meine Großmutter bis in ihr hohes Alter die Leitung besorgte. Meine anderen Vorfahren waren hauptsächlich Handwerker, Posamentierer, Ledermeister und anderes. Ich hatte noch einen zwei Jahre älteren Bruder, Max, der im Ersten Weltkrieg, 19. 9. 1914, gefallen war. Ich selbst war als Reichsdeutscher geboren, evangelisch A. K., getauft, wurde aber mit dem vierzehnten Lebensjahr Österreicher, da mein Vater sich zu dieser Zeit naturalisieren ließ. Ursprünglich wollte ich Offizier werden und mich nach dem Einjährigenjahr »aktivieren« lassen. Aber ich erkannte noch rechtzeitig, daß dies nicht der mir entsprechende Beruf sein würde. Vorher, 1906, hatte ich die Matura in der Oberrealschule im Wiener 1. Bezirk abgelegt. Am 30. Oktober 1907 – meinem zwanzigsten Geburtstag – faßte ich den Entschluß, nicht bei dem Militär zu bleiben und in München Chemie zu studieren. Einige Tage später – am 4. November – hatte ich meine erste Begegnung mit Rudolf Steiner.

Zur Einführung

Diese Aufzeichnungen wurden am 27. März 1943 begonnen und geschahen ursprünglich aus dem Gefühl heraus, daß es meine Pflicht schon längst gewesen wäre, das niederzuschreiben, was ich über Frau Dr. Wegman und über die Dinge weiß, die den unseligen Vorgängen nach dem Tode Rudolf Steiners zugrunde liegen. Bei der Niederschrift ergab es sich, daß es richtig sein würde aus meiner Erinnerung noch manches andere Geschehen, zum Beispiel die Entstehung der Weleda mitzuteilen. Daß diese Aufzeichnungen nicht zur Veröffentlichung – auch nicht nach meinem Tode – bestimmt sind, ist selbstverständlich, da Manches über Persönlichkeiten gesagt werden muß, die Wertvolles für die Anthroposophische Bewegung geleistet haben und nun nicht in der Öffentlichkeit durch von mir Gesagtes bloßgestellt werden sollen. Diese Aufzeichnungen sind daher nur für Freunde bestimmt, die genügend Urteilskraft und Erfahrung haben, um sie richtig zu beurteilen.

Was nun die Berechtigung betrifft, daß ich über die Angelegenheit Frau Dr. Wegman sprechen werde, so glaube ich diese dadurch zu haben, daß ich während der ganzen in Frage stehenden Zeit in der nächsten Nähe von ihr lebte und dadurch Einblicke gewonnen habe, die andere nicht haben konnten. Auch mußte ich mich – wie aus den Aufzeichnungen hervorgehen wird – erst zur Anerkennung von Frau Dr. Wegman und zum Erkennen ihrer Persönlichkeit durchringen. Daß mir dies möglich war, verdanke ich vor allem der Geduld und Nachsicht Rudolf Steiners. Auch darüber werde ich noch sprechen. Ich will mit dem, was ich über diese Dinge zu sagen habe, keine Polemik führen, sondern ich möchte nur einmal mir Bekanntes niederlegen, das Manches, was gegen Frau Dr. Wegman gesagt und geschrieben worden ist, in einem anderen und, wie ich meine, in einem wahrheitsgemäßeren Lichte erscheinen läßt. Es wird daher im Verlaufe dieser Aufzeichnungen notwendig sein, sich mit verschiedenen Punkten auch jener Denkschrift zu befassen, die von einigen Mitgliedern der AAG 1935 – angeblich zur Klärung der Lage – herausgegeben wurde. (Im Jahre 1951 wurde von den noch lebenden Verfassern erklärt, daß sie nicht mehr dahinter stehen könnten.)

Zu Beginn möchte ich einiges über meine Person und vor allem über mein Verhältnis zu Rudolf Steiner sagen, auch wie der Weg war, der mich zu ihm führte. Es ist ja immer interessant zu erfahren, wie der einzelne Mensch zu seiner Verbindung mit der anthroposophischen Bewegung gefunden hat.

Ich will dies ausführlicher erzählen, weil es immer von Interesse ist den Schicksalsweg zu sehen, der zur Verbindung eines Lebens mit Rudolf Steiner und der Anthroposophie führt. Schon frühzeitig – als ganz junger Mensch – interessierte ich mich für alles, was mit Dingen zusammenhing, die über dem Materiellen liegen, zum Beispiel Hypnose, Spiritismus und ähnliches. Ich war in meiner Jugend und Kindheit ausnehmend religiös veranlagt, obgleich ich in einer vollkommen unreligiösen Familie aufgewachsen war. Nie habe ich auch zu meinen Angehörigen über mein religiöses Innenleben gesprochen, da mir dies zu tun unmöglich gewesen wäre. Von dem üblichen Kirchentum (ich war evangelisch-lutherisch getauft) und dem Religionsunterricht wurde ich kaum berührt. Ich lebte mein eigenes religiöses Innenleben für mich. Wenn auch meine Gebete (außer dem Vaterunser, das ich täglich durch mein ganzes Leben hindurch betete) kindlicher beziehungsweise jugendlicher Art, von mir selbst ersonnen waren, so durchzogen doch Gebete (vielleicht mehr Bitten an Gott) und die entsprechende Gebetsstimmung meinen ganzen Tageslauf. Daß mit einer solchen Stimmung eine gewisse ideale Weltauffassung – zum Beispiel auch gegenüber den Frauen – verbunden war, ist nur selbstverständlich. Aber – wie gesagt – dieses mein Innenleben verschloß ich fest in mir und war nach Außen ein Junge wie die anderen, fröhlich und heiter. Vielfach gab ich mich nach außen anders, als ich wirklich war. Ich war jedoch ein Junge, der sich an niemand wirklich angeschlossen hatte und auch nicht das besaß, was man einen Freund bezeichnen kann. Ich war mein ganzes Leben auch weiterhin in dieser Art »allein«, ohne daß ich dieses »Alleinsein« als drückend empfand. Es war mir wie selbstverständlich.

Als ich noch Einjährig-Freiwilliger war (am Ende meiner Dienstzeit), es war wohl Ende September oder Anfang Oktober 1907, las ich in Wien an einer Plakatsäule die Ankündigung der Theosophischen Gesellschaft über Vorträge von Dr. Franz Hartmann. Darunter war einer über Spiritismus. Diese wurden im Ingenieur- und Architektensaal gehalten, in dem Rudolf Steiner später auch öfter gesprochen hat. Ich beschloß sofort, diesen Vortrag zu besuchen. Obwohl ich meinen Leuten über meine Absicht nichts gesagt hatte, traf ich eigentümlicherweise meinen Bruder auch bei diesem Vortrag. Während dieser Vortrag für mich bestimmend für mein weiteres Leben war, war er für meinen Bruder ohne Interesse und ohne weitere Folge, er war für ihn nur eine Gelegenheit des Amüsements. Wenn auch der Vortrag infolge seiner Oberflächlichkeit auf mich keinen großen Eindruck machte, so beschloß ich doch – eigentlich verwunderlicherweise – der allgemein von dem Vorsitzenden der Theosophischen Gesellschaft (Lang) am Schluß des Vortrages gemachten Aufforderung, Mitglied zu werden, Folge zu leisten. Ich meldete mich also am gleichen Abend zum Mitglied der Theosophischen Gesellschaft an. Dies sollte für mich von großer Wichtigkeit werden. Kurze Zeit darauf (4. November 1907) kam Rudolf Steiner auf Einladung der Theosophischen Gesellschaft nach Wien, um zwei öffentliche und zwei interne Vorträge zu halten. Da der Vorsitzende eigentlich gegen Rudolf Steiner bereits damals eingestellt war, wurden – im Gegensatz zu den Vorträgen von Dr. Hartmann – keine Ankündigungen durch Plakate oder durch Inserate gemacht. Es wurden einzig und allein an die Mitglieder Einladungskarten gesandt. Ich hätte also von diesen Vorträgen nichts erfahren, wenn ich vier Wochen vorher nicht Mitglied geworden wäre. So erhielt ich auch eine Einladung und konnte das erste Mal Rudolf Steiner sprechen hören. Die Themen der Vorträge waren folgende: 4. 11. 1907 (öffentlich): Das Geheimnis des Todes und das Rätsel des Lebens; 5. 11. 1907 (Zweig): Die sogenannten Gefahren der okkulten Einweihung; 6. 11. 1907 (öffentlich): Lebenswunder im Lichte der Geisteswissenschaft; 7. 11. 1907 (Zweig): Das innere esoterische Leben und die übersinnliche Erkenntnis.

Die Vorträge machten einen tiefen Eindruck auf mich. Bei der Fragenbeantwortung nach dem zweiten Zweigvortrag gab auch ich einen Zettel ab. Es berührte mich eigentümlich, daß – obwohl mein Zettel mitten unter den anderen steckte – er als erster beantwortet wurde. (Rudolf Steiner hatte wie ein Kartenspieler die Zettel gemischt gehabt, wodurch mein Zettel nach oben gekommen war.) Ich hatte damals schon die Absicht gefaßt gehabt, nach München zu gehen, um dort Chemie zu studieren. Ich wollte eigentlich gleich nach den Vorträgen Dr. Steiner fragen, an wen ich mich dort wenden könnte, um mich seiner Richtung anzuschließen. Ich unterließ die Frage, weil ich nicht wagte, ihn anzusprechen. Am Tage nach dem letzten Vortrag ging ich in Uniform auf dem Schottenring und hatte ein Päckchen in der Hand – etwas ganz »Unschickliches« für einen »Einjährigen«. Ich ging am Hotel de France vorüber und schaute beim Vorbeigehen in die Halle (die Türe stand offen). Ich sah Rudolf Steiner dort mit zwei Damen sitzen. Wie ich später erfuhr, waren es gerade Fräulein Stinde und Gräfin Kalckreuth, die Vorsitzenden des Münchner Zweiges. Wegen meines Päckchens hatte ich Hemmungen in das Hotel einzutreten und Dr. Steiner wegen München zu fragen. So verpaßte ich abermals die direkte Gelegenheit, ihn zu sprechen. – Bald darauf ging ich nach München um Chemie zu studieren. Als ich in dem Adreßbuch nach der Adresse der Theosophischen Gesellschaft suchte, fand ich zuerst »Loge I, II und III« angeführt. Da ich als Österreicher gegenüber dem Namen »Loge« etwas wie ein abwehrendes Gefühl hatte, ging ich nicht hin, sondern in eine »Theosophische Vereinigung«. Da fand ich nur einige Leute in einem Dachzimmer, denen ein buckliger Herr etwas vorlas – das Ganze war höchst unbefriedigend für mich. Von diesem Abend ging ich mit einem dabei auch anwesenden Herrn fort, der mir riet, daß ich doch einmal in die Damenstiftsstraße gehen sollte. Dort wäre ein Lesezimmer, in dem eine Baronin Gumpenberg vorlesen würde. Dies würde mir gewiß mehr zusagen. Bald darauf ging ich hin und kam so – nach diesem kleinen Umweg – in die Bewegung Rudolf Steiners. Hier lernte ich auch Dr. Felix Peipers kennen. Ich trat in die Loge II ein, die die Baronin Gumpenberg leitete. Ich ging aber auch ständig in die Loge I, die von den Damen Stinde und Gräfin Kalckreuth geleitet wurde. Nun war ich fast an jedem Abend in irgend einer Veranstaltung. Vor allem war ich sehr viel mit Baronin Gumpenberg zusammen, die etwas wie meine geistige Ziehmutter wurde.

Am 1. Dezember 1907 reiste ich zu Vorträgen Rudolf Steiners nach Nürnberg und lernte im Hause Michael Bauers, der mich eingeladen hatte, Rudolf Steiner persönlich kennen. Ich wohnte im gleichen Hotel wie dieser und es war ein großes Erlebnis für mich, als er sich bei dem Frühstück zu mir setzte. Dabei unterhielt er sich auch über mein Studium mit mir und als ich bemerkte, daß oft Professoren ihre eigenen Theorien für die Studenten kaum verständlich vortrugen, erklärte er mir die in Frage stehende in einer leicht faßlichen Weise. Daß er die Möglichkeit hatte, ganz aus dem Geiste des Professors zu sprechen – aber so, daß man es leicht verstehen konnte – beeindruckte mich sehr. In diesen Tagen hatte ich auch die erste persönliche Unterredung mit ihm in seinem Zimmer. Dabei erhielt ich manchen Ratschlag von ihm. Seitdem hörte ich in verschiedenen Städten weitere Vorträge von ihm; auch noch andere persönliche Unterredungen konnte ich haben. Im Frühling 1908 erhielt ich von ihm persönliche Übungen, die ich seitdem – gefolgt später von einigen Ergänzungen – stets durchgeführt habe. Etwa ein Jahr später kam ich in die sogenannte E. S. (Esoterische Schule). Ein weiteres Jahr danach wurde ich in die M. E. aufgenommen.

Als 1910 in München die Mysterienspiele begannen, konnte ich an diesen teilnehmen, teils als Darsteller, teils als Helfer auf den verschiedensten Gebieten. Als Donnerer, Souffleur, ich übte sogar die Tänze der luziferischen und ahrimanischen Wesenheiten im dritten Mysteriendrama 1912 ein. Es waren diese Tänze im Grunde genommen die Uranfänge der Eurythmie. In den Mysterienspielen hatte ich den einen Bauern, den späteren Michael Edelmann, zu spielen. In den ›Kindern des Luzifer‹ von E. Schuré den alten Sklaven Thessalus und anderes. Das Bedeutsamste aber war, daß ich an allen Proben teilnehmen konnte. Dadurch hatte ich das Glück, die mit diesen Aufführungen zusammenhängende Arbeit Rudolf Steiners aus nächster Nähe beobachten zu können, eine Arbeit, von deren Fülle und deren Art sich derjenige, der sie nicht selbst miterlebte, einfach keinen Begriff machen kann. Sie umfaßte eigentlich alles, was zu der Aufführung notwendig war. Das Stück entstand während der Zeit der Proben – zuerst waren nur vielleicht die beiden ersten Szenen vorhanden, die letzten brachte Rudolf Steiner erst einige Tage vor der Generalprobe. Aber gleichzeitig wurde das Stück gedruckt – der Setzer holte sich den neuen Text und die Korrekturen zeitlich in der Frühe – man sagte um 6 Uhr – ab. Rudolf Steiner studierte auch außerhalb der gemeinsamen Proben mit den Hauptdarstellern die Rollen. Vielfach spielte er in den Proben die einzelnen Rollen vor und dies mit einer Darstellungskunst und einer Eindringlichkeit, die einem unvergeßlich bleibt. Gleichzeitig entwarf er die Dekorationen und die Kostüme und überwachte deren Ausführung. Und dies alles in der kurzen Zeit von sechs Wochen! Kein Wunder, daß – wie erzählt wurde – am Morgen sein Bett oft unberührt war. Mit einem großen Geschick wählte Rudolf Steiner die Darsteller aus. Die Rollen waren den einzelnen wie auf den Leib geschrieben, man konnte sich gar nicht vorstellen, daß die Darsteller anders sein und anders aussehen könnten. Bis auf wenige Ausnahmen waren es Dilettanten, dadurch kamen aber Aufführungen zustande, wie dies bei Berufsschauspielern kaum der Fall gewesen wäre. – Trotz dieser immensen Arbeit merkte man Rudolf Steiner keine Ermüdung an. Er war immer fröhlich und stets bereit, da oder dort einzugreifen und zu helfen. Nach den Aufführungen hielt er stets noch einen Zyklus von Vorträgen durch vierzehn Tage hindurch. Neben den Abendvorträgen hielt er untertags noch andere Vorträge oder war anwesend bei künstlerischen Veranstaltungen. Vielen gewährte er daneben noch persönliche Unterredungen. Bei alldem merkte man ihm – trotz der vorhergehenden Vorbereitungen der Spiele – keinerlei Ermüdungen an. – Außer bei den Münchner Veranstaltungen nahm ich auch öfter bei verschiedenen auswärtigen teil.

Mittlerweile hatte ich mich August 1909 verlobt, mit Thekla Michels. 1911 machte ich an der Technischen Hochschule in München meinen Diplom-Ingenieur (Chemie). Obwohl die eine Woche dauernde schriftliche Prüfung gerade während der Zeit der Proben für die Mysterienspiele gefallen war, konnte ich es doch so einrichten – indem ich die Arbeiten schneller beendigte – daß ich keine der Proben versäumen mußte. Die Proben schienen mir wichtiger als die ganze Prüfung. Im Frühling 1912 begann eine Arbeit, die für meine ganze Zukunft wichtig und grundlegend gestaltend sein sollte. An einem Zweigabend sagte mir die Malerin Fräulein Imme von Eckardstein, daß Dr. Steiner die Anregung gegeben habe, Farben aus Pflanzen herzustellen. Und sie frug mich, ob ich nicht mich mit ihr zusammen mit diesem Problem beschäftigen wolle. Ich bejahte freudig und sagte, daß ich mich gerne neben meinem Studium damit beschäftigen wolle. Was einen Raum dafür beträfe, so hätte ich gerade an diesem Tag an einem

Hause in der Augustenstraße gegenüber der Technischen Hochschule eine Vermietanzeige für ein Laboratorium gesehen. Am nächsten Tag sahen Fräulein von Eckardstein und ich es an (es waren zwei kleine Räume im Hinterhof) und beschlossen, es gemeinsam zu mieten und darin ein Laboratorium zur Ausarbeitung von Pflanzenfarben einzurichten. Die Kosten dafür und für den Betrieb sollte jeder von uns zur Hälfte übernehmen. Unter Mithilfe meiner Braut wurde nun das Laboratorium eingerichtet und die Arbeit begonnen. Fräulein von Eckardstein war aber so gut wie gar nicht in München anwesend, da sie meist verreist war. Dr. Steiner freute sich anscheinend sehr über das Laboratorium und den Beginn der Arbeit darinnen. Er besuchte es verschiedene Male – auch mit Fräulein von Sivers und Fräulein Stinde –, gab Anregungen und machte selbst Versuche. Auch über Heilmittel sprach er damals schon verschiedene Male. Nach seinen Angaben wurden da auch die Strader-Apparate angefertigt, zuerst provisorisch. Für die Aufführungen von 1913 wurden sie dann genau nach den Angaben Dr. Steiners von Mechanikern und Glasbläsern durch meine Vermittlung hergestellt. Bei den Proben zum ›Hüter der Schwelle‹ 1912 war ich auch als erster ›Eurythmielehrer‹ beschäftigt. Das kam so: Dr. Steiner gab zu den Tänzen der luziferischen und ahrimanischen Wesen Tanzformen und Tanzbewegungen und ich studierte diese Tänze ein und zwar mit Hilfe von Glühlämpchen – für jede der beiden Gruppen eines. Bei Aufflammen eines Glühlämpchens mußte auf eine andere Form gegangen werden. Ich war der Meinung, daß die Tänzerinnen ohne diese Zeichen den Wechsel nicht exakt ausführen würden. Wenn dies selbstverständlich noch keine Eurythmie war (diese begann ja erst im Herbst 1912), so waren darinnen doch Elemente derselben schon enthalten: Formen, auf die übergegangen wurde und Armbewegungen. 1913, als die Eurythmie nun schon begonnen hatte, waren die Tänze dann natürlich anders geworden. –

Neben der Arbeit an meiner Doktorarbeit in der Technischen Hochschule arbeitete ich in meiner freien Zeit viel in diesem kleinen, mir lieb gewordenen Privatlaboratorium über Pflanzenfarben. Auch wurden da bereits Farben für die Ausmalung eines für intimere Zwecke benützten Raumes des Stuttgarter Zweighauses hergestellt. Leider entstanden mit Fräulein von Eckardstein Schwierigkeiten, die damit endeten, daß sie in dem Laboratorium allein arbeiten und überhaupt es für sich haben wollte. Auf Rat von Fräulein Stinde gab ich nach und tat ihr ohne Weiterungen ihren Willen und überließ ihr das Laboratorium allein. Das war im Frühling 1913. Ich widmete mich nun ganz der Beendigung meiner Doktorarbeit. März 1913 machte ich dann auch meinen Dr.-Ing. an der Technischen Hochschule in München. Es war für mich eine eigentümliche Sache als ich als erste Frage bei der Prüfung diejenige erhielt: Was wissen Sie über Indigo? Die Antwort war mir ein Leichtes, da ich mich in dem Privatlaboratorium selbstverständlich viel mit dem Indigo beschäftigt hatte. Der Professor hatte dabei keine Ahnung von meinen ›Privatarbeiten‹ und war über meine Kenntnisse sehr erfreut. Für mich aber war es schon eine große Überraschung und ich betrachtete es dankbar als eine Art Belohnung für meine ›Privatarbeit‹ und vielleicht auch für mein Verhalten gegenüber Fräulein von Eckardstein.

Bevor ich München verließ, zeigte ich Herrn Dr. Steiner auch die bisher hergestellten Farben und auch ein damit gemaltes Bild von Frau Woloschin. Dr. Steiner war sehr interessiert; billigte aber meinen Entschluß, das Labor Fräulein von Eckardstein ohne Weiterungen zu überlassen. Er äußerte sein Bedauern – was für mich von einem gewissen Interesse war –, daß die Gesellschaft noch nicht so weit wäre, um mich anzustellen. Ich ging dann zu meinen Eltern nach Wien, um mich nach einer Stelle umzusehen. Kurze Zeit danach bekam ich von einer französischen Malerin (Madame Peralté), einer Freundin meiner Schwägerin Gertrud, das Angebot, mir eine gewisse Summe zu geben (à fonds perdu), um meine Arbeiten an den Pflanzenfarben weiterführen zu können. Ich erklärte mich – trotz eines durch meinen Vater verschafften Angebotes für eine Stelle bei den Rütgerswerken in Berlin – sofort bereit, in München ein Laboratorium einzurichten und über die Farben weiter zu arbeiten. Im Mai 1913 ging ich wieder nach München zurück und richtete mir in einem Bildhaueratelier (Massmannsplatz) ein Laboratorium unter Mithilfe meiner Braut Thekla ein und führte es unter dem Namen ›Chemisches Laboratorium Dr. Oskar Schmiedel‹. Meine Frau (wir hatten am 16. Juni 1913 geheiratet) half mir nun ständig bei der Arbeit im Laboratorium und eignete sich dadurch entsprechende Kenntnisse an. Die Arbeit war so geplant, daß einerseits Dinge gemacht werden sollten, die Geld einbrachten, damit das Laboratorium sich mit der Zeit selber tragen könne. Dazu sollten gehören: die Herstellung gewisser Präparate (zum Beispiel Weihrauch und Kohle, Haaröl, deren Vertrieb durch die damals gegründete Handelsgesellschaft ›Ceres‹, Bremen, erleichtert worden war), Untersuchungen für Ärzte (zum Beispiel Harnanalysen) und Lebensmitteluntersuchungen für das vegetarische Restaurant ›Sonneborn‹. Für Weihrauch und Haaröl hatte R. Steiner auf meine Fragen hin Ratschläge gegeben. Ebenso begann damals die Arbeit an dem ›Alkahest‹, zu dessen Herstellung R. Steiner – besonders aber später in Dornach – viele Angaben gegeben hatte. Aufmerksam wurde ich auf den Alkahest durch den Arzt Dr. Rascher gemacht, der mich auf eine Stelle in dem Buche über Paracelsus von dem Theosophen Dr. Franz Hartmann hinwies. Ich berichtete R. Steiner darüber und er war sehr dafür, daß ich die Arbeit darüber beginnen solle. Er gab mir auch Ratschläge – wie gesagt – dazu. Wenn er auch sich vor allem versprach, durch den Alkahest etwas für die Haltbarkeit der Pflanzenfarben zu erhalten, so schien ihm die Sache auch anderweitig wichtig, weil er mich später bat, Dr. Noll über diese Arbeit zu berichten, damit dieser mit der Art solcher Arbeiten vertraut gemacht würde. Leider wurde später die Arbeit an dem Alkahest nicht mehr fortgeführt – während des Krieges mußte die Arbeit unterbrochen werden und später wurde infolge der vielen anderen Arbeiten keine rechte Muße dafür gefunden. Außerdem ruhten ja auch die Arbeiten an den Pflanzenfarben; da ja der Alkahest vor allem für diese gedacht war, hatte die Arbeit an ihm auch weniger Aktualität.

Andererseits sollten die Versuche zur Herstellung von Pflanzenfarben fortgesetzt werden. Dabei gelang es mir auch, ein sogenanntes ›flüssiges Papier‹, also ein Papier in streichfertiger Form herzustellen. Ich verwendete es zum Aufstreichen auf den Malgrund als Obergrund. Dadurch wurde erreicht, daß die Farben so verwendet werden konnten, wie dies beim Aquarellmalen der Fall ist. Dieses flüssige Papier wurde dann später auch in den Kuppeln des Goetheanums in Dornach als Obergrund verwendet. Es war Ende 1913 oder im Januar 1914, als Madame Peralté erklärte, daß ihr es aus pekuniären Gründen nicht mehr möglich wäre, die versprochene Summe zu bezahlen und sie es bei dem bisher bezahlten Betrage bewenden lassen müsse. Da die Verdienste das Laboratorium noch nicht tragen konnten, mußten wir ein Schließen des Laboratoriums ins Auge fassen. Ganz unerwarteterweise erhielt ich Anfang Februar von Dr. Steiner ein Telegramm, mit dem er mich ersuchte, Muster der bisher gemachten Pflanzenfarben ihm nach Dornach zu senden. Ich überlegte nicht lange, packte an Mustern ein, was wir hatten und fuhr sofort nach Dornach. Nachdem Dr. Steiner die Muster angesehen hatte, legte er mir die Frage vor, ob ich nicht Lust hätte, mit meinem Laboratorium nach Dornach zu übersiedeln. Selbstverständlich sagte ich mit großer Freude ja und wir übersiedelten am 1. März 1914 nach Dornach. Das Goetheanum erbaute eine einfache Holzbaracke in der Nähe der Kantine, die damals selbst nur eine größere Holzbaracke war. Das Laboratorium wurde absichtlich wegen einer eventuellen Feuergefahr etwas entfernt von dem Goetheanumbau errichtet, außerdem war es an diesem Platz leichter, Gas zuzuleiten. Die Einrichtung meines Laboratoriums, die ich vollständig mitgebracht hatte, übergab ich dann zu Besitz dem Goetheanum und ich selbst wurde ›Angestellter‹ des Goetheanums. Durch die Eingliederung des Laboratoriums in das Goetheanum entstand die erste wissenschaftliche Forschungs- und Arbeitsstätte des Goetheanums. Es begann nun ein schönes Arbeiten; Dr. Steiner gab viele Anregungen und Rezepte für die Farben, für den Grund und für manches andere. Oft besuchte er das Laboratorium, hin und wieder wurden auch Heilmittel hergestellt. Da zu dieser Zeit bei den Anthroposophen eine starke Nachfrage nach den ›Rittermitteln‹ war, richtete ich ein Lager von diesen ein und verkaufte sie zugunsten des Goetheanums. Bei all den Arbeiten im Laboratorium arbeitete meine Frau ständig mit. Wie bereits erwähnt, führte ich die in München begonnenen Arbeiten über die Herstellung des Alkahestes in Dornach weiter und R. Steiner gab mir weiter Ratschläge dafür. Anfänglich, als noch kein Gas im Laboratorium vorhanden war, machte ich diese Arbeiten auf Wunsch von Dr. Steiner im Keller seines Wohnhauses (Haus Hansi).

Meine Arbeiten erfuhren jedoch nach einigen Monaten eine Unterbrechung durch den Kriegsausbruch; ich mußte am 1. August 1914 nach Österreich einrücken und wurde in Innsbruck bei dem Militärkommando stationiert, wo ich den ganzen Krieg über blieb. Meine Frau führte die Arbeiten weiter, auch neue kamen hinzu. Über all diese [Zeit] blieben meine Frau und ich ständig in Fühlung, so daß ich ihr mit Ratschlägen zur Seite stehen konnte. Auch hatte ich das große Glück, ab Ende 1915 alle halben Jahre Urlaub nach der Schweiz zu bekommen, so daß ich auch praktisch im Laboratorium arbeiten konnte. Verschiedene Male war es mir auch möglich, Dr. Steiner zum Beispiel bei seiner Durchreise in Innsbruck oder auch in München bei Vorträgen zu treffen und zu sprechen.

Mit meinem Einrücken zum Militär war ungefähr das erste Jahrsiebent meiner Zugehörigkeit zur Theosophischen beziehungsweise Anthroposophischen Gesellschaft beendigt. Es war dies eine Zeit, die einzig in ihrer Art war. Durch die geringe Anzahl von Mitgliedern kam man Dr. Steiner viel näher und man fühlte sich mehr als ein persönlicher Schüler als dies vielleicht später der Fall war. Auch die Veranstaltungen trugen durch den kleineren Kreis an Teilnehmern einen viel intimeren Charakter. Ich kann nur meinem Schicksal dankbar sein, daß es mich so frühzeitig in den Kreis R. Steiners gebracht hatte, und mich die Bewegung fast von ihren Anfängen an und auch in München, eines ihrer Zentren, miterleben ließ. Als später die Gesellschaft größer wurde und die verschiedensten Arbeiten begannen, war naturgemäß der ganze Charakter der Veranstaltungen, des Verhältnisses zu Dr. Steiner ein anderer geworden. So mußten zum Beispiel die persönlichen Unterredungen für den Einzelnen mehr eingeschränkt werden als dies früher der Fall war.

Während der Kriegszeit hatte ich das Glück, im Militärkommando in Innsbruck eine Arbeit zu haben, die mich interessierte, aber doch mir genügend Freiheit ließ, um persönliche Arbeiten leisten zu können. Beim Militär hatte ich vor allem das Referat über die ›Kriegsleistungsfirmen‹, also die Firmen, die Kriegsmaterial erzeugten und die unter Militärgesetz und unter militärischer Leitung standen. Ich stellte mir als Aufgabe, Vorträge über die Goethesche Farbenlehre auszuarbeiten. Es sollte eine Einführung in die Gesamtfarbenlehre sein, also in sämtliche der modernen Physik auch bekannten Phänomene, aber zugrunde sollte die Goethesche Farbenlehre und die aus ihr gewonnenen Ideen liegen. Diese Vorträge sollten vor allem Experimentalvorträge sein, denn es kam mir ganz besonders darauf an, daß die Zuhörer einmal alle Phänomene selber sehen. Dazu legte ich mir ein vollkommenes optisches Kabinett an, wofür ich die benötigten Apparate entweder kaufte oder sie selber herstellte. Die entsprechenden Vorträge arbeitete ich aus und schrieb sie nieder. Am Ende des Krieges war ich nun soweit, daß die Vorträge nahezu fertig waren und ich eine vollständige Apparatesammlung besaß. Als ich Dezember 1918 nach Dornach zurückkehrte, kam ich nicht mit leeren Händen, sondern mit der Möglichkeit, Kurse über die Goethesche Farbenlehre zu halten. Ich war dankbar, daß die Zeit, die ich durch den Krieg fern von Dornach sein mußte, keine für mich verlorene war, sondern daß ich zu einer Arbeit gekommen war, zu der ich sonst wahrscheinlich nicht gekommen wäre. Beide Kuppeln des Goetheanums waren mittlerweile fertiggestellt worden und es wurden dazu der Grund und die Farben verwendet, die meine Frau hergestellt hatte. Dadurch war, was die Farbherstellung betrifft, weniger zu tun, aber es kamen neue Probleme zur Bearbeitung.

Frau Dr. Ita Wegman hatte während des Krieges ihre Praxis in Zürich eröffnet und kam öfter nach Dornach. Dr. Steiner hatte ihr 1918 Mistelinjektionen zur Behandlung des Krebses empfohlen. Sie ließ diese von einem Apotheker in Zürich herstellen und verwendete sie mit Erfolg in ihrer Praxis. Bald nachdem ich zurückgekommen war, wandte sie sich mit der Bitte an mich, diese Mistelinjektionen für sie herzustellen. Es war auch zu dieser Zeit, daß Rudolf Steiner zu ihr und mir sagte, als Frau Dr. Wegman auf die Stelle in dem Zyklus ›Okkulte Physiologie‹ hinwies, wo er über Destillationen von Metallen sprach, daß ich ein sehr gutes Mittel gegen Lungentuberkulose erhalten würde, wenn es mir gelänge, Eisen zu destillieren. Von diesem Zeitpunkte [an] begann eigentlich die Zusammenarbeit zwischen Frau Dr. Wegman und mir. Vorher kam ich kaum in Kontakt mit ihr.

Da, wie bereits gesagt, bei meiner Rückkehr die Kuppeln ausgemalt waren und für sie daher keine Farben hergestellt werden mußten, konnte ich mich anderen Aufgaben widmen. Dazu gehörte die weitere Ausarbeitung der Farben, auch, wie erwähnt, die Arbeit an der Gewinnung eines Außenlackes. Als Ausgangsmaterial hatte Rudolf Steiner noch im Krieg Lärchenharz angegeben. Aber es war dies ein schwieriges Problem, besonders da es galt, ein derart geschnitztes Holz, wie es die Außenseite des Goetheanums zum großen Teil aufwies, gegen äußere Witterungseinflüsse zu schützen. Meine Frau hatte schon im Kriege Versuche gemacht und die Sorge gehabt, das Lärchenharz durch Erhitzen mit Schwefel unter Druck widerstandsfähig zu machen. Nach meiner Rückkehr führten wir diese Versuche fort. Wenn auch dadurch ein ganz guter Lack erzielt wurde, so war das Problem doch noch nicht ganz gelöst, als das Goetheanum abbrannte. Auch verschiedene Heilmittel wurden von Dr. Steiner angegeben und von mir hergestellt. Damals hielt ich nun meine im Krieg vorbereiteten Experimentalvorträge über die Farbenlehre vor einem kleinen Zuhörerkreis. Der erste Kurs umfaßte etwa dreißig Vorträge. Dr. Steiner war, wenn er in Dornach weilte, bei jedem dabei und gab mir nach dem Vortrag weitere Anregungen. Auch hatte ich vor den meisten Vorträgen Besprechungen über die zu behandelnden Gegenstände.

Im Winter 1919 kam Hans Kühn mit dem Vorschlag, in Dornach eine Fabrikation von Heilmitteln unter meiner Leitung zu errichten. Und zwar sollten die Heilmittel, die Dr. Noll angeblich ausgearbeitet hätte, in größerem Maßstabe fabriziert und vertrieben werden. Herr Kühn veranstaltete eine Besprechung mit Rudolf Steiner, Dr. Noll, mir und anderen; aber es kam dabei gar nichts Konkretes heraus. Äußerlich schien es daran zu liegen, daß kein geeigneter Kaufmann da war, der das Unternehmen hätte aufziehen können. Aber in Wirklichkeit schien mir es daran zu liegen, daß Rudolf Steiner von der ganzen Idee nicht begeistert war. Er verhielt sich sehr kühl dieser Idee gegenüber. In Wirklichkeit war ja auch nichts Konkretes über diese Heilmittel von Dr. Noll zu erfahren. Es hieß nur immer, daß er gute Heilmittel habe. Die Zukunft zeigte auch, daß, als das Laboratorium für die von Rudolf Steiner angegebenen Heilmittel bestimmt wurde und dazu auch die Herstellung der Mittel von Dr. Noll übernommen werden sollte, von Dr. Noll die Rezepte äußerst schwer und nach sehr langer Zeit erst zu erhalten waren. Diese Präparate waren in Wirklichkeit auch nichts anderes als Mischungen von homöopathischen Mitteln, deren Wirkungen in der Homöopathie wohl bekannt und von Dr. Noll und besonders von seinem Schwager, Dr. Eisenberg, in ihrer Praxis angewendet worden waren. Die Herstellung der Urtinkturen geschah nach den Vorschriften der homöopathischen Pharmakopöe. Diese Vorschriften wurden uns in wortwörtlicher Abschrift von Herrn Dr. Noll übergeben. Die Rezepte waren also nichts Originelles, und obwohl einige von diesen Präparaten, zum Beispiel Infludo, gute Erfolge hatten und für uns in pekuniärer Hinsicht zu begrüßen waren, bedauerte ich späterhin trotzdem die Übernahme durch uns, da ich nicht das Gefühl los werden kann, daß dadurch Rudolf Steiner eine gewisse Fessel aufgelegt worden war. Ich kann mir denken, daß Rudolf Steiner aus der geisteswissenschaftlichen Anschauung vielleicht ganz andere Präparate, zum Beispiel gegen Grippe, Lungenentzündung, Keuchhusten etcetera gegeben hätte. Auch wurde durch diese Präparate, wenn wir sie auch später besonders bezeichnet haben, der Anschein erweckt, daß wir nur wohlbekannte homöopathische Präparate aufwärmen.

Am 6. Januar 1920 sagte Rudolf Steiner in einem öffentlichen Vortrag in Basel, *Die geisteswissenschaftlichen Grundlagen der leiblichen und seelischen Gesundheit,* wie es gerade auf einem solchen Gebiete wie dem einer wirklich intuitiven Medizin das Ideal des Geistesforschers wäre, einmal sich aussprechen zu können vor denjenigen, die ganz sachverständig sind. Nach dem Vortrag sagte ich zu Rudolf Steiner, daß ich bereit wäre, einen solchen Kurs für Ärzte zu arrangieren, wenn er tatsächlich einen solchen halten wolle und es ihm recht wäre, wenn ich es täte. Er erklärte sich damit einverstanden, nur bat er mich, dies zusammen mit Dr. Scheidegger senior zu tun. Dr. Scheidegger war ein bekannter homöopathischer Arzt in Basel und hatte die Leitung des homöopathischen Iselin-Spitales. Er hatte sich damals für Anthroposophie interessiert, war auch Mitglied, schwenkte aber später ganz ab und soll seine anthroposophische Zeit als die dunkelste seines Lebens bezeichnet haben. Zu Ostern 1920 sollte nun dieser Kurs stattfinden. Es war gerade die Zeit der Inflation und des stärksten Elendes in Deutschland. Um es trotzdem möglich zu machen, daß auch eine Anzahl deutscher Ärzte nach Dornach kommen und sich dort aufhalten konnte, sammelte ich Geld und veranstaltete auch Vorträge, deren Reinertrag für diese Zwecke bestimmt war. Vielfach wurden die deutschen Ärzte auch von Freunden in Dornach als Gäste aufgenommen. Es war für alle Teilnehmer eine wunderbare Zeit, zudem war ein herrliches Frühlingswetter. Ursprünglich war der Kurs nur auf vierzehn Tage festgesetzt und wurde auf Bitten der Teilnehmer von Dr. Steiner auf drei Wochen verlängert. Rudolf Steiner hielt vormittags einen medizinischen Vortrag, abends waren entweder Vorträge von ihm oder von anderen. Dr. Steiner war äußerst streng in der Zulassung der Zuhörer. Es wurden nur Ärzten und Medizinstudierenden die Erlaubnis zur Teilnahme gegeben. Immer wieder baten andere unter allen möglichen Vorwänden um eine Ausnahme. Wenn ich Dr. Steiner diese Bitten vortrug, erklärte er scharf, daß er die Vorträge ganz anders halten würde, wenn eine Ausnahme gemacht werden würde. Es wurden so nicht zugelassen zum Beispiel Heilpraktiker, Hebammen, Schwestern. Auch ein russischer Feldscher wurde abgewiesen. Rudolf Steiner machte meiner Erinnerung nach nur eine Ausnahme bei Frau Dr. Steiner, Dr. Walter Johannes Stein und Dr. Roman Boos. Es berührte mich eigentümlich, daß Dr. Steiner mir gegenüber fast wie entschuldigend sagte, daß er diese Persönlichkeiten selbst eingeladen habe. Die medizinischen Vorträge wurden in dem mittleren Saal des Glasateliers gehalten. (In diesem hielt ich im übrigen auch meine Vorträge über die Farbenlehre.) An dem Kurs nahmen mehr als dreißig Ärzte und Medizinstudierende teil. Es wurde von vielen von ihnen immer wieder ausgesprochen, daß es nach den Vorträgen von Rudolf Steiner nun eine dringende Notwendigkeit wäre, Laboratorien für eine Heilmittelerzeugung und Kliniken zu errichten.

Im Sommer 1920 kam Dr. Ludwig Noll nach Dornach, vor allem, um mit mir zusammen Versuche über die Herstellung von Heilmitteln zu machen. Er besprach sich viel mit Dr. Steiner und brachte von diesen Unterredungen immer wieder neue Rezepte in das Laboratorium, wo ich sie dann in ständiger Fühlungnahme mit Dr. Steiner und Dr. Noll ausführte. Es waren dies vor allem die Vorschriften für die sogenannten späteren ›Typenmittel‹. Von dieser Zeit an machte ich immer mehr Heilmittel, da eine Reihe Ärzte, angeregt von den Vorträgen Dr. Steiners, solche haben wollte und außer dem Laboratorium des Goetheanums keine Stätte vorhanden war, wo derartige Heilmittel verläßlich hergestellt wurden. Es erscheint mir wichtig, daß nicht nur die neue, durch Anthroposophie befruchtete Heilkunde ihren Ausgangspunkt am Goetheanum hatte, sondern daß auch die dafür benötigten Heilmittel in dem dem Goetheanum gehörenden Laboratorium zuerst ausgearbeitet und an die Ärzte abgegeben wurden. Die Heilkunde mit der dazugehörenden Heilmittelherstellung ging in richtiger Weise von der Mysterienstätte aus. – So arbeitete ich mich immer mehr in das Gebiet der Heilmittelherstellung ein und verschaffte mir allmählich die dazu notwendigen Kenntnisse.

Die Zeit der Zusammenarbeit mit Dr. Noll war eine wirklich schöne und fruchtbare. Er war stets in einer heiteren Stimmung und kam immer wieder mit neuen Ideen in das Laboratorium. Manches interessante Gespräch hatten wir zusammen. Ich bedauerte sehr, daß diese Zusammenarbeit aufhören mußte, als er von Dornach wieder abreiste. Leider war diese Zusammenarbeit die einzige, die ich mit Dr. Noll haben konnte. Niemals wieder fand ich ihn später auch in der gleichen aufgeschlossenen und heiteren Stimmung, in der er in den Wochen des Sommers 1920 gewesen war. Es muß, bald nachdem er Dornach verlassen hatte, etwas tief Einschneidendes sich in seinem Leben ereignet haben, denn – als ich ihn wieder getroffen habe – war er ein ganz anderer Mensch geworden. Es mag mit dem jedenfalls von ihm Erlebten zusammengehangen sein, daß bei dem ersten Hochschulkurs, (der Eröffnung des Goetheanums), durch ihn etwas geschah, was Rudolf Steiner auf das Tiefste betroffen hatte. In diesem groß angelegten, öffentlichen Hochschulkurs waren als einige der wichtigsten Vorträge drei medizinische Vorträge von Dr. Noll angekündigt. Es war Rudolf Steiner wichtig, daß gerade diese medizinischen Vorträge von einem Arzt gehalten würden. Der erste Vortrag von Dr. Noll sollte beginnen, alles war versammelt, aber Dr. Noll war nicht da. Man wartete – aber Dr. Noll kam nicht. Es war auch von ihm keine Nachricht eingetroffen. Plötzlich verbreitete sich irgendwie das Gerücht, daß Dr. Noll nun kommen würde und zwar durch den Westeingang. Alles erhob sich, Dr. Steiner ging durch den Mittelgang Dr. Noll freudig entgegen – aber es stellte sich heraus, daß es ein Mißverständnis gewesen und daß kein Dr. Noll gekommen war. Nachdem eine halbe Stunde gewartet worden war, entschloß sich Dr. Steiner, selbst einen medizinischen Vortrag zu halten, was ihm anscheinend sehr unlieb war, da – wie gesagt – es ihm wichtig erschienen war, daß gerade über diese Fragen ein Arzt hätte sprechen sollen. Wie mir gesagt wurde, traf nach dem Vortrag von Dr. Noll ein Telegramm ein, daß er am nächsten Tag zu seinem Vortrag kommen würde. Später kam noch ein zweites, das mitteilte, daß er überhaupt nicht kommen würde. Es war Rudolf Steiner anzusehen, wie schmerzlich ihm diese Absage war. Nun mußte er auch die beiden weiteren medizinischen Vorträge selbst halten.

Anfang 1921, vielleicht auch etwas früher, entwickelte ich Dr. Steiner gegenüber einen Plan: in Dornach sollte dreierlei gegründet werden. Eine Klinik, als wichtigstes, daneben ein Laboratorium, das sich in eine pharmazeutische und eine chemisch-technische Abteilung gliedern sollte. Außerdem sollte eine Heilpflanzenanlage errichtet werden. Als Leiter dieser drei Abteilungen dachte ich für die Klinik an Herrn Dr. Noll, für das Laboratorium an Herrn Dr. Kolisko und mich, für die Heilpflanzenanlage an Fräulein Hachez. Rudolf Steiner zeigte sich sehr interessiert für den Plan und bat mich, ein Exposé darüber zu entwerfen und es Herrn Dr. Boos zu geben. Dr. Boos war zu dieser Zeit in dem Mittelpunkt des anthroposophischen Geschehens. Ich verfaßte ein solches und übergab je ein Exemplar Herrn Dr. Steiner und Dr. Boos. Letzterer war damals mit dem Plane beschäftigt, einen ›Kommenden Tag‹, wie er in Deutschland gegründet worden war, auch in der Schweiz zu gründen. Das mag wohl der Grund sein, daß er die Wichtigkeit und die Tragweite meines Planes nicht erkannte. Er zuckte nur die Achseln und sagte, daß kein Geld dafür vorhanden wäre. Wie ernst dagegen Rudolf Steiner den Plan nahm, zeigt das Folgende: Kurze Zeit nachher – ich hatte durch die abweisende Haltung von Dr. Boos schon ganz resigniert – wurde aus irgendeinem Anlaß in der Schreinerei eine Versammlung abgehalten, in der verschiedenes gesprochen und über manches diskutiert wurde. Plötzlich kam Rudolf Steiner mitten in der Diskussion zu mir und sagte: »Sprechen Sie doch gleich über ihren Plan.« Ich antwortete, daß ich gerade über das Wichtigste nichts sagen könne, nämlich, wie er finanziert werden könnte. Es wäre ja, wie Dr. Boos gesagt hatte, kein Geld dafür vorhanden. Rudolf Steiner erwiderte: »Das macht nichts, gehen Sie auf das Podium und reden Sie.« Ich meldete mich daraufhin zum Worte und brachte dann mehr schlecht als recht meinen Plan vor; sagte aber dann zum Schluß, daß der Durchführung dieses Planes, so wichtig er wäre, die schwierige Frage der Geldbeschaffung entgegenstehen würde, da ja jedes verfügbare Geldmittel für das Goetheanum gebraucht werden wird.

Damals war mir eigentümlicherweise nie der Gedanke gekommen, daß so etwas, wie ich es geplant hatte, durchaus mit geliehenem Geld, zum Beispiel als GmbH oder AG, gemacht werden könnte. Ich dachte nur an gespendetes Geld. Ich war damals eben noch zu wenig Kaufmann und mit den Geschäftsgepflogenheiten wenig vertraut. Aber andere Leute, zum Beispiel auch Dr. Boos, hätten die Wichtigkeit des Planes einsehen und die Art der Geldbeschaffung vorschlagen können. Auf meine Ausführungen kam leider kein Echo, nur Herr Molt sagte, daß eine Klinik von dem Kommenden Tag gewiß einmal errichtet werden würde. Aber daß das Wesentliche dabei war, daß mein Plan in *Dornach* ausgeführt werden sollte, wurde nicht erkannt. Wäre dies geschehen, wäre er aufgegriffen und verwirklicht worden, so wäre Rudolf Steiner und der Anthroposophischen Gesellschaft eines der traurigsten Kapitel der Bewegung erspart geblieben: die Gründung der ›Futurum‹. Wäre das reichliche Geld (nahezu zwei Millionen Franken), das von der Futurum für sinnlose Sachen vergeudet wurde, für die Verwirklichung meines Planes verwendet worden, so wäre selbst nur mit einem Teil des Geldes eine wunderbare, sinnvolle Arbeitsstätte zum Segen der Menschen entstanden. Sie entstand dann auch, aber auf Umwegen und erst, nachdem schwierige Situationen überwunden werden mußten. Die Ursache war vor allem, daß, wie bereits oben gesagt, Dr. Boos ganz erfüllt war von dem Gedanken der Gründung des Futurums. Diese Gründung wäre, und das ist meine Überzeugung, unterblieben, wenn Dr. Boos mehr auf Rudolf Steiner hinhorchen und seine Intentionen verstehen hätte können. Ein wichtiges Symptom für die Richtigkeit des eben Gesagten ist zum Beispiel folgendes Geschehnis, das ich aus verläßlicher Quelle erfahren habe. Als Dr. Boos mit dem Plan zur Gründung der Futurm zu Dr. Steiner kam, sagte dieser zu ihm: »Sie werden dazu nicht die geeigneten Menschen finden.« Dr. Boos antwortete: »Doch, ich habe sie.« Darauf schwieg Dr. Steiner und ließ Dr. Boos gewähren. (Vgl. Steffen, *Erinnerungen,* Goetheanum 1/2, 1931.) Das Tragische und für die Futurum Verhängnisvolle war, daß Dr. Boos die geeigneten Persönlichkeiten eben *nicht* hatte, sondern nur glaubte, sie zu haben. Trotzdem erfüllte Dr. Steiner den Wunsch von Dr. Boos und trat in den Verwaltungsrat des Futurums ein und übernahm dessen Präsidentschaft. Dr. Boos hätte wissen müssen, daß für Rudolf Steiner die Übernahme dieses Postens hätte verhängnisvoll werden können, da in der Schweiz der Präsident des Verwaltungsrates einer Aktiengesellschaft vor dem Gesetze die tatsächliche Verantwortung für diese trägt. Auch die Form der Futurum als Aktiengesellschaft dürfte nicht diejenige gewesen sein, die Rudolf Steiner eigentlich vorgeschwebt hat. Er hatte gesagt, daß die Geldgeber für ihr Geld eine übliche Verzinsung bekommen sollten. Eine solche konnte bei einer Aktiengesellschaft nicht garantiert werden, denn die Dividenden richten sich nach dem Jahresergebnis, das heißt, keine Dividende konnte ausgeschüttet werden, wenn das Ergebnis ein schlechtes war.

Die Gelder für die Futurum kamen in verhältnismäßig kurzer Zeit und in reichem Maße zusammen, es wurden nahezu zwei Millionen Schweizer Franken gezeichnet. Manche Geldgeber mögen Aktien gezeichnet haben, weil sie geglaubt haben, daß ihr Geld in einer Aktiengesellschaft besonders ›sicher‹ angelegt wäre, deren Präsident Dr. Steiner war. Auch dadurch kam

Rudolf Steiner in eine schwierige Lage, da das Vertrauen, das ihm als Geistesforscher entgegengebracht wurde, auf Finanzielles übertragen wurde. Von der Leitung der Futurum wurden alle möglichen Geschäfte gekauft, deren Erwerb im Grunde genommen keinen rechten Sinn hatte. Und es war wirklich fast so, daß, wie mir später der Direktor einer schweizerischen Bank sagte, es sich bald herumgesprochen hatte, man solle zur Futurum gehen, wenn man etwas verkaufen wolle, was man sonst nicht anbringen könnte. Zum Direktor der Futurum schlug Dr. Boos Dr. Ith vor, welcher auch diese Stellung bekam. Er war ein Mann von kaum dreißig Jahren, Nationalökonom, und damals ziemlich entfernt mit Anthroposophie bekannt. Um ihn von seiner früheren Stellung zu lösen, mußte ein Torffeld käuflich durch die Futurum erworben werden. Als nächstes wurde eine Schirmgriff- und Stockfabrik erworben, hierauf eine Wirkwarenfabrik mit einem großen Lager, das schwer verkäuflich war, da es zu einem großen Teil aus unmoderner Ware bestand. Ferner ein Büroeinrichtungsgeschäft mit der Vertretung von Elliot-Fischer Buchhaltungsmaschinen (es war dies nur ein Handelsgeschäft, das etwa eine halbe Million Franken kostete). Der sinnvollste Kauf war noch eine Lithographie- und Kartonagenfabrik. Für diese Unternehmungen wurden leitende Leute engagiert, die horrende Gehälter und langfristige Verträge bekamen. Größere Summen wurden auch für unsinnige Warenankäufe ausgegeben; so wurde zum Beispiel ein großer Posten ausländischen Honigs aufgekauft, der nicht abzusetzen war und der schließlich zu gären anfing. Er mußte deshalb aufgekocht werden (was bei der großen Menge sehr viel Arbeit machte) und wurde dann zu Schleuderpreisen abgesetzt. Es war, als ob diese Geschäftigkeit den Blick der Direktion des Futurums für die eigentlichen Zukunftsaufgaben eines solchen Unternehmens umnebelt hätte. Es schien mir, als ob sie sich vor Gründungen von neuen Unternehmungen fürchteten und lieber, weil anscheinend ›sicherer‹, alte kauften. So wehrten sich diese Herren lange gegen die Übernahme des Laboratoriums des Goetheanums (also meiner Arbeitsstätte) mit den verschiedenen Ideen und Rezepten für die Herstellung der Heilmittel und anderem. Sie waren lieber damit einverstanden, daß das Laboratorium aufgelöst und ich nach Deutschland zum ›Kommenden Tag‹ gehen sollte. Erst nach längerer Zeit entschlossen sie sich, auf Druck von Dr. Steiner, das Laboratorium vom Goetheanum zu übernehmen und fortzuführen. Aber auch als die Übernahme endlich beschlossen war, geschah die Finanzierung nur in einer vollkommen unzulänglichen Weise.

Frau Dr. Wegman, die inzwischen nach Basel übergesiedelt war und dort eine Praxis eröffnet hatte, war mittlerweile nicht untätig geblieben. Sofort nach dem Ärztekurs Ostern 1920 erkannte sie die Notwendigkeit, daß in der Nähe des Goetheanums eine Klinik entstehen müsse, damit die Möglichkeit geschaffen würde, die therapeutischen Ideen Dr. Steiners in der Praxis anzuwenden. Diesen Plan suchte sie im Geheimen ohne großes Reden zu verwirklichen. Sie fürchtete vor allem, daß Dr. Boos, wenn er von diesem Plan zu früh erfahren würde, ihr Schwierigkeiten machen und ihn zu hintertreiben versuchen würde. Dr. Boos war ihr erklärter Feind und sprach bei jeder Gelegenheit die schärfsten Urteile über sie aus. Woher seine Haltung ihr gegenüber stammte, kann ich nicht genau sagen, aber sie muß schon aus der Züricher Zeit von Dr. Wegman stammen. Frau Dr. Wegman sprach mit Dr. Steiner über ihren Plan. Er hieß ihn gut, doch riet er ihr, sie solle ihn, gerade mit Rücksicht auf Dr. Boos, im Geheimen durchführen, denn wenn Dr. Boos davon erfahren würde, würde er ihn mit allen Mitteln zu verhindern suchen. Dr. Wegman teilte mir diese Worte von Dr. Steiner selbst mit. Dr. Boos spielte damals, wie bereits gesagt, eine große Rolle in allem, was mit der Anthroposophischen Gesellschaft und Bewegung zusammenhing.

Mit der ihr eigenen Tatkraft und immer wieder erwiesenen Geschicklichkeit verwirklichte Dr. Wegman ihren Plan und tat dies ganz im Sinne Rudolf Steiners, indem sie zuerst die Sache ganz klein anfing, aber doch in einer Art, daß eine Vergrößerung später leicht möglich sein würde. Sie kaufte also in Arlesheim ein kleines Einfamilienhaus und richtete darin eine Klinik ein. Der Name ›Klinisch-Therapeutisches Institut‹ stammte von Dr. Steiner. Die Klinik wurde, wenn ich nicht irre, im Mai oder Juni 1921 eröffnet. Vorher, zu Ostern 1921, fand ein zweiter Ärztekurs am Goetheanum statt. Er dauerte acht bis zehn Tage und war diesmal von Dr. Boos arrangiert worden. Die bekannte Gruppenaufnahme von den Teilnehmern stammt von diesem zweiten Kurs und nicht, wie irrigerweise angegeben, vom ersten Kurs. Ich selbst durfte an diesem Kurs wie auch an den folgenden (mit Ausnahme des Jungmedizinerkurses und der Pastoral-Medizinerkurses 1924) teilnehmen. An den Abenden veranstaltete Dr. Boos Vorträge über verschiedene wissenschaftliche Themen. Ich selbst hielt da meinen ersten Vortrag vor einem größeren Auditorium über die Goethesche Farbenlehre.

Die Gründung der Klinik hatte zweierlei zur Folge: Auf der einen Seite eine verstärkte Gegnerschaft von Dr. Boos, die aber keine größere Auswirkung mehr hatte, da er um diese Zeit erkrankte und sich vollkommen aus seiner Gesamttätigkeit zurückzog. Von 1921 bis 1926 (?) – also nach dem Tode Rudolf Steiners – nahm Dr. Boos keinen Einfluß mehr auf das Geschehen der Anthroposophischen Bewegung. Er lebte an verschiedenen Orten, sehr zurückgezogen, und nahm keinen Teil an der wichtigsten Zeit in der Geschichte der Anthroposophischen Bewegung, den letzten Lebensjahren Dr. Steiners. Wer diese Zeit miterlebt hat, der weiß, was für eine ganz andere Gestaltung das Leben und Erleben in der Anthroposophischen Gesellschaft und die Stellung und das Wirken Rudolf Steiners gerade in diesen Jahren bekommen hat, im Vergleiche mit den Jahren, die Dr. Boos miterlebt hat. Und natürlich ist das Wort Rudolf Steiners, das er einmal zu Frau Dr. Wegman gesagt hatte, verständlich: »Es würde für Dr. Boos, wenn er jetzt wiederkommen würde, sehr schwer sein, sich wieder in die Gesellschaft zu finden.«

Auf der anderen Seite begann ein emsiges Zusammenarbeiten auf medizinischem Gebiete von Dr. Steiner mit Dr. Wegman. Es wurde bald so, daß Dr. Steiner täglich vormittags in die Klinik zur Besprechung und zur Besichtigung von Kranken kam.

Das Laboratorium, auch als es von der Futurum bereits übernommen worden war, mußte weiterhin in der kleinen Holzbaracke bei der Kantine des Goetheanums hausen, da die Direktion des Futurum kein Verständnis für die Entwicklungsmöglichkeiten des Laboratoriums hatte. Da die Baracke viel zu klein geworden war, wurde ich bei der Direktion des Futurums vorstellig und bat um Ermächtigung, neue Räume zu suchen. Es wurde mir vorgeschlagen, in einer Garage in Basel oder in dem Keller des Hauses, in dem die Direktion ihre Büros hatte, das Laboratorium unterzubringen. Das Unmögliche dieser Vorschläge wurde nicht eingesehen und ich verzichtete daher auf jede weitere Verhandlung. Kurz darauf erfuhr ich, daß in Arlesheim in der Nähe der Klinik in günstiger Lage eine Liegenschaft zu verkaufen war. Ich erkannte sofort, daß diese eine einzigartige Möglichkeit für das Laboratorium bedeutete. Es waren ein Haus und zwei Schuppen, die für das Laboratorium augenblicklich vollauf genügten. Vor allem aber war ein großer Grund vorhanden, auf dem ein späterer Neubau gut errichtet werden konnte. Dazu war nur eine Barzahlung von zehntausend Franken notwendig. Ich begab mich sogleich wieder nach Basel zu der Futurum-Direktion, doch diese sah die Vorteilhaftigkeit und die Notwendigkeit des Kaufes nicht ein und fertigte mich kurz mit der Begründung ab, daß kein Geld dafür vorhanden wäre. (Und dabei waren während dieser Zeit die Abschlußverhandlungen für den Kauf der unglückseligen Büro-Organisation für circa fünfhunderttausend Franken! Ein Preis, der von allen Seiten als ein weit übersetzter bezeichnet wurde.)

Ich ging daraufhin zu Frau Dr. Wegman und setzte ihr die Angelegenheit auseinander. Sie sah sofort die Zweckmäßigkeit des Kaufes ein und erklärte mit ihrer oft erwiesenen Tatkraft, daß, wenn das Futurum die Liegenschaft nicht kaufen würde, sie diese kaufen und die Räume dem Laboratorium vermieten würde. Außerdem würde sie dem Laboratorium das Recht zugestehen, ihr die Liegenschaft zu dem von ihr bezahlten Preise wieder abzukaufen. Da das Laboratorium für den Anfang sowieso nicht alle Räume benötigte, konnte die Klinik vorerst einige Zimmer für sich behalten und dann nach Notwendigkeit die Zimmer allmählich für das Laboratorium frei machen. Der Kauf wurde durch Frau Dr. Wegman perfekt gemacht. Das Laboratorium nahm mit der Zeit das ganze Haus in Anspruch und kaufte es auch Frau Dr. Wegman schließlich ab. Im Jahre 1930 wurde auf dem Grund das neue Gebäude errichtet.

Da ich mich damals zu jung (vierunddreißig Jahre) und auch in kaufmännischen Belangen zu unerfahren fühlte, erklärte ich der Direktion des Futurums, daß ich die kaufmännische Leitung des Labors nicht übernehmen könne. Außerdem war diese der Meinung, daß nach den gesetzlichen Vorschriften zur Leitung eines pharmazeutischen Betriebes ein in der Schweiz approbierter Apotheker notwendig wäre (wie sich später herausstellte, stimmte dies nicht. Ein Chemiker, wie ich es war, hätte die Leitung ebenso gut haben gekonnt). Aus obigen Gründen wurde von der Direktion folgende Einteilung getroffen: Erstens: das ›Chemisch-pharmazeutische Fabrikationslaboratorium Futurum‹ unter der Leitung eines sehr alten (circa siebzig Jahre) Apothekers (Heim) und zweitens: das ›Chemisch-pharmazeutische Versuchs-Laboratorium Futurum‹ unter meiner Leitung. Es war dies ein von Anfang an unglückliches und unmögliches Arrangement. Die Gründung beziehungsweise Übernahme des Versuchslaboratoriums erfolgte im Sommer 1921. Die Arbeit erfolgte weiterhin in der Baracke des Goetheanums. (Die Arbeit in dem neuen Haus in Arlesheim konnte erst im Winter 1921/22 aufgenommen werden, nachdem die notwendigsten Einrichtungsarbeiten beendigt worden waren.) Im Sommer, Herbst 1921 wurden bereits viele Heilmittel hergestellt, da Frau Dr. Wegman, die am 16. Juni 1921 ihre Klinik in Arlesheim eröffnet hatte und auch andere Ärzte nach ihnen verlangten. Zwischendurch waren seit der Übernahme des Laboratoriums durch die Futurum ständig Kämpfe mit der Direktion, gegen deren kleinliche bürokratische Maßnahmen und Vorschriften ich mich ständig zu wehren hatte. Selbstverständlich war mein bisheriger Lebens- und Arbeitsstil in dem Barackenlaboratorium, worin ich auch nur mit einer Hilfskraft arbeitete, ein anderer, als dies bei einem richtigen ›Betrieb‹ der Fall gewesen wäre und später auch gewesen ist. Diese Selbstverständlichkeit wollte die Direktion nicht einsehen und verlangte, daß der Maßstab eines richtigen Betriebes gewahrt werden solle.

Wie erwähnt, arbeitete ich in dem Laboratorium nur mit einer Hilfskraft. Es war dies bisher meine Frau. Als sie nun durch die Geburt des Kindes im Laboratorium nicht mehr helfen konnte, mußte ich mir eine andere Hilfskraft suchen. Die Direktion des Futurums schlug mir vor, ich sollte einen englischen Chemiker, A. M. Imrie nehmen. Da ich zur Hilfe einen Laboranten brauchte und nicht einen in meinem Alter stehenden Chemiker, fürchtete ich, daß ich in Imrie keine wirkliche Hilfe bekommen würde. Ich war daher gegen dieses Engagement. Da mir die Direktion erklärte, dieses Engagement geschehe auf Wunsch Dr. Steiners, sprach ich mit diesem darüber. Ich erklärte ihm die Gründe, warum ich dagegen wäre. Daß ich aber damit einverstanden sein würde, wenn es tatsächlich sein ausdrücklicher Wunsch sein würde. Er sah zwar meine Gründe ein, aber sagte mir, daß er es gerne sehen würde, wenn Imrie engagiert würde. Daraufhin erklärte ich mich einverstanden. Die weitere Entwicklung bewies die Richtigkeit meiner Befürchtungen, insbesondere da Imrie allmählich immer eigentümlicher wurde. Einzelheiten darüber anzuführen hat keinen Sinn, da er nach einigen Jahren seine Arbeit bei uns selbst kündigte und die Arbeit verließ.

Die nun folgende Zeit war einerseits eine sehr schöne Zeit, eine Zeit reicher Arbeit, an ständigen neuen, von Dr. Steiner gestellten Aufgaben; neue Heilmittel mußten hergestellt werden, die er entweder mir direkt gab oder sie auch häufig durch Frau Dr. Wegman mir geben ließ. Auf der andern Seite war diese Zeit auch eine sehr schwere, durch alles, was mit der Futurum zusammenhing. Auch Frau Dr. Wegman hatte große Schwierigkeiten, mit der Leitung des Futurums auszukommen. Auf Wunsch Dr. Steiners sollte das Klinisch-Therapeutische Institut dem Futurum angegliedert werden. Frau Dr. Wegman mußte sich häufig aus guten Gründen den verschiedenen Anordnungen der Direktion widersetzen und es kam öfter zu scharfen Auseinandersetzungen zwischen ihr und derselben. Als nun die Direktion des Futurums immer schwieriger wurde, bat endlich Dr. Steiner Herrn Emil Molt, sich um deren Leitung zu kümmern. Was Herr Molt in der Futurum sonst an Reorganisationen vornahm, will ich hier nicht weiter berûhren, nur erwähnen will ich, was das Laboratorium betroffen hat. Als erstes wurde von ihm ein ›Direktor‹ engagiert, der für das Kaufmännische da sein sollte. Ich hatte die technische Leitung des Laboratoriums.

Die Trennung zwischen Fabrikation und Versuchslaboratorium wurde nun fallengelassen. Herr Apotheker Heim wurde ›Buchhalter‹. Dieser neu engagierte kaufmännische Direktor war ein Herr Denzler. Herr Molt hatte ihn eigentlich vorgesehen als Direktor seines Tabakgroßhandelsgeschäftes in Zürich, das auch die Futurum übernommen hatte. Die Gründe, warum er ihn nicht für Zürich engagiert hatte, sind mir unbekannt. Herr Molt engagierte ihn, ohne Dr. Steiner gefragt oder ihn ihm vorgestellt zu haben. Als ich dann Dr. Steiner bat, mir zu gestatten, Herrn Denzler vorzustellen, lehnte er es schroff mit den Worten ab: »Nein, ich kenne ihn nicht.« Auch in der Zukunft war er nicht zu bewegen, ihn zu empfangen. Denzler war Schweizer, Sohn eines angesehenen Arztes in Zürich und kein Anthroposoph. Er hatte eine eigentümliche Vergangenheit hinter sich. Er war nach Kanada ausgewandert und hatte dort alle möglichen Berufe gehabt. Zum Beispiel war er auch bei der berittenen kanadischen Polizei. Der Anthroposophie stand er wie gesagt ganz ferne, hatte auch kein Interesse dafür. Durch seine Tätigkeit wurden größer aufgezogene Verkaufsversuche gemacht, die viel Geld verschluckten. So zum Beispiel wurde in England eine größere Kampagne für Biodoron (›Bidor‹) begonnen. Durch einen Großhändler wurde alle mögliche Reklame gemacht; bald waren dafür über dreißigtausend Franken ausgegeben und es wurde nichts damit erreicht. Damals wurde auch das amerikanische Geschäft mit Mme Riccardo begonnen. Im Laboratorium selbst war eine eigentümliche Situation. Nur einige Arbeiter beziehungsweise Arbeiterinnen waren da, aber dafür waren die ›Oberen‹ im Verhältnis dazu zahlreich. Denzler und ich waren Direktoren; Imrie wollte nun auch ein Direktor werden. Rudolf Steiner lehnte diesen Wunsch scharf ab und betonte, daß er nur als Laborant engagiert wurde und weiter ein solcher sei. Apotheker Heim war Buchhalter geworden.

Am 23. März 1922 wurde die erste und einzige [ordentliche] Generalversammlung der Futurum abgehalten. Auf dieser wurde beschlossen, keine Dividende auszuzahlen. Bald darauf war eine außerordentliche Generalversammlung abgehalten worden, in der es sich zeigte, daß die Situation der Futurum eine unhaltbare geworden war. Der Direktor der Futurum, Herr Ith, gab einen Bericht und eine Erklärung ab, und verließ die Versammlung. Der ganze Aufsichtsrat war zurückgetreten und Rudolf Steiner mußte erklären, daß er allein dastünde, also ein Präsident sei ohne Verwaltungsrat und Direktion. Einige junge Leute, unter anderem die Herren Dürler und Day, zeigten die Unmöglichkeiten der Leitung des Futurums. Doch würde es zu weit führen, über die Versammlung noch Näheres zu berichten. Bald darauf wurde die Liquidation der Futurum AG beschlossen. Schon früher war das Laboratorium und das Klinisch-Therapeutische Institut auf Wunsch von Dr. Steiner aus dem Zusammenhang der Futurum herausgenommen worden. (1. April 1922). Es wurde eine selbständige Aktiengesellschaft unter dem Namen »Internationale Laboratorien und Klinisch-Therapeutisches Institut AG« gegründet. Das Aktienkapital betrug fünfhunderttausend Franken. Der Gründungsprospekt war gezeichnet von Dr. Ita Wegman, Herrn Albert Steffen und Dr. R. Steiner. Der erste Verwaltungsrat bestand aus Frau Dr. Wegman, Frau Gracia Riccardo und Herrn Geering (Herr Dürler kam meines Erinnerns etwas später dazu). Die Kontrollstelle versahen Fräulein M. Viehoff und Herr Day. Der Name Internationale Laboratorien stammte von Herrn Denzler. Er wurde ohne Befragung von Dr. Steiner von uns bestimmt, weil uns kein besserer eingefallen war. Der Name Everon für die kosmetischen Präparate stammt von Herrn Imrie. Wir nahmen ihn an, weil er schützbar war und auch für die verschiedenen Sprachen, wie wir glaubten, verwendet werden konnte. Erst später wurde uns der Sinn des Wortes klar und die Unmöglichkeit, ihn im englischen Sprachgebiet zu verwenden (Ever on = etwa: immer voran). Im übrigen schlug Dr. Steiner, als das Laboratorium noch der Futurum gehörte, vor, daß die Präparate ›Futurum Haarwasser‹, ›Futurum Migränemittel‹ heißen sollten.

Der Hauptteil des Aktienkapitals wurde verwendet um das Laboratorium von der Futurum und das Klinisch-Therapeutische Institut von Frau Dr. Wegman zu kaufen. Die Bezahlung war folgende [sic!] mit Aktien der neuen Gesellschaft. Der Rest der Aktien, eine verhältnismäßig geringe Anzahl, wurde an Freunde verkauft. Dadurch war für den Betrieb nur ein geringes Barkapital zur Verfügung, das außerdem durch die Experimente in England und Amerika stark zusammenschmolz.

April 1923 wurde beschlossen, daß das Aktienkapital der Futurum AG in Liquidation, das einen Nennwert von zwei Millionen Franken hatte, auf fünfzig Prozent zu reduzieren und die Futurum an die neugegründete Aktiengesellschaft zu übertragen [sei].

Jeder Futurumaktionär sollte für zwei Futurumaktien eine neue Aktie bekommen. Späterhin erwies sich jedoch, daß die Aktiven der Futurum mit einer Million viel zu hoch bewertet waren und es wurde daher beschlossen, daß die Übernahmesumme vierhundertfünfzigtausend Franken betragen sollte. Dazu wurde das Aktienkapital der ILAG (Internationale Laboratorien und Klinisch-Therapeutisches Institut AG) auf neunhundertfünfzigtausend Franken erhöht. Für eine Futurum Aktie zu fünfhundert Franken sollte eine ILAG Aktie zu hundertzwölfeinhalb Franken gegeben werden. Im März 1924 wurde, durch Dr. Steiner veranlaßt, beschlossen, daß das Klinisch-Therapeutische Institut von der ILAG abgetrennt und mit dem Goetheanum vereinigt werden sollte. Auf der betreffenden Generalversammlung führte Dr. Steiner aus, daß die »Abtrennung notwendig war, da das Bestreben der Allgemeinen Anthroposophischen Gesellschaft dahin geht, eine Trennung zwischen den geistigen Bestrebungen und kommerziellen Interessen der Mitglieder durchzuführen.«

Das Aktienkapital der Internationalen Laboratorien AG, wie der Name von nun an lautete, betrug damals neunhundertfünfzigtausend Franken. Der Verwaltungsrat wurde neu gegründet und bestand aus den Herren van Leer, Geering-Christ und Dürler. Die Kontrollstelle, die, wie Dr. Steiner betonte, nicht nur eine Kontrolle der Finanzen sein sollte, sondern eine ganz reale, wurde von Dr. Steiner und Dr. Wegman gebildet. Auf diese Weise wurde, wie Dr. Steiner sagte, der nötige Kontakt zwischen dem Goetheanum und der ILAG hergestellt. Der Kaufvertrag zwischen dem Goetheanum und uns war so, daß wir außer einer kleinen Summe kein Bargeld bekamen, sondern daß der uns vom Goetheanum geschuldete Kaufpreis durch von uns zu leistende Lizenzzahlungen allmählich amortisiert wurde. Dr. Steiner veranlaßte jedoch mit Rücksicht auf die große von uns durch die Liquidation und Übernahme der Futurum AG entstandene Schuldenlast, daß wir für einen verhältnismäßig niedrigen Betrag die pharmazeutischen Laboratorien des Kommenden Tages übernehmen konnten. Der Kommende Tag befand sich damals auch bereits in Liquidation.

Dr. Steiner wünschte, daß, ungeachtet der bedeutend größeren Betriebe in Deutschland, die Zentrale der ILAG in Arlesheim sein solle, so daß es sich bei dem Gesamtunternehmen um eine schweizerische AG handeln würde. Die Betriebe in Stuttgart und Schwäbisch Gmünd sollten die deutsche Zweigniederlassung sein. Auf Verlangen van Leers, der es ausdrücklich als Bedingung für die Übernahme des Postens als Präsident des Verwaltungsrates machte, wurde Herr Leinhas zum Direktor der deutschen Zweigniederlassung ernannt. Ich selbst wurde auf Wunsch von Dr. Steiner zum Direktor nicht nur des Arlesheimer Betriebes, sondern auch der Gesamtgesellschaft ernannt. Mir selbst war diese Situation sehr peinlich, denn ich fand es ganz unmöglich, daß ein Mann wie Leinhas mir gewissermaßen unterstellt war. Ich dachte eher an zwei gleichgestellte Direktoren. Doch Dr. Steiner wollte nichts davon wissen und erklärte sich nur mit der Lösung einverstanden, daß ich Direktor der Gesamtgesellschaft (also auch der deutschen Filiale) und Leinhas Filialdirektor in Deutschland sein sollte. Außerdem erklärte er bei einer Gelegenheit kategorisch, daß »er über die ILAG-Angelegenheiten nur mit Schmiedel sprechen würde«. (Später nach dem Tode Rudolf Steiners wurde auf meinen eigenen Vorschlag das Direktionsverhältnis insofern geändert, daß Herr Leinhas und ich gleichberechtigte Direktoren der Gesamtgesellschaft wurden.) Mittlerweile hatte Herr Denzler auch die ILAG verlassen. Herr van Leer hatte ihm sofort gekündigt. Diese Regelungen geschahen alle Mitte 1924, also in dem für die gesamtanthroposophische Bewegung so wichtigen Jahre. Rudolf Steiner beschäftigte sich trotz seiner sonstigen großen Tätigkeit stets auch immer wieder mit den Angelegenheiten der ILAG.

Der Name Weleda wurde von Rudolf Steiner eigentlich zuerst für die neugegründete englische Gesellschaft gegeben, auf Befragen von Mr. Dunlop hin, der der Präsident der British Weleda Co. Ltd. geworden war. Rudolf Steiner sagte, als er nach dem Ursprung des Namens Weleda gefragt worden war, daß sie eine alt germanische Heilpriesterin gewesen war. Wie wichtig es war, daß die ILAG trotz der Kleinheit des Arlesheimer Betriebes ihren Hauptsitz in der Schweiz hatte, also dadurch eine schweizerische AG und die deutschen Betriebe Zweigniederlassungen einer Schweizer Firma, also schweizerischer Besitz geworden waren, hatte sich erst in den späteren Jahren, im Zweiten Weltkrieg, gezeigt. Für die äußere Beurteilung wäre im Jahre 1924 das Umgekehrte das Gegebene gewesen, das heißt, daß der deutsche Betrieb als der größere und wichtigere die Zentrale gewesen wäre, genügend Menschen waren damals auch dieser Meinung. Jedoch traf Rudolf Steiner in seiner weiten Vorausschau auch hier das Richtige.

Das Jahr 1924 war ebenso wie das vorhergehende Jahr für die ILAG ein äußerst fruchtbares. Herr Dr. Steiner arbeitete mit Frau Dr. Wegman intensiv zusammen; er war jeden Tag stundenlang in der Klinik und besprach mit ihr die Behandlung vieler Kranker. Es verging kein Tag, ohne daß neue Präparate von ihm angegeben wurden. Bemerkenswert ist, daß Präparate in der oft komplizierten Herstellungsart, wie sie im Jahre 1920 in der Zusammenarbeit mit Dr. Noll entstanden waren, von Rudolf Steiner nicht mehr gegeben wurden. Es waren meistens einfache oder gemischte Extrakte und daraus hergestellte Potenzen und Verreibungen. Im allgemeinen gab er bei den Besprechungen mit Frau Dr. Wegman die Präparate an, die sie mir dann übermittelte. Manchmal bekam ich die Angaben auch direkt von ihm oder er besprach mit mir noch näher das, was er Frau Dr. Wegman bereits gesagt hatte. Das Klinisch-Therapeutische Institut (der Name stammte auch von Dr. Steiner) war natürlicherweise sehr gut besucht. Es mußte bald erweitert werden. Auf Veranlassung von Rudolf Steiner wurde ein jetzt noch stehendes Holzgebäude aufgeführt und dies geschah auf eine ausdrückliche Anordnung von Dr. Steiner mit Geldmitteln, die vom Goetheanum stammten. Es war dies eine Sache, die später – bei der ›Krise‹ – für Frau Dr. Wegman Schwierigkeiten mit sich brachte, als vom Goetheanum nach dem Tode von Dr. Steiner Verzinsungen und Amortisationen verlangt wurden. Es war dies eine Forderung, an die Rudolf Steiner nie gedacht hatte, da er das Klinisch-Therapeutische Institut als eine Angelegenheit und als einen Besitz des Goetheanums stets betrachtet hat.

Die ILAG befand sich nach dem Tode Rudolf Steiners stets in großen Geldschwierigkeiten, da von Anfang an das Barkapital zu gering war und die Liquidation des Futurum geringere Ergebnisse hatte als ursprünglich erwartet worden war. Auch traten zu den alten Verpflichtungen durch die Übernahme des Futurum neue hinzu. Und nur Frau Dr. Wegman, die stets Interesse und Verständnis für die ILAG zeigte, war es zu verdanken, daß diese damals über die schwierigsten Situationen hinwegkommen konnte. Immer wieder erschloß sie Geldquellen, wenn anderswo keine Hilfe zu finden war. Bis zum Ausscheiden van Leers (1930) war sie diejenige, an die ich mich nie vergeblich um Hilfe wandte. Und es waren besonders in den ersten Jahren Augenblicke, wo man kaum eine Möglichkeit sah, den dringendsten Verpflichtungen nachzukommen und doch fanden sich immer wieder Wege, meistens durch Hilfe Frau Dr. Wegmans. Sie war in der damaligen Zeit in Wirklichkeit eine der wenigen, die Verständnis für die Wichtigkeit und Notwendigkeit der Weleda hatte. Wo ich sonst hinkam und um ein Darlehen, das fest verzinslich und nur auf einige Jahre fest sein sollte, fand ich Ablehnung und Verständnislosigkeit. Und es waren dies immer nur Menschen, die wirklich reich und auch langjährige Mitglieder waren. Diese Verständnislosigkeit gegenüber so wichtigen Aufgaben, als die Weleda zu erfüllen hatte, war oft schmerzvoll zu sehen.

Bald nachdem Frau Dr. Wegman das Klinisch-Therapeutische Institut in Arlesheim gegründet hatte, wurde vom Kommenden Tag in Stuttgart die Gründung eines gleichen Instituts beschlossen, mit dem zusammenhängen sollte ein Versuchslaboratorium, in dem neben Pharmazeuten auch die Ärzte des Institutes arbeiten sollten. Bei dieser Gründung lag also nicht die Initiative einer Einzelpersönlichkeit, wie es in Arlesheim der Fall war, zugrunde, sondern der Beschluß einer Institution, einer Aktiengesellschaft. Die Leitung sollte Dr. Noll haben, ihm zur Seite sollten Dr. Peipers und Dr. Friedrich Husemann stehen. Dr. Steiner gab Dr. Noll jede Vollmacht und vollkommen freie Hand, ein ihm passendes Objekt zu kaufen. Es lagen verschiedene Angebote vor. Doch dabei traten in Erscheinung hindernd die Hemmungen, die in der Persönlichkeit Dr. Nolls lagen. Dr. Steiner und die anderen Herren des Kommenden Tages baten Dr. Noll immer wieder, er möchte sich doch endlich für etwas entschließen; aber er konnte und konnte zu keinem Entschluß kommen. Schließlich erklärte er, daß er sich nicht befähigt fühle, die Leitung eines derartigen Institutes zu übernehmen. Für Rudolf Steiner war dieser ›Entschluß‹ ein weiteres schweres Erlebnis mit Dr. Noll, da ja dieser nach seiner ganzen Vergangenheit, seiner nahezu seit Beginn bestehenden Mitgliedschaft, seiner vielfachen Arbeiten auf medizinischem Gebiet mit Dr. Steiner und seinem ernsten Arzttum eigentlich der einzige Arzt war, der für die Leitung des Klinisch-Therapeutischen Institutes in Frage gekommen wäre. Doch war nun nach der von Dr. Noll getroffenen Entscheidung nichts mehr zu machen; es mußte ein anderer Leiter gesucht werden. Auf Vorschlag des im Kommenden Tag angestellten jungen Herrn Palmer wurde an dessen Vater Dr. med. O. Palmer, der Arzt in Hamburg war, herangetreten und ihm die Leitung des Klinisch-Therapeutischen Institutes in Stuttgart angetragen. Er erklärte sich dazu bereit. Mittlerweile hatte der Kommende Tag die Liegenschaft Gänsheidestraße 88 (jetzt Adelheidweg) gekauft. Es war dies ein großer schöner Besitz, der früher der Jugendschriftstellerin Wildermut gehört hatte.

Auf dem Grunde wurde als Glied des Klinisch-Therapeutischen Institutes das Laboratorium erbaut, das später die Weleda übernahm. Der Plan war, daß die Ärzte in diesem Laboratorium mit den Pharmazeuten zusammen die Heilmittel ausarbeiten sollten, die fertigen Heilmittel sollten dann im Großen von den ›Chemischen Werken‹ des Kommenden Tags in Schwäbisch Gmünd hergestellt und vertrieben werden. Die Leitung dieser ›Chemischen Werke‹ hatte ein in jeder Beziehung ganz Außenstehender, Dr. Kehler, erhalten. Auch dieser wurde, soviel ich weiß, ohne Wissen Dr. Steiners engagiert. Er war in einem chemischen Konzern (ich glaube I. G.) angestellt. Es war nur selbstverständlich, daß mit diesem Herrn mit der Zeit alle möglichen Schwierigkeiten entstanden, die endlich zu seinem Ausscheiden geführt haben. Um dem Betrieb weitere Einnahmequellen zu verschaffen, begann Dr. Kehler neben der Fabrikation von pharmazeutischen und kosmetischen Präparaten auch mit derjenigen aller möglicher Dinge, wie Tinte, Hektographenmasse, Kindermehl. Die ›Chemischen Werke‹ in Schwäbisch Gmünd bestanden aus einigen Gebäuden, von denen das Mühlengebäude am besten erhalten und eingerichtet war. Ebenso war das Wohngebäude in gutem Zustande, während die übrigen schlecht erhalten waren.

Das Klinisch-Therapeutische Institut in Stuttgart und auch das neuerrichtete Laboratoriumsgebäude waren sehr gut eingerichtet. Für letzteres hatte Dr. Noll ein besonderes Interesse. Es wurde für das Laboratorium sehr vieles angeschafft, was in der Zukunft vielleicht einmal gebraucht werden könnte, was aber in Wirklichkeit nie der Fall war. Diese Art des Beginnes war gerade das Gegenteil von dem, was Rudolf Steiner für richtig für den Beginn der Arbeitsstätten gehalten hat. Er sagte wiederholt, daß man für den Anfang nur vier Wände brauchen würde, und daß alles weitere sich aus der Arbeit entwickeln würde. In dieser Art war ja auch der Beginn der Arbeit in Arlesheim. So war zum Beispiel das Klinisch-Therapeutische Institut in einem von Frau Dr. Wegman gemieteten kleinen Haus begonnen, oder das Laboratorium ging aus einer vom Goetheanum errichteten kleinen Bretterbude hervor. Aber die Arbeit sprengte in beiden Stätten die Wände und machte die Erweiterungen notwendig. Hinter beiden Gründungen stand nicht die Initiative einer ›juristischen Person‹, sondern die je einer Persönlichkeit, die den Entschluß zur Gründung gefaßt und die Verantwortung getragen hatte. Für das Klinisch-Therapeutische Institut war diese Persönlichkeit Frau Dr. Wegman, für das Laboratorium ich selbst im Jahre 1912 in München. Was meine eigene Arbeit betrifft, erschien es mir immer wichtig, daß diese vom Goetheanum aufgenommen und in dessen Arbeit eingegliedert wurde. Besonders als in dem Laboratorium mit der Heilmittelerzeugung begonnen werden sollte, war es nach meiner Überzeugung wichtig, daß gerade die ersten Heilmittel an einer Arbeitsstätte des Goetheanums hergestellt wurden. Mit dem von Frau Dr. Wegman gegründeten Klinisch-Therapeutischen Institut war von Dr. Steiner ähnliches beabsichtigt. Im Jahre 1924 gliederte er es dem Goetheanum an, nach seinem Tode wurde durch Unverständnis das von ihm getroffene, einzig richtige Arrangement wieder rückgängig gemacht.

Das Klinisch-Therapeutische Institut in Stuttgart trug dagegen von Anfang an den Keim des Mißlingens in sich. Es sei dies nicht gesagt, um nun eine billige Kritik im Nachherein zu geben, aber ich fühle es doch als Pflicht, weil gerade daraus, wie mir scheint, manches gelernt werden kann und dadurch auch manches in dem Verhalten von Rudolf Steiner verständlich wird. Die Gründung des Stuttgarter Klinisch-Therapeutischen Institutes geschah gerade so, wie es Dr. Steiner bei solchen Gründungen nicht für richtig fand: Die Initiative zur Gründung geschah nicht von einer Persönlichkeit, sondern von einer AG, dem Kommenden Tag. Die Persönlichkeit, Dr. Noll, die schicksals- und lagegemäß die Initiative hätte haben sollen, hatte sie nicht, und auch dann nicht, als er, äußerlich dazu veranlaßt, auf den entsprechenden Posten bestellt werden sollte. Die Arbeit wurde nicht aus kleinsten Anfängen angefangen und das weitere einer organischen Entwicklung überlassen, sondern es mußte, bevor überhaupt mit der Arbeit begonnen wurde, alles so gut und schön wie nur möglich eingerichtet werden. Ein weiteres kam dazu. Die beiden Ärzte, die nach ihrer ganzen anthroposophischen Vergangenheit und ihrer schon früh begonnenen medizinischen Zusammenarbeit mit Dr. Steiner eigentlich prädestiniert waren für die Leitung, Dr. Noll und Dr. Peipers, hatten die Leitung nicht. Dr. Noll durch, wie oben erwähnt, eigenen Entschluß (oder besser Entschlußlosigkeit). Dr. Peipers, der seinerzeit dazu bestimmt war, das mit dem ›Johannesbau‹ in München in Verbindung stehende medizinische Institut zu leiten, übernahm ebenfalls die Leitung des Klinisch-Therapeutischen Instituts in Stuttgart nicht. Die Gründe hierzu entziehen sich meiner Beurteilung, doch scheint in seinem Leben manches sich ereignet zu haben, was persönlicher Natur gewesen sein dürfte. Auf jeden Fall war Dr. Peipers im Jahre 1921 nicht mehr die Persönlichkeit, die er 1914 gewesen war. Im Vergleich mit diesen beiden Ärzten kam Dr. Palmer eigentlich mehr von der Peripherie in die anthroposophisch-medizinische Arbeit herein. Er fühlte sich daher auch nicht so recht wohl auf seinem Platze als Leiter des Klinisch-Therapeutischen Institutes.

Seiner Bedeutung als Arzt nach war Dr. Noll eigentlich der Leiter des Instituts, was er aber de facto nicht war. Dadurch kam von Anfang an eine Diskrepanz in die Lage der vier Ärzte des Klinisch-Therapeutischen Institutes herein. Und diese hat sich ganz gewiß auch in der ganzen Arbeit ausgewirkt und auch das Verhalten Rudolf Steiners zu den Ärzten des Klinisch-Therapeutischen Instituts in Stuttgart veranlaßt. Es wirkte erschütternd, wenn man auf der einen Seite sah, wie bei diesen Ärzten der beste Wille vorlag, die ihnen aufgetragene Aufgabe auszuführen, wie sie emsig arbeiteten und wie auf der anderen Seite sich Rudolf Steiner zu ihnen stellte. Sein Ton wurde ihnen gegenüber immer schärfer, immer mehr zeigte er ihnen, wie wenig er von ihrer Arbeit befriedigt sei und daß er in Stuttgart für seine Intentionen kein richtiges Verständnis finden könne, im Gegensatz zu Arlesheim. Hier fühlte er, daß, wie er es öfter auch den Stuttgarter Ärzten gegenüber ausgeführt hatte, von Frau Dr. Wegman seine Absichten verstanden [wurden] und wie sie diese ohne viel Fragen so gut es eben gehen wollte verwirklichte.

Bezeichnend ist zum Beispiel dafür auch folgende Episode. Er frug einmal Dr. Wegman, warum sie, wenn er ihr einen Rat geben würde, ihn nicht weiter fragen, sondern sofort zur Ausführung möglichst getreu seinen Angaben schreiten würde, während er in Stuttgart immer weiter und weiter nach allen möglichen Details gefragt werden würde, bevor die Ausführung überhaupt in Angriff genommen werden würde. Und dieses Verhalten der deutschen Ärzte (das gleiche geschah aber auch in anderen Institutionen in Deutschland) war gerade das, was er eigentlich nicht haben wollte und was er für nicht fruchtbar in einer Zusammenarbeit mit ihm ansah. Er wollte – und ich wußte dies aus häufiger eigener Erfahrung mit ihm – daß man, wenn er eine Angabe gemacht hatte, versuchte, diese so gut man eben konnte auszuführen. Dann sollte man mit dem Ergebnis der Arbeit zu ihm kommen und dann riet er weiter und seine Angaben vervollkommneten sich im Laufe der Arbeit. Es war ihm jedoch irgendwie unangenehm, wenn er bei seiner ersten Angabe sofort nach näheren Details und nach Ratschlägen für die weitere Ausführung gefragt wurde, bevor überhaupt nur ein Versuch gemacht worden war, die erhaltene Angabe aus eigenem Wissen und eigener Kraft auszuführen. Er wollte, daß das weitere Fragen aus der Arbeit und deren Fortgang entsprang.

Verschiedene Male erklärte er, daß er in Stuttgart keine eigene Initiative, keinen Mut zum selbständigen Handeln finden würde, während gerade bei Frau Dr. Wegman beides ihm in hohem Maße entgegengebracht werde. Besonders rühmte er an ihr die Eigenschaft, die er beim Arzt besonders als wichtig ansah, nämlich: den Mut zum Heilen. Daß sie diesen Mut zum Heilen in einem hohen Maße hatte, dieser außerdem verbunden war mit einem unbedingten Vertrauen zu Rudolf Steiner, zeigte sie immer wieder durch die Art, wie sie die einen Arzt aus der alten Schule öfter vielleicht befremdenden Angaben Rudolf Steiners ohne viel Fragen ausführte. Und die Erfolge, die sie damit erzielte, gaben Rudolf Steiner und ihr recht. Es ist gewiß zu verstehen, daß Rudolf Steiner den deutschen Ärzten öfter Frau Dr. Wegman als Beispiel und Vorbild hinstellte, aber diese verstanden nicht, was Rudolf Steiner eigentlich meinte, da sie nach ihrem Gefühl ihr Möglichstes taten und sich auch verständlicherweise als Wissenschaftler und Ärzte Frau Dr. Wegman überlegen fühlten.

Durch den Mangel an Verständnis, den Dr. Steiner in Stuttgart vielfach fand, wurde auch sein Ton den Stuttgarter Mitarbeitern gegenüber immer schärfer und er sprach da in einer Art, wie ich ihn nie in Arlesheim gehört habe. Ich selbst erfuhr dies an meinem eigenen Leibe. Es war in Arlesheim eine unangenehme Sache im Zusammenhang mit Frau Dr. Wegman geschehen, an der ich mich aber vollkommen unschuldig gefühlt hatte. Ich traf Dr. Steiner kurz danach während eines Ärztekurses in Stuttgart auf einer Treppe. Anwesend waren eine ganze Reihe anderer Leute. Er fuhr mich sofort in einem Ton an, wie er noch nie mit mir gesprochen hatte. Ich war darüber ganz betroffen und sprach mit einem Stuttgarter Freund. Derselbe antwortete mir: »Das sind wir in Stuttgart gewöhnt. Das ist der Stuttgarter Ton von Rudolf Steiner.« Diese Antwort erschütterte mich tief und besonders erschütternd war es mir, als ich von anderen Freunden erfuhr, daß diese Antwort auf Wahrheit beruhte. Wenn man wußte, mit welcher Geduld und mit welchem Verständnis für die Schwächen des andern Dr. Steiner sonst mit seinen Mitarbeitern sprach und wie dankbar für das kleinste Resultat einer begonnenen Arbeit er war, konnte es einen nur auf das Tiefste erschüttern, sein Verhalten zu den Stuttgarter Mitarbeitern zu sehen. (Eine Ausnahme bildete hierbei Frau Kolisko, die ebenso wie Dr. Wegman die oben geschilderte von Dr. Steiner für richtig angesehene Arbeitsweise verstand und sie anwandte. Sie bildete auch mit ihrem Institut in Stuttgart etwas wie ihre Insel.)

Eine Erklärung für das Verhalten Dr. Steiners in Stuttgart kann man nur dadurch finden, daß er tief unzufrieden und tief enttäuscht war über die Art, wie in Stuttgart gearbeitet wurde, wo gerade alle Voraussetzungen zu einer erfolgreichen Arbeit vorhanden waren sowohl in pekuniärer Hinsicht als auch [im Hinblick auf] die qualifizierten Mitarbeiter und die gut eingerichteten Arbeitsstätten. Es waren dadurch Möglichkeiten in Stuttgart gegeben, wie sie nicht so leicht wieder kommen konnten. Seine Enttäuschung muß gerade auf medizinischem Gebiete besonders groß gewesen sein, da er es besonders wichtig für unsere Zeit gefunden hatte, daß die Heilkunst durch Anthroposophie eine Erweiterung und Befruchtung erfahren und eine umfassende medizinische Bewegung entstehen würde. Und dies konnte nicht von ihm ausgehen, sondern nur von Ärzten.

Sein Plan war, und er sprach darüber nach der Gründung des Klinisch-Therapeutischen Institutes in Stuttgart, daß es eine Art Zentrale sein sollte, mit der eine große Anzahl von Ärzten in ständiger Verbindung stehen würde. Sie würden an das Klinisch-Therapeutische Institut Fragen über Behandlungen stellen und von diesem entsprechende Ratschläge empfangen. Rudolf Steiner sagte damals, daß eine Zahl von zweitausend solcher Ärzte angestrebt werden sollte. Er stellte dieses als eine Hauptaufgabe des Klinisch-Therapeutischen Institutes hin. Als andere wichtige Aufgabe sollten die Ärzte des Institutes eine Art ›Vademekum‹ für Ärzte schreiben. Die Erfüllung dieser beiden Aufgaben, besonders die letztere, lag Rudolf Steiner sehr am Herzen, da sie für den Fortgang einer von der Geisteswissenschaft inaugurierten medizinischen Bewegung von großer Wichtigkeit sein würde. Es ist selbstverständlich, daß beide Aufgaben äußerst schwer zu erfüllen gewesen wären; so kam es, daß trotz aller unternommenen Versuche keiner der Ärzte ein ›Vademekum‹ schreiben konnte wie es Rudolf Steiner beabsichtigt hatte. Schließlich erklärte Dr. Steiner, daß er selbst das ›Vademekum‹ mit Frau Dr. Wegman zusammen schreiben und auf weitere Bemühungen der Ärzte verzichten würde.

Der Zustand, der durch die Stellung von Dr. Steiner zu den Institutionen in Stuttgart entstanden war, war selbstverständlich auf die Dauer ein unmöglicher und unhaltbarer. Es mußte das Ende dieser Institute kommen, nachdem ja schon früher die Futurum AG in der Schweiz liquidiert worden war. So verlangte Rudolf

Steiner im Jahre 1924 auch, daß der Kommende Tag mit seinen Institutionen soweit als möglich liquidiert werden sollte. Ebenso wie seinerzeit aus der Futurum das Klinisch-Therapeutische Institut und die Laboratorien herausgenommen wurden, wurden die lebensfähigen und sinnvollen Stuttgarter Institutionen von dem Kommenden Tag getrennt. Die Waldorfschule wurde selbständig gemacht, das Laboratorium von Frau Kolisko mit dem Goetheanum als ›Biologisches Institut am Goetheanum‹ verbunden, und das Laboratorium und die Fabrik in Schwäbisch Gmünd mit der Internationalen Laboratorien AG in Arlesheim als deren deutsche Filiale verbunden. Der übrige Besitz des Kommenden Tages sollte, wie es der Wunsch von Dr. Steiner war, baldmöglichst liquidiert werden, aber diese Liquidation zog sich noch Jahre hinaus. Das Klinisch-Therapeutische Institut in Stuttgart wurde in der bisherigen Art aufgelöst und von Herrn Dr. Palmer als Privatklinik übernommen und weitergeführt. Die übrigen Ärzte schieden aus. Dr. Noll übernahm wieder seine Privatpraxis in Kassel und Dr. Peipers ging, wenn ich recht informiert bin, bald nach dem Tode Rudolf Steiners wieder nach Teneriffa. Nur allein Dr. Friedrich Husemann, der im Klinisch-Therapeutischen Institut mehr im Hintergrund gestanden war, gründete aus eigenem Entschluß und auf eigene Verantwortung das Sanatorium in Wiesneck bei Freiburg, das er durch all die Jahre mit großer Umsicht und Energie zu einem schönen Erfolg brachte.

Es ist dies wieder ein Beweis für die Richtigkeit des früher Gesagten, daß in unserem Sinne Gründungen nur gedeihen können, wenn der Entschluß und die Initiative von einer Persönlichkeit ausgeht und die dann auch in der Folge hinter der Arbeit steht und diese getreu durchführt. Wenn eine Sache einmal begonnen war, dann mußte der oder die Unternehmende unbedingt bei der Stange bleiben, wenn sich auch noch so große Schwierigkeiten entgegenstellten. Immer wieder beklagte sich Dr. Steiner darüber, daß dies in unseren Kreisen so wenig der Fall gewesen wäre und daß fortwährend Dinge mit Feuereifer inauguriert und dann bei den ersten Schwierigkeiten bald wieder im Stiche gelassen werden würden. Und daß die Dinge, die in irgendeinem Zusammenhange mit Dr. Steiner unternommen worden waren, stets gediehen, wenn nur treu die Arbeit trotz Eintretens von Schwierigkeiten weiter geführt wurde, beweist auch die gute Entwicklung des Sanatoriums von Dr. Husemann. Es gilt hier das Gesagte selbstverständlich auch für die Dinge, die mehr einen ›Bewegungscharakter‹ haben, wie die Eurythmie, Christengemeinschaft, Waldorfschulen, biologisch-dynamische Landwirtschaft und anderes.

Von all den Dingen, die im Rahmen des Kommenden Tags und der Futurum von 1919–20 mit vielen Hoffnungen gegründet worden waren, blieb, wie gesagt, nichts anderes übrig als die vier Institutionen: die Waldorfschule, das biologische Institut von Frau Kolisko, das Klinisch-Therapeutische Institut in Arlesheim und die Weleda. (Ich will weiterhin die Laboratorien so nennen, obwohl erst später dieser Name übernommen wurde.) Die Klinik, die Dr. Palmer als Privatklinik gepachtet hatte, konnte er aus wirtschaftlichen Gründen auf die Dauer nicht halten und gab sie nach einigen Jahren auf. Leider wurde das ganze schöne, zu dem Klinisch-Therapeutischen Institut gehörende Grundstück von der Leitung des Kommenden Tages, beziehungsweise, wie sie sich jetzt nannte, der Uhlandshöhe AG in Liquidation, bald nach dem Tode von Rudolf Steiner parzelliert und fast ganz verkauft. Die Begründung dafür war, daß die Belastungen zu groß waren. Auch das Gebäude des Klinisch-Therapeutischen Instituts wurde an ein katholisches Altersheim verkauft.

Um das Klinisch-Therapeutische Institut in Stuttgart und das biologische Institut von Kolisko aus dem Kommenden Tag lösen zu können, schenkten eine Reihe Aktionäre des Kommenden Tages Rudolf Steiner auf dessen Bitte ihre Aktien. Es gelangten nun dadurch beide Institute de facto in Besitz von Dr. Steiner beziehungsweise des Goetheanums. Leider wurde diese Besitzübertragung nicht in der Realität vorgenommen, zum Beispiel in dem Grundbuch eingetragen, da nach der Angabe der Leitung des Kommenden Tages verschiedenes dagegen sprechen würde, wie zum Beispiel die sogenannte Aufwertung, Entrichtung einer Schenkungssteuer etcetera. Dadurch behielt der Kommende Tag beziehungsweise die Uhlandshöhe AG das Klinisch-Therapeutische Institut beziehungsweise das Gebäude und das Grundstück weiterhin in der Hand. Als Dr. Palmer die Klinik nicht weiterführen wollte, war das Grundstück bereits in Parzellen verkauft worden. Als nun auch das Gebäude verkauft werden sollte, wurde zwar Frau Dr. Steiner, die nach dem Tode Rudolf Steiners in Wirklichkeit der Besitzer war, gefragt, ob sie beziehungsweise das Goetheanum die Klinik weiterführen wolle. Diese, die jedenfalls über die Zusammenhänge anscheinend nicht genügend unterrichtet war und gewiß auch neuerliche Verpflichtungen (wie Schenkungssteuer etcetera) fürchtete, erklärte ihr Desinteressement. Ich selbst sah auch erst später in die Zusammenhänge hinein und erkannte erst dann, welche Bedeutung und welche Wichtigkeit für die medizinische Bewegung in Deutschland und für die Weleda die Aufrechterhaltung einer Klinik gehabt hätte. Bei einiger Initiative und einigem guten Willen wäre die Erhaltung der Klinik gewiß möglich gewesen, zumindestens hätte der Verkauf durch Vermieten oder auch durch die Übernahme durch die Weleda vermieden werden können. Wenn auch damals anscheinend keine Ärzte für die Weiterarbeit in der Klinik vorhanden waren, so hätten sich gewiß später solche gefunden.

Wie notwendig eine Klinik für Deutschland war, darüber ist kaum ein Wort zu verlieren. Die ganze weitere Entwicklung der Ärztebewegung in Deutschland zeigt dies. Dabei war aus wirtschaftlichen Gründen der Verkauf des Klinikgebäudes nicht notwendig gewesen, da die Uhlandshöhe AG die später beendete Liquidation mit einem sehr hohen Ergebnis abschloß. Dieses Liquidationsergebnis wurde dann an die ehemaligen Aktionäre des Kommenden Tages verteilt, die gewiß auch mit einem etwas geringeren Betrag einverstanden gewesen wären. Außerdem hätte ja das Ergebnis des Verkaufes des Klinikgebäudes und des dazugehörigen Grundstückes Frau Dr. Steiner oder dem Goetheanum zukommen müssen, da die Uhlandshöhe AG eigentlich nur als deren Treuhänder fungiert hat. Nach allem, was ich weiß, ist das nicht geschehen, und ich kann nur annehmen, daß, nachdem Frau Dr. Steiner ihr Desinteressement einmal erklärt hatte, die Uhlandshöhe AG die betreffende Liegenschaft als ihren Besitz angesehen hatte, über den sie ohne weiteres verfügen konnte. Dadurch verlor man für die Zukunft eine einzigartige Möglichkeit, die nicht so leicht wieder kommen konnte. Nicht nur, daß keine Klinik mehr vorhanden war oder nicht leicht eingerichtet werden konnte, fehlte auch der Weleda die Möglichkeit für eine Erweiterung. Bis heute ist es mir ein Rätsel, warum die Leitung der Uhlandshöhe in dieser Art gehandelt hat. Dabei wurde das Klinikgebäude zu dem geringen Preis von siebzigtausend Mark verkauft.

Doch bin ich mit der Schilderung der Entwicklung der Dinge in Stuttgart dem Geschehen vorausgeeilt und ich will nun zurückgreifen auf Begebenheiten, die sich auf Frau Dr. Wegman und auch [auf] mein Verhältnis zu ihr beziehen. Es scheint mir wichtig, etwas mehr über das zu sprechen, was ursprünglich der Hauptgrund zu den Aufzeichnungen war, nämlich über die Rolle, die Frau Dr. Wegman in der ganzen Bewegung gespielt hatte, soweit ich sie beurteilen kann und wie ich sie ansehen zu müssen glaube. Wenn ich auch im Vorstehenden von diesem Thema anscheinend etwas abgeschweift bin, so schien mir doch manches Geschilderte schon an und für sich wichtig, aber vor allem auch wichtig, um ein Verständnis für das Verhalten Rudolf Steiners zu Dr. Wegman, aber auch desjenigen von anderen Persönlichkeiten zu ihr zu bekommen.

Bevor ich dies tue, möchte ich einige wenige Daten aus dem Leben von Frau Dr. Wegman mitteilen, soweit diese mir bekannt sind. Es erscheint mir dieses wichtig, da manches Unrichtige darüber erzählt wird. Dr. Ita Wegman stammte aus einer rein holländischen Familie und wurde am 22. Februar 1876 in einer holländischen Kolonie (Java) geboren. Es ist vollkommen unwahr und nur eine böswillige Erfindung, wenn erzählt wurde, daß sie malaiisches oder sonst Eingeborenenblut in den Adern hätte. Die Geburt in den Kolonien teilte sie mit vielen Holländern. Ihr Vater war Direktor einer Fabrik, die er sehr sozial leitete, wodurch sie sehr beeindruckt wurde. Sie hatte noch eine ältere Schwester, mit der sie ihr ganzes Leben eng verbunden geblieben ist. Sie blieb bis zu ihrem achtzehnten Jahre in den Kolonien, dann ging sie auf Wunsch ihrer Eltern nach dem Kontinent, nach Europa, und machte große Reisen, um endlich in Berlin 1902 (?) Massage und Gymnastik zu erlernen. Zu dieser Zeit lernte sie auch Rudolf Steiner und seinen Kreis kennen. Er riet ihr, Medizin in Zürich zu studieren, wozu sie sich auch entschloß. Dazu mußte sie zuerst ihr Abitur machen. Sie promovierte während des Ersten Weltkrieges in Zürich. Durch die ganze Zeit hindurch blieb sie eng verbunden mit Rudolf Steiner und der Anthroposophie und gehörte auch den inneren Kreisen an. Solange ich mich erinnern kann, nannte Dr. Steiner sie stets nur »*Frau* Dr. Wegman«, obwohl sie nie verheiratet war.

Während der Lebzeiten Dr. Wegmans war wenig über ihren Lebenslauf bekannt, und man frug sie auch kaum danach. Es war auch bei andern Persönlichkeiten, die voll mit ihrem ganzen Leben und mit ihrer Arbeit in der Anthroposophischen Bewegung aufgehen, ebenso, daß alles, was vor ihrer anthroposophischen Zeit war, weniger interessierte als das, was sie als Anthroposophen taten. Frau Dr. Wegman starb am 4. März 1943 in dem von ihr begründeten Klinisch-Therapeutischen Institut in Arlesheim. Sie war also siebenundsechzig Jahre alt geworden. Die Art ihres Todes berührt auch eigentümlich. Sie hielt sich in Ascona in der dortigen Dependance des Klinisch-Therapeutischen Institutes, Casa Cristophoro, auf und reiste am 21. Februar ab, um an ihrem Geburtstag (22. 2.) und auch an dem von Dr. Steiner (27. 2) in Arlesheim zu sein. Sie hatte eine Besprechung in Bern mit einem Rechtsanwalt über einiges den Sonnenhof Betreffendes, die sie zu einem guten Abschluß brachte. Am nächsten Morgen nach ihrer Ankunft in Arlesheim hatte sie um neun Uhr eine Besprechung mit den Ärzten, zog sich aber dann in ihr Zimmer zurück, weil sie sich nicht wohl fühlte. Als nach etwa anderthalb Stunden Dr. van Deventer nach ihr schaute, fühlte sie sich noch schlechter. Es stellte sich heraus, daß sie von einer außerordentlich heftigen Grippe mit starken Nervenschmerzen und hohem Fieber befallen worden war. Nach zwei bis drei Tagen trat eine Besserung ein, doch zeigten sich Erscheinungen auf der Brust, die zur Lungenentzündung führten. Nach weiteren zwei bis drei Tagen war auch diese zurückgegangen, doch trat eine ziemliche Herzschwäche ein, jedoch führte diese zu keinem Kollaps. Mit Hilfe der angewandten Mittel ging es auch hier auf und ab, bis schließlich das Herz am achten Tage der Krankheit versagte. Es war dies am 4. März halb zehn Uhr vormittags. Sie hat ihren Zustand bis zum Ende ganz bewußt verfolgt und konnte noch Abschiedsworte ihren anwesenden Freunden sagen.

Frau Dr. Wegman war eine Persönlichkeit von einer großen Aktivität, Energie und Tatkraft. Sie konnte, wenn sie etwas für richtig und die Durchführung für wichtig gehalten hatte, und wenn sie bei der Durchführung auf einen aus Unverständnis entspringenden Widerstand stieß, mit Temperament sich gegen diesen

Widerstand wenden. Sie hatte einen weiten Blick und vor allem ein feines richtiges Gefühl für das, was notwendig geschehen sollte. Oft erwies es sich erst in der Zukunft, daß dieses Gefühl sie nicht betrogen hatte und daß das Richtige von ihr veranlaßt wurde. Es konnte dabei selbstverständlich geschehen, daß sie Persönlichkeiten mit der Durchführung beauftragen mußte, da sie ja selbst nicht alles allein erledigen und überwachen konnte. Es geschah dann häufig, daß diese Persönlichkeiten anderes daraus machten, als Frau Dr. Wegman ursprünglich beabsichtigt hatte. Und so kam es öfter vor, daß ihr von ihren Gegnern Dinge in die Schuhe geschoben wurden, für deren Ausführung sie nicht verantwortlich gemacht werden konnte. Sie hat sie in einer richtigen Weise zwar angeregt, aber die Durchführung wurde von andern Menschen, zu denen sie glaubte, Vertrauen haben zu können, in einer unrichtigen Weise durchgeführt.

Frau Dr. Wegman hatte ein liebenswürdiges Wesen, das von einem besonderen Charme war. Wenn man mit ihr zusammen war und etwas mit ihr besprach, war stets eine warme verständnisvolle Atmosphäre um sie. Es empfanden dies besonders ihre Patienten und sie fühlten etwas wie eine von ihr ausströmende Wärme und Liebe. Sie hatte ein intuitives Einfühlungsvermögen in die Kranken. Ihr war eine wirkliche Menschenfreundlichkeit zu eigen und ich habe nie von ihr ein häßliches abträgliches Wort über einen Menschen gehört, selbst wenn er ihr Gegner war. Nie brachte sie diesen etwas wie Haß entgegen, obwohl ihr von der gegnerischen Seite die schlimmsten Verleugnungen und der stärkste Haß entgegengebracht wurden. Sie empfand nur Trauer und Mitleid darüber, daß sonst hochstehende wertvolle Persönlichkeiten die Möglichkeit hatten, ihr in einer oft traurigen Weise zu begegnen.

Es kamen nun die letzten Monate des Jahres 1922 heran. Man konnte eigentlich damals das Gefühl haben, daß die Zeit des ›Stuttgarter Betriebes‹ mit seinen naturwissenschaftlichen Veranstaltungen und Kursen vorbei war und daß ein Hinwenden nach dem mehr Esoterischen in der anthroposophischen Bewegung kommen wollte. Es scheint mir doch irgendwie bedeutsam gewesen zu sein, daß bis zu dieser Zeit nur in Stuttgart und nicht in Dornach naturwissenschaftliche Veranstaltungen stattgefunden hatten. (Wenn man die medizinischen Kurse nicht dazu rechnet.) Herr Imrie, der immer noch in der Weleda angestellt war, bildete sich dagegen die Ansicht, daß auch einmal am Goetheanum in Dornach eine naturwissenschaftliche Veranstaltung stattfinden sollte. Er sprach im Herbst mit Dr. Steiner gelegentlich einer Veranstaltung in England darüber. Herr Imrie berichtete uns, daß Dr. Steiner mit einer solchen Veranstaltung in Dornach einverstanden sei. Obwohl man, wie gesagt, das Gefühl haben konnte, daß eine solche Tagung irgendwie in Dornach nicht ›zeitgemäß‹ wäre, unterließen wir es, Dr. Steiner zu fragen, ob die Mitteilung von Herrn Imrie richtig wäre. Jedoch sollte unter keinen Umständen zugelassen werden, daß Herr Imrie das Arrangement dieser Tagung allein machte. Sie wurde nun von dem Dornacher Zweig der Anthroposophischen Gesellschaft und der ›Vereinigung der Naturwissenschafter am Goetheanum‹ veranstaltet. Für den Zweig zeichnete Fräulein Dr. Vreede, für die ›Vereinigung‹ Dr. Wachsmuth, Imrie und ich.

Diese ›Vereinigung der Naturwissenschafter‹ war kurz vorher gegründet worden und sollte eine gemeinsame Arbeit der Naturwissenschafter begründen. Doch war dies ein totgeborenes Kind, denn nur eine Sitzung, an der Dr. Steiner auch teilgenommen hatte, kam zustande. Gleich bei den ersten Besprechungen mit Dr. Steiner über die Gestaltung dieser naturwissenschaftlichen Tagung hätten wir fühlen können, daß Dr. Steiner im Grunde genommen mit einer solchen nicht einverstanden war, daß er etwas wie einen Zwang fühlte, der auf ihn ausgeübt werden sollte. Sonderbarerweise achteten wir wenig darauf und keiner von uns stellte ihm die Frage, ob er nicht lieber eine andere Veranstaltung als eine naturwissenschaftliche haben würde. So kam es zu manchen Zwischenfällen. So beklagte sich Fräulein Dr. Vreede bei einer Sitzung sehr erregt, daß die Art, wie Dr. Steiner dieser Veranstaltung gegenüberstünde und wie er uns behandelte, einfach nicht gehen würde etcetera. Dr. Steiner begütigte sie geduldig; doch dies änderte nicht viel an seiner, wenn ich so sagen kann, Interesselosigkeit gegenüber dieser Tagung. Und ein anderes Geschehnis: Es war mit Dr. Steiner besprochen worden, daß vormittags Vorträge von Naturwissenschaftern nur für Naturwissenschafter gehalten werden sollten und daß er selbst täglich dabei am Vormittag auch einen Vortrag halten würde. Am Abend sollte je ein Vortrag für die Mitglieder der Anthroposophischen Gesellschaft stattfinden. Am Nachmittag sollten künstlerische Veranstaltungen sein. Die letzte Besprechung fand darüber mit Dr. Steiner in Stuttgart mit mir statt. Wir hatten die einzelnen Persönlichkeiten, die Vorträge halten sollten, gefragt, und sie ihm auch genannt.

Als wir nun das Programm hatten und es ihm vorlegten, erklärte er, daß er gar nicht daran denke, an den Vormittagen Vorträge zu halten und zeigte sich sehr verärgert über die ganze Sache. Wir druckten nun ein neues Programm; doch konnten wir uns nicht erklären, wie diese Weigerung von Dr. Steiner jetzt zustande gekommen war, da wir, die Veranstalter, alle überzeugt waren, die Zusage von ihm auch für die Vormittagsvorträge erhalten zu haben. Dann veranstalteten wir während der Tagung, auch nach Rücksprache mit Dr. Steiner, einige öffentliche Vorträge und ließen Plakate drucken, die wir allerdings als Bürstenabzug ihm nicht gezeigt hatten. Auch darüber, über dies eigenmächtige Vorgehen des Komitees, fand Dr. Steiner äußerst scharfe Worte, obwohl uns nicht begreiflich war, was wir mit Ausnahme des nicht vorherigen Zeigens der Plakate [falsch] getan hatten. Es war, wie gesagt, während der ganzen Zeit etwas wie eine starke Spannung über Dr. Steiner. Die Ursache davon mag vielleicht darinnen gelegen sein, daß er zu dieser ganzen Veranstaltung letzten Endes von einem eigentümlichen Menschen wie Imrie gezwungen wurde und wir anderen nicht das ›Unzeitgemäße‹ dieser Veranstaltung erkannt und ihm die Handlungsfreiheit wieder verschafft hatten. Oder es lag auf ihm das Gefühl des Herannahens eines großen Unglücks, des Goetheanumbrandes. Vielleicht wirkte auch beides zusammen.

Aber auch sonst stand die Veranstaltung unter einem nicht sehr glücklichen Stern. So sollten zum Beispiel die Leiter der Laboratorien des Kommenden Tages über ihre Forschungsergebnisse in je einem Vormittagsvortrag sprechen. Ich besprach dies mit den einzelnen Mitarbeitern bei meinem Stuttgarter Aufenthalt und erhielt deren Zusage. Darunter war auch Dr. Theberath. Er schrieb mir späterhin auch einen entsprechenden Brief. Wir nahmen ihn daher selbstverständlicher Weise auch in das Programm, das wir ihm zusandten. Wir und ganz besonders auch Dr. Steiner waren daher sehr verwundert, als Dr. Theberath den Vortrag nicht hielt und sein Fernbleiben damit begründete, er habe mir nie eine Zusage gemacht. An seinen Bestätigungsbrief erinnerte er sich anscheinend nicht mehr.

Eine andere sehr peinliche Angelegenheit wurde durch Herrn Imrie hervorgerufen. Am 30. Dezemberabend, nachdem ich von dem Vortrag von Dr. Steiner eine Ankündigung gemacht hatte, ging er auf das Podium und kündigte, ohne daß er einen der übrigen Veranstalter vorher verständigt hatte, für den 31. Dezember vormittags einen eigenen Vortrag an. Da ich das Schlimmste befürchten mußte, erklärte ich sofort nach seiner Ankündigung, daß die Veranstalter mit diesem Vortrag nichts zu tun hätten und dafür die Verantwortung ablehnen würden. Dieser Vortrag geschehe auf die eigenste Verantwortung von Herrn Imrie und wurde von diesem ohne unser Wissen angekündigt. Das Gleiche erklärte ich am 31. vormittags vor dem Vortrag von Herrn Imrie. Nach dem Vortrag von Herrn Dr. Steiner sprach ich mit Herrn Imrie und suchte ihn zu bewegen, daß er den Vortrag nicht halten möge. Er erklärte mir kurzerhand, daß er unter allen Umständen den Vortrag halten würde. Der Vortrag übertraf meine schlimmsten Befürchtungen. Das allgemeine Urteil darüber war, als wenn ein Geisteskranker gesprochen hätte. Das, was er sagte, war derartig verworren und chaotisch, daß es überhaupt nicht möglich ist, einen Inhalt anzugeben. Dr. Steiner, der etwas später gekommen war, aber doch den größten Teil des Vortrages angehört hatte, war entsetzt darüber. Ich traf ihn, als er das Goetheanum verließ, und er frug mich, fast außer sich, wie so etwas überhaupt möglich gewesen wäre, daß ein solcher Vortrag hätte stattfinden können. Ich, der ich selbst über die ganze Sache äußerst verzweifelt war, konnte nichts anderes tun, als ihm die Entstehung dafür zu erklären. Ich nahm mir vor, die Arbeit von Imrie im Laboratorium sofort zu lösen. Doch kam es nicht dazu, denn das furchtbare Geschehen, daß das Goetheanum wenige Stunden später vernichtet wurde, ließ alles andere in den Hintergrund treten. Ganz besonders traurig war es, daß gerade dieser Vortrag der letzte war, der im sogenannten weißen Saal gehalten wurde, bevor der Brand ihn zerstörte. Der sogenannte weiße Saal war in dem obersten Stockwerk des Südflügels des Goetheanums und wurde vielfach zu Vorträgen benützt. So wurden auch die denkwürdigen Kurse für die Theologen dort gehalten. Viele Freunde werden diesen so schönen Raum in unvergeßlicher Erinnerung halten.

Ein eigentümliches Geschehen möchte ich doch noch erwähnen, das sich einige Tage vor dem Brand ereignet hatte. An einem Abendvortrag Dr. Steiners saß ich in einer der ersten Reihen des Goetheanums. Miss Marion, die bekannte englische Bildhauerin, die mit Dr. Steiner in seinem Atelier zusammenarbeitete, und die im Mai 1924 starb, saß einige Plätze von mir entfernt in der gleichen Reihe. Plötzlich, während des Vortrages, ließ sie mir sagen, daß sie Brand riechen würde und ich es Aisenpreis sagen solle. Da ich selbst nichts gerochen hatte und auch den Vortrag durch mein Hinausgehen nicht stören wollte, blieb ich auf meinem Platz. Nach einiger Zeit ließ sie mir das Gleiche noch einmal dringend sagen. Ich stand dann schließlich auf und ging zu Herrn Aisenpreis, der in einer der letzten Reihen gesessen hatte. Dieser unternahm während des Vortrages nichts, ob er nachher eine Untersuchung angestellt hatte, weiß ich nicht. Ich glaube ja nicht, daß tatsächlich ein Brandgeruch vorhanden war. Denn es hätte damals schon irgendwo etwas zu Glimmen oder Brennen begonnen haben müssen, woraus sich dann drei oder vier Tage später der eigentliche Brand entwickelt hätte. Eher halte ich es für möglich, daß Miss Marion etwas wie eine Art Geruchshalluzination oder wie man es sonst nennen will, von dem kommenden Unglück gehabt hat. Auf jeden Fall berührte mich nach dem Brand dieses Geschehen eigentümlich.

Die Veranstaltungen (Vorträge, Weihnachtsspiele, Eurythmie und anderes) gingen in der Schreinerei unverändert weiter und es war für alle, die damals in Dornach waren, ein ungeheures Erlebnis, daß dies möglich war.

Das nun beginnende Jahr 1923 war nach verschiedenen Richtungen bemerkenswert. Es begann sich in weiteren Kreisen das Gefühl zu regen, daß in die anthroposophische Bewegung ein neuer Einschlag kommen müsse, daß der Stuttgarter ›Betrieb‹, der vor allem das Naturwissenschaftliche in den Vordergrund stellen wollte, nicht mehr an der Zeit wäre. In vielen tauchte der Wunsch auf, daß in den Mittelpunkt wieder das ›Esoterische‹ gestellt werden müsse, daß wieder die esoterischen Veranstaltungen aufgenommen werden möchten. Seit dem Beginn des Krieges (Juli 1914) waren meines Wissens keine früher stattgefunden [habenden] esoterischen Veranstaltungen mehr gewesen. Nur einmal wollte Rudolf Steiner einen Versuch machen, die esoterischen Stunden wieder aufzunehmen. Leider weiß ich nicht mehr, in welchem Jahr es war, aber ich glaube, es war 1922 oder 1923. Es verhielt sich damit folgendermaßen: Dr. Steiner ließ bei einem Vortrag in Dornach Bögen herumreichen, auf die sich alle Anwesenden einzeichnen sollten. Er bestimmte dann diejenigen, die bei einer in Kürze stattzufindenden esoterischen Veranstaltung teilnehmen sollten. Leider ereigneten sich dabei traurige Vorfälle. So protestierten zum Beispiel nicht genannte Mitglieder gegen ihre Nichtteilnahme; ja, es warteten sogar einige vor der esoterischen Veranstaltung auf Rudolf Steiner und erzwangen sich sozusagen die Teilnahme. Eine solche Veranstaltung sollte auch in Stuttgart stattfinden. Bei einem Vortrag von Rudolf Steiner wurden Zettel auf die Stühle gelegt, auf denen die Anwesenden sich eintragen sollten. Am nächsten Vortrag jedoch erklärte Dr. Steiner, anscheinend veranlaßt durch Vorgänge, die mir nicht bekannt sind, auf das Schärfste, daß er in Stuttgart unter den vorhandenen Verhältnissen keine esoterische Veranstaltung abhalten würde. Auch in Dornach wurde nach, ich glaube, zwei esoterischen Stunden keine mehr abgehalten.

Die Zusammenarbeit zwischen Dr. Steiner und Frau Dr. Wegman wurde immer intensiver. Frau Dr. Wegman rückte mehr und mehr in den Vordergrund, und das Klinisch-Therapeutische Institut in Arlesheim gewann eine größere Bedeutung. Es war in ihm ein ständiges Kommen und Gehen von vielen Mitgliedern, auch von denen, die später von Frau Dr. Wegman nichts mehr wissen wollten und sie dann auf das Schärfste befehdeten. Was die Stellung von Frau Dr. Wegman innerhalb der Mitgliedschaft damals betraf, so scheint mir folgendes Beispiel bezeichnend. Gerade aus dem Gefühl her aus, daß das Esoterische wieder mehr Bedeutung in der Gesellschaft erlangen müsse und daß irgendetwas Unbefriedigendes in dieser wäre, kamen einige Mitglieder zusammen, um sich einmal darüber auszusprechen. Diese Besprechung war, wenn ich nicht irre, Anfang 1923 und fand bei Dr. Guenther Wachsmuth in seiner Wohnung statt. Es waren meiner Erinnerung nach anwesend: Frau Dr. Wegman und die Herren Steffen, Dr. Wachsmuth, Dr. Stein und ich selbst. Als nun die Frage aufgeworfen wurde, was wir eigentlich in dieser Lage tun könnten, sagte Dr. Wachsmuth wörtlich: »Das, was wir allein tun können ist, daß wir uns fest an Dr. Wegman schließen, denn sie ist augenblicklich für uns der einzige Kanal zu Dr. Steiner.« Es erscheint mir dieses Wort für die damalige Situation so sehr charakteristisch, daß es mir wortwörtlich im Gedächtnis geblieben ist. Es war dies so, wie es von vielen Mitgliedern ebenfalls empfunden wurde.

Es war dies nur verständlich, wenn man beobachtete, wie die Zusammenarbeit von Dr. Steiner und Dr. Wegman sich immer intensiver und intensiver gestaltete. Es verging kein Tag, an dem Dr. Steiner nicht vormittags in das Klinisch-Therapeutische Institut kam und lange dort blieb. Oft ging auch Frau Dr. Wegman nachmittags oder abends zu Besprechungen zu ihm. Späterhin war es so, daß nach den Vorträgen Herr Dr. Steiner regelmäßig mit Frau Dr. Wegman in sein Atelier ging und dort mit ihr an dem medizinischen Buch arbeitete. Dabei möchte ich erwähnen, daß, wie Frau Dr. Steiner einmal selbst gesagt hat, Dr. Steiner sie nie in das Klinisch-Therapeutische Institut in Arlesheim mitgenommen hat. Es scheint mir dies eine bemerkenswerte Tatsache, die um so eigentümlicher ist, als Dr. Steiner sonst gerne Frau Dr. Steiner neue Arbeitsstätten zeigte.

Daneben machte sich nun bei einer, wenn auch bei Lebzeiten Dr. Steiners verhältnismäßig geringen Anzahl von Mitgliedern, immer mehr eine gewisse Gegnerschaft gegenüber Frau Dr. Wegman bemerkbar. Die Ursache hierzu mag in einem Mißverstehen mancher Seiten des Charakters von Frau Dr. Wegman gelegen sein. Es mag sich aber auch hier ein Wort von Dr. Steiner bewahrheitet haben, daß er öfter ausgesprochen hat. Da sagte er folgendes: »Ich brauche nur mit jemandem etwas mehr zusammenzuarbeiten oder die Arbeit von jemandem etwas mehr zu loben, so genügt das, daß Mitglieder sich gegen diese Persönlichkeit wenden und über sie schimpfen.«

Unter diese ›Unzufriedenen‹ gehörte auch eine Anzahl ihrer näheren Mitarbeiter, auch ich gehörte zu ihnen, obwohl Dr. Wegman und ich stets miteinander gut standen und sie immer sehr liebenswürdig zu mir war. Bis Ende 1923 hatten wir nie eine Auseinandersetzung und wechselten auch nie ein unfreundliches Wort. Wichtig erscheint mir, es wird sich in der Folge zeigen warum, folgende Episode. Anfang 1923 kamen bei mir einige dieser ›Unzufriedenen‹ zusammen, die durch ihre Arbeit Dr. Wegman näher standen. Wir wollten einmal das besprechen, was man gegenüber Frau Dr. Wegman vorzubringen hatte. In diesem Kreis befanden sich außer mir noch etwa fünf bis sechs Menschen, darunter ein Arzt und eine Ärztin. Diese beiden beschlossen, zusammen zu Dr. Steiner zu gehen und ihm ihre Klagen über Dr. Wegman vorzubringen. Es geschah dies auch kurz darauf. Wenn ich auch über den Inhalt dieser Unterredung nicht im Detail unterrichtet bin, so war doch als Folge zu sehen, daß sich die Ärztin in Zukunft eng an Frau Dr. Wegman anschloß und eine vertraute Mitarbeiterin wurde. Es kam mir auch niemals zu Ohren, daß sie ein ungutes oder unverständnisvolles Wort über Frau Dr. Wegman gesprochen hatte. Es scheint mir, daß Dr. Steiner auch ihr gegenüber, wie er es später zu mir tat, ein wirkliches Verständnis für das Wesen und die Bedeutung Dr. Wegmans erweckte. Bei dem Arzt scheint die Sache anders verlaufen zu sein, denn er gab die Arbeit in dem Klinisch-Therapeutischen Institut in Arlesheim auf und verließ die Schweiz. Es war also – und es ist für ein späteres Geschehen wichtig, dies festzuhalten – im Falle der Ärztin ein Auflehnen eines jüngeren ärztlichen Mitarbeiters gegen Frau Dr. Wegman, das keine weiteren Kreise zog und daß sich durch eine Unterredung mit Dr. Steiner in das Gegenteil, in eine vertrauensvolle und enge Zusammenarbeit mit Frau Dr. Wegman wandelte. Eine Zusammenarbeit, die bis zum Tode Dr. Wegmans währte.

Meine eigene Stellung zu Frau Dr. Wegman blieb durch diesen Vorfall jedoch unberührt. Obwohl ich überzeugt bin, daß sie von dieser Zusammenkunft wußte, ließ sie sich mir gegenüber nichts davon merken. Ich stemmte mich in mancher Hinsicht gegen sie, es handelte sich dabei vor allem um sachliche Angelegenheiten. Durch die Zusammenarbeit von Dr. Steiner und Dr. Wegman war es notwendig, täglich neue Heilmittel herzustellen. Die pharmazeutische Arbeit in dem Laboratorium wurde infolgedessen immer intensiver, aber auch manche Kinderkrankheiten machte die Weleda durch. So sollte, wie ich schon früher berichtete, durch forcierte Verkäufe versucht werden, Geld hereinzubringen und den schlechten finanziellen Stand des Arlesheimer Betriebes zu heben.

So sollte zum Beispiel in England eine außenstehende Firma mit stärkerer Reklame das Migränemittel unter dem Namen ›Bidor‹ im Großen vertreiben. Viel Geld wurde investiert für neue Packungen, größere Vorräte, Reklame etcetera. Es mußte dazu neues Geld aufgenommen und dadurch neue Schulden gemacht werden. Aber es sah nichts dabei heraus. In Arlesheim sollte im Laboratorium eine Handelsabteilung angegliedert werden, die unter anderem im Großen Lebensmittel einkaufen sollte. Auch sollten Dinge, wie zum Beispiel ein besonderer Bodenwischer, der später den Namen ›Daco‹ bekommen hatte, verkauft werden. Gegen die Idee einer solchen Handelsabteilung wehrte ich mich mit Händen und Füßen. Es wurde daraufhin eine eigene Handelsgesellschaft gegründet: Day & Co., welche diese Dinge unternehmen sollte. Karl Day, der bei uns Buchhalter war, übernahm die Leitung. Aber auch diese Unternehmung verschwand in kurzer Zeit lautlos, da sie keinerlei Erfolge aufwies. Denzler war während dieser Zeit noch immer in der ILAG. Er war bei den verunglückten englischen und amerikanischen Unternehmungen vor allem der Handelnde und Treibende. Es ist eigentümlich, daß auch an leitender Stelle in dem deutschen Betrieb ein Außenseiter stand, mit dem man manche Schwierigkeiten hatte. Genauso wie Denzler von einem Verantwortlichen der Futurum, von Herrn Molt, in unsere Zusammenhänge hereingebracht worden war, war es ein Aufsichtsratsmitglied des Kommenden Tages, das Herrn Dr. Kehler mit der Leitung der Fabrikation in Schwäbisch Gmünd betraute. Gegen beide Herren verhielt sich Herr Dr. Steiner sehr reserviert. Beide Herren schieden im Jahre 1924 aus unseren Zusammenhängen.

So nahm das Jahr 1923 seinen Verlauf und es kam der Dezember heran und in diesem ein Ereignis, das für mich von größter Bedeutung sein sollte. Ich war wegen irgendeiner Angelegenheit in dem Klinisch-Therapeutischen Institut und es kam da zu der ersten und einzigen Auseinandersetzung mit Frau Dr. Wegman, die ich mit ihr gehabt hatte. Ich kann nicht mehr die Ursache und die näheren Einzelheiten angeben, aber das Ende war, daß ich erklärte, daß ich unter diesen Umständen die Klinik nicht mehr betreten würde. Für Dr. Steiner war dieser Vorfall anscheinend von großer Bedeutung, da nach seinen Intentionen Frau Dr. Wegman und ich, der Arzt auf der einen Seite und der Heilmittelhersteller auf der andern Seite, in innigstem Kontakt zusammenarbeiten sollten. Dr. Steiner telephonierte mich sehr bald nach dem Vorfall an und bat mich, zu ihm zu kommen. Ich ging sofort etwa um elf Uhr vormittags zu ihm. Die Unterredung dauerte bis cirka zwei Uhr nachmittags, also etwa drei Stunden. Diese Unterredung, in der Rudolf Steiner eine außerordentliche Liebe und Geduld mir entgegenbrachte, war in vieler Beziehung für mich und mein weiteres Leben von allergrößter Bedeutung, vor allem weil ich von Dr. Steiner lernte, wie Persönlichkeiten angesehen und beurteilt werden sollen. Als erstes frug mich Rudolf Steiner, was ich mit meinem Worte am Telefon hätte sagen wollen: »Ich weiß nicht mehr, was ich tun soll.« Er wollte, wie ich glaube, vor allem klären, ob ich damit eine Drohung ausgesprochen hätte. Ich erwiderte ihm, daß ich das Gesagte im vollsten Sinn des Satzes gemeint hätte, das heißt, daß ich einfach nicht mehr wüßte, was ich nun tun solle. Mit dieser Erklärung schien er zufrieden zu sein.

Er ließ sich nun alles auseinandersetzen, was ich gegen Frau Dr. Wegman vorzubringen hatte und hörte sich es in Geduld an. Nie widersprach er, und nie sagte er, daß das von mir Vorgebrachte nicht richtig wäre. Sondern er stellte einfach dagegen Positives. Und dieses Positive, das er über die Persönlichkeit von Dr. Wegman anführte, war allmählich so gewichtig, daß alles, was ich gegen sie vorbrachte, an Wert und Bedeutung verlor. Zum Schluß stand die Bedeutung der Persönlichkeit von Dr. Wegman klar vor mir, ohne daß er auch nur einen einzigen von mir vorgebrachten Punkt zu widerlegen oder zu entkräften versuchte. Das Negative, das ich vorbrachte, – und ich nahm kein Blatt vor den Mund und sagte alles und oft sogar sehr temperamentvoll, was ich gegen Frau Dr. Wegman zu sagen hatte – verlor allmählich an Gewicht gegenüber dem, was Dr. Steiner über Dr. Wegman ausführte.

Für diese unendliche Geduld und Güte, mit denen Dr. Steiner mich angehört, mit denen er seine eigenen Ausführungen vorgebracht hatte, war ich ihm so unendlich dankbar und dies besonders, als mir allmählich immer mehr die Bedeutung und Tragweite der Unterredung klar wurde. Ich lernte da vor allem die Art und Weise kennen, *wie* man eine Persönlichkeit beurteilen muß, wie man lernen muß, durch Negatives hindurch zu sehen auf das Positive der Persönlichkeit, ohne dabei das eventuelle Vorhandensein von Negativem wegzuleugnen und auch demgegenüber nicht blind zu sein. Daß man lernt, zu erkennen den wahren Wert dieser Persönlichkeit, das heißt, daß man durch die Maja des einen vielleicht Störenden die wahre Persönlichkeit sieht. Es kann einem in dem Leben so unendlich wertvoll sein, wenn man gewissermaßen als eine Art Übung immer wieder bei Persönlichkeiten bewußt versucht, durch einen Störendes das Positive zu sehen. Dr. Steiner war ich so sehr dankbar, daß er mir gewissermaßen die Technik einer solchen Übung vordemonstriert hat.

Einen ganz besonderen Dank aber schulde ich Dr. Steiner für das Vertrauen, das er mir durch all dies erwies, was er mir in dieser so langen Unterredung sagte. Wichtig – und es zeigte sich in den Jahren nach seinem Tode, wie wichtig dies war – war das Wort, das er mir ziemlich am Ende der Unterredung gesagt hatte, als er über die Gegnerschaft gegenüber Frau Dr. Wegman sprach. Diese Worte haben sich wegen ihrer Bedeutsamkeit unauslöschlich meinem Gedächtnis eingeprägt und sind daher genau so gefallen wie ich sie jetzt anführen will. Dr. Steiner sagte: »Wenn die Hetze gegen Frau Dr. Wegman so weiter geht, so wird sie zur Zersprengung der Gesellschaft führen.« Und er fügte die Worte hinzu, die mich zutiefst erschütterten: »Und diese Tendenz macht sich auch in meiner nächsten Umgebung bemerkbar. Aber ich werde ihr auch da auf das Energischste entgegentreten.« Wenn ich in einer Generalversammlung nach dem Tode von Dr. Steiner oder auch sonst von dieser Unterredung mit Dr. Steiner berichtete, so führte ich immer nur den ersten Teil des Satzes an, und verschwieg – mit Rücksicht auf die ›nähere Umgebung‹ den zweiten Teil, der so eine unendliche Tragik enthält.

(Hier möchte ich zurückgreifen auf den ›Fall‹ von der jungen Ärztin, die sich im Anfang 1923 gegen Frau Dr. Wegman gewendet und mit Dr. Steiner darüber gesprochen hat. Ich berichtete bereits darüber und auch darüber, wie die Unterredung Dr. Steiners mit ihr die Folge hatte, daß sie Frau Dr. Wegman ganz anders zu verstehen lernte und ihr Verhalten zu ihr ein anderes wurde. Es ging ihr jedenfalls so wie mir. Ich will sie Fräulein Dr. X nennen. In der letzten Generalversammlung der Anthroposophischen Gesellschaft, in der die sogenannten ›Gesellschaftsfragen‹ behandelt wurden, also vor allem über das, was Frau Dr. Wegman betrat – ich glaube es war 1935 – sprach Graf Polzer-Hoditz über Frau Dr. Wegman. Er erwähnte unter anderem, daß Rudolf Steiner zu Mitgliedern gesagt hätte, »daß die Hetze gegen Frau Dr. Wegman zur Zersprengung der Gesellschaft führen würde.« Ich weiß nun nicht, ob Graf Polzer das damit gemeint hat, was Dr. Steiner zu mir in der erwähnten Unterredung gesagt hatte und was ich in der ersten dieser traurigen Generalversammlungen (1926?) mitteilte, oder ob Dr. Steiner auch zu andern in dieser Art gesprochen hatte. Auf jeden Fall ließ Frau Dr. Steiner, die [1935] seitlich hinter dem Vorhang gesessen war – als Graf Poltzer geendet hatte – einen Zettel vorreichen und verlesen. Dem Sinne nach führte sie aus, daß dieser Ausspruch nicht so wichtig zu nehmen sei, da er sich nur auf Fräulein Dr. X bezogen habe, als diese einmal gegen Frau Dr. Wegman geschimpft hatte. Der Wortlaut dieses Zettels wurde dann im Mitteilungsblatt des Goetheanums abgedruckt. Es ist zu verstehen, wie furchtbar auf mich dieses von Frau Dr. Steiner Gesagte wirkte. Es mußte gerade mich dies so tief treffen, weil es Dr. Steiner zu mir gesagt und daran das zweite Wort angeschlossen hatte, daß sich diese Tendenz auch in seiner nächsten Umgebung bemerkbar machen würde. Außerdem erlebte ich ja auch die Angelegenheit mit der Ärztin Dr. X aus nächster Nähe und wußte, daß diese Angelegenheit im Grunde genommen für Dr. Steiner nicht so eine große Bedeutung haben konnte gegenüber dem, was ihn zu dem Ausspruch mir gegenüber veranlaßt hatte. Außerdem fand das Gespräch mit der Ärztin ein dreiviertel Jahr, sogar noch mehr vorher statt und es hatte die Angelegenheit daher schon lange vorher ihre gütige Erledigung gefunden. Wie hätte dann Dr. Steiner mit dem Worte zu mir die Angelegenheit von Fräulein Dr. X meinen können und wie hätte er dieses so werten können, daß er von der Gefahr einer Sprengung der Gesellschaft gesprochen hätte? Daß Frau Dr. Steiner so leichthin eine objektiv unrichtige Darstellung geben konnte um ein solches ernstes Wort von Dr. Steiner zu entkräften, erschütterte mich zutiefst. Um so mehr mußte dies der Fall sein, als ich Frau Dr. Steiner, seitdem ich sie kenne, persönlich sehr verehrte und wußte, was sie Ungeheures für die Anthroposophische Bewegung unter größter Selbstaufopferung getan hat und daß jeder Angehörige derselben ihr nur unsäglich dankbar sein muß. Gerade weil ich Frau Dr. Steiner so einschätzte und mich so zu ihr stellte, konnte ich es nicht über mich bringen, wenigstens Herrn Steffen den wahren Sachverhalt mitzuteilen. Jetzt stehe ich jedoch auf dem Standpunkt, daß dies falsch war, daß es vielmehr meine Pflicht gewesen wäre, Herrn Steffen zu orientieren. Es ist nicht angängig und bestimmt eine folgenschwere Sache, wenn von autoritativster Seite ein so gewichtiges Wort Rudolf Steiners eine derartige unrichtige Interpretation erfährt und wenn dies nicht nur in der Generalversammlung geschieht sondern noch gar im Mitteilungsblatt im Druck wiederholt wird. Und es ist eine schlimme Sache, wenn jemand wie ich, der den wahren Sachverhalt kannte, dazu schwieg und die unrichtige Darstellung unwidersprochen bestehen ließ. Daß ich dies getan habe – und wenn es auch nur auf Rücksicht auf Frau Dr. Steiner geschehen ist – liegt schwer auf meiner Seele. Dabei aber erhebt sich für mich auch die schwerwiegende Frage: wenn Frau Dr. Steiners Darstellung in einer Angelegenheit, die ich selbst kannte, so erschreckend unrichtig sein konnte, ist dann nicht die Möglichkeit vorhanden, daß auch Darstellungen von andern Vorkommnissen, die Frau Dr. Steiner gegeben hat, und die man selber nicht zu überprüfen in der Lage war, nicht ebenso unrichtig oder zumindest entstellt gegeben worden sind. Diese Frage ist eine sehr ernste Sache und ich werde diesen Punkt noch zu berühren haben, wenn ich über Einzelnes in der Denkschrift sprechen werde müssen.)

Ich kehre nun nach dieser notwendigen Zwischenbemerkung zu meiner Unterredung mit Dr. Steiner zurück. Es war mir dabei auch sehr wertvoll zu hören, wie wichtig Rudolf Steiner eine enge Zusammenarbeit von Frau Dr. Wegman und mir fand. Es war ihm wichtig, daß ich an ihrer Seite stand und meine Arbeit mit der ihren verband. Sie als Medizinerin und ich als Hersteller der Heilmittel. Es war selbstverständlich, daß diese Zusammenarbeit nur in einer Atmosphäre menschlichen Vertrauens geschehen konnte. Wenn ich diese Unterredung geschildert habe, und ich konnte dabei ja nur das Wichtigste aus diesem langen Gespräche wiedergeben, so ist es zu verstehen, daß mir nicht sofort während desselben die Bedeutung voll aufgegangen ist und ich den wirklichen Inhalt und die Tragweite erkannte. Während der Unterredung sah ich gewiß die Bedeutung der Persönlichkeit von Dr. Wegman ein und ich war selbstverständlich bereit, die Zusammenarbeit mit ihr wieder aufzunehmen. Da jedoch ein gewisser falscher Stolz nicht zulassen wollte, daß ich ohne weiteres nach dem Vorgefallenen in der Klinik wieder erscheinen würde, bat ich zum Schluß Herrn Dr. Steiner, er möchte mir dazu eine Brücke schlagen. So verließ ich das Atelier von Dr. Steiner und nahm durch seine Güte ein Geschenk mit, daß für mich Lebensbedeutung haben sollte.

Nun konnte ich mich, wie gesagt, nicht entschließen, so ohne weiteres in die Klinik zu gehen und wartete auf die ›Brücke‹, die mir zu schlagen ich Dr. Steiner gebeten hatte. So ließ ich einige Tage verstreichen. Zwei Tage vor Beginn der Weihnachtstagung ließ Dr. Steiner mir sagen, er möchte mich sprechen und ich sollte am nächsten Tage zu ihm kommen, was ich auch tat. Es war dies also der Tag vor Beginn der Weihnachtstagung. Diese Unterredung war nun ganz anders als die erste, sie war ganz kurz und nicht in einem gleich warmen Ton gehalten. Dr. Steiner frug mich sofort, warum ich noch nicht die Zusammenarbeit mit Dr. Wegman wieder aufgenommen und die Klinik besucht hätte. Ich antwortete ihm, daß ich ihn doch bei der ersten Unterredung gebeten hätte, mir nach dem Vorgefallenen die Sache etwas leichter zu machen und mir in irgend einer Weise eine Brücke zu schlagen. Ziemlich ungnädig und verwundert sagte er, was ich denn noch alles wolle, Brücken schlagen und so weiter. Er bäte mich ausdrücklich, daß ich die Sache baldmöglichst in Ordnung bringen möchte. Ich versprach ihm, daß ich dies selbstverständlich tun wollte. Damit war die Unterredung beendet.

Als ich am nächsten Morgen zur Weihnachtstagung hinaufging (24. Dezember) begegnete ich unterwegs Dr. Wegman. Ich sprach sie an und wir unterhielten uns in der herzlichsten Weise. Von dem Vorgefallenen war zwar keine Rede, aber durch die Herzlichkeit des Tones wurde gezeigt, daß die ganze Angelegenheit nun erledigt wäre. Auch später war zwischen Frau Dr. Wegman und mir nie die Rede darüber. Ich rechne es Frau Dr. Wegman hoch an, daß sie, obwohl ich überzeugt bin, daß ihr Rudolf Steiner alles von mir Gesagte wieder erzählt hatte, es mich nie merken ließ und daß sie im Gegenteil bei dieser ersten Wiederbegegnung, aber auch später mir mit einer Herzlichkeit begegnete, als ob nichts vorgefallen wäre. Ich war dem Schicksal sehr dankbar, daß ich gerade auf dem Wege zu Beginn der Weihnachtstagung Dr. Wegman begegnet war und so die leidige Sache, wenn auch ohne Worte, aus der Welt geschafft werden konnte. Und noch dankbarer war ich, als ich sofort im Eintritt in den Vorraum der Schreinerei Dr. Steiner traf und ihm freudig sagen konnte: »Herr Doktor, die Angelegenheit ist nun erledigt, ich habe gerade Frau Dr. Wegman getroffen.« Ich hätte nie gedacht, daß Dr. Steiner sich in diesem Maße darüber freuen würde, wie er es getan hat. Mit einer großen Herzlichkeit nahm er meine Hand, klopfte mir auf die Schultern und sprach ein paar liebe Worte. Es war mir, als ob ein warmer Strom der Liebe und Freude von ihm zu mir gehen würde. Es war mir, als ob ich ihm das Versprechen ablegen sollte, in Zukunft an der Seite Dr. Wegmans in Treue zu stehen. Im Geiste gab ich ihm damals auch dieses Versprechen. (Dieses Versprechen erneuerte ich Dr. Steiner gegenüber im Geiste noch zwei Mal. Einmal am Totenbett Rudolf Steiners, und das andere Mal in der Nacht vor der zweiten der furchtbaren Generalversammlungen – 1927? – die nach dem Tode Rudolf Steiners abgehalten wurden und vor allem die ›Hetze‹ gegen Dr. Wegman, um das Wort Rudolf Steiners zu gebrauchen, zum Gegenstand der Verhandlungen machten. Ich träumte, daß Dr. Steiner vor mir zwischen Frau Dr. Steiner und Frau Dr. Wegman stand und mich an mein zweifaches Versprechen, an der Seite von Frau Dr. Wegman in Treue zu stehen, erinnerte. Ich wiederholte darauf ihm ein drittes Mal mein Versprechen. Dabei erschien es mir bedeutsam, daß in diesem Traum Frau Dr. Steiner sich in herzlicher Gesinnung gegen Frau Dr. Wegman zu verhalten schien.)

Es war für mich ein großes Schicksalsgeschenk, daß ich nun in befreiter und glücklicher Stimmung in die Weihnachtstagung schreiten konnte. Es erschien mir auch, als ob von da ab Dr. Steiner und auch Frau Dr. Wegman mich stets in einer ganz besonderen Herzlichkeit behandelt hätten. Als ich später erfuhr, wie Dr. Steiner ganz anders mit Leuten verfuhr, die über Frau Dr. Wegman bei ihm Klage führten, war ich Dr. Steiner für die gütige und liebevolle Art, wie er mich in der ersten Unterredung behandelt hatte, ganz besonders dankbar. So wurde mir erzählt, daß Dr. Steiner einen alten Herrn, einen Ausländer, der viele Jahre an prominenter Stelle in der Anthroposophischen Gesellschaft tätig war, auf das allerschärfste anfuhr und ihn nahezu aus dem Atelier wies, als er sich bei Dr. Steiner über Frau Dr. Wegman beklagen wollte. Frau Dr. Wegman erzählte mir selbst einmal, daß Rudolf Steiner ihr geantwortet hätte, als sie ihn bat, ihretwegen Menschen nicht zu scharf zu behandeln, das müsse sein, schon mit Rücksicht auf die Anthroposophische Gesellschaft.

Nun begann die Weihnachtstagung und mit ihr wohl die wichtigste Zeit der Anthroposophischen Gesellschaft. Über die Bedeutung der Weihnachtstagung und der darauf folgenden Monate brauche ich nichts zu sagen, da Dr. Steiner selbst immer wieder darauf hingewiesen hat. Wer, wie ich, die Entwicklung der Anthroposophischen Gesellschaft fast von deren Beginn an mitgemacht hat, weiß, wie oft durch die Zustände in der Gesellschaft das Schlimmste für eine gute Entwicklung der Anthroposophischen Bewegung zu befürchten war und wie sehr Dr. Steiner unter diesen Dingen gelitten hatte und wieviel dadurch von seiner Zeit und Arbeitskraft in Anspruch genommen war. Verschiedene Male stand Rudolf Steiner davor, sich überhaupt von der Gesellschaft zurückzuziehen. Wer das miterlebt hat, der weiß aber auch, was die Weihnachtstagung bedeutete, was es bedeutete, daß Rudolf Steiner sich persönlich mit der Gesellschaft verband und dadurch die Gesellschaft und die Bewegung eines wurden.

Es ist jedoch kaum zu übersehen, was Dr. Steiner durch diesen Entschluß auf sich genommen hatte, denn die in der Gesellschaft lebenden Unzulänglichkeiten waren dadurch nicht verschwunden, sondern durch die Kraft seiner Persönlichkeit und durch das, was durch die Weihnachtstagung in die Gesellschaft einfließen sollte, sollte der Versuch unternommen werden, die Folgen dieser Unzulänglichkeiten einzudämmen. Es sollte, wie Rudolf Steiner oft ausführte, in allem, was vom Goetheanum nun ausging, und in allem, was in der Gesellschaft lebte, ein esoterischer Zug, das heißt, aus der geistigen Welt Gewolltes wirken. Es wurde ein Vorstand bestellt, den Rudolf Steiner wiederholt als einen esoterischen bezeichnete, das heißt, ein aus der geistigen Welt gewollter, wie Rudolf Steiner dieses Wort selbst erklärte. Später ist gerade mit diesem Wort ›esoterischer Vorstand‹ sehr viel Unfug getrieben worden. Zum Teil wurde es überhaupt geleugnet, daß Rudolf Steiner den Vorstand so bezeichnet hätte, zum Teil wurden diesem Worte ganz andere unwichtige Bedeutungen unterlegt.

Wenn man vorurteilslos und sachlich die fünf Persönlichkeiten ansieht, die Rudolf Steiner als esoterischen Vorstand um sich gruppiert hatte, muß gesagt werden, daß er keine bessere Wahl hätte treffen können. Jede dieser fünf Persönlichkeiten hatte Eigenschaften und Fähigkeiten, die die anderen nicht aufwiesen, die aber zusammengenommen sich gegenseitig ergänzen und ein Einheitliches bilden konnten. Keiner von ihnen konnte den anderen ersetzen und es konnte eine wirkliche Zusammenarbeit nur die besten Früchte für die Anthroposophische Gesellschaft und die Anthroposophische Bewegung bringen. Solange Dr. Steiner lebte, war die Zusammenarbeit durch seine Persönlichkeit gewährleistet, alle persönlichen Antagonismen überbrückte er entweder oder unterdrückte sie mit starker Hand. Nach seinem Tode aber mußten diese persönlichen Tendenzen aufleben, insofern nicht diese fünf Persönlichkeiten an der schicksalsgewollten Zusammengehörigkeit eisern und unter allen Umständen festhielten und sie die gemeinsame Arbeit über alles stellen würden.

Wie es Rudolf Steiner wichtig war, daß die Mitglieder der Anthroposophischen Gesellschaft diese Zusammengehörigkeit des Vorstandes immer im Bewußtsein tragen, zeigte zum Beispiel auch, daß er nahezu pedantisch daran festhielt, daß die Vorstandsmitglieder bei seinen Vorträgen und bei anderen Veranstaltungen immer nebeneinander in der ersten Reihe saßen. Als einmal Fräulein Dr. Vreede sich hinter die anderen Vorstandsmitglieder in der zweiten Reihe gesetzt hatte, veranlaßte er sie, bevor er seinen Vortrag begann, sich in die erste Reihe neben die anderen zu setzen, mit der Begründung, daß der Vorstand den Mitgliedern gegenüber stets geschlossen vor Augen sein müßte.

So schwer es mir fällt, möchte ich nun über Frau Dr. Steiner und ihr Verhältnis zu Frau Dr. Wegman sprechen. Als ich über den durch Graf Polzer hervorgerufenen Vorfall bei der Generalversammlung gesprochen habe, habe ich bereits einige Worte über mein Verhältnis zu Frau Dr. Steiner gesagt. Es kann gewiß niemand mehr als ich die Bedeutung desjenigen schätzen, was sie für die Anthroposophische Bewegung getan hatte, es kann niemand mehr würdigen ihre unermüdliche, selbstlose und aufopfernde Arbeit für dieselbe als ich. Ohne sie hätte die Anthroposophische Bewegung nie das werden können, was sie geworden ist. Ich habe fast von Anfang an diese Arbeit beobachten können. Ich weiß, wie sehr Dr. Steiner Frau Dr. Steiner schätzte und wie unendlich dankbar er ihr für ihre Mitarbeit war. Mein persönliches Verhältnis zu ihr war immer ein gutes. Ich lernte sie persönlich etwa im Dezember 1907 kennen und konnte ihr nur die größte Sympathie entgegenbringen. Es sprach mich ihr heiteres Wesen, das über jedes Scherzwort fast kindlich lachen und sich freuen konnte, sehr an, und ich war ihr von Herzen dankbar, daß sie mir stets freundlich und liebenswürdig bis zu meinem letzten Besuch bei ihr, der nach dem Zweiten Weltkrieg stattgefunden hatte, entgegenkam. Es ist mir daher um so schwerer, gerade über Frau Dr. Steiner so zu sprechen, wie ich es im folgenden tun muß. Doch kann ich nicht anders, wenn ich über die erschütternden Vorgänge, die nach dem Tode Rudolf Steiners sich ereigneten, etwas aussagen soll.

Schon früher war es immer bedrückend, wenn man hin und wieder durch irgendeinen Zufall Zeuge wurde oder wenn man erzählt bekam, wie es mitunter Dr. Steiner schwer hatte, wenn Frau Dr. Steiner sich in heftiger

Weise gegen Dinge wandte, die er durchgeführt wünschte. Und wie er ihr dann in einer gütigen und geduldigen Weise zusprach oder auch von seinem Wunsche Abstand nahm. Unendlich traurig wurde es für mich, als ich sah und erfuhr, mit welchem Unverständnis und – ja, das Wort muß gesagt werden – Haß Frau Dr. Steiner sich gegen Frau Dr. Wegman stellte und dies noch zu Lebzeiten Dr. Steiners. Wie sehr muß Rudolf Steiner darunter gelitten haben, da er Frau Dr. Wegman in dem Maße, wie er es getan, hochgeschätzt hat. Wieweit muß dies gediehen gewesen sein, daß er zwei Tage vor der Weihnachtstagung zu mir die bereits angeführten Worte sagen konnte. Ich möchte diese Worte ihrer Bedeutung halber hier nochmal wiederholen: »Wenn die Hetze gegen Frau Dr. Wegman so weitergeht, so wird sie zur Zersprengung der Gesellschaft führen. Und diese Tendenz macht sich auch in meiner nächsten Umgebung bemerkbar, aber ich werde ihr auch da auf das Energischste entgegentreten.« Es ist unzweifelhaft, daß mit diesen letzten Worten Frau Dr. Steiner gemeint war, wenn ich bedenke, was ich sonst über ihre Stellung und über diejenige ihrer Umgebung zu Frau Dr. Wegman hören konnte.

Und es ist tief erschütternd für mich immer der Gedanke gewesen, was Dr. Steiner erfahren haben mag, wenn er zwei Tage vor der Weihnachtstagung sich veranlaßt sah, von dem ihm nächststehenden Menschen in dieser Art zu mir zu sprechen. Aber diese ›Tendenz‹, die nach Rudolf Steiner zur Zersprengung der Gesellschaft führen müsse, lebte weiter in Frau Dr. Steiner und sie kam nach dem Tode Dr. Steiners zur vollen Auswirkung. Es war unsäglich schmerzvoll für mich, wenn ich nach dem Tode Dr. Steiners immer wieder hören mußte, in welcher Art Frau Dr. Steiner von Frau Dr. Wegman sprach. So kam zum Beispiel einmal ein älterer Arzt von einer Unterredung mit Frau Dr. Steiner ganz gebrochen zu mir. Er war tief erschüttert von dem eben Gehörten, obwohl er selbst nicht viel für Frau Dr. Wegman übrig gehabt hatte. Er konnte lange sich nicht fassen und wiederholte immer wieder: »Das ist ja ganz entsetzlich, ganz furchtbar, was Frau Dr. Steiner mir alles über Frau Dr. Wegman gesagt hat.«

Oder ein eigenes Erlebnis. Ich hatte mit Frau Dr. Steiner rein sachlich über einen eventuellen Kauf eines der Futurum gehörenden Hauses zu verhandeln. (1926?) Ich erwähnte bei diesem Gespräch beiläufig, daß es, wenn sie es nicht kaufen wolle, Frau Dr. Wegman erwerben würde. Da kamen, wie aus der Pistole geschossen, aus dem Munde Frau Dr. Steiners die Worte: »Dr. Wegman, die Leiterin der Esoterik sein will!« Es waren diese Worte und die Art, wie sie gesprochen wurden, um so erschreckender für mich, als bei dieser sachlichen Verkaufsverhandlung keinerlei Anlaß für sie gegeben war und über Frau Dr. Wegman überhaupt nicht gesprochen wurde. Und ebenso wie Frau Dr. Steiner sich gegenüber Frau Dr. Wegman verhielt, so verhielten sich auch diejenigen, die ihre Mitarbeiter waren oder sich sonst irgendwie zu ihr zählten.

Ein Vorfall war für mich ganz besonders erschütternd. Nach einem Vortrag von Dr. Steiner stand ich im Vorraum der Schreinerei und neben mir eine Dame, die zu dem ›Stab‹ von Frau Dr. Steiner gehörte. Als Dr. Steiner mit Frau Dr. Wegman aus dem Saal kam und mit ihr in das Atelier ging, warf die neben mir stehende Dame einen haßerfüllten Blick auf Frau Dr. Wegman und zischte: »Wenn dies nur einmal bald aufhören würde!« Es geschah dies dazu noch nach der Weihnachtstagung, ich glaube, es war August 1924! (Herr Dr. Steiner hatte die Gewohnheit angenommen, jedesmal nach seinen Vorträgen mit Frau Dr. Wegman in das Atelier zu gehen und dort noch etwas mit ihr zu arbeiten; soviel ich hörte, an dem medizinischen Buch.)

Dieser Haß, der von den Freunden von Frau Dr. Steiner Frau Dr. Wegman entgegengebracht wurde, erschien mir immer wie etwas aus Tiefen Hervorkommendes, etwas, das in seiner Intensität und Selbstverständlichkeit nicht durch die Taten und Eigenschaften von Frau Dr. Wegman begründet war und durch sie verursacht werden konnte. Wenn auch die Handlungen und der Charakter von Frau Dr. Wegman noch so sehr mißdeutet und mißverstanden wurden, so konnten sie doch nicht der Grund für den selbstverständlichen Haß sein, den zum Beispiel Dr. Boos, Dr. Zbinden, Englert, um nur einige zu nennen, ihr entgegengebracht hatten. Schon lange vor Dr. Steiners Tod brachte dieser Kreis von Menschen ihre Abneigung zu Frau Dr. Wegman zum Ausdruck.

Tief beeindruckend war auf der anderen Seite für mich, daß ich von Frau Dr. Wegman nie ein häßliches oder herabsetzendes Wort über Frau Dr. Steiner hörte, obwohl ich öfter über sie gesprochen hatte. Selbst den furchtbarsten Beschuldigungen und Anwürfen gegenüber, die Frau Dr. Steiner gegen sie vorbrachte, selbst nach diesen ungeheuerlichen Generalversammlungen, selbst nach dem Erscheinen der *Denkschrift* sagte Frau Dr. Wegman kein böses Wort über Frau Dr. Steiner. Nur in größter Hochachtung sprach sie stets von ihr, drückte dabei aber ihre unendliche Trauer aus, daß Frau Dr. Steiner sich so weit vergessen konnte. Wiederholt sagte sie zu mir, wie sehr sie die Persönlichkeit von Frau Dr. Steiner schätzte und verehrte und wie sehr ihr bewußt wäre, was Dr. Steiner und die ganze anthroposophische Bewegung Frau Dr. Steiner verdanken würden. Nach allem, was Dr. Steiner über Frau Dr. Steiner ihr gesagt habe, könne sie nicht genug die Bedeutung dieser Persönlichkeit einschätzen. Aber auch in der Umgebung von Frau Dr. Wegman konnte ich nichts von einem Haß gegenüber Frau Dr. Steiner entdecken, wie ein solcher in dem Kreise um Frau Dr. Steiner gegenüber Frau Dr. Wegman eine Selbstverständlichkeit war.

So stand bald nach dem Tode Rudolf Steiners vor meiner Seele die ungeheure Tragik: Diese beiden Persönlichkeiten, die um Rudolf Steiner am nächsten gestanden waren und die beide für die anthroposophische Bewegung Wichtigstes geleistet hatten, waren vom Schicksal bestimmt, nebeneinander zu stehen, nebeneinander zu wirken in dem ›esoterischen‹ (das heißt, von der geistigen Welt gewollten) Vorstand der Anthroposophischen Gesellschaft. Die gedeihliche Arbeit des Vorstandes und mit ihm das Gedeihen der Anthroposophischen Gesellschaft hing vor allem gerade von der Zusammenarbeit und dem sich gegenseitig Verstehen dieser beiden Persönlichkeiten ab. Aber wie konnte eine solche Zusammenarbeit stattfinden, wenn Frau Dr. Steiner schon zu Lebzeiten Dr. Steiners eine Haltung gegen Frau Dr. Wegman eingenommen hatte, die, wie Rudolf Steiner sagte, letzten Endes »zur Zersprengung der Gesellschaft« führen mußte. Wenn mir auch durchaus bewußt ist, daß Frau Dr. Wegman ihre schwierigen Seiten hatte, so bin ich doch fest davon überzeugt, daß, wenn Frau Dr. Steiner in liebevoller, verständnisvoller Weise sich ihr zugewandt, ihr mit Rat und Tat geholfen hätte, manche Schwierigkeit zu überbrücken oder zu vermeiden gewesen wäre.

Wenn es Frau Dr. Steiner möglich gewesen wäre, bei Frau Dr. Wegman über das Negative hinwegzusehen und ihre Blicke nur auf das Positive zu richten – wie Dr. Steiner sich mir gegenüber bezüglich Dr. Wegman verhalten hatte, indem er dem von mir vorgebrachten Negativem nicht widersprochen, sondern demgegenüber nur das Positive aufgezeigt hatte – hätte dies Frau Dr. Steiner vermocht, so wäre es nur zum Heile der Bewegung gewesen. Hätte sich Frau Dr. Steiner so zu Frau Dr. Wegman eingestellt, hätte Frau Dr. Wegman das Gefühl haben können, Frau Dr. Steiner stünde ihr mit liebevollem Verständnis und mit einem Willen zum Helfen gegenüber, so wäre Frau Dr. Wegman gewiß diejenige gewesen, die eine solche Zusammenarbeit auf das innigste begrüßt hätte. Daß Frau Dr. Steiner dieses nicht vermochte, ja im Gegenteil in einer jedes Verständnis und jede Verständigung ausschließenden Weise Frau Dr. Wegman gegenübertrat, darinnen liegt die ungeheure Tragik in dem Geschehen nach dem Tode Dr. Steiners und die eigentliche Ursache zu der von diesem vorausgesagten ›Zersprengung‹ der Anthroposophischen Gesellschaft. In der Hand von Frau Dr. Steiner war das Gedeihen oder Nichtgedeihen der Anthroposophischen Gesellschaft gelegen.

Leicht war es ganz gewiß Frau Dr. Steiner in keiner Weise gemacht. Die Charaktere von beiden Persönlichkeiten waren einerseits so verschieden, daß es für Frau Dr. Steiner gewiß äußerst schwer war, eine solche Persönlichkeit wie Frau Dr. Wegman und deren Handlungen zu verstehen. Andererseits aber – auch das muß ausgesprochen werden – hat es Dr. Steiner Frau Dr. Steiner nicht leicht gemacht. Durch Jahre und Jahrzehnte stand Frau Dr. Steiner allein neben Dr. Steiner im Mittelpunkt des anthroposophischen Geschehens und nun stellte er neben sie und sich eine dritte Persönlichkeit, Frau Dr. Wegman. Mit ihr arbeitete er auf die intensivste Weise und besprach mit ihr vieles, was er mit Frau Dr. Steiner, weil sie jedenfalls für diese Gegenstände wenig Interesse und Verständnis hatte, nicht besprach. Und als er Frau Dr. Wegman immer mehr hervorhob und gar nach der Weihnachtstagung sie neben sich in den Mittelpunkt des esoterischen Lebens der Klasse stellte (ich werde später noch darüber sprechen) legte Dr. Steiner ganz gewiß eine schwere Last auf die Schultern von Frau Dr. Steiner und es ist zu verstehen, daß diese für sie ganz gewiß nicht leicht zu tragen war. Jedoch kann man überzeugt sein, daß Dr. Steiner es nicht getan hätte, wenn es nicht einerseits eine Notwendigkeit gewesen wäre und wenn er nicht andererseits das Vertrauen zu Frau Dr. Steiner gehabt hätte, daß sie die Kraft haben würde, diese Belastung zu ertragen und zu überwinden. Wer diese Zeit und besonders diejenige nach der Weihnachtstagung miterleben konnte und auch Frau Dr. Steiner seit langem, wie ich, kennen durfte, mußte verschiedene Male mit Besorgnis denken, was sie in dieser Zeit vielleicht durchzumachen haben würde.

Nach einer längeren Pause nehme ich diese Niederschrift wieder auf. Ich mußte mich für den Fortgang nun notwendigerweise wieder mit der sogenannten *Denkschrift* beschäftigen und sie wieder nach fast zehn Jahren lesen. Diese Lektüre hat mich tief erschüttert und ich konnte erst weiterschreiben, nachdem ich wieder einen gewissen Abstand gewonnen habe. Von meiner ersten Lektüre vor zehn Jahren hatte ich noch in Erinnerung, daß durch die Broschüre etwas sehr Schlimmes geschehen ist, aber erst jetzt, als ich sie nun wieder genauer las, stand das unendlich Traurige, was mit dieser Denkschrift geschehen ist und die furchtbare Verantwortungslosigkeit, mit der sie geschrieben wurde, wieder niederdrückend in mir auf. Ganz besonders groß wirkt die Tragik, wenn man auf das Geschehen während der zehn Jahre zurückblickt, die jetzt seit ihrer Verfassung verstrichen sind. Ich will absehen von all dem Furchtbaren, daß über ganz Europa und die Welt geht und diese in den Abgrund zu stürzen droht; ich will nur hinsehen auf die Geschehnisse während dieser Zeit innerhalb der Anthroposophischen Gesellschaft in Dornach.

Der Zweck und der Inhalt der Denkschrift war ja vor allem der, daß Frau Steiner geschützt werden sollte vor Frau Dr. Wegman und deren Freunden, die angeblich gegen sie in einer unerhörten Weise gekämpft und Agitation getrieben hätten. Durch die Denkschrift sollten diese Machenschaften klargelegt werden. Was nun Herrn Steffen betrifft, stellte er sich mit seiner ganzen Persönlichkeit bis zur Selbstentäußerung vor Frau Dr. Steiner zu ihrem Schutze hin. Und nun sind zehn Jahre seit dem Erscheinen der Denkschrift verflossen. Frau Dr. Wegman und Fräulein Dr. Vreede wurden gezwungen, aus dem Vorstande auszuscheiden; sie haben beide den physischen Plan verlassen, ihre Freunde haben keinen Einfluß auf das Geschehen am Goetheanum und in der Anthroposophischen Gesellschaft. All die Ursachen, von denen angeblich alle Schwierigkeiten in der Anthroposophischen Gesellschaft ausgegangen waren, fielen in diesen zehn Jahren weg.

Ist es nun wirklich so, daß, wie die Denkschrift sagt, »die Mitglieder in der Führung der Gesellschaft durch die drei jetzt leitenden Vorstandsmitglieder die Gewährleistung sehen für die gesunde Weiterentwicklung und eine ernste Arbeit«? Was geschah seitdem? eine tiefe neue Kluft entstand, nun zwischen Frau Dr. Steiner und Herrn Steffen und deren beider Anhang. Menschen, die die Denkschrift selbst verfaßt oder zumindest unterschrieben hatten, sprachen in der häßlichsten abträglichsten Weise entweder von Frau Dr. Steiner oder von Herrn Steffen, je nachdem, welcher Gruppe sie angehörten. Dieses Geschehen erschütterte mich um so mehr, als unzählige Menschen nach dem Zusammenbruch von Europa in verstärktem Maße nach Dornach sehen und von dort das Heil erwarten. Nun finden sie in Dornach wieder Zank und Streit. Um so mehr können einen diese Vorgänge erschüttern, wenn man sie mit dem Hintergrund des seinerzeitigen Kampfes gegen Frau Dr. Wegman und demjenigen der Denkschrift betrachtet. Dieselbe Gesinnung, die diese Broschüre hervorbrachte, dieselbe Gesinnung, die die Generalversammlungen dereinst in dieser furchtbaren Art gestaltete, lebt nun auch in dem jetzigen Geschehen und hat es hervorgebracht. Doch darüber jetzt zu sprechen, betrachte ich nicht als meine Aufgabe.

Ich kann nicht anders sagen, als daß mit dieser Denkschrift ein nicht wieder gutzumachendes Verbrechen geschehen ist und zwar vor allem in dreifacher Richtung. Ein Verbrechen gegen Rudolf Steiner, ein Verbrechen gegen Dr. Wegman und schließlich ein solches gegen das Goetheanum und gegen die Anthroposophische Gesellschaft. Es ist einfach nicht wahr, wenn in der Denkschrift gesagt wird, daß »der Ausgangspunkt (der Gegensätzlichkeit) unmittelbar nach Rudolf Steiners Tod liegt.« Die Darstellung ist unrichtig, wenn gesagt wird, daß Frau Dr. Wegman nach dem Tode Rudolf Steiners erst »so« geworden ist, wie sie in der Denkschrift geschildert wird. Es ist einfach nicht wahr, daß dieses nach dem Tode Rudolf Steiners eingetreten sein sollende »Versagen« von Frau Dr. Wegman die Ursache war, daß man sich, um Frau Dr. Steiner, Herrn Steffen und die richtige Arbeit am Goetheanum zu schützen, gegen sie wenden mußte. Wahr dagegen ist, daß, wie ich im Laufe meiner Ausführungen wohl schon genügend gezeigt habe, die »Gegensätzlichkeit« oder um das Wort Rudolf Steiners zu gebrauchen, die »Hetze gegen Frau Dr. Wegman« schon lange vor dem Tode Rudolf Steiners bestanden hat, und zwar nicht nur bei einzelnen Mitgliedern, sondern vor allem auch bei Frau Dr. Steiner selbst.

Frau Dr. Wegman hat sich seit dem Tode Dr. Steiners nicht einfach geändert, sie war mit ihren starken und schwachen Seiten die gleiche geblieben wie sie zu Lebzeiten Dr. Steiners gewesen war, die gleiche, über die Dr. Steiner zu mir gesprochen hatte, die gleiche, deren ›schwache‹ Seiten, über die ich mich bei Dr. Steiner beklagte, er nicht einfach ableugnete, sondern dagegen ihre positiven Seiten gehalten und mir dabei gezeigt hatte, daß demgegenüber ihre sogenannten schwachen Seiten keine Wichtigkeit besitzen und nicht ins Gewicht fallen würden. Es ist ein im Grunde falsches, unwahres Bild, daß in der Broschüre von Frau Dr. Wegman gegeben wird. Und gerade darin besteht das Verbrechen gegenüber Dr. Steiner, daß mit dieser Denkschrift verübt worden ist. Es ist dies wohl das schwerwiegendste; denn wäre sie wirklich eine derartige machtlüsterne, skrupellose, lügenhafte und auch dumme Person gewesen, wie sie in der Broschüre erscheint, so wäre es doch unvorstellbar gewesen, daß ein Mann wie Rudolf Steiner sie zu seiner engsten Mitarbeiterin gemacht und ihr in einem solchen Maße Vertrauen entgegengebracht hätte, wie er es getan hat. Man hätte nicht verstehen gekonnt, daß er all das über sie gesagt haben würde, was er gesagt hat und daß er durch Jahre so vertraut mit ihr zusammenarbeiten hätte können. Es wäre doch dann unmöglich gewesen, daß Rudolf Steiner einen derartigen Menschen zu einem Mitglied eines ›esoterischen‹ (also von der geistigen Welt gewollten) Vorstandes gemacht hätte, daß er sie neben sich in die Leitung einer esoterischen Schule, der Ersten Klasse, gestellt hat. Wie hätte er dann, wie er es verschiedene Male getan hat, erklären können, daß sie mit ihm gemeinsam die Erste Klasse leiten würde! Wenn Frau Dr. Wegman also wirklich den Charakter besessen hätte, wie er in der Denkschrift geschildert worden war, dann – und es bleibt einem keine andere Wahl übrig – dann müßte man an Rudolf Steiner zweifeln, zweifeln an seiner Geisterkenntnis, zweifeln an seiner Menschenkenntnis und Menschenbeurteilung. Und letzten Endes würde er dastehen – es ist schwer, dies auszusprechen, aber es ist die unerbittliche Folgerung aus dieser Denkschrift – als ein Mann, der sich von einer Frau seine gesunde Urteilskraft vernebeln und trüben gelassen hat. Schließlich wäre er der eigentlich Schuldige an den traurigen Ereignissen nach seinem Tode, an der Zersprengung der Gesellschaft, weil er eine solche Person nicht durchschaut und sie an eine derartige Stelle gehoben und ihr eine derartige Bedeutung gegeben hat, wie er es unbestreitbar mit Frau Dr. Wegman getan hat. Gewiß, es ist furchtbar, dies auszusprechen, aber nur diese Folgerung kann man aus der Broschüre ziehen, wenn diese wirklich auf Wahrheit beruhen würde und man sich nichts vormachen will. Daher kann man diese Broschüre nur als das größte Verbrechen gegenüber Rudolf Steiner selbst bezeichnen, weil diese maßlose Verächtlichmachung von Frau Dr. Wegman, diese Herabsetzung ihres Charakters nur auf Dr. Steiner selbst zurückfallen kann. Es ist selbstverständlich, daß manchen Menschen, die die Angaben in der Broschüre für Wahrheit nehmen – und warum sollten sie dies nicht – Zweifel an Dr. Steiner kommen müssen.

Gegenüber diesem nicht wiedergutzumachenden Verbrechen an Dr. Steiner erscheint das fast gering, was mit dieser Denkschrift an Frau Dr. Wegman selbst geschehen ist. Frau Dr. Wegman, die, wenn man die Worte Rudolf Steiners gelten lassen will, wichtigste Dienste der anthroposophischen Arbeit geleistet hat, und als eine der ernstesten und selbstlosesten Arbeiterinnen an dieser zu betrachten war, wurde durch Jahre in einer Weise in der Generalversammlung behandelt und in der Denkschrift verleumdet und gebrandmarkt, die man nur als einen moralischen Todschlag bezeichnen kann. Dagegen kann die Haltung von Frau Dr. Wegman nur Bewunderung einflößen. Trotz des fürchterlichen Geschehens in den Generalversammlungen, der ungeheuren Verächtlichmachung in diesen und in der Broschüre, trotz all der schweren Stunden und der Schmerzen, die ihr dadurch bereitet wurden, blieb sie aufrecht stehen, tat ihre Arbeit unermüdlich weiter, ließ ihre Patienten nichts davon merken und widmete sich ihnen und allen denen, die Rat und Hilfe suchten, mit gleicher Liebe und Hilfsbereitschaft. Unbeirrt führte sie das durch, was ihr als Aufgabe von Rudolf Steiner gestellt worden war, was ihr als heilige Pflicht immer galt. Kein böses oder herabsetzendes Wort – und ich kann es immer wiederholen – hörte ich jemals von ihr über Frau Dr. Steiner oder sogar über ihre sonstigen Gegner. Sie drückte nur wiederholt eine unendliche Traurigkeit aus, daß Menschen sich so vergessen konnten. Vor dieser Seelengröße konnte man nur staunend und bewundernd stehen und man konnte empfinden, wie das Geschehen sie nicht klein gemacht und sie nicht innerlich zerbrochen hatte, sondern sie seelisch stark und reifer werden ließ.

Besonders in den letzten Jahren empfand ich dies sehr, aber auch das starke Maß der von ihr ausgehenden Liebe und Güte. Dies haben ganz gewiß auch manche anderen, sogar ehemalige Gegner, empfunden. Manch einer, besonders jetzt, nach dem Tode Frau Dr. Wegmans, wird sich wohl wundern und auch schämen, daß man eine solche Persönlichkeit in den Generalversammlungen so behandeln und ihr eine derartige Broschüre als dauerndes Denkmal setzen konnte. Für ihre Seelengröße ist es ja auch bezeichnend, daß weder von ihr und, so viel ich weiß, auch von keinem ihrer Freunde eine Entgegnung auf diese Denkschrift erschienen ist. Es war ihr Standpunkt, daß gegenüber einem schmählichen Machwerk nur geschwiegen werden kann. Ein solches Schweigen ist dann nicht ein Zeichen des schuldigen Gewissens oder einer Schwäche, sondern gerade ein Zeichen des Gegenteils, ein Gefühl der Stärke und der Gewißheit, daß das angetane Unrecht letzten Endes nur auf den Verursacher selbst zurückfallen muß.

Als drittes Verbrechen, daß durch die Denkschrift geschehen ist, bezeichnete ich dasjenige, das an dem Goetheanum und an der Anthroposophischen Gesellschaft geschehen ist. Wie notwendigerweise durch sie in manchem Mitglied das Vertrauen zu Rudolf Steiner erschüttert werden konnte und auch erschüttert worden ist, erwähnte ich, aber schlimm hat sie auch in der Außenwelt gewirkt, wo sie bekannt geworden ist. So hatte zum Beispiel ein Mitglied die Möglichkeit gehabt, der Grund ist mir unerfindlich, sie einer maßgeblichen, an einer amtlichen Stelle stehenden Persönlichkeit zu zeigen. Soweit ich orientiert bin, war die Antwort selbstverständlich die, daß sie mit einer Gesellschaft, in der sich derartige Dinge ereignen, nichts zu tun haben will. (Später wurde ja diese Denkschrift auch bei der Gerichtsverhandlung von dem Nachlaßverein dem Gerichte vorgelegt.) Ganz begreiflicherweise, daß eine außenstehende Persönlichkeit nach Lektüre der Denkschrift diese Meinung haben mußte. Schlimm war es für die ganze Gesellschaft, daß es zugelassen wurde, daß in dem gleichen Raume, von dem gleichen Podium aus, wo uns Rudolf Steiner das gewaltigste Geistesgut zum Geschenke werden ließ, eine ihm nahestehende und vertraute Mitarbeiterin vor hunderten von Menschen, die die Dinge nicht überschauen konnten und unter denen sich viele junge Menschen und ganz neue Mitglieder befanden, immer wieder auf das Schwerste beleidigt und verächtlich gemacht worden ist. In diesen Generalversammlungen herrschte oft eine Leidenschaft und eine Gehässigkeit, die man an einer solchen Stätte für unmöglich gehalten hätte.

Wenn man ferner bedenkt, daß an der gleichen Stätte, an der die weisheitsvollen Bücher Rudolf Steiners zum Verkaufe auslagen, diese Denkschrift mit all ihren Unwahrheiten und Gehässigkeiten an die Mitglieder verkauft wurde, wird man begreiflich finden, wenn ich sage, daß dadurch ungeheuer Zerstörendes vor sich gegangen ist; nicht nur an dem, was als geistige Realität hinter dem Goetheanum und der Anthroposophischen Gesellschaft steht. Vielleicht mag in diesem Zusammenhang ein Traum von Interesse sein, den ein Mitglied, ein einfacher Handarbeiter, der durchaus kein Parteigänger von Frau Dr. Wegman war, hatte. Es war, wenn ich mich recht erinnere, in der Nacht nach dem ersten Tag der ersten so traurig verlaufenen Generalversammlung. Er träumte, daß er vor dem geistigen Goetheanum gestanden hätte, nachdem ja das physische Goetheanum abgebrannt war, und daß nun auch das geistige in Flammen aufging. Dann träumte er noch in der gleichen Nacht, daß er in der Generalversammlung sein würde und daß er sähe, wie ein Wesen mit einem langen Messer durch die Reihen der Anwesenden ging und die Versammlung damit in zwei Teile schneiden würde. Beide Träume erschütterten mich tief, als ich sie berichtet bekommen hatte und ich hielt es für richtig, sie der Generalversammlung als Warnung mitzuteilen. Es geschah dies an dem zweiten Abend der

Generalversammlung. Ich fühlte mich verpflichtet, vor allem von meinem Gespräch mit Rudolf Steiner zu berichten, indem er zu mir von der Zersprengung der Gesellschaft gesprochen hatte, zu der die Hetze gegen Frau Dr. Wegman führen würde, wenn diese anhielte. (Von dem zweiten Teil des von Rudolf Steiner Gesagten, daß diese Tendenzen in seiner nächsten Umgebung sich zeigen würden etcetera, erwähnte ich aus Rücksicht auf Frau Dr. Steiner selbstverständlich nichts.) Aber leider machte weder der Ausspruch von Dr. Steiner noch meine Erzählung der beiden Träume kaum einen besonders tiefen Eindruck auf die meisten der Anwesenden.

Gesagt aber muß doch werden, daß selbst wenn alles, was in den Generalversammlungen oder in der Broschüre gegen Frau Dr. Wegman vorgebracht worden ist, Wort für Wort wahr gewesen wäre, so wäre doch schon allein durch die unmenschliche, unbeschreiblich gehässige Art, wie es geschah, ein großes Unrecht geschehen. Wie zartfühlend gerade Rudolf Steiner über die Art der Vorbringung von gegen eine Persönlichkeit gerichteten Dingen dachte, zeigte, daß er in der schon öfter erwähnten Unterredung mit mir, als ich in einem etwas schärferen Ton etwas über Dr. Wegman sagte, nicht den Inhalt zurückwies, sondern die Art, wie ich es tat. Er sagte einfach nur: »Vergessen Sie nicht, Sie sprechen von einer Dame.«

Derjenige, der wohl in dem Kampf gegen Frau Dr. Wegman am meisten jedes Maß und jede Beherrschung verlor, war Dr. Roman Boos. Obwohl es mir jetzt nach seinem Tode schwer wird, über ihn zu sprechen, so ist doch notwendig, daß ich einiges sage, da er ja in dem Mittelpunkt des Kampfes gegen Dr. Wegman stand und mich mein eigenes Schicksal durch Freundschaft mit seiner Schwester und seiner Frau in seine Nähe gebracht hatte. Dadurch erhielt ich Einblicke in sein überaus tragisches Schicksal. Dieses wirkte sich zu seinem Unglück und auch zu demjenigen der Anthroposophischen Gesellschaft aus. Ich könnte manches darüber sagen, das vielleicht Verständnis für sein Wesen und sein Verhalten geben könnte und manches könnte ich mitteilen, was Dr. Steiner darüber gesagt hat, doch will ich, besonders jetzt nach seinem Tode, lieber darüber schweigen, denn die tiefe Tragik seines Schicksales, vor der ich immer wieder erschüttert stehe, gehört zu seinem Innersten und der, dem sie klar wurde, kann eigentlich nicht darüber sprechen. Auch ist schließlich das Verstehen der Untergründe, aus denen sein Verhalten und sein Handeln floß, nicht notwendig zur Schilderung seines Verhaltens als solchem.

Im Vorhergehenden berichtete ich schon einiges über sein Verhältnis zu Dr. Wegman und ich teilte da auch mit, daß er bereits ihr heftiger Gegner war, als sie noch ihre Praxis in Zürich hatte, und daß sogar Dr. Steiner Dr. Wegman raten mußte, die Absicht der Gründung der Klinik in Arlesheim und die Vorbereitung dazu vor Dr. Boos geheimzuhalten, da dieser sonst versuchen würde, sie mit allen Mitteln zu hintertreiben. Ferner berichtete ich bereits, daß Dr. Boos bald darauf (Mitte 1921) krank wurde und sich von jeder Tätigkeit in der Anthroposophischen Gesellschaft zurückgezogen und auch keinen Vortrag oder sonstige Veranstaltungen derselben besucht hatte. Er tauchte erst wieder nach dem Tode Rudolf Steiners bei der ersten der traurigen Generalversammlungen (wenn ich nicht irre 1926) auf und stellte sich sofort mit der ganzen Vehemenz seines Wesens in den Kampf gegen Frau Dr. Wegman und gegen andere ihres Kreises. Seine Art und Kampfesweise war die nämliche geblieben wie sie gewesen war, bevor er sich 1921 zurückgezogen hatte.

Wenn man ihn nun nach seiner Rückkehr hörte und betrachtete, so konnte man das Gefühl haben, daß da jemand sprechen würde, der außerhalb dessen gestanden und es nicht miterlebt hatte, was man am Goetheanum in den Jahren 1921–1925 erleben und erfahren konnte. Jemand, der im Jahre 1921 stehen geblieben ist und die Entwicklung in den darauffolgenden Jahren nicht mitgemacht hat und vor allem nicht miterlebt hat das bedeutsame Geschehen während der Weihnachtstagung und der darauf folgenden Zeit. Diese Zeit, in der Dr. Steiner die Esoterik in den Mittelpunkt des Lebens am Goetheanum und der Anthroposophischen Gesellschaft gestellt hatte und aus der alles Geschehen floß. Es ist für mich stets eine bedeutsame Schicksalssprache gewesen, daß Roman Boos, soviel ich weiß, bei Lebzeiten Dr. Steiners nie einem esoterischen Kreise angehört und daher auch nie an esoterischen Stunden teilgenommen hat. Ich bin fest davon überzeugt, daß, wenn dies der Fall gewesen wäre, es für ihn nie möglich gewesen wäre, eine Veranstaltung, in der Dr. Wegman eine Klassenstunde von Dr. Steiner zur Verlesung brachte, in einer solchen brutalen Weise zu stören, wie er es getan hatte.

Das Tragische in dem Verhalten von Dr. Boos lag vor allem darinnen, daß ihm die ganz veränderte Lage und die ganz anderen Menschenzusammenhänge und Menschenverhältnisse nicht zum Bewußtsein kamen und er mit seinen Urteilen und seinem Benehmen eben daran anknüpfte, wie alles war zu der Zeit, als er sich zurückziehen mußte. Es hat sich das ernste, von mir schon erwähnte Wort bewahrheitet, daß Rudolf Steiner 1924 zu Dr. Wegman gesagt hatte, daß es für Dr. Boos sehr schwer sein würde, sich wieder in die Gesellschaft zu finden, wenn er jetzt wiederkommen würde. Und es war wahrlich für ihn schwer oder eigentlich ganz unmöglich, sich in die neuen Verhältnisse hineinzufinden, als er 1926 wiedergekommen war. Wenn man gerecht sein will, so ist dies schließlich kein Wunder, denn als er wiederkam, war Rudolf Steiner schon lange tot und er konnte von ihm keine Hilfe für sein Einleben in die neuen Gesellschaftszustände und auch keine Erklärung derselben erhalten. Außerdem war er sofort in einer Atmosphäre, die alles das, was Rudolf Steiner besonders in der Weihnachtstagung und in der darauffolgenden

Zeit inaugurieren wollte, einfach nicht beachtete und in der kaum mehr etwas davon lebte. Dr. Boos sprang, wenn ich mich so ausdrücken darf, sofort mit beiden Füßen in das Gesellschaftsgeschehen und brachte zusammen mit einigen anderen einen Ton in die Generalversammlungen hinein, der an Brutalität und zügellosem Haß beispiellos war und all dem ins Gesicht schlug, was sonst am Goetheanum, auch von Dr. Boos selbst, gelehrt und getrieben wurde.

Mir ist heute noch unverständlich, daß die versammelten Persönlichkeiten, auch wenn sie nicht auf seiten der Angegriffenen gestanden hatten, sich das Benehmen von Dr. Boos und von anderen gefallen ließen, ja sich sogar darüber amüsierten. Von vielen wurde Dr. Boos bei seinem Wiedererscheinen eben als Sturmbock begrüßt und es wurde nicht gefragt, was an Zerstörendem und Zersprengendem dadurch in das Goetheanum und in die Anthroposophische Gesellschaft gebracht wurde. Man dachte nicht daran, daß all dies, was sich in so furchtbarer Art nach dem Tode Rudolf Steiners im Widerspruch mit allem, was dieser wollte, in der Anthroposophischen Gesellschaft auslebte, doch eine schwerwiegende geistige Realität war und daß es weiter zur Auswirkung kommen mußte in dem Schicksal der Anthroposophischen Gesellschaft. Kann einen denn eigentlich die Weiterentwicklung in den nächsten Jahren wundernehmen? Kann es einen wundernehmen, daß der Prozeß des Auseinanderfallens des Vorstandes und der Anthroposophischen Gesellschaft weitergeschritten ist und daß sich eine tiefe Kluft endlich zwischen Frau Dr. Steiner und Herrn Steffen aufgetan hat? Kann es einen wundernehmen, daß der Weg von Dr. Boos so weitergegangen ist, daß er sich wenige Jahre später in der gleichen furchtbaren Art und im gleichen Unverständnis wie er den Kampf gegen Frau Dr. Wegman seinerzeit geführt hatte, sich nun gegen Herrn Steffen und diejenigen wandte, die für diesen eintraten? Mancher von ihnen hatte das frühere Auftreten von Dr. Boos gegen Frau Dr. Wegman begrüßt und unterstützt. Es ist eine Ironie des Schicksals, daß sie selbst die Feindschaft von Dr. Boos erfahren mußten.

Und hat sich nicht das Wort von Rudolf Steiner in einer traurigen Weise verwirklicht, als er zu mir von der drohenden Zersprengung der Gesellschaft infolge der Hetze gegen Frau Dr. Wegman, die ihren Gipfelpunkt durch die *Denkschrift* erreicht hatte, der Beginn eines Prozesses, der zur Zersprengung, zum Auseinanderfallen der Anthroposophischen Gesellschaft und des Vorstandes geführt hat? Was Dr. Steiner mit den zu mir gesprochenen Worten meinte, war gewiß nicht nur die ›Hetze‹ gegen Frau Dr. Wegman als solche, sondern die Tendenz, die Seelenhaltung, aus der diese Hetze entsprungen war. Es ist dann nur selbstverständlich, daß, wenn diese Seelenhaltung ein Ziel erreicht und das Opfer zu Fall gebracht hat, sich in einer anderen Richtung ausleben und andere Ziele suchen will. Wenn auch dieses Wort von Rudolf Steiner, als ich es in der ersten Generalversammlung erwähnte und das später auch Graf Polzer-Hoditz wieder angeführt hatte, leider in seiner vollen Tragweite nicht ernstgenommen worden ist, so sollte doch wenigstens jetzt seine ernste Bedeutung erkannt und die späteren Ereignisse an ihm gemessen werden.

Wenn ich mich nun im einzelnen mit dem Inhalt der *Denkschrift* beschäftigen will, so ist es nicht meine Absicht, eine Entgegnung zu schreiben, sondern ich fühle mich nur verpflichtet, besonders krasse Dinge, die im Zusammenhange mit Frau Dr. Wegman gesagt werden, und von denen ich das wahre Geschehen weiß, zu besprechen. Wenn es auch zu verstehen ist, daß Frau Dr. Wegman auf diese Broschüre nichts erwidert hatte, so ist es trotzdem nicht richtig, daß diese vielfach unwahren und entstellten Darstellungen als ein ›Tatsachenbericht‹ auf die Nachwelt kommen und als alleinige Beurteilungsgrundlage für die Geschehnisse dienen sollen. Man ist es Frau Dr. Wegman schuldig, besonders, wenn man gewisse Ereignisse in der Nähe erlebt und ihren wahren Sachverhalt kennengelernt hatte, die Broschüre in ihrer ganzen Art und Gesinnung wenigstens einigermaßen zu beleuchten und gewisse Punkte richtigzustellen. Ich will, wie gesagt, nicht eine erschöpfende Entgegnung schreiben, sondern nur einiges herausgreifen, was sich auf Dr. Wegman bezieht. Im übrigen hat Fräulein Dr. Vreede nahezu zur gleichen Zeit als die Denkschrift erschienen ist, eine Entgegnung auf eine Darstellung herausgegeben, die im Dezember 1934 von Dr. Poppelbaum unter dem Titel *Aus der Geschichte der Anthroposophischen Gesellschaft seit 1925* erschienen war. Diese kann in vielen Punkten auch als Erwiderung auf die später erschienene Denkschrift gelten.

Die Denkschrift soll die Angelegenheiten der Anthroposophischen Gesellschaft in den Jahren 1925–35 behandeln und wird den Mitgliedern derselben von zwölf Herren vorgelegt, die mit Ausnahme von zweien sämtlich in Dornach lebten. Man fragt sich dabei sofort, wer von diesen der eigentliche Verfasser ist und wer vor allem für die ganze Schreibart die Verantwortung trägt. Ob es richtig ist, daß, wie mir einmal gesagt wurde, die eigentlichen Schreiber die Herren Günther Schubert und Dr. Poppelbaum waren, kann ich nicht sagen. Schließlich ist es aber im Grunde genommen nicht so sehr wichtig, wer diese gehässige Feder geführt hat, denn es ist ausschlaggebend vor allem, daß es die zwölf Unterzeichner für möglich gehalten haben, ein solches Schriftstück mit dieser Schreibart und mit diesem Inhalt in Druck zu geben und dafür die Verantwortung zu übernehmen.

Es war in diesem Zusammenhange für mich ein Erlebnis interessant, daß mir zeigte, wie vielleicht der eine oder andere der Unterzeichner zu dem Tragen der Verantwortung gekommen sein mag. Es war kurz vor der Herausgabe der Broschüre, die damals wohl schon ganz oder beinahe fertig gedruckt vorgelegen haben mag, als Dr. Eckstein zu mir gekommen war und mich gefragt hatte, ob ich nicht eine Denkschrift, die die Gesellschaftsangelegenheiten darstellen will, mitunterzeichnen möchte. Ich kannte natürlich damals den Inhalt nicht, auch sprach er selbst über diesen nichts zu mir noch zeigte er mir das Manuskript. Auf meine Frage, ob diese Schrift gegen Frau Dr. Wegman gerichtet sei, bejahte er das. Ich erklärte darauf selbstverständlich, daß ich dann meinen Namen nicht hergeben könne. Aber diese Episode war mir deshalb interessant, weil einem in einer so wichtigen Angelegenheit die Zumutung gestellt wurde, seine Unterschrift herzugeben, ohne daß man bei der Verfassung des Schriftstückes mitberatend [beteiligt wurde] oder zu mindest das Manuskript vor der Drucklegung lesen konnte. Kurze Zeit nach dem Erscheinen der Denkschrift frug ich Dr. Eckstein, wieso die Verfasser oder die Unterzeichner die Darstellungen besonders des ersten Teiles geben konnten, da sie ja alle den geschilderten Vorgängen mehr oder minder ferne gestanden waren. Daraufhin antwortete Dr. Eckstein: »Ja, diese Dinge sind uns von Frau Dr. Steiner geschildert worden, sie hat uns diese Darstellungen gegeben.«

Es liegt also hier der Tatbestand vor, daß für die Darstellung der Vorgänge, die vor allem das Vernichtendste für Frau Dr. Wegman bedeuten, zwar die Verantwortung von zwölf Persönlichkeiten übernommen wird, aber dies nur ›pro forma‹ geschehen kann, weil sie ein Wissen der geschilderten Dinge selbst nicht hatten. Die Persönlichkeit aber, die einzig und allein die Verantwortung für die Richtigkeit der Darstellung hatte und auch nur haben konnte, tritt als verantwortliche Darstellerin nicht in Erscheinung und wird auch nirgends als solche erwähnt. Es werden gegen Frau Dr. Wegman die schwerwiegendsten Dinge vorgebracht, ohne daß die Quelle genannt wird, woher sie stammen. Aber auch bei anderen Gelegenheiten ist dies in der Broschüre üblich. Es kann dadurch weder die Stichhaltigkeit des Vorgebrachten untersucht werden, noch die Vertrauenswürdigkeit der Person, von der die Dinge ausgegangen sind, beurteilt werden.

Ein bezeichnendes Beispiel findet man dafür auf Seite 66/67 [Seite 286]. Es wird da folgendes gesagt: »In den Stuttgarter Kreisen der Freien Gesellschaft war es möglich, daß gesagt werden konnte: Dr. Unger sei durch seinen Tod wie durch eine Gnade des Schicksals daran verhindert worden, ein Gegner der Anthroposophie zu werden, wozu sich die Anzeichen in seiner letzten Lebenszeit schon bermerkbar gemacht hätten.« An einem anderen Orte wurde davon gesprochen, daß »Herr Dr. Unger durch seine Forderung, man solle Rudolf Steiners Testament anerkennen, den Rücktritt Dr. Steins veranlaßt habe und die Geistige Welt das nicht dulden wolle.« Es ist natürlich darüber kein Wort zu verlieren, daß beide Äußerungen, *wenn* sie so gefallen sind, sehr traurig und töricht sind, aber – *wer* hat sie getan? Sind sie wirklich *so* gefallen? Dadurch aber, daß überhaupt keine Möglichkeit gegeben wird zu einer Nachprüfung, verliert das Gesagte jeglichen Wert und es ist nichts anderes als Tratsch, der nur zur Stimmungsmache dienen soll. In dieser vagen Art und in diesem Ton finden sich in der Denkschrift noch eine ganze Reihe von schwerwiegenden Anschuldigungen und Behauptungen und sind daher auch vom gleichen Wert.

Es ging aus meinen bisherigen Ausführungen wohl schon zur Genüge die Unwahrheit der Behauptung der Denkschrift (Seite 8) [Seite 261] hervor, daß der Ausgangspunkt der »Gegensätzlichkeit« »in der Zeit unmittelbar nach Rudolf Steiners Tod« läge. Ich konnte zeigen, daß diese »Gegensätzlichkeit«, besser jedoch gesagt die Gegnerschaft gegen Dr. Wegman, schon lange während der Lebenszeit Dr. Steiners bestand, jedoch sich damals nicht sehr an das Tageslicht gewagt hatte. Daß dies so war, kann in der Denkschrift nicht zugegeben werden, denn würde man das tun, müßte man fragen, wie konnte sich Dr. Steiner zu einer Persönlichkeit mit einem Charakter, den Frau Dr. Wegman nach der Denkschrift gehabt haben sollte, so verhalten, wie er es getan hat. Ein Zugeben einer schon früher bestandenen Gegnerschaft würde also in sehr heikle Gebiete führen.

Nun möchte ich über eine Anschuldigung sprechen, die gegen Frau Dr. Wegman in der Denkschrift erhoben wird und die in ihr immer wieder in den verschiedensten Formen auftaucht. Ich meine die Behauptung, daß Frau Dr. Wegman sich anerkannt wissen wollte als »Leiterin der Hochschule«, als »Nachfolgerin Rudolf Steiners« (zum Beispiel Seite 107 [Seite 305]), als ein »Ersatz für Rudolf Steiner« (Seite 24 [Seite 268]), daß sie die Alleinherrschaft in der Gesellschaft erreichen wollte (Seite 148 [Seite 324]), daß sie zu diesem Zwecke sich unberechtigterweise auf eine durch Rudolf Steiner angeblich vorgenommene »Einsetzung« immer wieder berufen würde. Noch manches andere Ähnliche wird in dieser Richtung gesagt. Diese Anschuldigungen sind neben der im folgenden zu behandelnden die schlimmsten, die erhoben werden konnten. Sie sind vor allem deshalb so schlimm, weil sie Dinge, die Rudolf Steiner im ernstesten, esoterischen Zusammenhang mit Angelegenheiten der Ersten Klasse gesagt und getan hat, entstellen und bagatellisieren. Dies geschieht nur, um Frau Dr. Wegman herabzuwürdigen und lächerlich zu machen. Es ist besonders traurig, daß diese Entstellungen eigentlich nur mit Bewußtheit geschehen konnten, da die meisten Unterzeichneten der Broschüre die wirklichen Worte von Rudolf Steiner selbst gehört haben mußten.

Der Tatbestand, der zugrunde liegt und der nicht abgeleugnet werden kann, ist folgender und wurde von mir schon im Vorhergehenden erwähnt. Bald nach der Gründung der Ersten Klasse hatte Rudolf Steiner in einer Klassenstunde in nicht mißzuverstehender und nicht zu überhörender Art gesagt: »Frau Dr. Wegman, die mit mir die Klasse leitet.« Dieses Wort, daß er später noch verschiedene Male wiederholt hatte, müssen, wie gesagt, die meisten der Unterzeichneten der Broschüre von Rudolf Steiner selbst gehört haben und es kann nicht hinweggeleugnet und nicht bagatellisiert werden. Jeder Versuch dazu wendet sich gegen Rudolf Steiner selbst und das Gewicht und die Exaktheit seiner Worte. Wenn es auch verstanden werden kann, daß dies Wort für die Gegner von Frau Dr. Wegman eine schwere Belastung bedeutet hat und daß diese es nicht wahrhaben wollten, so kann trotzdem keine Entschuldigung für die Unterdrückung dieses Wortes gefunden werden. Und es ist bezeichnend für die Broschüre, daß in ihr nirgends dieses Wort von Dr. Steiner angeführt wird. Der Leser, der diese Tatsachen nicht kennt, kann sich daher selbst kein Urteil bilden und kann durch die vagen Andeutungen in der Broschüre nicht anders glauben, als daß Frau Dr. Wegman von Dr. Steiner nur beiläufig hingesprochene Worte in unrechter Weise ernst genommen und als eine ›Einsetzung‹ angesehen habe. Und daß sie sich immer wieder auf eine solche in Wirklichkeit nie vorgenommene Einsetzung berufen hätte.

Eine Darstellung findet sich in dieser Art zum Beispiel auf Seite 14 [Seite 263], die dem eindeutigen Worte Rudolf Steiners gegenüber ein vollkommen falsches Bild geben muß. Und sie lautet: »Bei der Gründung der ersten Klasse aber wurde Frau Dr. Wegman in keinem andern Sinne als Mitarbeiterin Rudolf Steiners bezeichnet als die andern Vorstandsmitglieder, sie sollte jedoch als Schriftführerin die Anfragen vermitteln, die gestellt werden sollten, wenn ein Klassenmitglied einem andern den Inhalt von Klassenvorträgen mitteilen wollte, bei welcher dieser andere nicht hatte anwesend sein können.« Bei dieser Darstellung ist das Interessante das, – das für manches andere auch typisch ist daß sie dem *Wortsinne* nach wahr, aber in Wirklichkeit vollkommen unwahr ist. In dem Sinne ist sie wahr, daß Rudolf Steiner *bei Gelegenheit der Gründung* tatsächlich das Wort, daß »Frau Dr. Wegman mit mir die Klasse leitet« nicht gesprochen hat, sondern es erst kurze Zeit nach der Gründung getan hat. Er hat dies dann – wie gesagt – verschiedene Male wiederholt und zwar immer während einer Klassenstunde vor den versammelten Angehörigen derselben. (Im übrigen hat Dr. Steiner Frau Dr. Wegman im Zusammenhang mit der Klasse nie als Schriftführerin bezeichnet, sondern nur in demjenigen Zusammenhange der Anthroposophischen Gesellschaft.)

Wenn Frau Dr. Wegman und auch andere dies Wort Rudolf Steiners ernst und es als eine ›Einsetzung‹ in dem Sinne genommen haben, wie Rudolf Steiner zum Beispiel die Leiter der Sektionen ›eingesetzt‹ hat (und er hat dabei auch nichts anderes getan als gesagt, daß diese Persönlichkeiten die Leiter der Sektion sind) so ist doch wohl nichts Ernstliches dagegen zu sagen, wobei ganz unberührt bleiben soll, ob Dr. Steiner diese Tatsache der gemeinsamen Leitung Frau Dr. Wegman gegenüber noch in einer ganz anderen Form persönlich mitgeteilt hat. Aber es muß geradezu als eine Böswilligkeit betrachtet werden, wenn die Verfasser der Broschüre dadurch, daß sie das Wort von Dr. Steiner unterschlagen und behaupten, daß von einer Einsetzung nie die Rede gewesen war, weiter schreiben (Seite 14 [Seite 264]), das »sich Berufen auf ›Einsetzungen‹ und ›Missionen‹ überhaupt charakteristisch sei für die Haltung Frau Dr. Wegmans und ihrer Mitarbeiter sowie für Fräulein Dr. Vreede.«

Es ist leicht, Frau Dr. Wegman in dieses entwürdigende Licht zu bringen, wenn man dem Leser verschweigt, was Dr. Steiner in Wirklichkeit gesagt hat. Weiß man dies oder hat man es sogar aus seinem eigenen Mund gehört, so kann man gar nicht daran zweifeln, daß Rudolf Steiner mit seinen Worten nichts anderes gemeint haben kann, als daß Frau Dr. Wegman mit ihm zusammen die Erste Klasse leiten würde. Wenn dies bestritten wird, so heißt es, an der Exaktheit und dem Ernst der Worte Rudolf Steiners zweifeln. Wenn Rudolf Steiner gemeint hätte, daß der ganze übrige Vorstand mit ihm die Klasse leiten würde, so hätte er doch wohl gesagt, »der Vorstand, der mit mir die Klasse leitet.« Aber da er dies nicht gesagt hat, so können seine Worte nur so verstanden werden, daß er Frau Dr. Wegman in ein anderes Verhältnis zur Klasse bringen wollte und gebracht hat, als dies bei den übrigen Vorstandsmitgliedern der Fall war.

Es ist aber dann nur verständlich, daß Frau Dr. Wegman und auch viele Angehörige der Ersten Klasse die Meinung haben mußten, daß durch den Tod Rudolf Steiners an der Tatsache der gemeinsamen Leitung sich nichts geändert hätte, das heißt, daß Rudolf Steiner die Leitung der Klasse weiterhin, und zwar aus der geistigen Welt, innehaben würde und daß Frau Dr. Wegman diejenige auf dem physischen Plan obliegen würde. Es kann Frau Dr. Wegman in keiner Weise ein Vorwurf gemacht werden, daß sie sich entsprechend eingestellt und gehandelt hat. Sie konnte es nur als Selbstverständlichkeit ansehen, daß ihr die Berechtigung des Lesens der Klassenstunden zustand. Wenn nach dem Tode Rudolf Steiners die übrigen Vorstandsmitglieder und auch andere Angehörige der ersten Klasse der Ansicht gewesen wären, daß die Worte Rudolf Steiners nicht derart interpretiert werden dürften oder auch, daß Frau Dr. Wegman, wie dies auf Seite 98 [301] und 107 [305] der Broschüre gesagt wird, durch »Versagen als Esoterikerin« sich dieser Leitung selbst begeben hätte, so hätte dies klar ausgesprochen werden müssen. Man hätte sagen können, daß das Wort von Rudolf Steiner zwar gesagt worden ist, aber daß es jetzt nicht mehr in dem Sinne einer Alleinleitung der Klasse durch Frau Dr. Wegman verstanden werden darf. Man hätte Frau Dr. Wegman zumindestens zubilligen müssen, daß sie sich im guten Glauben als Leiterin der Klasse betrachtet hätte.

Aber auch eine andere Begebenheit berechtigte sie zu dem Glauben, über die ich noch sprechen möchte, da sie in der Broschüre (Seite 15 [264]) entstellt und bagatellisiert wiedergegeben wurde. Diese Begatellisierung ist um so trauriger, weil es sich um etwas gehandelt hatte, das für die Teilnehmer etwas Feierliches und Wichtiges gewesen war. Rudolf Steiner versammelte nämlich in Anwesenheit von Frau Dr. Wegman (und es geschah, wie ich weiß, einige Male) verschiedene junge Leute, die in die Erste Klasse aufgenommen werden sollten. Er forderte sie unter anderem auf, das Halten der Treue zur Schule ihm und Frau Dr. Wegman in die Hand zu geloben. Es ist eine nicht zu verantwortende Bagatellisierung dieser Begebenheit, wenn sie in der Broschüre so dargestellt wird, als ob Frau Dr. Wegman nur die Hand gegeben worden wäre, weil sie eben gerade neben Rudolf Steiner gestanden hatte. Da dieser Akt – und ich habe ihn in seinem ganzen Ernste von einem Teilnehmer geschildert bekommen – nicht einfach verschwiegen oder abgeleugnet werden konnte, mußte er eben bagatellisiert werden. Dieser Akt gewinnt seine volle Bedeutung, wenn er zusammengehalten wird mit dem Worte über die gemeinsame Leitung und er kann nur so aufgefaßt werden, daß er ein den beiden Leitern der Schule abgegebenes Treueversprechen war. Auch danach ist es zu verstehen, daß Frau Dr. Wegman nach dem Tode Rudolf Steiners das Recht der Leitung der Klasse beanspruchen durfte.

Es ist aber einfach nicht wahr, daß sie außerdem noch andere Ansprüche erhoben hätte, zum Beispiel, daß sie die Nachfolgerin Rudolf Steiners sein wollte oder gar die Alleinherrschaft in der Gesellschaft anstreben würde. Ich habe nie von ihr einen Ausspruch oder eine Andeutung gehört, die auch nur im Geringsten nach dieser Richtung hingewiesen oder das Vorhandensein einer Tendenz dazu gezeigt hätte. Es ist daher eine geradezu bösartige Entstellung und Unterschiebung, wenn auf Seite 148 [324] der Broschüre gesagt wird: »Sie (Frau Dr. Wegman) war es, die im Februar 1926 durch Versprechungen und Beteuerungen täuschte in der Hoffnung, damit Zeit zu gewinnen und allmählich ihre Alleinherrschaft errichten zu können.« Zweifellos gehört es zu den traurigsten Dingen, wenn ernste Geschehnisse, die Frau Dr. Wegman nur gezwungenermaßen in einem kleinen Kreise berichtete, in die Öffentlichkeit gezerrt, verunglimpft und lächerlich gemacht werden, wie es in der Denkschrift geschehen ist. Ich meine die Übergabe des goldenen Kreuzes an sie durch Dr. Steiner, worüber sie in einer Versammlung der Generalsekretäre veranlaßt wurde, zu sprechen. Wer weiß, um was es sich dabei gehandelt hat, der weiß auch, daß es eine Unwahrheit ist, wenn in der Denkschrift gesagt wird, daß es sich dabei in Wirklichkeit nur »um eine ärztliche Auszeichnung gehandelt hat, die Dr. Steiner auch sonst erteilt hat.« Mehr möchte ich darüber nicht sagen. Überhaupt ist die Schilderung des ganzen damit zusammenhängenden Geschehens in der Versammlung der Generalsekretäre eines der traurigsten Kapitel der Broschüre. (Ich meine dabei nicht die Darstellung der am 30. 11. 1930 stattgefundenen Sitzung, die Herr Geith gegeben hat, sonder den Kommentar dazu auf Seite 106 ff. [305 f.])

Was mit diesen Verdrehungen und Entstellungen in den Angelegenheiten der Ersten Klasse an Rudolf Steiner selbst gesündigt worden ist, scheint den Verfassern und den Unterzeichnern der Denkschrift nicht zum Bewußtsein gekommen zu sein. Gesündigt worden aber ist damit nicht nur an Dr. Steiner selbst, sondern vor allem auch an den Mitgliedern, die neu dazugekommen sind. Diese waren zu Lebzeiten Dr. Steiners noch nicht Mitglieder der Ersten Klase und können diese Dinge daher selber nicht beurteilen. Sie bekommen sie trotzdem in der Weise mitgeteilt, wie es in der Broschüre geschieht. Die notwendige Folge davon mußte vielfach sein, daß sie das nicht mehr in seinem vollen Ernste nehmen können, was ihnen etwas Heiliges sein sollte: die Erste Klasse. Es konnte bei vielen nicht anders sein, als daß Zweifel an dem Ernste der ganzen Sache aufgestiegen sind, wenn sie, anscheinend autoritativ, erfuhren, daß ein Mensch von Dr. Steiner neben sich an die Spitze gestellt wurde, der einen Charakter hatte, wie ihn Frau Dr. Wegman der Denkschrift zufolge besessen hatte.

Ich komme nun zur Besprechung eines Kapitels, daß von vielen Mitgliedern als die ernsteste Angelegenheit angesehen wird, geradezu als ein Verbrechen, daß Frau Dr. Wegman an Frau Dr. Steiner getan haben soll. Es betrifft dies die angeblich zu spät erfolgte Benachrichtigung von Frau Dr. Steiner, daß das Befinden von Rudolf Steiner sich verschlimmert hätte. Durch diese verspätete Benachrichtigung hätte Frau Dr. Steiner bei seinem Tode nicht anwesend sein können. Die Denkschrift stellt dies so dar, als ob Frau Dr. Wegman dies absichtlich getan hätte, um Frau Dr. Steiner von dem Sterbebette ferne zu halten. Es wird auf Seite 43 [275] wörtlich gesagt: »So hatten es die Gegner Frau Dr. Steiners erreicht, daß diese nicht nur beim Sterben Rudolf Steiners *ferne gehalten* worden war, sondern die Tatsache ihrer als absichtlich gedeuteten Abwesenheit wurde jahrelang als *Anklage* gegen sie erhoben oder als eine Schicksalssprache gedeutet, die selber zum Ausdruck brächte, daß sie nicht ganz zu Rudolf Steiner und zur Anthroposophie gehöre.« Auf den zweiten Teil des Satzes will ich nicht eingehen, denn er gehört zu derjenigen Art der Beschuldigungen, die ohne irgendwelche Angaben der näheren Umstände vorgebracht werden und die ich im Vorstehenden schon charakterisiert habe. Aber die Beschuldigung von Frau Dr. Wegman, denn nur sie ist unter den »Gegnern« gemeint, ist so furchtbar und ein absichtliches Fernehalten von Frau Dr. Steiner von dem Sterbebette von Dr. Steiner würde eine solche Herzensrohheit, ein solches Unrecht auch gegen Rudolf Steiner und einen solchen abgrundtiefen Haß bedeuten, daß sich alles in einem sträubt, diesen Vorwurf für wahr zu halten.

Gleich nach dem Tode Rudolf Steiners bedrückte es mich sehr, daß Frau Dr. Steiner bei seinem Sterben nicht anwesend war, und es ließ die Frage mir keine Ruhe, warum sie nicht zeitgerecht verständigt worden war. Aus der Denkschrift kann nur das Bild gewonnen werden, daß Frau Dr. Wegman Frau Dr. Steiner nicht rechtzeitig verständigt hatte, obwohl sie das nahende Ende Dr. Steiners erkannt hatte, und daß die Verständigung absichtlich erst am Morgen des Sterbetages geschah, als es zu spät war. Es wäre dies von Frau Dr. Wegman mit vollster Absicht aus Gegnerschaft zu Frau Dr. Steiner geschehen, um sie von dem Sterbebette Dr. Steiners ferne zu halten. Bei dieser Art der Schilderung wird nur eine wichtige Tatsache verschwiegen, die das ganze Geschehen sofort in einem anderen Licht erscheinen läßt; es wird mit keinem Wort erwähnt, daß Frau Dr. Wegman nicht der einzige Arzt am Krankenbette Rudolf Steiners war und daß Dr. Noll mit Frau Dr. Wegman zusammen Dr. Steiner betreute. (Frau Dr. Wegman selbst hatte Rudolf Steiner bei Beginn seiner Krankheit gebeten, daß er Dr. Noll kommen lassen möchte, damit dieser mit ihr zusammen die Behandlung und Pflege übernehmen könne.) Dr. Noll war ein treu ergebener Freund und Verehrer von Frau Dr. Steiner, auf den diese sich unbedingt und in jeder Lage verlassen konnte, während er sich gegenüber Frau Dr. Wegman mehr reserviert verhalten hatte.

Warum verschweigt die Broschüre gerade diesen so wichtigen Tatbestand der Anwesenheit von Dr. Noll, obwohl er den Verfassern selbstverständlich bekannt war? Auch Frau Dr. Wegman erwähnte ihn in ihrem Bericht über das Krankenlager Rudolf Steiners im Mitteilungsblatt. Es ist daher ganz unmöglich, die Verantwortung und die ›Schuld‹ einer verspäteten Verständigung von Frau Dr. Steiner bei Frau Dr. Wegman zu suchen, da selbst, wenn dies in ihrer Absicht gelegen wäre, es doch gewiß die Pflicht von Dr. Noll gewesen wäre, die rechtzeitige Verständigung auf eigene Hand vorzunehmen. Er hätte dies ganz gewiß auch getan und sich von niemandem, am wenigsten von Frau Dr. Wegman, daran hindern lassen. In Wirklichkeit fällt also die volle Verantwortung auf Dr. Noll, um so mehr, als ihm vor allem die Verbindung mit der Außenwelt oblag, da Frau Dr. Wegman sich in der letzten Zeit überhaupt nicht vom Krankenbette Rudolf Steiners wegbegab. Aber warum hat nun Dr. Noll die Verständigung nicht rechtzeitig vorgenommen? Das war für mich eine brennende Frage. Ich sprach daher bald nach dem Tode Rudolf Steiners mit ihm darüber und frug ihn direkt danach. (Erst später sprach ich auch mit Frau Dr. Wegman darüber und sie gab mir dieselbe Schilderung wie Dr. Noll.) Er sagte mir etwa folgendes: (seine Worte sind mir infolge ihrer Wichtigkeit genau in Erinnerung geblieben):

»Das Befinden von Herrn Dr. Steiner war am Tage vor seinem Tode nicht so, daß wir, Frau Dr. Wegman und ich, dieses schnelle Ende erwarten mußten. Schon einige Male vorher war das Befinden Dr. Steiners so, daß wir größere Sorge gehabt hatten, es also schlimmer war als am Tage vor seinem Tode. Es war keine derartige Änderung eingetreten, die gerechtfertigt hätte, Frau Dr. Steiner von ihrer Eurythmiereise zurückzurufen. Um so mehr, als Herr Dr. Steiner auf unsere Frage hin sagte, daß es nicht notwendig wäre und er nicht gerne möchte, daß sie die Reise unterbrechen würde. Auch das Verhalten von Herrn Dr. Steiner wies in keiner Weise auf seinen baldigen Tod hin. Im Gegenteil, er sprach die Hoffnung aus, daß es mit dem nun beginnenden Frühjahr aufwärts gehen würde und er bald an die Ausarbeitung des Modelles des neuen Baues herangehen wolle. Es war also für uns kein Grund zu einer Befürchtung vorhanden und ich sah daher auch keine Notwendigkeit vorliegen, Frau Dr. Steiner zum vorzeitigen Zurückkommen zu veranlassen. Frau Dr. Wegman wurde jedoch am Mittwoch [soll heißen: am Sonntag] besorgt und wir beschlossen daher, nach Stuttgart zu telefonieren und Frau Dr. Steiner zu sagen, daß zwar kein Grund zur Beunruhigung vorläge, wir es aber doch für notwendig fänden, sie zu verständigen. In diesem Sinne wurde dann auch am Mittwochabend [soll heißen: Sonntagabend] an Frau Dr. Steiner telefoniert.«

Diese Worte von Dr. Noll beweisen eindeutig, daß nach dem Befinden und nach dem Verhalten von Rudolf Steiner dessen Tod für den nächsten Tag weder von Dr. Steiner noch von Dr. Noll erwartet wurde und auch nicht erwartet werden konnte. Sie beweisen aber auch, daß es gerade Frau Dr. Wegman war, die trotzdem an dem Nachmittag drängte, daß Frau Dr. Steiner verständigt werden möchte. Die Schilderungen Dr. Nolls decken sich aber auch vollkommen mit derjenigen, die Dr. Wegman im Mitteilungsblatte vom 19. 4. 1925 gegeben hat. Die beweist die absolute Unhaltbarkeit der in der Denkschrift enthaltenen Anschuldigung, daß Frau Dr. Wegman das rechtzeitige Kommen von Frau Dr. Steiner absichtlich verhindert hätte. Und ich wiederhole noch einmal, daß, wenn der Tod Dr. Steiners zu erwarten gewesen wäre, so hätte Dr. Noll ganz gewiß auf eine sofortige Benachrichtigung gedrängt. Aber daß er das nicht getan hat, beweist zur Genüge, daß der Tod eben auch von ihm nicht erwartet wurde.

Aber wie spielten sich die Dinge in Stuttgart ab, wo Frau Dr. Steiner gerade mit der Eurythmiegruppe weilte? Vor einiger Zeit (4. 8. 1945) bat ich Herrn Leinhas um eine Schilderung der damaligen Ereignisse. Er war ja über die Vorgänge in Stuttgart genau informiert und es wird in der Denkschrift auch eine von ihm abgegebene protokollarische Angabe erwähnt. Herr Leinhas sagte mir ungefähr folgendes. Ich notierte mir es gleich nach dem Gespräch mit ihm: »Frau Dr. Steiner wurde am 29. März zwischen zehn und elf Uhr nachts von Basel durch Herrn Dr. Schickler angerufen, den Herr Dr. Noll im Auftrage von Frau Dr. Wegman darum gebeten hatte. Er teilte ihr mit, daß eine Verschlimmerung in dem Befinden Dr. Steiners eingetreten sei, die aber keinen Anlaß zur Sorge bilden würde. Frau Dr. Steiner frug darauf, ob sie gleich kommen solle. Dr. Schickler erwiderte, daß er keinen Auftrag hätte, ihr dazu zu- oder abzuraten. Auf jeden Fall würde man sie am nächsten Morgen nochmal anrufen. Frau Dr. Steiner rief daraufhin Herrn Leinhas an, um mit ihm darüber und über eine Fahrt nach Dornach zu sprechen. Sie konnte ihn jedoch nicht erreichen, da er noch nicht nach Hause gekommen war, unterließ aber, den Anruf nach einiger Zeit zu wiederholen. Etwa um fünf Uhr am nächsten Morgen wurde sie dann noch einmal von Dornach angerufen, und ihr mitgeteilt, daß der Zustand Rudolf Steiners sich verschlimmert hätte und daß es vielleicht gut wäre, wenn sie kommen würde. Daraufhin rief Frau Dr. Steiner Herrn Leinhas an und bat ihn um Beschaffung eines Autos. Zuerst versuchte Herr Leinhas das Auto des Klinisch-Therapeutischen Instituts in Stuttgart zu bekommen, doch konnte der betreffende Chauffeur durch das Telefon nicht erreicht werden, da er den Anruf anscheinend nicht gehört hatte. Herr Leinhas rief daraufhin Herrn Hals, den Chauffeur des Kommenden Tages an; dieser Anruf gelang und die Abfahrt von Frau Dr. Steiner konnte dann etwa um sieben Uhr stattfinden. Herr Leinhas fuhr mit ihr. Diese Verzögerung der Abfahrt war ungemein bedauerlich, aber es war nicht vorauszusehen, daß der Chauffeur des Klinisch-Therapeutischen Instituts nicht an das Telefon gebracht werden konnte. Andererseits war die dadurch verursachte Verzögerung auch nicht so sehr beträchtlich. Die ganze Entwicklung wäre jedoch wahrscheinlich anders vor sich gegangen, wenn Frau Dr. Steiner Herrn Leinhas noch einmal am Abend des 29. nach dem vergeblichen ersten Anruf angeläutet hätte. Herr Leinhas hätte sicher zu einer sofortigen Abreise geraten und das Auto wäre auch gleich zu beschaffen gewesen. Frau Dr. Steiner wäre dann auch noch vor dem Tode Dr. Steiners in Dornach angekommen.«

Dies ist das, was Herr Leinhas mir ungefähr mitgeteilt hatte. Auch daraus geht einwandfrei die unrichtige Darstellung in der Denkschrift hervor. Unwahr ist auch die Beschuldigung, daß Herr Steffen angelogen worden war und dadurch eine falsche Darstellung in seinen Aufzeichnungen *In memoriam Rudolf Steiner* gegeben hatte (Denkschrift Seite 43 [275]). Herr Steffen schrieb, daß »Frau Dr. Steiner um elf Uhr nachts von der schlimmen Wendung benachrichtigt worden war und daß ein Auto erst zwischen sieben und acht Uhr zur Verfügung gestellt werden konnte!« Wenn man diese Darstellung mit derjenigen von Herrn Leinhas vergleicht, so kann man nur fragen, wieso Herr Steffen angelogen worden ist!? Es fehlt darinnen nur der zweite Anruf um fünf Uhr früh von Dornach. Es lag durchaus in der freien Entschließung von Frau Dr. Steiner, bereits nach dem ersten Anruf um elf Uhr nachts zu reisen, zumindestens aber mit Herrn Leinhas darüber zu sprechen. Der Grund, warum Herr Dr. Schickler nicht bereits am Abend ihr zu reisen geraten hatte, lag allein darinnen, daß die Ärzte, Dr. Wegman und Dr. Noll, die Verschlimmerung im Befinden Dr. Steiners nicht als derart ernst angesehen hatten, daß diese zu einem raschen Tode führen könnte. Dr. Noll gab Dr. Schickler daher auch nicht den Auftrag, Frau Dr. Steiner zu sagen, sie möchte sofort reisen. Und es muß betont werden, daß Dr. Schickler nicht mit Frau Dr. Wegman, sondern mit Dr. Noll gesprochen hatte. Die Verantwortung für das, was Frau Dr. Steiner zu sagen war, lag daher vor allem bei Dr. Noll. Es ist daher unverantwortlich und ich wiederhole dies noch einmal, wenn in der Broschüre der Satz steht: »So hatten es die Gegner Frau Dr. Steiners erreicht, daß diese... beim Sterben Rudolf Steiners *ferngehalten* worden war.« Wer sind die Gegner? Weder Dr. Noll noch Herr Leinhas zählten zu den Gegnern.

Es muß noch hinzugefügt werden, daß die Notiz, die auf Seite 43 [275] der Denkschrift als Diktat von Herrn Leinhas erwähnt wird, nach dem, was er zu mir gesagt hat, nicht ganz richtig ist. Es ist nicht so gewesen, daß Dr. Schickler gesagt hätte: »Es sei aber nicht notwendig, daß sie sofort abfahre.« Dr. Schickler antwortete auf die diesbezügliche Frage von Frau Dr. Steiner – wie schon erwähnt – daß er keinen Auftrag habe, ihr dazu zu- oder abzuraten. Wenn nun in der Denkschrift aus dem schon früher erwähnten Artikel von Frau Dr. Wegman über den Tod Rudolf Steiners, der im Mitteilungsblatt Nr. 16 1925 erschienen ist, die Worte Dr. Wegmans zitiert werden: »Um vier Uhr nachmittags wiederholten sich die Schmerzen, meine innere Unruhe wollte nicht weichen, ich bestand darauf, Frau Dr. Steiner, die in Stuttgart weilte, zu benachrichtigen«, kann doch daraus kein Vorwurf gegen Frau Dr. Wegman erhoben werden. Daß nicht sofort telefoniert wurde, als die Schmerzen sich wiederholten, ist aus dem früher Gesagten verständlich. Ohne die Gewißheit einer wirklich ernsten Verschlimmerung durfte man Frau Dr. Steiner nicht veranlassen, die Reise gegen den Willen Dr. Steiners abzubrechen. Auf die bloße ›Unruhe‹ von Frau Dr. Wegman hätte Dr. Noll sich sicher nicht einverstanden erklärt, diesen Schritt zu tun. Es wäre vielleicht geschickter gewesen, wenn Frau Dr. Wegman in dem Artikel dies alles deutlich ausgesprochen hätte und die tatsächliche Zeit der Verständigung angegeben hätte. Aber sie konnte nicht ahnen, daß ihre Angaben in der Weise gegen sie verwendet werden würden, wie dies in der Denkschrift geschehen ist. Von ihr ging ja zuerst die Initiative zur Verständigung von Frau Dr. Steiner aus. Es ist – man kann es nicht oft genug sagen – ein schweres Verbrechen, wenn Frau Dr. Wegman beschuldigt wird, Frau Dr. Steiner vom Totenbette Dr. Steiners absichtlich ferne gehalten zu haben.

Ich komme nun zu dem dritten Vorwurf, der immer wieder in der Denkschrift und in den Generalversammlungen gegen Frau Dr. Wegman erhoben wurde und der besonders durch die Art, wie es geschah, ihrem Ansehen sehr geschadet hat. Ich meine das, was Frau Dr. Wegman und ihren Freunden im Zusammenhange mit der ›Alexander-Inkarnation‹ vorgeworfen wird. Aber auch hier wird die gleiche Taktik angewendet, wie dies bei dem Vorwurf zum Beispiel über die ›Einsetzungen‹ geschehen ist. Es wird nie der wirkliche Sachverhalt dargestellt, sondern die Darstellung wird vage gehalten. So wird zuerst auf Seite 10 [262] gesagt, daß »einige Mitglieder teils durch ihr Studium der Vorträge Rudolf Steiners, teils aber auch wie sie vorgaben, auf Grund eigener Karmaforschungen zu der Überzeugung gekommen sind,... daß die von Dr. Steiner mehrfach und besonders bei der Weihnachtstagung 1923 geschilderte Individualität Alexanders des Großen sich unter den Mitgliedern der Gesellschaft wiederverkörpert habe.« Dann wird weiter gesagt, daß behauptet werden würde, »daß auch das ganze Gefolge Alexanders wiedererschienen sei und zwar in den Karma-forschenden Mitgliedern selbst.«

Zu dieser letzteren Behauptung, die wieder ohne Angabe von Tatsachen und Namen vorgebracht wird, kann ich keine Stellung nehmen, da ich darüber aus der Umgebung von Frau Dr. Wegman niemals etwas dergleichen gehört habe. Es wird also in der Denkschrift nie klar gesagt, woher diese Idee stammt, es wird nicht ein mal gesagt, daß Alexander der Große eine Inkarnation von Frau Dr. Wegman sein soll. Es wird alles vage gehalten. Aber trotzdem ergeben die verschiedenen Bemerkungen und Darstellungen das Bild, daß Frau Dr. Wegman sich selbst für den wiederverkörperten Alexander den Großen gehalten habe und daß sie und ihre Freunde diese Überzeugung zur Verschaffung einer Machtposition in der Gesellschaft benützen wollten. Alles das, was in der Denkschrift darüber gesagt wird, will zeigen, daß das Ganze ein grober Unfug und ein verwerfliches Esoterik-Spielen ohne jeden wirklichen Hintergrund war.

Welcher Tatbestand liegt nun dieser ganzen Sache zugrunde? Stammt der Gedanke allein von Freunden von Frau Dr. Wegman oder von ihr selbst oder von wem sonst? Ich schildere nun die ganze Sache so, wie sie mir von mehreren Frau Dr. Wegman sehr nahestehenden Persönlichkeiten im Jahre 1926 geschildert wurden. Es geschah dies deshalb, weil die Möglichkeit bestand, daß darüber in der bevorstehenden Generalversammlung gesprochen werden würde und weil man es als Pflicht fühlte, mich über den wahren Tatbestand zu informieren, da ich ja Frau Dr. Wegman nahegestanden war. Ich habe, und ich möchte das besonders betonen, bis dahin über die ganze Sache nichts gehört, weder von Frau Dr. Wegman noch von ihrer Umgebung. Würde so, wie es die Denkschrift darstellt, mit diesen Reinkarnationsgedanken gewissermaßen Propaganda für Frau Dr. Wegman gemacht worden sein, so wäre ich wohl einer der ersten gewesen, dem man darüber gesprochen hätte. Aber es geschah dies vorher nicht und das scheint mir wichtig zu sein.

Folgendes wurde mir also berichtet: Es war im Sommer 1924, jedenfalls in England, daß Dr. Steiner Frau Dr. Wegman mitteilte, daß eine ihrer vorigen Inkarnationen Alexander der Große gewesen wäre. Es ist selbstverständlich, daß Frau Dr. Wegman dieses – man muß es schon so bezeichnen – Geschenk von Dr. Steiner nicht an die große Glocke hing und zu niemandem darüber sprach. Einige Zeit später jedoch kam Dr. Walter Johannes Stein zu Frau Dr. Wegman und sagte zu ihr, daß er nach allem, was Rudolf Steiner in verschiedenen Zusammenhängen gesagt hätte, zur Überzeugung gekommen wäre, daß sie Alexander gewesen sein müsse und er von ihr gerne wissen würde, ob es stimmen könne, überhaupt, was sie dazu meinte. Frau Dr. Wegman antwortete zunächst nichts darauf, frug aber Dr. Steiner, wie sie sich bei solchen direkten Fragen verhalten solle, was sie darauf zu antworten habe. Rudolf Steiner erwiderte, daß sie in einem solchen Fall, wo der Fragesteller selbst darauf gekommen sei, die Frage ruhig bejahen könnte. Sie tat dies nun auch Dr. Stein gegenüber.

Nun beginnt aber die folgenschwere Tragik. Dr. Stein hätte nun genauso wie Frau Dr. Wegman handeln müssen und das nur ihm – durch die bestimmte Voraussetzung – Mitgeteilte als das innerste Eigentum von Frau Dr. Wegman und als ihr heiliges Geheimnis betrachten und darüber schweigen müssen. Es geschah dies nun leider nicht und das von Dr. Steiner Gesagte nahm den Weg zu anderen, die sich kein Recht zu diesem Wissen selbst erworben hatten. Es entstand dadurch das Unheil, daß sich in den Generalversammlungen so furchtbar auswirkte. Was wirklich als ein heiliges, nicht anzutastendes Geheimnis betrachtet hätte werden sollen, wurde in der brutalsten Weise profaniert und zu einer schmählichen Waffe gegen Frau Dr. Wegman geschmiedet.

Frau Dr. Wegman selbst war schutzlos dem preisgegeben. Sie ließ all das Traurige über sich ergehen ohne ein Wort zu erwidern, ohne auch nur anzudeuten, daß diese Sache keine esoterische Spielerei von ihr und ihren Freunden wäre, sondern daß diese Erkenntnis von Rudolf Steiner stammen würde und von ihm ihr mitgeteilt worden war. Aber wieder erhebt sich hier die Frage, ebenso wie bei der Angelegenheit der ›Mitleiterin der Ersten Klasse‹, warum die Verfasser der Broschüre den wirklichen Tatbestand, den sie gewiß gekannt und auch die Quelle, woher die Idee stammt, nicht klar mitteilen. Man hat das Gefühl, daß die Verfasser sich bei diesen Vorwürfen nicht ganz behaglich fühlen und daß sie absichtlich verschweigen, daß die Angabe der Alexander-Inkarnation kein Hirngespinst von Frau Dr. Wegman oder von einem ihrer Freunde war, sondern daß ihr eine Mitteilung von Dr. Steiner zugrunde lag. Und daß es Rudolf Steiner war, auf dessen Rat und mit dessen Einverständnis Frau Dr. Wegman die von Dr. Stein ausgesprochene Vermutung bestätigte. Wenn dies in der Broschüre gesagt worden wäre, so wäre es selbstverständlich gewesen, daß dann für viele Frau Dr. Wegman und die ganze Angelegenheit in einem andern Licht erschienen und gewiß auch anders beurteilt worden wäre. Es hätte auch in der Denkschrift diese Anschuldigung dann nicht mit diesem furchtbaren Hohn behandelt werden können, wie es geschehen ist.

Aber auch Frau Dr. Steiner scheint nach ihrem ganzen Verhalten in der Generalversammlung, von der auch in der Denkschrift berichtet wird, von dieser Mitteilung Dr. Steiners an Dr. Wegman Kenntnis gehabt zu haben. In der Denkschrift wird Seite 113 [308] erwähnt, daß »seine (Herrn Englerts) persönlich formulierte Frage aber damals als solche von Frau Dr. Steiner abgelehnt wurde, die sich sogar schützend vor Frau Dr. Wegman stellte und für diese die Frage abwies.« Es war dies eine erschütternde Szene, als Herr Englert in der brutalsten Form Frau Dr. Wegman fragte, ob sie sich für Alexander hielte oder nicht. Als Frau Dr. Steiner an Stelle von Frau Dr. Wegman, die selbstverständlich darauf nicht antwortete, diese brutale Frage zurückwies, tat sie es in einer Art, daß man das Gefühl haben mußte, Frau Dr. Steiner stellt sich nicht nur vor Frau Dr. Wegman, sondern auch vor Dr. Steiner, weil sie es wußte, daß es Dr. Steiner war, der zu Frau Dr. Wegman von deren Inkarnation als Alexander gesprochen hatte. Wenn ich nicht irre, war es auch bei dieser Gelegenheit, daß Herr Englert behauptete, daß Rudolf Steiner niemals zu jemandem von dessen Inkarnation gesprochen hätte. Eine Behauptung, die nur von der Unkenntnis von Herrn Englert in diesen Dingen zeugt. Mir sind verschiedene Fälle authentisch bekannt, wo Dr. Steiner dies getan hat.

Es ist sicher wahr, daß daran, daß diese ganze Angelegenheit ein solches trauriges Ausmaß und solche traurigen Folgen bekommen hat, nicht allein die Feinde Dr. Wegmans Schuld waren, sondern leider Gottes auch ihre Freunde. Was diese getan haben, soll nicht verteidigt werden, aber ihr Benehmen war in diesem Fall und auch in anderen so unheilvoll deswegen, weil die Folgen ihres Handelns auf Dr. Wegman in dieser furchtbaren Weise zurückfallen mußten. Frau Dr. Wegman hat selbst die Schuld nicht daran. Sie hat nicht als Schwätzerin diese intime Erkenntnis von Dr. Steiner weitergegeben, sondern sprach erst darüber, nachdem sie von diesem den Rat wegen ihres Verhaltens Dr. Stein gegenüber bekommen hatte. Sie konnte dann kaum anders als diesen befolgen; was dann daraus entstand, davon fällt die Schuld nicht auf sie, wenn sie auch diese schweren Folgen tragen mußte. Jedoch glaube ich nicht, daß es gestattet ist, anzuzweifeln, daß Dr. Steiner die Angabe der Inkarnation als Alexander überhaupt gemacht hat. Es kann nur angenommen werden, daß dies eine Tatsache ist.

Aber diese Wahrheit wirft dann Licht auf so manches, was in der Gesellschaft geschehen ist. Es wird jedenfalls für mich ein Rätsel dadurch gelöst, nämlich das Verhalten einer Anzahl Menschen gegenüber Frau Dr. Wegman. Ich konnte keinen Grund und keine Ursache in dem jetzigen Leben sehen, daß Menschen wie zum Beispiel Dr. Boos, Englert und andere von Anfang an Frau Dr. Wegman gegenüber einen wie selbstverständlichen Haß entgegenbrachten, einen Haß von einer Intensität, der wie aus den Urtiefen des Wesens der Menschen heraufkam. Das Eigenartige war dabei auch wieder das Verhalten von Frau Dr. Wegman; sie erwiderte den Haß in keiner Weise, sie war nur unendlich traurig. Ich frug mich immer wieder, welche karmischen Zusammenhänge diesem selbstverständlichen Haß zugrunde lägen. Als ich nun die Inkarnation von Frau Dr. Wegman erfuhr und mich mit diesem Gedanken beschäftigte, wurde mir begreiflich, daß es eigentlich gar nicht anders sein könnte, daß aus den Seelentiefen der Menschen, die mit Alexander gelebt hatten, in einer späteren Inkarnation diesem gegenüber wie selbstverständlich Haß aufsteigen mußte. Alexander hat als Despot vieles getan, das die davon Betroffenen als ein schweres Unrecht, als eine große Grausamkeit ansehen mußten. Es kann nur begreiflich erscheinen, daß dann in diesen Menschen in einer folgenden Inkarnation ein Haß gegen die Persönlichkeit von Alexander wie selbstverständlich erscheint. Das Traurige dabei ist, daß nicht versucht wurde, diesen Haß zu überwinden, sondern daß dieser in der jetzigen Inkarnation weiter gepflegt und ausgelebt wurde. Ich sage nicht, daß es so sein *muß*, aber dieser Gedanke, als Hypothese genommen, erklärt mir das mir sonst nicht verständliche Verhalten der Gegner Frau Dr. Wegmans zu derselben.

Ich möchte nun über eine Angelegenheit sprechen, die an sich vielleicht nicht so ungeheuerlich ist, wie die vorher besprochenen Anklagen es sind. Die Klarlegung ist aber doch von Wichtigkeit und sie zeigt auch wieder, daß man Dr. Steiner hätte einbeziehen müssen, wenn der wahre Sachverhalt dargestellt worden wäre. Dadurch hätten diese Dinge aber ein ganz anderes Gesicht bekommen. Es handelt sich um das Buch *Grundlegendes zu einer Erweiterung der Heilkunst…* In der Denkschrift (Seite 23–24 [267]) wird gesagt: daß Frau Dr. Wegman ein Buch, daß »Rudolf Steiner geschrieben hatte«, ohne Wissen des Verlages drucken und binden hatte lassen und daß Frau Dr. Steiner sowohl wie Fräulein Mücke von dieser Veröffentlichung erst durch eine Anzeige im Mitteilungsblatt Nr. 37 vom 13. 9. 1925 erfahren hatten. Ferner wird ironisch bemerkt, daß Frau Dr. Wegman als ›Mitverfasserin‹ (die Anführungszeichen stehen in der Denkschrift) des Buches gelten wollte, und gar noch Honoraransprüche gestellt hätte, die auch befriedigt wurden. Außerdem wird behauptet, daß Dr. Kolisko und Dr. Zeylmans es sich zur Gewohnheit gemacht hätten, von dem »medizinischen Buch von Frau Dr. Wegman« zu sprechen, obwohl gerade diese »am allerbesten wissen konnten, daß Frau Dr. Wegman nicht einmal als Mitverfasserin dieses Buches eine bedeutende Rolle gespielt hatte.« (Nebenbei bemerkt, habe ich von den beiden Herren niemals derartiges gehört.)

Soweit mir der Sachverhalt bekannt ist, ist er folgender: Dr. Rudolf Steiner machte seit dem Beginn des Klinisch-Therapeutischen Institutes in Stuttgart den dortigen Ärzten zur Aufgabe, eine Art ›Vademekum‹ zu schreiben. Da er, wie wir alle, von der größten Wichtigkeit dieses Buches für unsere Arbeit überzeugt war, drängte er immer wieder, daß dieses Buch geschrieben werden möchte. Diese Aufgabe war gewiß nicht leicht, und die Stuttgarter Ärzte machten immer wieder Versuche, aber es kam zu unser aller Leidwesen kein Resultat heraus, daß Dr. Steiner befriedigen konnte. Als Herr van Leer die Präsidentschaft des Verwaltungsrates der Weleda übernommen hatte, sprach er öfter zu Dr. Steiner darüber, wie sehr auch die Arbeit der Weleda durch das Fehlen eines solchen Buches erschwert werden würde. Rudolf Steiner sagte dann eines Tages zu ihm – wenn ich nicht irre, war es in den ersten Monaten 1924 –, daß er nun selber mit Frau Dr. Wegman zusammen ein solches medizinisches Buch schreiben würde. Öfter wiederholte er dann, sowohl Herrn van Leer als auch anderen gegenüber, daß er das medizinische Buch zusammen mit Frau Dr. Wegman schreiben und daß es eine gemeinsame Arbeit von ihnen beiden sein würde.

Frau Dr. Wegman hat mir auch erzählt, wie Dr. Steiner und sie, wenn sie nach den Vorträgen in das Atelier gingen, zusammen noch an dem Buch arbeiteten. Er selbst schrieb auf das Manuskript als Verfasser seinen Namen und denjenigen von Frau Dr. Wegman. Bald nach dem Erscheinen des Buches erzählte mir Frau Dr. Wegman, daß Dr. Steiner zu ihr gesagt hätte, daß sie für das Buch ebenfalls ein Honorar bekommen würde. Wiederholt hätte sie aber diesen Gedanken zurückgewiesen, aber er beharrte energisch darauf, daß dies geschehen müsse. Es ist daher ein grober Unfug und Dr. Steiner wird selbst damit Lügen gestraft, wenn nun in der Denkschrift und in den Generalversammlungen Frau Dr. Wegman so hingestellt wird, als ob sie sich mit fremden Federn schmücke, eine Arbeit von Dr. Steiner gegen besseres Wissen zum Teil als die ihre ausgeben und gar noch dafür ein Honorar verlangen würde. Wenn dies wirklich der Fall gewesen wäre, so hätte Rudolf Steiner doch die Unwahrheit gesprochen, als er wiederholt betonte, daß das medizinische Buch von ihm und Frau Dr. Wegman gemeinsam geschrieben würde. Es könnte die Ursache dieser Unwahrheiten nur die sein, daß er entweder Frau Dr. Wegman schmeicheln oder daß er sein gegenüber der Außenwelt in medizinischen Fragen geltendes Laientum mit einem Ärztenamen decken wollte.

Es trifft daher diese fälschliche Darstellung wiederum vor allem Dr. Steiner selbst schwer. Gewiß ist es wahr, daß es der einzige Fall ist, daß Rudolf Steiner mit jemand anderem zusammen ein Buch geschrieben hat, aber es ist dies kein Grund, die Möglichkeit davon abzuleugnen. Ganz besonders schlimm wird aber die Sache, wenn der klare Wille Rudolf Steiners einfach mißachtet und in der Ankündigung des Philophisch-Anthroposophischen Verlages der von ihm angegebene Titel des Buches umgefälscht wird. Zum Beispiel findet sich in der Auflage der Geheimwissenschaft von 1930 folgende Ankündigung: »Grundlegendes zur Erweiterung der Heilkunst, *herausgegeben von Dr. Ita Wegman.*« Ich frage mich nun, was Rudolf Steiner zu solchen Vorgängen gesagt hätte?! Frau Dr. Wegman konnte sich durch eine solche Zusammenarbeit mit Dr. Steiner und durch sein Verhalten, als er ihr am Tage vor seinem Tode das von ihm korrigierte Manuskript als fertig übergab (siehe Mitteilungsblatt vom 19. 4. 1925) nur als besonders verantwortlich für dieses Buch und mit diesem verbunden fühlen. Es kann verstanden werden, daß sie es als ein ihr von Rudolf Steiner gegebenes Vermächtnis und als ihre Pflicht und Aufgabe ansah, die Drucklegung und die Herausgabe selbst in die Hand zu nehmen. Gewiß sei zugegeben, daß, wenn es richtig ist, daß sie darüber mit Frau Dr. Steiner nicht gesprochen hatte, der Grund hierfür nicht eingesehen werden kann. Es ist für mich selbstverständlich, der die Einstellung von Frau Dr. Wegman zu Frau Dr. Steiner kennt, daß dies nicht aus einer absichtlichen Hinwegsetzung über Frau Dr. Steiner und einer absichtlichen bagatellisierenden Behandlung von dieser entsprungen ist. Ich kann mir nur denken, daß irgendein Mißverständnis vorliegt, sei es, daß ein Gespräch zwischen beiden stattgefunden hat, das von Frau Dr. Wegman oder auch von Frau Dr. Steiner falsch aufgefaßt wurde, sei es ein anderes. Es kann auch verständlich sein, daß Frau Dr. Wegman nach dem Tode von Rudolf Steiner in einer Verfassung war, in der sie nur den Gedanken hatte, den Willen Dr. Steiners für eine baldige Drucklegung auszuführen und nichts weiter überlegte, zumal das Buch bereits nahezu fertig gedruckt war und er ihr die letzte Korrektur gegeben hatte.

Gewiß ist es aber, daß Frau Dr. Steiner zumindestens durch den Artikel von Frau Dr. Wegman in dem Mitteilungsblatt vom 19. 4. 1925 erfahren hat, daß Dr. Steiner am Tage vor seinem Tode Frau Dr. Wegman das medizinische Buch zur Drucklegung übergeben hatte. Es wäre nur selbstverständlich gewesen, daß Frau Dr. Steiner Frau Dr. Wegman nach dem Verbleiben des Manuskriptes gefragt hätte. Und es ist schwer zu glauben, daß, wie es die Denkschrift behauptet, Frau Dr. Steiner und Fräulein Mücke von der Veröffentlichung dieses Buches erst fünf Monate später durch eine Anzeige im Mitteilungsblatt Kenntnis erhalten hatten. Da ich Frau Dr. Wegman über diese Angelegenheit nicht gefragt habe, kann ich darüber nichts Authentisches sagen, aber ich kann mir nur denken, daß der Grund des Handelns von Frau Dr. Wegman in einem Mißverständnis liegt.

Es ist hier eben wieder so, wie es auch sonst in der Broschüre ständig der Fall ist, daß dem Handeln von Frau Dr. Wegman stets die unschönsten niedrigsten Motive unterschoben werden, vor allem, daß sie stets von einer Feindschaft und Gegnerschaft gegenüber Frau Dr. Steiner geleitet wird. Ich habe schon früher betont, daß Frau Dr. Wegman nie ein solches Gefühl gegen Frau Dr. Steiner gehabt hat. Und es entspricht durchaus der Wahrheit, wenn sie in der Generalversammlung von 1927 sagte (Zitat in der Denkschrift Seite 55 [281]): »Niemals, niemals war es meine Absicht, irgendwie Frau Dr. Steiner auf irgendeine Art anzugreifen. Es könne dies nicht sein, weil niemals Dr. Steiner auf diese Art mit mir gearbeitet hätte, wenn ich derjenigen Persönlichkeit, die ihm nahe stand, nicht die Gesinnung entgegengebracht hätte, die ich wirklich hatte. Also dies kann man schon annehmen: niemals – und das muß man *auch von Dr. Steiner* (!) (letzte drei Worte sind in der Denkschrift gesperrt und mit Ausrufungszeichen versehen) annehmen können – niemals hätte die Arbeit zwischen uns so fruchtbringend und so schön verlaufen können, wenn ich in meinem Herzen irgend etwas hätte gegen Frau Dr. Steiner.«

Es ist traurig und für die Gesinnung, in der die Broschüre geschrieben ist kennzeichnend, daß Frau Dr. Wegman wiederum verhöhnt und verspottet wird, weil sie diese Tatsache einmal – herausgefordert durch die ewigen Unterstellungen, daß sie aus Gegnerschaft gegenüber Frau Dr. Steiner handeln würde – klar ausgesprochen hat. Einzig und allein will Frau Dr. Wegman mit diesen Worten sagen, daß sie nie eine Feindschaft gegenüber Frau Dr. Steiner in ihrem Herzen gehegt hatte und daß Dr. Steiner nie mit ihr in der Art, wie es geschehen war, zusammengearbeitet hätte, wenn dies nicht der Fall gewesen wäre. Es gibt tatsächlich keinen besseren Beweis für die Gesinnung von Frau Dr. Wegman gegenüber Frau Dr. Steiner, denn es ist selbstverständlich, daß Frau Dr. Wegman, hätte sie Feindschaft gegenüber Frau Dr. Steiner gehegt, ja schon diese zu Lebzeiten von Dr. Steiner empfunden hätte.

Es ist daher nicht zu verstehen und bezeichnend für die Verfasser der Denkschrift, daß diese die Worte von Dr. Wegman als charakteristisch für ihre ständige Haltung erklären, für die es »keine Tatsachen, keine Wirklichkeit, keine Fehler, keine Verantwortung gibt, sondern das Andenken Rudolf Steiners und das Vertrauen, das er zu Frau Dr. Wegman hatte, ein für allemal die Garantie sein sollten, daß, was immer auch durch ihre Haltung entstehen möge und was immer für Wirkungen von ihr entfesselt werden, daß das im Sinne Rudolf Steiners sei, so daß ein jeder, der Frau Dr. Wegman nach ihren Taten beurteilt, damit Dr. Steiner angreife.« Es ist wirklich unfaßlich, wie diese Worte an das von Frau Dr. Wegman Gesagte angeknüpft werden können! Es kann eben nicht gelten gelassen werden, daß es wahr ist, daß Frau Dr. Wegman in ihrem Herzen nie Haß und nie Gegnerschaft gegenüber Frau Dr. Steiner gehegt hat. Denn wäre es wahr, hätte Frau Dr. Wegman die Wahrheit mit diesen Worten gesprochen, so könnten viele Anschuldigungen, die in der Denkschrift gegen Frau Dr. Wegman erhoben werden, nicht bestehen bleiben. In der Denkschrift wird als selbstverständliches Motiv des Handelns von Frau Dr. Wegman ihre Gegnerschaft gegenüber Frau Dr. Steiner angegeben. Es muß daher einer eventuellen Wirkung der Worte Dr. Wegmans auf den Leser in dieser Richtung hin vorgebeugt werden, indem sie durch herabsetzende Worte verwischt wird von Worten, deren Berechtigung aus dem von Frau Dr. Wegman Gesagtem einfach nicht abgeleitet werden kann.

Ich möchte nun über eine Anschuldigung sprechen, die gegen Frau Dr. Wegman und ihre Freunde in der Denkschrift erhoben und auf die öfter zurückgegriffen wird. Es ist die Frage des Testamentes Rudolf Steiners und die damit zusammenhängende des Verlages. Auf Seite 22 [267] der Denkschrift wird gesagt, daß das seinerzeit in Berlin hinterlegte Testament Rudolf Steiners bestimmt, daß Frau Dr. Steiner die Autorrechte für alle seine Werke, sowie die Besitz- und Verfügungsrechte über alles von ihm schriftlich Hinterlassene, Urkunden, Briefe, Vortragsnachriften und so weiter übertragen wurde. Trotz der Unanfechtbarkeit dieses Testamentes würde dieses »von der wiederholt erwähnten Mitgliedergruppe leidenschaftlich bekämpft, weil es vor der Weihnachtstagung 1923 verfaßt worden war. Nach der Auffassung dieser Mitglieder sollte der Nachlaß Frau Dr. Wegman übergeben werden oder dem Vorstand, aber jedenfalls nicht Frau Dr. Steiner. Auch Frau Dr. Wegman hatte diese Ansicht.« Ferner wird gesagt, daß der Verlag Frau Dr. Steiner »einfach weggenomen werden sollte.«

Da Frau Dr. Wegman bei einer Gelegenheit zu mir über diesen Punkt gesprochen hatte, fühle ich mich verpflichtet, ihre Stellungnahme dazu wiederzugeben, um so mehr, als auch verschiedene ihr nahestehende Personen mir gegenüber die gleiche Meinung wie Frau Dr. Wegman vertraten. Frau Dr. Wegman erklärte mir damals ausdrücklich, daß es ihr nie und nimmer eingefallen wäre, das Testament Rudolf Steiners nicht anzuerkennen oder es gar irgendwie zu bekämpfen. Ebenso sei es für sie immer eine Selbstverständlichkeit gewesen, daß Frau Dr. Steiner stets mit dem Verlag verbunden sein müsse und ihr alle Rechte an diesem gewahrt werden sollten. Es sei bei Frau Dr. Steiner das Verhältnis zu dem Verlag genau das gleiche, wie dasjenige von Frau Dr. Wegman selbst zu dem Klinisch-Therapeutischen Institut in Arlesheim. Nebenbei möchte ich nur mit Bezug auf eine Bemerkung in der Denkschrift erwähnen, daß Dr. Steiner ebenso, wie er oft auf den Verlag »als ein Musterbeispiel für ein gesundes Unternehmen« hingewiesen hat, dies auch wiederholt von dem Klinisch-Therapeutischen Institut in Arlesheim gesagt hat. Nie ist auch Frau Dr. Wegman der Gedanke gekommen, daß man Frau Dr. Steiner den Verlag irgendwie wegnehmen könne oder solle. Etwas anderes ist es jedoch, daß sie der Ansicht war, daß Dr. Steiner nach der Weihnachtstagung ein ganz anderes, jedenfalls ausführlicheres Testament gemacht hätte als das seinerzeit in Berlin verfaßte. Das will aber natürlich nicht sagen, daß die Besitz- und Verfügungsrechte von Frau Dr. Steiner ganz besonders hinsichtlich des Verlages bei der Neufassung geändert worden wären. Es ist dies eine Ansicht, die ja von vielen, auch von mir, geteilt wurde.

In diesem Zusammenhang wird auf Seite 40 [274] der Denkschrift ein Brief erwähnt, den Rudolf Steiner am 27. Februar 1925 an Frau Dr. Steiner geschrieben und den diese in einer Versammlung der Ersten Klasse am 7. Februar 1926 wenigstens zum Teil vorgelesen hatte. Sie tat dies deshalb – wie die Denkschrift sagt – weil Frau Dr. Steiner nach Ansicht verschiedener Mitglieder nicht verstanden haben sollte, was Rudolf Steiner mit der Weihnachtstagung 1923 gewollt hätte. In der Denkschrift werden aus diesem Brief folgende zwei Stellen zitiert: »Im Urteil zusammen fühlen und denken kann ich doch nur mit Dir« und »Innere Kompetenz gestehe ich für mich doch nur Deinem Urteil zu.« Ich muß sagen, daß die Verlesung dieser Briefstellen durch Frau Dr. Steiner für mich damals etwas unendlich Trauriges bedeutete und daß es das auch noch immer für mich hat. Irgendwie schäme ich mich, daß es geschah. Es hat für mich etwas Bedrückendes, daß Frau Dr. Steiner glaubte, es notwendig zu haben, durch die Verlesung dieser Stellen aus einem nur für sie bestimmten Brief von Dr. Steiner das Vertrauen zu beweisen, das er zu ihr gehabt hatte. Es war besonders schmerzlich für mich, daß Frau Dr. Steiner dabei die Profanierung ihres persönlichen Verhältnisses zu Rudolf Steiner in Kauf nahm, nämlich einer Sache, die bis dahin für die meisten in der Versammlung Anwesenden ein Geheimnis war: der Gebrauch des Wortes ›Du‹. Dr. Steiner verwendete sonst im Verkehr mit Frau Dr. Steiner nie dieses Wort – ich wenigstens habe es nie von ihm gehört. Er sprach immer mit ihr per Sie und von ihr per Frau Dr. oder Frau Dr. Steiner. Es werden gewiß nur wenige gewußt haben, daß er gewissermaßen ›privatim‹ oder vielleicht auch nur bei besonderen Anlässen sie per Du angesprochen hat. Was sonst noch den Brief so bedrückend erscheinen ließ, war, daß man zwischen seinen Zeilen heraushören konnte, daß er die Antwort auf einen Brief von Frau Dr. Steiner an Dr. Steiner gewesen sein mußte, in dem sie sich anscheinend über eine Zurücksetzung gegenüber Frau Dr. Wegman oder Ähnliches beklagt hatte und daß Dr. Steiner sie mit seinen Worten beruhigen wollte. Herr Leinhas, der im übrigen den ganzen Brief selbst gelesen hatte, bestätigte mir meine Vermutung und sagte mir, daß man ihn ganz gelesen haben müsse, um den vorgelesenen Teil wirklich zu verstehen.

Als Frau Dr. Steiner von der Versammlung fortgegangen war, um den Brief zu holen und während die Versammlung auf ihre Rückkehr wartete, stand ich aus dem Gefühl heraus, daß die Verlesung eines Privatbriefes von Dr. Steiner an Frau Dr. Steiner etwas wie eine Profanierung wäre, auf und sagte, daß doch Frau Dr. Steiner gewiß es nicht nötig hätte, den Beweis des ihr von Dr. Steiner geschenkten Vertrauens zu bringen. Man möchte sie doch bitten, von der Verlesung des Briefes Abstand zu nehmen. Mit meinen Worten fand ich in der Versammlung kein Verständnis und so geschah das Traurige und Beschämende, daß Frau Dr. Steiner nach ihrer Rückkunft den Originalbrief von Dr. Steiner hervorzog und ihn teilweise verlas.

Ich will mich nun zur Besprechung des Falles ›Einsingen‹ wenden. Diese ganze Angelegenheit ist gewiß eine äußerst traurige und hat weite Kreise in ihre Auswirkung gezogen. Es ist mir im Grunde unverständlich, wie sie zustandekommen und vor allem diesen Umfang annehmen konnte, da ja Männer die ganze Geschäftsgebarung überwachen sollten, die sonst als tüchtige Geschäftsleute bekannt waren. Ich sah und erlebte die ganze Entwicklung aus nächster Nähe, da ich von den Beteiligten, besonders von Herrn van Leer, immer wieder darüber hörte. Es ist jedoch ein starkes Unrecht, wenn aus dieser Angelegenheit Frau Dr. Wegman wiederum ein Strick gedreht wird, wie dies in der Denkschrift (Seite 117 f. [309]) geschieht. Es ist durchaus unrichtig, wenn da gesagt wird, daß »die Erklärungen, die Frau Dr. Wegman in der Generalversammlung abgegeben hatte, sich als irreführend erwiesen und gänzlich dem Tatbestand widersprechen.« Der Tatbestand, den ich, nicht erst nachher, sondern bereits zu Beginn der Arbeit in Einsingen von Frau Dr. Wegman, Herrn van Leer und anderen erfuhr, ist folgender: Dr. Steiner gab auf Bitten der Gebrüder Maier, die in Einsingen eine Knopffabrik hatten, Ratschläge, wie Knöpfe aus Klauen anstelle des bisher üblichen Materials (Horn) hergestellt werden könnnten. Klauen waren bisher als ungeeignet für Knopffabrikationen angesehen worden, hätten aber ein sehr billiges Material abgegeben, wenn eine geeignete Behandlungsart gefunden hätte werden können. Diese hoffte man durch die Angaben Dr. Steiners nun erhalten zu haben. Dr. Steiner war der Ansicht, daß bei Verwertung dieser Idee sehr große Gewinne erzielt werden könnten. Er begrüßte eine derartige Gewinnmöglichkeit, weil er hoffte, daß dadurch notleidenden Unternehmungen, zum Beispiel der Waldorfschule, aber auch der Weleda, die durch die unglückliche Futurumliquidation große Schulden hatte auf sich nehmen müssen, größere Geldmittel zufließen würden. Daß Dr. Steiner dabei auch das Klinisch-Therapeutische Institut in Arlesheim und dessen Tochterinstitute im Auge hatte, ist selbstverständlich, da diese Institute nicht auf Gewinn arbeiten konnten und für Erweiterung und Verbesserung Geldmittel notwendig brauchten. Dr. Steiner sprach wiederholt zu Frau Dr. Wegman, daß er hoffte, daß die Einsingerfabrik prosperieren würde, aber er sprach es auch aus, daß die Gebrüder Maier zwar sehr genial wären, daß es aber notwendig wäre, daß an ihrer Seite tüchtige Geschäftsleute stünden.

Frau Dr. Wegman nun, die das Interesse kannte, daß Dr. Steiner an Einsingen hatte und auch die Hoffnungen, die er darauf setzte, und die auch stets vor und besonders nach dem Tode Rudolf Steiners dessen Intentionen zu verwirklichen suchte, bat Herrn van Leer, daß er sich Einsingens annehmen möchte. (Es ist jedoch möglich, doch weiß ich es nicht mehr genau, daß Dr. Steiner vor seinem Tode darüber mit Herrn van Leer persönlich oder durch Frau Dr. Wegman gesprochen hat.) Herr van Leer, der als ein sehr tüchtiger und erfolgreicher Geschäftsmann galt und den, wie erwähnt, Herr Dr. Steiner selbst gebeten hatte, die Präsidentschaft des Verwaltungsrates der Weleda AG zu übernehmen, sagte auch betreffs Einsingen zu. Er tat dies wirklich nicht leichten Herzens, da er mit seinem eigenen Geschäft (Holzgroßhandel in Wien) sehr viel zu tun hatte. Er tat dies aber vor allem der Weleda zuliebe, weil auch er hoffte, daß der Weleda durch Einsingen Geldmittel zufließen würden und sie dadurch aus den pekuniären Schwierigkeiten herauskommen könnte. Herr van Leer beurteilte die Möglichkeiten von Einsingen immer gut, wenigstens sprach er in diesem Sinne wiederholt fast bis zum Schluß zu Frau Dr. Wegman und zu mir. Oft habe ich ihn sagen gehört: »Jetzt sind wir über den Berg mit Einsingen.« Dabei war er gewiß auch, ich kann es nicht anders glauben, der Meinung, daß in der Fabrik die Angaben Rudolf Steiners verwendet würden. Bestimmt aber waren Frau Dr. Wegman und ich bis zum Schluß dieser Meinung und wir beide waren entsetzt, als wir endlich hörten, daß dies nicht wahr war und daß nur mit dem Namen Dr. Steiners operiert wurde.

Es ist daher unwahr, wenn es nun so hingestellt wird, als wenn Frau Dr. Wegman dies bekannt gewesen wäre und auch sie daher den Namen Rudolf Steiners bewußt mißbraucht hätte. Daß in dieser Hinsicht mit dem Gebrauch des Namens Rudolf Steiners ein großes Unrecht geschehen ist, ist leider nur zu wahr, aber es geschah dies nicht von Frau Dr. Wegman. Ihr ist dies ganz gewiß nicht zur Last zu legen. Ich weiß, wie entsetzt sie war, als sie am Ende die ganze traurige Wahrheit erfahren hatte. Eingedenk des oben erwähnten Wortes Rudolf Steiners, daß man neben die Begründer Maier tüchtige Geschäftsleute stellen solle und eingedenk dessen, daß Rudolf Steiner sich von einer guten Entwicklung von Einsingen viel versprochen hatte, schlug Dr. Wegman vor, daß Herr Trommsdorff ständig nach Einsingen gehen sollte. Herr Trommsdorff war Wirtschaftsprüfer und Treuhänder und es zeigt nur von einem gesunden Geschäftssinn, daß Frau Dr. Wegman gerade ihn zur ständigen Überwachung der Einsinger Geschäftsgebarungen vorgeschlagen hatte. Herr van Leer konnte diese Überwachung selbst nicht genügend ausführen, da er nur ab und zu nach Einsingen kommen konnte. Später schlug sie auch noch einen als tüchtig bekannten holländischen Kaufmann, Herrn Tymstra, als einen weiteren Mitarbeiter für Einsingen vor. Nach menschlichem Ermessen mußte nun der Betrieb durch die von diesen drei gewiegten Geschäftsleuten erfolgte Überwachung in seriösen Bahnen laufen.

Daß dies trotzdem nicht geschah, sondern daß das Einsinger Unternehmen die bekannte Entwicklung und dieses traurige Ende genommen hatte, ist einfach nicht zu verstehen. Frau Dr. Wegmans Schuld aber ist dies wahrhaftig nicht; sie konnte nur annehmen, daß man sich in jeder Beziehung auf diese drei Geschäftsleute und deren Aussagen verlassen konnte. Sie mußte ihnen glauben, wenn sie wiederholt versicherten, mit Einsingen wäre man über den Berg. Sie konnte wirklich nicht ahnen, daß diese Männer zu den in Einsingen anscheinend üblichen Machenschaften, zum Beispiel bei der Geldbeschaffung, ihre Hände bieten würden. Wenn Frau Dr. Wegman glaubte, sich überhaupt um Einsingen kümmern zu müssen, geschah dies wirklich nicht deswegen, weil sie sich mit dem zu erhoffenden Gelde eine Machtposition verschaffen wollte, sondern allein, weil sie die Intentionen Dr. Steiners in dieser Richtung kannte und sie zu verwirklichen helfen wollte. Sie wußte auch, wie die schwierige pekuniäre Lage von verschiedenen Unternehmungen gerade auch Dr. Steiner schwere Sorge gemacht hatte. Immer wieder wurde ihr auch von den drei Herren, die sie gewissermaßen als ihre Vertrauensleute für Einsingen betrachtete, versichert, daß Einsingen sehr bald große Reingewinne abwerfen würde, die dann selbstverständlich für die notleidenden Unternehmungen wie zum Beispiel die Weleda verwendet werden würden, da ja Dr. Steiner die Idee für die Verwendung von Klauen bei der Knopffabrikation gegeben hatte. Daß Herr van Leer dabei besonders an die Weleda gedacht hatte, ist selbstverständlich, da er ja als Präsident derselben auch für diese verantwortlich war und genau wußte, wie schwer es diese in pekuniärer Hinsicht vor allem infolge des Opfers der Futurumübernahme hatte und daß durch Zufluß neuer Geldmittel aus ihr Möglichkeiten geschöpft werden konnten, die aus Mangel an Geld brachliegen mußten.

In der Denkschrift wird auch der Vorwurf erhoben, daß die Angelegenheit Einsingen von den Beteiligten stets nur mit Frau Dr. Wegman und nicht mit den übrigen Vorstandsmitgliedern besprochen worden war. Es kann dies verständlich werden, wenn man weiß, daß es Rudolf Steiner zu einer selbstverständlichen Gewohnheit geworden war, wirtschaftliche Fragen mit Dr. Wegman zu besprechen und, soviel ich weiß, nicht mit dem übrigen Vorstand. Frau Dr. Steiner äußerte selbst einmal zu mir, daß Dr. Steiner nie mit ihr über wirtschaftliche Fragen gesprochen hätte. Andererseits war es auch Frau Dr. Wegman, die sich aus den oben angeführten Gründen für Einsingen besonders interessiert und auch den Rat gegeben hatte, die zwei erwähnten Kaufleute zur Mitarbeit in Einsingen heranzuziehen. Es ist daher nicht verwunderlich, daß die Mitarbeiter von Einsingen glaubten, sich an Frau Dr. Wegman halten zu müssen.

Mit dem, was ich im Vorstehenden gesagt habe, soll durchaus nicht das – man kann es nicht anders bezeichnen – Verbrechen, was durch die Affäre Einsingen geschehen ist, in Schutz genommen oder in seiner Tragweite irgendwie verkleinert werden, sondern es soll nur klargestellt werden, daß Frau Dr. Wegman an der Katastrophe keine Schuld trägt. Sie war es gerade, die einer solchen dadurch vorbeugen wollte, daß sie neben Herrn van Leer zwei allgemein als tüchtig angesehene Geschäftsleute bat, sich mit der Arbeit in Einsingen zu verbinden. Sie konnte es nicht voraussehen, daß diese drei Männer in dem Maße, wie es geschehen ist, versagten und die Katastrophe nicht nur nicht verhinderten, sondern sogar ihre Hände zu allerlei ›Einsinger Machenschaften‹ boten.

Ich will über die ganze Angelegenheit nicht mehr sagen, als geschehen ist. Vieles, was sonst noch darüber in der Denkschrift zu lesen ist, gehört auch wieder zu den schon früher charakterisierten unbestimmten Anschuldigungen. Ein Beispiel dafür ist folgender Satz: »Dazu kommt, daß dem Hauptgeldgeber gegenüber das Mitteilen von angeblichen Reinkarnationen eine Rolle spielte.« Aus dieser Behauptung kann infolge ihrer Unbestimmtheit doch wohl wieder alles mögliche herausgelesen und vermutet werden. Gewiß vermuten viele, daß diese Stelle nur so gemeint ist, daß sie sich auf Frau Dr. Wegman bezieht und daß diese, um Geld zu bekommen, der Geldgeberin deren Reinkarnationen erzählt hat. Die Gefährlichkeit und die Unverantwortlichkeit derartiger vager Behauptungen besteht eben darinnen, daß durch sie Tor und Angel für alle Vermutungen geöffnet werden. Das Traurige der Denkschrift liegt ja gerade auch darinnen, daß so sehr viel mit derartigen Behauptungen und Anschuldigungen operiert wird.

Im Vorstehenden suchte ich zu einigen der Punkte der Denkschrift etwas zu sagen, zu denen ich aus eigener Beobachtung und eigenem Wissen etwas beitragen und dadurch versuchen konnte, sie richtig zu stellen. Gewiß wäre auch noch zu vielen anderen etwas zu sagen, doch würde dies zu weit führen. Nur noch zu einer Stelle möchte ich einige Worte sagen, da es mir wichtig erscheint, daß gerade diese nicht unbesprochen bleiben sollte. Es betrifft dies die ›Mitteilung‹, die Herr Arenson in einem Rundbrief gemacht hatte und über die in der Denkschrift Seite 47 [277] gesprochen wird. Es steht da folgendes: »Es handelt sich also um die Mitteilung einer Erinnerung. Rudolf Steiner sprach nämlich einmal bei einem feierlichen Anlaß aus, daß die esoterische Mitarbeit Frau Dr. Steiners (damals noch Fräulein von Sivers) als eine in jedem Sinne voll berechtigte anzusehen sei, nicht nur als eine nur symbolische, wie bei allen übrigen Beteiligten von damals.« Der Wortlaut dessen, was Rudolf Steiner damals gesagt hatte, lautete zwar etwas anders, aber ich fühle mich nicht berechtigt, ihn genau wiederzugeben, da es in dem engsten Kreis, der damaligen MF beziehungsweise FM geschah. In diesem Kreise hatte sich jeder vor der Teilnahme durch einen feierlichen Eid verpflichtet, über das Geschehen in demselben zu schweigen. Gewiß, es war dem Wesen nach schon so, daß Dr. Steiner Frau Dr. Steiner in der Bedeutung ihrer esoterischen Stellung den anderen Teilnehmern gegenübergestellt hat.

Aber mußte Herr Arenson unter Brechung seines Eides diese Indiskretion begehen und das nur für einen bestimmten Kreis Gesagte weiteren Kreisen bekannt machen? Lag dazu eine objektive Notwendigkeit vor? Durchaus nicht! Herr Arenson tat dies ja nur, um zu beweisen, wie hoch Dr. Steiner Frau Dr. Steiner in esoterischen Beziehungen stellte und welches Vertrauen er ihr entgegenbrachte. Es geschah dies ja nur aus demselben Grunde, aus dem Frau Dr. Steiner glaubte, den so intimen Brief Dr. Steiners an sie vor einer Versammlung vorlesen zu müssen. So schmerzlich einen diese beiden Indiskretionen berühren müssen, so unnotwendig sind beide in Wirklichkeit, denn für das Vertrauen und die Hochschätzung von Dr. Steiner gegenüber Frau Dr. Steiner war wahrhaftig kein Beweis zu bringen nötig. Aber in der Denkschrift wird es als selbstverständlich angesehen, daß diese Indiskretionen notwendig waren. Dagegen aber gilt ein anderes Maß für Frau Dr. Wegman. Wenn sie, oder die für sie Eintretenden – auf das Äußerste bedrängt – glaubten, darauf hinweisen zu müssen, daß Dr. Steiner Frau Dr. Wegman wiederholt als Mitleiterin der Klasse, und dies vor zahlreichen Mitgliedern, bezeichnet hat, wird dies als Unfug abgetan, als unberechtigte Berufung auf Einsetzungen und Missionen bezeichnet etcetera. Kommt den Verfassern der Denkschrift denn nicht zum Bewußtsein, wie mit verschiedenen Maßstäben dabei und auch in manchen anderen Fällen geurteilt wird! Ich möchte wissen, was die Verfasser gesagt hätten, wenn jemand, der Frau Dr. Wegman nahesteht, zur Stärkung ihres esoterischen Ansehens in einem Rundbrief Dinge mitgeteilt hätte, die Rudolf Steiner über sie in einem streng geschlossenen Kreise vor vielen Jahren gesagt hatte?! Ich glaube, die Antwort darauf erübrigt sich.

Ich möchte damit schließen, was ich zu Einzelheiten, die in der Denkschrift vorgebracht wurden, zu sagen habe. Aber ich möchte zum Schlusse nochmals betonen, daß meine Ausführungen nicht so aufgefaßt werden dürfen, als ob ich alles, was Frau Dr. Wegman und besonders, was ihre Freunde getan und gesagt haben, verteidigen und alles gutheißen möchte. Das ist wahrhaftig nicht der Fall. Gewiß hat Frau Dr. Wegman manches getan und gesagt, das besser unterblieben wäre. Aber es steht fest, daß vieles davon mißdeutet und mißverstanden wurde. Aber fest steht auch, daß sie nie und nimmer etwas getan hat, das nur im Entferntesten rechtfertigen würde die Behandlung, die ihr nach dem Tode Rudolf Steiners zuteil geworden ist und die furchtbaren Anschuldigungen, die gegen sie erhoben wurden. Was diejenigen betrifft, die ihre ›Anhänger‹ waren oder die, die für sie eingetreten sind, so haben diese gewiß vieles getan, was beim besten Willen nicht gutgeheißen und nur scharf verurteilt werden kann. Aber es muß trotzdem gesagt werden, daß auch vieles von dem, was sie gesagt und getan haben, mißdeutet und falsch dargestellt wurde. Aber das Schlimmste dabei ist, daß Frau Dr. Wegman für manches, was ihre ›Freunde‹ getan oder gesagt hatten, verantwortlich gemacht und als Schuldige hingestellt wurde. Frau Dr. Wegman hat eben nicht nur vieles durch ihre Feinde zu leiden gehabt, sondern auch ihre Freunde machten ihr häufig das Leben schwer.

Zwischenbemerkung

(geschrieben 1957, nach Beendigung der Aufzeichnungen)

Durch die Reinschrift war ich genötigt, mich nochmals mit der *Denkschrift* zu befassen. Vor meiner Seele standen noch einmal die vielen Unwahrhaftigkeiten, Verleumdungen, Verdrehungen und Unterstellungen und der das Ganze durchziehende gehässige Ton. Wieder ergriff mich eine starke Erschütterung und eine tiefe Trauer darüber, daß dies in einer Anthroposophischen Gesellschaft möglich war. Die ungeheure Tragik liegt aber vor allem darinnen, daß der treibende Pol bei all diesem Geschehen Frau Dr. Steiner war. Frau Dr. Steiner, der Rudolf Steiner und die ganze anthroposophische Bewegung so ungeheuer vieles zu verdanken hatte. Um so größer war dadurch die Wirkung der Denkschrift. Wenn nun auch vor einigen Jahren die Mehrzahl der Herausgeber sich von dieser Denkschrift distanziert haben, so kam dies reichlich spät. Die verheerende Wirkung derselben war geschehen und kann nicht mehr rückgängig gemacht werden. Erinnert man sich an die traurigen Geschehnisse, die sich etwa von 1944 an in der Gesellschaft ereignet haben, so erscheint einem wie eine bittere Ironie, wenn in der Denkschrift auf Seite 7 [260 f.] gesagt wird: »Die Zukunft wird, insoferne sie von inneren Verhältnissen abhängt, niemals gefährdet sein, solange der Boden der Wahrhaftigkeit nicht mehr verlassen wird.« Und das steht gewissermaßen als Motto gerade *dieser* Denkschrift! Aber diese Worte sprechen auch das Urteil über sie selbst aus! Und die »Zukunft«, die nur durch Verlassen des Bodens der Wahrhaftigkeit gefährdet werden würde, wie hat sie sich in Wirklichkeit gestaltet?!

Am Schluß der Denkschrift steht auf Seite 154 [326], »daß die Mitglieder in der Führung der Gesellschaft durch die drei jetzt leitenden Vorstandsmitglieder die Gewährleistung sehen für eine gesunde Weiterentwicklung und eine ernste Arbeit.« Wie diese »gesunde Weiterentwicklung« vor sich ging, haben die traurigen Ereignisse der letzten Jahre gezeigt. Mit der gleichen Vehemenz und Impulsivität, mit der Frau Dr. Steiner sich gegen Frau Dr. Wegman gewendet hatte, wandte sie sich nun gegen Herrn Steffen. Und mit ihr ihre Freunde. Die gleichen Menschen, die einst Herrn Steffen in den Himmel gehoben hatten, konnten sich nun nicht genug tun, ihn in der traurigsten Weise herabzusetzen und ihn zu schmähen! Letzten Endes wurde dadurch eine weitere Zerspaltung des Vorstandes und der Gesellschaft verursacht, ein Prozeß, der mit der traurigen Generalversammlung 1926 begonnen hatte. Im Grunde genommen ist es ein folgerichtiger Weg gewesen. Und noch tiefer kann einen das Wort erschüttern, als es [das] 1926 getan hat, das Wort, das Rudolf Steiner zwei Tage vor Beginn der Weihnachtstagung zu mir gesprochen hatte und das ich früher schon erwähnt hatte: Die Hetze gegen Frau Dr. Wegman würde zur Zersprengung der Gesellschaft führen, wenn sie so weitergehen würde. Er wies auch auf seine engste Umgebung hin, wo sie sich auch bemerkbar machen würde. Mit diesem Worte meinte er ganz gewiß auch, daß eine solche Gesinnung, die zu einer solchen Hetze führt, zur Zersprengung der Gesellschaft führen müsse, wenn sie weitergehen würde. Diese Gesinnung verschwindet ja nicht einfach, wenn die durch sie verursachte Hetze gegen eine Person zum Erfolg führt und diese ausgeschaltet wird, sondern sie betätigt sich weiter und sucht sich ein neues Objekt.

Das einen auf das Tiefste Erschütternde liegt darinnen, daß es allein in Frau Dr. Steiners Macht gelegen war, den Vorstand zusammenzuhalten und eventuelle Gegensätze auszugleichen und ihn dadurch arbeitsfähig zu erhalten. Wenn der Vorstand und seine Zusammenarbeit intakt geblieben wären, so wäre auch die Arbeit in der Gesellschaft ungestört vorangegangen. Warum konnte dies Frau Dr. Steiner nicht? Es lag unter anderem in ihrem impulsiven Temperament, das einerseits ihre einzigartigen Leistungen, die sie im Dienste der anthroposophischen Bewegung vollbracht hatte, ermöglichte, das aber andererseits die Zusammenarbeit mit ihr vielfach erschwerte. Sie erkannte nur die Art an, die sie für richtig empfand und die ihr entsprach. Andere Wesensarten liebevoll zu verstehen, sie gelten zu lassen und trotz der anderen Art des betreffenden Menschen harmonisch zusammenzuarbeiten, war ihr oft schwer, oft fast unmöglich. So war es in einem extremen Fall mit Frau Dr. Wegman. Sie konnte sich in die so ganz anders geartete Persönlichkeit nicht hineindenken und ihr Handeln und Denken aus ihr selbst verstehen. Da dieses so ganz anders war als das ihre, hatte sie nur schärfste Ablehnung und schärfstes Urteil gegenüber Frau Dr. Wegman. Ähnlich war es mit Herrn Steffen. Schon früher – noch während der Kämpfe um Frau Dr. Wegman – konnte man durch gelegentliche Bemerkungen hindurchhören, daß Frau Dr. Steiner ihn, obwohl er ganz für sie stets eintrat, im Grunde genommen nicht verstand. Und später wurde dieses Nichtverstehen ganz offenbar, als die ›Differenz‹ zwischen ihr und ihm auftrat, die schließlich zu der Gründung des Nachlaß-Vereins und zu dem Bruch mit Herrn Steffen führte. Auf die Details möchte ich hier nicht eingehen, obwohl ich mich auch mit all diesen Dingen sehr gründlich beschäftigt habe. Nur das möchte ich sagen, daß es auch hier nicht so weit hätte kommen müssen, wenn Frau Dr. Steiner etwas Verständnis und Einfühlung für die ihr gewiß sehr ferne liegende Wesensart von Herrn Steffen gehabt hätte.

Was waren nun die Beweggründe für die Haltung von Herrn Steffen, die ihn nicht anders handeln lassen konnte, als er gehandelt hatte, und die Frau Dr. Steiner nicht begriffen und gewürdigt hatte? Ich möchte gerade darüber etwas sagen, da mir dies doch am wichtigsten erscheint. Über alles, was mit dem Nachlaß-Verein zusammenhängt, möchte ich jedoch nicht reden, da es zu weit führen würde. Gewiß, ich habe all das Geschriebene genügend studiert und mit manchem Menschen darüber gesprochen, so daß ich mir, wie ich glaube, ein hinreichend richtiges Bild über das Geschehen verschafft habe.

Herrn Albert Steffen hatte – wie es eigentlich selbstverständlich war – Frau Dr. Steiner neben anderen bestimmt, den Nachlaß von Dr. Steiner nach ihrem Tode zu verwalten. Die Betrauung der übrigen Persönlichkeiten mit dieser Aufgabe änderte sich einige Male, nur Herr Steffen wurde von ihr stets immer wieder bestimmt. Herr Steffen wußte davon. Ganz plötzlich bestimmte sie jedoch mit dieser Aufgabe einen ›Nachlaß-Verein‹. Diesem Nachlaß-Verein gehörte Herr Steffen nun nicht mehr an, sondern eine Reihe anderer Persönlichkeiten. Es waren dies zum größten Teil solche, welche während der Lebzeiten Dr. Steiners und auch später keine besondere Tätigkeit in der Gesellschaft und für diese ausgeführt hatten. Das war im Jahre 1943. Erst im Jahre 1945 erfuhren Herr Steffen und Herr Dr. Wachsmuth und auch die Mitglieder der Anthroposophischen Gesellschaft von der Gründung des Nachlaß-Vereines, und zwar dadurch, daß dieser in das Handelsregister eingetragen wurde. Die Verwunderung war überall groß, daß Herr Steffen mit der Verwaltung des Nachlasses nichts mehr zu tun haben sollte und er diese Tatsache erst durch eine Publikation im Handelsamtsblatt erfuhr. Man darf dabei nicht vergessen, daß durch über zwanzig Jahre für Frau Dr. Steiner und auch für Herrn Steffen es eine Selbstverständlichkeit war, daß er, zusammen mit anderen, mit dieser Aufgabe betraut werden würde. Frau Dr. Steiner begründete ihr Vorgehen damit, daß sie durch verschiedene Vorkommnisse das Vertrauen zu Herrn Steffen verloren gehabt hätte. Wenn nun Frau Dr. Steiner erklärt haben würde, daß sich das Vertrauen zu Herrn Steffen bezüglich der Führung der Anthroposophischen Gesellschaft verloren hätte, so hätte man dies als sehr traurig empfinden können, aber man hätte es schließlich als eine persönliche Angelegenheit und Ansicht von Frau Dr. Steiner dahingestellt sein lassen.

Aber Frau Dr. Steiner erklärte, daß sie das Vertrauen zu Herrn Steffen verloren hätte, daß er den Nachlaß von Dr. Steiner richtig verwalten würde. Damit aber sprach sie aus, daß man zu dem Präsidenten der Anthroposophischen Gesellschaft nicht das Vertrauen haben könne, daß dieser den Nachlaß von Dr. Steiner in einer richtigen Weise, das heißt, im Sinne von Dr. Steiner, verwalten könnte. Dadurch wurde von Frau Dr. Steiner dem höchsten Funktionär der Anthroposophischen Gesellschaft, der das uneingeschränkte Vertrauen Dr. Steiners und der Mehrzahl der Mitglieder genossen hatte, die Eignung für die richtige Verwaltung des Nachlasses abgesprochen. Aber eine ganze Unmöglichkeit und geradezu ein Hohn war es, als Frau Dr. Steiner Persönlichkeiten mit dem Verwalten des Nachlasses beauftragt, die wahrhaftig ihre Befähigung zu einer solchen bedeutsamen Aufgabe durch nichts bewiesen hatten. Sie dokumentierte damit, daß sie diese jungen Leute für die Verwaltung des Nachlasses befähigter und vertrauenswürdiger hielt als den Präsidenten der Anthroposophischen Gesellschaft. Es ist dies doch wohl die schwerste Beleidigung und das größte Unrecht, das man Herrn Steffen hatte antun können. Albert Steffen, der sein ganzes Leben und seine ganze Arbeit Rudolf Steiner und der Anthroposophischen Gesellschaft hingegeben hatte, ist weniger vertrauenswürdig und weniger befähigt für die Verwaltung des Nachlasses Rudolf Steiners als die von Frau Dr. Steiner Bestimmten! Und dabei handelt es sich nicht um die Verwaltung des persönlichen Nachlasses von Frau Dr. Steiner, sondern um denjenigen von Dr. Steiner!

Juristisch gesehen hatte Frau Dr. Steiner gewiß das Recht dazu und es konnte auch nichts dagegen getan werden, aber im Sinne Rudolf Steiners war dies ganz gewiß nicht. Für die Wahl der Persönlichkeiten wäre einzig und allein die Frage in Betracht gekommen, welche Persönlichkeiten würden im Sinne Rudolf Steiners zu wählen sein und dann wäre die Antwort eindeutig gewesen. Was von Bedeutung ist und was die Haltung Albert Steffens in der Frage des Nachlaß-Vereins bestimmt und bestimmen mußte, war, daß Frau Dr. Steiner mit ihrer Entscheidung nicht nur die Persönlichkeit Albert Steffens traf, sondern den Präsidenten der Anthroposophischen Gesellschaft. Durch ihre Entscheidung sprach sie, die nächste Mitarbeiterin von Dr. Steiner, aus, daß die Anthroposophische Gesellschaft einen Präsidenten hätte, der nach ihrer Ansicht unfähig und vertrauensunwürdig wäre, den Nachlaß Rudolf Steiners zu verwalten und daß sie daher andere Persönlichkeiten dafür bestimmen mußte. Und das ist der Punkt, in dem Steffen einfach nicht nachgeben *kann:* Würde er den Nachlaß-Verein anerkennen, so müßte er auch den Grund anerkennen, der zu seiner Gründung geführt hat. Er müßte anerkennen, daß der Präsident der Anthroposophischen Gesellschaft nicht fähig und nicht vertrauenswürdig wäre, den Nachlaß im Sinne Rudolf Steiners zu verwalten. Wenn dies wirklich der Fall wäre, so bliebe ihm nichts anderes übrig, als von der Leitung der Gesellschaft zurückzutreten. Es ist also nicht allein die Persönlichkeit Albert Steffens auf das Schwerste gekränkt worden, sondern vor allem der von der Mehrzahl der Mitglieder der Anthroposophischen Gesellschaft gewählte Vorsitzende. Also nicht Albert Steffen hat Schuld an dieser schwierigen Lage, sondern Frau Dr. Steiner allein. Wenn sie Albert Steffen wirklich gekannt und die Konsequenzen ihrer Handlung einigermaßen überblickt haben würde, hätte sie anders handeln müssen. Sie hätte wissen können, daß sie Albert Steffen in eine schwierige, für die ganze Anthroposophische Gesellschaft verhängnisvolle Lage hineinmanövrieren würde. In Wirklichkeit kann dies nicht ihr wahrer Wille gewesen sein. Alles, was sie Albert Steffen vorwerfen zu müssen geglaubt hatte, wiegt leicht gegenüber dem, was durch ihre Handlung notwendigerweise entstehen hat müssen und was im Grunde genommen vorauszusehen war.

Wenn ich nun – nachdem ich das mir wichtig Erscheinende über die Denkschrift gesagt habe – in meinem Bericht fortfahren will, so habe ich bereits das Wichtigste, das sich in der Zeit zwischen der Weihnachtstagung und dem Tod Dr. Steiners abgespielt hat, mitgeteilt. Es würde zu weit führen, auf das Bedeutsame, das wir von ihm in dieser Zeit in unvorstellbarem Maße erhielten, näher einzugehen. Es ist ja auch genügend bekannt und von anderen beschrieben worden.

Erwähnt habe ich bereits auch, wie besonders nach der Weihnachststagung die Zusammenarbeit von Dr. Steiner mit Dr. Wegman immer intensiver wurde, und wie das Klinisch-Therapeutische Institut in Arlesheim immer mehr ein Sammelpunkt von kranken, aber auch gesunden Menschen wurde und wie Dr. Steiner noch vor seinem Tode zwei Dinge mit dem Goetheanum verbunden hatte: den Philosophisch-anthroposophischen Verlag und das Klinisch-Therapeutische Institut in Arlesheim. Ich erwähnte auch, wie gerade diese beiden für Dr. Steiner so sehr wichtigen Unternehmungen nach seinem Tode durch die Kurzsichtigkeit und die Verblendung der Mitglieder und andererseits leider auch durch die traurige, nicht zu verstehende Haltung von Frau Dr. Steiner aus dem Goetheanum heraus mußten, beziehungsweise herausgenommen wurden. Ich habe auch berichtet, wie Rudolf Steiner in Zusammenarbeit mit Dr. Wegman in dieser für ihn so arbeitsreichen Zeit als sein letztes Buch den ersten Band eines von den ärztlichen Kreisen und auch von uns ersehnten umfassend geplanten medizinischen Werkes (*Grundlegendes für eine Erweiterung der Heilkunst*) geschrieben hatte.

Durch die rege Arbeit Dr. Steiners auf medizinischem Gebiete mußte die Weleda immer mehr neue Heilmittel herstellen. Täglich wurden sie entweder direkt durch Rudolf Steiner oder von ihm durch Vermittlung von Frau Dr. Wegman bei mir bestellt. Ich habe auch berichtet, wie die Weleda in ihrem Gefüge geändert wurde, wie sie einen neuen Verwaltungsrat, Kontrollstelle und Direktorium bekam und wie schließlich ihr die deutschen Betriebe als Zweigniederlassung angegliedert wurden. Während seiner Krankheit sah ich Dr. Steiner nicht mehr, jedoch hatte ich oft zum Atelier zu kommen, um an der Türe durch den Mund von Frau Dr. Wegman Aufträge für neue Heilmittel entgegenzunehmen oder auch durch sie Dr. Steiner Verschiedenes zu berichten oder an ihn Fragen zu stellen. Dr. Noll kam auch öfter ins Laboratorium, um Heilmittel für Dr. Steiner anfertigen zu lassen. Frau Dr. Wegman wich während der Krankheit Dr. Steiners nicht von seiner Seite. Es wurde auch neben dem Atelier eine Küche und ein Bad eingerichtet, so daß die Pflege ohne weiteres im Atelier stattfinden konnte. Welches Interesse Dr. Steiner auch während seiner Krankheit an der Weleda nahm, zeigt, daß er, obwohl er schon länger krank war (ich glaube es war Dezember 1924), auf Bitten von van Leer einige österreichische Tierärzte empfing, um mit ihnen tierärztliche Fragen zu besprechen. Van Leer versprach sich viel von dieser Unterredung, doch zeigten sie später kein weiteres Interesse und ließen auch nichts mehr von sich hören. Es waren im übrigen uns ferne stehende Menschen und keine Mitglieder. Ich bedauere nur, daß ich aus einer falschen Bescheidenheit nicht gebeten hatte, anwesend sein zu können; es wäre mir sicher gewährt worden und unbedingt gut gewesen, denn dadurch wären die bei dem Gespräch von Dr. Steiner gemachten Angaben bewahrt worden. Herr van Leer hatte leider keine Notizen gemacht und sich nicht an Einzelheiten erinnert.

Auch sonst zeigte Dr. Steiner immer wieder Interesse für praktische Erfordernisse. So sprach van Leer, der ja Holzfachmann war, einmal zu ihm davon, wie wichtig die Erfindung eines ›plastischen Holzes‹ sein würde, daß gegossen und auch sonst irgendwie bearbeitet werden konnte. Dr. Steiner versprach, sich damit zu beschäftigen und gab ihm auch später gewisse Angaben in dieser Richtung. Zur Ausarbeitung dieser Idee engagierte van Leer Dr. Hauffen aus Prag, der in einem Raum der Weleda in Arlesheim an dieser Idee arbeitete, aber auch sich in die pharmazeutische Arbeit einlebte. Er baute dann auch später in Prag eine Schwestergesellschaft der Weleda auf. Die Arbeiten an dem ›plastischen Holz‹ führten zu keinem Resultat.

So sehr ich auch immer wieder von der sich steigernden Schwäche Rudolf Steiners hörte, so wollte ich – wie auch die anderen Freunde – doch nicht an einen baldigen Tod glauben und ich war auf das Höchste betroffen, als ich am Morgen des Todestages von dem Tod verständigt worden war. Ich eilte sofort in das Atelier und wurde durch die Güte Frau Dr. Wegmans bald in das Atelier zum letzten Besuche Rudolf Steiners eingelassen. Es waren nur wenige Freunde anwesend und das Atelier noch in dem Zustande, wie es war, als Dr. Steiner noch lebte. Es geschah mein Besuch noch vor der Ankunft von Frau Dr. Steiner. Frau Dr. Wegman saß am Totenbette Rudolf Steiners; als ich ein zweites Mal in das Atelier ging, war Frau Dr. Steiner bereits angekommen und sie saß nun mit Frau Dr. Wegman neben Rudolf Steiner, während immer mehr Besucher in das Atelier kamen. Das Atelier war nun etwas hergerichtet, das Bett von Frau Dr. Wegman hinausgeräumt. Wie sehr die Rudolf Steiner von Frau Dr. Wegman zuteil gewordene Pflege damals auch von dem später stärksten Gegner Dr. Wegmans anerkannt wurde, zeigen zum Beispiel die Worte, die Dr. Carl Unger in einem in der Nr. 14 der *Anthroposophie* erschienenen Nachruf für Rudolf Steiner geschrieben hatte. Er sagte da unter anderem. »Da sah ich auch Frau Ita Wegman zu Füßen des Lagers ergreifend die Totenwache haltend. Wie hat ihre grenzenlose Hingabe und Liebe durch all die Monate gerungen, um das teuerste Leben, das ihr als Ärztin anvertraut war. Wieviel verdanken alle ihr von dem Vermächtnis Rudolf Steiners, das er im Goethenaum hinterläßt.«

Nach dem Tode Rudolf Steiners ging die Weleda ihren Weg weiter, und dieser Weg mußte infolge der immer stärker werdenden gesellschaftlichen Schwierigkeiten ein durchaus neutraler Weg sein – trotz aller sachlichen und inneren Verbundenheit mit Frau Dr. Wegman. Es gelang dies auch, so daß mit allen Ärzten gearbeitet werden konnte. Der Verwaltungsrat blieb auch nach dem Tode Rudolf Steiners derselbe, nur die Kontrollstelle wurde durch Herrn Trommsdorff ergänzt, der nun mit Frau Dr. Wegman dieselbe bildete. In den nächsten Jahren herrschte bei der Weleda infolge der Fusion mit der Futurum AG, aber auch infolge der großen in England und Amerika gemachten Ausgaben stets eine starke Knappheit an Geld. Dem starken Bedarf an Geldmitteln konnte immer wieder durch Anleihen und leider auch durch allerlei ›Transaktionen‹ begegnet werden. Aber schließlich war es doch das Wichtigste, daß die Arbeit gut voranging und der Verkauf unserer Präparate sich in allen Ländern immer mehr steigerte und der Kreis der Ärzte, der sich für unsere Heilweisen interessierte, immer größer wurde. So kam das Jahr 1930, das nach verschiedenen Richtungen hin ein wichtiges war. Die Gebäude der Weleda AG bestanden in Arlesheim nur aus einem ziemlich kleinen Wohnhaus, in dem notdürftig Büros und Laboratorien eingerichtet waren, und aus zwei Holzschuppen. Das Wichtigste an dem Besitz war der große Garten, in dem für einen künftigen Neubau genügend Raum vorhanden war. Der Platz wurde in dem Haus für die sich immer mehr vermehrende Arbeit ungenügender. Die Schuppen mußten mit allen möglichen Dingen, die zum größten Teil nicht mehr gebraucht wurden, vollgestopft werden. Obwohl ein Neubau eine unbedingte Notwendigkeit geworden war, konnte an einen solchen aus Mangel an Geldmitteln vorerst nicht gedacht werden, so daß die Lage allmählich eine verzweifelte wurde.

Da griff das Schicksal helfend ein. Anfang 1930 brach in dem größeren Schuppen etwa um elf Uhr nachts ein Feuer aus. Ich wohnte in dem Nachbarhaus und war zeitig zu Bett gegangen und bereits eingeschlafen. Als ich plötzlich erwachte, war mein Zimmer rot erleuchtet und ich sah beim Hinausblicken, daß der Schuppen hell brannte und die Flammen bis zu der Tür meines Hauses züngelten. Der Schuppen war neben anderem mit leicht entzündbarem Material wie Packungsmaterial, Holzwolle etcetera angefüllt, so daß er bald lichterloh brannte. Mein Haus schien selbst gefährdet und für mich war es einen Augenblick lang schwierig zu entscheiden, was ich zuerst tun sollte, ob ich meine Kinder in Sicherheit bringen oder mich der Löschung des Laboratoriums widmen sollte. Meine Frau war zufälligerweise gerade an diesem Abend auf einen Besuch bei einer Bekannten. Doch kam bald unser Dienstmädchen aus dem stark bedrohten Dachgeschoß und brachte die Kinder in die Klinik, so daß ich mich zu dem brennenden Schuppen begeben konnte. Mittlerweile kam auch die Feuerwehr und löschte, was noch zu löschen war. Es gelang auch, in kurzer Zeit Herr des Feuers zu werden. Eigentümlich war es, daß nur die beiden Schuppen niedergebrannt waren und daß das Feuer nicht auf das einige Schritte entfernte Hauptgebäude übergegriffen hatte. Sogar das an den neuen Schuppen angebaute ›Farblaboratorium‹, in dem meine Frau und Herr und Frau Pyle arbeiteten, blieb verschont. Da beide Gebäude vollkommen unbeschädigt geblieben waren, konnte die Arbeit ungehindert weitergehen. In beiden Schuppen befanden sich, wie gesagt, viele Dinge und vieles Material, die nicht unbedingt gebraucht wurden, die aber doch einen ziemlichen Wert hatten. Die Versicherungsgesellschaft mußte deshalb, und zwar bei einer durchaus korrekten Schätzung, mehr als fünfundzwanzigtausend Franken bezahlen.

Es war mir sofort klar, daß dieses Geld nicht zum Wiederaufbau der beiden Schuppen dienen durfte, sondern als Grundlage für einen größeren Neubau verwendet werden mußte. Für einen solchen war ja genügend Grund vorhanden. Bei dem seinerzeitigen Kauf der Liegenschaft war für mich der große Grund und die Lage derselben ausschlaggebend, da ich das Haus ja nur als Provisorium angesehen hatte und von Anfang an mit einem Neubau rechnete. Herr van Leer und der übrige Verwaltungsrat waren damit einverstanden, daß wir nun einen Neubau errichteten. Von Frau Dr. Wegman erhielten wir noch ein Darlehen und eine Hypothek wurde uns von der Bank versprochen. Ich machte nun einen Entwurf der inneren Raumeinteilung und setzte mich mit einigen Architekten in Verbindung. Neben der möglichsten Einhaltung meines Innenplanes und eines ansprechenden Äußeren war noch die Bedingung, daß das Gebäude durch Anbauten leicht erweitert werden könnte, daß das jetzt zu errichtende Gebäude nicht unfertig und das schließliche Gebäude nicht ›angebaut‹ aussehen würde. Die Lösung dieser Aufgabe gelang nach meiner Ansicht dem Architekten Hermann Ranzenberger sehr gut. Das von ihm angefertigte Modell brachte ich Herrn van Leer nach Wien, der gerade krank war. Er erklärte sich mit der Ausführung dieses Entwurfes einverstanden. Die Entwürfe der beiden übrigen Architekten erreichten bei weitem nicht denjenigen von Herrn Ranzenberger. Da die Finanzierung, wie erwähnt, gesichert war, konnte der Bau bald beginnen. Die Ausführung des Baues lag in den Händen der Architekten Ranzenberger und Stöckling. Es war der erste Bau für technische Zwecke, der von einem anthroposophischen Architekten in einer sonst nicht üblichen Bauform entworfen worden war. Auch für Herrn Ranzenberger bedeutete dieser Bau einen wichtigen Schritt, denn er war das erste Gebäude, das er ausgeführt hatte. Bald konnte er weitere Gebäude ausführen. [... Hier folgt im Manuskript eine Grundrißskizze.]

Zu meinem großen Bedauern wurde kein Grundstein für das Gebäude gelegt, obwohl ich den Pentagondodekaeder aus Kupfer verfertigen gelassen und auch den Text und die Urkunde entworfen hatte. Der Grund hierzu lag darin, daß durch die sich immer mehr verschärfende Gesellschaftskrise Herr van Leer und ich zu keiner Entscheidung kommen konnten, wer den Grundstein legen sollte, obgleich es eigentlich selbstverständlich gewesen wäre, daß Frau Dr. Wegman die richtige Persönlichkeit gewesen wäre. Also aus leidigen ›Gesellschaftsgründen‹ wurde die doch wichtige Grundsteinlegung unterlassen. Es drückt mich heute noch, daß ich nicht energischer meinen Standpunkt vertreten habe.

Als nun im Sommer 1930 das Gebäude im Rohbau nahezu fertig geworden war, kam Herr van Leer nach Arlesheim und besichtigte das Gebäude. Beim Verlassen sprach er ein Wort, das sich traurigerweise nur zu sehr bewahrheiten sollte. Er sagte: »Möglicherweise habe ich diesen Bau das erste und letzte Mal betreten.« Wie ich bereits früher ausgeführt habe, war Herr van Leer mit der unglückseligen Einsinger-Angelegenheit sehr verknüpft gewesen, und als im Jahre 1930 Einsingen unter all den üblen Begleitumständen zusammengebrochen war, legte Herr van Leer seine Obliegenheiten in der anthroposophischen Bewegung nieder, unter anderem auch das Präsidium des Verwaltungsrates der Weleda. Über die Angelegenheit Einsingen habe ich bereits früher ausführlicher berichtet, nachtragend möchte ich jetzt nur erwähnen, daß Herr van Leer, als er wieder einmal geglaubt hatte, daß Einsingen nun »über den Berg« sei und bald große Gewinne abwerfen würde, die Absicht gehabt hatte, die Weleda mit dem Einsinger Betrieb zu einem einheitlichen zu verbinden, so daß die Einsinger ›Gewinne‹ der Weleda leichter zufließen könnten. Frau Dr. Wegman und ich protestierten heftig gegen diesen Gedanken und Herr van Leer ließ ihn daraufhin fallen. Wenn wir diesen Plan nicht verhindert hätten, wäre aus ihm eine sehr schlimme Sache geworden, denn die Weleda wäre in den Konkurs von Einsingen mit hineingerissen worden.

Wie ich bereits erwähnt habe, hatte die Weleda damals noch immer einen starken Geldbedarf, um ihren Verpflichtungen nachkommen zu können und es wurden manche ›Transaktionen‹ vorgenommen, um ihn zu befriedigen. Dazu gehörte auch die Art, wie uns durch Einsingen Geld verschafft wurde. Statt daß die Herren, die für Einsingen immer wieder große Summen auftrieben, einiges von diesem Geld als Darlehen direkt für die Weleda geben ließen, wurde uns Geld beschafft, indem Einsingen Wechsel auf uns zog. Diese Wechsel wurden dann immer wieder prolongiert oder neu ausgestellt. Das Geld, das Einsingen so von den Banken erhielt, bekamen wir dann. Das war also in Wirklichkeit eine unmögliche Sache, denn diese Wechsel waren nur auf fingierte Forderungen ausgestellt. Auf meine Vorstellungen wurde mir immer geantwortet, daß auf eine andere Weise für uns kein Geld geschaffen werden konnte. Zur Zeit des Einsinger Konkurses betrug, wenn ich mich recht erinnere, diese Wechselschuld ungefähr siebzigtausend Franken. Wir kamen dadurch, obwohl wir mit Einsingen in keiner Weise verbunden waren, in die große Gefahr, durch den Konkurs mitgerissen zu werden. Wir mußten der Bank beim Verfall der Wechsel die große Summe sofort bezahlen und wir verfügten selbstverständlich damals nicht über das Geld. Frau Dr. Wegman war es, die wieder einsprang und uns half. Sie bewog eine wohlhabende, ihr befreundete Dame, uns das Geld als Geschenk zu geben und zwar unter der einzigen Bedingung, daß wir den Betrag durch zwanzig Jahre hindurch verzinsen und den Zins während dieser Zeit an das Klinisch-Therapeutische Institut auszahlen sollten. Dadurch kamen wir aus dieser ernsten Situation heraus.

Für die Weleda AG brachte die Einsinger-Affäre noch weitere Personalveränderungen. Der Verwaltungsrat war kurz vorher durch Dr. Kaelin und van Houten ergänzt worden. Als van Leer und van Houten nun ausschieden, übernahm für kurze Zeit Dr. Kaelin das Präsidium, das er jedoch bald Herrn Dürler übergab. Er selbst trat nach einiger Zeit aus dem Verwaltungsrat überhaupt aus. Dr. Fränkl trat noch vorher in den Verwaltungsrat als Vertreter des Goetheanums ein. Herr Trommsdorff war aus der Kontrollstelle ausgetreten, die jetzt aus [Lücke im Text] bestand.

Der Neubau wurde bald fertiggestellt und konnte am [Lücke im Text] bezogen werden. Ein Wunsch und eine dringende Notwendigkeit kam dadurch in Erfüllung. Ein Wunsch, weil wir endlich einen nach unseren Gesichtspunkten errichteten Bau unser eigen nennen konnten und eine Notwendigkeit, weil in dem kleinen bis dahin innegehabten Haus ein Weiterarbeiten kaum länger möglich gewesen wäre. Eigentümlich ist es ja, daß die ›Hilfe‹ durch den Brand so sehr zur rechten Zeit gekommen war. Wie der Brand in dem Schuppen zustandegekommen ist, konnte nicht aufgeklärt werden und es ist mir heute noch ein Rätsel. Möglich ist es, daß, da der Schuppen zum Teil aus Latten mit Zwischenräumen bestand und dahinter Holzwolle aufbewahrt wurde, jemand an dieser Wand in der Nacht seine Notdurft verrichtete und unvorsichtigerweise eine Zigarette oder ein Streichholz weggeworfen und so den Brand verursacht hatte. Es sei die Ursache, welche sie sei, so ist der Brand auch deshalb eine eigenartige Sache, weil im Grunde genommen nur das verbrannt war, was leicht entbehrt werden konnte und doch einen solchen Wert hatte, daß der Neubau – natürlich unter Zuhilfenahme einer Hypothek – errichtet werden konnte.

Durch den Neubau und die Neubestellung des Verwaltungsrates kam naturgemäß ein neuer Zug in die Weleda. Damit hing auch zusammen eine Auffrischung der Arbeit in den verschiedenen Schwestergesellschaften. Mit denen in London, Prag und Haag nahm ich bald einen regen persönlichen Verkehr auf. Vor allem widmete ich mich der Neuorganisation der British Weleda Co. Ltd. in London.

Das Jahr 1930 war für mein Empfinden auch sonst ein wichtiges. Besonders auch wegen der Generalversammlung, die ich glaube so Ende dieses Jahres oder vielleicht Anfang 1931 stattgefunden hatte. Durch verschiedene Erlebnisse entstand für mich das Gefühl, als ob in dieser Zeit die geistige Welt noch einmal sich herunterneige und die Möglichkeit geben würde, die Anthroposophische Gesellschaft aus ihrem Zerwürfnis zu retten und den Mitgliedern die letzte Gelegenheit geben würde, die Anthroposophische Gesellschaft vor der Zersprengung zu retten. Dazu mußte aber erstrebt werden, sich ein Gefühl, ein Verständnis für die wahre Wesenheit des Anderen zu erringen, man mußte lernen, hindurchzublicken durch das Äußere eines einen oft vielleicht störenden Wesens des Anderen auf dessen wirkliches unvergängliches Wesen. Man sollte versuchen, ein Gefühl sich zu erwerben für die durch Karma früherer Erdenleben bedingten Äußerungen des Anderen. Durchsichtig wie ein Kristall sollte und konnte einem der andere Mensch werden. Wenn man einmal an einem Menschen dieses Erlebnis gehabt hat, wird man in ein ganz anderes Verhältnis zu ihm treten und sich ein ganz anderes Urteil über ihn bilden. Mir war gerade in dieser Zeit als Gnadengeschenk zuteil geworden, daß sich mir bei einigen wichtigen Persönlichkeiten dieser Blick geöffnet hatte und ich dadurch ein ganz anderes Verständnis von ihrem Wesen und ein ganz anderes Verhältnis zu ihnen bekommen hatte. Es gehört dazu auch Dr. Boos. Wie ich ausführlich schon geschildert habe, war er für mich eine Persönlichkeit, zu der ich bisher keinen Zugang und für die ich kein Verständnis hatte finden können. Als ich nun durch die harte Hülle, mit der sein inneres Wesen umgeben war, durchsehen konnte, wurde meine Stellung zu ihm eine andere. Es war nicht so, daß ich das, was er tat, nunmehr für richtig gehalten und es gebilligt hätte, aber ich konnte sein Wesen und die tiefe, darinnen waltende Tragik verstehen. Ich konnte nun nicht mehr in der scharfen, ihn nur verdammenden Gegnerschaft gegenüberstehen, wie ich es früher getan hatte.

Durch diese Erlebnisse und auch durch andere war ich in dieser ganzen Zeit in einer glücklichen Stimmung und voll von Hoffnung auf eine Rettung der Anthroposophischen Gesellschaft. Auch andere empfanden diese Zeit hindurch ein ähnliches Glücksgefühl wie ich – es war ein Glücksgefühl in einer Art, das nach meiner Erfahrung stets durch ein Erleben der geistigen Welt oder zumindest durch eine enge Berührung mit dieser entsteht. Aber diese Freunde wußten dieses Gefühl nicht zu deuten und brachten daraus keinen Entschluß zum Handeln. Bei anderen, mit denen ich darüber sprach, fand ich kein Verständnis dafür und sie waren ferne von ähnlichen Erlebnissen. Als die Generalversammlung vorbei war, mußte ich mir die Überzeugung bilden, daß diese letzte von der geistigen Welt gebotene Möglichkeit zur Verständigung und zur Verhütung der Zerspaltung der Anthroposophischen Gesellschaft von den Mitgliedern nicht verstanden und nicht ergriffen worden war. So nahm das Schicksal der Zersprengung der Anthroposophischen Gesellschaft seinen Lauf weiter. Es war dies eine bittere Erkenntnis für mich nach dem Hochgefühl und der Hoffnung, die mich während dieser Zeit erfüllt hatten. –

Weiterhin ist von den Geschehnissen um Frau Dr. Wegman nicht viel mehr zu sagen, als ich schon erwähnt habe. Obwohl die Weleda sich wie bereits gesagt vollkommen ›neutral‹ hielt und mit den Ärzten der verschiedenen Richtungen (zum Beispiel auch mit Dr. Zbinden und Dr. Jenny) zusammenarbeitete, hatte Frau Dr. Wegman durchaus Verständnis dafür und für die Notwendigkeit, daß wir so handeln mußten. Sie brachte uns bis zu ihrem Tode stets ein liebevolles Interesse und Wohlwollen entgegen.

Literaturverzeichnis

A. Periodika und Nachschlagewerke

Anthroposophie. Gesamtverzeichnis. Katalog aller lieferbaren deutschsprachigen Titel anthroposophischer Literatur... Hg.: KOCH, NEFF & OETINGER & Co. GMBH. Stuttgart 1990

Beiträge zur Rudolf Steiner Gesamtausgabe, vormals *Nachrichten der Rudolf Steiner Nachlaßverwaltung.* Dornach ab 1949

Das Goetheanum. Internationale Wochenschrift für Anthroposophie und Dreigliederung. Dornach ab 1921

Die Fackel. Hg. KARL KRAUS. Wien 1899–1936

Driegonaal. Tijdschrift voor sociale driegeleding. Amsterdam ab 1975

Erde und Kosmos. Zeitschrift für anthroposophische Natur- und Menschenkunde. Hg. HELLMUT FINSTERLIN. Schönau 1975–1990

Info3. Sozialberichte aus der anthroposophischen Arbeit. Hg. RAMON BRÜLL. Frankfurt am Main ab 1976

Die Menschenschule. Monatsschrift für Erziehungskunst und Lehrerbildung. Hg. C. ENGLERT-FAYE. Basel 1927–1983

Der Merkurstab. Vormals *Beiträge zur Erweiterung der Heilkunst.* Stuttgart ab 1950

Mitteilungen aus der anthroposophischen Arbeit in Deutschland. Stuttgart ab 1947

Mitteilungen aus der anthroposophischen Bewegung. Hg. ANTHROPOSOPHISCHE VEREINIGUNG IN DER SCHWEIZ. Spiez ab 1953

Natura. Eine Zeitschrift zur Erweiterung der Heilkunst... Arlesheim 1926–1940

VGD-Forum. Internationales Forum für Anthroposophie und Dreigliederung. Hg. RUDOLF SAACKE. Hamburg und andere Orte.

Was in der Anthroposophischen Gesellschaft vorgeht. Nachrichten für deren Mitglieder. [Im Text stets zitiert als *Nachrichtenblatt.*] Dornach ab 1924

B. Selbständige Werke (Auswahl)

BLAVATSKY, HELENA P.: *Die Geheimlehre* (The secret doctrine) Leipzig 1899

BÖLL, HEINRICH: *Gruppenbild mit Dame.* Köln 1976

BOOS, ROMAN: *Anthroposophie als Bewegung, als Gesellschaft und als Hochschule.* Dornach 1948

[BOOS, ROMAN]: *Das literarische Werk von –;* Bibliographie und biographische Notiz. Hg. von A.-M. BALASTÈR-VON WARTBURG und R. FRIEDENTHAL. Basel 1973

BRÜLL, DIETER: *Der anthroposophische Sozialimpuls – ein Versuch seiner Erfassung.* Schaffhausen 1984

BRÜLL, DIETER: *Gemeinschaft und Gemeinsamkeit.* Stuttgart 1986

Denkschrift über Angelegenheiten der Anthroposophischen Gesellschaft in den Jahren 1925 – 1935. Dornach 1935. Englisch: *Memorandum 1925 – 1935.* London 1935. Wiederabdruck der deutschen Ausgabe in diesem Band.

DEVENTER, MADELEINE P. VAN und KNOTTENBELT, ELISABETH [Hg.]: *Elisabeth Vreede. Ein Lebensbild.* Arlesheim 1976

DEVENTER, MADELEINE P. VAN: *Die anthroposophisch-medizinische Bewegung in den verschiedenen Etappen ihrer Entwicklung.* Arlesheim 1982, ²1992

ERNST, J. W.: *Über den Ursprung der sogenannten Allgemeinen Anthroposophischen Gesellschaft.* Malsch ²1980

GENTILLI-BARATTO, LIDIA: *Eine Erinnerung an Marie Steiner.* Freiburg o. J.

GLEICH, SIGISMUND VON: *Geisteswissenschaftliche Entwicklungslinien im Hinblick auf den Impuls von Gondi-Schapur.* Stuttgart 1966

HANDKE, PETER: *Versuch über die Jukebox.* Frankfurt 1991

HIEBEL, FRIEDRICH: *Entscheidungszeit mit Rudolf Steiner.* Dornach 1986

HUSEMANN, GISBERT [Hg.]: *Eugen Kolisko. Auf der Suche nach neuen Wahrheiten.* Dornach 1989

JÜLICH, HERMANN: *In Gegensätzen miteinander. Das Grundproblem anthroposophischer Gemeinschaftsbildung.* Arlesheim 1947. (Gekürzte Auflage: Kiel ³1987)

KIRCHNER-BOCKHOLT, MARGARETE und KIRCHNER, ERICH: *Die Menschheitsaufgabe Rudolf Steiners und Ita Wegman.* Dornach 1976, Nachdruck o. J. (1985)

KLOCKENBRING, GÉRARD: *Auf der Suche nach dem deutschen Volksgeist.* Stuttgart 1989

KÖNIG, KARL: *Über die menschliche Seele.* Stuttgart ²1989

KOLISKO, L.[ILLY]: *Eugen Kolisko. Ein Lebensbild.* O. O. (1961)

KREUTZER, CLARA: *Starke Einheit in der freien Vielfalt.* Stuttgart 1986. (Ab Seite 93)

KRÖNER, FRIEDMUT: *Das Vermächtnis des Eingeweihten. Der 8. Februar 1925.* (Unveröffentlichtes Manuskript)

LEHRS, ERNST: *Gelebte Erwartung.* Stuttgart 1979

LEINHAS, EMIL: *Einige Gesichtspunkte zum Verständnis der Vorgänge in der Anthroposphischen Gesellschaft und Bewegung nach Rudolf Steiners Tod.* Ein Versuch. Stuttgart. 1. Auflage: Mai 1963; 2. verbesserte Auflage: Juli 1963; 3. erweiterte Auflage in endgültiger Fassung: Januar 1964

LENZ, SIEGFRIED: *Über Phantasie.* Gespräche mit H. Böll, G. Grass, W. Kempowski, P. Kohout. Hamburg 1982

LINDENBERG, CHRISTOPH: *Die Technik des Bösen.* Stuttgart ³1985

MANEN, HANS PETER VAN. *Christussucher und Michaeldiener.* Dornach 1980

MEEBOLD, ALFRED: *Erinnerungen an einen Geistesriesen.* Manuskriptdruck. Dornach 1933. [Seiten 37 ff. und 55 ff.]

MENNEKES, FRIEDHELM: *Beuys zu Christus / Beuys on Christ.* FIU-Verlag, D-7988 Wangen 4

MEYER, RUDOLF: *Albert Steffen. Künstler und Christ.* Stuttgart 1963

MEYER, THOMAS: *D. N. Dunlop.* Dornach 1987

PAPPACENA, ENRICO: *Di alcuni cultori della Scienza dello Spirito.* (Cenni, Note, Profili.) Andriola 1971

PLATO, BODO VON: *Skizze zur Geschichte der Anthroposophischen Gesellschaft.* Manuskriptdruck o. O. 1984

PLATO, BODO VON: *Zur Entwicklung der Anthroposophischen Gesellschaft. Ein historischer Überblick.* Stuttgart 1986

POEPPIG, FRED: *Marie Steiner.* Basel 1949

POEPPIG, FRED: *Rückblick auf Erlebnisse, Begegnungen und Persönlichkeiten in der anthroposophischen Bewegung 1923–1963.* Basel 1964, ²1983

POLZER-HODITZ, LUDWIG VON: *In Memoriam Dr. Ita Wegman.* (1943). In diesem Band.

POPPELBAUM, HERMANN: *Zur Geschichte der anthroposophischen Gesellschaft seit 1925.* In diesem Band.

RÖSCHL-LEHRS, MARIA: *Vom zweiten Menschen in uns.* Dornach 1972

SAACKE, RUDOLF: *Der 8. Februar 1925.* Hamburg 1980

SAVITCH, MARIE: *Marie Steiner-von Sivers.* Dornach 1965

SCHICKLER, E. und GRONE, J. VON [Hg.]: *Eugen Kolisko, Bilder aus seinem Leben und Wirken.* Stuttgart 1940

SCHMIEDEL, OSKAR: *Aufzeichnungen.* (1943 und 1957). In diesem Band ohne das Schlußkapitel.

SCHOEFFLER, HEINZ HERBERT [Hg.]: *Das Wirken Rudolf Steiners 1917–1925* [Bildband mit Kurzbiographien]. Dornach 1987

SCHUBERT[-KNOBEL], GÜNTHER: *Zur Beurteilung der Nachlaßfrage.* Dornach 1947

STEINER, MARIE [Hg.]: *Rudolf Steiner und die Zivilisationsaufgaben der Anthroposophie. Ein Rückblick auf das Jahr 1923.* Dornach 1943

STEINER, MARIE [Hg.]: *Die Weihnachtstagung zur Begründung der Allgemeinen Anthroposophischen Gesellschaft. Jahresausklang und Jahreswende 1923/24.* Dornach 1944

STEINER, MARIE [Hg.]: *Die Konstitution der Freien Hochschule für Geisteswissenschaft. Ihre Gliederung in Sektionen.* Dornach 1944

STEINER-VON SIVERS, MARIE: *Kurzer Überblick über die Konflikte am Goetheanum seit 1925, zugleich eine Angabe der Richtung, in der ihre Lösung gefunden werden könnte.* Dornach 1946

STEINER, RUDOLF [1894]: *Die Philosophie der Freiheit.* Berlin 1894 (GA 4)

STEINER, RUDOLF [1904–05]: *Wie erlangt man Erkenntnisse der höheren Welten?* Berlin 1909 (GA 10)

STEINER, RUDOLF [1911]: *Okkulte Geschichte* (Vortragsnachschriften). Zyklus 16, Berlin 1911 (GA 126)

STEINER, RUDOLF [1913]: *Welche Bedeutung hat die okkulte Entwicklung des Menschen für seine Hüllen ... und sein Selbst?* (Vortragsnachschriften). Zyklus 27, Berlin 1913 (GA 145)

STEINER, RUDOLF [1919/1924]: *Konferenzen mit den Lehrern der Freien Waldorfschule in Stuttgart.* (Stenographische Protokolle) Stuttgart o. J. (3 Bände, GA 300a–c*)

STEINER, RUDOLF [1920]: *Die neue Geistigkeit und das Christus-Erlebnis des zwanzigsten Jahrhunderts* (Vortragsnachschriften). Dornach ³1980 (GA 200)

STEINER, RUDOLF [1921/1925]: *Der Goetheanumgedanke inmitten der Kulturkrisis der Gegenwart.* (Aufsätze, gesammelt in GA 36*)

STEINER, RUDOLF [1923/1924]: *Anthroposophische Menschenerkenntnis und Medizin.* (Vortragsnachschriften, gesammelt in GA 319*)

STEINER, RUDOLF [1923]: *Mysteriengestaltungen.* (Vortragsnachschriften). Dornach 1931 (GA 232*)

---

*) Bibliographische Nachweise der Erstveröffentlichungen in: HANS SCHMIDT: *Das Vortragswerk Rudolf Steiners* (Dornach 1978) und *Bibliographische Übersicht* (Übersichtsbände zur Rudolf Steiner Gesamtausgabe, Band 1, Dornach 1984).

STEINER, RUDOLF [1923/1925]: *Mein Lebensgang. Siebzig Aufsätze im Nachrichtenblatt.* Dornach 1925 (GA 28)

STEINER, RUDOLF [1923]: *Die Weltgeschichte in anthroposophischer Beleuchtung und als Grundlage der Erkenntnis des Menschengeistes.* (Vortragsnachschriften). In *Nachrichtenblatt,* 3. Jg. Nr. 44 bis 4. Jg. Nr. 14 (31. Oktober 1926 bis 3. April 1927. GA 233*)

STEINER, RUDOLF [1924/1925]: *An die Mitglieder!* und sonstige Aufsätze im *Nachrichtenblatt,* 1. Jg. 1924 Nr. 1 bis 2. Jg. Nr. 15 (13. Januar 1924 bis 12. April 1925. In GA 26 und 260a*)

STEINER, RUDOLF: [1924]: *Weihnachtskurs und Osterkurs für Ärzte und Medizinstudierende.* (Vortragsnachschriften, GA 316*)

STEINER, RUDOLF [1924]: *Esoterische Betrachtungen karmischer Zusammenhänge.* (Vortragsnachschriften, GA 240*)

STEINER, RUDOLF [1924]: *Esoterische Betrachtungen karmischer Zusammenhänge.* (Vortragsnachschriften, GA 239*)

STEINER, RUDOLF [1924]: *Das Osterfest als ein Stück Mysteriengeschichte der Menschheit* (Vortragsnachschriften). Dornach 1934. (GA 233a*)

STEINER, RUDOLF [1924]: *Heilpädagogischer Kursus.* (Vortragsnachschriften. GA 317*)

STEINER, RUDOLF [1924]: *Die karmischen Zusammenhänge der anthroposophischen Bewegung.* (Vortragsnachschriften). Dornach 1926 (gekürzt in GA 237*)

STEINER, RUDOLF [1924]: *Esoterische Betrachtungen karmischer Zusammenhänge.* (Vortragsnachschriften. Gekürzt in GA 238*)

STEINER, RUDOLF [1924]: *Pastoral-medizinischer Kurs.* (Vortragsnachschriften. GA 318*)

STEINER, RUDOLF und WEGMAN, ITA: *Grundlegendes für eine Erweiterung der Heilkunst nach geisteswissenschaftlichen Erkenntnissen.* Dornach 1925 (GA 27)

TEMPLETON, RONALD: *Carl Unger.* Dornach 1990.

VREEDE, ELISABETH: *Zur Geschichte der Anthroposophischen Gesellschaft seit der Weihnachtstagung 1923.* Arlesheim 1935. (In diesem Band.)

WACHSMUTH, GUENTHER: *Rudolf Steiners Erdenleben und Wirken.* Dornach 1951

WALTER, HILMA [Hg.]: *Ita Wegman. An die Freunde.* Aufsätze aus den Jahren 1925–1927 [Auswahl]. Arlesheim 1960, ³1986

WEGMAN, ITA: *Im Anbruch des Wirkens für eine Erweiterung der Heilkunst nach geisteswissenschaftlicher Menschenkunde.* Gesammelte Aufsätze aus der [Zeitschrift] *Natura* von Dr. Ita Wegman. Arlesheim 1956, ²1974

WIESBERGER, HELLA [Hg.]: *Aus dem Leben von Marie Steiner-von Sivers.* Dornach 1956

WIESBERGER, HELLA [Hg.]: *Marie Steiner, Briefe und Dokumente, vornehmlich aus ihrem letzten Lebensjahr.* Dornach 1981

WIESBERGER, HELLA, UND SCHWEIZER, MICHEL [Hg.]: *Die Weihnachtstagung zur Begründung der Allgemeinen Anthroposophischen Gesellschaft 1923/1924.* Vortragsnachschriften, Versammlungsprotokolle und Dokumente. Dornach ⁴1985 (GA 260)

WIESBERGER, HELLA [Hg.]: *Die Konstitution der Allgemeinen Anthroposophischen Gesellschaft und der Freien Hochschule für Geisteswissenschaft. Der Wiederaufbau des Goetheanum 1924–1925.* Aufsätze, Mitteilungen, Vortragsnachschriften und Dokumente. Dornach ²1987. (GA 260a)

WIESBERGER, HELLA: *Marie Steiner-von Sivers. Ein Leben für die Anthroposophie.* Dornach 1988

WIESBERGER, HELLA [Hg.]: *Das Schicksalsjahr 1923 in der Geschichte der Anthroposophischen Gesellschaft.* Vortragsnachschriften, Versammlungsprotokolle und Dokumente. Dornach 1991. (GA 259)

WITZENMANN, HERBERT: *Die Prinzipien der Allgemeinen Anthroposophischen Gesellschaft.* Dornach ²1984

WOLOSCHIN, MARGARITA: *Die grüne Schlange.* Stuttgart ⁶1982

ZBINDEN, H. W. und WIESBERGER, HELLA [Hg.]: *Rudolf Steiner – Marie Steiner von Sivers. Briefwechsel und Dokumente 1901–1925.* Dornach 1967 (GA 262)

ZEYLMANS VAN EMMICHOVEN, J. EMANUEL: *Willem Zeylmans van Emmichoven, ein Pionier der Anthroposophie.* Arlesheim ²1981

ZEYLMANS VAN EMMICHOVEN, J. EMANUEL: *Wer war Ita Wegman. Band 1: 1976–1925.* Reutlingen 1990. Heidelberg ²1991. *Band 2: 1925–1943.* Heidelberg 1992

ZEYLMANS VAN EMMICHOVEN, F. W.[ILLEM]: *Ontwikkeling en Geestesstrijd van de Anthroposofische Vereeniging in Nederland en de haar verwante Groepen, in hun verhouding tot de Algemeene Anthroposofische Vereeniging, in de jaren 1923–1935.* Den Haag 1935. (Deutsche Übersetzung von Elisabeth Vreede in diesem Band.)

*) Bibliographische Nachweise der Erstveröffentlichungen in: HANS SCHMIDT: *Das Vortragswerk Rudolf Steiners* (Dornach 1978) und *Bibliographische Übersicht* (Übersichtsbände zur Rudolf Steiner Gesamtausgabe, Band 1, Dornach 1984).

C. Aufsätze in Zeitschriften

BECKERATH, GERHARD VON: *Die Statuten der Weihnachtstagung als geistig-sozialer Übungsweg.* In: *Mitteilungen aus der Anthroposophischen Arbeit in Deutschland.* 45. Jg. Nr. 177 (Michaeli 1991. Dort auch weitere Literaturangaben des Verfassers zu diesem Thema.)

BOEKE, MOURINGH und SANDHAUS, ARNOLD: *De Weihnachtstagung, anthroposofie tot in de statuten.* In: *Mededelingen van de Anthroposofische Vereniging in Nederland.* 44. Jg. Nr. 1, 2, 4 (Januar, Februar und April 1989)

MANEN, HANS PETER VAN: *Over het leven van Marie Steiner.* In: *Mededelingen van de Anthroposofische Vereniging in Nederland.* 34. Jg. Nr. 3–5 (März bis Mai 1979)

STEFFEN, ALBERT: *Die Weltgeschichte in anthroposophischer Beleuchtung und als Grundlage der Erkenntnis des Menschengeistes.* Neun Referate von R. Steiners gleichnamigen Vorträgen 1923/1924, in: *Das Goetheanum,* 3. Jg. Nr. 24 bis 32 (20. Januar bis 16. März 1924)

Sachregister

Sachregister

PETER SELG

Ita Wegman und Karl König

Eine biographische Dokumentation

I. «Verständnis und Liebe für die Impulse selbständiger Menschen». Zur Lebensbegegnung von Karl König und Ita Wegman
II. Ita Wegman | Karl König: Gesammelte Korrespondenz (1926 – 1941)
III. Karl König: Erinnerungen an Ita Wegman

Anhang

Karl Königs medizinische Aufsätze in der Zeitschrift «Natura» (1927 – 1933) und in den «Beiträgen zu einer Erweiterung der Heilkunst nach geisteswissenschaftlichen Erkenntissen» (1950, 1966).

360 Seiten, Kt., m. zahlr. Abb. | 978-3-7235-1293-7

VERLAG AM GOETHEANUM